Anatomie

Horst Claassen

Anatomie

Mit Klinik, Topografie und Embryologie

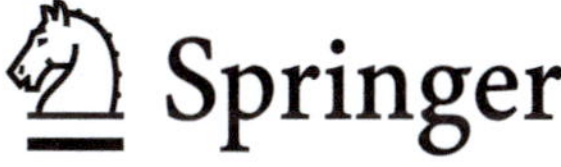 Springer

Horst Claassen
Friedrich-Alexander-Universität
Erlangen, Deutschland

ISBN 978-3-662-72764-5   ISBN 978-3-662-72765-2 (eBook)
https://doi.org/10.1007/978-3-662-72765-2

Die Deutsche Nationalbibliothek verzeichnet diese Publikation in der Deutschen Nationalbibliografie;
detaillierte bibliografische Daten sind im Internet über https://portal.dnb.de abrufbar.

Variabilität der Äste der Oberschenkelarterie (A. femoralis) am rechten Oberschenkel eines 100-jährigen
weiblichen Körperspenders (Präparat aus dem Präparierkurs des Instituts für Anatomie der Universitätsmedizin Rostock). Hier liegt der seltene Fall vor, dass die Aa. circumflexae femoris lateralis und medialis –
im Titelbild die ersten beiden Abgänge aus der Oberschenkelarterie – isoliert aus der A. femoralis abgehen
und nicht wie gewöhnlich aus der tiefer liegenden A. profunda femoris. Das Verhalten der beiden Arterien
hat klinische Bedeutung für Herzkatheteruntersuchungen, arterielle Bypassoperationen sowie für den vorderen operativen Zugang zum Hüftgelenk. Veröffentlicht in: Annals of Anatomy 237 (2021). Zeichnung:
Günter Ritschel, ehemals Graphiker am Institut für Anatomie der Universität Rostock.

Planung/Lektorat: Christine Stroehla
Springer ist ein Imprint der eingetragenen Gesellschaft Springer-Verlag GmbH, DE und ist ein Teil von
Springer Nature.
Die Anschrift der Gesellschaft ist: Heidelberger Platz 3, 14197 Berlin, Germany

Zum Geleit

■ Prof. Dr. med. Dr. h.c. Friedrich Paulsen

Jüngste Reformen des Medizin- und Zahnmedizinstudiums und die damit einhergehende Etablierung neuer Prüfungsordnungen, aber besonders die kontinuierliche Digitalisierung und die damit einhergehenden Möglichkeiten und Veränderungen des Lernverhaltens erfordern eine kontinuierliche Anpassung und Neustrukturierung der Lerninhalte. Im Hinblick auf die für 2029/2030 geplante neue ärztliche Approbationsordnung (ÄApprO) soll nun „vom ersten Semester an eine Verzahnung theoretischer mit klinischen Inhalten im Medizinstudium stattfinden". Die über Jahrzehnte geplante und 2019 dann plötzlich „überraschend" neu eingeführte zahnärztliche Approbationsordnung (ZApprO) teilt die zahnärztliche Prüfung in 3 Abschnitte. Die bisherige Aufteilung in Vorklinik und Klinik wird verlassen. Die Lernzielkataloge NKLM (Nationaler Kompetenzbasierter Lernzielkatalog Medizin) und NKLZ (Nationaler Kompetenzbasierter Lernzielkatalog Zahnmedizin) definieren Kompetenzen, die sich am Berufsbild der Ärztin/des Arztes und der Zahnärztin/des Zahnarztes orientieren und die nach Abschluss des jeweiligen Studiums vorliegen sollen.

Herr Professor Dr. Dr. Horst Claassen blickt auf eine jahrzehntelange Lehrerfahrung im anatomischen Unterricht der Studiengänge Human- und Zahnmedizin zurück. Sein beruflicher Lebensweg verlief über folgende Stationen: Erlangen, München, Kiel, Rostock, Halle und zurück nach Erlangen. Der Anfang seiner beruflichen Laufbahn war durch zahlreiche Praxisvertretungen in bayerischen Stadt- und Landarztpraxen gekennzeichnet. Später hospitierte er regelmäßig einmal jährlich auf verschiedenen Fachabteilungen des Bundeswehrkrankenhauses Hamburg. Darüber hinaus bildete er sich in klinischen Kursen und Veranstaltungen kontinuierlich fort (z. B. Ultraschall der Organe etc.), wodurch er die Relevanz anatomischer Lehrinhalte für den klinischen Alltag nie aus den Augen verlor.

Das vorliegende Buch von Professor Dr. Dr. Horst Claassen fasst die für Medizin- und Zahnmedizinstudierende relevanten anatomischen Inhalte im Hinblick auf die Vernetzung mit der Klinik, wie sie von den neuen Approbationsordnungen M und Z vorgeschlagen werden, vonseiten der klinischen Anwendbarkeit zusammen. Entsprechend den Forderungen des „Masterplans Medizinstudium 2020", der einen Paradigmenwechsel vom Faktenwissen zur Kompetenzorientierung fordert, treten anatomische Details mehr in den Hintergrund. Die getrennt vom Text angeordneten klinischen Hinweise wurden in der Mehrzahl in Zusammenarbeit mit Kolleginnen und Kollegen des Universitätsklinikums Erlangen erarbeitet. Darüber hinaus haben auch Hochschullehrerinnen und Hochschullehrer aus den Universitätskliniken Halle/Saale, Rostock und dem Elblandklinikum Radebeul mitgewirkt. Insbesondere auch im Hinblick auf die Allgemeinmedizin, wie man sie später als in der Grundversorgung tätige Ärztin oder tätiger Arzt zunehmend braucht, wurden alle klinischen Inhalte in allen 9 Kapiteln von einer Fachärztin für Allgemeinmedizin ergänzt und mit der Anatomie korreliert.

Mit der hier von Professor Dr. Dr. Horst Claassen konzipierten Monografie „Klinische und Angewandte Anatomie" werden 2 Hauptziele verfolgt: (1) Unterstützung von Studentinnen und Studenten der Humanmedizin beim geplanten schriftlichen ersten Staatsexamen nach dem 4. Semester und beim mündlichen 2. Staatsexamen nach dem 6. Semester. Insbesondere das 2. Staatsexamen soll in Form einer strukturierten klinisch-praktischen Prüfung („Objective Structured Clinical Examination", OSCE) absolviert werden. Hierbei durchlaufen die Prüflinge einen Parcours mit aufgebauten Prüfungsobjekten. Besonders hierfür ist eine Wiederholung des anatomischen Wissens in Bezug auf klinische Inhalte notwendig. Den Zahnmedizinstudentinnen und -studenten bietet das Buch als Vorbereitung auf die mündliche erste zahnärztliche Prüfung nach dem 4. Semester ein ausführliches Kopf-Hals-Kapitel. (2) Zum anderen fragt Professor Dr. Dr. Horst Claassen, welches anatomische Wissen für die spätere Berufstätigkeit zentral ist. Ganz bewusst versucht er mit seinem Buch die spätere Fachärztin/den späteren Facharzt anzusprechen, sich auch noch einmal über wichtige anatomisch-klinische Sachverhalte des eigenen Fachs und der Nachbarfächer zu orientieren. Insofern soll die Zusammenstellung auch ein Repetitorium klinisch-anatomischen Wissens sein.

Das Buch wird für alle diejenigen ein Gewinn sein, die sich gerne auf klassische Weise mit einem geschriebenen Text in komprimiert strukturierter Weise weiterbilden. Das Buch wird Ihnen helfen, Anatomie nicht nur stur zu lernen, sondern immer auch die klinische Relevanz und damit den Sinn und Nutzen für das anatomische Wissen zu verstehen. In einer Zeit sich stetig wandelnder Prüfungsordnungen und einer immer größer werdenden Menge multimedialer Angebote wünsche ich dem Buch einen umfangreichen Lern- und Leserkreis und dass es sich durchsetzen und etablieren wird.

Erlangen, im Juni 2026

Friedrich Paulsen

Prof. Dr. med. Dr. h.c. Friedrich Paulsen, HonFAS
Vorstand des Instituts für Funktionelle und Klinische Anatomie
Friedrich-Alexander-Universität Erlangen-Nürnberg
Schriftführer der Anatomischen Gesellschaft
President European Federation of Experimental Morphology
Universitätsstr. 19 I 91054 Erlangen I Germany
Telefon: +49 9131 8522865 I Fax: +49 9131 8522862
E-Mail: friedrich.paulsen@fau.de
Editor-in-Chief Annals of Anatomy

▪ Prof. Dr. med. Robert Grützmann

Die Kenntnis der menschlichen Anatomie ist auch heute (und wird es wohl immer bleiben) für den praktizierenden Mediziner, für Zahnärzte, Pharmazeuten, Physiotherapeuten, aber auch für viele medizinische und zahnmedizinische Assistenzberufe eine essenzielle Basis für die tägliche Praxis. Aus chirurgisch-klinischer Sicht ist hier natürlich vor allem die Darstellung der Strukturen im räumlichen Kontext zu Nachbarstrukturen wichtig, um eine präzise Operationsplanung sowie die exakte Durchführung einer Operation mit subtiler Präparation und Schonung wesentlicher Strukturen zu ermöglichen. So ist es zum Beispiel für die Planung der Operation eines Weichgewebstumors an der Extremität nicht so sehr wichtig, wo Ursprung und Ansatz eines betroffenen Muskels liegen, sondern vor allem die Lage und Beziehung zu

Nerven und Gefäßen. Auch die Embryologie und Organentwicklung spielen für heutige Krebsoperationen, wie die des Darm- und Enddarmkrebses, eine große Rolle. Alles dies wird unter Berücksichtigung und Beteiligung klinisch tätiger Kolleginnen und Kollegen mit hervorragenden Illustrationen in kompakter Form in dieser Erstauflage dargestellt.

Aber auch für Studierende der Human- und Zahnmedizin ist eine kompakte Darstellung der Anatomie gut geeignet, um wesentliche anatomische Kenntnisse klinisch orientiert zu lernen und zu rekapitulieren.

Das Buch richtet sich an eine breite Leserschaft aus allen medizinischen Gebieten und bietet eine kompakte, aber detaillierte Darstellung der topografischen Anatomie unter Berücksichtigung wichtiger klinischer Aspekte. Hier haben zahlreiche klinisch tätige Spezialisten den Herausgeber und Autor fachlich unterstützt, um die topografische Anatomie mit den entsprechenden klinischen Hinweisen zu versehen.

Ich wünsche dem Buch und seinem Herausgeber viel Erfolg. Dieses Buch möge viele ärztliche und nichtärztliche Kolleginnen und Kollegen bei ihrer täglichen Arbeit unterstützen!

Erlangen, im Juni 2026

Robert Grützmann

Prof. Dr. med. Robert Grützmann, MBA
Direktor der Chirurgischen Klinik
Sprecher des Departments Chirurgie
Universitätsklinikum Erlangen
Krankenhausstr. 12, 91054 Erlangen, Germany
Telefon: +49 9131 85 33201
FAX: +49 9131 85 36595
E-Mail: Robert.Gruetzmann@uk-erlangen.de
www.chirurgie.uk-erlangen.de

Vorwort

Was soll von der Anatomie für die Studierenden der Human- und Zahnmedizin in klinischen Semestern und für den Arzt und Zahnarzt im Berufsalltag übrig bleiben? Was könnte der spätere Facharzt vom Nachbarfach seines Kollegen wissen? Diese Fragen stellt sich ein Anatom sicherlich erst – wenn überhaupt – in späteren Berufsjahren. Kein Arzt, gleich welcher Facharztrichtung, wird – das eigene Fachgebiet ausgenommen – jedes Detail aus dem über 4 Semester erfolgten anatomischen Unterricht und dem Präparierkurs behalten können. Wünschenswert wäre es, wenn ein Basiswissen dauerhaft vorhanden bliebe. 3 Beispiele mögen das Gesagte erläutern:

1. Bei den Muskeln werden Ursprünge und Ansätze nicht mehr so detailliert angegeben werden können wie einst im Extremitätentestat. Lage und Funktion eines Muskels gehören jedoch zum bleibenden Bestand anatomischen Wissens.
2. Bei den Arterien werden viele Äste in Vergessenheit geraten. Name und Lage der großen Arterien sowie deren Versorgungsgebiet sollten jedoch weiterhin parat sein.
3. Kein Arzt wird die Vielzahl von Ästen des N. trigeminus in Erinnerung behalten haben. Wünschenswert wäre es jedoch, wenn die 3 Hauptäste des V. Hirnnervens noch angegeben werden könnten. Jeder Lehrer des Faches Anatomie wäre sicherlich glücklich und zufrieden, wenn seinen einstigen Hörern Name und Hauptfunktionen der 12 Hirnnerven auch in späteren Berufsjahren noch im Gedächtnis geblieben sind.

Lange Zeit gab es in höheren Semestern die Vorlesung „Topografische Anatomie", die eine Brücke von der Vorklinik zur Klinik schlug. Schon seit Längerem wird auf eine „Verzahnung" von Vorklinik und Klinik Wert gelegt. In jüngster Zeit ist in einem nationalen kompetenzbasierten Lernzielkatalog Medizin (NKLM) verbindliches Wissen für Studierende ohne Berücksichtigung der klassischen vorklinischen und klinischen Fächer zusammengefasst worden. Die kompetenzorientierten Lernziele sollen den Gegenstandskatalog des Mainzer Instituts für medizinische und pharmazeutische Prüfungsfragen (IMPP) ergänzen. Die zahnmedizinische Approbationsordnung ist dahingehend geändert worden, dass Zahn- und Humanmedizinstudierende in Zukunft in etwa den gleichen anatomischen Stoff lernen. Das heißt: Zahnmediziner werden sich mehr Kenntnisse über „Extremitäten" und Humanmediziner mehr Wissen über „Hals und Kopf" aneignen müssen. Der schriftliche Teil des Physikums nach dem 4. Semester soll beibehalten werden. Der mündliche Teil soll nach Art eines objektivierten Tests nach dem 6. Semester stattfinden.

Auf dem Hintergrund dieser Entwicklungen ergeben sich folgende Notwendigkeiten:

1. Anatomische Grundkenntnisse müssen vor der mündlichen Prüfung im 6. Semester wiederholt werden.
2. Die Verzahnung von Vorklinik und Klinik erfordert ein nachhaltiges Lernen, das eine frühe Einbeziehung klinischer Beispiele in den Unterricht anatomisches Basiswissen erfordert.
3. Auch über das 6. Semester hinaus muss es für die Studierenden ein „Repetitorium anatomicum" geben.
4. Der im Berufsalltag stehende Arzt sollte im Sinne der Interdisziplinarität auch das anatomische Basiswissen benachbarter Facharztgebiete rekapitulieren können.

In den 1980er-Jahren habe ich nach dem absolvierten Medizinstudium zahlreiche praktische Ärzte in Stadt und Land vertreten. Im späteren Berufsleben als Anatom entstand in mir der Wunsch, noch einmal in die Klinik hineinzuschauen. Dies auch, um zu sehen, was aus dem anatomischen Wissen geworden war. Am Bundeswehrkrankenhaus Hamburg ergab sich eine solche Möglichkeit.

In den letzten 8 Jahren meiner Dienstzeit und auch im Ruhestand habe ich jedes Jahr für 14 Tage an einer Wehrübung (Hospitation) auf den verschiedenen Abteilungen des Bundeswehrkrankenhauses Hamburg teilgenommen. Ich danke Herrn Generalarzt a. D. Dr. Joachim Hoitz (Anästhesie), den Herren Oberstärzten Dr. Christian Busch (Innere Medizin), Dr. Thomas Duwe (Neurologie), Dr. Marcellus Fischer (Dermatologie und Venerologie), Professor Dr. Dr. Kai-Olaf Henkel (Mund-, Kiefer- und Gesichtschirurgie), Dr. Bernhard Klein (Unfallchirurgie), Dr. Cord Matthies (Urologie), Dr. Christian Moritz (Radiologie), den Herren Flottenärzten Dr. Michael Pohl (HNO-Heilkunde) und Dr. Wilm Rost (Allgemeinchirurgie) sowie Herrn Oberfeldarzt Dr. Florian Rosenmüller (Augenheilkunde) für wertvolle Hinweise bei der Erstellung dieses Buches.

Worauf legt das Buch Wert? Die Anatomie wird unter dem Gesichtspunkt der klinischen Anwendbarkeit rekapituliert. Dafür stand immer die Topografie der Organe und Leitungsbahnen im Vordergrund. Ein weiterer Schwerpunkt lag auf der Entwicklungsgeschichte der Organe. Unter dem Leitgedanken, dass anatomische Kenntnisse für das Verständnis klinischer Anwendungen unentbehrlich sind, wurde der Versuch einer Synthese zwischen Anatomie und Anwendung unternommen. Im Sinne eines nachhaltigen Lernens wendet sich das Buch an Human- und Zahnmedizinstudierende. In Famulaturen sowie im Praktischen Jahr hilft das Buch als Repetitorium. Mittels klinischer Tipps verbindet das Werk Anatomie und Praxis. Als Nachschlagewerk möchte das Buch den Leserkreis der im Berufsalltag stehenden Ärzte und Zahnärzte gewinnen. Darüber hinaus sind Pharmazeuten, Physiotherapeuten und Osteopathen sowie medizinische und zahnmedizinische Assistenzberufe in den möglichen Leserkreis wegen der klinischen Relevanz anatomischen Wissens einbezogen worden.

Zu großem Dank bin ich meinem ehemaligen Kollegen, Herrn Professor Dr. sc. med. Rüdiger Schultka (†; ehemals Institut für Anatomie und Zellbiologie der Martin-Luther-Universität Halle-Wittenberg, jetzt Naumburg/Saale) verbunden, der das gesamte Manuskript vom Standpunkt des Fachanatomen durchgesehen hat. Zahlreiche Fachgespräche über Kernprobleme der makroskopischen Anatomie haben in angenehmer Weise zum Gelingen dieses Werkes beigetragen. Bei der kritischen Durchsicht der zahlreichen klinischen Bezüge haben mir dankenswerterweise folgende Kolleginnen und Kollegen aus dem Universitätsklinikum Erlangen geholfen: Dr. Hendrik Apel (Urologische und Kinderurologische Klinik), Priv.-Doz. Dr. Dr. Peter Dietrich (Klinik für Innere Medizin 1), Dr. Thomas Förtsch (Chirurgische Klinik), Priv.-Doz. Dr. Florian Fuchs (Klinik für Innere Medizin 1, Pneumologie), Priv.-Doz. Dr. Alexander Hein (Frauenklinik), Professor Dr. Dr. Marco Kesting (Mund-, Kiefer- und Gesichtschirurgische Klinik), Assistenzarzt Maximilian Klumm (Herzchirurgische Klinik), Priv.-Doz. Dr. Frank Kunath (Urologische und Kinderurologische Klinik), Professor Dr. Werner Lang (Gefäßchirurgische Abteilung in der Chirurgischen Klinik), Professor Dr. Hans-Georg Palm (Unfallchirurgische Klinik), Professor Dr. Dr. h.c. Horia Sirbu (Thoraxchirurgische Abteilung in der Chirurgischen Klinik), Professor Dr. Michael Weyand (Herzchirurgische Klinik), Frau Dr. Venelina Yovcheva (Klinik für Innere Medizin 2, Kardiologie). Weitere Unterstützung verdanke ich Herrn Professor Dr. Karl-Stefan Delank (Universitätsklinikum Halle/Saale, Departments für Orthopädie, Unfall- und Wiederherstellungschirurgie), Herrn Professor Dr. Robert Mlynski (Universitätsmedizin Rostock, Klinik und Poliklinik für HNO-Heilkunde, Kopf- und Halschirurgie „Otto Körner"), Herrn Priv.-Doz. Dr. Michael Reiß (Elblandklinikum Radebeul, Klinik für HNO-Heilkunde), Herrn Professor Dr. Arne Viestenz (Universitätsklinikum Halle/Saale, Augenklinik) und Herrn Professor em. Dr. Stephan Zierz (†; ehemals Universitätsklinikum Halle/Saale, Klinik und Poliklinik für Neurologie). Frau Dr. med. Almut Göttler (Coburg) danke ich herzlich für die Durchsicht und Ergänzung der gesamten klinischen Hinweise aus der Sicht der Allgemeinmedizin.

Besonderer Dank gilt auch meiner Frau, Monika Claassen, für ihre Hilfe beim Korrekturlesen.

Dem Springer-Verlag, insbesondere Frau Renate Scheddin (Editorial Director) und Frau Christine Ströhla (Senior Editor) sowie Frau Kerstin Barton (Production Manager) und Frau Dr. med. Dipl. Päd. Martina Kahl-Scholz (Copy Editorin) danke ich für die verständnisvolle Zusammenarbeit und das großzügige Eingehen auf meine Wünsche bei der Bearbeitung des Manuskriptes und der Drucklegung dieses Buches. Frau Dr. med. Katja Dalkowski (Erlangen-Bruck) hat meine Abbildungen zur Organentwicklung und meine Vorlesungsfolien hervorragend zeichnerisch umgesetzt. Schließlich danke ich Herrn Nikhil Kumar (Production Editor) für die stete Unterstützung während der Online-Korrektur.

Ich hoffe, dass das Buch den Ansprüchen von Studierenden der Human- und Zahnmedizin sowie von Ärzten der in den jeweiligen Kapiteln angesprochenen Facharztrichtungen und von Angehörigen medizinischer und zahnmedizinischer Assistenzberufe gerecht wird. Für Anregungen bei diesem sicherlich anspruchsvollen Vorhaben bin ich jederzeit sehr dankbar.

Horst Claassen
Erlangen, Deutschland
Juni 2026

Inhaltsverzeichnis

1	**Rücken (Dorsum)**	1
1.1	**Wirbelkörper als Landmarken**	3
1.2	**Faszien des Rückens**	3
1.3	**Wirbelsäule**	5
1.3.1	Allgemeiner Bauplan der Wirbel	6
1.3.2	Bauplan der Wirbel in den verschiedenen Abschnitten der Wirbelsäule	6
1.3.3	Verbindungen der Wirbel	10
1.3.4	Form und Bewegungen der Wirbelsäule	11
1.4	**Rückenmuskulatur**	12
1.4.1	Oberflächliche Rückenmuskulatur	12
1.4.2	Autochthone Rückenmuskulatur	14
1.4.3	Tiefe, kurze Nackenmuskeln	16
1.5	**Gelenke der Wirbelsäule**	17
1.5.1	Kopfgelenke	17
1.5.2	Wirbelgelenke	18
1.6	**Arterien des Nackens und des Rückens**	18
1.7	**Venen des Nackens und des Rückens**	20
1.8	**Lymphgefäße und Lymphknoten des Nackens und des Rückens**	20
1.9	**Nerven des Nackens und des Rückens**	20
1.10	**Entwicklung der Wirbelsäule**	21
1.11	**Zusammenfassung**	23
	Literatur	25
2	**Brustkorb (Thorax), Brustwand und Brustraum (Cavitas thoracis)**	27
2.1	**Landmarken zur Orientierung am Brustkorb**	30
2.2	**Brustkorb (Thorax) und Brustwand**	30
2.2.1	Brustwirbel (Vertebrae thoracicae)	31
2.2.2	Rippen (Costae)	32
2.2.3	Rippenknorpel	34
2.2.4	Brustbein (Sternum)	35
2.2.5	Interkostalräume	35
2.3	**Landmarken wichtiger Organe der Brustraums**	37
2.4	**Brustraum (Cavitas thoracis)**	39
2.4.1	Zwerchfell (Diaphragma)	39
2.4.2	Lungen- und Rippenfell	42
2.4.3	Unterer Atemtrakt	44
2.4.4	Mediastinum	52
2.4.5	Perikard	56
2.4.6	Herz (Cor)	56
2.4.7	Oesophagus	74
2.4.8	Aorta	76
2.4.9	Milchbrustgang (Ductus thoracicus)	77
2.4.10	Sympathischer Grenzstrang (Truncus sympathicus)	78

2.5	**Beurteilung von Thoraxröntgenbildern**	79
2.5.1	Radiologische Darstellung von Thorax, Lungen und Zwerchfell	79
2.5.2	Radiologische Darstellung des Herzens	81
2.6	**Analyse von Computer- und Magnetresonanztomogrammen des Thorax**	81
2.7	**Zusammenfassung**	82
	Literatur	84

3	**Bauchwand und Bauchhöhle (Cavitas abdominis)**	87
3.1	**Oberflächenanatomie und Landmarken**	89
3.1.1	Landmarken in Höhe bestimmter Wirbel	91
3.1.2	Landmarken wichtiger Organe der Bauchhöhle	91
3.2	**Faszien und Muskeln der Bauchwand**	92
3.2.1	Faszien der Bauchwand	92
3.2.2	Muskeln auf der rechten und linken Seite der vorderen Bauchwand	93
3.2.3	Chirurgische Schnittführungen am Bauch	95
3.2.4	Leistenkanal (Canalis inguinalis)	98
3.3	**Bauchfellhöhle (Cavitas peritonealis)**	101
3.3.1	Bauchfell (Peritoneum)	101
3.3.2	Begriffserklärungen	103
3.3.3	Entwicklung des Bauchsitus	103
3.3.4	Bauchfelltaschen und -buchten (Recessus und Fossae peritonei)	109
3.3.5	Lage der Bauchorgane zum Peritoneum	110
3.4	**Magen-Darm-Trakt**	110
3.4.1	Magen (Gaster, Ventriculus)	110
3.4.2	Zwölffingerdarm (Duodenum)	116
3.4.3	Dünndarm (Intestinum tenue)	117
3.4.4	Dickdarm (Intestinum crassum)	118
3.4.5	Wurmfortsatz (Appendix vermiformis)	120
3.4.6	Arterielle Versorgung des Magen-Darm-Trakts	122
3.4.7	Portales Venensystem	123
3.4.8	Lymphabfluss des Magen-Darm-Traktes	125
3.4.9	Histologischer Aufbau des Magen-Darm-Traktes	126
3.4.10	Entwicklung des Darmes	127
3.4.11	Organe des Oberbauches	129
3.4.12	Niere und ableitende Harnwege	140
3.4.13	Hintere Bauchwand	150
3.5	**Zusammenfassung**	154
	Literatur	157

4	**Beckenhöhle (Cavitas pelvis)**	159
4.1	**Oberflächenanatomie und Landmarken des Beckens**	161
4.2	**Becken (Pelvis) – Knochen und Bänder**	162
4.2.1	Hüftbein (Os coxae)	162
4.2.2	Kreuzbein (Os sacrum)	163
4.2.3	Steißbein (Os coccygis)	164
4.2.4	Funktion des Beckens	164
4.2.5	Gelenke und durch Bänder gesicherte Verbindungen des Beckens	164

4.2.6	Unterschiede zwischen männlichem und weiblichem Becken	165
4.2.7	Beckenmaße bei der Frau	165
4.2.8	Varianten der Beckenform bei der Frau	166
4.3	**Muskeln des Beckenbodens und Damm**	168
4.3.1	Diaphragma urogenitale	171
4.3.2	Diaphragma pelvis	172
4.4	**Organe des Magen-Darm-Kanals und des harnableitenden Systems**	173
4.4.1	Mastdarm (Rectum)	173
4.4.2	Harnblase (Vesica urinaria)	180
4.4.3	Harnröhre (Urethra)	182
4.5	**Männliche Geschlechtsorgane**	184
4.5.1	Männliches Glied (Penis)	184
4.5.2	Sexualfunktionen des Mannes, Innervation des Penis	185
4.5.3	Vorsteherdrüse (Prostata)	186
4.5.4	Hodensack (Scrotum)	188
4.5.5	Hoden und Nebenhoden (Testis und Epididymis)	189
4.5.6	Samenleiter (Ductus deferens)	192
4.5.7	Bläschendrüse (Glandula vesiculosa)	192
4.5.8	Entwicklung der inneren und äußeren männlichen Geschlechtsorgane	193
4.6	**Weibliche Geschlechtsorgane**	196
4.6.1	Kitzler (Clitoris)	196
4.6.2	Sexualfunktionen der Frau, Innervation der Klitoris	197
4.6.3	Äußere weibliche Geschlechtsorgane (Vulva)	198
4.6.4	Scheide (Vagina)	199
4.6.5	Gebärmutter (Uterus)	201
4.6.6	Eileiter (Tubae uterinae)	205
4.6.7	Eierstock (Ovar)	206
4.6.8	Bindegewebe, Faszien und Bänder im Inneren des kleinen Beckens	207
4.6.9	Vaginale Untersuchung	209
4.6.10	Entwicklung der inneren und äußeren weiblichen Geschlechtsorgane	210
4.7	**Analyse von Computer- und Magnetresonanztomogrammen des Beckens**	211
4.8	**Zusammenfassung**	212
	Literatur	215
5	**Obere Extremität (Membrum superius)**	217
5.1	**Weibliche Brust**	219
5.1.1	Histologischer Aufbau	219
5.1.2	Blutversorgung	219
5.1.3	Lymphgefäße und Lymphknoten	221
5.1.4	Entwicklung der weiblichen Brust	221
5.1.5	Klinische Besonderheiten der Brustdrüse	222
5.2	**Oberflächenanatomie und Landmarken**	223
5.2.1	Knochen und Gelenke	223
5.2.2	Muskeln und Sehnen	225
5.2.3	Gefäße	226
5.2.4	Nerven	226
5.3	**Faszien**	227

5.4	**Knochen**	228
5.4.1	Schulterblatt (Scapula)	228
5.4.2	Schlüsselbein (Clavicula)	228
5.4.3	Oberarmknochen (Humerus)	229
5.4.4	Speiche und Elle (Radius und Ulna)	230
5.4.5	Knochen der Hand	232
5.5	**Foramina nutricia, Längenwachstum und Wachstumsfugenschluss**	233
5.6	**Akzessorische Skelettelemente**	234
5.7	**Gelenke und Muskeln**	235
5.7.1	Schultergelenk	235
5.7.2	Ellenbogengelenk	240
5.7.3	Gelenke der Hand	242
5.8	**Arterien**	249
5.8.1	A. axillaris	249
5.8.2	A. brachialis	252
5.8.3	A. radialis	252
5.8.4	A. ulnaris	255
5.9	**Venen**	258
5.9.1	Venae superficiales	258
5.9.2	Venae profundae	259
5.10	**Lymphgefäße und Lymphknoten**	259
5.10.1	Vasa lymphatica superficialia	259
5.10.2	Vasa lymphatica profunda	260
5.10.3	Nodi lymphoidei axillares	260
5.11	**Plexus brachialis**	261
5.11.1	Segmentale Hautinnervation der oberen Extremität	263
5.12	**Verlauf und Innervationsgebiet der Hauptnerven**	265
5.12.1	N. axillaris	265
5.12.2	N. radialis	265
5.12.3	N. musculocutaneus	266
5.12.4	N. ulnaris	267
5.12.5	N. medianus	268
5.13	**Bindegewebsräume der Hand**	275
5.13.1	Oberflächliche subkutane Bindegewebsräume der Finger	276
5.13.2	Vaginae tendinum digitorum manus sowie Bursae radialis und ulnaris	276
5.13.3	Palmar- und Thenarkammer	278
5.14	**Entwicklung der oberen Extremität**	279
5.15	**Zusammenfassung**	279
	Literatur	282
6	**Untere Extremität (Membrum inferius)**	285
6.1	**Oberflächenanatomie und Landmarken**	287
6.1.1	Knochen und Gelenke	290
6.1.2	Schleimbeutel der unteren Extremität	290
6.1.3	Arterien, Venen und Nerven	292
6.2	**Faszien**	293

6.3	**Knochen**	296
6.3.1	Becken (Pelvis)	296
6.3.2	Oberschenkelknochen (Femur)	296
6.3.3	Kniescheibe (Patella)	298
6.3.4	Schienbein (Tibia)	299
6.3.5	Wadenbein (Fibula)	300
6.3.6	Knochen des Fußes	300
6.4	**Foramina nutricia, Längenwachstum und Wachstumsfugenschluss**	302
6.5	**Messung der Beinlänge bei Beinverkürzungen**	302
6.6	**Akzessorische Skelettelemente**	304
6.7	**Gelenke und Muskeln**	305
6.7.1	Hüftgelenk	305
6.7.2	Kniegelenk	311
6.7.3	Gelenke zwischen Tibia und Fibula	317
6.7.4	Gelenke des Fußes	317
6.7.5	Gewölbe des Fußes	326
6.7.6	Anatomie des Laufens	327
6.8	**Topografisch wichtige Regionen und Strukturen**	327
6.8.1	Trigonum femorale	327
6.8.2	Fossa iliopectinea	331
6.8.3	Adduktorenkanal	332
6.8.4	Fossa poplitea	332
6.9	**Arterien**	333
6.9.1	A. femoralis	333
6.9.2	A. poplitea	335
6.9.3	A. tibialis posterior	337
6.9.4	A. tibialis anterior	338
6.10	**Venen**	341
6.10.1	Oberflächliche Venen	341
6.10.2	Tiefe Venen	342
6.10.3	Perforansvenen	342
6.11	**Lymphgefäße und Lymphknoten**	344
6.11.1	Vasa lymphatica superficialia	344
6.11.2	Vasa lymphatica profunda	344
6.11.3	Lymphknoten der Leistenregion	344
6.12	**Verlauf und Innervationsgebiet der Hauptnerven**	344
6.12.1	Plexus lumbalis	344
6.12.2	Plexus sacralis	348
6.12.3	N. ischiadicus	350
6.12.4	N. tibialis	351
6.12.5	N. peronaeus communis	352
6.12.6	Segmentale Hautinnervation der unteren Extremität	353
6.13	**Entwicklung der unteren Extremität**	354
6.14	**Zusammenfassung**	354
	Literatur	358

7	**Hals und Kopf (Collum et Caput)**	359
7.1	**Oberflächenanatomie und Landmarken des Halses**	362
7.2	**Halsfaszien**	363
7.3	**Muskulatur des Halses**	365
7.3.1	Oberflächliche Schicht der Halsmuskulatur	365
7.3.2	Suprahyale Muskulatur	366
7.3.3	Infrahyale Muskulatur	367
7.3.4	Skalenus-Gruppe	367
7.3.5	Praevertebrale Gruppe	368
7.4	**Schilddrüse (Glandula thyroidea)**	368
7.5	**Nebenschilddrüsen (Glandulae parathyroideae)**	372
7.6	**Gaumen (Palatum)**	373
7.7	**Entwicklung von Gesicht, Lippen und Gaumen**	374
7.7.1	Störungen der Gesichtsentwicklung: Lippen-, Kiefer- und Gaumenspalten	375
7.8	**Zunge und Mundboden**	376
7.8.1	Zunge	376
7.8.2	Mundboden	379
7.9	**Pharynx**	380
7.9.1	Nasopharynx	380
7.9.2	Oropharynx	383
7.9.3	Laryngopharynx	385
7.9.4	Aufbau des Pharynx	385
7.9.5	Blut- und Nervenversorgung des Pharynx	385
7.10	**Larynx (Kehlkopf)**	386
7.10.1	Aufbau des Kehlkopfs	386
7.10.2	Verknöcherung der Kehlkopfknorpel	388
7.10.3	Gelenke und Muskeln des Kehlkopfs	388
7.10.4	Blut- und Lymphgefäßversorgung sowie Innervation	391
7.10.5	Entwicklung des Kehlkopfs	392
7.11	**Schluckakt**	394
7.12	**Speicheldrüsen**	396
7.12.1	Glandula parotidea (Ohrspeicheldrüse)	397
7.12.2	Glandula submandibularis (Unterkieferdrüse)	399
7.12.3	Glandula sublingualis (Unterzungendrüse)	400
7.12.4	Kleine Speicheldrüsen der Mundhöhle	400
7.13	**Große Arterien an Hals und Kopf**	400
7.13.1	A. carotis communis	400
7.13.2	A. carotis externa	402
7.13.3	A. carotis interna	405
7.13.4	A. subclavia	408
7.14	**Venen an Hals und Kopf**	411
7.14.1	Venen des Gehirns	411
7.14.2	Sinus durae matris	412
7.14.3	V. jugularis interna	415
7.14.4	V. jugularis externa und oberflächliche Venen	415
7.14.5	V. subclavia	416
7.15	**Lymphknoten an Hals und Kopf**	417

7.16 **Nerven an Hals und Kopf** ... 419

7.16.1 Hautnerven des Plexus cervicalis ... 419

7.16.2 Muskeläste des Plexus cervicalis ... 419

7.16.3 Dorsale Äste der Nn. cervicales 1 bis 3 ... 420

7.16.4 Nn. trigeminus und facialis ... 420

7.17 **Halsgrenzstrang** ... 420

7.18 **Entwicklung der Kiemenbogenderivate** ... 422

7.19 **Oberflächenanatomie und Landmarken des Kopfes** ... 426

7.20 **Kopfhaut, Galea aponeurotica und knöcherne Schädeldecke** ... 428

7.21 **Schädel** ... 430

7.21.1 Gesamtansichten, Einzelknochen, Foramina und Landmarken ... 430

7.21.2 Entwicklung des Schädels ... 441

7.22 **Gesichtsmuskulatur** ... 444

7.23 **Mundhöhle und Zähne** ... 448

7.23.1 Aufbau der Mundhöhle ... 448

7.23.2 Zähne und Gebiss ... 449

7.24 **Unterkiefer (Mandibula)** ... 461

7.25 **Kiefergelenk und Kaumuskulatur** ... 462

7.25.1 Aufbau des Kiefergelenks ... 462

7.25.2 Muskeln mit Wirkung auf das Kiefergelenk ... 464

7.25.3 Funktion des Kiefergelenks ... 466

7.25.4 Entwicklung des Kiefergelenks ... 467

7.26 **Nase und Nasennebenhöhlen** ... 469

7.26.1 Aufbau der Nasenhöhle ... 469

7.26.2 Blut- und Lymphgefäßversorgung sowie Innervation ... 471

7.26.3 Nasennebenhöhlen ... 472

7.27 **Zusammenfassung** ... 476

Literatur ... 481

8 **Zentrales Nervensystem (Systema nervosum centrale)** ... 483

8.1 **Oberflächenanatomie und Landmarken** ... 485

8.2 **Autonomes Nervensystem** ... 486

8.2.1 Afferenzen des autonomen Nervensystems ... 489

8.2.2 Sympathisches Nervensystem ... 490

8.2.3 Parasympathisches Nervensystem ... 493

8.3 **Rückenmark (Medulla spinalis)** ... 496

8.3.1 Altersunterschiede in der Länge des Rückenmarks ... 496

8.3.2 Makroskopischer Aufbau ... 496

8.3.3 Absteigende Bahnen ... 499

8.3.4 Aufsteigende Bahnen ... 500

8.3.5 Mikroskopischer Aufbau ... 501

8.3.6 Funktionelle Betrachtung des Rückenmarks ... 502

8.3.7 Blutversorgung des Rückenmarks ... 503

8.3.8 Hüllen des Rückenmarks ... 505

8.3.9 Entwicklung des Rückenmarks ... 507

8.4 **Gehirn (Cerebrum)** ... 507

8.4.1 Verlängertes Rückenmark (Medulla oblongata) ... 509

8.4.2 Brücke (Pons) ... 512

8.4.3   Kleinhirn (Cerebellum) 515
8.4.4   Rautengrube (Fossa rhomboidea) 521
8.4.5   Mittelhirn (Mesencephalon).. 522
8.4.6   Hirnstamm (Truncus encephali) 525
8.4.7   Zwischenhirn (Diencephalon)... 528
8.4.8   Vorderhirn (Telencephalon) 539
8.4.9   Lange aufsteigende Bahnen 556
8.4.10   Lange absteigende Bahnen.. 561
8.4.11   Hüllen des Gehirns.. 569
8.4.12   Ventrikelsystem, Plexus choroidei und Liquor cerebrospinalis................................... 571
8.4.13   Zirkumventrikuläre Organe.. 574
8.4.14   Hirnnerven.. 576
8.4.15   Entwicklung des Gehirns.. 595
8.5   **Zusammenfassung** 598
         Literatur 602

9   **Sinnesorgane (Organa sensoria)**.. 605
9.1   **Geruchssystem**.. 606
9.1.1   Histologischer Aufbau des Riechepithels.. 606
9.1.2   Zentrales Geruchssystem 609
9.2   **Visuelles System** 609
9.2.1   Augenhöhle (Orbita) 610
9.2.2   Äußere Augenhaut (Tunica fibrosa bulbi)... 614
9.2.3   Mittlere Augenhaut (Tunica vasculosa bulbi).. 616
9.2.4   Kammerwinkel (Angulus iridocornealis) 619
9.2.5   Augenlinse (Lens) und Augenkammern (Camerae oculi)... 620
9.2.6   Innere Augenhaut (Tunica interna bulbi, Retina) 621
9.2.7   Äußere Augenmuskeln (Mm. externi bulbi oculi) 623
9.2.8   Augenlider (Palpebrae) und Bindehaut (Tunica conjunctiva) 625
9.2.9   Tränenapparat (Apparatus lacrimalis).. 627
9.2.10   Sehbahn 628
9.2.11   Entwicklung des Auges... 629
9.3   **Geschmackssystem**.. 630
9.3.1   Histologischer Aufbau der Geschmacksknospen... 630
9.3.2   Geschmacksbahn... 631
9.4   **Hör- und Gleichgewichtssystem** 632
9.4.1   Äußeres Ohr (Auris externa) 632
9.4.2   Mittelohr (Auris media) 636
9.4.3   Innenohr (Auris interna)... 640
9.5   **Zusammenfassung** 653
         Literatur 655

Serviceteil
         Eigennamen (Eponyme) 658
         Stichwortverzeichnis 667

Curriculum Vitae

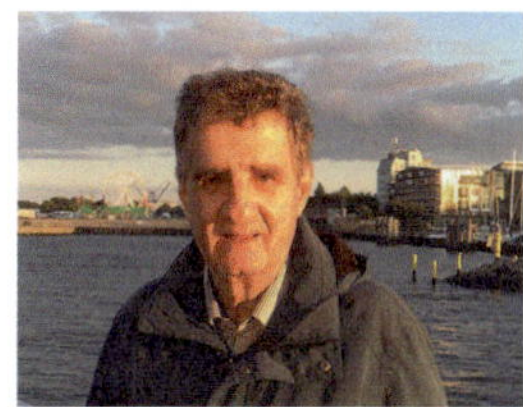

Professor Dr. med. Dr. rer. nat. Horst Claassen

(Jahrgang 1952), ev./luth. Glaubens, verheiratet, studierte von 1972 bis 1979 Humanmedizin an der Friedrich-Alexander-Universität Erlangen-Nürnberg, absolvierte hier 1979 das medizinische Staatsexamen und wurde im selben Jahr von der Medizinischen Fakultät zum Dr. med. promoviert. Von 1979 bis 1989 studierte Horst Claassen klassische Archäologie, Ur- und Frühgeschichte sowie biologische Anthropologie an den Universitäten Erlangen und München und wurde 1989 von der Biologischen Fakultät der Ludwig-Maximilians-Universität München zum Dr. rer. nat. promoviert. Nach der Habilitation für das Fach Anatomie an der Christian-Albrechts-Universität Kiel und der Anerkennung als Fachanatom der Anatomischen Gesellschaft im Jahr 1997 wechselte er 2001 als Hochschuldozent an die Universität Rostock. Hier erfolgte 2002 die Anerkennung als Facharzt für Anatomie. 2003 nahm er eine Lebenszeitstelle am Institut für Anatomie und Zellbiologie der Martin-Luther-Universität Halle-Wittenberg an und wurde 2008 zum Professor ernannt.

Zu seinen Hauptforschungsgebieten gehören der Kehlkopf, die Untersuchung hallstatt-keltischer und historischer Skelette unter besonderer Berücksichtigung des Schädels, die Variabilität von Arterien, Nerven und Muskeln des menschlichen Körpers sowie die zell- und molekularbiologische Analyse des Einflusses von Östrogenen auf Gelenkknorpel vor dem klinischen Hintergrund der menopausalen Osteoarthrose. Aufgrund seiner langjährigen Forschungsarbeit am Kehlkopf ist Professor Claassen Mitglied der Deutschen Gesellschaft für Hals-Nasen-Ohrenheilkunde, Kopf- und Halschirurgie. Es wurde ihm zweimal der „Paper-of-the-Year-Preis" der Anatomischen Gesellschaft in den Jahren 2017 und 2021 verliehen. Seine wissenschaftlichen Verdienste wurden 2014 von Rüdiger Schultka (†) in einer Festschrift zum 60. Geburtstag des Jubilars zusammengefasst.

Die Schwerpunkte in der Lehre liegen auf der makroskopischen Anatomie und hier besonders auf der Anatomie von Kopf und Hals. Aufgrund dieser Expertise verfasste er Lehrbuchbeiträge zu folgenden Monografien: Fernröntgenseitenbildanalyse (2007) und Facharztwissen HNO-Heilkunde (2009). Im Jahr 2018 erschien sein Lehrbuch „Kompaktwissen Kopf- und Halsanatomie", das insbesondere im Bereich der Zahnmedizin große Beachtung fand. Regelmäßige Weiterbildungen auf allen Abteilungen des Bundeswehrkrankenhauses Hamburg in den Jahren 2010 bis 2019 begründeten als weiteren Schwerpunkt das Gebiet der klinischen Anatomie im studentischen Unterricht.

2018 trat er in den Ruhestand ein, lehrt und forscht seitdem jedoch ehrenamtlich am Institut für Funktionelle und Klinische Anatomie der Friedrich-Alexander-Universität Erlangen-Nürnberg und wurde 2019 zum Mitglied in die Kommission „Lehre und Ausbildung" der Anatomischen Gesellschaft gewählt. Seit dem Sommersemester 2020 nimmt Claassen zunächst eine Elternzeitvertretung und in der Folge Vertretungsprofessuren am Institut für Anatomie der Universitätsmedizin Rostock wahr. Hier unterrichtet er auch jeweils am Ende des Sommersemesters Studierende der Universitätsmedizin Neumarkt am Mieresch (Rumänien), Campus Hamburg, in englischsprachigen Kurzpräparierkursen.

Zu den persönlichen Interessen von Horst Claassen gehören klassische Musik, Klavierspielen sowie Wandern und Skifahren.

Rücken (Dorsum)

Inhaltsverzeichnis

1.1 Wirbelkörper als Landmarken – 3

1.2 Faszien des Rückens – 3

1.3 Wirbelsäule – 5
1.3.1 Allgemeiner Bauplan der Wirbel – 6
1.3.2 Bauplan der Wirbel in den verschiedenen Abschnitten der Wirbelsäule – 6
1.3.3 Verbindungen der Wirbel – 10
1.3.4 Form und Bewegungen der Wirbelsäule – 11

1.4 Rückenmuskulatur – 12
1.4.1 Oberflächliche Rückenmuskulatur – 12
1.4.2 Autochthone Rückenmuskulatur – 14
1.4.3 Tiefe, kurze Nackenmuskeln – 16

1.5 Gelenke der Wirbelsäule – 17
1.5.1 Kopfgelenke – 17
1.5.2 Wirbelgelenke – 18

1.6 Arterien des Nackens und des Rückens – 18

1.7 Venen des Nackens und des Rückens – 20

1.8 Lymphgefäße und Lymphknoten des Nackens und des Rückens – 20

1.9 Nerven des Nackens und des Rückens – 20

1.10 Entwicklung der Wirbelsäule – 21

1.11 Zusammenfassung – 23

Literatur – 25

Dieses Anatomiebuch stellt aus 2 Gründen den Rücken an den Anfang. Zum einen beginnt der Präparierkurs an vielen Universitäten mit diesem Körperabschnitt, weil er sich zuallererst zum Einüben der Präpariertechnik eignet. Man kann als Anfänger hier nicht viel zerstören, denn die Muskulatur ist in übersichtlichen Systemen angeordnet und die Leitungsbahnen sind überwiegend metamer gegliedert. Zum anderen werden Ärzte, gleich welcher Fachrichtung, oft mit an Rückenschmerzen leidenden Patienten konfrontiert. Man kann sagen, dass Probleme mit dem Rücken immer mehr zu einer Art Volkskrankheit geworden sind. So wendet sich dieses Kapitel in erster Linie an den Orthopäden, den Physiotherapeuten und den Osteopathen.

Hier und in der Einleitung zu den Folgekapiteln soll noch einmal an den Präparierkurs, an dem jeder Studierende der Human- und Zahnmedizin als Grundlage für ein späteres ärztliches Handeln teilgenommen hat, erinnert werden (Tillmann und Hirt 2022). Nach der Präparation von Haut- und subkutanem Fettgewebe lag dem Studierenden zunächst der M. trapezius vor Augen. Im weiteren Verlauf erforderte es etwas Geschick, die zahlreichen recht flächenhaften Muskeln, die Mm. rhomboideus major und minor sowie die Mm. serratus posterior superior und inferior sowie den M. latissimus dorsi, voneinander zu trennen. Nachdem alle oberflächlich gelegenen Rückenmuskeln zur Seite gelegt waren, begann die Präparation der in Systemen angeordneten Muskulatur des M. erector trunci.

Der Rücken stellt die Dorsalseite des Rumpfes dar. Zusammen mit der Nackengegend reicht er vom Hinterhaupt bis zum Steißbein. Lateral geht der Rücken fließend in die Seitenwand des Rumpfes über. In seinem kaudalen Abschnitt wird er seitlich von den Glutaealmuskeln und den Darmbeinkämmen begrenzt. Die Wirbelsäule bildet die knöcherne Grundlage des Rückens. Die Dornfortsätze der Wirbel können, mit Ausnahme der oberen Halswirbel, getastet werden.

Hinsichtlich der Topografie der Wirbel ist die unterschiedliche Stellung der Dornfortsätze in den verschiedenen Abschnitten der Wirbelsäule zu beachten. Die Lage eines Dornfortsatzes verhält sich bezogen auf die Höhe des dazugehörigen Wirbelkörpers unterschiedlich. Mit Ausnahme des 1. Halswirbels liegt das Dornfortsatzende bei den Halswirbeln und den oberen 3 Brustwirbeln in Höhe des Unterrandes des dazugehörigen Wirbelkörpers, beim 4. bis 7. Brustwirbel in der Mitte des nächsttieferen Wirbelkörpers, beim 8. bis 12. Brustwirbel am Unterrand des nächsttieferen Wirbelkörpers und bei allen Lendenwirbeln – ähnlich wie bei den Halswirbeln 2 bis 7 – am Unterrand des dazugehörigen Wirbelkörpers. Dem 1. Halswirbel (Atlas) fehlt ein Dornfortsatz; er ist aus einem Arcus anterior und einem Arcus posterior, jeweils mit einem Tuberculum anterius und posterius versehen, aufgebaut.

Weitere markante Knochenpunkte sind die Schulterblätter mit der Spina scapulae, die lateral in das Akromion ausläuft. Kaudal ist der Darmbeinkamm, die Crista iliaca, zu tasten. Die Haut des Rückens, histologisch eine Felderhaut, ist eher dünn, und das Unterhautbindegewebe auf der Unterlage gut verschieblich.

Klinischer Tipp

Bei der Untersuchung des Rückens orientiert sich der Arzt an der medianen Rückenfurche über den Dornfortsätzen der Brust- und Lendenwirbelsäule. Die Rückenfurche wird beidseits von den Wülsten des M. erector spinae begrenzt und beginnt in Höhe des 7. Halswirbels, der **Vertebra prominens** genannt wird (▪ Abb. 1.1). Kaudal ist sie zum Trigonum sacrale verbreitert. Hierbei handelt es sich um ein Dreieck, dessen Basis in Höhe der beiden Spinae iliacae posteriores superiores und dessen Spitze an der

Gesäßfurche liegt. Da bei der Frau die Haut auch über dem Dornfortsatz des 5. Lendenwirbels eingezogen ist, entsteht insgesamt das Bild einer rautenförmigen Einziehung, auch als **Michaelis-Raute** bezeichnet. Die Michaelis-Raute kann dem Geburtshelfer einen Anhaltspunkt für die Beckenweite, aber auch für eine pathologische Asymmetrie des weiblichen Beckens geben. Eine beide Darmbeinkämme verbindende Linie durchquert den 4. Lumbalwirbel. Der Intervertebralraum über oder unter dieser Landmarke ist für eine **Lumbalpunktion** zur Gewinnung von Liquor cerebrospinalis oder für die Applikation eines Narkotikums in den Subarachnoidalraum im Rahmen einer Spinalanästhesie geeignet.

Für die Hinweise auf klinische Bezüge wurden hier und in den folgenden Kapiteln zum Teil die Darstellungen von Benner und Snell (1995) in „Klinische Anatomie", von Ellis (1997) in „Clinical Anatomy" sowie von Anderhuber, Pera und Streicher (2012) in „Waldeyer, Anatomie des Menschen" herangezogen. Die topografischen Verhältnisse wurden unter Zuhilfenahme der Lehrbücher von Corning (1946) „Lehrbuch der topographischen Anatomie", Hafferl (1953) „Lehrbuch der topographischen Anatomie" und Rohen (1975) „Topographische Anatomie" geschildert. Die Beschreibung der Entwicklungsgeschichte der Organe erfolgte auf der Grundlage der Darstellungen bei Moore, Persaud und Torchia (2013) in „Embryologie".

1.1 Wirbelkörper als Landmarken

Bei der Lokalisation von Organen und Leitungsbahnen am Hals sowie im Brust-, Bauch- und Beckenraum eignen sich die Wirbelkörper als anatomische Landmarken (■ Abb. 1.1). Folgende Strukturen liegen in einer Ebene mit den Wirbelkörpern der Hals

(C)-, Brust (T)- und Lendenwirbelsäule (L) sowie des Kreuzbeins (S):

- C3/C4 (Bandscheibe): Oberrand des Schildknorpels.
- C5/C6 (Bandscheibe): Unterrand des Schildknorpels.
- C6: Ringknorpel, Anfang von Luft- und Speiseröhre, Eintritt der A. vertebralis in das Foramen transversarium des 6. Halswirbels.
- T1: Lungenspitzen, Ganglion stellatum.
- T4: Angulus sterni (Ludovici), Ansatz der 2. Rippe am Sternum, Bifurcatio tracheae, konkaver Rand des Arcus aortae, Grenze zwischen oberem und unterem Mediastinum.
- T8: Foramen venae cavae des Zwerchfells.
- T10: Hiatus oesophageus des Zwerchfells.
- T10/11: Pars cardiaca des Magens.
- T12: Hiatus aorticus des Zwerchfells, Truncus coeliacus.
- L1: Transpylorische Ebene, Pylorus, Ursprung der A. mesenterica superior.
- L2: Flexura duodenojejunalis, Pancreas, Nierenhilus, Ende des Rückenmarks.
- L4: Bauchnabel, Teilung der Bauchaorta, Orientierungspunkt für die Lumbalpunktion.
- S2: Spina iliaca posterior superior, Ende des Subarachnoidalraums.
- S3: Spina iliaca posterior inferior, Anfang des Rektums.

1.2 Faszien des Rückens

Die **Fascia nuchae** breitet sich unter den Mm. trapezius und rhomboidei aus und umhüllt die Nackenmuskulatur. Sie endet kranial an der Linea nuchae superior, in der Mittellinie ist sie mit dem Ligamentum nuchae verwachsen. Am ventralen Rand des M. trapezius geht die Nackenfaszie in die **Lamina superficialis der Fascia colli** über. Nach kaudal setzt sich die Fascia nuchae in die Fascia thoracolumbalis fort.

Die **Fascia thoracolumbalis** bedeckt thorakal die autochthone Rückenmuskulatur und ist an den Processus spinosi der Brustwirbel und den Anguli costarum befestigt. Lumbal wird die Faszie dreischichtig und setzt sich aus einem oberflächlichen (dorsalen), einem intermediären und einem tiefen (ventralen) Blatt zusammen (Streicher und Pretterklieber 2012). Das oberflächliche und das intermediäre Blatt beteiligen sich an der Bildung der osteofibrösen Logen für die beidseits der Wirbelsäule liegenden Muskelstränge der ortsständigen Rückenmuskulatur (M. erector spinae). Nach Darstellung

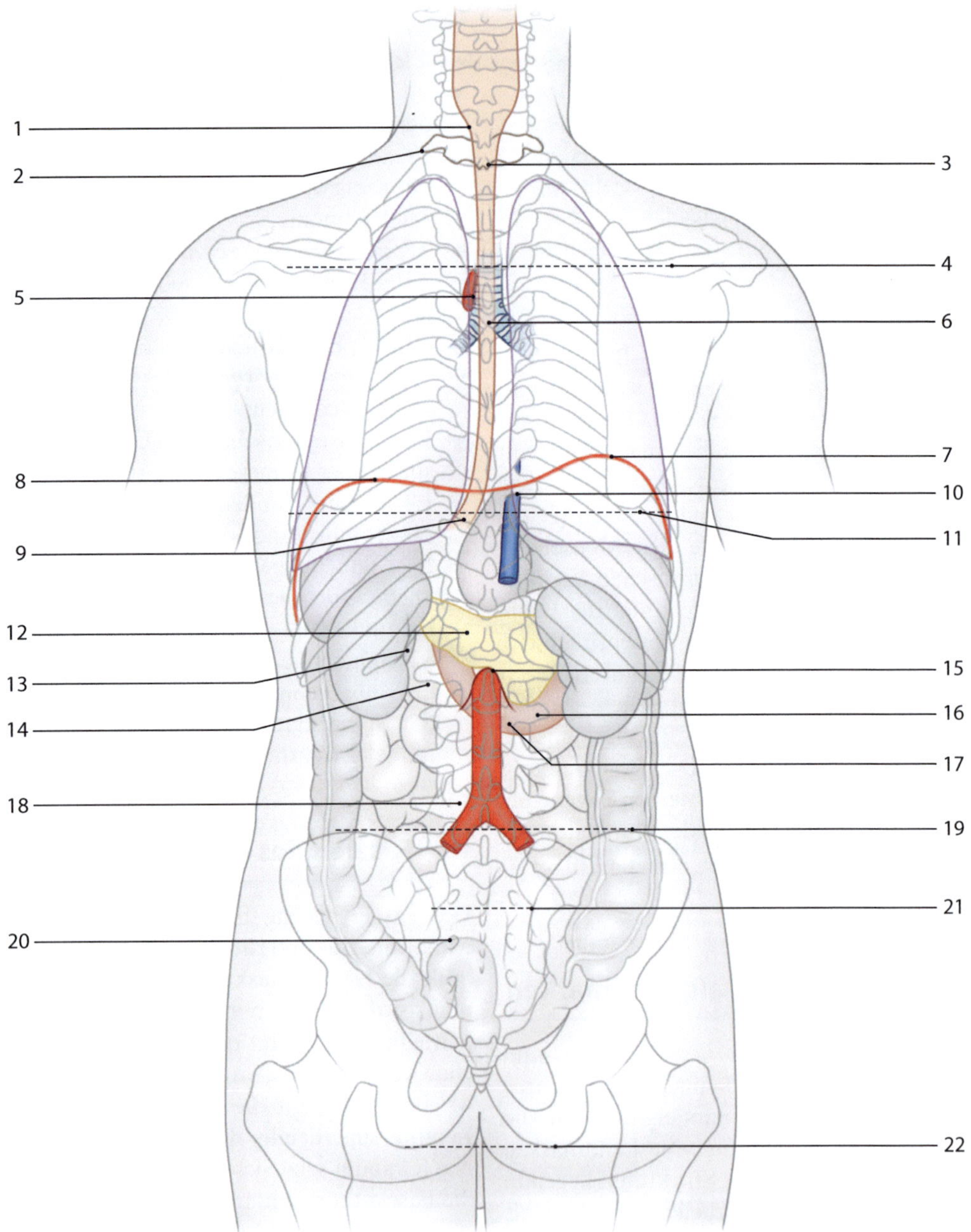

anderer Autoren (Töndury und Tillmann 1987) besteht die Fascia thoracolumbalis nur aus einem oberflächlichen (Lamina superficialis) und einem tiefen Blatt (Lamina profunda). Hierbei entspricht das tiefe Blatt (Lamina profunda) dem intermediären oder mittleren Blatt (Lamina media).

Das **oberflächliche Blatt**, **Lamina superficialis**, ist medial an den Processus spinosi der Lendenwirbel, am Os sacrum und an der Crista iliaca befestigt; es vereinigt sich lateral der autochthonen Rückenmuskulatur mit dem intermediären Blatt. In seinem kranialen Abschnitt dient die Lamina superficialis den Mm. latissimus dorsi und serratus posterior inferior als Ursprung.

Das **mittlere Blatt**, **Lamina media**, ist an der 12. Rippe, am **Arcus lumbocostalis lateralis (äußerer Haller-Bogen)**, an den Processus costales der Lendenwirbel und an der Crista iliaca befestigt und zieht bis zur lateralen Kante des von der autochthonen Rückenmuskulatur gebildeten Wulstes; dort verschmilzt es mit dem oberflächlichen Blatt.

Das **tiefe Blatt**, **Lamina profunda**, ist an der Vorderfläche der Processus costales der Lendenwirbel befestigt, wobei es hier vom M. psoas major bedeckt wird. Kranial formt die Lamina profunda den Arcus lumbocos-

talis lateralis, bedeckt die ventrale Fläche des M. quadratus lumborum und reicht kaudal bis zur Crista iliaca und zum Ligamentum iliolumbale. Am lateralen Rand des M. quadratus lumborum vereinigt sich die Lamina profunda mit den an dieser Stelle bereits miteinander verschmolzenen Laminae superficialis und media und formt eine **Ursprungsaponeurose für Teile der Mm. transversus abdominis und obliquus internus abdominis**. Der M. quadratus lumborum wird also von den Laminae media und profunda der Fascia thoracolumbalis eingescheidet und begrenzt die Bauchhöhle als einziger Bauchmuskel nach dorsal.

1.3 Wirbelsäule

Das Achsenskelett des Menschen wird von der Wirbelsäule (Columna vertebralis) gebildet. Sie ist aus **33 bis 34 knöchernen Strukturen, den Wirbeln (Vertebrae)** aufgebaut. Die Wirbel sind nach einem einheitlichen Bauplan konstruiert, der jedoch in den einzelnen Abschnitten in typischer Weise modifiziert ist. Dementsprechend unterscheidet man verschiedene Wirbelarten und damit auch folgende Abschnitte der Wirbelsäule:

◻ **Abb. 1.1** Wirbelkörper als anatomische Landmarken zur Lokalisation von Organen und Strukturen am dorsalen Rumpf. (Aus Tillmann 2017). 1=Übergang des Pharynx in den Oesophagus in Höhe des 6. Halswirbels, 2=Tuberculum caroticum (Tuberculum anterius des Processus transversus des 6. Halswirbels) mit Kompressionsmöglichkeit der A. carotis communis, 3=Vertebra prominens, deutlich tastbarer Dornfortsatz des 7. Halswirbels mit Übergang der Halslordose in die Brustkyphose in Höhe des 1. Kostotransversalgelenks, 4=Spina scapulae in Höhe des Dornfortsatzes des 3. Brustwirbels, 5=Mittlere Oesophagusenge und Aortenbogen in Höhe des 4. Brustwirbelkörpers, 6=Bifurcatio tracheae in Höhe des 4. – 5. Brustwirbelkörpers, 7=Rechte Zwerchfellkuppel in Höhe des 8. Brustwirbelkörpers (in Exspiration), 8=Linke Zwerchfellkuppel in Höhe des 9. Brustwirbelkörpers (in Exspiration), 9=Untere Oesophagusenge und Zwerchfellenge am Hiatus oesophageus in Höhe des 10. Brustwirbelkörpers, 10=Foramen venae cavae in Höhe des 8. Brustwirbel-

körpers (in Exspiration), 11=Angulus inferior der Scapula in Höhe des Dornfortsatzes des 7. (8.) Brustwirbels, 12=Tuber omentale des Pankreas vor dem 1. Lendenwirbelkörper, 13=Nierenhilus in Höhe der Zwischenwirbelscheibe zwischen 1. und 2. Lendenwirbel (rechts etwas tiefer als links), 14=Flexura duodenojejunalis in Höhe des 1. – 2. Lendenwirbels, 15=Hiatus aorticus und Cisterna chyli in Höhe des 1. Lendenwirbels, 16=Pars horizontalis des Duodenum und Pankreaskopf vor dem 2. Lendenwirbelkörper, 17=Anheftung des Mesocolon transversum in Höhe des 1. – 2. Lendenwirbels, 18=Bifurcatio aortae in Höhe des 4. Lendenwirbelkörpers (Nabelhöhe), 19=Verbindungslinie der höchsten Wölbung der Cristae iliacae in Höhe des Processus spinosus des 4. Lendenwirbels, 20=Übergang des Colon sigmoideum in das Rectum zwischen 2. und 3. Kreuzbeinwirbel, 21=Verbindungslinie der Spinae iliacae posteriores superiores in Höhe des 1. Sakralwirbels, 22=Verbindungslinie der Tubera ischiadica in Höhe der Glutaealfalten (in Bauchlage)

1

- 7 Halswirbel (Vertebrae cervicales)
- 12 Brustwirbel (Vertebrae thoracicae)
- 5 Lendenwirbel (Vertebrae lumbales)
- 5 Wirbel des Kreuzbeins (Vertebrae sacrales, Os sacrum)
- 4 bis 5 Wirbel des Steißbeins (Vertebrae coccygeae, Os coccygis)

Die Kreuzbeinwirbel sind zu einem einheitlichen Knochen, dem Kreuzbein (Os sacrum), die Steißbeinwirbel zum Steißbein (Os coccygis) verschmolzen.

1.3.1 Allgemeiner Bauplan der Wirbel

Jeder Wirbel besteht aus 2 Hauptteilen, dem kurzen, zylindrisch geformten Wirbelkörper (Corpus vertebrae) und dem schlankeren, spangenförmigen Wirbelbogen (Arcus vertebrae). Beide begrenzen zusammen das Wirbelloch (Foramen vertebrale). Der Wirbelbogen wird in einen vorderen Abschnitt, **Pediculus arcus vertebrae**, und einen hinteren Abschnitt, **Lamina arcus vertebrae**, gegliedert. Der Pediculus arcus vertebrae hat auf jeder Seite einen oberen und einen unteren Gelenkfortsatz, **Processus articularis superior** und **Processus articularis inferior**. Die Gesamtheit aller Foramina vertebralia bildet den Wirbelkanal (Canalis vertebralis), in dem sich das Rückenmark befindet. Der Wirbelbogen trägt einen Dornfortsatz (Processus spinosus) und 2

Querfortsätze (Processus transversi). Beidseits hat jeder Wirbel am Beginn des Bogens einen oberen und unteren Einschnitt (Incisura vertebralis superior und inferior). Die Incisura vertebralis inferior begrenzt mit der Incisura vertebralis superior des kaudalen Nachbarwirbels das Foramen intervertebrale. Es dient dem Austritt des Rückenmarknervens aus dem Wirbelkanal.

> Man beachte, dass die Rückenmarksnerven C1 bis C7 jeweils oberhalb des zugehörigen Wirbels aus dem Foramen intervertebrale austreten, der Zervikalnerv C1 also zwischen Os occipitale und Atlas austritt.

Der Zervikalnerv C8 verlässt das Foramen intervertebrale zwischen dem 7. Halswirbel und dem 1. Brustwirbel. Beginnend mit dem Spinalnerv T1 treten alle Spinalnerven durch ein Foramen intervertebrale, das vom Wirbel des zugehörigen Rückenmarksegments und dem darunterliegenden Wirbel gebildet wird.

1.3.2 Bauplan der Wirbel in den verschiedenen Abschnitten der Wirbelsäule

Entwicklungsgeschichtlich entstehen die Anlagen der Rippen unabhängig von den Wirbelanlagen (◘ Abb. 1.2). Nur an den 12 Brustsegmenten bleiben sie selbstständig, an allen übrigen Segmenten verschmelzen sie mit den Wirbeln. Bei den Halswirbeln wird

◘ **Abb. 1.2** Bauplan der Wirbel in der Hals-, Brust- und Lendenwirbelsäule sowie im Kreuzbein. Homologe Bauteile sind farbig hervorgehoben worden. (Aus Zilles und Tillmann 2010). Typische Strukturelemente der Wirbel sind: **Halswirbel 3 – 6:** Processus uncinati, Foramen transversarium und Sulcus nervi spinalis des Querfortsatzes, Tuberculum anterius (Rippenrudiment) und Tuberculum posterius, weites Foramen vertebrale. **Brustwirbel:** Rundes, vergleichsweise kleines Foramen vertebrale, Gelenkgruben für den Rippenkopf, langer Querfortsatz mit einer Gelenkgrube für das Tuberculum costae. **Lendenwirbel:** Der quere Durchmesser der Wirbelkörper ist größer als der sagittale, vergleichsweise weites Foramen vertebrale, Processus costalis (mit dem Querfortsatz verschmolzenes Rippenrudiment), Processus accessorius. **Os sacrum:** Die in der Medianebene liegende Leiste, Crista sacralis mediana, entsteht durch die Verschmelzung der Dornfortsätze. Die paarige Crista sacralis medialis (intermedia) kommt durch die Verwachsung der oberen sowie unteren Gelenkfortsätze zustande und endet kranial mit dem Processus articularis superior. Die Crista sacralis lateralis ist durch Verschmelzung der Processus accessorii entstanden. Die Anlagen von Querfortsätzen und Rippen sowie von Teilen des Bandapparates sind zur Pars lateralis knöchern miteinander verschmolzen

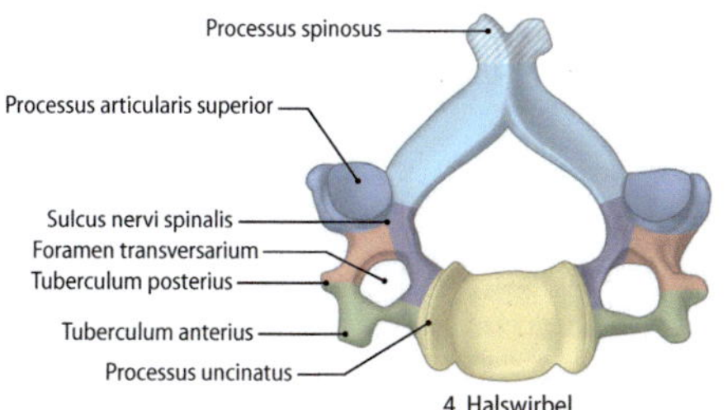

Processus spinosus
Processus articularis superior
Sulcus nervi spinalis
Foramen transversarium
Tuberculum posterius
Tuberculum anterius
Processus uncinatus
4. Halswirbel

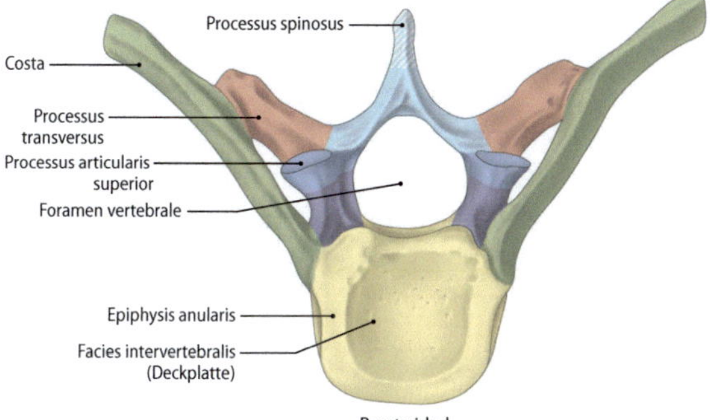

Processus spinosus
Costa
Processus transversus
Processus articularis superior
Foramen vertebrale
Epiphysis anularis
Facies intervertebralis (Deckplatte)
Brustwirbel

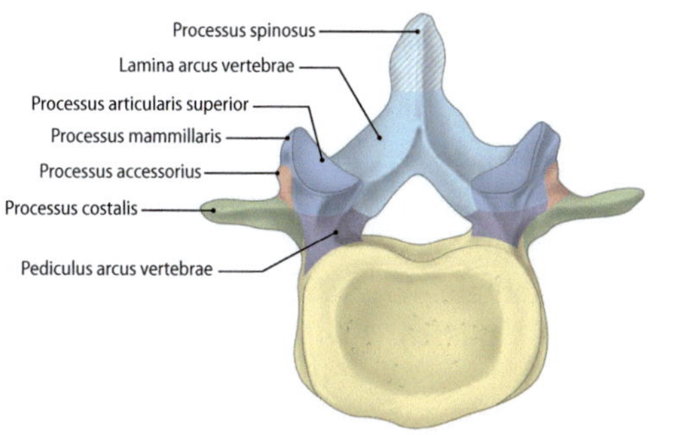

Processus spinosus
Lamina arcus vertebrae
Processus articularis superior
Processus mammillaris
Processus accessorius
Processus costalis
Pediculus arcus vertebrae
Lendenwirbel

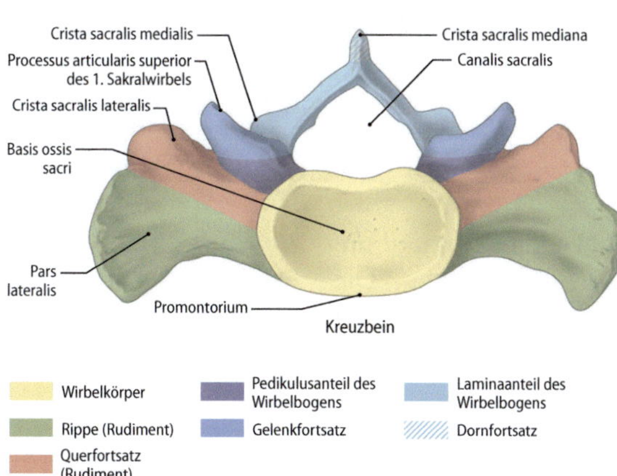

Crista sacralis medialis
Processus articularis superior des 1. Sakralwirbels
Crista sacralis lateralis
Basis ossis sacri
Pars lateralis
Promontorium
Crista sacralis mediana
Canalis sacralis
Kreuzbein

Wirbelkörper
Rippe (Rudiment)
Querfortsatz (Rudiment)
Pedikulusanteil des Wirbelbogens
Gelenkfortsatz
Laminaanteil des Wirbelbogens
Dornfortsatz

das Rippenrudiment zum Tuberculum anterius. Durch Verwachsung des Rippenrudiments mit dem eigentlichen Querfortsatz, dem Tuberculum posterius, entsteht das Foramen transversarium. Bei den Lendenwirbeln wird das Rippenrudiment zum Processus costalis und der Processus transversus zum Processus accessorius. Ferner besitzen die Processus articulares superiores der Lendenwirbel noch einen nach dorsal-kaudal gerichteten, kleinen Höcker, den Processus mammillaris. Die Processus mammillares dienen dem M. multifidus lumborum als Ursprung. Beim Kreuzbein sind die Rippenrudimente mit den eigentlichen Querfortsätzen zur Pars lateralis verschmolzen.

Halswirbel   Alle Halswirbel besitzen einen Querfortsatz, Processus transversus, der aus einer ventralen und aus einer dorsalen Spange aufgebaut ist (◘ Abb. 1.2). Die ventrale Spange stellt das Rippenrudiment dar und endet mit dem **Tuberculum anterius**. Die dorsale Spange entspricht dem eigentlichen Querfortsatz und endet im **Tuberculum posterius**. Beide Spangen umfassen ein Loch, **Foramen transversarium**, in dem folgende Leitungsbahnen verlaufen: A. vertebralis, V. vertebralis und sympathische Nervenfasern. Das Corpus vertebrae der Halswirbel 3 bis 7 ist klein und annähernd rechteckig. Das Foramen vertebrale ist groß und dreieckig. Der Processus spinosus ist – mit Ausnahme des 7. Halswirbels – gegabelt.

> Die Gelenkflächen der Wirbelbogengelenke stehen annähernd horizontal.

Sie sind nach hinten-oben gerichtet und um etwa 45° gegen die Horizontale geneigt. Die ersten beiden Halswirbel sind abweichend von den übrigen gestaltet und tragen besondere Namen.

Atlas (1. Halswirbel)   Er besteht aus 2 Bögen, den Arcus anterior und posterior, sowie den beiden Massae laterales. Auf der kranialen Fläche des Arcus posterior liegt nahe der Massa lateralis eine Furche, **Sulcus arteriae**

vertebralis, durch welche die A. vertebralis auf ihrem Weg zum Foramen magnum nach medial verläuft. Das Foramen vertebrale ist groß. Der Dornfortsatz ist zu einem kleinen Höcker, Tuberculum posterius, reduziert. Der Arcus anterior besitzt an seiner Vorderfläche ein Tuberculum anterius und an seiner Hinterfläche eine Gelenkfläche, die Fovea dentis, die mit dem Zahn des 2. Halswirbels in gelenkiger Verbindung steht.

Axis (2. Halswirbel)   Am 2. Halswirbel fällt besonders der sich nach kranial erhebende und mit dem Atlas artikulierende Zahn (Dens) auf. Der Dens axis besitzt an seiner Vorder- und Rückseite je eine Gelenkfläche.

Vertebra prominens (7. Halswirbel)   Er ist der einzige Halswirbel, dessen Dornfortsatz nicht gegabelt ist. Dieser Dornfortsatz ist besonders lang und der erste in der Reihe der Dornfortsätze, der sich beim Menschen durch die Haut tasten läßt. Deshalb der Name: Vertebra prominens.

Brustwirbel   Die Brustwirbel entsprechen weitgehend dem allgemeinen Bauplan der Wirbel (◘ Abb. 1.2). Das Corpus der Brustwirbel ist in der Aufsicht kartenherzförmig bis dreieckig. Das Foramen vertebrale ist rund. Der Processus spinosus ist lang und nach kaudal gerichtet. Charakteristisch sind auch die Processus transversi. Die Wirbelkörper des 1. bis 9. Brustwirbels haben auf jeder Seite 2 Gelenkflächen, **Foveae costalis superior** und **inferior**, für die Gelenkflächen am Rippenkopf. Die Foveae costales zweier Nachbarwirbel bilden gemeinsam mit dem zugehörigen Discus intervertebralis die Gelenkfläche für das Caput costae.

> Die Gelenkflächen der Wirbelbogengelenke stehen steil, teilweise nahezu vertikal.

Lendenwirbel   Das Corpus der Lendenwirbel ist sehr kräftig und bei Aufsicht nierenförmig (◘ Abb. 1.2). Das Foramen vertebrale ist groß und annähernd dreieckig. Der Processus spinosus ist abgeplattet und horizontal nach dorsal gerichtet. Der **Processus costalis** stellt eine rudimentäre Rippe dar. Der **Processus accessorius** entspricht dem eigentlichen Querfortsatz. Die Processus articulares superiores haben einen nach dorso-kaudal gerichteten Höcker, **Processus mamillaris**, an dem der M. multifidus entspringt.

> Die Gelenkflächen der Wirbelbogengelenke stehen sagittal, nur zwischen dem 5. Lendenwirbel und dem 1. Sakralwirbel sind sie mehr frontal gestellt.

Unter allen Lendenwirbeln greift die Wurzel des Processus costalis beim 5. Lendenwirbel auch auf den Wirbelkörper über. Am 7. Hals- und am 1. Lendenwirbel kann gelegentlich noch eine freie Rippe als Hals- oder Lendenrippe auftreten.

Kreuzbein Die 5 Kreuzbeinwirbel sind zusammen mit ihrem Rippenrudiment zu einem großen, kräftigen Knochen, dem Os sacrum, verschmolzen (◘ Abb. 1.2). Der Wirbelkanal setzt sich durch das Kreuzbein als Canalis sacralis fort und öffnet sich dorso-kaudal als Hiatus canalis sacralis. Die sich zum Beckenraum öffnenden Foramina sacralia anteriora, es sind beidseits 4 Foramina, sind die ursprünglichen Foramina intervertebralia. Dorsal liegen die Foramina sacralia dorsalia.

> Die verschmolzenen Dornfortsätze der Kreuzwirbel bilden die Crista sacralis mediana.

Die ohrmuschelförmige Gelenkfläche zur Verbindung mit dem Os ilium heißt Facies auricularis.

> Die verschmolzenen Querfortsätze und Rippenrudimente bauen die Pars lateralis auf.

Das Os sacrum besteht aus dem Promontorium, wie der Discus intervertebralis zwischen L5 und S1 bezeichnet wird, und 5 Sakralwirbeln.

Klinischer Tipp

Auf Röntgenbildern beobachtet der Arzt mitunter, dass ein Sakralwirbel in die Lendenwirbelsäule (**Lumbalisation**) oder ein Lumbalwirbel in das Kreuzbein (**Sakralisation**) einbezogen ist. Eine Sakralrippe kann ebenfalls ausgebildet sein. Von einer Spina bifida spricht man, wenn die dorsale Wand des Canalis sacralis nicht knöchern verschlossen ist.

Steißbein Die Steißbeinwirbel sind stark zurückgebildet und beim Erwachsenen meistens durch Synostose zu einem einheitlichen Knochen, Os coccygis, verschmolzen.

Klinik

1. Die Anlagen der Wirbelkörper bestehen aus 2 Knorpelkernen, die frühzeitig miteinander verschmelzen. Fehlt im Falle der **Halbwirbel** einer der beiden Knorpelkerne mit der Folge, dass eine Hälfte des Wirbels nicht angelegt wird, ruft dieser Wirbeldefekt eine **Skoliose** hervor.
2. Das bei Auffahrunfällen vorkommende **HWS-Distorsionstrauma**, früher auch als **Schleudertrauma** bezeichnet, ist durch Hyperextension und Hyperreflexion der Halswirbelsäule gekennzeichnet. Die extreme Streckung und nachfolgende Beugung führen zu Distorsionen von Bändern und Gelenkkapseln, Bänderrissen, Wirbelfrakturen, eventuell auch zu Quetschungen von Spinalnervenwurzeln (C2 und C3) sowie zur Kompression der A. vertebralis. Die klinischen Symptome sind oftmals sehr unspezifisch und treten häufig erst Stunden nach dem Unfall auf (Schumacher und Aumüller 2004).
3. Ein **Aneurysma der Aorta thoracica** kann an den Brustwirbelkörpern T5

1

bis T8 Eindrucksstellen in Form von **Wirbelusuren** hervorrufen.

4. Degenerative Veränderungen an der Bandscheibe können zu einem Spannungsverlust im Zwischenwirbelraum und darauf basierend zu einer **segmentalen Hypermobilität** führen. Hierdurch kann es zu einem Wirbelgleiten, **Spondylolisthesis** genannt, kommen. Am häufigsten betroffen sind die Lendenwirbel 4 und 5 (Streicher und Pretterklieber 2012).

5. **Frakturen der Wirbelsäule treten besonders an den Wirbeln T12, L1 und L2 auf**. Es handelt sich meistens um ein Kompressionstrauma der Wirbelkörper, wie es auftritt, wenn man beispielsweise von einem Baum stürzt und mit den Füßen oder mit dem Gesäß auf dem Boden aufkommt. Tritt eine Schubkomponente nach vorne hinzu, so kann der Wirbelkörper gegenüber dem kaudal folgenden Wirbel nach ventral verlagert werden, begleitet von einer Verlagerung oder einer Fraktur der Gelenkfortsätze sowie einer Ruptur der Ligamenta interspinalia. Es resultiert in diesen Situationen eine hochinstabile Wirbelsäule.

1.3.3 Verbindungen der Wirbel

Im beweglichen Teil der Wirbelsäule sind die einzelnen Wirbel durch Diarthrosen miteinander verbunden. Dabei handelt es sich um die Articulationes intervertebrales zwischen den Processus articulares der Wirbel (23 Paare). Ferner wird die Verbindung noch durch Zwischenwirbelscheiben und Bänder hergestellt.

Zwischenwirbelscheiben (Disci intervertebrales)
Die Wirbelsäule des Menschen besteht normalerweise aus 24 freien oder präsakralen Wirbeln, die durch 23 Zwischenwirbel-

scheiben, **Disci intervertebrales**, nach Art einer Synchondrose beweglich miteinander verbunden sind. Eine derartige Zwischenwirbelscheibe besteht aus Faserknorpel mit einem zentralen, gallertigen Kern (**Nucleus pulposus**). Der Nucleus pulposus wirkt wie ein Wasserkissen. Außen umgibt ein Faserring (**Anulus fibrosus**) die Bandscheibe, damit die weiche Masse des Nucleus pulposus nicht durch die Last der Wirbelsäule zwischen den Wirbelkörpern herausgepresst wird. Der Nucleus pulposus ist entwicklungsgeschichtlich als Rest der Chorda dorsalis aufzufassen.

> Die Disci intervertebrales sind ungefähr für 1/4 der Länge der Wirbelsäule verantwortlich (Ellis 1997).

Bänder Das Ligamentum longitudinale anterius bedeckt die Ventralfläche, das Ligamentum longitudinale posterius die Dorsalfäche der Wirbelkörper; beide Bänder sind an den Wirbelkörpern und den Disci intervertebrales angeheftet. Die elastischen **Ligamenta flava** spannen sich zwischen den Wirbelbögen aus und schließen den Wirbelkanal, mit Ausnahme der Foramina intervertebralia, nach dorsal ab. Die Ligamenta interspinalia verlaufen zwischen den Dornfortsätzen und sind von relativ schwacher Konsistenz. Das sehr straffe und widerstandsfähige Ligamentum supraspinale zieht über die Spitzen der Processus spinosi. Im Bereich der Halswirbelsäule nimmt es stark an Höhe zu und wird zum Ligamentum nuchae. Die Ligamenta intertransversaria verbinden die Querfortsätze.

Klinik

1. Bei der **Scheuermann-Erkrankung**, auch als **Adoleszentenkyphose** bekannt, treten Störungen des Aufbaus der hyalinen Knorpelplatten auf, welche die Wirbelkörperendflächen innerhalb der Randleisten bedecken. Es kommt zu einem Deckplatteneinbruch und zur Einpressung von Band-

scheibenmaterial bis zu Erbsengröße in die Wirbelkörperspongiosa. In der Folge entstehen die sogenannten „Knorpelknötchen" nach Schmorl, die mit Knochenmetastasen verwechselt werden können. Die Erkrankung spielt sich überwiegend in der Brustwirbelsäule, seltener in der Lendenwirbelsäule ab. Erfolgt der Deckplatteneinbruch in den ventralen Wirbelkörperanteil, bricht die Vorderkante zusammen und es entsteht ein **Keilwirbel**. Bei lateraler Impression kann sich eine **Skoliose** entwickeln. Erstes Anzeichen einer Scheuermann-Erkrankung ist eine Rundrückenbildung zu Beginn des 2. Lebensjahrzehnts (Benner und Snell 1995; Putz und Müller-Gerbl 2004; Streicher und Pretterklieber 2012).

2. Zur lumbalen **Liquorentnahme** wird der Subarachnoidalraum zwischen dem 4. und 5. oder zwischen dem 3. und 4. Lendenwirbel punktiert. Auf dem Weg der Kanüle in den Subarachnoidalraum können Widerstände am Ligamentum flavum und an der Dura mater spinalis wahrgenommen werden (Tillmann 2017).

1.3.4 Form und Bewegungen der Wirbelsäule

Die menschliche Wirbelsäule ist nicht gerade, sondern zeigt in der Sagittalebene folgende charakteristische Krümmungen:

- Halslordose: Die Halswirbelsäule ist nach ventral konvex durchgebogen.
- Brustkyphose: Die Brustwirbelsäule ist nach dorsal konvex durchgebogen.
- Lendenlordose: Die Lendenwirbelsäule ist nach ventral konvex durchgebogen.
- Sakralkyphose: Das Kreuzbein ist nach dorsal konvex durchgebogen.

Diese sagittalen Krümmungen der menschlichen Wirbelsäule hängen mit dem aufrechten Gang zusammen. Das Neugeborene besitzt noch eine gestreckte Wirbelsäule. Die Halslordose dient zur Federung des Kopfes, die Lendenlordose zur Federung des Rumpfes. Stärkere Abbiegungen der Wirbelsäule in der Frontalebene werden als Skoliosen bezeichnet und sind pathologisch.

> **Klinischer Tipp**
>
> Bei der Untersuchung der Wirbelsäule wird man feststellen, dass, obgleich die Bewegungen in den einzelnen Wirbelgelenken (Articulationes zygoapophysiales) gering sind, die Gesamtbeweglichkeit durch die Summation der Einzelbewegungen recht beachtlich ausfällt. Folgende Bewegungen der Wirbelsäule sind möglich: **Ventral-** und **Dorsalflexion**, **Lateralflexion**, **Rotation**.
>
> - C2 bis T1: Ventral- und Dorsalflexion von 37° und 44°, Lateralflexion von 25° und Rotation von 26°.
> - T1 bis L1: Ventral- und Dorsalflexion von 45° und 26°, Lateralflexion von 33° und Rotation von 33°.
> - L1 bis L5: Ventral- und Dorsalflexion von 43° und 11°, Lateralflexion von 11° und Rotation von 4°.

Eine Rotation erfolgt überwiegend in der Hals- und Brustwirbelsäule; in der Lendenwirbelsäule wird sie durch die sagittale Stellung der Processus articulares eingeschränkt. Bei der Untersuchung unterscheidet man zwischen spezifischen, durch einen Unfall oder einen Tumor bedingten Rückenschmerzen (**red flags**), und unspezifischen Rückenschmerzen infolge von Muskelverspannungen und Fehlhaltungen (**yellow flags**). Red flags bei der körperlichen Untersuchung sind: Schmerzen der Wirbelknochen bei Perkussion oder Erschütterung, sensomotorische Defizite, gesteigerte oder pathologische Reflexe, Gefühlsstörungen in der Gesäßgegend, Blasen-Mastdarm-Inkontinenz.

1

Klinik

1. Die Wirbelgelenke enthalten meniskusartige Einschlüsse, die teilweise von Synovialfalten gebildet werden. Bei Luxationen können sich diese Einschlüsse in den Gelenkspalten einklemmen und zu **Blockierungen der Wirbelsäule** führen, die mit erheblichen Schmerzen verbunden sind. Blockierungen eines Bewegungssegments der Wirbelsäule, die über einen Spasmus des M. erector spinae ausgelöst werden, können durch eine **manuelle Therapie** wieder behoben werden (Schumacher und Aumüller 2004).

2. Die **Symptomatik eines Bandscheibenvorfalls** ist sehr variabel und abhängig von der Lokalisation des vorgefallenen Gewebes innerhalb des Spinalkanals (kranial, kaudal, median, lateral, intra- und extraforaminal).

3. **Dorsolaterale Bandscheibenvorfälle** kommen besonders in der Lendenwirbelsäule vor (Bähr und Frotscher 2014). Ein **Bandscheibenvorfall zwischen L4 und L5** trifft meistens die Spinalnervenwurzeln von L5. Es treten Schmerzen im Dermatom L5, welches die Unterschenkelvorderseite von kranial-lateral nach kaudal-medial streifenförmig überkreuzt und in die Großzehe einstrahlt, auf. Des Weiteren kann es zu einer Parese des M. extensor hallucis longus (Großzehenheber) kommen. **Ein Bandscheibenvorfall zwischen L5 und S1** trifft oft die Spinalnervenwurzeln von S1. Es treten Schmerzen im Dermatom S1, welches an der lateralen Unterschenkelrückseite bis in den Bereich des lateralen Fußes unter Einschluss der Kleinzehe ausstrahlt, auf. Zusätzlich ist der Achillessehnenreflex abgeschwächt. Des Weiteren kann es zu Paresen der Mm. peronei und des M. triceps surae kommen.

4. Bei einem **medialen Bandscheibenvorfall** zwischen L4 und L5 kommt es zum Druck auf die Cauda equina. Ist der Druck stärker ausgeprägt, kann eine **Paraplegie (Lähmung der unteren Extremität)** verbunden mit Störungen der Blasen-, Mastdarm- und Sexualfunktion auftreten.

1.4 Rückenmuskulatur

Es muss prinzipiell zwischen der Gruppe der oberflächlichen und der Gruppe der autochthonen Rückenmuskulatur unterschieden werden. Beide Gruppen werden durch das oberflächliche Blatt der Fascia thoracolumbalis voneinander getrennt.

1.4.1 Oberflächliche Rückenmuskulatur

Diese Muskeln wurden entwicklungsgeschichtlich ventral angelegt und wanderten später nach dorsal (◘ Abb. 1.3). Sie nehmen also erst sekundär ihren Ursprung von der Wirbelsäule und sind nur lagemäßig Rückenmuskeln. Diese Muskeln haben ihre Nerven, als sie zum Rücken gewandert sind, hinter sich hergezogen. Sie werden also von Rami ventrales der Spinalnerven versorgt. Nach funktionellen Gesichtspunkten unterscheidet man spinohumerale Muskeln oder dorsale Schultergürtelmuskeln und spinokostale oder Rumpfrippenmuskeln.

Spinohumerale Muskeln Zu dieser Muskelgruppe gehören die Mm. trapezius, latissimus dorsi, rhomboideus major und minor sowie levator scapulae.

Spinokostale Muskeln Die spinokostalen Muskeln liegen unter den dorsalen Schultergürtelmuskeln. Hierher gehören die Mm. serratus posterior superior und serratus posterior inferior.

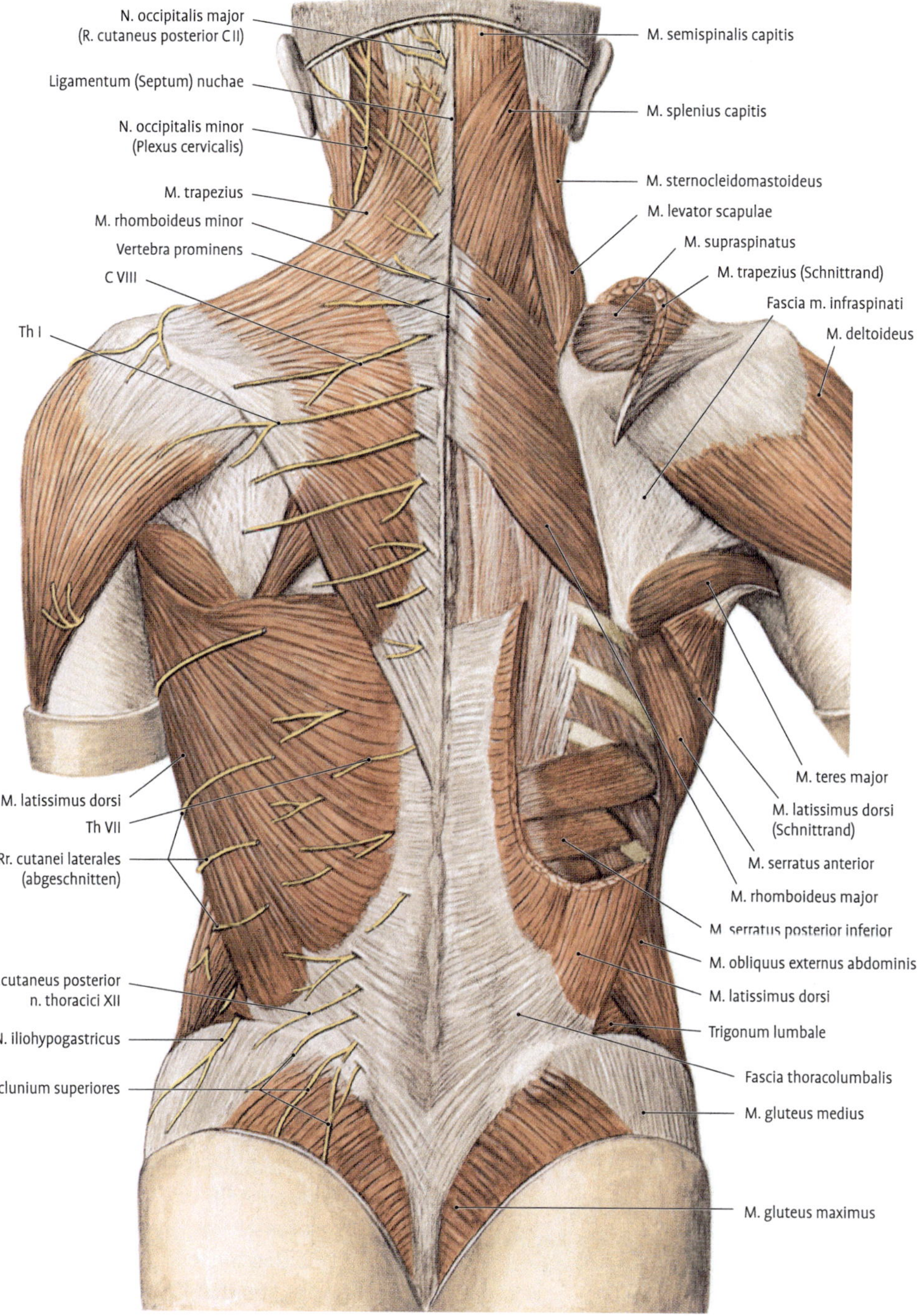

◻ Abb. 1.3 Oberflächliche Rückenmuskulatur. Auf der linken Seite sind die Rami dorsales der Spinalnerven erhalten geblieben. Auf der rechten Seite wurde der M. trapezius abgesetzt und der M. latissimus dorsi gefenstert. (Aus Anderhuber et al. 2012)

1.4.2 Autochthone Rückenmuskulatur

Kontrahiert sich die Gesamtmasse der tiefen oder autochthonen Rückenmuskulatur, so wird die Wirbelsäule aufgerichtet (◙ Abb. 1.4). Man spricht daher auch vom M. erector spinae. Der M. erector spinae reicht vom Becken bis zum Kopf. Er ist in einem Kanal, der medial von den Dornfortsätzen, ventral von den Querfortsätzen und im Lendenbereich vom mittleren Blatt sowie dorsal vom oberflächlichen Blatt der Fascia thoracolumbalis gebildet wird, eingeschlossen. An der Fascia thoracolumbalis unterscheidet man ein oberflächliches, ein mittleres und ein tiefes Blatt. Das oberflächliche Blatt der **Fascia thoracolumbalis** geht von den Dornfortsätzen aus und dient dem M. latissimus dorsi als Ursprung. Das mittlere Blatt ist am Arcus lumbocostalis lateralis, an den Processus costales der Lendenwirbel sowie an der Crista iliaca befestigt; es verschmilzt an der Außenkante des M. erector trunci mit dem oberflächlichen Blatt und bildet zusammen mit letzterem einen osteofibrösen Kanal für die autochthone Rückenmuskulatur. Das tiefe Blatt geht von den Vorderflächen der Processus costales der Lendenwirbel aus und bedeckt die ventrale Fläche des M. quadratus lumborum. Am Seitenrand des M. quadratus lumborum vereinigen sich alle 3 Blätter der Fascia thoracolumbalis zu einem Wulst, welcher den Mm. obliquus abdominis internus und transversus als Ursprungsaponeurose dient. Die autochthone Rückenmuskulatur wird im Gegensatz zur oberflächlichen Rückenmuskulatur von den Rami dorsales der Spinalnerven innerviert. Diese laufen in den entsprechenden Segmenten zur Muskulatur und haben anders als die ventralen Äste keine eigenen Namen, sondern werden nach ihren Segmenten durchnummeriert.

> Der M. erector spinae wird in einen lateralen und einen medialen Muskelstrang gegliedert.

Muskeln des lateralen Traktes Im lateralen Muskeltrakt sind das sakrospinale, intertransversale und spinotranversale System sowie die Mm. levatores costarum enthalten (◙ Abb. 1.4).

Das **sakrospinale System** besteht aus 2 kräftigen Muskelsträngen, die parallel zur Wirbelsäule vom Beckengürtel bis zum Kopf verlaufen. Lateral entspringt der **M. iliocostalis lumborum** von der Crista iliaca, der Fascia thoracolumbalis, dem Os sacrum und den Processus spinosi der Lendenwirbel, zieht als M. iliocostalis thoracis über die Rippen und endet als M. iliocostalis cervicis an den Querfortsätzen der Halswirbel. Medial entspringt der **M. longissimus thoracis** von der Crista iliaca, dem Os sacrum, den Processus spinosi der Lendenwirbel sowie den Processus transversi der Brustwirbel, zieht über die Rippen, als M. longissimus cervicis über den Hals und endet als M. longissimus capitis am Processus mastoideus.

Das **intertransversale System** besteht aus kurzen, zwischen den Querfortsätzen verlaufenden Muskeln und ist im Lenden- und Halsbereich am stärksten entwickelt.

Das **spinotransversale System** ist nur in der Nackengegend vorhanden, wo seine Muskelstränge, die **Mm. splenius capitis** und **cervicis**, direkt unter dem M. trapezius liegen. Es zieht von den Dornfortsätzen zu den kranial davon gelegenen Querfortsätzen. Die Faserzüge verlaufen somit von medial nach lateral aufwärts.

Die **Mm. levatores costarum** sind entwicklungsgeschichtlich Brustwandmuskeln. Sie verlaufen von den Querfortsätzen zu den tiefer gelegenen Rippen.

Muskeln des medialen Traktes Der mediale Muskeltrakt enthält ein spinales und ein transversospinales System (◙ Abb. 1.4).

Zum **spinalen System** gehört der **M. spinalis**. Er zieht von den Processus spinosi der oberen Lenden- und unteren Brustwirbel zu den Processus spinosi der mittleren und oberen Brustwirbel.

Die Muskelindividuen des **transversospinalen Systems** ziehen aufwärts von den

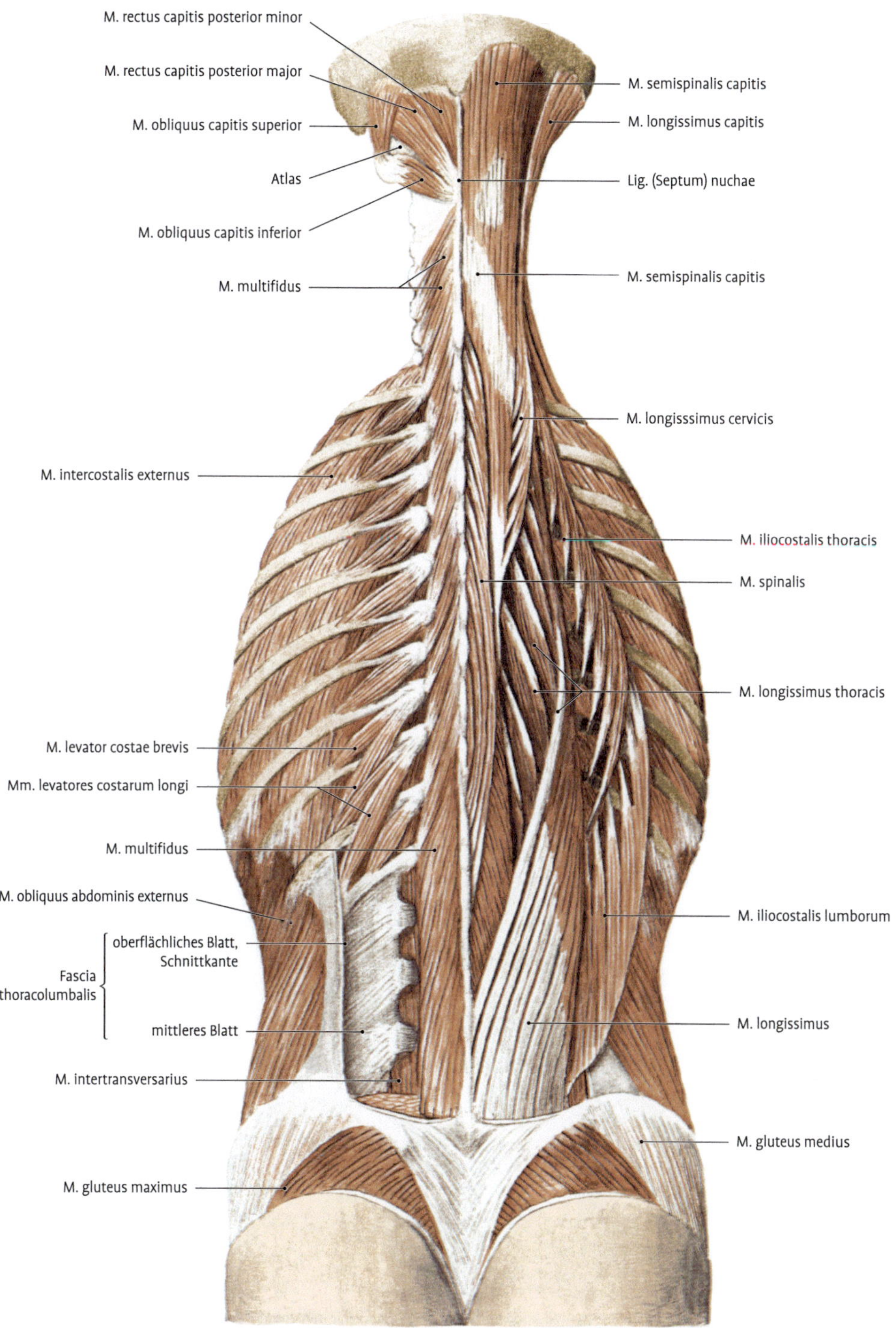

■ **Abb. 1.4** Autochthone Rückenmuskulatur. Auf der rechten Seite sind Muskeln des lateralen Trakts, auf der linken Seite Muskeln des medialen Trakts präpariert worden. Man beachte auch das oberflächliche und mittlere Blatt der Fascia thoracolumbalis. (Aus Anderhuber et al. 2012)

1

Querfortsätzen zu den Dornfortsätzen (**□** Abb. 1.4). Der **M. semispinalis** überspringt dabei mehr als 4 Wirbel, liegt unter dem sakrospinalen System und fehlt in der Lendengegend. Er erstreckt sich als M. semispinalis thoracis, cervicis und capitis bis zum Planum nuchae. Der **M. multifidus** überspringt mehr als 2 Wirbel, liegt unter dem M. semispinalis, entspringt am Os sacrum, den Processus mamillares der Lendenwirbel, den Processus transversi der Brustwirbel, den Processus articulares der Halswirbel und setzt an den Processus spinosi bis zum Axis an. Die **Mm. rotatores longi** und **breves** überspringen einen Wirbel oder ziehen zum nächsthöheren Wirbel, liegen unter dem M. multifidus und sind nur im Brustbereich vorhanden.

1.4.3 Tiefe, kurze Nackenmuskeln

Die 4 tiefen, kurzen Nackenmuskeln gehören zur autochthonen Rückenmuskulatur (**□** Abb. 1.5). Sie werden zu einer Sondergruppe zusammengefasst, weil sie gut ausgeprägt und auf eine Sonderfunktion, die Feineinstellung der Kopfhaltung und Durchführung differenzierter Kopfbewegungen, spezialisiert sind. Sie wirken auf die Kopfgelenke und werden vom Ramus dorsalis des ersten Spinalnervens, dem N. suboccipitalis, innerviert. Die Muskelgruppe besteht beidseits aus 2 geraden und 2 schrägen Muskeln: Mm. rectus capitis posterior major und minor sowie Mm. obliquus capitis superior und inferior. Das **Trigonum suboccipitale** wird von den Mm. rectus capitis posterior major, obliquus capitis

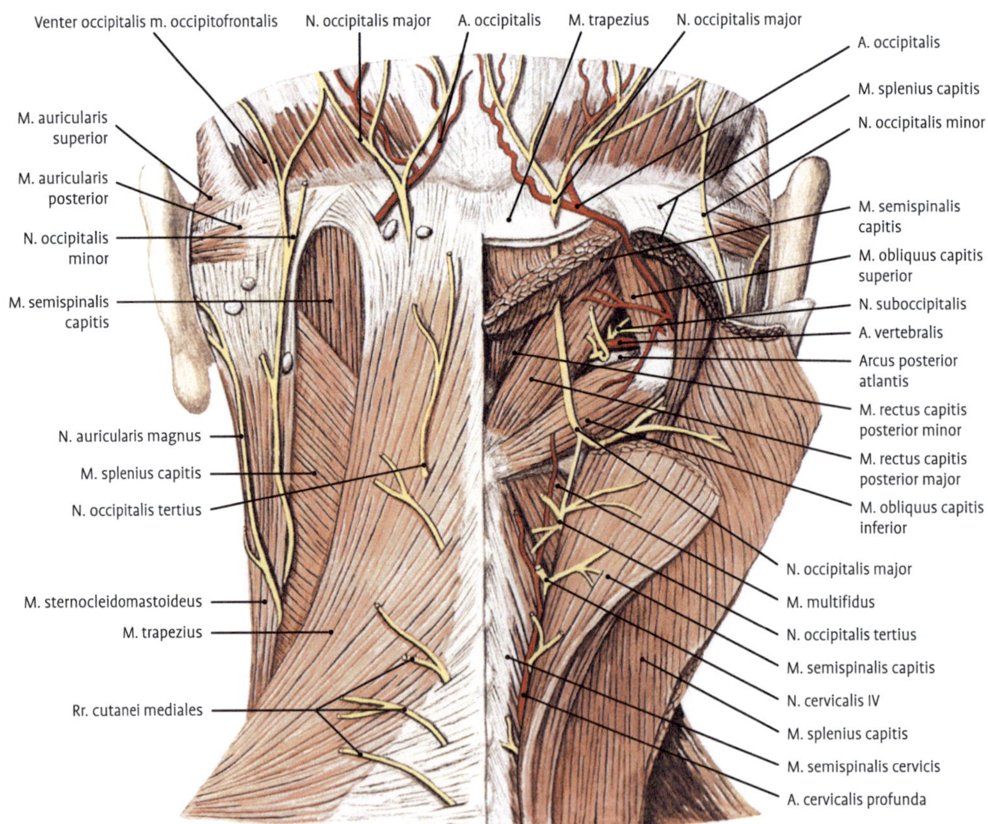

□ Abb. 1.5 Oberflächliche und tiefe Nackenmuskulatur. Das Trigonum suboccipitale enthält die A. vertebralis und den N. suboccipitalis. (Aus Anderhuber et al. 2012)

superior und obliquus capitis inferior gebildet; es enthält die A. vertebralis, den Plexus venosus suboccipitalis und den N. suboccipitalis.

> **Klinik**
>
> 1. Die Muskeln des transversospinalen Systems haben eine herausragende Bedeutung für die sogenannte **segmentale Stabilisierung**. Sie werden gezielt im Rahmen physiotherapeutischer Behandlungen adressiert.
> 2. Oberhalb des Beckenkamms liegt zwischen den Mm. latissimus dorsi und obliquus externus abdominis ein muskelfreies Dreieck, **Trigonum lumbale** (Petiti), das eine Bruchpforte für Bauchwandhernien darstellt. Hier können **untere Lumbalhernien** auftreten (Tillmann und Schünke 1993; Tillmann und Hirt 2022).
> 3. Unterhalb der 12. Rippe liegt zwischen dem M. erector spinae und den Mm. obliquus abdominis externus sowie obliquus abdominis internus ein muskelfreies Dreieck, **Trigonum lumbale fibrosum** (Trigonum **costolumbo-abdominale, Grynfelt-Dreieck**). Es stellt eine Bruchpforte für Bauchwandhernien, speziell für **obere Lumbalhernien**, dar (Tillmann und Schünke 1993; Tillmann und Hirt 2022).

> **Klinischer Tipp**
>
> **Osteopathie**
> **Triggerpunkte** sind übersensibilisierte, überreizte Regionen auf der Haut, einer Faszie, einem Band, einem Muskel oder auf dem Periost. Der M. trapezius besitzt im Vergleich zu anderen Muskeln sehr viele Triggerpunkte. Ein gezielter Druck auf einen Triggerpunkt löst bei bestehenden Störungen Schmerz aus. Unter Umständen kann durch diesen Druck auch ein Schmerz an einer anderen Körperstelle ausgelöst werden (Liem und Tsolodimos 2016).

1.5 Gelenke der Wirbelsäule

1.5.1 Kopfgelenke

Die Gelenkflächen von Hinterhaupt, Atlas und Axis bilden gemeinsam die Kopfgelenke. Man unterscheidet die paarigen Articulationes atlantooccipitales und die Articulationes atlantoaxiales sowie die unpaare Articulatio atlantoaxialis mediana.

Das obere Kopfgelenk Das **obere Kopfgelenk** (**Articulatio atlantooccipitalis**) ist ein Eigelenk (Articulatio ellipsoidea). Der Condylus occipitalis des Os occipitale ist mit der Fovea articularis superior des Atlas gelenkig verbunden. Das Gelenk ist beidseitig vorhanden. Es sind Nickbewegungen und Seitwärtsneigung möglich.

Die unteren Kopfgelenke Die **unteren Kopfgelenke (Articulationes atlantoaxiales)** bestehen aus 2 Teilgelenken. Die **Articulatio atlantoaxialis mediana** wird vom Dens axis, von der Fovea dentis des Atlas und vom Ligamentum transversum atlantis gebildet. Das Gelenk besteht aus einer vorderen und einer hinteren Abteilung. Der Dens axis hat eine vordere und eine hintere Gelenkfläche. Die vordere Gelenkfläche artikuliert mit der Fovea dentis des Arcus anterior atlantis. Die hintere Gelenkfläche des Dens axis steht mit dem Ligamentum transversum atlantis in Kontakt. Dort, wo das Ligamentum transversum atlantis mit dem Dens axis in Kontakt tritt, sind Knorpelzellen in das Band eingelagert. Der Dens axis dreht sich in einem osteofibrösen Ring, der vorn vom Arcus anterior des Atlas und hinten vom Ligamentum transversum atlantis gebildet wird. In der paarigen **Articulatio atlantoaxialis lateralis** stehen die oberen Gelenkflächen des Axis mit den unteren Gelenkflächen des Atlas in Kontakt. Insgesamt sind im unteren Kopfgelenk Drehbewegungen sowie Beugung und Streckung möglich. Das Gelenk ist ein Dreh- oder **Zapfengelenk (Articulatio trochoidea)**.

1

Am Bandapparat der Kopfgelenke sind folgende Bänder beteiligt:

- Ligamentum apicis dentis: Zieht von der Spitze des Dens axis zur vorderen Umrandung des Foramen magnum.
- Ligamenta alaria: Sitzen wie 2 Flügel an beiden Seiten des Dens axis und ziehen zur medialen Seite des Condylus occipitalis.
- Ligamentum cruciforme atlantis: Besteht aus einem starken queren Schenkel, Ligamentum transversum atlantis, und aus einem schwächeren longitudinalen Teil, Fasciculi longitudinales. Das Ligamentum transversum atlantis spannt sich zwischen den Massae laterales des Atlas aus und umschließt den Dens axis von dorsal. Die Fasciculi longitudinales sind am Rand des Foramen magnum und am Körper des Axis befestigt.
- Membrana tectoria: Bedeckt den gesamten Bandapparat und stellt eine verbreiterte Fortsetzung des Ligamentum longitudinale posterius der Wirbelsäule bis zum Schädel dar.

1.5.2 Wirbelgelenke

Die Orientierung des Gelenkspalts sowie die Gelenkkapsel bestimmen Art und Ausmaß der Bewegungen in den Gelenken, **Articulationes zygoapophysiales**, der einzelnen Wirbelsäulenabschnitte.

An der **Halswirbelsäule** sind die Gelenkflächen zwischen 30° und 40° gegen die Horizontale von ventral-kranial nach dorsal-kaudal geneigt. Die Gelenkkapsel ist schlaff. Vor- und Rückwärtsbeugen, Seitwärtsneigung und Drehung sind gut möglich. Im Bereich der **Brustwirbelsäule** stehen die Gelenkflächen mehr frontal, die Gelenkkapseln sind straffer. Drehung und Seitwärtsneigung sind gut, Vor- und Rückwärtsneigung nur wenig ausführbar. Die Gelenkflächen der Wirbelbogengelenke der **Lendenwirbelsäule** stehen nahezu sagittal, sodass kaum Rotation und Seitwärtsneigung, wohl aber Vor- und Rückwärtsbeugung möglich sind.

Blutversorgung und Innervation der Wirbelbogengelenke Die Blutversorgung der Wirbelbogengelenke erfolgt über Gelenkäste aus den Rami dorsales der **Aa. intercostales posteriores** und der **Aa. lumbales**. Im Halsbereich sind die **Aa. vertebralis** und **cervicalis profunda** an der Versorgung beteiligt. Die sensible Innervation wird von den Gelenkkästen aus den Rami mediales der Rami posteriores von 2 benachbarten Spinalnerven übernommen.

> **Klinik**
>
> 1. Eine Reizung der Articulationes zygoapophysiales führt zu Schmerzen, die als **Facettengelenkssyndrom** bezeichnet wird. Ein derartiger Reizzustand ist die häufigste Ursache für Rückenschmerzen, die ihrerseits in Deutschland der häufigste Anlass für einen Arztbesuch sind. Einer Reizung der Facettengelenksnerven – also der Rami mediales der Rami posteriores des Spinalnerven – kann durch eine **Facettengelenksinfiltration** mit einem Lokalanästhetikum oder durch eine **Facettengelenksdenervation** therapeutisch begegnet werden.
> 2. Beim **Morbus Bechterew** (Spondylarthritis ankylopoetica) kommt es zu einer Verknöcherung der kleinen Wirbelgelenke und der Zwischenwirbelscheiben mit einer schmerzhaften Versteifung der Wirbelsäule (Schiebler und Korf 2007).

1.6 Arterien des Nackens und des Rückens

An der arteriellen Versorgung des Nackens und des Rückens sind Arterien des Hals-, Brust- und Lendenbereiches beteiligt (◘ Abb. 1.6). Die **A. occipitalis** (Ast der A. carotis externa) verläuft durch die Incisura

Übersicht über die Arterien des Rückens

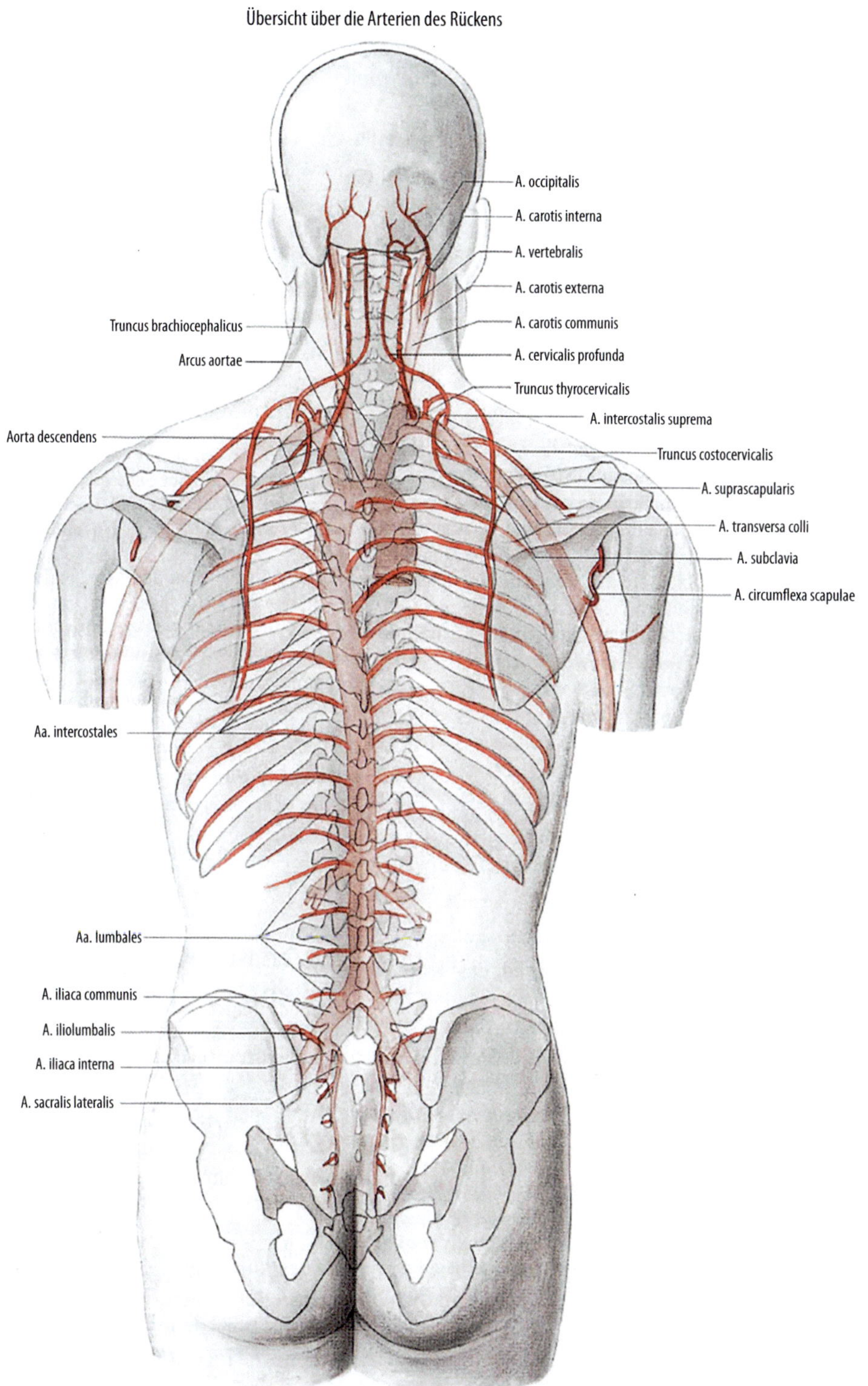

Abb. 1.6 Schematische Darstellung der arteriellen Versorgung des Rückens. (Aus Lanz und Wachsmuth 1982)

1

mastoidea, tritt in die seitliche Nackenregion ein, gibt Äste zur Nackenmuskulatur ab und geht zahlreiche starke Verbindungen mit der A. vertebralis ein. Im weiteren Verlauf liegt sie unter dem M. splenius capitis, dann auf dem M. semispinalis und erreicht nach Durchtritt durch den M. trapezius das Hinterhaupt. Die **A. vertebralis** (Ast der A. subclavia) zieht ab dem 6. Halswirbel durch die Foramina transversaria der Halswirbel und wird im **Trigonum suboccipitale**, dem Arcus posterior atlantis aufliegend, sichtbar. **Die A. cervicalis profunda** (Ast des Truncus costocervicalis der A. subclavia) verläuft zwischen den Mm. semispinalis capitis und cervicis.

Die **Aa. intercostales posteriores** geben einen Ramus dorsalis zum Rücken ab, der zwischen Wirbelkörper und Ligamentum costotransversarium posterius nach dorsal verläuft, einen Ramus spinalis in den Wirbelkanal abgibt und mit Rami mediales und laterales die Muskulatur und Haut des Rückens versorgt. Im Lumbalbereich treten Rami dorsales der Aa. lumbales hinzu.

1.7 Venen des Nackens und des Rückens

Die Venen des Nackens begleiten die Arterien und drainieren in den im Trigonum suboccipitale liegenden **Plexus venosus suboccipitalis**.

Der venöse Rückfluss des Blutes aus dem Rücken erfolgt über die **Vv. intercostales posteriores**, **V. subcostalis** und **Vv. lumbales** in die Vv. lumbalis ascendens, azygos, hemiazygos und hemiazygos accessoria.

1.8 Lymphgefäße und Lymphknoten des Nackens und des Rückens

Zum Lymphabfluss des Rückens gibt es im Schrifttum nur wenige Hinweise. Dies verwundert, da doch Faszienverklebungen und Myogelosen im dorsalen Rumpfbereich mit Lymphstauungen einhergehen und der Lymphabfluss klinisch nicht unbedeutend ist.

Den Angaben von Hafferl (1953) folgend greifen die Lymphgefäße des Rückens eigentümlicherweise auch über die Mittellinie hinweg. Pilsl und Anderhuber (2019) unterscheiden am **Rücken 6 lymphatische Hauptterritorien: je 2 im Nackenbereich, 2 im thorakalen (obere Rumpfterritorien) und 2 im lumbosakralen Bereich (untere Rumpfterritorien)**. Die Grenze zwischen Nacken- und oberen Rumpfterritorien verläuft von der Vertebra prominens zum Akromion. Die Grenze zwischen den oberen und unteren Rumpfterritorien verläuft vom Dornfortsatz des 2. Lendenwirbels entlang der Crista iliaca nach ventral. Die Lymphe aus den Nackenterritorien wird in die tiefen seitlichen Halslymphknoten drainiert. Die Lymphe der oberen Rumpfterritorien fließt in die axillären Lymphknoten, diejenige der unteren Rumpfterritorien in die inguinalen Lymphknoten ab. Die Lymphe aus der Rückenmuskulatur fließt am Thorax über die **Nodi lymphoidei intercostales**, welche sich neben der Wirbelsäule in den Interkostalräumen befinden, in den **Ductus thoracicus** (Wurzinger 2007).

1.9 Nerven des Nackens und des Rückens

In der Nackenregion teilen sich die **Rami dorsales der zervikalen Spinalnerven (C1–C8)** in einen medialen und einen lateralen Zweig. Der mediale Zweig ist gemischt sensibel-motorisch, der laterale Zweig ist rein motorisch. Ausnahmen von diesem Verteilungstyp machen die dorsalen Äste der ersten 3 Zervikalnerven:

- **N. suboccipitalis** (Ramus dorsalis von C1): Tritt zwischen Hinterhaupt und Arcus posterior atlantis in die tiefe Nackenregion und innerviert die tiefen, kurzen Nackenmuskeln. Die sensiblen

Fasern dienen der propriozeptiven Wahrnehmung.

- **N. occipitalis major** (Ramus dorsalis von C2): Der rein sensible Nerv verläuft zwischen Atlas und Axis, erscheint unter dem M. obliquus capitis inferior, durchbohrt den M. semispinalis capitis und den M. trapezius nahe der Protuberantia occipitalis externa. Er versorgt die Haut am Hinterkopf bis zur Scheitelhöhe und kann bei Kopfschmerzen im Rahmen einer **Neural- und Triggerpunkttherapie** mit Lidocain betäubt werden.
- **N. occipitalis tertius** (Ramus dorsalis von C3): Der sensible Zweig des Ramus dorsalis des 3. Zervikalnervs verläuft entlang des Ligamentum nuchae nach kranial und innerviert ein Hautareal scheitelwärts von der Protuberantia occipitalis externa.

Die motorische Innervation der autochthonen Rückenmuskulatur und die sensible und vegetative Hautversorgung des Rückens erfolgen über die **Rami dorsales der zervikalen (C1–C8), thorakalen (T1–T12), lumbalen (L1–L5) und sakralen (S1–S3) Spinalnerven**. Ein Ramus dorsalis teilt sich in einen lateralen und einen medialen Zweig. Der mediale Zweig innerviert die Muskeln des medialen Muskelstrangs der autochthonen Rückenmuskulatur. Oberhalb des 6. bis 7. Brustwirbels endet nur der mediale Zweig in einem Hautast, Ramus cutaneus medialis; der laterale Zweig verbleibt in der Muskulatur. Der laterale Zweig innerviert die Muskeln des lateralen Muskelstrangs der autochthonen Rückenmuskulatur. Kaudal des 6. bis 7. Brustwirbels endet der laterale Zweig in einem Hautast, Ramus cutaneus lateralis; der mediale Zweig verbleibt in der Muskulatur (Streicher und Pretterklieber 2012).

Die Hautäste der Rami dorsales des 1. bis 3. Lumbalnervs versorgen als **Nn. clunium superiores** die kraniolaterale Gesäßregion. Die Hautäste der Rami dorsales des 1. bis 3. Sakralnervs innervieren als **Nn. clu-**nium medii die Haut der medialen Gesäßregion. Die Hautäste der Rami ventrales des 1. bis 3. Sakralnervs vervollständigen als **Nn. clunium inferiores** die Hautinnervation der Gesäßregion.

1.10 Entwicklung der Wirbelsäule

Die Wirbelentwicklung (■ Abb. 1.7a-c) erfolgt aus dem **paraxialen Mesoderm** lateral der Chorda dorsalis (Moore et al. 2013). Ab der 3. Woche werden diese lateral der Chorda dorsalis liegenden Säulen des paraxialen Mesoderms in segmentale Mesodermabschnitte, die Somiten, unterteilt. Unter dem Einfluss von Signalmolekülen aus Chorda dorsalis, Neuralrohr und Oberflächenektoderm differenzieren sich die **Somiten** in 3 Abschnitte: **Sklerotom**, **Myotom** und **Dermatom**. Die Sklerotome bilden mit Muskulatur und Nerven eine zunächst segmental angelegte Einheit. Jedes Sklerotom enthält in der kranialen Hälfte locker angeordnete Zellen und in der kaudalen Hälfte dicht gepackte Zellen (■ Abb. 1.7). Ein Teil der dicht gepackten Zellen verlagert sich mehr nach kranial und bildet die Anlage der Bandscheibe. Der übrige dicht gepackte Zellbereich verbindet sich mit dem lockeren kranialen Sklerotomabschnitt des kaudal angrenzenden Somiten und bildet die Anlage des Wirbelkörpers (■ Abb. 1.7c). Jeder Wirbel enthält also Material aus 2 benachbarten Sklerotomen und wird so zu einer intersegmentalen Struktur. Dieser Prozess wird als **Resegmentierung** bezeichnet.

Aus der kaudalen Sklerotomhälfte entstehen also der kraniale Teil des Wirbelkörpers mit Wirbelbogen und -fortsätzen sowie die Bandscheibe. Aus der kranialen Sklerotomhälfte entsteht der kaudale Teil des Wirbelkörpers. Die epaxiale und hypaxiale Muskulatur sowie die zugehörigen Spinalnerven nehmen jetzt eine intersegmentale Lage ein. Die Bauchwandmuskulatur entwickelt sich aus dem hypaxialen, die autochthone Rückenmuskulatur

1

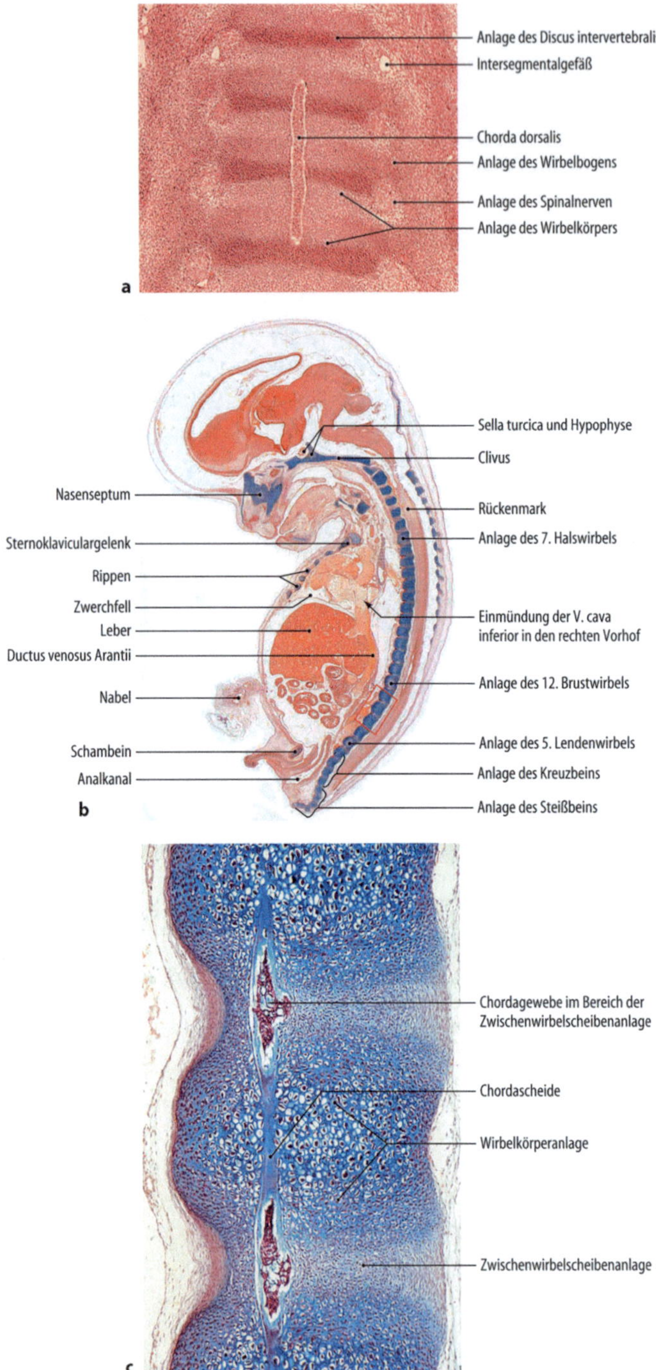

◘ Abb. 1.7 **a-c** Entwicklung der Wirbelsäule. **a** Darstellung der Wirbelsäulenanlage an einem Frontalschnitt durch einen menschlichen Embryo am Anfang der 8. Woche (HE-Färbung, x50). **b** Sagittalschnitt durch einen Embryo am Ende der 9. Woche. Schädelbasis, Wirbelsäule und Rippen in Entwicklung (Alcianblau-Tri-PAS x2). **c** Ausschnitt aus **b** zur Darstellung der Wirbelkörper und der Bandscheiben. (x 25). (Aus Zilles und Tillmann 2010)

aus dem epaxialen Myotom. Aus dem Dermatom geht das Bindegewebe der Haut mit segmentaler Innervation hervor.

Klinik

1. Bei Patienten mit einer **Kyphoskoliose** oder einer reinen **Kyphose** kann die Deformität durch eine **unvollständige Wirbelkörpersegmentation** hervorgerufen werden. Die Folge ist eine „**Bar-Bildung**" mit persistierenden unilateralen Knochenbrücken zwischen 2 Wirbelkörpern.

2. Im Falle der **Halbwirbel** bildet sich nur einer der beiden Knorpelkerne eines Wirbelkörpers aus. Dieser Wirbeldefekt ruft eine **kongenitale Skoliose** hervor, da die eine Hälfte des Wirbels nicht angelegt wird,

3. Eine wichtige Fehlbildung der Wirbelsäule, die besonders im Lumbalbereich auftritt, ist die **Spina bifida**. Hier unterbleibt die Fusion der beiden Hälften der Wirbelbögen. Dieser Wirbelsäulendefekt tritt mit einer Häufigkeit von 0,04 bis 0,15 % auf und bei Mädchen häufiger als bei Jungen.

4. Bei einer **Spina bifida occulta** kann der darunterliegende Rückenmarksabschnitt in Form einer **Meningozele** oder einer **Meningomyelozele** fehlgebildet sein. Oft gibt sich diese Störung durch ein stärker behaartes Hautareal über dem betreffenden Rückenmarksabschnitt zu erkennen. Schwere Formen der Spina bifida, bei denen sich die Meningomyelozele über mehrere Wirbelbereiche erstreckt, sind oft mit einem Fehlen des Gehirns, einer sog. **Anenzephalie**, verbunden.

1.11 Zusammenfassung

- Der Brustwirbel T4 ist eine anatomische Landmarke für: Angulus sterni (Ludovici), Ansatz der 2. Rippe am Sternum, konkaver Rand des Arcus aortae, Grenze zwischen oberem und unterem Mediastinum.
- Der Lumbalwirbel L2 markiert folgende Strukturen und Organe: Flexura duodenojejunalis, Pancreas, Nierenhilus, Ende des Rückenmarks.
- Die Wirbelsäule besteht aus 33 bis 34 Wirbeln: 7 Halswirbel, 12 Brustwirbel, 5 Lendenwirbel, 5 Wirbel des Kreuzbeins und 4 bis 5 Wirbeln des Steißbeins.
- Frakturen der Wirbelsäule treten besonders an den Wirbeln T12, L1 und L2 auf.
- Zwischen den Wirbelkörpern der Hals-, Brust- und Lendenwirbelsäule liegt jeweils ein Discus intervertebralis, welcher die einzelnen Wirbelkörper nach Art einer Synchondrose miteinander verbindet.
- Zur lumbalen Liquorentnahme wird der Subarachnoidalraum zwischen dem 4. und 5. oder zwischen dem 3. und 4. Lendenwirbel punktiert.
- Auf Röntgenbildern der Wirbelsäule fällt mitunter auf, dass ein Sakralwirbel in die Lendenwirbelsäule (Lumbalisation), manchmal ein Lumbalwirbel in das Kreuzbein (Sakralisation) einbezogen ist.
- Ein Bandscheibenvorfall zwischen L4 und L5 trifft meistens die Spinalnervenwurzeln von L5 und ist verbunden mit Schmerzen im Dermatom L5, welches die Unterschenkelvorderseite von lateral nach medial überkreuzt und in die Großzehe einstrahlt. Des Weiteren kann es zu einer Parese des Großzehenhebers kommen.

1

- Ein Bandscheibenvorfall zwischen L5 und S1 trifft oft die Spinalnervenwurzeln von S1 und ist verbunden mit Schmerzen im Dermatom S1, das an der lateralen Unterschenkelrückseite bis in den lateralen Fuß unter Einschluss der Kleinzehe ausstrahlt. Zusätzlich ist der Achillessehnenreflex abgeschwächt.
- Die im M. erector spinae verlaufende autochthone Rückenmuskulatur wird in einen lateralen und einen medialen Muskelstrang gegliedert. Im lateralen Muskelstrang sind das sakrospinale, intertransversale und spinotransversale System enthalten. Der mediale Muskelstrang enthält ein spinales und ein transversospinales System.
- Das Trigonum lumbale (Petiti) liegt oberhalb des Beckenkamms und wird von den Hinterrändern der Mm. latissimus dorsi und obliquus abdominis externus sowie von der Crista iliaca begrenzt; es stellt eine Bruchpforte für untere Lumbalhernien dar.
- Das Trigonum lumbale fibrosum (Grynfelt-Dreieck) liegt unterhalb der 12. Rippe, zwischen dem M. erector spinae sowie den Mm. obliquus abdominis externus und internus; es stellt eine Bruchpforte für obere Lumbalhernien dar.
- Das Trigonum suboccipitale wird von den Mm. rectus capitis posterior major, obliquus capitis superior und obliquus capitis inferior gebildet; es enthält die A. vertebralis, den Plexus venosus suboccipitalis und den N. suboccipitalis.
- Die Wirbelgelenke (Articulationes zygoapophysiales) erlauben in den Hauptabschnitten der Wirbelsäule bevorzugt folgende Bewegungen: Halswirbelsäule: Vor- und Rückwärtsbeugen, Seitwärtsneigung und Drehung. Brustwirbelsäule: Drehung und Seitwärtsneigung. Lendenwirbelsäule: Vor- und Rückwärtsbeugung.

- Beim Morbus Bechterew (Spondylarthritis ankylopoetica) kommt es zur Verknöcherung kleiner Wirbelgelenke und der Zwischenwirbelscheiben mit schmerzhafter Versteifung der Wirbelsäule.
- Der 1. Zervikalnerv verlässt zwischen Hinterhaupt und Arcus posterior des Atlas den Wirbelkanal. Er verläuft mit der A. vertebralis und teilt sich am Hinterrand des Wirbelbogens in einen Ramus anterior und posterior. Der Ramus anterior beteiligt sich an der Bildung des Plexus cervicalis. Der Ramus posterior wird N. suboccipitalis genannt, ist motorisch und versorgt die kurzen Nackenmuskeln.
- Der Ramus posterior des 2. Zervikalnervens ist der sensible N. occipitalis major. Er durchbohrt die Mm. semispinalis capitis und trapezius und versorgt die Haut der Nacken- und Hinterhauptsgegend. Bei Kopfschmerzen kann dieser Nerv im Rahmen einer Neural- und Triggerpunkttherapie mit Lidocain betäubt werden.
- Der Ramus posterior des 3. Zervikalnervens heißt N. occipitalis tertius. Er ist sensibel und versorgt einen kleinen Teil der Nackenhaut nahe der Mittellinie.
- Die Wirbelentwicklung erfolgt aus dem paraxialen Mesoderm lateral der Chorda dorsalis, das in Somiten – mit den Untereinheiten Sklerotom, Myotom, Dermatom – gegliedert ist. Jeder Wirbel enthält Material aus 2 benachbarten Sklerotomen (Resegmentierung). Aus der kaudalen Sklerotomhälfte des oberen Sklerotoms entstehen der kraniale Teil des Wirbelkörpers mit Wirbelbogen, Wirbelfortsätzen und Bandscheibe. Aus der kranialen Sklerotomhälfte des benachbarten unteren Sklerotoms entsteht der kaudale Teil des Wirbelkörpers.
- Bei der Spina bifida unterbleibt die Fusion der beiden Hälften der Wirbelbögen.

Literatur

Anderhuber F, Pera F, Streicher J. Waldeyer – Anatomie des Menschen. Berlin/Boston: de Gruyter; 2012. S. 133, 135, 142.

Bähr M, Frotscher M. Neurologisch-topische Diagnostik. Stuttgart/New York: Thieme; 2014. S. 110–9.

Benner KU, Snell RS. Klinische Anatomie. Augsburg: Weltbild Verlag GmbH; 1995. S. 743.

Corning HK. Lehrbuch der topographischen Anatomie. 23. Aufl. Berlin: Springer; 1946.

Ellis H. Clinical anatomy. Oxford: Blackwell Science Ltd; 1997. S. 354.

Hafferl A. Lehrbuch der topographischen Anatomie. Berlin/Göttingen/Heidelberg: Springer; 1953. S. 649.

Lanz T, Wachsmuth W. Praktische Anatomie. Zweiter Band/Siebter Teil. Rücken. Berlin/Heidelberg/New York: Springer; 1982. S. 102.

Liem T, Tsolodimos C. Osteopathie. Stuttart: Trias Verlag in Georg Thieme Verlag KG; 2016. S. 73–4.

Moore KL, Persaud TVN, Torchia MG. Embryologie. München: Elsevier/Urban & Fischer; 2013. S. 425–8.

Pilsl U, Anderhuber F. Anatomie des Lymphsystems. J Asthet Chir. 2019;12:51–8.

Putz R, Müller-Gerbl M. Rumpf. In: Drenckhahn D, Herausgeber. Benninghoff – Drenckhahn, Anatomie, Bd. 1. München: Urban & Fischer/Elsevier; 2004. S. 428.

Rohen JW. Topographische Anatomie. Stuttgart/New York: Schattauer; 1975.

Schiebler TH, Korf HW. Anatomie. Heidelberg: Steinkopff; 2007. S. 233.

Schumacher GH, Aumüller G. Topographische Anatomie des Menschen. München/Jena: Urban & Schwarzenberg; 2004. S. 324, 329.

Streicher J, Pretterklieber ML. Bewegungsapparat. In: Anderhuber F, Pera F, Streicher J, Herausgeber. Waldeyer, Anatomie des Menschen. Berlin/Boston: De Gruyter; 2012. 126, 127, 139, 141.

Tillmann BN. Atlas der Anatomie. Berlin/Heidelberg: Springer; 2017. S. 246.

Tillmann BN, Hirt B. Präpkurs Anatomie. Berlin: Springer; 2022. S. 177–204.

Tillmann BN, Schünke M. Taschenatlas zum Präparierkurs. Stuttgart/New York: Thieme; 1993. S. 72–101.

Töndury G, Tillmann B. Rumpf. In: Leonhard H, Tillmann B, Töndury G, Zilles K, Herausgeber. Rauber-Kopsch, Anatomie des Menschen, Bd. I, Bewegungsapparat. Stuttgart/New York: Thieme; 1987. S. 175–308.

Wurzinger L. Rücken. In: Aumüller G, Aust G, Doll A, et al., Herausgeber. Duale Reihe Anatomie. Stuttgart: Thieme; 2007. S. 257.

Zilles K, Tillmann BN. Anatomie. Berlin/Heidelberg: Springer; 2010. S. 146, 145.

Brustkorb (Thorax), Brustwand und Brustraum (Cavitas thoracis)

Inhaltsverzeichnis

2.1   Landmarken zur Orientierung am Brustkorb – 30

2.2   Brustkorb (Thorax) und Brustwand – 30
2.2.1   Brustwirbel (Vertebrae thoracicae) – 31
2.2.2   Rippen (Costae) – 32
2.2.3   Rippenknorpel – 34
2.2.4   Brustbein (Sternum) – 35
2.2.5   Interkostalräume – 35

2.3   Landmarken wichtiger Organe der Brustraums – 37

2.4   Brustraum (Cavitas thoracis) – 39
2.4.1   Zwerchfell (Diaphragma) – 39
2.4.2   Lungen- und Rippenfell – 42
2.4.3   Unterer Atemtrakt – 44
2.4.4   Mediastinum – 52
2.4.5   Perikard – 56
2.4.6   Herz (Cor) – 56
2.4.7   Oesophagus – 74
2.4.8   Aorta – 76
2.4.9   Milchbrustgang (Ductus thoracicus) – 77
2.4.10 Sympathischer Grenzstrang (Truncus sympathicus) – 78

2.5 **Beurteilung von Thoraxröntgenbildern – 79**

2.5.1 Radiologische Darstellung von Thorax, Lungen und Zwerchfell – 79

2.5.2 Radiologische Darstellung des Herzens – 81

2.6 **Analyse von Computer- und Magnetresonanztomogrammen des Thorax – 81**

2.7 **Zusammenfassung – 82**

Literatur – 84

Dieses Kapitel bildet die anatomische Grundlage für folgende medizinische Fachgebiete: Innere Medizin, insbesondere Pneumologie sowie Kardiologie, Thoraxchirurgie, Kinderchirurgie, Anästhesie und Intensivmedizin. Schließlich wird auch jeder Facharzt für Allgemeinmedizin tagtäglich Herz und Lungen auskultieren und perkutieren oder auch das Herz per Echokardiografie untersuchen. Arzthelfer/-innen müssen sich für das Anlegen von Elektroden für Ruhe- und Belastungs-EKG am Brustkorb orientieren können.

Beim Studium von Rippen- und Lungenfell im Rahmen des Präparierkurses war meistens das Rippenfell nach Abnahme des sogenannten Rippenschildes verletzt, da man es vorher mühsam von der Hinterfläche der Rippen abdrängen musste. Der Herzbeutel ließ sich leicht durch einen Y-förmigen Schnitt öffnen. Die Herzsektion erfolgte nach der Präparation der Herzkranzarterien. Nach Entfernung einer Lunge konnten in der Brusthöhle neben der Wirbelsäule der Grenzstrang des Sympathikus und auf den Brustwirbelkörpern der Milchbrustgang präpariert werden (Tillmann und Schünke 1993; Tillmann und Hirt 2022).

Die Brust bildet den oberen Teil des Rumpfes und ist vom knöchernen Thorax, der aus der Brustwirbelsäule, den Rippen sowie dem Sternum aufgebaut ist, umgeben. Die Apertura thoracis superior (obere Brustkorböffnung) wird vorne durch die Incisura jugularis (Drosselgrube), seitlich durch die oberen Flächen der ersten Rippen, hinten durch den Vorderrand des ersten Brustwirbels begrenzt. Die Apertura thoracis inferior (untere Brustkorböffnung) hat den vorderen Rand des 12. Brustwirbels, die Spitzen der 11. und 12. Rippe, den Rippenbogen und die Innenfläche des Processus xiphoideus des Brustbeins als Begrenzung.

Brustraum und Bauchhöhle werden durch das Zwerchfell (Diaphragma) getrennt. Oberhalb des Zwerchfells liegen die Brustorgane und unterhalb desselben, noch vom Brustkorb umschlossen, die Organe des Oberbauchs. Stärkere Gewalteinwirkungen auf den Thorax sind meist mit intrathorakalen und intraabdominalen Läsionen verbunden.

Die Brust ist in ventro-dorsaler Richtung abgeflacht und zusammen mit dem Schultergürtel oben breiter als unten (Hyrtl 1857; Schumacher und Aumüller 2004). Der knöcherne Thorax hat eine umgekehrte Form, er ist oben schmaler als unten. Der Brustumfang wird bei Männern in Höhe der Brustwarzen, bei Frauen über denselben gemessen; er beträgt je nach Konstitution 70 bis 120 cm.

Bei Neugeborenen stehen die Rippen noch annähernd horizontal, und der sagittale Brustkorbdurchmesser ist verhältnismäßig groß. Mit zunehmendem Alter senken sich die Rippen, das Sternum nähert sich der Wirbelsäule, und der Thorax wird flacher. Pathologische Ausprägungen des Brustkorbs, zum Beispiel bei einer Trichterbrust oder bei einer Verkrümmung der Wirbelsäule (Skoliose), können die Funktionen der Brustorgane behindern. Kleinere Abweichungen der Wirbelsäule von der Längsachse kommen bei den meisten Menschen vor. Unter Skoliose versteht man eine Seitwärtsabweichung der Wirbelsäule von der Längsachse mit Rotation der Wirbel um die Längsachse und Torsion der Wirbelsäule. Eine Skoliose kann die Atmung behindern.

2.1 Landmarken zur Orientierung am Brustkorb

> **Klinischer Tipp**
>
> Bei jeder klinischen Untersuchung nutzt der Arzt Landmarken der Oberflächenanatomie, um tiefer liegende Strukturen und Organe zu lokalisieren. Gerade beim Brustkorb dienen derartige Landmarken der Orientierung. Die folgenden knöchernen Strukturen werden gewöhnlich in Höhe folgender Brust (T)- oder Lendenwirbel (L) angetroffen (◘ Abb. 2.1 und ▶ 3.1) (Ellis 1997):
>
> - T2: oberer Winkel des Schulterblatts
> - T2/3: Oberkante des Manubrium sterni
> - T3: Schultergräte (Spina scapulae)
> - T4/5: Angulus sterni Ludivici (Winkel zwischen Manubrium und Corpus sterni)
> - T8: unterer Winkel des Schulterblatts
> - T9: knorpelige Verbindung zwischen Corpus sterni und Processus xiphoideus (Symphysis xiphosternalis, verknöchert später zu einer Synostose)
> - L3: tiefster Punkt der von der 10. Rippe begrenzten unteren Thoraxapertur

Topografisch liegt das Manubrium sterni in der Regel in Höhe des 3. und 4. Brustwirbels und überdeckt den Arcus aortae. Das Corpus sterni reicht vom 5. bis zum 8. Brustwirbel und überdeckt das Herz fast vollständig. Die 1. und 12. Rippe sind schwer zu tasten. Für den Ansatz der 2. Rippe gibt der **Angulus sterni Ludovici** einen Anhaltspunkt. Von hier aus kann man die Rippen tastend durchnummerieren. Auch die Lage der Zwischenrippenräume lässt sich von hier aus festlegen, was beim Anlegen der EKG-Elektroden hilfreich ist.

Die Position der Brustwarzen variiert bei Frauen stark, bei Männern liegen sie meistens in Höhe des 4. Interkostalraums (▶ Abb. 3.1) etwa 10 cm von der Mittellinie entfernt. Den Herzspitzenstoß kann man im 5. Interkostalraum, 9 cm von der Mittellinie entfernt, medial und unterhalb der Brustwarzen fühlen.

Die Luftröhre ist an der Oberkante des Sternums zwischen den sternalen Schlüsselbeinenden in Höhe des 2. bis 3. Brustwirbels tastbar.

2.2 Brustkorb (Thorax) und Brustwand

Der Brustkorb wird hinten von der Wirbelsäule, vorne vom Sternum und den Rippenknorpeln sowie an den Seiten von den Rippen und den Interkostalräumen begrenzt (◘ Abb. 2.1). Die obere Öffnung des Brustkorbs ist mit dem Hals verbunden, die untere ist durch das Zwerchfell von der Bauchhöhle getrennt.

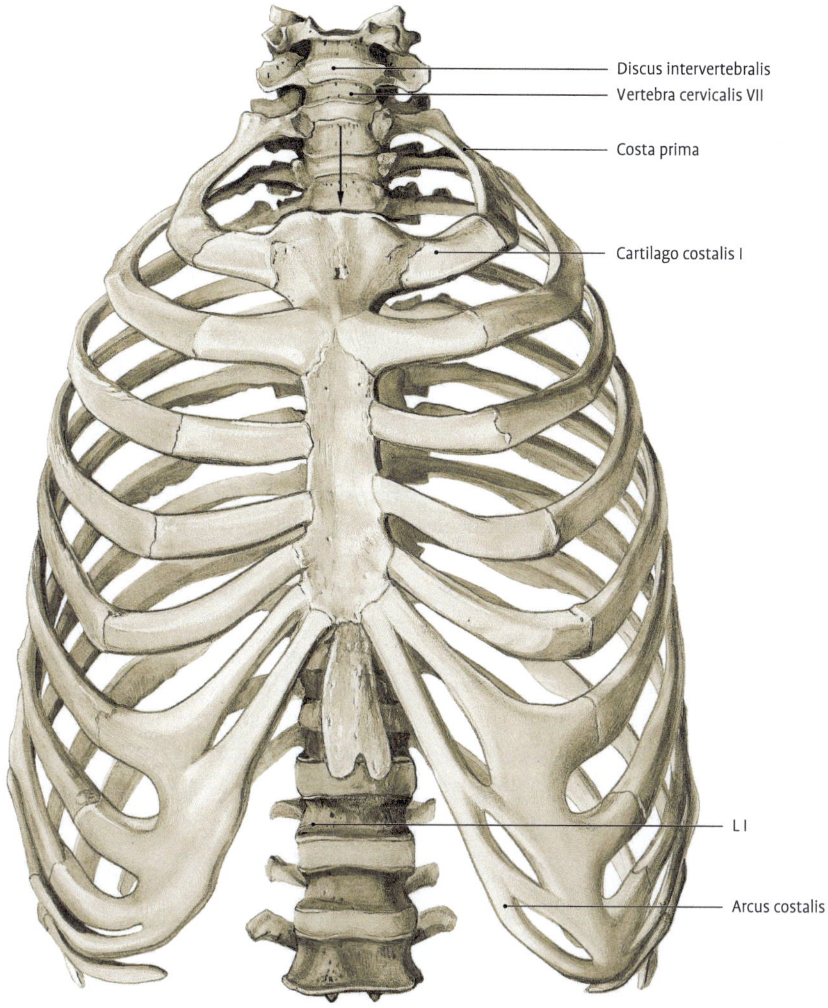

■ **Abb. 2.1** Ventrale Ansicht des Brustkorbs. Der Pfeil weist auf die obere Thoraxapertur. L1 = 1. Lendenwirbel. (Aus Anderhuber et al. 2012)

2.2.1 Brustwirbel (Vertebrae thoracicae)

Die 12 Brustwirbel sind durch eine Gelenkfacette für das Rippenköpfchen (Capitulum costae) an der Seite des Brustwirbelkörpers charakterisiert. Außerdem hat der Processus transversus der Brustwirbel eine Gelenkfacette für das Rippenhöckerchen (Tuberculum costae). Die Dornfortsätze sind lang und nach abwärts gerichtet. Die Gelenkflächen zur Artikulation mit den Nachbarwirbeln (Processus articulares superiores et inferiores) stehen relativ vertikal.

Klinischer Tipp

Bei der Analyse von Thoraxröntgenbildern sollte man beachten, dass die Wirbelkörper des 5. bis 8. Brustwirbels in enger Beziehung zur absteigenden Aorta (Aorta descendens) stehen. Durch ein **Aortenaneurysma** können die 4 Wirbelkörper der Brustwirbel 5 bis 8 grubenförmig erodiert werden. Die entsprechenden Bandscheiben bleiben dabei intakt.

2.2.2 Rippen (Costae)

Der größte Teil des Brustkorbs wird durch die Rippenpaare geformt (◙ Abb. 2.1). Die ersten 7 Rippen sind über die Rippenknorpel mit dem Sternum verbunden (Costae verae). Die Rippen 8 bis 10 sind mit dem Rippenknorpel der darüberliegenden Rippen verbunden (Costae spuriae). Die Rippen 11 und 12 enden frei (Costae fluctuantes).

Jede typische Rippe besitzt einen Kopf (Caput costae), ein Collum und einen Corpus costae. An der Innenfläche verläuft in der Nähe des Rippenunterrandes ein Sulcus costae für die Aufnahme der Zwischenrippengefäße und -nerven. Das Caput costae besitzt 2 Gelenkflächen für den in gleicher Höhe befindlichen Wirbel und den darüberliegenden Wirbel sowie ein Höckerchen (Tuberculum costae) zur Artikulation mit dem Querfortsatz (Processus transversus) des in gleicher Höhe liegenden Wirbels. Auf diese Weise entstehen 2 an der Brustatmung beteiligte Wirbel-Rippen-Gelenke, die Articulationes capitis costae und costotransversaria (◙ Abb. 2.2). Der platte Körper der Rippen wird durch den Rippenwinkel (Angulus costae) in 2 Teile gegliedert. Der Rippenwinkel markiert die laterale Begrenzung des M. erector spinae.

Folgende Rippen sind atypisch geformt: Die erste Rippe ist nicht nur kürzer, sondern auch am meisten gebogen. Ein prominentes Höckerchen dient als Ansatz für den M. scalenus anterior.

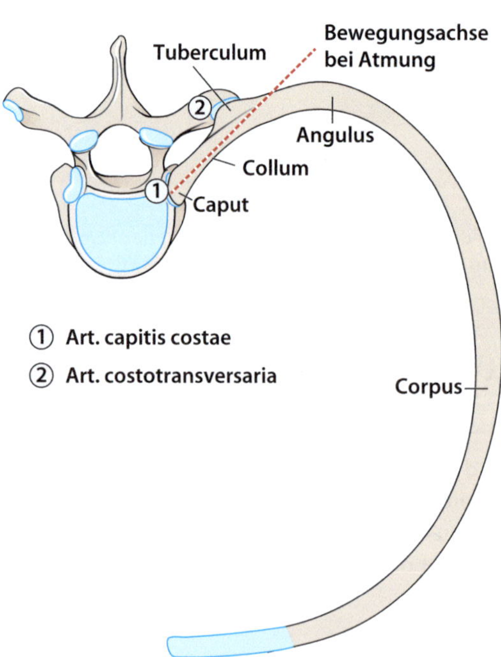

◙ **Abb. 2.2**   Wirbel-Rippen-Gelenke. Art. = Articulatio. (Quelle: eigene Darstellung, Vorlesungsfolie)

Vor dem Ansatzhöckerchen des M. scalenus anterior ist ein Sulcus venae subclaviae ausgeprägt. Hier überquert die V. subclavia in der sogenannten **vorderen Skalenuslücke** die erste Rippe. Hinter dem Tuberculum musculi scaleni anterioris überquert die A. subclavia im Sulcus arteriae subclaviae die erste Rippe. Der hier von den Mm. scaleni anterior und medius begrenzte Raum wird auch als **hintere Skalenuslücke** bezeichnet und enthält dorsal der A. subclavia, in enger Beziehung zum Knochen, den unteren Strang des Plexus brachialis. **An dieser Stelle kann der Plexus brachialis im Rahmen einer Lokalanästhesie betäubt werden**. Über den Hals der ersten Rippe laufen von medial nach lateral: der Truncus sympathicus, die oberste Interkostalarterie und ein Zweig des ersten Thorakalnervs zum Plexus brachialis.

Die 2. Rippe ist verglichen mit der ersten weniger gekrümmt und doppelt so lang. Die 10. Rippe trägt an ihrem Kopf nur eine Gelenkfacette. Die Rippen 11 und 12 sind kurz, haben keine Höckerchen und tragen am Kopf nur eine Gelenkfacette. Die 11. Rippe fällt durch einen schwachen Rippenwinkel und einen flachen Sulcus costae auf. Die 12. Rippe besitzt keines dieser Merkmale.

Klinik

1. Kongenitale Formveränderungen des Brustkorbs treten in Form der sogenannten **Trichterbrust** auf. Pathogenetisch handelt es sich um eine fetale Entwicklungsstörung des Sternokostalbereiches, die zu einer trichterförmigen Einsenkung unterhalb des Ansatzes der 2. Rippe führt. Die größte Tiefe befindet sich meistens an der Verbindung zwischen Corpus und Processus xiphoideus sterni. Den Seitenrand des Trichters bilden die Rippenknorpel-Rippenknochen-Grenzen (Benner und Snell 1995). Bei stärkerer Ausprägung ist die Trichterbrust meist mit einer Verlagerung des Herzens und einer Beeinträchtigung der Herz-Kreislauffunktion verbunden (Schumacher und Aumüller 2004). Je nach Ausprägung ist eine operative Korrektur erforderlich.

2. Der Brustkorb ist bei Kindern sehr elastisch und daher kaum von Frakturen betroffen. Beim Erwachsenen können **Rippenfrakturen**, beispielsweise bei Auffahrunfällen, auftreten. Hierbei gibt die Rippe an ihrem schwächsten Punkt, dem Rippenwinkel, nach. Aufgrund ihrer topografischen Besonderheiten sind die ersten beiden Rippen, bedeckt durch das Schlüsselbein, und die letzten beiden, welche ohne ventrale Befestigung frei enden, kaum von Verletzungen betroffen.

3. Bei einem stärkeren Aufprall können im Rahmen einer **Rippenserienfraktur** mehrere Rippen ventral und dorsal brechen, sodass ein schildförmiges Segment aus dem Brustkorb herausbricht. Das Segment zeigt eine paradoxe Atembewegung: Bei der Einatmung sinkt es ein, bei der Ausatmung wölbt es sich vor (**Volet costale**). Diese Bewegung macht auch der Mittelraum, das Mediastinum, mit. Der Zustand stellt einen Notfall dar und erfordert eine Überdruckbeatmung. Natürlich muss auch die Unfallwunde verschlossen werden.

4. Bei der **Aortenisthmusstenose** (Coarctatio aortae) findet sich eine Verengung der Aorta zwischen dem Abgang der linken A. subclavia und dem Übergang des Arcus aortae in die Aorta descendens. Es werden 2 For-

men unterschieden (Anderhuber et al. 2012). Bei der präduktalen (frühkindlichen) Form liegt die Verengung vor dem offenen Ductus arteriosus. Bei der postduktalen, beim Erwachsenen vorkommenden Form ist der Ductus arteriosus obliteriert. Es existiert ein Umgehungskreislauf zwischen prä- und poststenotischem Aortenteil über die A. thoracica interna und erweiterte Interkostalarterien. Die von der Aorta abzweigenden Interkostalarterien bekommen Blut von den oberen Interkostalarterien, insbesondere vom Truncus costocervicalis der A. subclavia und von den arteriellen Anastomosen in Nachbarschaft der Skapula. Zusammen mit den Aa. thoracica interna und epigastrica inferior stellen diese Gefäße wichtige Kollateralen zwischen der Aorta oberhalb und unterhalb der arteriellen Blockierung dar. Als Folge kommt es zu einer Dilatation der Interkostalarterien und zu den im Röntgenbild sichtbaren, typischen **Usuren am Rippenunterrand**.

5. Einengungen der oberen Thoraxapertur, auch als **Thoracic Outlet Syndrome (TOS)** bezeichnet (zum Beispiel durch Halsrippen oder Hypertrophie des M. scalenus anterior), können Kompressionssyndrome mit sensiblen, motorischen und vegetativ-trophischen Störungen im Bereich des Halses, Schultergürtels und des Arms auslösen (Schumacher und Aumüller 2004).

6. Eine **Halsrippe** kommt in 0,5 % vor und ist in der Hälfte dieser Fälle beidseitig ausgeprägt. Sie nimmt vom Processus transversus des 7. Halswirbels ihren Ursprung und ist gelenkig mit der ersten Rippe verbunden. Falls eine kurze Halsrippe vorliegt, so endet sie frei. Eine derartige Halsrippe kann Druck auf den Truncus inferior des Plexus brachialis, der bogenförmig über die Rippe hinwegzieht, ausüben. Die Folge sind Parästhesien an der ulnaren Seite des Unterarms und eine Beeinträchtigung der kleinen Handmuskeln (Rückenmarksegment T1). Seltener kommt es zu Gefäßkomplikationen. So können Durchblutungsstörungen bis hin zum Gewebsuntergang (Gangrän) durch Druck der varianten Rippe auf die darüber hinwegziehende A. subclavia ausgelöst werden. Distal der Einklemmung kann es zu einer Erweiterung der Arterie kommen, wobei arterielle Thromben mit der Folge einer Embolie entstehen können.

7. Eine sogenannte **„hochstehende erste Rippe"** ist ein nicht so seltenes Problem in der **Physiotherapie**. Der Hochstand kann auf zahlreiche Ursachen zurückgehen: Schleudertrauma, Kallusbildung, einseitige Belastungen im Beruf, beim Leistungssport oder Geigenspielen sowie Atemwegserkrankungen. Die Symptome können durch eine manuelle Therapie behandelt werden.

2.2.3 Rippenknorpel

Die hyalinen Knorpelteile verbinden die oberen 7 Rippen direkt mit dem Sternum (◘ Abb. 2.1). Die 8., 9. und 10. Rippe sind durch hyalinen Knorpel mit dem darüberliegenden Rippenknorpel verbunden. Die Knorpel der 11. und 12. Rippe haben keine Verbindung zu den darüberliegenden Rippenknorpeln und enden frei in der Bauchmuskulatur.

2.2.4 Brustbein (Sternum)

Man vergleicht das Sternum, das den vorderen Brustkorb bildet, mit dem kurzen römischen Schwert und unterscheidet demgemäß 3 Teile (■ Abb. 2.1). Das **Manubrium** hat eine annähernd dreieckige Form und besitzt Gelenkflächen für die Schlüsselbeine, für den ersten Rippenknorpel und für den oberen Teil des 2. Rippenknorpels. Es liegt dem 3. und 4. Brustwirbel gegenüber. Gegenüber der Bandscheibe zwischen den Brustwirbeln 3 und 4 ist es im stumpfen Winkel (Angulus sterni Ludovici) gelenkig mit dem **Corpus sterni** verbunden. Das Corpus sterni erstreckt sich vom 5. bis zum 8. Brustwirbelkörper. Dieser Teil des Sternums besteht aus 4 Teilen, den Sternebrae, die zwischen Pubertät und 25. Lebensjahr miteinander verwachsen. Die Seitenwand des Brustbeins weist Einkerbungen zur Aufnahme des 2. Rippenknorpels sowie des 3. bis 7. Rippenknorpels auf. Der **Schwertfortsatz** (Processus xiphoideus) als kleinster Teil des Sternums bleibt gewöhnlich bis ins Erwachsenenalter knorpelig. Die knorpeligen Gelenke zwischen Manubrium und Corpus sowie zwischen Corpus und Processus xiphoideus können nach dem 30. Lebensjahr verknöchern.

> **Klinik**
> 1. Die elastischen Rippenknorpel verhindern weitgehend eine Verletzung des Brustkorbs. Eine indirekte Verletzung des Rückgrats kann jedoch mit einer **Brustbeinfraktur** verbunden sein. Eine direkte Verletzung des Brustbeins kann eine Dislokation des relativ beweglichen Corpus sterni gegenüber dem fixierten Manubrium in dorsaler Richtung nach sich ziehen.
> 2. Die Rippenknorpel geben dem Brustkorb Festigkeit und schützen Brustbein und Rippen vor **Frakturen**. Ab dem 20. Lebensjahr kommt es in den Rippenknorpeln zur Knorpelmineralisation und Knochenbildung (Claassen et al. 1995, 1996). Derartige Altersveränderungen sind zuerst am Knorpel der ersten Rippe zu beobachten. Im Röntgenbild entstehen dadurch Veränderungen, die zur Verwechslung mit pathologischen Veränderungen Anlass geben können. Auf Thoraxröntgenbildern von älteren Patienten ist mit dem Phänomen der **Rippenknorpelverknöcherung** zu rechnen.
> 3. Bei einer Rachitis kommt es zu Störungen der enchondralen Ossifikation an den Knorpel-Knochen-Grenzen der Rippen und zu perlschnurartigen Auftreibungen: rachitischer Rosenkranz (Schiebler und Korf 2007).
> 4. Eine vertikale Durchtrennung des gesamten Brustbeins stellt in der **Herzchirurgie** einen etablierten Zugang zum Herzen und den großen Gefäßen dar. Anlässlich einer Operation des Thymus oder auch der Schilddrüse kann das Brustbein in der Mitte gespalten werden, um Zugang zum oberen Mediastinum zu gewinnen. Bei diesem Vorgehen können die **Vv. brachiocephalicae** mit der Gefahr einer größeren venösen Blutung verletzt werden.

2.2.5 Interkostalräume

Die Ausprägung der Interkostalräume unterliegt nur einer geringen Variabilität. Normalerweise enthält jeder Interkostalraum – vergleichbar mit dem Bauchraum – 3 Muskeln und ein Leitungsbündel. Es handelt sich um folgende Muskeln:

- M. intercostalis externus: Die Fasern verlaufen von der darüber liegenden schräg abwärts und vorwärts zur darunter liegenden Rippe. Der Muskel reicht von der Wirbelsäule bis zur Rippenknorpelverbindung, wo er durch die Membrana intercostalis externa ersetzt wird.

- M. intercostalis internus: Die Fasern verlaufen abwärts und rückwärts. Der Muskel reicht vom Brustbein bis zum Rippenwinkel und wird hier durch die Membrana intercostalis interna ersetzt.
- M. intercostalis intimus: Dieser Muskel wird durch das Gefäß-/Nervenbündel nur unvollständig vom M. intercostalis internus getrennt. Die Fasern des „Intimus" können mehr als einen Interkostalraum überqueren. Der Muskel selbst kann rudimentär ausgeprägt sein. Vorne hat dieser Muskel eine fächerartige Form und wird M. sternocostalis genannt. Der M. sternocostalis zieht von der Brustbeinhinterseite nach oben und setzt an den Innenflächen der Rippenknorpel 2 bis 6 an.

Klinischer Tipp

Wie in der Bauchwand, so verlaufen auch in der Brustwand Nerven und Gefäße zwischen der mittleren und innersten Muskelschicht, also zwischen den Mm. intercostales interni und intimi. Von kranial nach kaudal besteht das Leitungsbahnbündel aus einer Vene, einer Arterie und einem Nerven **(Merkwort: VAN)**. Die Vene liegt in einer Rinne (Sulcus costae) der entsprechenden Rippe. Wegen der Lage von Gefäßen und Nerven ist bei Punktion der Pleurahöhle die Nadel stets am oberen Rippenrand einzuführen.

Die Gefäße der Zwischenrippenräume werden durch die Vasa intercostalia posteriora und anteriora repräsentiert. Die Aa. intercostales posteriores der unteren 9 Zwischenrippenräume sind Äste der Aorta thoracica. Die ersten beiden hinteren Interkostalarterien entspringen aus einem Ast des Truncus costocervicalis (2. Abschnitt der A. subclavia). Jede Arterie zieht nach vorne, um mit dem Ramus intercostalis anterior der A. thoracica interna zu anastomosieren. Alle Interkostalarterien geben Zweige zur Umgebungsmuskulatur, zur Haut und zum Rückenmark ab. Die korrespondierenden Venen drainieren zu den Vv. azygos und hemiazygos. Die erste V. intercostalis posterior drainiert in die V. brachiocephalica oder die V. vertebralis. Auf der linken Seite verbinden sich die Venen des 2. und 3. Interkostalraums oft zu einer Vene, die den Aortenbogen kreuzt und in die linke V. brachiocephalica drainiert. Die Rami intercostales anteriores sind Äste der A. thoracica interna (1. bis 6. Interkostalraum) oder entstammen Zwerchfellästen dieser Arterie (7. bis 9. Interkostalraum). Die untersten beiden Zwischenrippenräume besitzen nur Aa. intercostales posteriores. Rami perforantes durchbrechen die oberen 5 oder 6 Interkostalräume, wobei diejenigen der Zwischenrippenräume 2 bis 4 bei der Frau stark sind und die Brustdrüse versorgen.

Die Interkostalnerven werden von den Rami anteriores der thorakalen Spinalnerven gestellt. Jeder dieser Nerven gibt Zweige für die Muskulatur sowie Hautäste zur sensiblen Innervation der Brust- und Bauchwand ab.

Klinik

1. Eine örtliche **Irritation der Interkostalnerven** kann beispielsweise auf eine knöcherne Metastasierung der Brustwirbel zurückgehen. Der Schmerz breitet sich an der Vorderseite von Brust oder Bauch im Endgebiet der jeweiligen Nerven aus. Bei einer **Lokalanästhesie des Interkostalraums** wird der Hauptstamm des Interkostalnervens zusammen mit seinem Muskelzweig infiltriert (interkostale Nervenblockade).

2. Die **posterolaterale Thorakotomie** ist der Standardzugang, über den man eine sehr gute Übersichtlichkeit erreicht und fast alle Eingriffe im Bereich der Brusthöhle durchführen kann, insbesondere an Lunge, Oesophagus und Pleura (Huzly 1991). Schlecht erreichbar sind die obere thorakale Trachea und vordere untere Mediastinaltumoren. Die posterolaterale Thorakotomie wird im 5. oder 6. Interkostalraum am Oberrand der unteren Rippe durchgeführt. Wichtig ist es, den M. latissimus dorsi, der für plastische myokutane Deckungen verwendet werden kann, nicht zu durchtrennen. Der M. serratus anterior wird im Faserverlauf gespalten. Danach gelangt man auf die Ebene des Interkostalraums. Da der Interkostalraum wegen der Elastizität des Brustkorbs geweitet werden kann, gewinnt man so einen guten Zugang zur Lunge oder zum Mediastinum.

3. **Eitrige Abszesse** aus der Wirbelsäulengegend breiten sich entlang der interkostalen Leitungsbündel aus und treten dort zutage, wo die 3 Hautäste des jeweiligen Interkostalnervens die Brustwand durchbohren: lateral des M. erector spinae, in der mittleren Axillarlinie und lateral des Sternums.

2.3 Landmarken wichtiger Organe der Brustraums

Luftröhre (Trachea) Die Luftröhre nimmt ihren Anfang im Hals in Höhe des Kehlkopfs (► Abb. 3.1), und zwar am Unterrand des Ringknorpels (C 6). Sie verläuft weiter nach kaudal bis zum Angulus sterni Ludovici (T 4/5). Anschließend verläuft sie etwas rechts der Mittellinie und teilt sich schließlich in den rechten und linken Haupt-

bronchus. Im aufrechten Stand und bei maximaler Inspiration liegt die Teilung (Bifurcatio tracheae) in Höhe des 6. Brustwirbels.

Rippenfell (Pleura parietalis) Nachfolgend werden Verlauf und Grenzen des Rippenfells (Pleura parietalis) beschrieben (Rohen 1975). **Die Pleura parietalis ist mit der Innenfläche der Brustwand verwachsen**. Sie wird je nach dem Wandabschnitt, den sie überzieht, verschieden benannt:

❯ Die Pleura costalis liegt den Rippen, die Pleura diaphragmatica liegt dem Zwerchfell und die Pleura mediastinalis liegt dem Mediastinum an.

> **Klinischer Tipp**
>
> Der nach kranial weisende Teil der Pleurakuppel verläuft bogenförmig vom Sternoklavikulargelenk bis zum Ende des medialen Drittels der Clavicula. Der höchste Punkt der zervikalen, zum Hals gerichteten Pleura parietalis liegt ca. 2,5 cm oberhalb der Clavicula, was durch den schrägen Verlauf der ersten Rippe erklärt werden kann. Hier kann die Pleura bei operativen und therapeutischen Eingriffen verletzt werden.

Die Ränder der Pleura parietalis passieren auf beiden Seiten die dorsale Seite des Sternoklavikulargelenkes und treffen sich in der Mittellinie in Höhe des 2. Rippenknorpels (Angulus sterni Ludovici). Der Rand der rechtsseitigen Pleura verläuft dann nach kaudal bis zum 6. Rippenknorpel und kreuzt die 8. Rippe in der Medioklavikularlinie, die 10. Rippe in der mittleren Axillarlinie sowie die 12. Rippe an der Seitenkante des M. erector spinae. Auf der linken Seite zieht die Pleura nach lateral konvex ausbiegend auf den 4. Rippenknorpel zu und strebt dann parallel zum Seitenrand des Sternum nach kaudal. Anschließend ist der Verlauf der gleiche wie auf der rechten Seite.

Klinischer Tipp

Kaudal berührt die Pleura parietalis nahe der Mittellinie die Unterkante der 12. Rippe. Falls die 12. Rippe ungewöhnlich kurz ist, kann die Pleura auch bis zum Unterrand der 11. Rippe reichen. Bei der Anlegung eines operativen Zugangs im Lendenbereich im Rahmen einer Nierenoperation, einer Adrenalektomie oder der Drainage eines subphrenischen Abszesses kann daher der Pleuralraum eröffnet werden.

Lungenfell (Pleura visceralis) und Lunge (Pulmo)

❯ Die Pleura visceralis ist fest mit der Lungenoberfläche verwachsen und folgt ihr auch in die Interlobärspalten.

Die Projektion der von der Pleura visceralis (Lungenfell) überzogenen Lunge auf die Körperoberfläche erreicht nicht die Ausmaße, wie sie oben für die Pleura parietalis (Rippenfell) geschildert wurden. Darüber hinaus variiert dieser Parameter in Abhängigkeit von der Atmung. Die Lungenspitze folgt der Ausdehnung der Pleura parietalis. Der Vorderrand der rechten Lunge folgt der Pleura mediastinalis. Auf der linken Seite weist die Lunge im Bereich des 5. und 6. Rippenknorpels eine konkave Einbuchtung (Incisura cardiaca) auf.

Klinischer Tipp

Bei der Perkussion des Thorax zur Lokalisation der Lungengrenzen bei Ein- und Ausatmung ist zu beachten, dass sich **die klinisch wichtigen unteren Lungengrenzen (Grenzen der Pleura visceralis) bei der Atmung um 3 bis 6 cm (2 bis 3 Querfinger) verschieben und sich auf folgende Rippen projizieren** (Rohen 1975):

- 6. (7.) Rippe: Mittlere Klavikularlinie
- 8. (9.) Rippe: Mittlere Axillarlinie
- 10. (11.) Rippe: Skapularlinie
- 11. (12.) Rippe: Paravertebrallinie

Dadurch, dass der untere Lungenrand bei den Atembewegungen in den **Recessus costodiaphragmaticus** vordringt, verschieben sich die unteren Lungengrenzen um etwa eine Rippe.

Die Fissura obliqua, welche an beiden Lungen einen Oberlappen von einem Unterlappen abteilt, zieht vom Dornfortsatz des 5. Brustwirbels in Richtung auf den 6. Rippenknorpel. Der Verlauf der Linea obliqua entspricht in etwa demjenigen des medialen Schulterblattrandes (Margo medialis scapulae) bei maximal abduzierter Schulter. Die Fissura horizontalis trennt an der rechten Lunge den Mittel- vom Oberlappen. Sie verläuft horizontal vom 4. Rippenknorpel zum Kreuzungspunkt der Fissura obliqua mit der 5. Rippe.

Herz (Cor)   Der Umriss des Herzens stellt sich auf der Körperoberfläche in Form eines unregelmäßig geformten Vierecks dar. Dieses Viereck ergibt sich aus folgenden Punkten:

- 1: 2. linker Rippenknorpel, ca. 1 cm vom Sternumrand entfernt.
- 2: 3. rechter Rippenknorpel, ca. 1 cm vom Sternumrand entfernt.
- 3: 6. rechter Rippenknorpel, ca. 1 cm vom Sternumrand entfernt.
- 4: 5. linker Interkostalraum, ca. 9 cm von der Mittellinie entfernt. Dieser Punkt entspricht dem auskultierbaren Herzspitzenstoß.

Die linke Konturlinie des Herzens zwischen den Punkten 1 und 4 entspricht der linken Kammer, die untere Linie zwischen den

Punkten 3 und 4 geht auf die rechte Kammer und die Spitze der linken Kammer zurück. Die rechte Konturlinie zwischen den Punkten 2 und 1 wird durch den rechten Vorhof geformt. Das Herz hat ungefähr die Größe der Faust eines Individuums, wiegt ca. 300 g, liegt hinter dem Sternum vor den Brustwirbeln 5 bis 8 und wölbt sich nur an der linken Seite nach lateral vor.

Die A. thoracica interna verläuft hinter den Rippenknorpeln, in variabler Entfernung neben dem Sternalrand. Die Interkostalgefäße liegen unmittelbar unter der jeweiligen Rippe, wobei die Vene über der Arterie verläuft.

> Somit kann am Rippenoberrand gefahrlos mit einer Kanüle punktiert werden.

2.4 Brustraum (Cavitas thoracis)

2.4.1 Zwerchfell (Diaphragma)

Das kuppelförmig gestaltete Zwerchfell trennt Brust- und Bauchhöhle. Es besteht aus 2 Teilen: einem muskulären Teil, der von der Innenfläche des Brustkorbs entspringt, und einer zentral liegenden Aponeurose. Der Muskelteil wiederum besteht aus 3 Portionen (◨ Abb. 2.3):

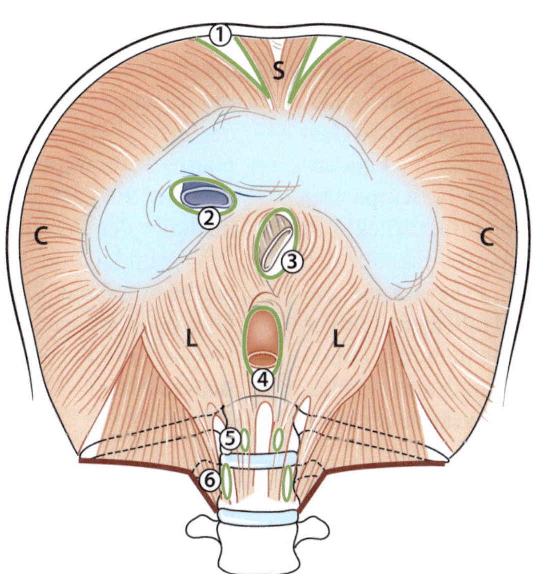

① Larreysche Spalte: Vasa epigastrica superiora

② Foramen venae cavae: V. cava inferior, re. Ramus phrenicoabdominalis

③ Hiatus oesophageus: Oesophagus, Nn. vagi, li. Ramus phrenicoabdominalis

④ Hiatus aorticus: Aorta, Ductus thoracicus

⑤ Nn. splanchicus major u. minor, rechts: V. azygos, links: V. hemiazygos

⑥ Truncus sympathicus

◨ **Abb. 2.3** Aufbau des Zwerchfells mit seinen Öffnungen. Die zentrale Aponeurose des Zwerchfells ist hellblau, die Arcus lumbocostales medialis und lateralis sind dunkelrot markiert. S = Pars sternalis, C = Pars costalis, L = Pars lumbalis. (Quelle: eigene Darstellung, Vorlesungsfolie)

- Die Pars sternalis besteht aus einem schmalen Muskelstreifen, der von der Innenfläche des Processus xiphoideus des Sternums entspringt.
- Die Pars costalis ist an der Innenfläche der unteren 6 Rippen und den entsprechenden Rippenknorpeln befestigt.
- Die Pars lumbalis, ein nahe der Wirbelsäule gelegener Teil, setzt sich aus 3 verschiedenen Schenkeln (Crura) zusammen. Das Crus mediale nimmt seinen Ursprung an der Ventralfläche der oberen 3 Lendenwirbelkörper. Das Crus intermedium entspringt lateral vom Crus mediale an den Lendenwirbelkörpern. Das Crus laterale entspringt von 2 Sehnenbögen: Der Arcus lumbocostalis medialis (innerer Hallerscher Bogen) spannt sich zwischen Corpus und Processus costalis des 1. Lendenwirbels aus. Der Arcus lumbocostalis lateralis (äußerer Hallerscher Bogen) verläuft zwischen dem Processus costalis des 1. Lendenwirbels und der Spitze der 12. Rippe. Der **innere Hallersche Bogen** überbrückt mit dem Ligamentum arcuatum mediale den M. psoas und wird **Psoasarkade** genannt. Der **äußere Hallersche Bogen** überspannt mit dem Ligamentum arcuatum laterale den M. quadratus lumborum und wird **Quadratusarkade** genannt.

Die Muskelfasern setzen an der zentralen, einem Kleeblatt ähnlichen Sehnenplatte an; diese ist zum Teil mit dem Perikard verwachsen. Das Diaphragma wird vom N. phrenicus (Rückenmarkssegmente C3, C4, C5) versorgt. Der hohe Ursprung dieses Nervens am Hals erklärt sich aus der embryologischen Entwicklung des Zwerchfells. Das gelähmte Zwerchfell steht im Röntgenbild höher und vollzieht ungewöhnliche Bewegungen. Beim Einatmen bewegt es sich durch den Druck der Bauchorgane aufwärts statt abwärts.

Im N. phrenicus laufen auch sensible Fasern für den zentralen Teil des Zwerchfells. Daher kommt es bei einer Reizung des das Zwerchfell überziehenden Rippen- oder Bauchfells (Pleuritis, subphrenische Eiter- oder Blutansammlung) zu Schmerzen im entsprechenden Hautareal an der Schulterspitze. Die Peripherie des Zwerchfells mitsamt seinen Schenkeln erhält sensible Fasern aus den unteren Interkostalnerven.

Öffnungen des Zwerchfells Das Zwerchfell hat von ventral nach dorsal folgende Öffnungen (◘ Abb. 2.3):

- Trigonum sternocostale (Larrey'sche Spalte): Vasa epigastrica superiora, Lymphgefäße.
- Foramen venae cavae (auf Höhe des 8. Brustwirbels im Centrum tendineum des Zwerchfells): V. cava inferior, Ramus phrenicoabdominalis des N. phrenicus dexter.
- Hiatus aorticus (auf Höhe des 12. Brustwirbels): Er wird von den beiden Crura medialia der Pars lumbalis des Zwerchfells gebildet und liegt etwas links von der Medianlinie: Aorta, Plexus aorticus, Ductus thoracicus.
- Hiatus oesophageus (auf Höhe des 10. Brustwirbels): Entsteht durch erneute Überkreuzung der Crura medialia in Form einer „8“: Oesophagus, Nn. vagi, Ramus phrenicoabdominalis des N. phrenicus sinister, Zweige der V. gastrica sinistra.
- Medialer Lumbalspalt: N. splanchnicus major, N. splanchnicus minor, V. azygos (rechts), V. hemiazygos (links).
- Lateraler Lumbalspalt: Truncus sympathicus (hinter dem Ligamentum arcuatum mediale).

Bauchatmung und Brustatmung (Rippenatmung) **Bauchatmung**: Hierbei wird der Brustraum durch die Kontraktion des

Zwerchfells nach kaudal erweitert. Nach Beendigung der Muskelkontraktion erschlafft das Zwerchfell und steigt in die Höhe. Diesem Verhalten liegt folgender Mechanismus zugrunde: Die Lungen, deren elastische Elemente bei der Inspiration gedehnt wurden, üben aufgrund ihrer Rückstellkraft einen Zug aus, und die Baucheingeweide drücken infolge der Anspannung der Bauchmuskulatur von unten nach.

Brustatmung: Hebung und Senkung der Rippen erfolgen in 2 Gelenken, welche die Rippen mit der Wirbelsäule verbinden (◪ Abb. 2.2): 1. Articulatio capitis costae, verbindet das Caput costae mit den Foveae costales zweier benachbarter Brustwirbelkörper. 2. Articulatio costotransversaria, verbindet das Tuberculum costae mit dem Processus transversus des in gleicher Höhe liegenden Brustwirbelkörpers.

Bei ruhiger Atmung bleibt die erste Rippe relativ fixiert. Durch die Kontraktion der Mm. intercostales externi werden die nachfolgenden Rippen angehoben. Im Falle der Rippen 2 bis 7 führt dieser Vorgang zu einer Vergrößerung des anterior-posterioren Brustkorbdurchmessers, indem das Brustbein nach vorne rückt. Die entsprechende Bewegung der unteren Rippen geht mit einer Anhebung der Rippenränder und einer Vergrößerung des transversalen Thoraxdurchmessers einher.

Bei der Inspiration helfen folgende zusätzliche Muskeln: Mm. scalenus anterior, sternocleidomastoideus, serratus anterior und pectoralis major. Bei tiefer Exspiration unterstützt die Bauchmuskulatur die oben beschriebenen primären Mechanismen der Ausatmung.

Entwicklung des Zwerchfells

Das Zwerchfell entsteht aus folgenden 4 Teilen:

- Septum transversum: Aus ihm entsteht der zentrale bindegewebige Teil.
- Dorsales zum Oesophagus gehöriges Mesenterium.
- Der Randbereich entsteht aus der Rumpfwand.
- Membranae pleuroperitoneales, welche die primitive Kommunikation zwischen Brust- und Bauchhöhle voneinander trennen.

Das Septum transversum besteht aus Mesoderm, das in der Frühentwicklung vor dem Kopfende des Embryos liegt. Mit der Abfaltung vom Kopf wandert das Mesoderm nach ventral-kaudal und erhält seine endgültige Position als vorderer Teil des Zwerchfells. Die zervikalen Myotome und Nervenfasern tragen zur Entstehung des Zwerchfells bei und bedingen den langen Verlauf des N. phrenicus aus den Halsmarksegmenten C3 bis C5.

Klinik

Der N. phrenicus ist aufgrund seines langstreckigen Verlaufs beispielsweise bei einem Autounfall durch den Aufprall des Kopfes gegen den Lenkrad-Airbag gefährdet. Durch den Kontakt von Mund und Nase mit dem Airbag kommt es zu einem plötzlichen Verschluss der Glottis. Ähnlich wie beim Valsalva-Manöver steigen der intrabronchiale und der mediastinale Druck, wodurch ein Zug auf den N. phrenicus ausgeübt wird und der Nerv beschädigt werden kann. In der Folge kann ein **Zwerchfellhochstand** auftreten.

Zwerchfellhernien

Kongenitale Missbildungen des Zwerchfells sind selten. Allerdings gibt es verschiedene Hernien, die das Zwerchfell durchbrechen.

- Hernien, die die Larreysche Spalte zwischen der Pars sternalis und der Pars costalis des Zwerchfells durchsetzen.

- Hernien, die durch das Bochdaleksche Dreieck zwischen der Pars costalis und lumbalis des Zwerchfells verlaufen.
- Hernien, die durch einen Defekt im zentralen, bindegewebigen Teil des Zwerchfells, der von einer Verletzung herrühren kann, treten.
- Hernien, die durch einen kongenital zu großen Hiatus oesophageus treten.

Wesentlich häufiger kommen erworbene Zwerchfellhernien vor. Dies kommt durch eine Erschlaffung des Hiatus oesophageus im mittleren Lebensalter zustande. Man unterscheidet Gleithernien und paraoesophageale Hernien.

> **Klinischer Tipp**
>
> Eine Verlagerung von Kardia und Magen von mehr als 2 cm wird als **Hiatushernie** bezeichnet. Von einer **axialen Hernie** oder **Gleithernie** spricht man, wenn die Kardia und eventuell ein Teil des Magenfundus mit ihrer Bauchfellbedeckung ohne echten Bruchsack und nur temporär in den Thorax „gleiten". Bei einer **paraoesophagealen Hernie** behält die Kardia ihre normale Lage, jedoch verlagert sich der Fundus des Magens am abdominalen Oesophagus vorbei in den Brustraum; hierbei handelt es sich um eine echte Hernie mit Bruchsack. Im Extremfall ist der gesamte Magen in die Brusthöhle gerutscht, was als „Upside-down-stomach" bezeichnet wird. Pathogenetisch ist an der paraoesophagealen Hernie möglicherweise eine Fehlbildung in Form eines gemeinsamen Durchtritts von Oesophagus und Aorta im Bereich des Zwerchfells beteiligt (Tillmann 2017).

> **Klinischer Tipp**
>
> **Osteopathie**
>
> Das Zwerchfell ist mit dem Tentorium cerebelli und dem Beckenboden eines der **3 Hauptdiaphragmen** mit wichtiger Bedeutung für die Osteopathie (Liem und Tsolodimos 2016). Nach osteopathischer Lehrmeinung stimmen die Bewegungen des Zwerchfells sowie des Kopf- und Beckendiaphragmas normalerweise überein. Stehen die Bewegungen der 3 Diaphragmen nicht überein, kann es zu einer Reihe von Bewegungseinschränkungen sowie zu Lymphstau kommen. Neben der Speiseröhre und der Aorta durchziehen eine Reihe von Gefäßen, Nerven und Lymphbahnen das Zwerchfell. Des Weiteren sind wichtige Organe des Bauchraums, wie Leber, Magen und Milz mehr oder weniger über Ligamenta am Zwerchfell aufgehängt. Die Auswirkungen der Atembewegungen gehen weit über den Brustkorb hinaus. Die Bauchorgane gleiten zum Beispiel mit jedem Atemzug aneinander vorbei. Vor dem Hintergrund dieser anatomischen Gegebenheiten gewinnt das Zwerchfell für eine ganzheitliche Betrachtung von Störungen im Kopf- und Halsbereich sowie im Brust- und Bauchraum eine berechtigte Bedeutung.

2.4.2 Lungen- und Rippenfell

Die beiden Pleuralhöhlen sind völlig voneinander getrennt. Jede Pleura besteht aus 2 Schichten. Das viszerale Blatt, das sogenannte Lungenfell (Pleura pulmonalis), hat einen innigen Kontakt mit der Lunge und überzieht ihre Oberfläche völlig. Das parietale Blatt, das sogenannte Rippenfell (Pleura parietalis), kleidet die Innenwand des Brustkorbs aus, bedeckt die obere Fläche des Zwerchfells und hat Kontakt zum Perikard sowie zum Mediastinum. Zwischen beiden Pleurablättern liegt der Pleuraspalt.

> **Klinischer Tipp**
>
> Man beachte, dass die Pleura pulmonalis keine Schmerzfasern besitzt, zur Transsudation fähig ist und nur geringe resorptive Eigenschaften hat. **Die Pleura parietalis (Rippenfell) hingegen hat Schmerzfasern**, besitzt die Fähigkeit zur Transsudation und hat hohe resorptive Eigenschaften. Minimalinvasive herzchirurgische Eingriffe zur Rekonstruktion einer Herzklappe können von ventral-lateral über einen Interkostalraum unter Eröffnung der Pleura parietalis in Richtung Mediastinum erfolgen. Zur Schmerzbekämpfung, verursacht durch das durchtrennte Rippenfell, kann ein **Lokalanästhetikum mittels eines interkostalen Schmerzkatheters** appliziert werden.

Die beiden Blätter bedecken die Lungen vor und hinter der Lungenwurzel kontinuierlich. Unterhalb der Lungenwurzel schlagen beide Blätter ineinander um; hier ist eine lockere Falte, das Ligamentum pulmonale, ausgeprägt. Der Totraum, den das Ligamentum pulmonale bildet, dient der Ausdehnung der Lungenvenen. Die oberflächlichen Landmarken der Pleurablätter und der Lungen wurden schon im Kapitel „Oberflächenanatomie" beschrieben. Ferner ist zu beachten, dass die Lungen auch bei maximaler Einatmung die Pleurahöhle nicht völlig ausfüllen.

> **Klinik**
>
> 1. Normalerweise liegen die beiden Pleurablätter aufgrund des negativen Interpleuraldrucks aufeinander und der Interpleuralspalt ist nicht ausge-
> prägt. Unter pathologischen Bedingungen kann der Interpleuralspalt beim **Pneumothorax** mit Luft, beim Hämatothorax mit Blut oder bei einem **Empyem** mit Eiter gefüllt sein.
> 2. Bei **starken Hustenanfällen** kann es sowohl zu **Rippenfrakturen**, als auch zu **Pleurarissen** kommen. Darüber hinaus kann eine dislozierte Rippenfraktur mit der Verletzung beider Pleurablätter einhergehen.
> 3. Flüssigkeit im Interpleuralspalt, ein **Pleuraerguss**, tritt zum Beispiel bei **Herzinsuffizienz, Herzklappeninsuffizienzen** oder **-stenosen, malignen Erkrankungen, Pleuritis,** sowie **Nieren- oder Leberinsuffizienz** auf. Der Pleuraerguss kann mit einer weitlumigen Nadel abgeleitet werden. Man führt diese Nadel unter Ultraschallkontrolle dorsal in den 5., 6. oder 7. Interkostalraum etwas hinter der hinteren Axillarlinie ein; hierbei passiert die Nadel den Oberrand der darunterliegenden Rippe, wodurch eine Verletzung der Interkostalgefäße- und nerven vermieden wird. Unterhalb des 7. Interkostalraums läuft man bei einer **Pleurapunktion** Gefahr, das Zwerchfell zu verletzen.
> 4. Da das Zwerchfell segmental durch die Interkostalnerven sensibel innerviert wird, führt eine **Pleuritis (Rippenfellentzündung)** zu Schmerzen, die sich an die Ausbreitung dieser Nerven halten. Dies führt dazu, dass sich die Schmerzen auf die Brustwand oder im Falle der unteren Interkostalnerven auf die Bauchwand projizieren.
> 5. Bei der Entfaltung der Lunge nach einem Pneumothorax durch eine **Bülau-Drainage** tritt ein **Pleuraschmerz**, verursacht durch die schmerzempfindliche Pleura parietalis (Rippenfell), auf. Eine **Talkum-Pleurodese** wird zur Verklebung bei-

der Pleurablätter bei rezidivierendem Auftreten eines **Pneumothorax** oder eines **Pleuraergusses** durchgeführt. Hierbei kommt es ebenfalls zu einem Pleuraschmerz, der durch Injektion von 2 %iger Xylocain-Lösung ausgeschaltet werden kann.

2.4.3 Unterer Atemtrakt

Luftröhre (Trachea)

Die Luftröhre (Trachea) hat eine Länge von 12 cm und einen Durchmesser von ca. 1,1 bis 1,3 cm (Loeweneck 1981). Die Trachea beginnt an der Unterkante des Ringknorpels, ungefähr in Höhe des 6. Halswirbels. Sie teilt sich in der Bifurcatio tracheae in Höhe des Angulus sterni Ludivici, etwa auf dem Niveau des 4. bis 5. Brustwirbels, in den rechten und linken Hauptbronchus (▶ Abb. 3.1). Beim Patienten variiert die Lage der Bifurcatio tracheae in Abhängigkeit von der Atmung: Bei tiefer Inspiration ist sie in Höhe des 6. Brustwirbels und bei Exspiration in Höhe 4. Brustwirbels anzutreffen. Das Lumen der Trachea wird durch 15 bis 20 hufeisenförmige Knorpel stabilisiert. An ihrer Rückseite ist die Trachea abgeflacht; hier wird die Wand durch einen glatten Muskel, den M. trachealis, und durch Bindegewebe gebildet. Das Trachealepithel ist hochprismatisch und mehrreihig. Die oberflächlichen Zellen tragen Kinozilien. Darüber hinaus enthält das Epithel zahlreiche Becherzellen. In ihren beiden Verlaufsabschnitten weist die Trachea Beziehungen zu folgenden Strukturen auf:

Halsbereich
- Ventral: Isthmus der Schilddrüse, V. thyroidea inferior, Mm. sternohyoideus und sternothyroideus.
- Lateral: Lappen der Schilddrüse, A. carotis communis.
- Dorsal: Oesophagus, N. laryngeus recurrens im Spalt zwischen Trachea und Oesophagus.

Brustbereich
- Ventral: Beginn des Truncus brachiocephalicus und der linken A. carotis communis (beide Gefäße entspringen aus dem Aortenbogen), linke V. brachiocephalica, Thymus.
- Links: Aortenbogen, linke A. carotis communis, linke A. subclavia, linker N. laryngeus recurrens, Pleura.
- Rechts: Rechter N. vagus, V. azygos, rechter N. laryngeus recurrens, Pleura.
- Dorsal: Oesophagus.

Klinik
1. Die **Luftröhre im Röntgenbild**: Da die Trachea mit Luft gefüllt ist, lässt sie Röntgenstrahlen mehr durch als das Nachbargewebe. In posterioranterioren und lateralen Röntgenbildern ist sie als dunkles Band, das nach kaudal, dorsal und etwas nach rechts verläuft, zu sehen.
2. Die **Bifurkation der Trachea** wird röntgenologisch als Fixpunkt für die richtige **Lage eines zentralen Venenkatheters (ZVK)** genutzt. Dabei sollte die Spitze des **ZVK in der V. cava superior** unmittelbar vor der Einmündung in den rechten Vorhof liegen, was der Bifurkation entspricht (Anderhuber et al. 2012).
3. **Verlagerung der Trachea oder ihrer Nachbarorgane**: Bei einer Vergrößerung der Nachbarorgane kann die Luftröhre komprimiert oder verschoben werden; hierfür ist oft die Schilddrüse oder der Aortenbogen verantwortlich. Die Verlagerung der

Trachea ist ein typisches Zeichen bei einem Aneurysma des Aortenbogens.

4. **Luftröhrenschnitt**: Eine **Tracheotomie** (Luftröhrenschnitt) kann bei folgenden Vorfällen notwendig werden: 1. Im Rahmen von Malignomen im HNO-Bereich, bei einer Pneumonie und zur Lungenpflege bei Langzeitbeatmung sowie weiterhin zur Totraumreduzierung bei Langzeitbeatmung im Rahmen einer **COVID-19-Erkrankung** und der **Entwöhnung (weaning) vom Respirator**. 2. Als Notfallmaßnahme bei einem **Angioödem (Quincke-Ödem)** im supraglottischen Raum. Eine derartige Verlegung des Larynx durch supraglottische Schleimhautschwellung kann beispielsweise nach einem Wespenstich auftreten. 3. Postoperativ, beispielsweise zur Prophylaxe nach einer Bestrahlung der oberen Atemwege nach einem Lungenkarzinom.

Man unterscheidet die **inferiore und superiore Tracheotomie**. Die inferiore Tracheotomie liegt unterhalb des Schilddrüsenisthmus und soll in der Regel vermieden werden (Maaßen 2014). Bei der superioren Tracheotomie ist unbedingt darauf zu achten, dass zum Ringknorpel mindestens 2, besser 3 Knorpelringe intakt bleiben. Ansonsten besteht bei reaktiven Entzündungen die Gefahr der Ringknorpelschädigung und der infraglottischen Stenosierung. Nach Querinszision in Höhe des 3. bis 4. Trachealrings, geht man auf die Trachea. Der Isthmus der Schilddrüse muss nach unten abgeschoben werden. Mit einem einzinkigen Haken wird die Trachea angehoben und zirkumferierend eine etwa 1 cm Durchmesser aufweisende rundliche Öffnung eingeschnitten.

Bronchi

Der rechte Hauptbronchus ist weiter, kürzer und mehr vertikal orientiert als der linke (Loeweneck 1981). Er ist ca. 3 cm lang, hat einen Durchmesser von ca. 0,9 cm und zieht direkt zur Lungenwurzel, etwa in Höhe des 5. Brustwirbels. Bevor er in die Lunge eintritt, gibt er den Oberlappenbronchus ab. Als einziger Lappenbronchus liegt der rechte Oberlappenbronchus häufig kranial von der Lungenarterie und wird als **eparterieller Oberlappenbronchus** (◘ Abb. 2.4) bezeichnet.

Nach Abgabe des Oberlappenbronchus befindet sich der rechte Hauptbronchus unter der A. pulmonalis und erreicht den Hilus der Lunge. Es sind 2 topografische Besonderheiten zu erwähnen: 1. Die V. azygos zieht bogenförmig von dorsal über den rechten Hauptbronchus hinweg und mündet in die V. cava superior. 2. Die A. pulmonalis liegt zuerst unter dem rechten Hauptbronchus und dann vor ihm.

Der linke Hauptbronchus ist ungefähr 4 bis 5 cm lang, misst ca. 0,75 cm im Durchmesser und zieht unter V. pulmonalis sinistra nach lateral. Er liegt vor der Aorta descendens. Im Gegensatz zum rechten Hauptbronchus gibt er vor seinem Eintritt in die Lunge keinen Lappenbronchus ab. Verglichen mit den topografischen Verhältnissen an der rechten Lunge, liegt der linke Oberlappenbronchus kaudal von der Lungenarterie und wird als **hyparterieller Oberlappenbronchus** (◘ Abb. 2.5) bezeichnet.

Der linke Hauptbronchus erreicht den Lungenhilus in Höhe des 6. Brustwirbels. Der Truncus pulmonalis zweigt sich ventralkaudal der Bifurcatio tracheae in die Aa. pulmonalis dexter und sinister auf. Die A. pulmonalis sinister windet sich um den linken Hauptbronchus, sie liegt zuerst vor und dann über ihm.

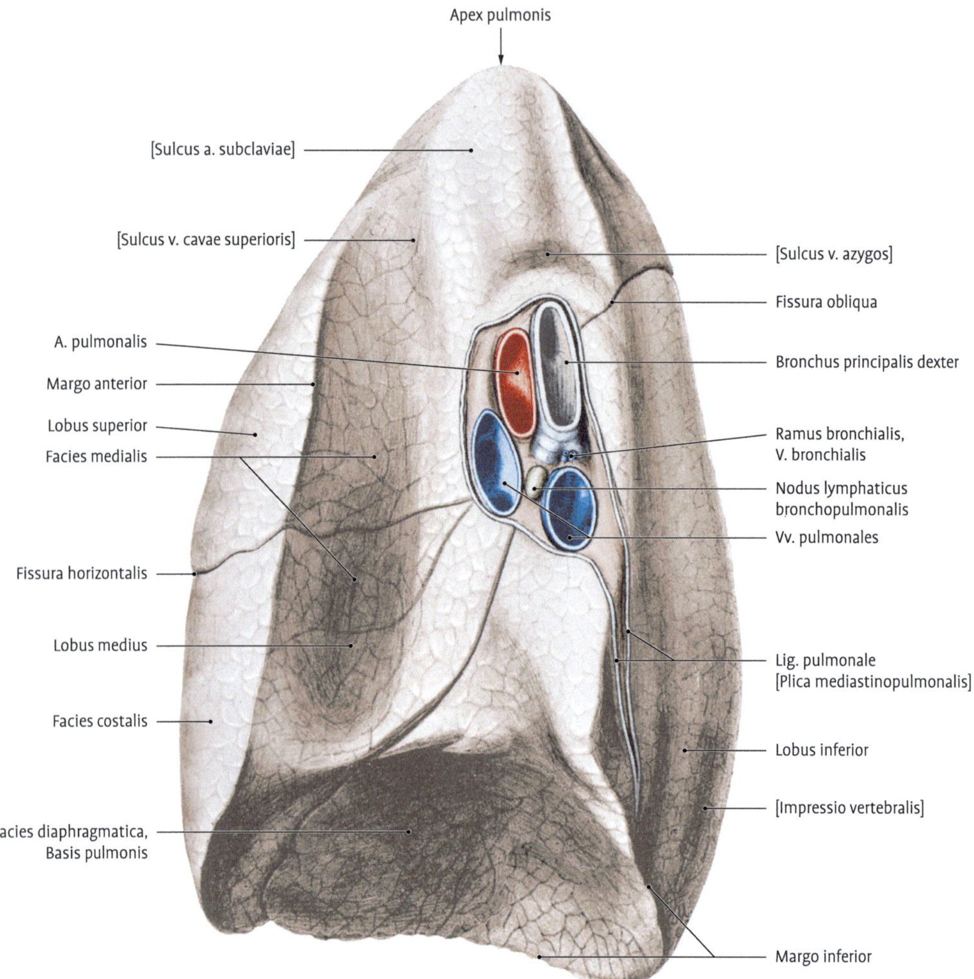

Abb. 2.4 Rechte Lunge in der Ansicht von medial. Man beachte den eparteriellen Oberlappenbronchus. (Aus Anderhuber et al. 2012)

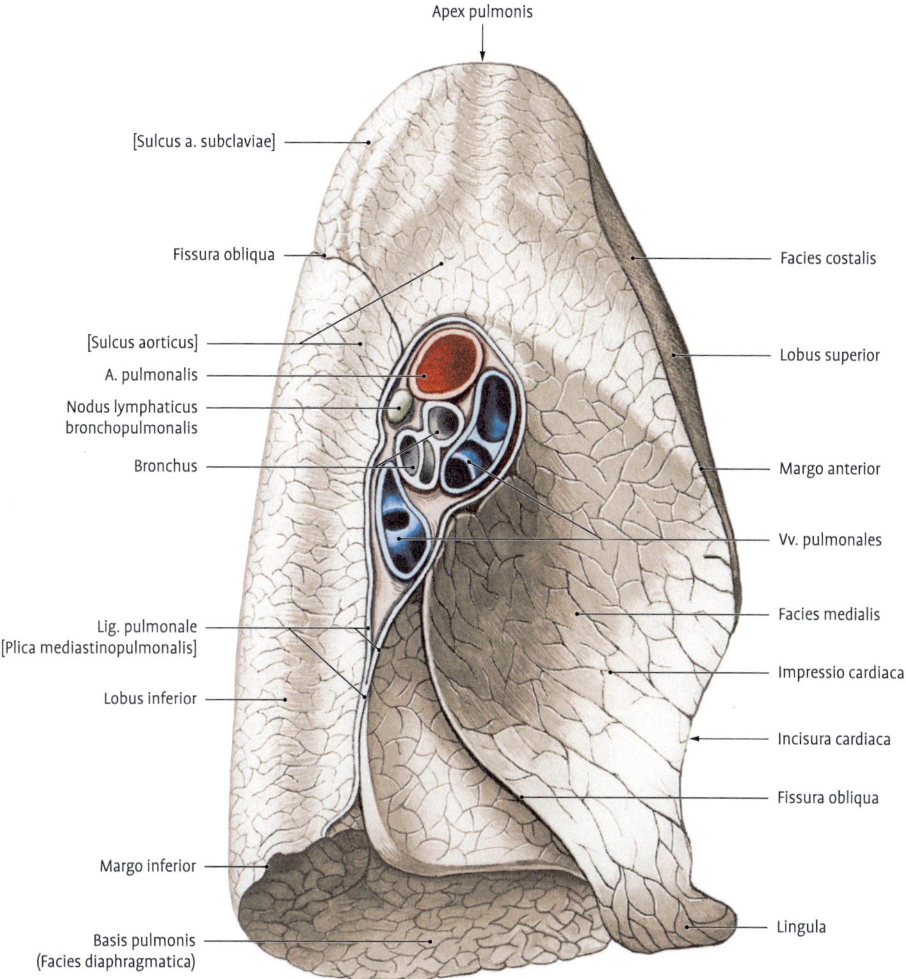

Abb. 2.5 Linke Lunge in der Ansicht von medial. Man beachte den hyparteriellen Oberlappenbronchus. (Aus Anderhuber et al. 2012)

2

Klinik

1. **Fremdkörper** und **aspiriertes Material** gelangen aufgrund des größeren Durchmessers und des annähernd vertikalen Verlaufs eher in den rechten Hauptbronchus und von da in den Mittel- und Unterlappen der rechten Lunge.
2. Mithilfe der **Bronchoskopie** kann der Bronchialbaum, von der Luftröhre an gerechnet, bis zur 3. oder 4. Verzweigung untersucht werden. Folgende Abschnitte der luftleitenden Wege können dabei gesehen werden: Trachea, Hauptbronchien, Lappenbronchien, Segmentbronchien und eventuell noch die Aufteilung der Segmentbronchien. Die Untersuchung mit dem **starren Bronchoskop** ist heutzutage nur noch in Narkose üblich (Kaiser 2014).
3. Eine Aufweitung und Verziehung des Winkels zwischen den Hauptbronchien in der Gegend der Carina gelten im Rahmen einer Bronchoskopie als ein ernstes klinisches Zeichen. Es muss dann mit einer **karzinomatösen Beteiligung der Nodi lymphoidei tracheobronchiales** an der Bifurcatio tracheae gerechnet werden.
4. Im Primärstadium der **Lungentuberkulose** kommt es zur Lymphknotenschwellung (Lymphadenitis) zunächst der regionären Lymphknoten im Bereich des Hilus, später der nachgeschalteten Lymphknoten (Schiebler und Korf 2007).

Lungen

Beide Lungen haben eine Kegelform, wobei die Flächen folgendermaßen charakterisiert werden können.

— Die stumpfe Spitze überragt die Apertura thoracis superior.
— Die konkave Basis bedeckt das Zwerchfell.
— Die ausgedehnte kostovertebrale Oberfläche passt sich der Form der Brustwand an.
— Die mediastinale Fläche ist konkav und passt sich der Form des Perikards an.

Die rechte Lunge (◨ Abb. 2.4) ist etwas größer als die linke und wird durch die Fissurae obliqua und horizontalis in 3 Lappen unterteilt: den Ober-, Mittel- und Unterlappen. Die linke Lunge (◨ Abb. 2.5) hat nur 2 Lappen, die durch die Fissura obliqua voneinander abgegrenzt werden.

Blutversorgung, Lymphgefäße, Lymphknoten und Innvervation Die Aa. pulmonales bringen das verbrauchte Blut zurück zur Lunge. Die luftleitenden Wege der Lunge werden durch die Aa. bronchiales als Äste der Aorta descendens versorgt.

Klinischer Tipp

Für jeden Arzt ist es im Hinblick auf Bronchialkarzinome wichtig zu wissen, dass in jedem Lungenlappen 2 weitgehend voneinander getrennte Lymphgefäßsysteme ausgebildet sind, die erst am Hilus in gemeinsame Lymphgefäße münden (Leonhardt 1987a, b). 1. Pulmonales Lymphgefäßsystem: Liegt im Zentrum eines Lungensegments. Die Wurzeln der Lymphkapillaren liegen in der Umgebung der Bronchioli respiratorii. Die Lymphkapillaren folgen dem Weg der Bronchien und den Ästen der Lungenarterien. Die regionären Lymphknoten der pulmonalen Lymphgefäße, die Nodi lymphoidei pulmonales und bronchopulmonales, liegen in den Gabelungen der Lappenbronchien und am Abgang der Segmentbronchien. 2. Subpleurales Lymphgefäßsystem: Liegt in den interlobulären Septen. Die Lymphkapillaren begleiten die Wurzeln der Lungenvenen. Die regionären Lymphknoten der subpleural verlaufenden Lymphgefäße, die

Nodi lymphoidei tracheobronchiales superiores und inferiores liegen an der Bifurcatio tracheae und an der Membrana bronchopericardiaca, sind zugleich die Sammellymphknoten der pulmonalen Lymphbahnen. Von hier aus geht es weiter zu den Nodi lymphoidei paratracheales und zu den Trunci mediastinales, die meistens direkt in die Vv. brachiocephalicae drainieren. Eher selten erfolgt die Drainage in den Ductus thoracicus oder den rechten Ductus lymphaticus.

Der Plexus pulmonalis erhält Fasern vom N. vagus und vom sympathischen Grenzstrang. Efferente Fasern ziehen zur Bronchialmuskulatur. Afferente Fasern kommen von der Schleimhaut der Bronchioli und von den Alveolen.

Bronchopulmonale Segmente der Lungen Die röntgenologische Darstellung der Lungen, die Bronchoskopie und chirurgische Eingriffe an den Lungensegmenten erfordern eine genaue Kenntnis des Aufbaus des Bronchialbaums (◘ Abb. 2.6). Jeder Lungenlappen enthält eine bestimmte Anzahl von bronchopulmonalen Segmenten. Jeder Segmentbronchus wird von einem Bronchus, einer Arterie und einer Vene versorgt. Die Lungensegmente sind keilförmig, die Keilspitze zeigt zum Hilus, die Keilbasis zur Lungenoberfläche. Wenn die Lungensegmente exakt an der Segmentgrenze, markiert durch die Vv. intersegmentales, exzidiert werden, kommt es kaum zu einer Blutung; des Weiteren ist auch der Luftverlust an der offenen Lungenoberfläche gering.

Jedes Lungensegment hat seinen Namen vom versorgenden Segmentbronchus (◘ Abb. 2.6). Die rechte und linke Lunge enthalten folgende Segmentbronchien:

Rechter Oberlappen
- Bronchus segmentalis apicalis (1)
- Bronchus segmentalis posterior (2)
- Bronchus segmentalis anterior (3)

Rechter Mittellappen
- Bronchus segmentalis lateralis (4)
- Bronchus segmentalis medialis (5)

Rechter Unterlappen
- Bronchus segmentalis apicalis (superior) (6)
- Bronchus segmentalis basalis medialis (cardiacus) (7)
- Bronchus segmentalis basalis anterior (8)
- Bronchus segmentalis basalis lateralis (9)
- Bronchus segmentalis basalis posterior (10)

Linker Oberlappen
- Bronchus segmentalis apicoposterior (1 + 2)
- Bronchus segmentalis anterior (3)
- Bronchus lingularis superior (4)
- Bronchus lingularis inferior (5)

Linker Unterlappen
- Bronchus segmentalis apicalis (superior) (6)
- Bronchus segmentalis basalis medialis (cardiacus) (7), **fehlt häufig**
- Bronchus segmentalis basalis anterior (8)
- Bronchus segmentalis basalis lateralis (9)
- Bronchus segmentalis basalis posterior (10)

Der linke Oberlappen besitzt ein linguläres Segment, das durch den lingulären Bronchus des Oberlappenbronchus versorgt wird. Diesem Lappen entspricht auf der rechten Seite der Mittellappen, dessen Bronchus vom Hauptbronchus abzweigt. Ansonsten sind die Unterschiede zwischen rechter und linker Lunge geringfügig. Auf der linken Seite gibt der Oberlappenbronchus einen apico-posterioren und einen anterioren Segmentbronchus ab, auf der

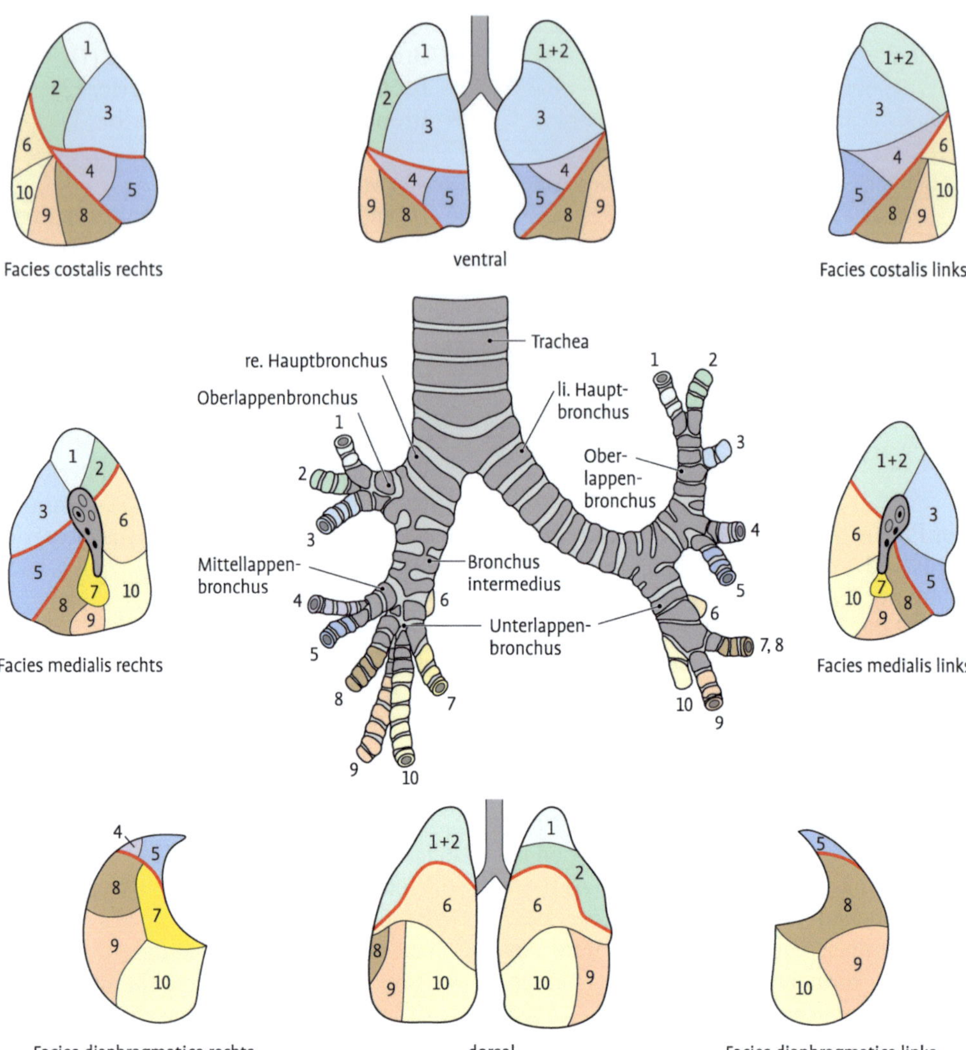

Abb. 2.6 Schematische Darstellung der Lungensegmente und Segmentbronchien. Auf der linken Seite ist die rechte Lunge, auf der rechten Seite die linke Lunge dargestellt. In der Mitte von oben nach unten: beide Lungen von vorn, Bronchialbaum mit Segmentbronchien, beide Lungen von hinten. Bezeichnung der nummerierten Segmentbronchien siehe Text. (Aus Anderhuber et al. 2012)

rechten Seite entspringen diese 3 Segment-bronchien getrennt. Auf der rechten Seite gibt es einen medial-basalen, dem Herzen benachbarten Segmentbronchus (Bronchus segmentalis basalis medialis); dieser fehlt häufig auf der linken Seite. Ansonsten äh-neln sich die Unterlappen beider Lungen spiegelbildlich.

> **Klinik**
> 1. Bei der **Auskultation** und **Perkussion** der Lunge am Rücken hat man es mit dem basalen hinteren und dem oberen Segment des Unterlappens zu tun. Der Mittellappen der rechten Lunge mit seinem lateralen und medialen Segment ist dem Untersucher nur von vorne zugänglich.
> 2. Nahezu 50 % aller Lungen zeigen wei-tere, sehr unterschiedlich ausgebildete Spalten und **zusätzliche Lappen-bildungen**, wie Herz- und Azygoslap-pen, die bei der Beurteilung von Röntgenbildern zu Fehlschlüssen füh-ren können (Schumacher und Aumül-ler 2004).

Entwicklung der Lunge

Die Lungenentwicklung kann auf makro-skopischer und mikroskopischer Basis ver-folgt werden (Moore et al. 2013). Die **makro-skopische verfolgbare Lungenentwicklung** beginnt um den 26. Tag mit dem Auftreten der Laryngotrachealrinne am Boden des embryonalen Vorderdarms (◘ Abb. 2.7). In der 4. Woche trennt das Septum oesophago-tracheale den Trachealschlauch vom Oeso-

phagus. Als Fehlbildung kommt es bei 1:2500 Geburten zu einer oesophagotra-chealen Fistel; hierbei überwiegt das männ-liche Geschlecht. Der Trachealschlauch entwickelt 2 Knospen für die rechte und linke Lunge. In der 5. Woche entstehen se-kundäre Knospen, rechts sind es 3 und links 2. In der 8. Woche kommt es zur Ausbildung der tertiären Bronchien, die auch als Segmentbronchien bezeichnet werden. In beiden Lungen entstehen je 10 Segment-bronchien. In der 24. Woche kann man etwa 16 Generationen solcher Bronchialver-zweigungen nachweisen.

Vom **histologischen Standpunkt** gesehen, kann man bei der Lungenentwicklung 4 Pha-sen unterscheiden (◘ Abb. 2.8): 1. Pseudog-landuläre Phase (6. bis 16. Woche): Die emb-ryonale Lunge ist durch ein drüsenartiges Auswachsen ihres späteren Gangsystems ge-kennzeichnet. 2. Kanalikuläre Phase (16. bis 26. Woche): Am Gangsystem sind der Bron-chiolus terminalis, der Bronchiolus respira-torius und der Saccus terminalis unterscheid-bar. Das Epithel ist einheitlich kubisch. Erst-malig treten um den Saccus alveolaris Blutkapillaren auf. 3. Sakkuläre Phase (26. Woche bis Geburt): Neben kubischem Epi-thel tritt im Saccus terminalis Plattenepithel, das zum Gasaustausch befähigt ist, auf. Um die 26. Woche beginnt die **Synthese des Surfactant-Faktors**. 4. Alveoläre Phase (32. Woche bis 8. Lebensjahr): Es bilden sich die späteren Alveolen, die mit Plattenepithel ausgekleidet sind. Ein Neugeborenes hat ca. 50 Mio. Alveolen. Erst im 8. Lebensjahr wird die endgültige Alveolenzahl, die bei 300 Mio. liegt, erreicht. Die Unreife der frühkind-lichen Lunge spielt für den Ablauf von Infektionskrankheiten sicherlich eine Rolle.

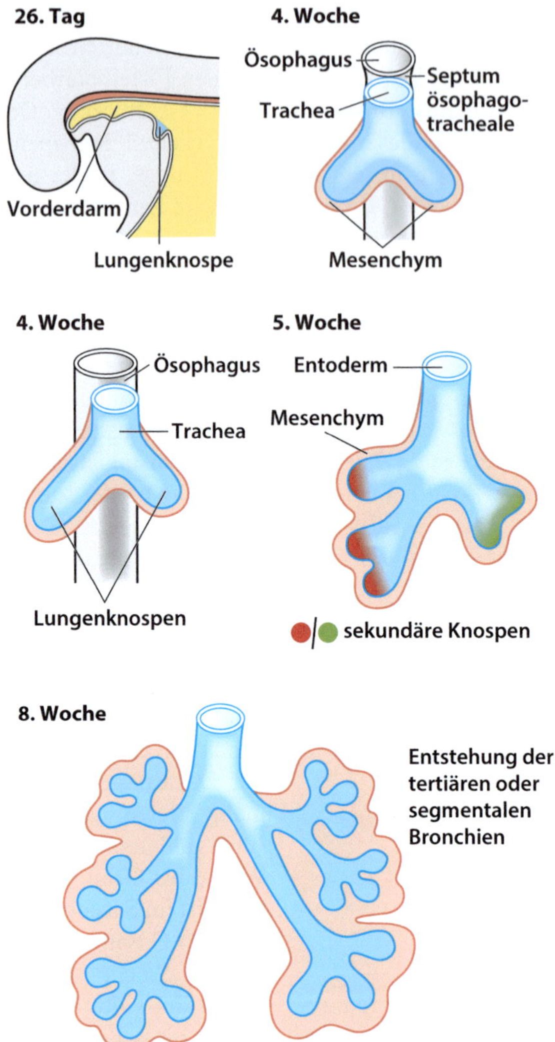

Abb. 2.7 Makroskopische Lungenentwicklung. (Quelle: eigene Darstellung)

2.4.4 Mediastinum

Als Mediastinum wird der Raum zwischen den beiden von Pleura pulmonalis und parietalis gebildeten Pleuralsäcken bezeichnet. Durch eine vom Angulus sterni bis zur Unterkante des 4. Brustwirbels reichende Ebene kann ein oberes Mediastinum von einem unteren abgegrenzt werden (◘ Abb. 2.9 und 2.10a–c).

Das **obere Mediastinum** wird vorne vom Manubrium sterni und hinten von den ersten 4 Brustwirbeln begrenzt. Nach oben setzt es sich in den Hals fort, nach unten steht es mit den Kompartimenten des unteren Mediastinums in Verbindung. Folgende wichtige Organe und Strukturen haben ihren Sitz im oberen Mediastinum: Thymus, Trachea, Oesophagus, Arcus aortae, Truncus brachiocephalicus, A. carotis communis

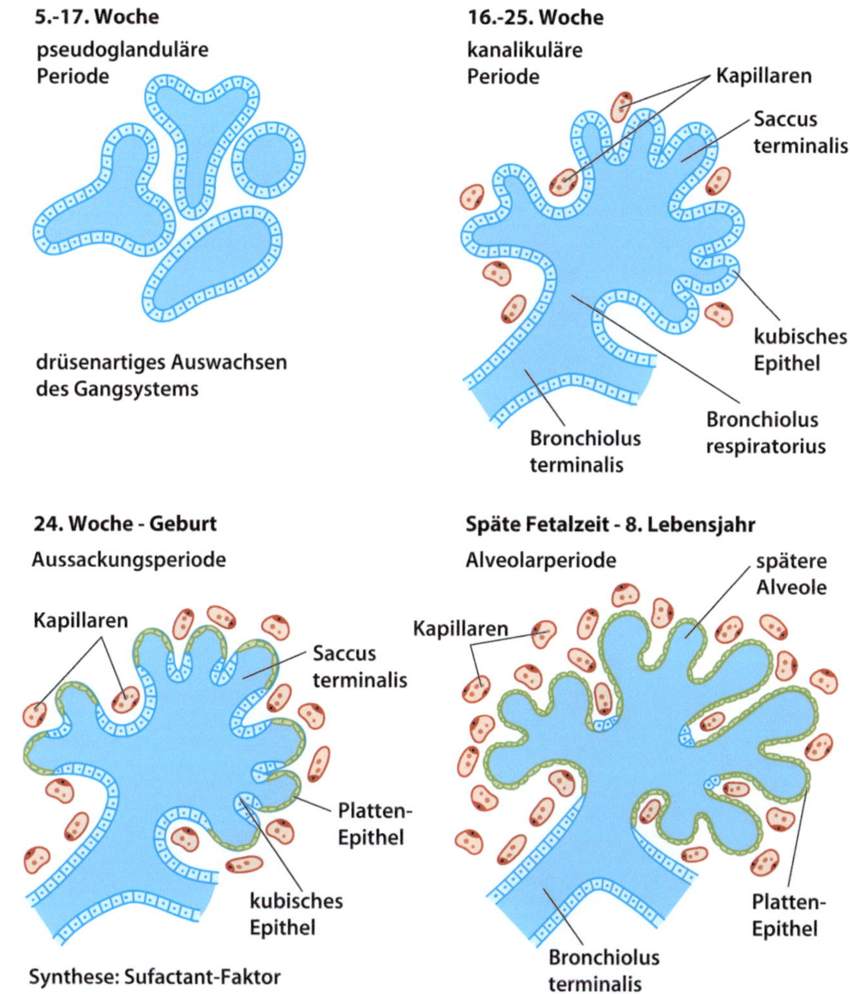

Abb. 2.8 Mikroskopische Lungenentwicklung. (Quelle: eigene Darstellung)

sinistra, A. subclavia sinistra, Aa. thoracicae internae, V. cava superior, Vv. brachiocephalicae, Nn. vagi, Nn. laryngei recurrentes, Nn. phrenici, Nn. cardiaci, Truncus sympathicus, Ductus thoracicus und lymphaticus dexter sowie Nodi lymphoidei mediastinales anteriores und posteriores (**Abb. 2.10a, b**).

Der Aortenbogen verläuft in anteriorposteriorer Richtung, seine 3 großen Abgänge, der Truncus brachiocephalicus, die linke A. carotis communis und die linke A. subclavia, steigen zum Brustkorbeingang auf. Truncus brachiocephalicus und A. carotis communis sinistra bedecken ventral die Trachea in Form des Buchstabens „V". Die Vv. brachiocephalicae liegen vor den Arterien. Die V. brachiocephalica sinistra zieht annähernd horizontal durch das obere Mediastinum, die V. brachiocephalica dextra verläuft vertikal nach unten. Beide Vv. brachiocephalicae vereinigen sich zur V. cava superior. Die Trachea liegt hinter den Arterien. Der Oesophagus liegt hinter der Trachea und grenzt mit seiner Hinterwand an die Wirbelsäule.

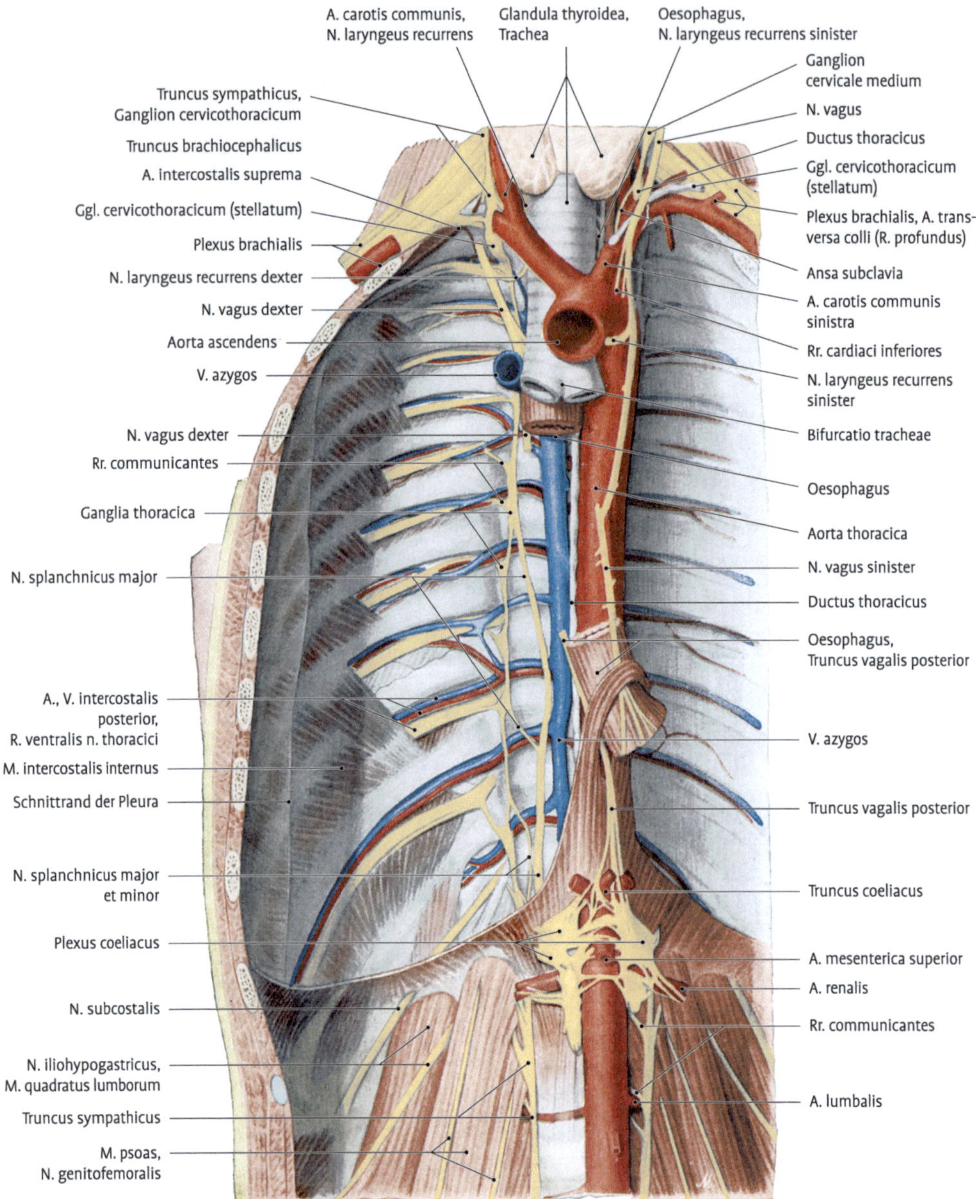

Abb. 2.9 Topografie der Strukturen und Leitungsbahnen des hinteren Mediastinum. Der Oesophagus ist teilweise reseziert worden. (Aus Anderhuber et al. 2012)

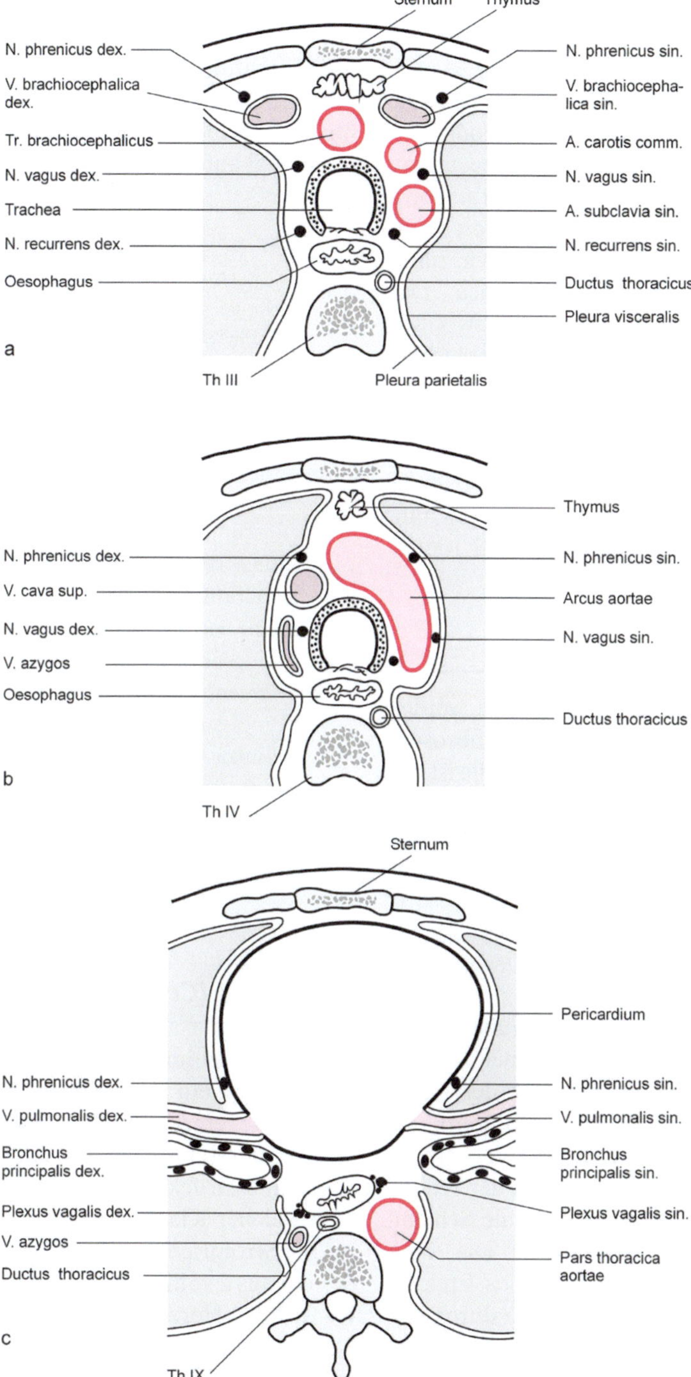

◻ **Abb. 2.10** **a–c** Horizontalschnitte durch das Mediastinum in schematischer Darstellung. **a**: Höhe T3. **b**: Höhe T4/5. **c**: Höhe T9. In c ist das Herz entfernt worden. Arterien = rot, Venen = rosa, Lungenparenchym = grau. In Begleitung der Hauptbronchien sind Lymphknoten (schwarz) dargestellt. (Aus Schiebler und Korf 2007)

Das **untere Mediastinum** wird weiter untergliedert in ein vorderes, ein mittleres und ein hinteres. Das vordere untere Mediastinum liegt vor dem Perikard, es enthält die Vasa thoracica interna und die Nodi lymphoidei parasternales. Das mittlere untere Mediastinum enthält Perikard, Herz, Aorta ascendens, V. cava superior, V. azygos, Truncus pulmonalis, Vv. pulmonales, Nn. phrenici und Vasa pericardiacophrenica. Das hintere untere Mediastinum, das zwischen Perikard und den unteren 8 Brustwirbeln liegt, wird von folgenden Organen und Leitungsbahnen durchzogen: Oesophagus, Bifurcatio tracheae, Aorta descendens, Vv. azygos und hemiazygos, Nn. vagi, Truncus sympathicus, Nn. splanchnici major und minor, Ductus thoracicus (◙ Abb. 2.10c).

2.4.5 Perikard

Das Herz und die großen Gefäße werden vom kegelförmigen Pericardium fibrosum umhüllt. Die Spitze der Perikardhülle ist mit den großen Gefäßen, die Basis mit dem Centrum tendineum des Zwerchfells verwachsen. Vorne grenzt das Perikard an das Brustbein, die Rippenknorpel der 3. bis 6. Rippe und die Vorderränder der Lunge. Hinten hat es Beziehung zum Oesophagus, zur Aorta descendens und zu den Brustwirbeln 5 bis 8. Auf beiden Seitenflächen liegen die Lungenwurzeln, die mediastinale Pleura und die Nn. phrenici in der Nähe. Die innere Fläche des fibrösen Perikards wird von der parietalen Schicht des serösen Perikards bedeckt; dieses geht an der Wurzel der großen Gefäße in die viszerale Schicht, auch Epikard genannt, über. Die Umschlagsfalten des Perikards in das Epikard werden auf der Herzhinterfläche durch den Sinus obliquus und den Sinus transversus markiert. Der Sinus obliquus stellt eine Bucht zwischen linkem Vorhof und dem Perikard dar, die durch die V. cava inferior und die 4 Pulmonalvenen begrenzt wird. Wenn man den Zeigefinger in den Sinus transversus einführt, so liegen der Truncus pulmonalis und die Aorta als Gefäße der Ausflussbahn ventral auf der Beugeseite des Fingers, die Vv. pulmonales und die V. cava superior als Gefäße der Einflussbahn hingegen dorsal auf dem Fingerrücken.

2.4.6 Herz (Cor)

Das Herz liegt im mittleren unteren Mediastinum; es ist ein Hohlmuskel, der ungefähr die Größe einer geballten Faust des betreffenden Menschen hat. Es ist wie eine Saug- und Druckpumpe konstruiert, innerhalb welcher Klappen nach Art von Ventilen die Stromrichtung des Blutes regeln. Es besteht aus 2 völlig getrennten Abteilungen: 1. Rechte Herzhälfte, die Blut in den Lungenkreislauf pumpt, 2. Linke Herzhälfte, die Blut in den Körperkreislauf pumpt. Beide Herzhälften werden durch die dicke Kammerscheidewand (Septum interventriculare) und die dünne Vorhofscheidewand (Septum interatriale) voneinander getrennt. Beide Herzhälften kontrahieren sich gleichzeitig und treiben die gleiche Menge Blut aus. Jede Herzhälfte ist in Vorhof (Atrium) und Kammer (Ventriculus) geschieden. An der Vorhof-Kammer-Grenze regulieren die **Segelklappen** (Valvae atrioventriculares), am Abgang der großen Gefäßstämme die **Taschenklappen** (Valvulae semilunares) die Stromrichtung des Blutes.

Das Herz besitzt eine annähernd konische Gestalt und nimmt eine schräge Lage im mittleren unteren Mediastinum ein (◘ Abb. 2.11). Von vorne können Anteile aller 4 Herzhohlräume gesehen werden.

Die rechte Herzkontur wird nur vom rechten Vorhof gebildet, die linke zum Teil durch das Herzohr des linken Vorhofs, jedoch hauptsächlich durch die linke Kammer. Die untere Herzkontur wird überwiegend von der rechten Kammer, anteilig aber auch vom unteren Teil des rechten Vorhofs und von der Spitze der linken Kammer gebildet.

Der überwiegende Teil der Vorderfläche des Herzens, die **Facies sternocostalis**, wird von der rechten Kammer eingenommen (◘ Abb. 2.11). Rechte Kammer und rechter Vorhof werden durch den vertikal verlaufenden Sulcus coronarius getrennt; rechte

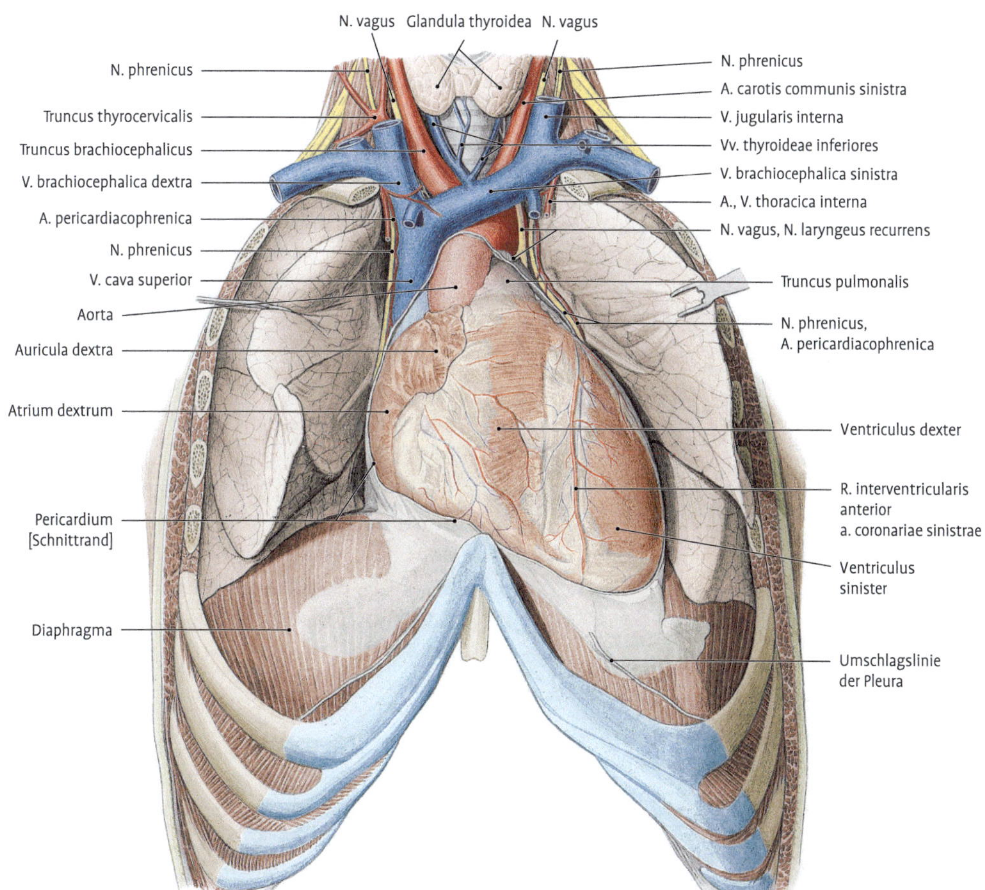

◘ **Abb. 2.11** Lage des Herzens mit den großen aus- und eintretenden Gefäßen. Thymus und Perikard wurden entfernt. Lungen nach lateral gezogen. (Aus Anderhuber et al. 2012)

und linke Kammer werden durch den Sulcus interventricularis anterior voneinander geschieden.

Die untere, dem Zwerchfell zugewandte Fläche, die **Facies diaphragmatica**, zeigt die rechte und linke Kammer, wie sie durch den Sulcus interventricularis posterior getrennt werden. Des Weiteren ist in dieser Ansicht ein Teil des rechten Vorhofs, wie er die V. cava inferior aufnimmt, zu sehen.

Die Hinterfläche oder Basis des Herzens, die **Facies posterior**, hat eine rechteckige Gestalt und wird überwiegend vom linken Vorhof mit seinen Öffnungen für die Vv. pulmonales eingenommen. Mit einem kleinen Anteil ist auch der rechte Vorhof zu sehen.

Klinik

1. Der Herzbeutel ist am Vorderrand seiner Zwerchfellfläche und in der Umgebung des Foramen venae cavae mit dem Centrum tendineum des Zwerchfells fest verwachsen. Unter dem Centrum tendineum befinden sich die Leber und herzspitzenwärts der Magen. Bei starker Magenfüllung kann das Herz nach oben gedrängt und die Herztätigkeit beeinträchtigt sein, was als **Roemheld-Symptomkomplex** bezeichnet wird (Schumacher und Aumüller 2004). Dies kann sich auch durch Symptome wie **Herzklopfen, Luftnot oder thorakales Druckgefühl** bemerkbar machen.

2. Bezüglich der Ausstrahlung von Schmerzen beim **Myokardinfarkt** behalte man in Erinnerung, dass der Ramus interventricularis anterior der linken Herzkranzarterie hinter dem Brustbein liegt. Der Ramus interventricularis posterior der rechten Herzkranzarterie und die V. cardiaca media sowie der Sinus coronarius liegen dem Zwerchfell auf (Hafferl 1953). Dementsprechend werden Schmerzen bei einem **Vorderwandinfarkt** infolge eines Verschlusses des Ramus interventricularis anterior hinter dem Brustbein zu spüren sein. Typischerweise strahlen die **Schmerzen in den linken Arm oder in den Kieferbereich** aus. Begleitend tritt oft **Dyspnoe** auf. Beim **Hinterwandinfarkt**, verursacht durch einen Verschluss der rechten Herzkranzarterie, strahlen die Schmerzen häufig in Richtung Bauchraum aus; oft werden die Schmerzen von vegetativen Symptomen begleitet, wie **Übelkeit** und **Erbrechen** sowie **Kaltschweißigkeit**.

Die 4 Hohlräume des Herzens   Die beiden Herzkammern liegen – von vorne betrachtet – nicht nebeneinander, sondern die vorne liegende rechte Kammer verdeckt die mehr hinten liegende linke Kammer (Abb. 2.12).

> Die Vorderansicht wird also zum überwiegenden Teil von der rechten Kammer eingenommen.

Der rechte Herzrand wird vom rechten Vorhof (und nicht von der rechten Kammer) gebildet. Die Herzspitze – allein von der linken Kammer gebildet – liegt im 5. Interkostalraum medial von der Medioklavikularlinie der vorderen Brustwand an. Hier sind Pulsationen fühlbar, die als sogenannter **„Herzspitzenstoß"** bezeichnet werden.

Rechter Vorhof   Der rechte Vorhof (Abb. 2.12) nimmt in seinem oberen Teil die V. cava superior, in seinem unteren Teil die V. cava inferior und den Sinus coronarius auf; vorne tritt die V. cardiaca anterior, die einen großen Teil der Frontalfläche des Herzens drainiert, ein. Zwischen den Öffnungen für die obere und untere Hohlvene zieht vertikal die Crista terminalis entlang; auf der

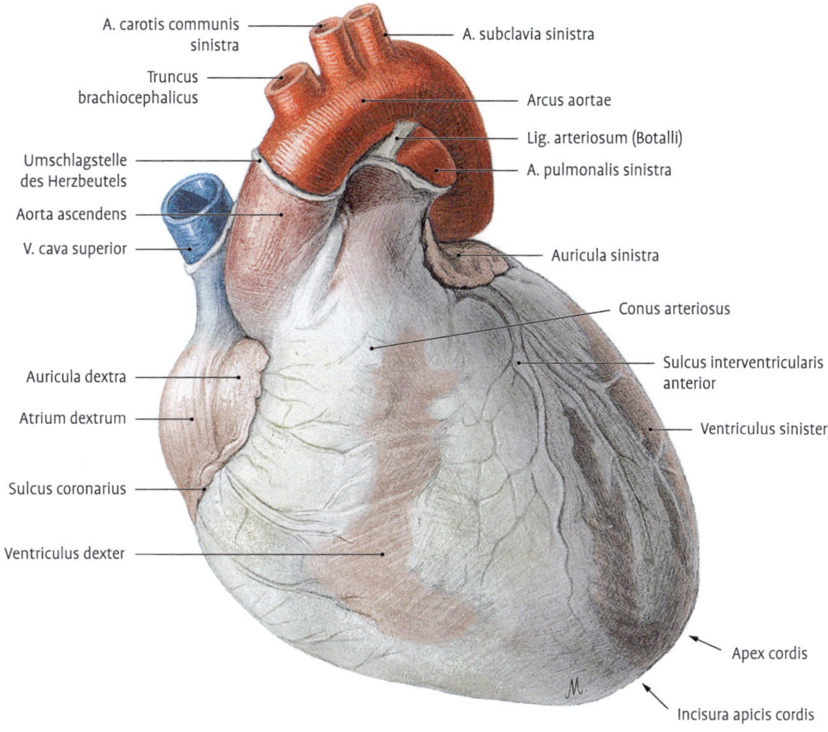

Abb. 2.12 Herz in der Ansicht von vorn (Facies sternocostalis). (Aus Anderhuber et al. 2012)

Außenseite des Vorhofs imponiert diese Leiste als seichte Grube, Sulcus terminalis genannt. Diese Landmarke trennt den glattwandigen Teil des hinteren Vorhofs, der vom Sinus venosus abstammt, vom trabekulären Vorderteil, das in das rechte Herzohr ausläuft. Das rechte Herzohr entspricht dem fetalen Vorhof.

In Nachbarschaft der Öffnungen für die V. cava inferior und für den Sinus coronarius sind rudimentäre Klappen ausgeprägt. Die Valvula venae cavae inferioris (Eustachische Klappe) steht in Verbindung mit der Einfassung der Fossa ovalis, einer seichten Einsenkung im Vorhofseptum. Die Valvula sinus coronarii (Thebesische Klappe) kann mehr oder weniger ausgeprägt auf die Vorhofrückwand übergreifen.

Rechte Kammer Die rechte Kammer (**Abb. 2.12**) ist mit dem rechten Vorhof durch die Trikuspidalklappe und mit dem Truncus pulmonalis durch die Pulmonalklappe verbunden.

> Die Trikuspidalklappe (Valva atrioventricularis dextra) ist eine Segelklappe mit 3 Segeln (Cuspides). Die Pulmonalklappe (Valva trunci pulmonalis) ist eine Taschenklappe mit 3 halbmondförmigen Taschen (Valvulae semilunares).

Ein Muskelbündel, die Crista supraventricularis, zwischen Trikuspidal- und Pulmonalklappe gelegen, trennt die Einfluss- von der Ausflussbahn. Auf der Innenfläche der Einflussbahn springen zahlreiche irreguläre Muskelbündel (Trabeculae carneae) vor; einige von ihnen treten mit den Segeln der Trikuspidalklappe unter Vermittlung von Sehnenfäden (Chordae tendineae) in Verbindung. Das Moderatorband ist ein Muskelbündel, das vom Septum interventriculare zur Kammervorderwand zieht; es entspricht einem Zweig des rechten atrioventrikulären Bündels (Aschoff-Tawara-Schenkel) und zieht zur Kammermuskulatur.

Der Ausflusstrakt ist glattwandig und weist nach oben sowie nach rechts zum Truncus pulmonalis. Die Pulmonalklappe besteht aus den 3 Semilunarklappen (Valvulae semilunares).

Linker Vorhof Der linke Vorhof (◨ Abb. 2.13) ist geringfügig kleiner als der rechte, hat aber stärkere Wände. Im oberen Teil der Hinterwand findet man die Öffnungen für die 4 Pulmonalvenen. Die Oberfläche des Vorhofseptums weist eine leichte Einsenkung auf, die der Fossa ovalis des rechten Vorhofs entspricht. Wie rechts, so ist der Hauptteil des Vorhofseptums glattwandig. Nur im Bereich des linken Herzohrs treten eine Reihe von gratförmigen Erhebungen

hervor, die den darunterliegenden **Mm. pectinati** entsprechen.

Linke Kammer Die linke Kammer (◨ Abb. 2.13) kommuniziert mit dem linken Vorhof über die Mitralklappe.

❯ Die Mitralklappe (Valva atrioventricularis sinistra) ist eine Segelklappe mit 2 Segeln, einem größeren vorderen und einem kleineren hinteren Segel (Cuspides); sie wird auch als Valva bicuspidalis bezeichnet.

Chordae tendineae verbinden die Segel mit den Papillarmuskeln. Mit Ausnahme des kleinen bindegewebigen Raumes unterhalb der Aortenklappe, fallen an der linken Kammerwand dicke Trabeculae carneae auf.

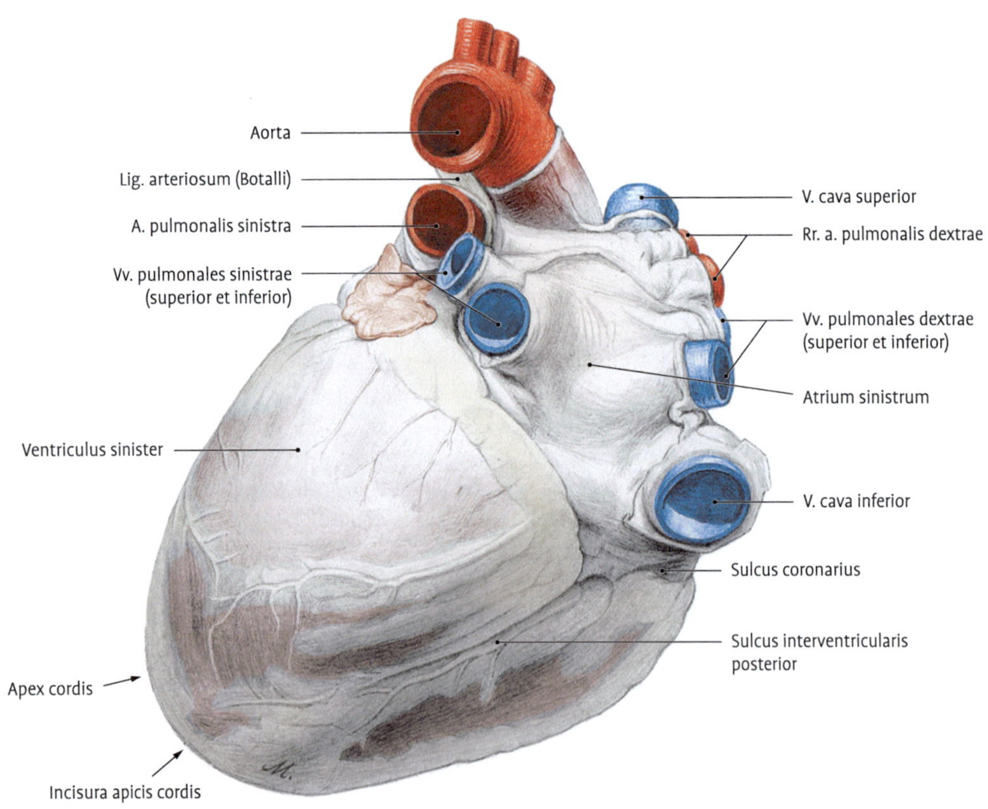

◨ **Abb. 2.13**   Herz in der Ansicht von unten (Facies diaphragmatica). (Aus Anderhuber et al. 2012)

> Die Aortenklappe (Valva aortae) ist eine Taschenklappe und besteht aus 3 halbmondförmigen Taschen (Valvulae semilunares).

Unmittelbar oberhalb der Aortenklappe erweitert sich die Aorta zum **Sinus aorticus**. In der vorderen und linken hinteren Ausbuchtung des Sinus aorticus befinden sich die Mündungen der rechten und linken Koronararterie.

Auskultationsstellen der Herzklappen Die Auskulationsstellen der Herzklappen liegen – in Richtung des Blutstroms aufgeführt – an folgenden Stellen (Rohen 1975):
- Trikuspidalklappe: 4. Interkostalraum rechts. Während der Systole verhindern die Segel den Blutrückstrom in den rechten Vorhof.
- Pulmonalklappe: 2. Interkostalraum links. In der Diastole verhindern die Taschen den Rückfall der Blutsäule in die rechte Kammer.
- Mitralklappe: Herzspitze, 5. Interkostalraum links. In der Systole verhindern die Segel den Rückstrom des Blutes in den linken Vorhof.
- Aortenklappe: 2. Interkostalraum rechts. Während der Diastole verhindern die Taschen den Rückfall der Blutsäule in die linke Kammer.

Klinik
1. **Stich-, Schuss-** oder **Splitterverletzungen** der vorderen Brustwand treffen, sofern sie das Herz erreichen, hauptsächlich den rechten Vorhof und den rechten Ventrikel (Schumacher und Aumüller 2004).
2. Unterhalb der 4. Rippe weicht die Pleuragrenze 2 bis 4 cm nach lateral vom Sternum zurück. Hier liegt die Incisura cardiaca des Oberlappens der linken Lunge. Dadurch entsteht

das pleurafreie Trigonum pericardiacum. Hier können bei Notfällen direkt am linken Sternalrand durch den 4. oder 5. Interkostalraum **intrakardiale Injektionen** in den rechten Ventrikel ohne Pleuraverletzung vorgenommen werden (Drenckhahn 2004).
3. Die **größere A. pulmonalis dextra** setzt die Verlaufsrichtung des Truncus pulmonalis fort und zieht hinter der Aorta ascendens und hinter der V. cava superior zum rechten Lungenhilus. Die kürzere und kleinere **A. pulmonalis sinistra** steigt über dem linken Hauptbronchus und vor der Aorta descendens zum linken Lungenhilus an. Aufgrund des Verlaufs und der Größe der rechten Lungenarterie gelangt ein Embolus aus dem rechten Ventrikel im Rahmen einer **Lungenembolie** zumeist in die rechte Lunge (Anderhuber et al. 2012).
4. Die **Aortenklappenstenose** stellt den häufigsten behandlungsbedürftigen Herzklappenfehler dar. Typische Symptome sind: Dyspnoe, Angina pectoris und Synkopen. Die Therapie besteht in einem operativen oder einem kathetergestützten Aortenklappenersatz.
5. Die **Mitralklappeninsuffizienz** ist das zweithäufigste behandlungsbedürftige Herzklappenvitium nach der Aortenklappenstenose. Es kommt zu einer Volumenbelastung des linken Vorhofs. Typische Symptome sind: Belastungsdyspnoe, Arrhythmien, periphere Ödeme und nächtlicher Reizhusten. Die Therapie besteht in einer operativen Mitralklappenrekonstruktion oder einem Mitralklappenersatz.

2

6. Die **Mitralklappenstenose** geht häufig auf eine rheumatische Endokarditis, wie sie beispielsweise bei rheumatischem Fieber nach einer Infektion mit **β-hämolytischen Streptokokken der Gruppe A** auftritt, zurück. Es kommt zu einer Druckerhöhung im linken Vorhof und in der Folge zu seiner Dilatation, welche die Entstehung von **Herzrhythmusstörungen**, insbesondere von **Vorhofflimmern**, begünstigt. Der Oesophagus kann komprimiert werden, was zu Schluckbeschwerden (Dysphagie) führt (Tillmann 2017).

Reizleitungssystem des Herzens Das Reizleitungssystem besteht aus spezialisierten Herzmuskelzellen (-fasern), die man im Sinusknoten, im atrioventrikulären Knoten und im atrioventrikulären Bündel antrifft. Der Herzschlag beginnt im **Sinusknoten** (Keith-Flackscher Sinusknoten, Schrittmacher des Herzens), der im oberen Teil der Crista terminalis zwischen rechtem Herzohr und Einmündung der V. cava superior liegt. Von hier aus breitet sich der Impuls über die Vorhofmuskulatur zum **atrioventrikulären Knoten** (AV-Knoten, Aschoff-Tawara-Knoten) aus. Der AV-Knoten liegt im Vorhofseptum unmittelbar vor der Mündung des Sinus coronarius. Von hier aus wird die Erregung durch das atrioventrikuläre Bündel (His-Bündel) weitergeleitet. Das His-Bündel teilt sich am Übergang des bindegewebigen in den muskulären Teil des Septum interventriculare in einen rechten und linken Kammerschenkel. Die Aufzweigungen der Schenkel gelangen als Purkinjesche Fasern unter dem Endokard zur Kammermuskulatur, die von innen nach außen erregt wird.

In der Basis des Vorhofseptums liegt ein dünner Sehnenstreifen, der vom bindegewebigen Herzskelett ausgeht und sich bis zur Valvula venae cavae inferioris erstreckt. Der Sehnenstreifen wird als **Todaro-Sehne** (Tendo valvulae venae cavae inferioris) bezeichnet. Vor der Mündung des Sinus coronarius zwischen dem Rand der Trikuspidalklappe und der Todaro-Sehne liegt das **Koch-Dreieck** (Drenckhahn 2004). Das Koch-Dreieck ist eine Landmarke zur Auffindung des AV-Knotens bei der Durchführung elektrophysiologischer Eingriffe am Reizleitungssystem. Darüber hinaus dient das Koch-Dreieck der Orientierung bei kinderchirurgischen Eingriffen, beispielsweise bei der häufig erforderlichen Korrektur eines **Ventrikelseptumdefektes**.

Arterielle Versorgung des Herzens Die arterielle Versorgung des Herzens nimmt ihren Ursprung in der rechten und linken Koronararterie (■ Abb. 2.14). Die Zweige der Aa. coronariae liegen in den Sulci interventricularis anterior und posterior.

Die A. coronaria dextra (■ Abb. 2.14) entspringt aus der vorderen Bucht des Sinus aortae, verläuft zwischen Truncus pulmonalis und rechtem Vorhof nach vorne und zieht im rechten Teil des Sulcus coronarius abwärts. An der Herzunterkante setzt sie ihren Verlauf im Sulcus coronarius fort und anastomosiert mit der A. coronaria sinistra in der Gegend des Sulcus interventricularis posterior. Zweige der A. coronaria dextra sind: 1. Der Ramus marginalis an der Herzunterkante, 2. Der Ramus interventricularis posterior, der im Sulcus interventricularis

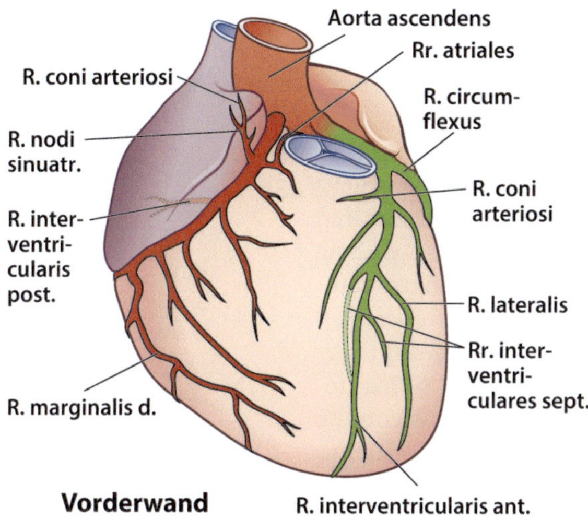

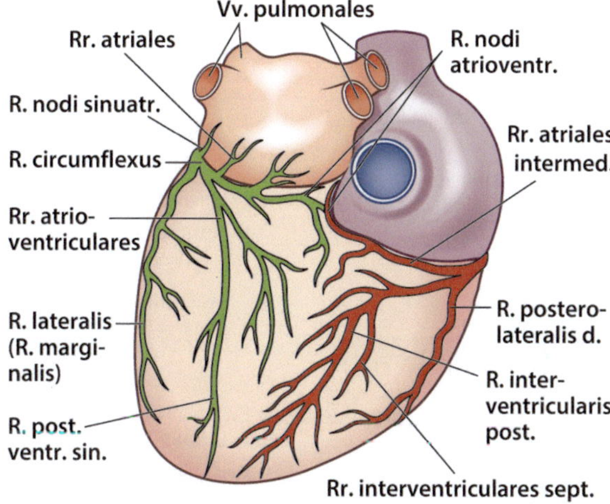

◻ Abb. 2.14 Herzkranzarterien. Dargestellt sind Vorder- und Hinterwand des Herzens mit den Ästen der linken (grün) und der rechten (rot) Herzkranzarterie. R = Ramus, ant. = anterior, atrioventr. = atrioventricularis, d. = dexter, intermed. = intermedii, post. = posterior, sept. = septales, sin. = sinistri, sinuatr. = sinuatrialis, ventr. = ventriculi. (Quelle: eigene Darstellung, Vorlesungsfolie)

posterior verläuft und an der Herzspitze mit dem entsprechenden Ast der linken Herzkranzarterie anastomosiert.

Die A. coronaria sinistra (■ Abb. 2.14) ist größer als die A. coronaria dextra; sie entspringt in der hinteren Bucht des Sinus aortae. Die Arterie zieht zuerst hinter und dann links vom Truncus pulmonalis entlang und erreicht den linken Teil des Sulcus coronarius. Im weiteren Verlauf durch den Sulcus coronarius nach lateral zur linken Herzkante erreicht sie die Gegend des Sulcus interventricularis posterior. Der wichtigste Ast der A. coronaria sinistra ist der Ramus interventricularis anterior; dieser Ast versorgt die Vorderfläche beider Kammern, zieht zur Herzspitze und anastomosiert mit dem Ramus interventricularis posterior der A. coronaria dextra.

> Der Sinusknoten wird gewöhnlich von der rechten Herzkranzarterie versorgt.

In einem Drittel der Fälle kann der Sinusknoten auch von der linken Herzkranzarterie versorgt werden.

Klinischer Tipp

Die arterielle Versorgung des Herzens kann ausgewogen von der rechten und linken Herzkranzarterie übernommen werden (Normaltyp, Indifferenztyp) oder es überwiegt eine der beiden Arterien (Rechtstyp, Linkstyp). Beim Indifferenz- und Rechtstyp wird der Ramus interventricularis posterior von der rechten Herzkranzarterie abgegeben, beim Linksversorgungstyp von der linken Herzkranzarterie.

Obwohl es Anastomosen zwischen den Endaufzweigungen beider Herzkranzarterien gibt, sind diese in der Regel nicht funktionsfähig. Eine Thrombose in den Haupt- oder Nebenstämmen der Herzkranzarterien führt zu einem Absterben des versorgten Herzmuskelbezirks (Myokardinfarkt).

Klinik

1. Dem **Vorderwandinfarkt** liegt oft ein Verschluss des Ramus interventricularis anterior der linken Herzkranzarterie zugrunde. Beim **Hinterwandinfarkt** ist in den meisten Fällen die rechte Herzkranzarterie verschlossen (Kochsiek und Schanzenbächer 1998).
2. In 95 % der Fälle betrifft der **Myokardinfarkt** fast ausschließlich den linken Ventrikel. In 50 % ist der Ramus interventricularis anterior betroffen. In 20 % ist der Ramus circumflexus stenosiert. **Liegt eine signifikante Stenose im Bereich des linken Hauptstamms vor, besteht ein dringender Handlungsbedarf.** Eine unbehandelte Stenose ist mit einer sehr hohen Letalität verbunden. Aus einem Verschluss der A. coronaria dextra (30 %) ergeben sich Hinterwandinfarkte (Anderhuber et al. 2012).

Venöse Drainage des Herzens Etwa zwei Drittel des venösen Herzbluts wird von Venen, welche die Herzkranzarterien begleiten, transportiert. Der Rest des venösen Blutes wird von kleinen Venen, den Vv. cardiacae minimae, die sich direkt in die Hohlräume des Herzens ergießen, transportiert.

Der Sinus coronarius liegt im hinteren Teil des Sulcus coronarius und öffnet sich in den rechten Vorhof, links neben der Mündung des V. cava inferior. Die Mündung des Sinus coronarius liegt unterhalb der Valvula venae cavae inferioris (Eustachii), in Nachbarschaft des Limbus fossae ovalis, und wird seitlich unten durch eine Leiste, Valvula sinus coronari (Thebesii), begrenzt. Der Sinus coronarius erhält venöses Blut aus:

- V. cardiaca magna, im Sulcus interventricularis anterior
- V. cardiaca media, im Sulcus interventricularis posterior
- V. cardiaca parva, begleitet den Ramus marginalis der rechten Herzkranzarterie an der Herzunterkante
- V. obliqua atrii sinistri (Marshallsche Vene), verläuft an der Hinterwand des linken Vorhofs schräg abwärts

Die Vv. cardiacae anteriores, 3 oder 4 Venen, überqueren vorne den Sulcus coronarius; sie drainieren die Herzvorderfläche und ergießen sich in den rechten Vorhof.

Nervale Versorgung des Herzens Das Herz erhält Zweige vom N. vagus, der einen dämpfenden Einfluss auf alle Herzaktionen hat. Über die Ganglia cervicalia und die oberen Ganglia thoracalia des Truncus sympathicus erhält das Herz beschleunigende Impulse. Äste dieser beiden vegetativen Nerven sind Bestandteile des Plexus cardiacus.

Entwicklung des Herzens

Die erste Anlage des Herzens tritt im Bereich der kardiogenen Zone bei 18 bis 19 Tage alten Embryonen als Verdickung der Splanchnopleura in Erscheinung (Moore et al. 2013) (◨ Abb. 2.15a, b). Die embryonale Herzanlage hat ihren primären Sitz am Kopfende des Embryos. Durch die Abfaltung des Kopfes wird die Herzanlage in den Halsbereich verlagert. Im Zuge der Abfaltung des Embryos vom Dottersack wandern die beiden Endokardschläuche aufeinander zu. Um den 22. Tag verschmelzen die beiden Endokardschläuche miteinander. Gleichzeitig verdickt sich das angrenzende Mesoderm und wird zum myoepikardialen Mantel. Das Herz stellt einen dünnwandigen Schlauch dar, der von einem 2. Schlauch, dem myoepikardialen Mantel, durch lockeres, gallertiges Bindegewebe ge-

trennt ist. Da der Bulbus cordis und der Ventrikel schneller wachsen als die übrigen Teile des Herzschlauches, kommt es zu einer u-förmigen Krümmung, aus der später der s-förmig gekrümmte Herzschlauch entsteht. Anfangs hängt der Herzschlauch an der dorsalen Wand der Perikardhöhle mit einem Meso (dorsales Mesokard) fest. Der mittlere Teil dieses Mesos degeneriert bald, sodass eine Verbindung zwischen der rechten und linken Hälfte der Perikardhöhle entsteht; diese Entwicklung wird durch den späteren Sinus transversus pericardii markiert.

Am Anfang der 4. Woche **besteht das primitive Herz aus einem Schlauch**, der schon früh Einschnürungen entwickelt. Hierdurch werden Sinus venosus, Atrium, embryonaler Ventrikel, Bulbus cordis, Conus arteriosus und Truncus arteriosus sichtbar. Bei zunehmender Vergrößerung des Schlauchs kommt es zu einer Abknickung. Jetzt kommt das kaudale Ende, das venöses Blut aufnimmt, hinter dem kranialen Ende, aus dem die Arterien entspringen, zu liegen (◨ Abb. 2.15a). Später wird der Sinus venosus in das Atrium und der Bulbus cordis in den Ventrikel integriert. Beim voll entwickelten Herz liegen die Vorhöfe und die großen Venen hinter den Kammern und den Wurzeln der großen Arterien.

Das Bindegewebe zwischen dem gemeinsamen, ungeteilten Vorhof und der gemeinsamen, ungeteilten Kammer wächst zu einem dorsalen sowie zu einem ventralen **Endokardkissen** aus. Diese kissenartigen Strukturen treffen sich in der Mitte und unterteilen die bislang gemeinsame atrioventrikuläre Öffnung in eine rechte, zur späteren Trikuspidalklappe (rechter Atrioventrikularkanal) gehörige, und eine linke, zur späteren Mitralklappe (linker Atrioventrikularkanal) gehörige, Öffnung.

Die Unterteilung des primitiven, singulären Vorhofs in 2 Vorhöfe ist ein komplizierter Prozess, dessen Verständnis zur Rekapitulation der Vorhofseptumdefekte un-

2

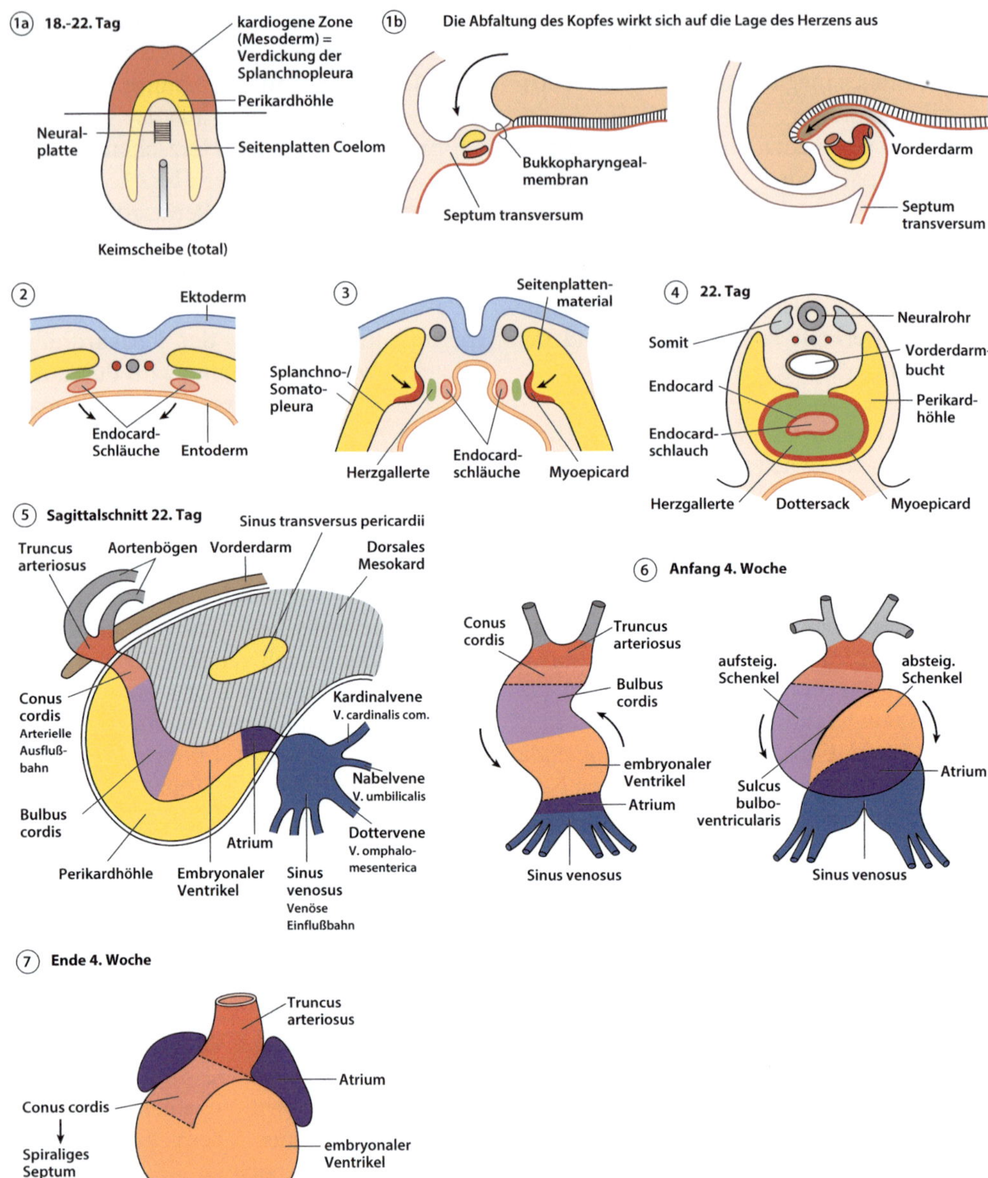

◗ **Abb. 2.15 a, b** Herzentwicklung. **a**: Die Phasen 1 bis 7 beschreiben die Entwicklung des Herzschlauchs bis zur Anlagerung des kaudalen an das kraniale Ende. **b**: In der Folgezeit entstehen in den Phasen 8 bis 13 die beiden Atrioventrikularkanäle, das Vorhof- und Vorhofseptum und schließlich das Septum aorticopulmonale. (Quelle: eigene Abbildung)

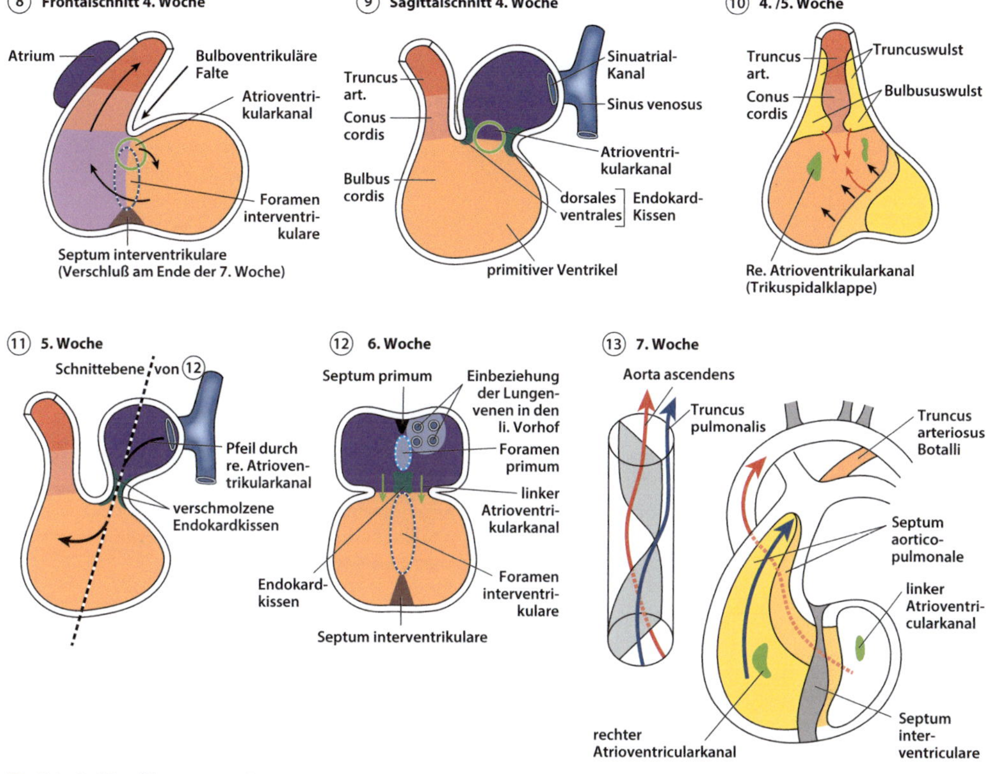

◘ Abb. 2.15 (Fortsetzung)

entbehrlich ist (◘ Abb. 2.16). Eine Trennwand, das **Septum primum**, wächst um den 28. Tag von der hinteren und oberen Wand des primitiven, gemeinsamen Vorhofs nach kaudal. Es wächst auf das Endokardkissen zu, erreicht es nicht ganz und lässt ein **Foramen primum** entstehen; bei weiterem Vorwachsen des Septum primum verschwindet das Foramen primum. Bevor das Septum primum endgültig mit dem Endokardkissen verschmilzt, tritt in seinem zentralen Bereich ein **Foramen secundum** auf. Am Ende der 5. Woche entwickelt sich eine 2. Trennwand, das **Septum secundum**, rechts vom Septum primum, und wächst nach kaudal auf das Endokardkissen zu. Das Septum secundum wächst nicht vollständig aus. Allerdings wächst die Unterkante des Septum secundum so weit nach kaudal, dass sie das Foramen secundum überdeckt und es somit verschließt.

Die beiden sich überlappenden Defekte im Vorhofseptum bilden das klappenartige **Foramen ovale**, das beim Fetus Blut vom rechten zum linken Vorhof leitet. Nach der Geburt verschließt sich das Foramen ovale gewöhnlich. Es bleibt nur noch die Fossa ovalis in der septalen Wand des rechten Vorhofs übrig. In 10 % der Fälle kann beim Erwachsenen eine Sonde durch das Foramen ovale geführt werden; in diesen Fällen ist das Foramen ovale anatomisch gesehen offen, jedoch funktionell verschlossen.

Die Zweiteilung der gemeinsamen Kammer beginnt damit, dass am Übergang der 4. zur 5. Woche ein muskuläres Septum von der Herzspitze in Richtung auf das Endokardkissen wächst (◘ Abb. 2.15b). Das Wachstum stoppt kurz vor der kompletten Teilung des Ventrikels. Die Oberkante des muskulären Septums endet frei und lässt so in der 5. Woche ein temporäres Foramen in-

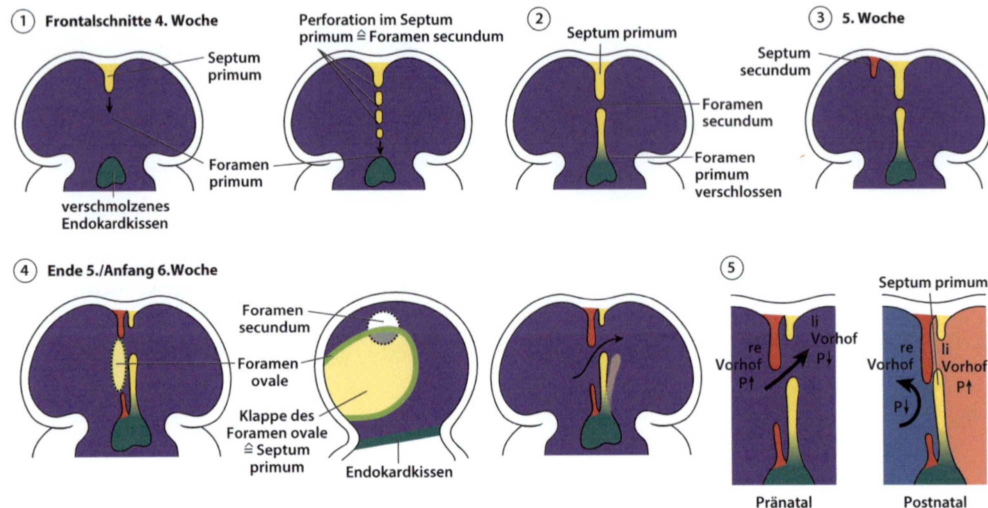

Abb. 2.16 Entwicklung des Vorhofseptums. In Phase 5 sind die unterschiedlichen Druckverhältnisse (p) in den Vorhöfen vor und nach der Geburt angegeben. (Quelle: eigene Darstellung)

terventriculare entstehen. Am Übergang der 6. zur 7. Woche unterteilt das spiralig verlaufende **Septum aorticopulmonale** den gemeinsamen Truncus arteriosus in die Aorta und den Truncus pulmonalis; daher rührt die spätere spiralige Anordnung dieser beiden Gefäße. Das Septum aorticopulmonale wächst anschließend weiter nach kaudal und verschmilzt mit der freien Oberkante des muskulären Septums und trägt zur Entstehung der kleinen Pars membranacea des Kammerseptums bei. Am Ende der 7. Woche ist der Ventrikel dergestalt unterteilt, dass das Blut links vom Kammerseptum in die Aorta und rechts in den Truncus pulmonalis fließt.

Der primitive Sinus venosus wird in den rechten Vorhof einbezogen. Dies geschieht so, dass die Vv. cava superior und inferior, die in den Sinus drainierten, getrennt voneinander in den rechten Vorhof einmünden. Der glattwandige Teil des späteren Vorhofs geht auf den Beitrag des Sinus venosus zurück, der raue, von vorspringenden Muskelbälkchen durchzogene Teil stammt vom primitiven Atrium ab.

In ähnlicher Weise entsteht auch der linke Vorhof aus 2 Teilen. Der ursprünglich nur einzeln vorhandene venöse, aus der Lunge austretende Strang wird in den linken Vorhof einbezogen und repräsentiert seinen glattwandigen Teil; hier münden die Vv. pulmonales durch 4 separate Öffnungen ein.

❯ Der mit Muskelbälkchen versehene Teil des linken Vorhofs geht auf die Überreste der ursprünglichen Vorhofwände zurück.

Kongenitale Fehlbildungen des Herzens und der großen Gefäße

Die komplizierte Entwicklung des Herzens und der großen Arterien ist die Ursache für eine Vielzahl von kongenitalen Fehlbildungen. Diese abnormen Entwicklungen können eine Struktur allein oder eine Kombination derselben betreffen. 8 häufige Herzvitien machen 80 % aller angeborenen Herzfehler aus:

− Ventrikelseptumdefekt: 25 % bis 30 %
− Vorhofseptumdefekt: 10 %

- Persistierender Ductus arteriosus: 15 %
- Aortenisthmusstenose: 7 %
- Pulmonalstenose: 7 %
- Aortenstenose: 6 %
- Transposition der großen Gefäße: 4 %

Situs inversus incompletus Bei einer Rechtsrotation des Herzens liegt das Organ mit seinen großen Gefäßen spiegelbildlich zu seiner normalen Position. Man nennt diese Situation Situs inversus incompletus. Auch die Organe der Bauchhöhle können seitenversetzt liegen und man spricht dann von einem Situs inversus completus. Von großer Bedeutung ist es, dass man im Falle eines kompletten Situs inversus **mit dem Blinddarmschmerz in der linken Fossa iliaca rechnen muss**, wobei der Herzspitzenstoß auf der rechten Seite auskultierbar ist. Die ungewöhnliche Lage des Herzspitzenstoßes sollte den untersuchenden Arzt warnen, auch in der Bauchhöhle eine spiegelbildliche Lage der Organe anzutreffen.

Vorhof- und Kammerseptumdefekte Wenn nach der Geburt der Lungenkreislauf benutzt wird und damit der Druck im linken Vorhof ansteigt, wird die Oberkante des Septum primum gegen das Septum secundum gepresst. Das Foramen ovale wird hierdurch verschlossen. Bei etwa 20 % aller Neugeborenen kommt es nicht zu einer vollständigen Verschmelzung der beiden Septen. Im Vorhofseptum bleibt eine diagonal verlaufende schmale Spalte zurück. Man bezeichnet dies als Sondendurchgängigkeit des Foramen ovale. Das Foramen ovale ist funktionell verschlossen, ein intrakardialer Shunt tritt nicht auf (Sadler 2008).

Wenn das Septum secundum zu kurz ist, um das Septum primum zu bedecken, persistiert ein Vorhofseptumdefekt. Das Ergebnis ist ein **Ostium-secundum-Defekt**, der mit 80 % aller Fälle die häufigste Form der Vorhofseptumdefekte darstellt (Eppinger und Müller 2021) und einen Blutfluss vom linken zum rechten Vorhof bewirkt. Dieser Defekt liegt oben in der Vorhofwand und kann leicht chirurgisch verschlossen werden. Ein ernsterer Vorhofseptumdefekt entsteht, wenn das Septum primum nicht mit dem Endokardkissen verschmilzt. Dieser **Ostium-primum-Defekt** liegt unmittelbar über der Verbindung zwischen Vorhöfen und Kammern und kann mit einem Defekt der Pars membranacea des Kammerseptums kombiniert sein. In einem derartigen Fall hat das Kind bei Geburt zusätzlich zu einem Vorhofseptumdefekt auch einen Kammerseptumdefekt. Gelegentlich ist der Ventrikelseptumdefekt so groß, dass beide Kammern einen einzigen Hohlraum bilden.

Pulmonalstenose Die angeborene Pulmonalstenose kann den Truncus pulmonalis, die Pulmonalklappe oder die Ausflussbahn des rechten Ventrikels betreffen. Falls die Stenose in Kombination mit einem Kammerseptumdefekt auftritt, kann infolge der Hypertrophie des rechten Ventrikels Blut durch den Defekt ins linke Herz gepresst werden. In einem derartigen Fall kommt es zu einer Mischung von sauerstoffarmem Blut aus dem rechten Herzen mit sauerstoffreichem Blut aus dem linken Herzen, was sich in einer Zyanose des Kindes bei Geburt äußert.

Fallotsche Tetralogie Die häufigste, zu einer Zyanose führende Fehlbildung ist die Fallotsche Tetralogie. Hierbei handelt es sich um eine Kombination von 4 Fehlentwicklungen: 1. Pulmonalstenose, 2. Ventrikelseptumdefekt, 3. Sogenannte reitende Aorta, 4. Hypertrophie des rechten Ventrikels. Ursache ist die **unvollständige Teilung des Truncus arteriosus durch das Septum aorticopulmonale**. Hieraus entstehen eine Stenose des Truncus pulmonalis und eine erweiterte Aorta, die über den Öffnungen beider Ventrikel steht. Es entsteht eine Rechtsherzhypertrophie als Folge der Pulmonalstenose. Die Zyanose kommt durch den Shunt von sauerstoffarmem Blut aus der rechten Kammer durch den Kammerseptumdefekt in die linke Kammer, und von dort in die Aorta, zustande.

Offener Ductus arteriosus Botalli   Der offene Ductus arteriosus (auch Ductus arteriosus apertus genannt) stellt die häufigste kardiovaskuläre Störung bei Frühgeborenen dar (Eppinger und Müller 2021). Falls er unkorrigiert bleibt, sind die Folgen eine Linksherzhypertrophie und ein pulmonaler Hochdruck.

Aortenisthmusstenose (Coarcatatio aortae)   Der Aortenisthmus ist in der Fetalzeit die engste Stelle der Aorta und liegt distal des Abgangs der A. subclavia sinistra, am Übergang vom Aortenbogen zur Aorta descendens. Postnatal verbreitert sich der Aortenisthmus normalerweise in den ersten beiden Lebensmonaten. Je nach Lagebeziehung zum Ductus arteriosus Botalli unterscheidet man eine **präduktale, infantile Form** von einer **postduktalen, adulten Form** (Eppinger und Müller 2021). Bei der infantilen Form treten oft zusätzlich andere Fehlbildungen auf und die Kinder sterben in jungen Jahren.

Die adulte Form bleibt häufig lange Zeit klinisch stumm. In diesen Fällen wird die Blutversorgung der unteren Körperhälfte über folgende Kollateralen aufrechterhalten: 1. Arterien der Schulterblattgegend, die mit Interkostalarterien anastomosieren, 2. Verbindungen zwischen der A. thoracica interna und der A. epigastrica inferior. Klinisch ist die veränderte Kreislaufsituation folgendermaßen erkennbar: 1. Vergrößerte Gefäße, die an den Rändern des Schulterblatts tastbar sind, 2. Radiologisch hinterlassen die angeschwollenen Interkostalarterien Einkerbungen, sogenannte **Rippenusuren**, an den Unterkanten der Rippen.

Arteria lusoria   Eine abnorme Entwicklung der Kiemenbogenarterien (Aortenbögen) kann zu einer Versetzung des Arcus aortae nach rechts oder einer Verdopplung des Aortenbogens führen. Bei einer Arteria lusoria entspringt die rechte A. subclavia aus der dorsalen Aorta und läuft hinter dem Oesophagus vorbei. Diese Fehlbildung verursacht **Schluckbeschwerden (Dysphagia lusoria)**.

Sehr selten findet keine vollständige Teilung des Truncus arteriosus in Aorta und A. pulmonalis statt. Es bleibt ein Fenster zwischen den beiden Gefäßen erhalten. Auf diese Weise entsteht eine fistelartige Verbindung zwischen den beiden Herzteilen.

Entwicklung der Kiemenbogenarterien und ihrer Abkömmlinge

Aus dem Truncus arteriosus des Bulbus cordis treten beim 6 bis 8 Wochen alten Embryo 6 Paare von Kiemenbogenarterien (Schlundbogenarterien, Aortenbögen) aus (◪ Abb. 2.17); sie entsprechen den Arterien, die bei den Fischen die Kiemen versorgen. Die Kiemenbogenarterien biegen auf beiden Seiten nach dorsal, um den Pharynx herum, ab; anschließend vereinigen sie sich, um die beiden in Längsrichtung verlaufenden Aortae dorsales zu bilden. Distal verschmelzen die beiden Aorten zur Aorta descendens.

Zwischen der 6. und 8. Woche kommt es zur Reduktion der Kiemenbogenarterien (◪ Abb. 2.18). Die 1. und 2. Kiemenbogenarterie bilden sich zurück, die 3. wird zur A. carotis communis. Die 4. Kiemenbogenarterie wird auf der rechten Seite zum Trun-

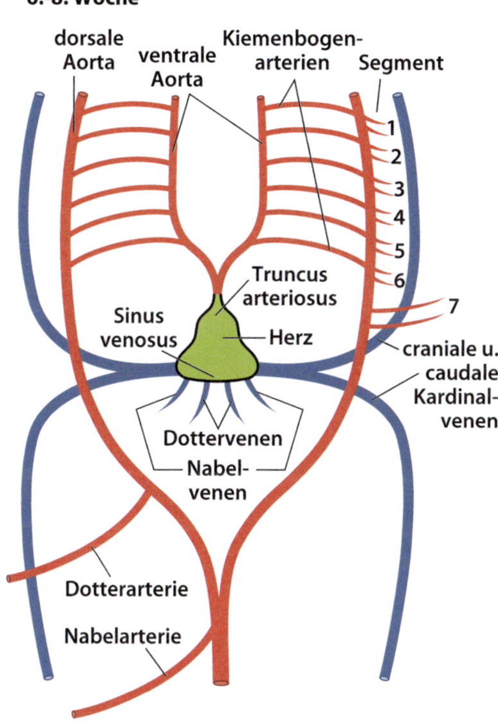

◘ Abb. 2.17 Ausprägung der Kiemenbogenarterien beim Embryo. (Quelle: eigene Darstellung)

cus brachiocephalicus und zur rechten A. subclavia; auf der linken Seite differenziert sich diese Arterie zum Aortenbogen, entlässt die linke A. subclavia und verbindet sich distal mit der Aorta descendens. Die 5. Kiemenbogenarterie ist nur rudimentär angelegt und geht zugrunde. Zum Zeitpunkt der Längsteilung des Truncus arteriosus in Aorta ascendens und Truncus pulmonalis verhält sich die 6. Kiemenbogenarterie anders als die übrigen. Sie bleibt mit dem Truncus pulmonalis verbunden und lässt die rechte und linke A. pulmonalis entstehen. Auf der linken Seite behält die Kiemenbogenarterie ihre Verbindung mit der dorsalen Aorta und lässt den **Ductus arteriosus (Botalli)**, später **Ligamentum arteriosum** genannt, entstehen.

Die asymmetrische Entwicklung der Kiemenbogenarterien ist auch für den **unterschiedlichen Verlauf des N. laryngeus recurrens** auf beiden Seiten verantwortlich. Beim frühen Fetus liegt der N. vagus lateral vom primitiven Pharynx und wird von diesem durch die Kiemenbogenarterien getrennt. Was veranlasst die Nn. laryngei recurrentes einen Verlauf medial vom Pharynx und kaudal von den Kiemenbogenarterien zu nehmen, um den sich entwickelnden Kehlkopf zu innervieren? Mit der Verlängerung des Halses und der Wanderung des Herzens nach kaudal werden die Nn. recurrentes von den nach kaudal absteigenden Kiemenbogenarterien erfasst und herabgezogen. Auf der rechten Seite gehen die 5. und ein Teil der 6. Kiemenbogenarterie zugrunde

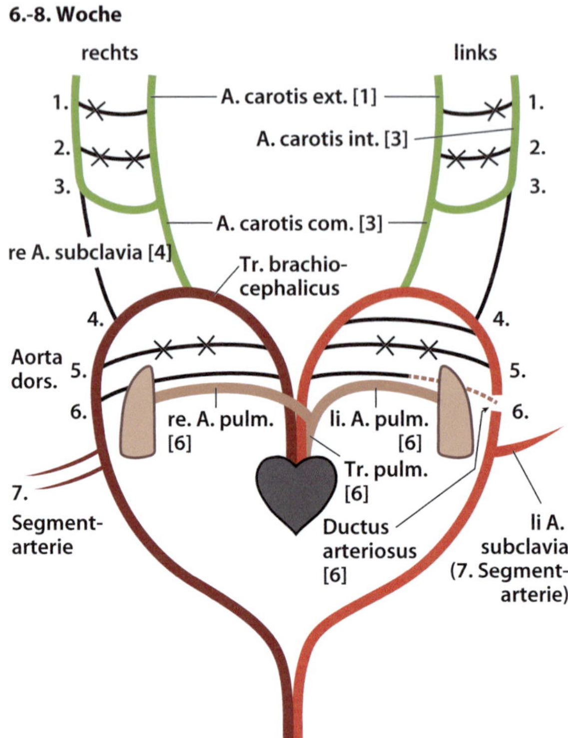

☐ **Abb. 2.18**   Reduktion der Kiemenbogenarterien beim Embryo. A. pulm. = A. pulmonalis, Tr. pulm. = Truncus pulmonalis. (Quelle: eigene Darstellung)

und lassen den Nerven um die 4. Kiemenbogenarterie, die A. subclavia dextra, hakenförmig umbiegen. Auf der linken Seite bleibt der Nerv um den bleibenden distalen Teil der 6. Kiemenbogenarterie, das Ligamentum arteriosum, geschlungen. Das Ligamentum arteriosum wird vom Aortenbogen verdeckt und verkleinert sich in der Folgezeit.

Fetaler Blutkreislauf

Der normalerweise in der Lunge stattfindende Gasaustausch spielt sich beim Fetus in der Plazenta ab. Der Lungenkreislauf des Fetus ist also ausgeschaltet (☐ Abb. 2.19). Das in der Plazenta arterialisierte Blut gelangt über die **V. umbilicalis** in den Fetus. Etwa die Hälfte des Nabelvenenblutes strömt durch die Leber, die andere Hälfte umgeht die Leber mithilfe des Ductus venosus (Arantii) und fließt direkt zur V. cava inferior. Das sauerstoffreiche Blut vermischt sich hier mit dem venösen Blut der V. cava inferior. Das relativ sauerstoffreiche Mischblut gelangt in den rechten Vorhof und wird fast vollständig durch die Valvula venae cavae inferioris (Eustachii) zum Foramen ovale und damit unter Umgehung des Lungenkreislaufes in den linken Vorhof geleitet. Es strömt einerseits über linke Kammer und Aorta in die Aa. coronariae sowie in die Arterien für Kopf, Hals und obere Extremität, andererseits über Aorta descendens, Aa. iliacae internae zu den beiden **Aa. umbilicales**, die an der Innenseite der vorderen Bauchwand zum Nabel und in der Nabelschnur zur Plazenta verlaufen.

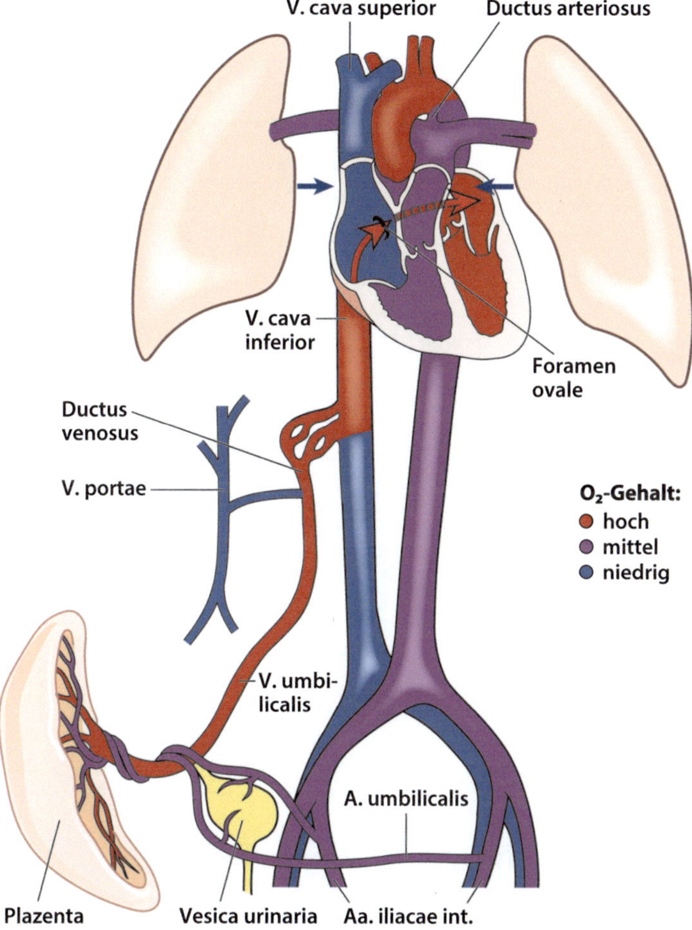

Abb. 2.19 Blutkreislauf vor der Geburt. (Quelle: eigene Darstellung)

Das venöse Blut der V. cava superior gelangt über den rechten Vorhof, die rechte Kammer, den Truncus pulmonalis und den Ductus arteriosus (Botalli) unter Umgehung des Lungenkreislaufes in die Aorta descendens. Kaudal der Einmündung des Ductus arteriosus ist demnach das Blut in der Aorta venöser (Sauerstoffsättigung ca. 58 %) als im Arcus aortae. Kopf und obere Extremität stehen also unter besseren Ernährungsbedingungen als die untere Körperhälfte.

Das Aufhören der plazentaren Durchblutung nach Unterbindung der Nabelschnur bewirkt einen unmittelbaren Abfall des Blutdrucks in der V. cava inferior und im rechten Vorhof (**Abb. 2.20**). Durch die Belüftung beim ersten Schrei des Kindes sinkt gleichzeitig der pulmonale Gefäßwiderstand.

> Der Druck im linken Vorhof übertrifft denjenigen im rechten Vorhof. Die Klappe des Foramen ovale (Septum primum) wird an den Limbus fossae ovalis (Septum secundum) angepresst.

Der Verschluss des Ductus arteriosus kommt durch die Freigabe von Bradykinin,

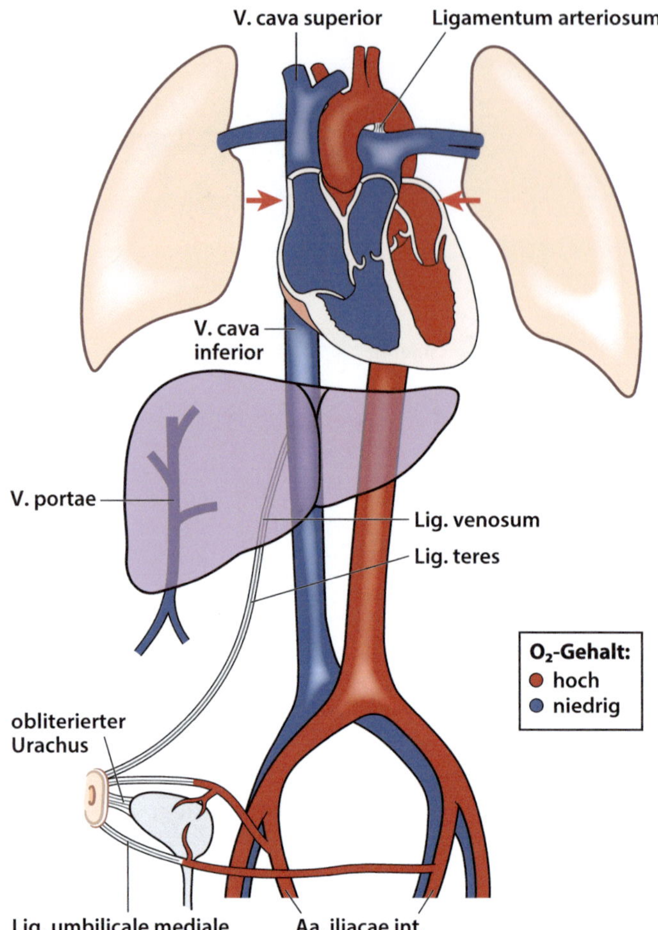

◘ Abb. 2.20   Blutkreislauf nach der Geburt. Man beachte die obliterierten Gefäßstrecken des vorgeburtlichen Blutkreislaufs. (Quelle: eigene Darstellung)

das während der initialen Beatmung der Lungen freigesetzt wird, zustande.

Nach der Geburt obliterieren folgende Gefäßstrecken zu Bindegewebssträngen:

- V. umbilicalis: Ligamentum teres hepatis.
- Ductus venosus: Ligamentum venosum.
- Ductus arteriosus: Ligamentum arteriosum.
- Aa. umbilicales: Ligamenta umbilicalia lateralia (das Anfangsstück der ehemaligen aus den Aa. iliacae internae entspringenden Nabelarterien bleibt durchgängig und entwickelt sich zur A. vesicalis superior).

2.4.7 Oesophagus

Der Oesophagus ist ca. 25 cm lang und erstreckt sich von der Ringknorpelhinterfläche bis zur Kardia des Magens (◘ Abb. 2.9 und ► 7.7). Von kranial nach kaudal erfährt die Speiseröhre eine Einkerbung durch 3 Strukturen: Aortenbogen, linker Hauptbronchus und linker Herzvorhof. In ihren 3 Verlaufsabschnitten weist die Speiseröhre folgende topografische Beziehungen auf (◘ Abb. 2.10a–c).

Halsteil (Pars cervicalis) Im Halsbereich liegt der Oesophagus in der Medianebene und weicht bei Erreichen der Brustkorböffnung leicht nach links ab. Die Trachea und die Glandula thyroidea befinden sich unmittelbar vor ihm, die unteren Halswirbel und die Fascia praevertebralis dahinter. Auf jeder Seite wird der Oesophagus von den Aa. carotides communes und den Nn. laryngei recurrentes begleitet. Auf der linken Seite liegen die A. subclavia und das Endstück des Ductus thoracicus in seiner Nachbarschaft.

Brustteil (Pars thoracica) Der Brustteil des Oesophagus durchläuft zuerst das obere und dann das hintere untere Mediastinum. Der Oesophagus weicht am Beginn seiner Pars thoracica zunehmend von der Mittellinie nach links ab, **unterkreuzt den linken Hauptbronchus**, wird von der Aorta descendens etwas nach rechts gedrängt, wendet sich in Höhe des 8. Brustwirbels neuerlich nach links und **überkreuzt die Aorta**. In Höhe des 10. Brustwirbels erreicht er die Zwerchfellöffnung. Folgende Strukturen liegen in der Reihenfolge von kranial nach kaudal in Nachbarschaft des thorakalen Oesophagus:

- Ventral: Trachea. Der linke Hauptbronchus engt den Oesophagus ein. Das Perikard trennt den Oesophagus vom linken Vorhof.
- Dorsal: Brustwirbelsäule, Ductus thoracicus, V. azygos und ihre Zuflüsse, Aorta descendens in Nähe des Zwerchfells.
- Links: A. subclavia sinistra, Endabschnitte des Aortenbogens, N. laryngeus recurrens sinister, Ductus thoracicus, Pleura pulmonalis. Im hinteren unteren Mediastinum besteht eine Beziehung zur Aorta descendens, bevor diese dorsal vom Oesophagus durch das Zwerchfell zieht.
- Rechts: Pleura pulmonalis, V. azygos. Unterhalb des Lungenhilus bilden die

Nn. vagi den Plexus oesophageus, der auf dem Oesophagus liegt. Der N. vagus sinister nimmt hierbei eine mehr ventrale, der N. vagus dexter eine mehr dorsale Lage ein.

Bauchteil (Pars abdominalis) Der Oesophagus verläuft durch den Hiatus oesophageus (◖ Abb. 2.3), eine Öffnung, welche die Crura medialia der Pars lumbalis des Zwerchfells bilden, nach vorne. Anschließend hat er Kontakt zur Hinterfläche des linken Leberlappens (Impressio oesophagealis) und wird hier vorne und auf der linken Seite vom Bauchfell bedeckt.

Aufbau, Versorgung und radiologischer Verlauf des Oesophagus An der Speiseröhre können von innen nach außen folgende Schichten unterschieden werden: 1. Tunica mucosa mit mehrschichtig unverhorntem Plattenepithel, das unmittelbar in das Zylinderepithel des Magens übergeht, 2. Tela submucosa mit mukösen Drüsen, 3. Tunica muscularis mit einer äußeren Längs- und einer inneren Ringmuskelschicht. Die Muskulatur ist im oberen Drittel der Speiseröhre quer gestreift, in den beiden unteren Dritteln glatt, 4. Tunica serosa oder Adventitia.

Die arterielle Versorgung erfolgt über die A. thyroidea inferior, Zweige der Aorta thoracica und über die A. gastrica sinistra. Die Venen drainieren in der Pars cervicalis in die unpaare V. thyroidea inferior, in der Pars thoracica in die V. azygos und in der Pars abdominalis, in die V. azygos und die V. gastrica sinistra. Die Lymphdrainage beginnt in einem perioesophagealen Lymphgefäßgeflecht, das sich in die Nodi lymphoidei mediastinales posteriores fortsetzt. Die hinteren mediastinalen Lymphknoten drainieren in die Nodi lymphoidei supraclaviculares und in Lymphknoten in Nachbarschaft der linken Magengefäße.

2

> **Klinischer Tipp**
>
> Nicht selten tastet man einen supraklavikulären Lymphknoten bei Patienten mit fortgeschrittenem **Oesophaguskarzinom**. Der Bariumbreischluck zur Darstellung des Oesophagus ist in den Hintergrund gerückt und hat seine Indikation hauptsächlich bei Fisteln im Rahmen von Tumoren oder Vitien mit Strikturen. In der Darstellung von Oesophagustumoren stellt die **Oesophago-Gastro-Duodenoskopie (ÖGD)** den Goldstandard dar.

> **Klinik**
>
> 1. Bei einer **Oesophagoskopie** werden Messungen, die an den oberen Schneidezähnen beginnen, vorgenommen. Nach 17 cm ist der Beginn der Speiseröhre hinter dem Ringknorpel des Kehlkopfs erreicht, nach 28 cm der linke Hauptbronchus und nach 43 cm das Ende.
> 2. Die oben aufgeführten 3 Regionen stellen gleichzeitig die **Engstellen der Speiseröhre** dar. Hier klemmen sich verschluckte Fremdkörper ein oder es treten Strikturen nach dem Verschlucken ätzender Flüssigkeiten auf.
> 3. Die Anastomose zwischen den Zuflüssen der V. azygos und der V. gastrica sinistra ist von großer klinischer Bedeutung. Bei portaler Hypertension, beispielweise infolge einer **Leberzirrhose durch einen Alkoholabusus** oder nach einer **Hepatitis**, erweitern sich die Venen zu Kollateralgefäßen, **Oesophagusvarizen** genannt. Oesophagusvarizen können die Ursache einer lebensbedrohlichen Blutung sein. Möglicherweise wird die Blutung durch eine peptische Andauung

> der darüberliegenden Schleimhaut (Tunica muscosa) gefördert.
> 4. Der Oesophagus wird auf der rechten Seite nur von der V. azygos gekreuzt. Diese Seite wird daher für den **chirurgischen Zugang zur Speiseröhre** gewählt.

Entwicklung des Oesophagus

Der Oesophagus entwickelt sich aus dem distalen Teil des embryonalen Vorderdarms. Aus dem Boden des Vorderdarms entstehen auch Larynx und Trachea. Hierbei deutet sich zunächst eine Rinne (Sulcus laryngotrachealis), die sich schlauchförmig weiterentwickelt, an. Schließlich entsteht auf jeder Seite eine Knospe, die sich in die im Entstehen begriffene Lunge verzweigt.

Die enge Beziehung zwischen der Entwicklung von Oesophagus und Trachea ist die Ursache relativ häufiger Fehlbildungen. So kann der Oberteil der Speiseröhre blind enden, wohingegen sich der untere Teil in Höhe des 4. Brustwirbels mit der Trachea verbindet; dies kommt im Rahmen einer Oesophagusatresie mit tracheooesophagealer Fistel vor. Weniger häufig geht der untere Oesophagus eine Verbindung mit der Trachea ein oder die Oesophagusatresie tritt ohne Fistel zur Trachea auf. Sehr selten wird eine tracheooesophageale Fistel ohne Atresie beobachtet.

2.4.8 Aorta

Der Verlauf der Aorta lässt sich in 3 Abschnitte unterteilen (◨ Abb. 2.9):
1. Aorta ascendens: Steigt aus dem linken Ventrikel auf.
2. Arcus aortae: Verläuft in einem Bogen über die linke Lungenwurzel und die Aufteilung des Truncus pulmonalis nach dorsal.

3. Aorta descendens: Zieht an der linken Seite der Wirbelsäule abwärts durch den Brust- und Bauchraum.

Die **Aorta ascendens**, nahezu vollständig im Herzbeutel gelegen, zieht nach ihrem Ursprung aus der linken Herzkammer von links hinten unten nach rechts vorn oben. In ihrem Anfangsteil ist sie zum **Bulbus aortae**, aus dem die Aa. coronariae dextra und sinistra entspringen, aufgetrieben. Der **Arcus aortae** liegt im oberen Mediastinum und beginnt außerhalb des Herzbeutels unmittelbar kaudal vom Ursprung des Truncus brachiocephalicus. Der Endteil des Arcus aortae ist zum **Isthmus aortae** verjüngt. Aus dem Aortenbogen entspringen im oberen Mediastinum der Truncus brachiocephalicus, die A. carotis communis sinistra und die A. subclavia sinistra. Da der Aortenbogen nahezu sagittal steht, entspringen diese 3 großen Arterien nicht nebeneinander, sondern hintereinander. Die **Aorta thoracica** setzt den Arcus aortae unterhalb des Isthmus aortae fort und reicht bis zum Hiatus aorticus des Zwerchfells, wo sie in die **Aorta abdominalis** übergeht. Die Aorta thoracica hat folgende Äste:

- Aa. intercostales posteriores: 10 Arterien zu den Zwischenrippenräumen
- Rami bronchialies: Vasa privata für die Versorgung des Lungengewebes
- Rami oesophagei: Zum Oesophagus
- Rami mediastinales: Zu den Lymphknoten des hinteren Mediastinums
- Rami pericardiaci: Zur Versorgung des Herzbeutels
- Aa. phrenicae superiores: Ziehen zur Pars lumbalis des Zwerchfells

Die Aorta abdominalis zieht nach Verlassen des Hiatus aorticus bis zum 4. Lendenwirbel abwärts und teilt sich hier in die Aa. iliacae communes (Bifurcatio aortae). Sie gibt folgende Äste ab:

- Aa. phrenicae inferiores: zur Unterfläche des Zwerchfells
- Aa. lumbales: 4 Arterien für Zwerchfell, Rumpfwand und Wirbelkanal
- Aa. suprarenales mediae: Zu den Nebennieren
- Aa. renales: Zu Nieren und Nebennieren
- Aa. testiculares (ovaricae): Zu Hoden (Eierstöcken)
- Truncus coeliacus: Für Magen, Duodenum, Leber, Milz und Pankreas
- A. mesenterica superior: Versorgung von Dünn- und Dickdarm bis zur Flexura coli sinistra
- A. mesenterica inferior: Zum Endabschnitts des Dickdarms und zur teilweisen Versorgung des Mastdarms

2.4.9 Milchbrustgang (Ductus thoracicus)

Der Ductus thoracicus beginnt unterhalb des Zwerchfells als Cisterna chyli, tritt durch den Hiatus aorticus und zieht im hinteren Mediastinum auf der Brustwirbelsäule nach cranial (◘ Abb. 2.9). Die **Cisterna chyli** liegt ungefähr auf Höhe der A. mesenterica superior und oberhalb der Einmündung der V. renalis sinistra in die V. cava inferior. Am Körperspender kann die Cisterna chyli folgendermaßen gefunden werden: Man hält Crus mediale dextrum der Pars lumbalis des Zwerchfells und Aorta mit 2 Pinzetten auseinander und findet die Cisterna chyli **hinter der Aorta in Höhe des 1. Lendenwirbels** (Tillmann und Schünke 1993; Tillmann und Hirt 2022). Sie drainiert die Lymphe des Bauchraums mit dem aus den Darmzotten resorbierten Fett (Chylus) und die Lymphe der unteren Extremität, verläuft nach cranial durch den Hiatus aorticus und lässt im Brustraum den Ductus thoracicus entstehen. Der Ductus thoracicus steigt hinter dem Oesophagus und dann an seiner linken

Seite bis in Höhe des 5. Brustwirbels auf. Anschließend zieht er hinter der Karotisscheide aufwärts und über die A. subclavia wieder abwärts, um sein Mündungsgebiet am Beginn der V. brachiocephalica sinistra zu erreichen. Diese Gegend ist durch den sogenannten **Venenwinkel zwischen V. jugularis interna und V. subclavia** gekennzeichnet.

Die Trunci jugularis (Hals- und Kopfbereich), subclavius (obere Extremität) und bronchomediastinalis (Thorax) schließen sich gewöhnlich dem Ductus thoracicus an; sie können aber auch in die benachbarten Venen im unteren Halsbereich einmünden. Im Allgemeinen entsorgt der Ductus thoracicus die gesamte unterhalb des Zwerchfells fließende Lymphe und von dem darüberliegenden Bereich die linke Seite.

Auf der rechten Seite können die Trunci subclavius, jugularis und bronchomediastinalis unabhängig voneinander in die großen Venenstämme münden. Oft vereinigen sich die Trunci subclavius und jugularis zuerst zu einem Truncus lymphaticus dexter; diesem schließt sich dann der Truncus bronchomediastinalis an. Schließlich ergießen sich alle 3 Lymphstämme in die Gegend der Wurzel der V. brachiocephalica dextra, wo die Vv. jugularis interna und subclavia im rechten Venenwinkel zusammentreffen.

Klinik

1. Lymphgefäße können durch eine Infektion oder Fibrose, etwa infolge einer Infektion mit *Wuchereria Bancrofti* verlegt werden. Filarien vom Typ *Wuchereria Bancrofti* gehören zu den Nematoden (Fadenwürmer), werden durch Mücken übertragen und treten in vielen tropischen und subtropischen Gebieten, beispielsweise in den feuchten Regionen Afrikas, auf (Wiesmann 1982). Die Erkrankung äußert sich in einem **Lymphödem** der Beine und des Hodensacks. Mitunter sind auch die Lymphgefäße von Rumpf und Thorax beteiligt, was sich durch einen lymphhaltigen Aszites oder Urin sowie eine Durchtränkung der Pleura mit Lymphe äußert.

2. Der Ductus thoracicus kann auch bei einer Neck-Dissection beschädigt und sollte dann durch eine Ligatur verschlossen werden. Die Lymphe wird anschließend ihren Weg durch anastomosierende Gefäße ins Venensystem finden. Falls die Läsion unbemerkt bleibt, droht eine **Lymphfistel** im Halsbereich.

3. Bei Brustwirbelfrakturen kann es ebenfalls zu einer Zerreißung des Ductus thoracicus, der in seinem kaudalen Bereich in Nachbarschaft zur, Brustwirbelsäule verläuft, kommen. Die Folge davon ist Lymphe im Brustkorb, was als **Chylothorax** bezeichnet wird.

2.4.10 Sympathischer Grenzstrang (Truncus sympathicus)

Der Brustteil des Truncus sympathicus befindet sich beidseits der Wirbelsäule im hinteren unteren Mediastinum und zieht, bedeckt von Pleura parietalis, in Richtung Zwerchfell (◼ Abb. 2.9).

Der sympathische Grenzstrang verläuft von seinem 3 Ganglien umfassenden Halsteil nach kaudal und kreuzt anschließend den Hals der ersten Rippe, die Köpfchen der 2. bis 10. Rippe sowie die Körper des 11. und 12. Brustwirbels. Hinter dem Ligamentum arcuatum mediale passiert er das Zwerchfell und setzt sich als Truncus sympathicus im Lumbalbereich fort.

Die Ganglienkette im Brustkorb besteht aus einem Ganglion für jeden Spinalnerv. Das erste Brustganglion fusioniert häufig mit dem Ganglion cervicale inferius zum

Ganglion stellatum. Jedes Ganglion erhält einen Ramus communicans albus, der präganglionäre Fasern vom zugehörigen Spinalnerv enthält; es sendet einen Ramus communicans griseus zum Spinalnerv zurück, der sich aus postganglionären Fasern zusammensetzt.

Äste des Truncus sympathicus,
- Jeder Spinalnerv im Brustbereich erhält sympathische Fasern für die Haut.
- Postganglionäre Fasern aus den Grenzstrangabschnitten der Thorakalmarksegmente T1 bis T5 erreichen die Organe des Brustkorbs: Herz, große Gefäße, Lunge und Oesophagus.
- Die Nn. splanchnici werden überwiegend aus präganglionären Fasern der Grenzstrangsegmente T5 bis T12 gebildet. Sie durchziehen das Zwerchfell im medialen Lumbalspalt und steuern das Ganglion coeliacum sowie die Ganglia renalia an. Dort werden sie umgeschaltet und verlaufen als postganglionäre Fasern zu den Baucheingeweiden. Die Nn. splanchnici gliedern sich auf in: N. splanchnicus major (aus den Segmenten T5 bis T10), N. splanchnicus minor (aus den Segmenten T10 bis T11), N. splanchnicus imus (aus dem Segment T12). Diese Nerven liegen medial vom Truncus sympathicus auf den Brustwirbelkörpern und können unter der Pleura parietalis gesehen werden.

Klinik
1. Da es heute wirksame Medikamente gegen die schwere essenzielle Hypertonie gibt, wird die beidseitige thoraco-abdominale **Sympathektomie** nicht mehr durchgeführt. Bei dieser Operation wurde die Kette der sympathischen Ganglien zwischen den Segmenten T5 bis L2 beseitigt und die Nn. splanchnici herausgeschnitten. Da die sympathische Kontrolle nun fehlte, trat eine maximale Erweiterung des Gefäßbetts im Bauchraum ein. Als Konsequenz fiel der Blutdruck ab.
2. Ein wichtiges durch den Sympathikus vermitteltes Krankheitsbild ist die essenzielle **Hyperhidrosis palmaris et axillaris** (Schwitzer-Hände, Schwitzer-Achsel), die meistens bei jungen Patienten vorkommt. Hier wird eine **thorakoskopische Sympathektomie** in Höhe der Segmente T3/T4 sehr effizient mithilfe von Titanclips durchgeführt.
3. Eine hohe **spinale Anästhesie** führt zu einer Lähmung der sympathischen, gefäßverengenden Efferenzen vom Segment T5 an nach kaudal. Da diese präganglionären Nervenfasern zu den Bauchorganen ziehen, kommt es zu einer temporären Hypotonie (Ellis 1997).

2.5 Beurteilung von Thoraxröntgenbildern

Auch im Zeitalter der digitalen Bildgebung geben Röntgenbilder vom Thorax einen ersten Überblick über den Zustand von Lungen und Herz.

2.5.1 Radiologische Darstellung von Thorax, Lungen und Zwerchfell

Folgende Punkte sollten bei der Beurteilung jedes Thoraxröntgenbildes abgearbeitet werden (◘ Abb. 2.21):
- **Symmetrie**: Die sternalen Enden beider Schlüsselbeine sollten beidseits gleich weit von den Dornfortsätzen der Wirbelsäule entfernt sein. Die Beurteilung der Filmbelichtung beruht auf Erfahrung.

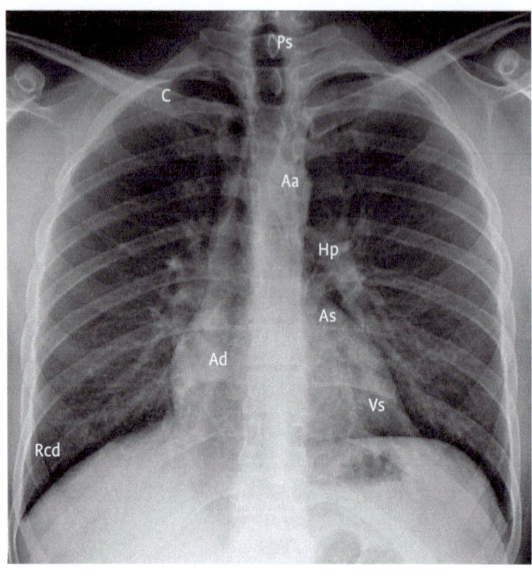

Abb. 2.21 Thoraxröntgenbild im posterior-anterioren (p. a.) Strahlengang. Aa = Arcus aortae, Ad = Atrium dextrum, As = Atrium sinistrum, C = Clavicula, Hp = Hilum pulmonis, Ps = Processus spinosus, Rcd = Recessus costodiaphragmaticus, St = Sternum Vd = Ventriculus dexter, Vs = Ventriculus sinister. (Aus Anderhuber et al. 2012)

In einem normalen Röntgenbild stellen sich die Umrisse des knöchernen Brustkorbs scharf dar. Die größeren Gefäße in den Lungenfeldern sind gut sichtbar.

- **Gesamtbeurteilung**: Abweichungen von der normalen Form des Thorax (Skoliose, Kyphose, Fassform des Brustkorbs beim Emphysem) werden vor der Beurteilung von eventuellen pathologischen Auffälligkeiten notiert.
- **Knöcherner Thorax**: Zuerst werden die Brustwirbel, dann die Rippen, beginnend beim ersten Rippenpaar, beurteilt. Bei den Rippen beginnt man am hinteren Ende und vergleicht sie mit der Rippe der Gegenseite. Schließlich beurteilt man Schlüsselbeine und Schulterblätter. Dieses Vorgehen verhindert das Übersehen von Halsrippen oder Rippenusuren bei vergrößerten arteriellen Anastomosen.
- **Kuppeln des Zwerchfells**: Der Umriss des Mediastinums muss systematisch abgesucht werden. Besondere Aufmerksamkeit erfordern die Herzform, eine

Abweichung der Lage des Mediastinums sowie Gefäße und Lymphknoten am Lungenhilus.

- **Lungenfelder**: Die Lungenfelder, sichtbar in den Interkostalräumen, werden bezüglich Seitendifferenzen miteinander verglichen. Zur Lokalisation von pathologischen Prozessen in der Lunge wird unabhängig von den Lungenlappen ein Ober-, Mittel- und Unterfeld des Lungenschattens unterschieden. Das Oberfeld reicht von der Lungenspitze bis zum vorderen Ende der 2. Rippe. Das Mittelfeld umfasst den Bezirk zwischen den vorderen Enden der 2. und 4. Rippe. Das Unterfeld reicht vom vorderen Ende der 4. Rippe bis zum Zwerchfell.
- **Abweichungen vom Normalbefund**: Bei der Einhaltung dieses Schemas wird man keine Auffälligkeiten am Brustkorb, am Mediastinum oder an der Lunge übersehen. Entdeckt man eine Auffälligkeit, so sollte sie genau beschrieben und notfalls ein zusätzliches Röntgenbild in einer anderen Ebene angefertigt werden.

2.5.2 Radiologische Darstellung des Herzens

Bei der radiologischen Darstellung des Herzens sei auf die Standardwerke der Radiologie und der Kardiologie verwiesen. Nachfolgend werden nur die wichtigen Strukturen, wie sie im posterior-anterioren (○ Abb. 2.21) und im schräg-lateralen Strahlengang auftreten, beschrieben (Leonhardt 1987a, b).

— **Herz und große Gefäße im posterior-anterioren Strahlengang**: Dabei steht der Patient frontal mit der Brust zum Röntgenschirm. Der größere Teil des Mediastinalschattens auf anterior-posterioren Röntgenbildern wird vom Herz und den großen Gefäßen gebildet. Diese Strukturen werden, wie nachfolgend geschildert, begutachtet.

— **Größe und Form des Herzens**: Der transversale Durchmesser des Herzens sollte die Hälfte der gesamten Thoraxbreite nicht überschreiten. Dabei muss aber auch die Variationsbreite des Körperbaus und der Herzlage berücksichtigt werden. Die Form des Herzschattens steht in erheblichem Ausmaß mit der Position des Herzens in Zusammenhang. Der Herzschatten ist lang und schmal bei einem vertikal orientierten Herz, er ist breit und abgerundet bei einem mehr horizontal orientierten Herz.

— **Herzumriss**: Der Reihe nach wird jede Seite des Herzschattens untersucht. Die rechte Seite des Herzschattens wird von kranial nach kaudal durch die V. brachiocephalica dextra, die V. cava superior und den rechten Vorhof gebildet. Unmittelbar oberhalb des Herzens weist die linke Seite des Mediastinalschattens einen knopfartigen Vorsprung, der dem Arcus aortae entspricht, auf. Darunter wölben sich von kranial nach kaudal der Truncus pulmonalis (Infundibulum des rechten Ventrikels), das linke Herzohr und der linke Ventrikel vor. Die kaudale Grenze des Herzschattens lässt sich normalerweise röntgenologisch nicht nachweisen, da der Herzschatten direkt in den Leberschatten übergeht. Ziemlich genau findet man die Grenze jedoch, wenn man die Herzspitze durch eine nach kaudal leicht konvexe Linie mit dem rechten Herzzwerchfellwinkel verbindet (Hafferl 1953). Der Röntgenschatten der Herzunterseite geht in denjenigen des Zwerchfells über. Auf jeder Seite werden die beiden Schatten durch den klar abgrenzbaren Angulus cardiophrenicus getrennt.

— **Linker schräger Strahlengang**: Dabei steht der Patient um 45° verdreht, die rechte Schulter nach vorne, in der sogenannten „Fechterstellung". In dieser Ansicht wird der größte Teil des Mediastinalschattens vom rechten und linken Ventrikel gebildet. Darüber kann man den Arcus aortae und den Truncus pulmonalis in Nachbarschaft zur strahlendurchlässigen Luftröhre sehen.

— **Rechter schräger Strahlengang**: Dabei steht der Patient um 45° verdreht, die linke Schulter nach vorne, in der sogenannten „Boxerstellung". In dieser Ansicht dominiert der rechte Ventrikel. Zusätzlich sollte man die Größe des linken Vorhofs, dessen Hinterwand in der oberen Hälfte der Herzschattenhinterkante sichtbar ist, beurteilen. Diese Landmarke stellt sich noch besser dar, wenn man dem Patienten Bariumbrei zu schlucken gibt. Durch einen vergrößerten linken Vorhof wird der Oesophagus eingekerbt.

2.6 Analyse von Computer- und Magnetresonanztomogrammen des Thorax

Horizontalschnitte durch den Thorax in Höhe der Brustwirbel 3, 4, 6 und 7 erfassen von dorsal nach ventral wichtige Organe und Leitstrukturen (Braune 1875; Corning

1946), die für die Beurteilung von Computer- und Magnetresonanztomogrammen Anhaltspunkte geben (Abb. 2.10a–c).

- **3. Brustwirbel**: Rechts: Lunge, V. brachiocephalica, N. phrenicus. Mittig: Trachea mit beiden Nn. laryngei recurrentes, Truncus brachiocephalicus, V. thyroidea ima. Links: Lunge, Oesophagus, A. subclavia, A. vertebralis, A. carotis communis, V. brachiocephalica.
- **4. Brustwirbel**: Rechts: Lunge, Truncus sympathicus, V. azygos, V. cava superior. Mittig: Oesophagus, Ductus thoracicus, Bifurcatio tracheae, Nn. laryngei recurrentes. Links: Truncus sympathicus, V. hemiazygos accessoria, Arcus aortae. Leitstrukturen in der Ebene des 4. Brustwirbels sind also die Bifurcatio tracheae und der Aortenbogen.
- **6. Brustwirbel**: Rechts: Lunge mit Fissura obliqua, Truncus sympathicus, V. azygos, Hauptbronchus, V. cava superior. Mittig: Oesophagus, N. vagus dexter, Ramus dexter der A. pulmonalis, Aorten- und Pulmonalklappe. Links: Lunge mit Fissura obliqua, Aorta thoracica, N. vagus sinister, Hauptbronchus. Leitstrukturen in der Ebene des 6. Brustwirbels sind die beiden Hauptbronchi.
- **7. Brustwirbel**: Rechts: Lunge mit Fissura obliqua und horizontalis, N. phrenicus. Mittig: Oesophagus, N. vagus dexter, Ductus thoracicus, Aorta thoracica, N. vagus sinister, rechter Vorhof, Mitralklappe, Trikuspidalklappe, rechter Ventrikel. Links: Lunge mit Fissura obliqua, N. phrenicus, linker Ventrikel. Leitstruktur in der Ebene des 7. Brustwirbels ist der muskelstarke linke Ventrikel.

2.7 Zusammenfassung

- Für den Ansatz der 2. Rippe gibt der Angulus sterni Ludovici einen Anhaltspunkt. Von hier aus können die Rippen abgezählt werden und die Lage der Interkostalräume lässt sich festlegen, was beim Anlegen der EKG-Elektroden hilfreich ist.
- Die Pleura parietalis (Rippenfell) ist mit der Innenfläche der Brustwand verwachsen, sie ist schmerzempfindlich. Die Pleura visceralis ist fest mit der Lungenoberfläche verwachsen, sie ist nicht schmerzempfindlich.
- Die klinisch wichtigen unteren Lungengrenzen projizieren sich auf folgende Rippen: 6. (7.) Rippe: Mittlere Klavikularlinie, 8. (9.) Rippe: Mittlere Axillarlinie, 10. (11.) Rippe: Skapularlinie, und 11. (12.) Rippe: Paravertebrallinie.
- Der Hiatus oesophageus des Zwerchfells liegt in Höhe des 10., der Hiatus aorticus auf Höhe des 12. Brustwirbels.
- Bei einer axialen Gleithernie gleitet die Kardia mit ihrer Bauchfellbedeckung ohne echten Bruchsack und nur temporär in den Brustraum. Bei einer paraoesophagealen Hernie – einer echten Hernie mit Bruchsack – behält die Kardia ihre normale Lage, jedoch verlagert sich der Magenfundus am abdominalen Oesophagus vorbei in den Brustraum.
- Das Zwerchfell entwickelt sich aus 4 Teilen: 1. Septum transversum (bindegewebiger Teil), 2. Dorsales zum Oesophagus gehöriges Mesenterium, 3. Randbereich aus der Rumpfwand, 4. Membranae pleuroparietales, welche Brust- und Bauchhöhle voneinander trennen.
- Die rechte Lunge besteht aus einem Ober-, Mittel- und Unterlappen; sie hat 10 Segmentbronchien. Die linke Lunge besteht aus einem Ober- und Unterlappen, sie hat häufig nur 9 Segmentbronchien, da der zum Herzen gewandte 7. Segmentbronchus fehlt.
- Die makroskopisch verfolgbare Lungenentwicklung beginnt am 26. Tag mit dem Auftreten der Laryngotrachealrinne am Boden des embryonalen Vorderdarms. Unter mikroskopischen Gesichts-

punkten unterscheidet man eine pseudoglanduläre, eine kanalikuläre, eine sakkuläre und eine alveoläre Phase. Die Synthese des Surfactant-Faktors in den Lungenalveolen beginnt um die 26. Schwangerschaftswoche. Ein Neugeborenes hat ca. 50 Mio. Alveolen. Erst im 8. Lebensjahr wird die endgültige Alveolenzahl, die bei 300 Mio. liegt, erreicht. Die Unreife der frühkindlichen Lunge spielt für den Ablauf von Infektionskrankheiten sicherlich eine Rolle.

- Bei einem Vorderwandinfarkt infolge eines Verschlusses des Ramus interventricularis anterior der linken Herzkranzarterie sind die Schmerzen in der Regel hinter dem Brustbein zu spüren und strahlen typischerweise in den linken Arm oder in den Kieferbereich aus.
- Bei einem Hinterwandinfarkt, verursacht durch einen Verschluss der rechten Herzkranzarterie, strahlen die Schmerzen häufig in Richtung Bauchraum aus.
- Trikuspidal- und Mitralklappe sind Segelklappen. Während der Systole verhindern die Segel den Rückstrom des Blutes in die Vorhöfe. Pulmonal- und Aortenklappe sind Taschenklappen. Während der Diastole verhindern die halbmondförmigen Taschen den Rückfall der Blutsäule in die Kammern.
- Die Auskultationsstellen für die Trikuspidal- und Mitralklappe befinden sich im 4. Interkostalraum rechts bzw. im 5. Interkostalraum links. Pulmonal- und Aortenklappe werden im 2. Interkostalraum links bzw. im 2. Interkostalraum rechts auskultiert.
- Die Aortenklappenstenose stellt den häufigsten behandlungsbedürftigen Herzklappenfehler dar. Typische Symptome sind: Dyspnoe, Angina pectoris und Synkopen.
- Bei der Mitralklappeninsuffizienz, dem zweithäufigsten Herzklappenvitium nach der Aortenklappenstenose, kommt es zu einer Volumenbelastung des linken Vorhofs. Typische Symptome sind: Belastungsdyspnoe, Arrhythmien, periphere Ödeme und nächtlicher Reizhusten.
- Der Sinusknoten wird gewöhnlich von der rechten Herzkranzarterie versorgt.
- Die embryonale Herzanlage hat ihren primären Sitz am Kopfende des Embryos und tritt im Bereich der kardiogenen Zone bei 18 bis 19 Tage alten Embryonen in Erscheinung. Am Anfang der 4. Woche besteht das primitive Herz aus einem Schlauch mit folgenden Abschnitten: Sinus venosus, Atrium, embryonaler Ventrikel, Bulbus cordis, Conus arteriosus und Truncus arteriosus. Durch eine Abknickung des Schlauches kommt das kaudale, venöses Blut aufnehmende Ende hinter das kraniale, den Ursprung von Arterien beinhaltende Ende. Gemeinsamer Vorhof und gemeinsame Kammer werden durch das Endokardkissen getrennt. Um den 28. Tag erfolgt die Zweiteilung des gemeinsamen Vorhofs durch folgende Ereignisse: Septum primum mit temporärem Foramen primum und bleibendem zentralen Foramen secundum, Septum secundum zum kulissenartigen Verschluss des Foramen secundum. Am Übergang 4./5. Woche beginnt die Zweiteilung der gemeinsamen Kammer durch ein Septum intermusculare. Am Übergang 6./7. Woche unterteilt ein spiralig verlaufendes Septum aorticopulmonale den Truncus arteriosus in Aorta und Truncus pulmonalis.
- Durch die Rückbildung der Kiemenbogenarterien entstehen folgende Strukturen: A. carotis communis, Truncus brachiocephalicus, Aa. subclaviae, Aortenbogen, Aa. pulmonales, Ductus arteriosus (Botalli).
- Der Oesophagus weicht am Beginn seines Verlaufs im Brustraum zunehmend von der Mittellinie nach links ab, unterkreuzt den linken Hauptbronchus, wird von der Aorta descendens etwas nach rechts gedrängt, wendet sich in Höhe des

8. Brustwirbels neuerlich nach links und überkreuzt die Aorta. In Höhe des 10. Brustwirbels erreicht er die Zwerchfellöffnung.
- Der Oesophagus entwickelt sich aus dem distalen Teil des embryonalen Vorderdarms, aus dessen Boden auch Larynx und Trachea entstehen. Im Rahmen einer relativ häufigen Fehlbildung kann der Oberteil der Speiseröhre blind enden, wohingegen sich der untere Teil in Höhe von T4 mit der Trachea verbindet.
- Bei der Analyse von Thoraxröntgenbildern werden die Lungenfelder, sichtbar in den Interkostalräumen, bezüglich Seitendifferenzen miteinander verglichen.
- Bei der Analyse von Computer- und Magnetresonanztomogrammen des Thorax werden wichtige Leitstrukturen in Höhe folgender Brustwirbelkörper erfasst: 4. Brustwirbel: Bifurcatio tracheae und Aortenbogen, 6. Brustwirbel: beide Hauptbronchi, 7. Brustwirbel: Muskelstarke linke Herzkammer.

Literatur

Anderhuber F, Pera F, Streicher J. Waldeyer – Anatomie des Menschen. Berlin/Boston: De Gruyter; 2012. S. 155, 440, 441, 444, 463, 464, 465, 466, 479, 488, 492, 497, 501.

Benner KU, Snell RS. Klinische Anatomie. Augsburg: Weltbild Verlag GmbH; 1995. S. 21, 77.

Braune W. Topographisch-anatomischer Atlas. Leipzig: Verlag von Veit & Comp; 1875. S. 79–108.

Claassen H, Kampen WU, Kirsch T. Localization of type I and II collagen during development of human first rib cartilage. Anat Embryol. 1995;19:329–34.

Claassen H, Kampen WU, Kirsch T. Localization of collagens and alkaline phosphatase activity during mineralization and ossifcation of human first rib cartilage. Histochem Cell Biol. 1996;105:213–9.

Corning HK. Lehrbuch der topographischen Anatomie. Berlin: Springer; 1946. S. 331–8.

Drenckhahn D. Herz. In: Drenckhahn D, Herausgeber. Benninghoff – Drenckhahn, Anatomie, Bd. 2. München: Urban & Fischer/Elsevier; 2004. S. 45, 46, 48.

Ellis H. Clinical anatomy. Oxford: Blackwell Science Ltd; 1997. S. 3, 52.

Eppinger M, Müller M. Pädiatrie für Studium und Praxis. Breisach: Medizinische Verlags- und Informationsdienste; 2021. S. 214–41.

Hafferl A. Lehrbuch der topographischen Anatomie, Bd. 318. Berlin/Göttingen/Heidelberg: Springer; 1953. S. 347.

Huzly A. Thoraxchirurgie. In: Durst J, Rohen JW, Herausgeber. Chirurgische Operationslehre. Stuttgart/New York: Schattauer; 1991. S. 241–97.

Hyrtl J. Handbuch der topographischen Anatomie. Wien: Wilhelm Braumüller; 1857. S. 427.

Kaiser D. Eingriffe bei Erkrankungen des Lungen und des Bronchialsystems sowie der Pleura. In: Gschnitzer F, Herausgeber. Breitner, Chirurgische Operationslehre, Bd. II, Chirurgie des Thorax. München/Wien/Baltimore: Urban & Schwarzenberg; 2014. S. 28–31.

Kochsiek K, Schanzenbächer P. Akuter Myokardinfarkt. In: Classen M, Diehl V, Kochsiek K, Herausgeber. Innere Medizin. München/Wien/Baltimore: Urban & Schwarzenberg; 1998. S. 1124–31.

Leonhard H. Atmungssystem. In: Leonhard H, Tillmann B, Töndury G, Zilles K, Herausgeber. Rauber-Kopsch, Anatomie des Menschen, Bd. II, Innere Organe. Stuttgart/New York: Thieme; 1987a. S. 180–1.

Leonhard H. Kreislaufsystem. In: Leonhard H, Tillmann B, Töndury G, Zilles K, Herausgeber. Rauber-Kopsch, Anatomie des Menschen, Bd. II, Innere Organe. Stuttgart/New York: Thieme; 1987b. S. 68–72.

Liem T, Tsolodimos C. Osteopathie. Stuttart: Trias Verlag in Georg Thieme Verlag KG; 2016. S. 48–49, 164.

Loeweneck H. Diagnostische Anatomie. Berlin/Heidelberg/New York: Springer; 1981. S. 52.

Maaßen W. Chirurgie des Mediastinums einschließlich Trachea und Bifurkation. In: Gschnitzer F, Herausgeber. Breitner, Chirurgische Operationslehre, Bd. II, Chirurgie des Thorax. München/Wien/Baltimore: Urban & Schwarzenberg; 2014. S. 169.

Moore KL, Persaud TVN, Torchia MG. Embryologie. München: Elsevier/Urban & Fischer; 2013. 263–275, 361–417.

Rohen JW. Topographische Anatomie. Stuttgart/New York: Schattauer; 1975. 101–102, 110.

Sadler TW. Medizinische Embryologie. Stuttgart/New York: Thieme; 2008. S. 232–4.

Schiebler TH, Korf HW. Anatomie. Heidelberg: Steinkopff-Verlag; 2007. S. 261, 279, 295.

Schumacher GH, Aumüller G. Topographische Anatomie des Menschen. München/Jena: Urban & Schwarzenberg; 2004. S. 172–173, 190, 202, 203.

Tillmann BN. Atlas der Anatomie. Heidelberg: Springer; 2017. S. 266, 279, 289.

Tillmann BN, Hirt B. Präpkurs Anatomie. Berlin: Springer; 2022. S. 355–373, 436–338.

Tillmann BN, Schünke M. Taschenatlas zum Präparierkurs. Stuttgart/New York: Thieme; 1993. S. 206–217, 232.

Wiesmann E. Medizinische Mikrobiologie. Stuttgart/New York: Thieme; 1982. S. 453–9.

Bauchwand und Bauchhöhle (Cavitas abdominis)

Inhaltsverzeichnis

3.1   **Oberflächenanatomie und Landmarken – 89**
3.1.1   Landmarken in Höhe bestimmter Wirbel – 91
3.1.2   Landmarken wichtiger Organe der Bauchhöhle – 91

3.2   **Faszien und Muskeln der Bauchwand – 92**
3.2.1   Faszien der Bauchwand – 92
3.2.2   Muskeln auf der rechten und linken Seite der vorderen Bauchwand – 93
3.2.3   Chirurgische Schnittführungen am Bauch – 95
3.2.4   Leistenkanal (Canalis inguinalis) – 98

3.3   **Bauchfellhöhle (Cavitas peritonealis) – 101**
3.3.1   Bauchfell (Peritoneum) – 101
3.3.2   Begriffserklärungen – 103
3.3.3   Entwicklung des Bauchsitus – 103
3.3.4   Bauchfelltaschen und -buchten (Recessus und Fossae peritonei) – 109
3.3.5   Lage der Bauchorgane zum Peritoneum – 110

3.4   **Magen-Darm-Trakt – 110**
3.4.1   Magen (Gaster, Ventriculus) – 110
3.4.2   Zwölffingerdarm (Duodenum) – 116
3.4.3   Dünndarm (Intestinum tenue) – 117
3.4.4   Dickdarm (Intestinum crassum) – 118
3.4.5   Wurmfortsatz (Appendix vermiformis) – 120
3.4.6   Arterielle Versorgung des Magen-Darm-Trakts – 122
3.4.7   Portales Venensystem – 123
3.4.8   Lymphabfluss des Magen-Darm-Traktes – 125

© Der/die Autor(en), exklusiv lizenziert an Springer-Verlag GmbH, DE, ein Teil von Springer Nature 2026
H. Claassen, *Anatomie*, https://doi.org/10.1007/978-3-662-72765-2_3

3.4.9 Histologischer Aufbau des Magen-Darm-Traktes – 126
3.4.10 Entwicklung des Darmes – 127
3.4.11 Organe des Oberbauches – 129
3.4.12 Niere und ableitende Harnwege – 140
3.4.13 Hintere Bauchwand – 150

3.5 Zusammenfassung – 154

Literatur – 157

Dieses Kapitel wendet sich an den Bauchchirurgen, den Internisten mit gastroenterologischer Spezialisierung sowie den Urologen und den Gynäkologen. Bauchoperationen werden heute oft minimalinvasiv im Rahmen einer Laparoskopie durchgeführt. Ein größerer, übersichtlicherer Zugang wird durch die klassischen Schnittoperationen erreicht. Gastroskop und Koloskop kommen unter anderem bei Vorsorgeuntersuchungen sowie für diverse diagnostische und therapeutische Fragestellungen des Magen-Darm-Trakts zur Anwendung und sind aus dem internistischen Alltag nicht mehr wegzudenken.

Im Präparierkurs wurde die Bauchhöhle durch vom Nabel ausgehende Schnitte, die zur Bildung von sternförmigen, wegklappbaren Lappen führten, eröffnet. Man hatte das Ligamentum teres hepatis vom Nabel zur Leber verfolgt. Schon hier musste auf Verwachsungen von Omentum majus, Magen und Darmschlingen mit der vorderen Bauchwand geachtet werden. Ansonsten wurde beispielsweise leicht ein Loch in den Magen gerissen. Falls eine **portale Hypertension (zum Beispiel bei Leberzirrhose)** bestand, konnte es vorkommen, dass sich im Bereich des Ligamentum teres hepatis wiedereröffnete venöse Gefäße befanden, welche dann auch leicht verletzt werden konnten. Nach Eröffnung der Bauchhöhle galt es, die Lage der Organe zu studieren, aber vor allem auch die peritonealen Falten und Buchten (Recessus) einschließlich der Bursa omentalis auszutasten. Vor Herausnahme des Oberbauchpakets mussten die Aufhängebänder der Milz ertastet werden (Tillmann und Schünke 1993; Tillmann und Hirt 2022).

Der Bauchraum wird oben vom Zwerchfell und unten von einer Ebene, die in Höhe der Linea terminalis pelvis (Grenzlinie zwischen großem und kleinem Becken) liegt, begrenzt. An der Außenfläche bildet die Obergrenze eine Linie, die von der Basis des Processus xiphoideus sterni, den Rippenbögen folgend, die Spitze der untersten Rippen berührt und von hier zur Wirbelsäule zieht. Die Untergrenze wird dargestellt durch die Cristae iliacae (Darmbeinkämme), die Spinae iliacae anteriores superiores (vordere obere Darmbeinstachel), die den Ligamenta inguinalia (Leistenbänder) entsprechenden Sulci inguinales (Leistenbeugen) und durch den Oberrand der Symphyse.

3.1 Oberflächenanatomie und Landmarken

Folgende Landmarken können an der vorderen Rumpfwand identifiziert werden (◘ Abb. 3.1): Der Processus xiphoideus ist ventral in der Mitte der unteren Brustkorböffnung zu tasten. Der Rippenbogen erstreckt sich vom 7. Rippenknorpel am Processus xiphoideus bis zur Spitze der 12. Rippe; letztere ist oft schwer palpierbar.

> Der Rippenbogen weist an der Spitze des 9. Rippenknorpels eine Stufe auf und kann somit leicht aufgesucht werden.

Der Beckenkamm (Crista iliaca) erstreckt sich vorne von der Spina iliaca anterior superior bis zum Tuberculum pubicum. Am vorderen, oberen Darmbeinstachel entspringt auch das Ligamentum inguinale (Pouparti), das abwärts und nach innen zum Schambeinhöcker zieht. Der Schambeinhöcker dient dem M. adductor longus als Ursprung und kann leicht identifiziert werden, wenn seine Sehne bei abgespreiztem und außenrotiertem Oberschenkel nach kranial verfolgt wird.

Der Ductus deferens (Samenleiter) kann leicht zwischen Daumen und Zeigefinger im Halsbereich des Hodensacks gefühlt werden. Er verläuft aufwärts und medial am Tuberculum pubicum vorbei, um zum Anulus inguinalis superficialis (äußerer Leistenring) zu gelangen. Der äußere Leistenring kann gefühlt werden, wenn man die Hodenhaut am Beginn des Hodensacks mit der Fingerspitze einstülpt.

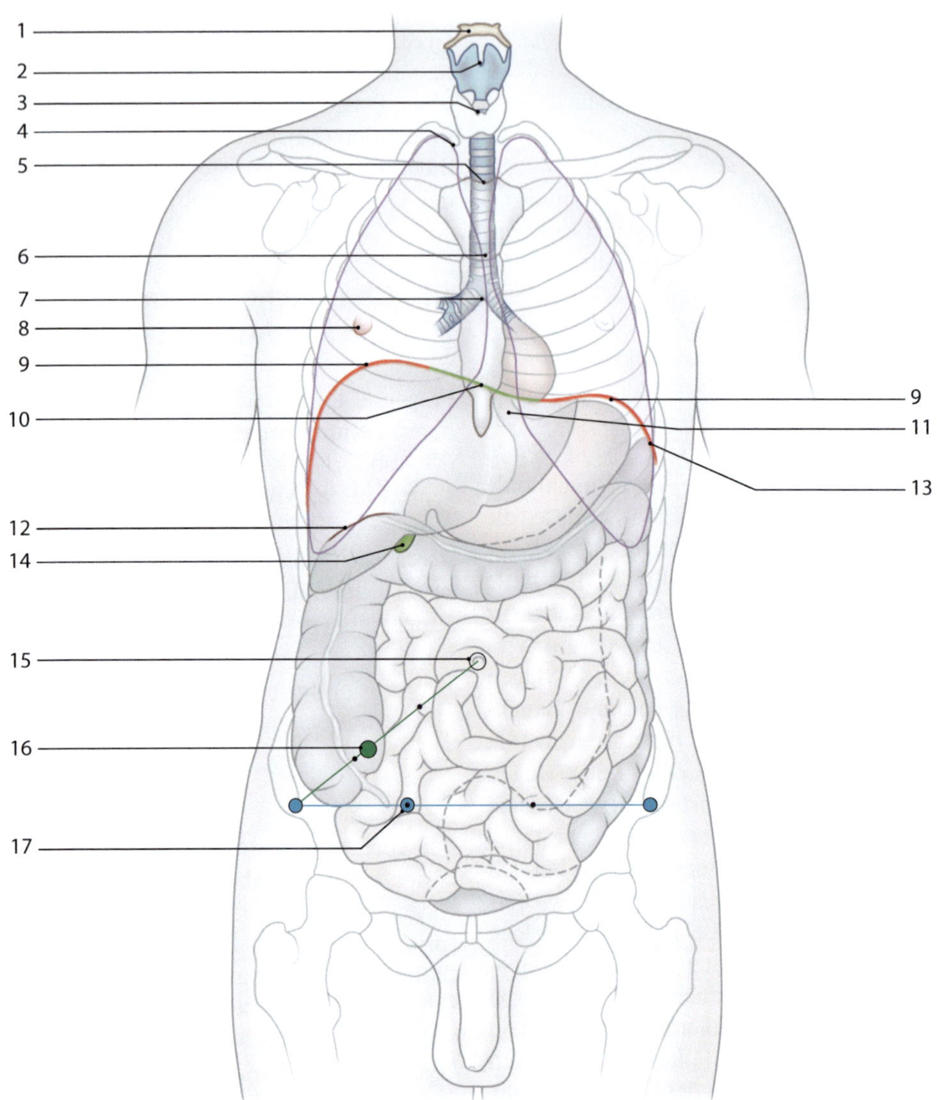

■ **Abb. 3.1** Wirbelkörper als anatomische Landmarken zur Lokalisation von Organen und Strukturen am ventralen Rumpf. (Aus Tillmann 2017) 1=Zungenbeinkörper (Os hyoideum) in Höhe des 3. Halswirbelkörpers, 2=Incisura thyreoidea und Prominentia laryngea („Adamsapfel" beim Mann) in Höhe des 5. Halswirbelkörpers, 3=Bogen des Ringknorpels in Höhe des 6. Halswirbelkörpers, am Übergang des Pharynx in den Oesophagus, 4=Ganglion cervicothoracicum (stellatum) auf dem Kopf der 1. Rippe, etwas oberhalb des Schlüsselbeins, 5=Incisura jugularis am Oberrand des Manubrium sterni (Drosselgrube) in Höhe des 2. Brustwirbelkörpers, 6=Angulus sterni Ludovici als Anhaltspunkt für den Ansatz der 2. Rippe am Sternum (hilfreich beim Anlegen der EKG-Elektroden), 7=Bifurcatio tracheae projiziert sich auf den Sternalansatz der 3. Rippe (in Höhe des 2. Interkostalraumes und des 4. Brustwirbelkörpers), 8=Brustwarzen beim Mann in der Medioklavikularlinie in Höhe der 4. Rippe (4. Interkostalraum, Th4), 9=Zwerchfellkuppel in maximaler Exspiration, rechts in Höhe des 4. Interkostalraumes, links in Höhe des 5. Interkostalraumes, 10=Herzsattel (Centrum tendineum des Zwerchfells) in Höhe des 10. Brustwirbelkörpers, 11=Cardia des

(Fortsetzung)

Erkrankungen der Bauch- und Beckenorgane gehen häufig mit Bauchschmerzen einher, die diffus oder lokalisiert auftreten können. Zur Befunderhebung und ärztlichen Verständigung spielt daher die regionale Gliederung der Bauch- und Beckenoberfläche eine wichtige Rolle. Die Bauchoberfläche gliedert sich in folgende 9 Regionen, zu denen Bauch- und zum Teil Beckeneingeweide in Beziehung stehen:

- Rechte und linke Regio epigastrica
- Mittige Regio hypochondriaca
- Rechte und linke Regio lateralis
- Mittige Regio umbilicalis
- Rechte und linke Regio inguinalis
- Mittige Regio pubica

3.1.1 Landmarken in Höhe bestimmter Wirbel

Folgende Strukturen werden in einer Ebene mit den Wirbelkörpern der Hals (C)-, Brust (T)- und Lendenwirbelsäule (L) angetroffen (◘ Abb. 3.1):

- T9: Processus xiphoideus des Brustbeins.
- L1: Die **transpylorische Ebene** liegt auf halbem Weg zwischen der Drosselgrube und dem Schambein oder eine Handbreit unter dem Processus xiphoideus. Diese Ebene verläuft durch den Pylorus, den Hals des Pankreas, die Flexura duodenojejunalis, den Fundus der Gallenblase, die Spitze des 9. Rippenknorpels (als Stufe fühlbar) und den Hilus beider Nieren. In dieser Gegend läuft auch das Rückenmark aus.

- L3: Ebene unterhalb der Rippen, entsprechend dem Unterrand der 10. Rippe. Hier liegt die Bodenfläche des Brustkorbs.
- L4: Ebene durch die beiden Darmbeine. Hier trifft man die Teilung der Bauchaorta an. Da das Rückenmark (Medulla spinalis) ungefähr in Höhe des 2. Lendenwirbels endet, ist diese Markierung als Anhaltspunkt für eine Lumbalpunktion zur diagnostischen Entnahme von Liquor cerebrospinalis geeignet.
- Der Nabel ist eine inkonstante Landmarke. Bei normalgewichtigen Erwachsenen liegt er zwischen den Lendenwirbeln L3 und L4. Bei Kindern und bei übergewichtigen Personen ist er tiefer anzusetzen.

3.1.2 Landmarken wichtiger Organe der Bauchhöhle

Die Organe der Bauchhöhle haben eine inkonstante Lage. Dennoch sind die nachfolgend beschriebenen topografischen Anhaltspunkte für ihre Auffindung hilfreich (◘ Abb. 3.1).

- **Leber**: Die Unterkante der Leber folgt einer Linie, welche die Spitze der rechten 10. Rippe mit einem Punkt unterhalb der linken Brustwarze verbindet. Unter Einbeziehung weiterer Landmarken verläuft der Leberunterrand in der Axillarlinie etwa mit dem Rippenbogen, kreuzt diesen im Schnittpunkt der Medioklavikularlinie mit der 8. Rippe und zieht schräg durch die Regio epigastrica zur Höhe des linken 5. Rippenknorpels (Leonhardt 1987). Die Unterkante ist besonders bei

◘ **Abb. 3.1** (Fortsetzung) Magens, linkseitig zwischen Processus xiphoieus und dem Knorpel des Rippenbogens (im Costoxiphoidalwinkel), 12=rechte Colonflexur (berührt die Eingeweidefläche der Leber in der Impressio colica) in der Medioklavikularlinie in Höhe des 7. Interkostalraumes, 13=linke Colonflexur (berührt die Eingeweidefläche der Milz) in der Medioklavikularlinie in Höhe des 6. Interkostalraumes, 14=Lage der Gallenblase am rechten Rippenbogen medial vom Rippenknorpel der 9. Rippe, 15=Nabel in Höhe des 4. Lendenwirbels (Dermatom Th10), 16=Lage des Caecum in der Projektion des McBurney-Punktes; dieser liegt etwas nabelwärts vom lateralen Drittelpunkt der Verbindungslinie zwischen Spina iliaca anterior superior dextra und Nabel (Monro-Linie), 17=Der Lanz-Punkt liegt auf dem rechtsseitigen Drittelpunkt der Verbindungslinie der beiden Spinae iliacae anteriores superiores (Interspinallinie). Druckschmerzhaftigkeit im Bereich des McBurney-Punktes oder des Lanz-Punktes bei Wurmfortsatzentzündung (Appendicitis)

tiefer Einatmung und entspannten Bauchdecken zu tasten. Die Obergrenze der Leber folgt einer Linie durch 2, etwas unterhalb der beiden Brustwarzen lokalisierten Punkte. Unter Einbeziehung zusätzlicher Landmarken entspricht die Leberobergrenze dem Stand der Zwerchfellkuppel. Sie reicht rechts etwas weiter nach kranial als links – bei Exspiration rechts bis zum 4. Interkostalraum vorne, links bis zur Knorpel-Knochen-Grenze der 5. Rippe (Leonhardt 1987).

— **Milz**: Die Milz wird dorsal an der Innenseite der 9. bis 11. Rippe angetroffen.

— **Gallenblase** Der Fundus der Gallenblase entspricht einem Punkt, an dem sich die Seitenkante des M. rectus abdominis mit dem Rippenbogen schneidet. Dieser Punkt fällt mit der Spitze des 9. Rippenknorpels zusammen. Die Stelle ist durch eine tastbare Stufe aufzufinden.

— **Pankreas**: Die Radix des Mesocolon transversum, die meistens zwischen 1. und 2. Lendenwirbel verläuft, liegt zugleich etwa in Höhe des Pylorus. Die „**transpylorische Ebene**" ist eine wichtige topografische Marke. Sie definiert die Stelle, an welcher der Pankreaskörper die Wirbelsäule überquert und sich dabei als **Tuber omentale** gegen die Bursa omentalis vorbuckelt. Ausgehend von dieser Landmarke erstreckt sich das Caput pancreatis nach unten und zur rechten Seite, Corpus und Cauda pancreatis verlaufen nach oben und links.

— **Aorta**: Die Bauchaorta endet etwas links der Mittellinie auf Höhe der Darmbeinkämme (Lendenwirbel 4). Eine pulsierende Anschwellung unterhalb dieser Ebene kann ein Aneurysma der A. iliaca communis, jedoch kein Aortenaneurysma sein.

— **Niere**: Der Unterpol einer normal großen rechten Niere kann bei schlanken Patienten ertastet werden. Vorne, auf Höhe der transpylorischen Ebene und ungefähr 4 fingerbreit von der Mittellinie, trifft man den Hilus der rechten Niere an. Hinten liegt der Oberpol der rechten Niere in der Tiefe vor der 12. Rippe. Die rechte Niere liegt gewöhnlich ca. 2,5 cm tiefer als die linke Niere. Mithilfe dieser Landmarken kann man die Lage beider Nieren auf die vordere und hintere Bauchwand projizieren.

— Ferner kann man bei einem schlanken Patienten den Unterrand der Leber, den Unterpol der rechten Niere, die Aorta, das Caecum und das Colon sigmoideum palpieren.

3.2 Faszien und Muskeln der Bauchwand

3.2.1 Faszien der Bauchwand

Der Rumpf wird nur von einer dünnen, oberflächlichen Faszie überkleidet. Eine feste Faszie gibt es nicht. Ansonsten wäre wohl eine Ausdehnung des Brustkorbs bei tiefer Inspiration behindert. Im unteren Bauchbereich treten eine oberflächliche Fettschicht (Camper-Faszie, Steinke 2018) und darunter eine Bindegewebsschicht (Scarpa-Faszie, Steinke 2018) auf. Die Fettschicht steht mit der oberflächlichen Fettschicht des übrigen Körpers in Verbindung. Die Bindegewebsschicht verschmilzt mit der festen Oberschenkelfaszie, erstreckt sich weiter in Penis und Skrotum (Labia majora) und endet im Damm als Coll-Faszie (Fascia perinei superficialis). In der Dammgegend ist die Bindegewebsschicht am Dammkörper und seiner bindegewebigen Grundlage sowie seitlich an den Schambeinästen und an den Sitzbeinen befestigt. Daher führt eine Ruptur des Bulbus urethralis zu einem **Austritt von Blut und Urin in Skrotum, Damm und Penis**; von hier aus breitet sich die Blutung unterhalb der Faszie in den Unterbauch aus. Das Blut breitet sich jedoch nicht ins Bein aus, da die Bauchdeckenfaszie in die feste Oberschenkelfaszie übergeht.

Nervale Versorgung Die nervale Versorgung der Bauchmuskulatur und der darüberliegenden Haut kommt aus den Rückenmarksegmenten T7 bis L1. Die Verteilung der Nerven kann man sich besser vorstellen, wenn man berücksichtigt, dass der Nabel vom Segment T10, Leiste und Hoden aus dem Segment L1 versorgt werden. Dem Rückenmarksegment L1 sind die Nn. ilioinguinalis und iliohypogastricus zugeordnet.

3.2.2　Muskeln auf der rechten und linken Seite der vorderen Bauchwand

Der Verlauf der Bauchmuskeln ist für die Planung von Schnitten bei Bauchoperationen wichtig (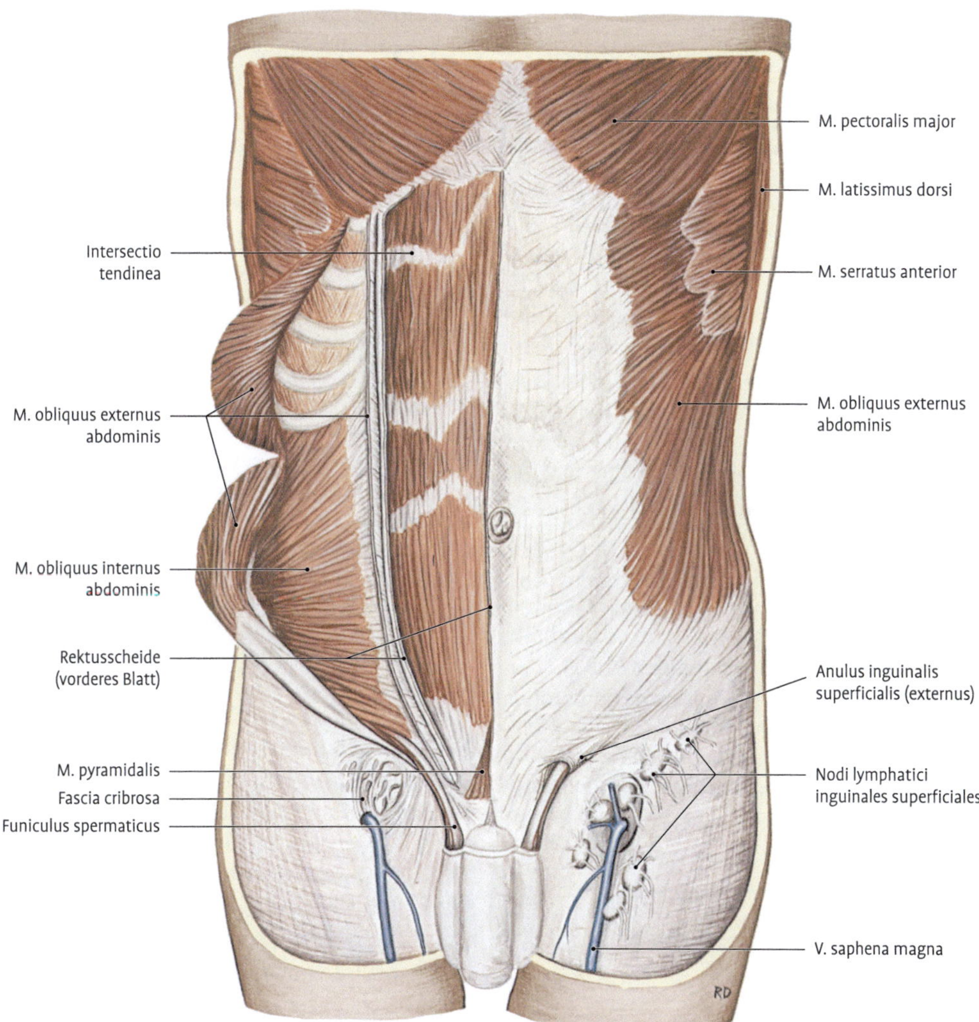 Abb. 3.2).

◼ **Abb. 3.2**　Bauchmuskulatur. Auf der rechten Seite wurde der M. obliquus abdominis externus zurückgeklappt und das vordere Blatt der Rektusscheide wurde entfernt. Auf der linken Seite sind M. obliquus abdominis externus und Rektusscheide intakt. (Aus Anderhuber et al. 2012)

Klinischer Tipp

Die Bauchmuskulatur verfügt über große Elastizität. Sie passt sich einerseits Ausweitungen im Bereich der Bauch- und Beckenorgane an, zum Beispiel bei übermäßiger Füllung des Magen-Darm-Kanals oder in der Schwangerschaft, andererseits vermag sie aber auch durch Kontraktion Druck auf Bauch- und Beckenorgane auszuüben; letzteres geschieht durch die **Bauchpresse** bei der **Darm- und Blasenentleerung** oder während der **Niederkunft**.

Der **M. rectus abdominis** entspringt auf einer Breite von 7,5 cm am kaudalen Rand des 5. bis 7. Rippenknorpels und setzt auf einer Länge von 2,5 cm am Ramus superior ossis pubis sowie am Tuberculum pubicum an. Innerhalb des M. rectus abdominis liegen 3 bis 4 sehnige Unterbrechungen (Intersectiones tendinei), die ihn in 4 bis 5 Segmente unterteilen. 2 Schaltsehnen liegen für gewöhnlich oberhalb und eine in Höhe des Bauchnabels. Eine vierte inkonstante Zwischensehne kann unterhalb des Nabels auftreten. Die konstanteste Zwischensehne befindet sich in Höhe des Nabels und entspricht der 10. Rippe. Die Intersektionen treten nur an der Vorderseite des Muskels auf und sind hier fest mit dem Vorderblatt der Rektusscheide verbunden. An der Hinterfläche des M. rectus abdominis treten keine sehnigen Unterbrechungen auf. In jeder Teilsektion treten Äste der Aa. epigastrica superior und inferior und ihrer Begleitvenen in den Muskel ein.

> Die Rektusscheide wird zum großen Teil von den Aponeurosen der lateralen Bauchmuskeln aufgebaut.

— Oberhalb des Rippenbogens besteht das vordere Blatt der Rektusscheide nur aus der Aponeurose des M. obliquus abdominis externus. Die dorsale Fläche wird von den Rippenknorpeln gebildet.

— Vom Rippenbogen bis zur halben Strecke zwischen Nabel und Os pubis bilden die Aponeurose des M. obliquus abdominis externus und das vordere Blatt der Aponeurose des M. obliquus abdominis internus den vorderen Teil der Rektusscheide. Den hinteren Teil liefern das hintere Blatt der Internusaponeurose und die Aponeurose des M. transversus abdominis.

— Unterhalb des Halbierungspunktes zwischen Nabel und Schambein verlaufen alle Aponeurosen vor dem M. rectus abdominis, sodass das Vorderblatt der Scheide die Aponeurosen aller 3 schrägen Bauchmuskeln umfasst. Die Hinterwand wird in dieser Gegend nur von der Fascia transversalis und vom Bauchfell gebildet.

Die Verbindung zwischen dem mittleren und dem kaudalen Abschnitt der Rektusscheidenhinterwand wird durch die **Linea arcuata (Douglas-Linie)**, die gleichzeitig die Unterkante der hinteren Rektusscheide darstellt, markiert. An dieser Stelle betritt die A. epigastrica inferior (aus der A. iliaca externa) mitsamt ihrer Begleitvene die Rektusscheide. Die Arterie verläuft nach kranial und anastomosiert mit der A. epigastrica superior, bei der es sich um ein Endgefäß der A. thoracica interna handelt.

Beide Rektusscheiden vereinigen sich in der Mittellinie zur **Linea alba**, die sich vom Processus xiphoideus bis zum Os pubis erstreckt.

Die seitliche Bauchmuskulatur umfasst die Mm. obliquus externus abdominis, obliquus internus abdominis und transversus abdominis. Sie sind klinisch bedeutsam, da sie die Rektusscheide aufbauen und den Leistenkanal begrenzen. Außerdem müssen diese Muskeln bei der Anlegung von Schnitten im seitlichen Bauchbereich durchtrennt werden.

Ursprung und Ansatz dieser Muskeln erklären sich aus der Tatsache, dass sie den Raum zwischen dem Rippenbogen kranial, der Crista iliaca kaudal und den von der Fascia lumbalis überkleideten lumbalen Muskeln dorsal überbrücken müssen. Medial bilden sie, wie oben erwähnt, die Rektusscheide und gehen auf ganzer Länge zwischen Processus xiphoideus und Pecten ossis pubis in der Linea alba auf.

Der **M. obliquus abdominis externus** nimmt seinen Ursprung von der Außenfläche der 5. bis 12. Rippe und spannt sich zum Processus xiphoideus, zur Linea alba, zum Pecten ossis pubis, zum Tuberculum pubicum und zum Labium externum der Crista iliaca aus. Seine Unterkante bildet das Ligamentum inguinale (Pouparti), das sich vom Tuberculum pubicum bis zur Spina iliaca anterior superior erstreckt.

Der **M. obliquus abdominis internus** entspringt vom tiefen Blatt der Fascia thoracolumbalis, von der Linea intermedia der Crista iliaca und vom Ligamentum inguinale. Er setzt am Unterrand der 9. bis 12. Rippe, am vorderen und hinteren Blatt der Rektusscheide und an der Linea alba an.

Der **M. transversus abdominis** entspringt an der Innenfläche der 7. bis 12. Rippe, am tiefen Blatt der Fascia thoracolumbalis, am Labium internum der Crista iliaca und an der lateralen Hälfte des Ligamentum inguinale. Er setzt am hinteren Blatt der Rektusscheide und an der Linea alba an.

> Man beachte, dass die Fasern des M. obliquus externus abdominis von oben-lateral nach unten-medial – so wie wenn man in die Hosentasche greifen würde – verlaufen.

Die Fasern des M. obliquus internus abdominis ziehen von unten-lateral nach oben-medial, also senkrecht zu denjenigen des M. obliquus externus. Die Fasern des M. transversus abdominis verlaufen in horizontaler Richtung. Beide Mm. transversi abdominis legen sich wie eine Bauchbinde um die Bauchorgane. Der M. transversus abdominis geht in einer halbmondförmigen, nach lateral konvexen Linie, der **Linea semilunaris Spigeli**, in seine Aponeurose über.

3.2.3 Chirurgische Schnittführungen am Bauch

Chirurgische Schnittführungen zur Freilegung der Organe des Bauchraumes stellen für den Operateur einen Kompromiss zwischen der Schnittgröße und der später verbleibenden Narbe dar (◘ Abb. 3.3). Auf der einen Seite braucht er einen übersichtlichen Zugang, auf der anderen Seite soll der Schnitt möglichst in eine unauffällige Hautfalte fallen. Darüber hinaus sollen im Fall der Bauchwand möglichst die Muskeln und deren Nervenversorgung geschont werden (Schumpelick et al. 2010).

Die Nervenversorgung der lateralen Bauchmuskeln stützt sich auf ein gut verzweigtes System von Nervenfasern. Schnitte durch die Muskelfasern mit Unterbrechung von ein oder 2 Nervenfasern hinterlassen keinen ernsten klinischen Defekt. Die Nervenversorgung des M. rectus abdominis hingegen verfügt über kein stark verzweigtes Netzwerk; hier muss eine Verletzung von Nervenfasern nach Möglichkeit vermieden werden.

Da die Bauchmuskulatur durch eine Menge von Blutgefäßen versorgt wird, richten chirurgische Schnittführungen keinen nennenswerten Schaden an. Besondere Gefahr droht jedoch bei einer **portalen Hypertension im Fall einer Leberzirrhose**, da hier venöse Kollateralkreisläufe der Bauchwand zu bedeutenden Blutungen bereits bei kleineren chirurgischen Eingriffen führen können.

Schnittführungen in der Mittellinie Die **Schnittführung entlang der Mittellinie (medianer Längsschnitt)** erfolgt durch die Linea alba. Oberhalb des Nabels ist diese Region durch eine breite Bindegewebsplatte gekennzeichnet. Unterhalb des Nabels ist die Bindegewebsstraße so schmal, dass der Operateur nur mit Erfahrung exakt die Mitte

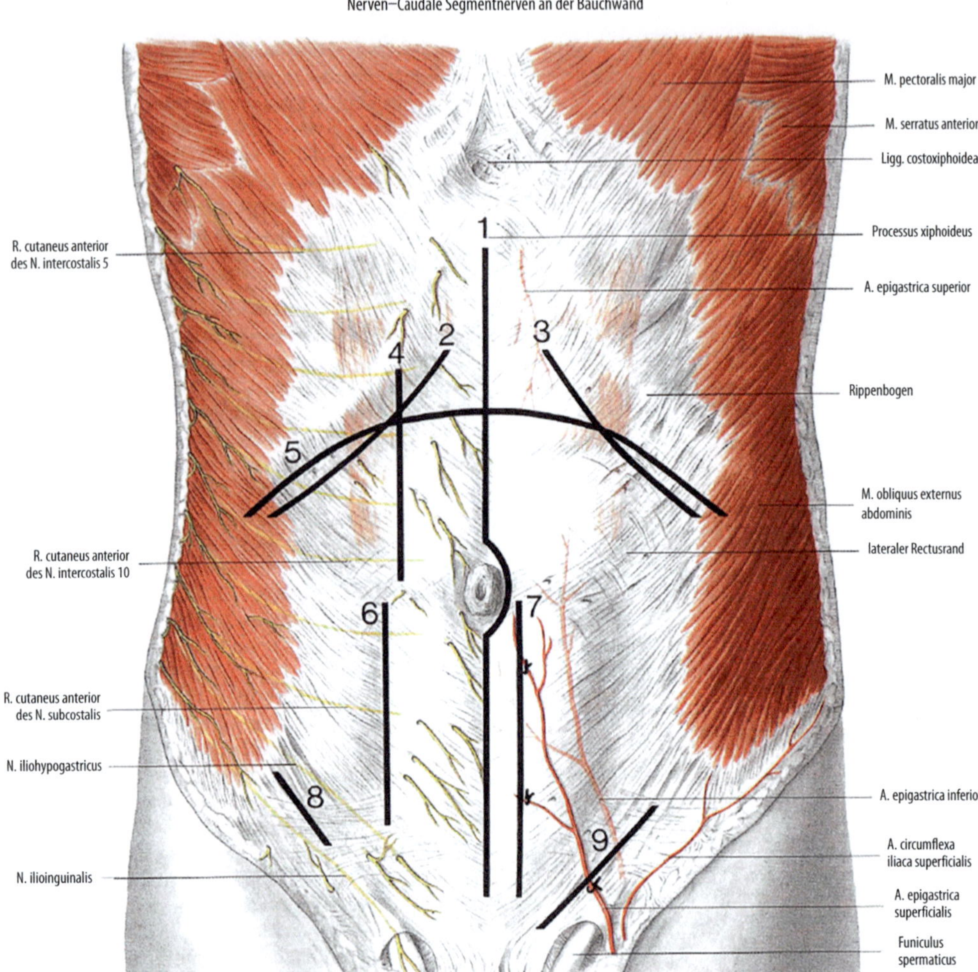

◻ Abb. 3.3 Hautschnittführungen an der ventralen Bauchwand unter Schonung von Hautnerven und Arterien. 1=mediane Laparotomie, 2+3=Rippenbogenrandschnitt, 4=Transrektalschnitt, 5=querer Oberbauchschnitt, 6=Pararektalschnitt, 7=paramedianer Unterbauchschnitt, 8=Appendektomieschnitt, 9=Inzision bei Leistenhernien. (Aus Lanz und Wachsmuth 2004)

zwischen den beiden Recti findet. Da diese Region ausschließlich aus Bindegewebe besteht und kaum von Blutgefäßen durchzogen wird, kann hier der Bauch schnell und mit einem großen Gewinn an Übersicht eröffnet werden. Nachteile bestehen in einer Dehiszenz der Operationsnarben und damit der Etablierung eines Locus minoris resistentiae für die Entstehung von Weichteilbrüchen (Benner und Snell 1995). Der Schnitt beginnt exakt in der Mittellinie am Xiphoid und endet oberhalb oder unterhalb des Nabels (Schmidt 2014).

Paramediane Schnittführungen Der Paramedianschnitt wird in vertikaler Richtung 2 bis 4 cm lateral der Medianlinie angesetzt (Schmidt 2014). Das vordere Blatt der Rektusscheide wird eröffnet, der M. rectus abdominis wird stumpf mit einem Roux-Haken nach lateral zur Seite gehalten, dann wird das hintere Scheidenblatt zusammen mit dem Peritoneum eingeschnitten. **Diese Schnittführung hat den Vorteil, dass der Rectus nach Vernähen des Bauchfells an seine ursprüngliche Stelle zurückverlagert werden kann** und damit die im Bauchfell gesetzte Narbe verdeckt.

Da der Muskel mit seinen Intersectiones tendinei fest mit dem Vorderblatt der Rektusscheide verbunden ist, muss er zunächst an diesen Stellen gelöst werden; hierbei werden die segmentalen Gefäße ebenfalls durchtrennt. Danach kann der Muskel leicht zur Seite geklappt werden, denn an seiner Hinterfläche ist er nicht durch segmentale Bindegewebsabschnitte mit der Scheide verbunden. Das Hinterblatt der Rektusscheide und das Bauchfell präsentieren sich bis zur halben Länge zwischen Nabel und Schambein als steife Membran. Kaudal von dieser Landmarke wird die Scheide dünner und ist von Fettgewebe durchdrungen. Der aponeurotische Charakter der Scheide endet hier. Es sind nur noch Fascia transversalis und Peritoneum vorhanden. Man sieht die Vasa epigastrica inferiora beim Eintritt in den hinteren Teil der Rektusscheide unter der **Linea arcuata (Douglas-Linie)** hindurchlaufen. Bei einer tiefen paramedianen Schnittführung müssen diese Gefäße unterbunden werden.

Transrektale Schnittführung Gelegentlich wird der M. rectus abdominis durch einen **transrektalen Längsschnitt** gespalten. Der Hautschnitt ähnelt oder gleicht dem der paramedianen Inzision. Der mediale Anteil der Rektusmuskulatur wird jedoch nicht ausgehülst, sondern durchtrennt. Der M. rectus abdominis erhält seine Nervenäste von lateral. Im Gegensatz zur paramedianen Schnittführung resultiert eine **Denervation und teilweise Devaskularisation der medialen Rektusmuskulatur** (Schmidt 2014). In der Folgezeit kommt es zu einer Atrophie der denervierten Muskelanteile. Die transrektale Schnittführung sollte daher **nach Möglichkeit vermieden werden**.

Pararektale Schnittführung Beim **Pararektalschnitt** zieht der Hautschnitt gering medial des lateralen Rektusrands. Die Rektusscheide wird eröffnet, der M. rectus abdominis nach medial mit einem Roux-Haken weggezogen. Durch die Eröffnung der Bauchdecken resultiert automatisch eine weitgehende Denervierung und Devaskularisierung der betroffenen medialen Bauchwandabschnitte (Schmidt 2014).

> Die Atrophie der Rektusmuskulatur verursacht eine erhebliche Minderung der Haltbarkeit und Funktion der Bauchdecken. Der Pararektalschnitt ist daher nicht mehr üblich.

Rippenbogenrandschnitt Der **Rippenbogenrandschnitt**, kommt auf der rechten Seite in der Gallenblasenchirurgie, auf der linken Seite zur Freilegung der Milz zur Anwendung. Der Hautschnitt liegt 1 bis 2 querfingerbreit unterhalb des Rippenbogens und beginnt im Winkel zwischen Rippenbogen und Xiphoid (Schmidt 2014).

Nach Eröffnung des vorderen Blattes der Rektusscheide wird der Rektus durchtrennt. Das Hinterblatt der Scheide wird zusammen mit dem Peritoneum durchschnitten. Der kleine, zum Rektus ziehende 8. Interkostalnerv kann hierbei nicht geschont werden. Der größere und wichtigere 9. Interkostalnerv, der im Seitenteil der Wunde liegt, kann erhalten werden. Der durchtrennte M. rectus abdominis wird durch seine darüber und darunter liegenden Intersectiones tendinei gehalten und zieht sich kaum zurück. In der Folgezeit wächst der Muskel durch bindegewebige Überbrückung wieder zusammen.

Wechselschnitt zur Freilegung der Appendix vermiformis Der schräge, sich am McBurney-Punkt (zwei Drittel nach lateral auf der Linie zwischen Nabel und Spina iliaca anterior superior) orientierende Schnitt wird nicht mehr so häufig angewandt. Stattdessen wird ein horizontaler Schnitt, 2 fingerbreit medial der Spina iliaca anterior superior, bevorzugt.

Hierbei wird die Aponeurose des M. obliquus abdominis externus in Richtung seiner schräg nach kaudal-medial verlaufenden Fasern eingeschnitten. Die Mm. obliquus internus abdominis und transversus abdominis werden nur im Verlauf ihrer Fasern auseinandergedrängt und etwas zurückverlagert. Nach Eröffnung des Bauchfells können alle Schichten der Bauchdecken auf 2 Roux-Haken aufgeladen werden (Schmidt 2014).

> Beim Verschluss der Wunde gleiten die Mm. obliquus abdominis externus, obliquus abdominis internus und transversus abdominis in ihre ursprüngliche Position, ohne Beschädigung der Bauchwand, zurück.

Horizontale und schräge Schnittführungen Schnitte, die durch die seitlichen Bauchmuskeln führen, verletzen nicht ihr reichlich mit Anastomosen versehenes Nervenfasergeflecht und heilen ohne Schwächung der Muskulatur. Diese Schnitte sind bei der Freilegung des Colon sigmoideum, oder des Caecum nützlich. Ferner können extraperitoneale Strukturen, wie der Ureter, der Truncus sympathicus und die Vasa iliaca externa, nach medialer Verlagerung des Bauchfells freigelegt werden.

Thorakoabdominale Schnittführungen Ein oberer paramedianer oder ein oberer schräger Bauchwandschnitt könnte bis zum 8. und 9. Interkostalraum erweitert werden. Durch Einschneiden des Zwerchfells erreicht man einen übersichtlichen Zugang zur Brust- und zur Bauchhöhle. Diese Schnitttechnik wird zur Operation von Tumoren am oberen Magen und an der unteren Speiseröhre genutzt. Darüber hinaus lassen sich so Resektionen des rechten Leberlappens durchführen.

Stichinzisionen (Parazentese) Mit einer in den Bauchraum eingeführten Kanüle können intraperitoneale Flüssigkeiten gesammelt werden. Nach Entleerung der Harnblase über einen Katheter wird eine von einem Trokar geschützte Kanüle durch die Bauchwand gestochen. Folgende Stellen eignen sich dafür: 1. Die Mittellinie, hier verläuft die Linea alba relativ frei von Blutgefäßen, 2. Lateral vom McBurney-Punkt, hier besteht keine Gefahr, die Vasa epigastrica inferiora zu verletzen. Weiterhin besteht keine Gefahr, die Darmschlingen zu verletzen, da diese beweglich aufgehängt sind und der Spitze des Trokars ausweichen.

3.2.4 Leistenkanal (Canalis inguinalis)

Der Leistenkanal passiert die untere Bauchwand und ist durch den schrägen Weg, den Hoden und Gubernaculum testis während der Entwicklung genommen haben, entstanden (◘ Abb. 3.4a-d). Dem Gubernaculum testis entspricht bei der Frau das Ligamentum teres uteri, das in die großen Schamlippen zieht. Der ca. 4 cm lange Kanal zieht vom Anulus inguinalis internus nach kaudal und medial zum Anulus inguinalis externus. Er liegt oberhalb des Ligamentum inguinale und verläuft parallel zu ihm.

> **Klinischer Tipp**
>
> Bei jedem neugeborenen Knaben ist zu prüfen, ob die Testes im Skrotum angekommen sind. Ist dies nicht der Fall, liegen die Hoden an atypischer Stelle. Man spricht von **Kryptorchismus**, je nach Lage von Bauchhoden, Leistenhoden usw. Auch völlig atypische Lagen (Dysplasien) kommen vor, beispielsweise im subkutanen Bindegewebe des Oberschenkels oder des Damms. Bleibt der Processus vaginalis peritonei offen, kann sich hier seröse Flüssigkeit ansammeln; es liegt eine **angeborene Hydrocele (Wasserbruch)** vor (Schiebler und Korf 2007)

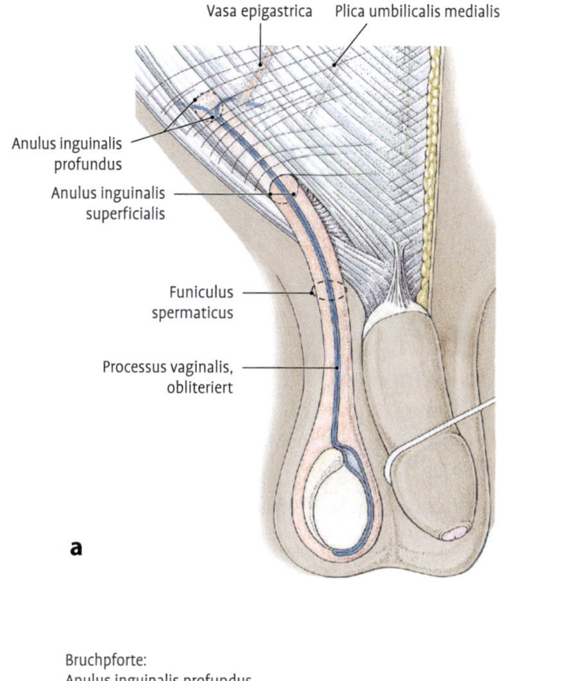

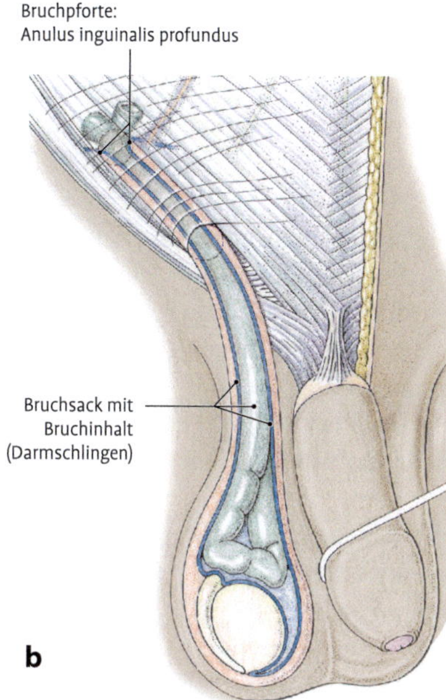

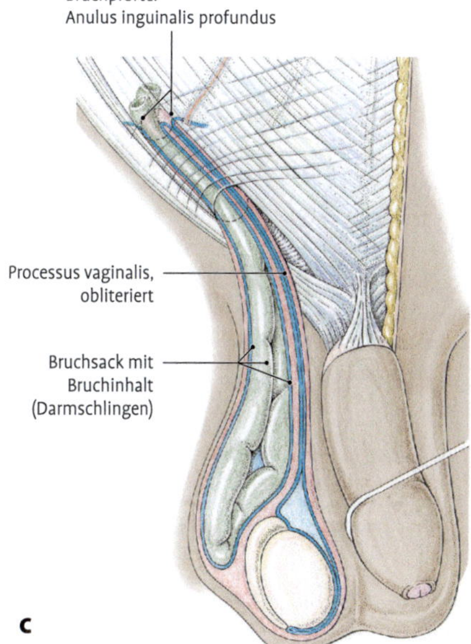

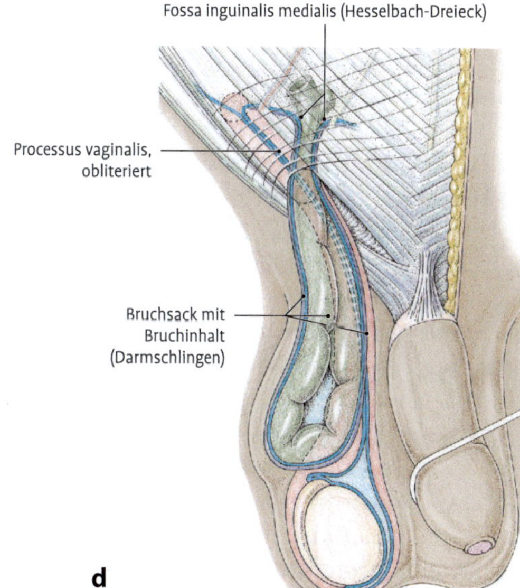

□ Abb. 3.4 a–d Schematische Darstellung von Leistenkanal und Leistenhernien. **a** Normaler Leistenkanal mit obliteriertem Processus vaginalis. **b** Indirekte angeborene Leistenhernie mit offenem Processus vaginalis. **c** Indirekte erworbene Leistenhernie. **d** Direkte erworbene Leistenhernie (Aus Anderhuber et al. 2012)

Topografische Beziehungen

- Vorderwand: Haut, oberflächliche Körperfaszie und die Aponeurose des M. obliquus abdominis externus bedecken den Kanal auf seiner ganzen Länge.
- Hinterwand: Liegt im Bereich des muskelfreien Dreiecks und wird durch das Ligamentum interfoveolare sowie durch die Falx inguinalis verstärkt. Sie besteht aus Fascia transversalis und Peritoneum parietale.
- Dach: Unterste Fasern der Mm. obliquus internus und transversus abdominis.
- Boden: Ligamentum inguinale und medial Ligamentum reflexum.

Der **Anulus inguinalis profundus** stellt die Gegend dar, in der der Samenstrang (Funiculus spermaticus) die Fascia transversalis durchbricht. Hierbei stammt die Fascia spermatica interna von der Fascia transversalis ab. Der Anulus inguinalis profundus liegt lateral von den Vasa epigastrica inferiora, die aus den Vasa iliaca externa entspringen und nach kranial ziehen (◘ Abb. 3.4a). Der **Anulus inguinalis superficialis** durchbricht v-förmig die Aponeurose des M. obliquus abdominis externus und liegt unmittelbar medial und oberhalb des Tuberculum pubicum. Beim Durchtritt des Funiculus spermaticus durch den Anulus inguinalis externus wird die Fascia spermatica externa von den Rändern der Öffnung mitgenommen. Bei Männern dient der Leistenkanal dem Durchtritt des Funiculus spermaticus (Samenstrang) und des N. ilioinguinalis. Bei Frau durchzieht das Ligamentum teres uteri zusammen mit dem N. ilioinguinalis den Leistenkanal. Das Ligamentum teres uteri dient der Aufrichtung des Uterus. Der **Funiculus spermaticus** enthält folgende Strukturen:

- **Faszienblätter**: Die Fascia spermatica externa von der Aponeurose des M. obliquus externus abdominis abstammend. Die Fascia cremasterica vom M. obliquus internus abdominis abstammend; sie enthält auch Muskelfasern, die in ihrer Gesamtheit als M. cremaster bezeichnet werden. Die Fascia spermatica interna wird von der Fascia transversalis gebildet.
- **Arterien**: Die A. testicularis entspringt aus der Aorta. Die A. cremasterica kommt aus der A. epigastrica inferior. Die A. ductus deferentis nimmt ihren Ursprung von der A. vesicalis inferior.
- **Nerven**: Der Ramus genitalis des N. genitofemoralis versorgt den M. cremaster. Sympathische Fasern aus dem Plexus hypogastricus inferior begleiten die A. ductus deferentis. Der N. ilioinguinalis liegt auf dem Samenstrang.
- **Zusätzliche Strukturen**: Ductus deferens (Samenleiter). Plexus pampiniformis stellt ein Geflecht von Venen dar, die das venöse Blut des rechten Hodens in die V. cava inferior und des linken Hodens in die V. renalis drainieren. Lymphgefäße, die den Lymphstrom des Hodens zu den Nodi lymphoidei lumbales an der Aorta abdominalis leiten.

Klinik

1. Die angeborene Leistenhernie, **Hernia inguinalis congenita**, ist immer eine **indirekte Leistenhernie** (◘ Abb. 3.4b). Sie tritt bald nach der Geburt als Folge eines nicht verödeten Processus vaginalis peritonei auf. Hierbei handelt es sich um eine Vorstülpung des Bauchfells, die den Weg für die Verlagerung des Hodens in das Skrotum bahnt (Töndury und Tillmann 1987).
2. Die **indirekten Leistenhernien** (◘ Abb. 3.4c) des Erwachsenen gehören zu den erworbenen Leistenhernien, **Herniae inguinales aquisitae**. Sie treten in den inneren Leistenring ein, verlaufen im Leistenkanal, durchbrechen bei entsprechender Größe den äußeren Leistenring und dehnen sich nach kaudal in den Hoden aus.

Kleine Hernien können durch Druck mit der Fingerspitze über dem inneren Leistenring gefühlt werden. Der innere Leistenring liegt ca. 1,2 cm über dem Punkt, an dem die A. femoralis unter dem Leistenband hindurchtritt, also 1,2 cm über dem Femoralispuls. Der Femoralispuls kann in der Mitte der Leiste, auf halbem Weg zwischen Spina iliaca anterior superior und Symphysis pubica, getastet werden. Die indirekte Leistenhernie tritt unter allen Hernienformen am häufigsten auf und wird **überwiegend bei Männern** beobachtet.

3. Wenn eine Hernie sich vor dem äußeren Leistenring vorwölbt, so kann sie oberhalb und medial vom Tuberculum pubicum getastet werden. Die Schenkelhernie nimmt einen anderen Weg. Sie tritt durch die Lacuna vasorum des Schenkelkanals aus und kann unterhalb und lateral vom Tuberculum pubicum palpiert werden.

4. Auch die **direkte Leistenhernie** (◘ Abb. 3.4d) ist eine **erworbene Leistenhernie**. Sie nimmt ihren Weg durch die Hinterwand des Canalis inguinalis. Hier liegt zwischen der Falx inguinalis und dem Ligamentum interfoveolare, im sogenannten **Hesselbach-Dreieck**, eine muskelfreie, nur von Fascia transversalis und Peritoneum parietale bedeckte Schwachstelle der Bauchwand. Da dieser Bruch medial vom Anulus inguinalis internus liegt, kann er nicht oberhalb des Femoralispulses getastet werden. Manchmal ist die direkte Hernie so groß, dass sie sich einen Weg über den äußeren Leistenring in den Hals des Skrotums bahnt. Freilich ist dies ungewöhnlich, denn man kann davon ausgehen, dass es sich bei einem skrotalen Bruch um eine indirekte Hernie handelt.

5. Die einzige Möglichkeit, zwischen indirekter und direkter Leistenhernie zu unterscheiden, ergibt sich während der Operation. Die mediale Ecke des Anulus inguinalis internus liegt lateral von den Vasa epigastrica inferiora. Daher wird eine indirekte Leistenhernie lateral und eine direkte medial von dieser Landmarke durchbrechen. **Recht oft liegen eine direkte und eine indirekte Leistenhernie nebeneinander vor; diese wölben sich dann auf beiden Seiten der Vasa epigastrica inferiora vor.**

3.3 Bauchfellhöhle (Cavitas peritonealis)

Nach Entfernung der vorderen Bauchwand blickt man in die Bauchfellhöhle (Cavitas abdominalis). Die Baucheingeweide werden von Bauchfell (Peritoneum) überzogen. Das große Netz (Omentum majus) bedeckt Dünn- und Dickdarm (◘ Abb. 3.5).

3.3.1 Bauchfell (Peritoneum)

Das Bauchfell (Peritoneum) gehört – wie auch Pleura und Perikard – zu den serösen Häuten. Es besteht histologisch aus einem einschichtigen Plattenepithel (Endothel), das von einer Bindegewebsschicht unterlagert ist. Das Peritoneum ist stark sensibel innerviert und verursacht bei einer Entzündung **(Peritonitis)** heftige Schmerzen. Es sondert eine seröse Flüssigkeit ab. Organe, die vom Bauchfell überzogen sind, erhalten dadurch ein spiegelndes Aussehen und die Fähigkeit, aneinander vorbeizugleiten. Darüber hinaus ist es in der Lage, Flüssigkeiten zu resorbieren.

Bei Männern ist die Bauchfellhöhle vollständig von der Außenwelt abgeschlossen. Bei Frauen besitzt die Bauchfellhöhle beid-

3

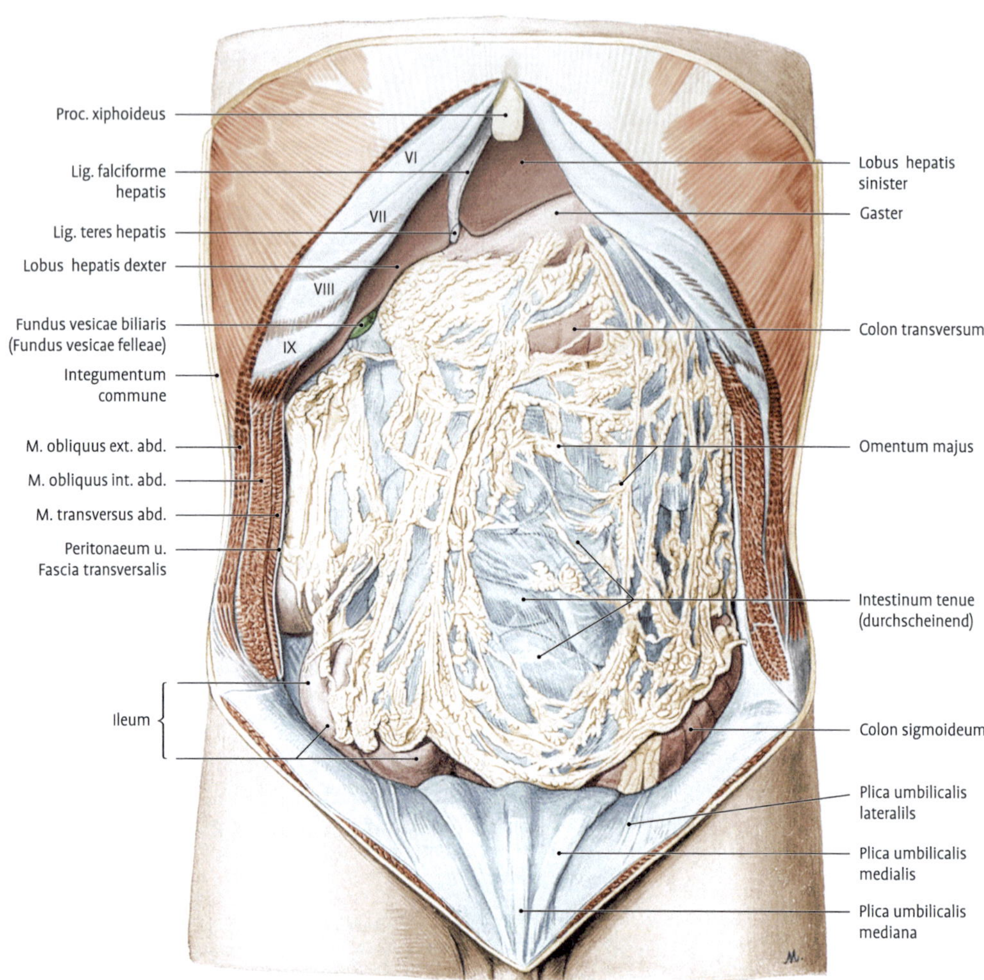

 Abb. 3.5   Lage der Bauchorgane nach Resektion der vorderen Bauchwand. Der untere Teil der vorderen Bauchwand ist nach unten geklappt. (Aus Anderhuber et al. 2012)

seits eine Öffnung, die abdominale Öffnung des Eileiters (Tuba uterina), durch die sie unter Vermittlung des Tubenkanals, des Uterus und der Vagina mit der Außenwelt in offener Verbindung steht. Diese Besonderheit birgt die Möglichkeit einer Infektion in sich.

Klinischer Tipp

Bei vermehrter Transsudation durch das Peritonealepithel kann es zu erheblichen Flüssigkeitsansammlungen, **Aszites** ge-

nannt, in der Peritonealhöhle kommen. Bei Keimbefall der Peritonealhöhle besteht durch die hohe Resorptionsfähigkeit der Serosa die Gefahr einer sich ausbreitenden Infektion, die zur **Sepsis** führen kann. Entzündungen des Peritoneums, als **Peritonitis** bezeichnet, können Verklebungen und Verwachsungen, eventuell mit Strangulierungen des Darms, hervorrufen und zum **Ileus** führen. Therapeutisch kann die Transportfähigkeit des Peritonealepithels bei Nierenversagen genutzt werden. Bei der **Peritonealdialyse** wird über einen Katheter Flüssigkeit in die Peritonealhöhle gebracht, welche die harnpflichtigen Substanzen aufnimmt, und anschließend über den Katheter abgelassen (Schiebler und Korf 2007).

3.3.2 Begriffserklärungen

Um die Peritonealverhältnisse der Bauchfellhöhle zu verstehen, stelle man sich vor, dass das Peritoneum ein geschlossener Sack ist, der die Bauchhöhle (Cavitas abdominis) wie eine Tapete auskleidet. In diesen Sack haben sich die Eingeweide eingestülpt. Die Höhle des Sacks ist die **Bauchfellhöhle (Cavitas abdominalis)**. Sie wird vollkommen von den eingestülpten Eingeweiden ausgefüllt und stellt eigentlich nur einen kapillären Spalt, der eine geringe Menge seröser Flüssigkeit enthält, dar. Das Peritoneum, das die Innenwand auskleidet, wird als Peritoneum parietale bezeichnet. Das Peritoneum, welches die in der freien Bauchhöhle gelegenen Organe überzieht, heißt Peritoneum viscerale. Es ist fest mit den Organen verwachsen.

Hinter dem Organ entsteht eine Bauchfellduplikatur, ein „Meso". Derartige Mesos, an denen die Baucheingeweide aufgehängt sind, können am besten an der dorsalen Wand der Bauchfellhöhle nach Entfernung von Leber, Magen sowie Dünn- und Dickdarm studiert werden (◘ Abb. 3.6). In dieser Duplikatur treten Gefäße und Nerven an das Organ heran.

> Entsprechend dem Organ, zu dem das Meso zieht, bezeichnet man es beispielsweise als Mesogastrium (beim Magen), als Mesohepaticum (bei der Leber), als Mesocolon transversum (beim Colon transversum) oder als Mesenterium (beim Dünndarm).

Wenn sich das Meso unter Einschließung eines Organs nach ventral auf die vordere Bauchwand überschlägt, unterscheidet man zusätzlich zu einem dorsalen noch ein ventrales Meso. Die Lage eines Organs im Verhältnis zum Peritoneum wird folgendermaßen definiert:

- Intraperitoneale Lage: Das Organ ist ganz – oder doch fast vollständig – von Peritoneum überzogen. Meistens „hängt" es an einem Meso.
- Primär retroperitoneale Lage: Das Organ ist nur an seiner Vorderfläche von Peritoneum überzogen. Entwicklungsgeschichtlich entstand es zwischen der Peritonealhöhle und der hinteren Bauchwand, ohne jemals ein Meso besessen zu haben. Diese Organe werden als „Retrositus" zusammengefasst.
- Sekundär retroperitoneale Lage: Das Organ ist nur an seiner Vorderfläche von Peritoneum überzogen. Entwicklungsgeschichtlich hat es einmal intraperitoneal gelegen. Es hat sich – sekundär – an der hinteren Bauchwand angeheftet und sein Meso verloren.
- Extraperitoneale Lage: Organe, die keinerlei Beziehung zum Peritoneum haben – also überhaupt keinen Peritonealüberzug besitzen.

Duplikaturen des Peritoneums werden als „Ligamenta" bezeichnet. Die Ligamenta der Bauchhöhle sind ihrer Herkunft und Bedeutung nach völlig verschieden von den Ligamenta des Bewegungsapparates.

3.3.3 Entwicklung des Bauchsitus

Die endgültige Lage der Organe des Magen-Darm-Trakts unterscheidet sich erheblich von den während der embryonalen Entwicklung eingenommenen Positionen. In einem frühen Stadium der Entwicklung ist der Magen-Darm-Kanal ein gerade gestrecktes Rohr, das in der Medianebene durch die Körperhöhle verläuft. Zwischen hinterer

3

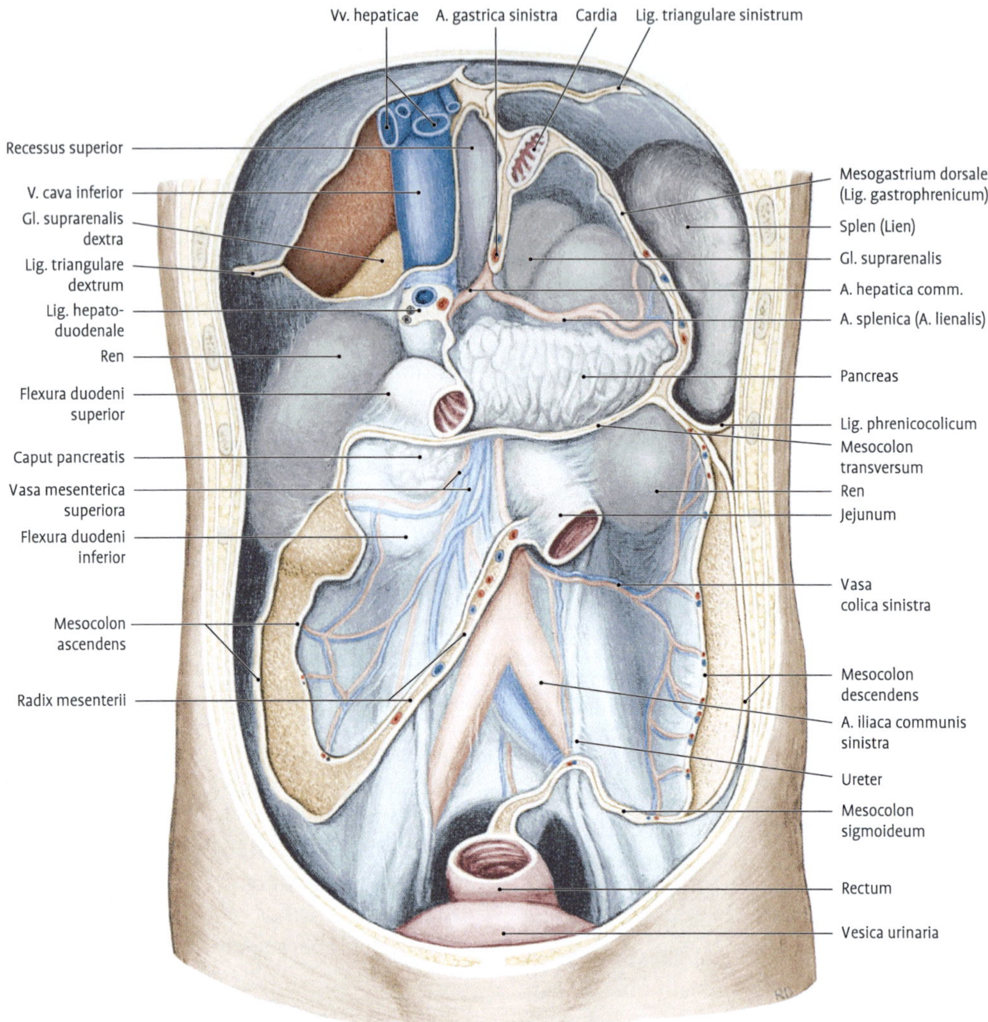

Abb. 3.6 Dorsale Wand der Bauchfellhöhle nach Entfernung von Leber, Magen, Jejunum und Kolon. Die „Mesos" von Magen sowie Dünn- und Dickdarm sind besonders hervorgehoben. Duodenum, Pankreas, Milz, Nieren und Nebennieren befinden sich in natürlicher Lage. (Aus Anderhuber et al. 2012)

Bauchwand und Magen-Darm-Rohr erstreckt sich eine Duplikatur des Peritoneums als sagittale Platte, die als **Mesenterium dorsale commune** bezeichnet wird. Oberhalb des Nabels schlägt sich diese Peritonealduplikatur auch auf die vordere Bauchwand über und wird **Mesenterium ventrale** genannt.

Während das Magen-Darm-Rohr unterhalb des Nabels nur an einem Mesenterium dorsale commune aufgehängt ist, breitet sich eine Peritonealduplikatur oberhalb des Nabels von der hinteren Bauchwand zum Magen-Darm-Rohr aus, umfasst es, und zieht weiter zur vorderen Bauchwand. Oberhalb des Nabels gibt es außer des Mesenterium dorsale commune noch ein Mesenterium ventrale.

Aus der Wand des Duodenum entsteht durch Epithelaussprossung die Leber. Die Leber entwickelt sich in das Mesenterium ventrale hinein und zerlegt es in ein Mesohepaticum ventrale (wird später zum Ligamentum falciforme hepatis) zwischen Leber und vorderer Bauchwand sowie das Mesogastrium ventrale (wird später zum Omentum minus) zwischen Leber und Magen mitsamt Duodenum. Die Leber ist das einzige Organ, das auch an der ventralen Bauchwand befestigt ist. Alle anderen Organe des Bauchraums sind an der dorsalen Bauchwand befestigt. Im freien Rand des Mesohepaticum ventrale verläuft die V. umbilicalis zur Leber. Nach der Geburt obliteriert dieses Gefäß. Ein bindegewebiger Rest ist noch beim Erwachsenen vorhanden und wird als Ligamentum teres hepatis bezeichnet. Im kaudalen freien Rand des Mesogastrium ventrale gibt der Ausführungsgang der Leber, der Ductus choledochus, noch die Stelle an, wo die Leber aus dem Duodenum ausgesprosst ist.

Als **kleines Netz (Omentum minus)** bezeichnet man die Bauchfellduplikatur, die in der Embryonalzeit Mesogastrium ventrale hieß. Das Omentum minus erstreckt sich zwischen der unteren Leberfläche und dem Magen-Duodenum-Abschnitt des Magen-Darm-Kanals. Es wird sichtbar, wenn man die Leber hochzieht. Das Omentum minus wird folgendermaßen unterteilt:

- Ligamentum hepatogastrium: Zieht von der unteren Leberfläche zur kleinen Kurvatur des Magens; es ist sehr dünn.
- Ligamentum hepatoduodenale: Zieht vom Leberhilus zum Duodenum, überbrückt das Foramen epiploicum und enthält als wichtige Strukturen die A. hepatica, den Ductus choledochus und die V. portae.

Der Magen steht mit seinem Meso zunächst in der Mediansagittalebene. Im weiteren Verlauf der Entwicklung findet eine **Magendrehung** statt (Abb. 3.7). Hierbei dreht sich der Magen um seine Längsachse. Sein hinterer Rand mit dem Mesogastrium dorsale dreht sich hierbei auf die linke Seite und wird zur Curvatura major. Der vordere Rand mit dem Mesogastrium ventrale kommt nach rechts zu liegen und wird zur Curvatura minor. Da gleichzeitig die Leber

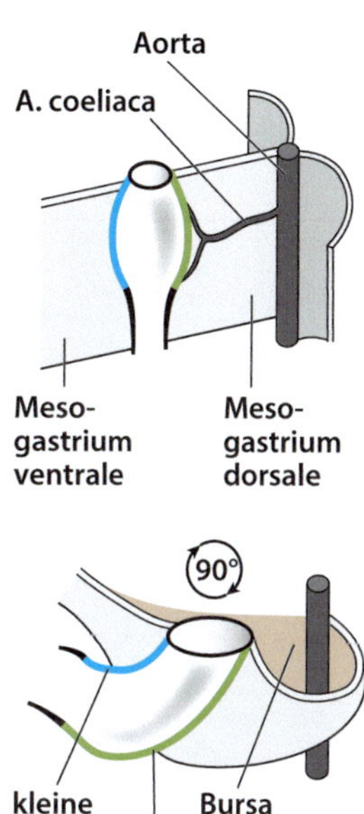

Abb. 3.7 Magenentwicklung. (Quelle: eigene Darstellung)

nach rechts wandert, **gerät das Mesogastrium ventrale vollends aus seiner sagittalen in eine frontale Position.** So ist eine Bucht entstanden, zu der man nur von rechts Zutritt hat. Durch sekundäre Verklebungen wird diese Bucht zu einer Tasche, der **Bursa omentalis**, umgestaltet.

Die Entstehung der Bursa omentalis ist somit eng mit der Magenentwicklung verknüpft (Abb. 3.8). Der Zugang zu dieser Tasche liegt auf der rechten Körperseite, unter dem freien Rand des Mesogastrium ventrale (späteres Ligamentum hepatoduodenale), und wird als **Foramen epiploicum** (Winslowi) bezeichnet. Das Foramen epiploicum hat folgende Begrenzungen:

- Vorne: Die freie Kante des Omentum minus, das sogenannte Ligamentum hepatoduodenale, mit dem Ductus choledochus zur Rechten, der A. hepatica propria zur Linken und der Vena portae hinten.
- Hinten: V. cava inferior.

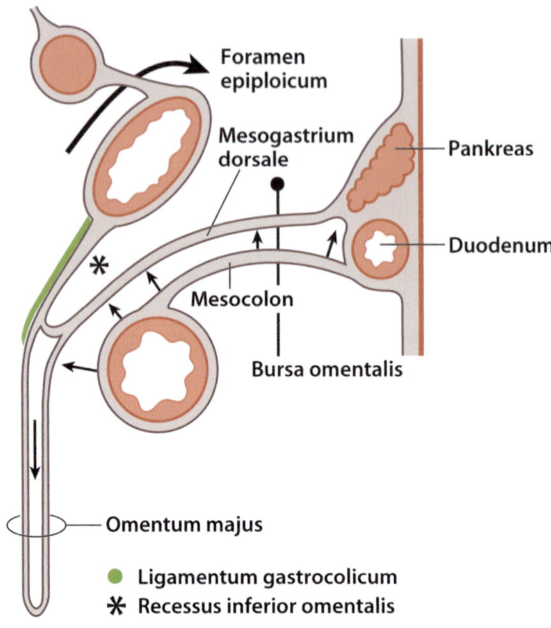

Abb. 3.8   Entwicklung der Bursa omentalis. (Quelle: eigene Darstellung, Vorlesungsfolie)

— Unten: Hier liegt der 1. Abschnitt des Duodenums. Darüber hinweg zieht die A. hepatica propria, bevor sie zur vorderen Begrenzung des Foramen epiploicum aufsteigt.
— Oben: Lobus caudatus der Leber.

Während der fetalen Entwicklung wächst das Mesogastrium dorsale, welches an der großen Kurvatur des Magens ansetzt, besonders stark (**Abb. 3.7**). Dadurch entsteht eine Aussackung der Bursa omentalis, die über das Colon transversum hinwegzieht und weiter nach kaudal bis zur Symphyse reicht. Die nach kaudal gerichtete Erweiterung der Bursa omentalis hängt von der großen Magenkurvatur wie eine „Schürze" herab, bedeckt das gesamte Dünndarmkonvolut und wird als **großes Netz (Omentum majus)** bezeichnet. Diese Aussackung ist eigentlich die Duplikatur einer Bauchfellduplikatur, besteht also insgesamt aus 4 Blättern. In der Regel verklebt die ventrale mit der dorsalen Duplikatur. Manchmal bleibt die Verklebung aus, dann reicht die Bursa omentalis bis in

das Omentum majus hinab. Darüber hinaus verklebt die Rückfläche des Omentum majus mit dem darunterliegenden Colon transversum. Die durch diese Verwachsung entstandene sekundäre Verbindung zwischen Magen und Colon transversum wird **Ligamentum gastrocolicum** genannt.

Das Omentum majus enthält abhängig vom Ernährungszustand mehr oder weniger viel Fett als Reservedepot. Außerdem treten im großen Netz Ansammlungen von Lymphozyten auf, die im Rahmen der **immunologischen Abwehr** eine Rolle spielen. Bei entzündlichen Erkrankungen in der Bauchhöhle verlagert sich das Omentum majus an den Ort des erkrankten Organs. Lymphozyten und Makrophagen wandern aus und versuchen, die Entzündung zum Stillstand zu bringen.

Da das Magen-Darm-Rohr sich im Verlauf der fetalen Entwicklung weiter ausdifferenziert hat, unterteilt man das Mesenterium dorsale commune in folgende Abschnitte:
— Mesogastrium dorsale: Zwischen hinterer Bauchwand und Magen.

- Mesoduodenum: Zwischen hinterer Bauchwand und Duodenum.
- Mesenterium mit Ursprung an der Radix mesenterii (Gekrösewurzel): Zwischen hinterer Bauchwand und Jejunum sowie Ileum.
- Mesokolon: Zwischen hinterer Bauchwand und Kolon.

Im Mesogastrium dorsale entsteht die Milz, im Mesoduodenum das Pankreas. Der Dottergang, **Ductus omphaloentericus**, verbindet den Darm mit dem Dottersack. Nachdem er verödet ist, wachsen Jejunum und Ileum stark in die Länge und bilden dabei Schleifen und Schlingen; diese erstrecken sich vorübergehend bis in die Nabelschnur hinein, ein Phänomen, das als **physiologischer Nabelbruch** bezeichnet wird. Ein Rest des Ductus omphaloentericus kann auch noch beim Erwachsenen vorhanden sein und wird als **Meckel-Divertikel** bezeichnet.

In der weiteren Entwicklung läuft eine „**Darmdrehung**" ab, in deren Folge das Caecum in die rechte Fossa iliaca verlagert wird (◙ Abb. 3.9). Das Meso des Magen-Darm-Rohres wird während des Wachstums sowie bei den Drehungen und Verlagerungen immer hinterhergezogen. Schließlich verkleben einige Organe mit der hinteren Bauchwand und verlieren ihr Meso. Diese Organe liegen anschließend, wie schon oben beschrieben, sekundär retroperitoneal. Vom Mesenterium dorsale commune gehen auf diese Weise das Mesoduodenum, das Mesocolon ascendens und das Mesocolon descendens zugrunde.

Folgende Teile stammen vom Mesogastrium dorsale ab und bleiben erhalten (◙ Abb. 3.5 und 3.6):
- Omentum majus
- Ligamentum gastrophrenicum: heftet den Anfangsteil des Magens an das Zwerchfell
- Ligamentum gastrosplenicum: Setzt das Omentum majus fort und enthält die A. gastroepiploica sinistra (= A. gastoomentalis sinistra)

- Ligamentum phrenicocolicum: Bildet den Boden der Milznische
- Ligamentum phrenicosplenicum (= Ligamentum splenorenale): Enthält die Cauda pancreatis und führt die Vasa splenica zur Milz.

Weiterhin bleiben auch das Mesenterium (Gekröse) für Jejunum und Ileum, das Mesocolon transversum und das Mesocolon sigmoideum erhalten. Das Mesenterium des Dünndarms ist an der **Gekrösewurzel**, **Radix mesenterii**, aufgehängt. Die Gekrösewurzel verläuft entlang einer schrägen Linie, die von der Flexura duodenojejunalis bis zur Valva ileocaecalis reicht.

Klinik
1. Eine **Peritonitis** geht mit einer bretthart verspannten Bauchdecke einher. Der Bauch kann in Form eines „Kahnbauches" eingezogen sein (Schumacher und Aumüller 2004).
2. Bei **Aszites** wird die Punktion der Bauchhöhle etwa 5 cm seitlich der Mittellinie in Höhe der linken Spina iliaca anterior superior durchgeführt (Schumacher und Aumüller 2004).
3. Selten stülpt sich eine Darmschlinge über das Foramen epiploicum in die Bursa omentalis ein und wird von den Rändern des Foramen stranguliert. Da alle Begrenzungen des Foramen epiploicum wichtige Strukturen enthalten, können sie chirurgisch nicht eingeschnitten werden. Man bekommt die Darmschlinge in der Regel nur frei, indem man punktiert, den Darminhalt absaugt und somit die eingeklemmte Struktur verkleinert.
4. Für den Chirurgen ist es wichtig zu wissen, dass die A. hepatica propria zwischen dem in das Foramen epiploicum eingeführten Zeigefinger und dem auf den Vorderrand des Fora-

3

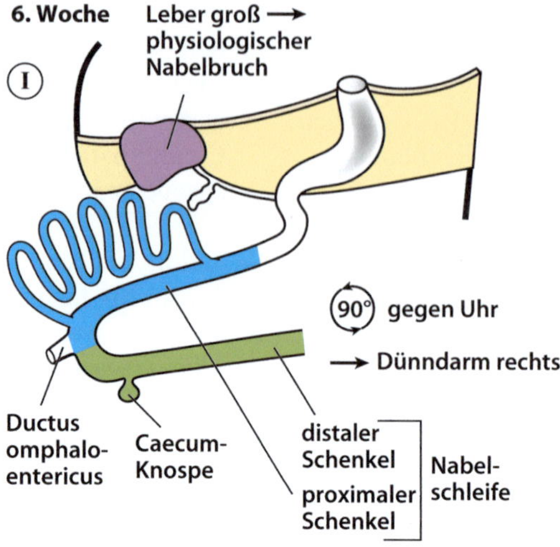

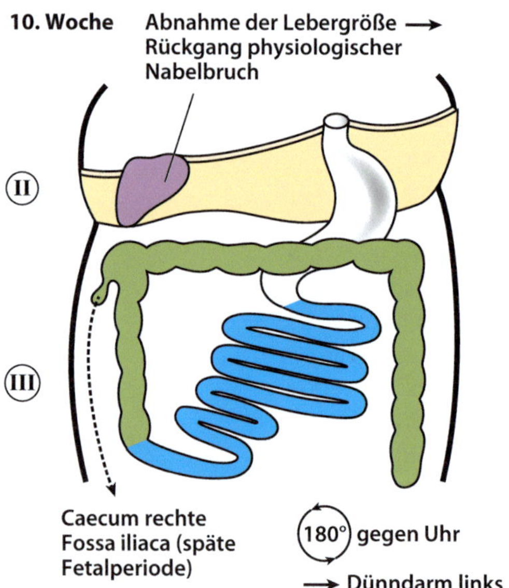

■ **Abb. 3.9**   Mitteldarmentwicklung. Die Entwicklung des Mitteldarms mit den entsprechenden Drehungen und Verlagerungen verläuft in 3 Phasen. (Quelle: eigene Darstellung)

men aufgesetzten Daumen komprimiert werden kann. Wird bei einer **Cholezystektomie** die A. cystica verletzt, so kann man mit diesem Handgriff die Blutung kontrollieren. Danach kann nach der verletzten Arterie gesucht und diese unterbunden werden.

5. Das **Pringle-Manöver** ist eine viszeralchirurgische Maßnahme zur Unterbindung der Blutzufuhr bei operativen Eingriffen an der Leber, beispielsweise bei Leberrupturen und Leberblutungen. Dabei wird das Ligamentum hepatoduodenale (enthält Pfortader, A. hepatica propria und

Ductus choledochus) durch eine Gefäßklemme abgedrückt, wobei der Ductus choledochus nach Möglichkeit ausgespart wird. Das Abklemmen wird in der Regel bis zu 60 min gut toleriert.

3.3.4 Bauchfelltaschen und -buchten (Recessus und Fossae peritonei)

An Stellen, wo intraperitoneale Darmteile in retroperitoneale übergehen, gibt es eine Reihe von kleinen Taschen und Buchten, in die sich Darmschlingen einklemmen können. Man spricht dann von „Bauchfellbrüchen" und nennt diese – im Gegensatz zu Brüchen, die aus der Bauchhöhle nach außen treten und unter der Haut sichtbar werden, wie die Leistenbrüche – **intraabdominale Brüche**. Einige Recessus eignen sich zur Einbringung von **Drainagen nach Bauchoperationen**. Auf diese Weise können Sekrete abgeleitet werden. Von Bedeutung sind:

- Bursa omentalis: Die Vorderwand wird vom Omentum minus und dem Magen gebildet. An der Hinterwand liegen das Pankreas und das Mesocolon transversum. Die Bursa erstreckt sich nach kranial bis zur Leber, nach links bis zum Milzhilus. Nach kaudal ragt sie ein Stück zwischen die beiden Duplikaturen des Omentum majus hinein.
- Rechter und linker Recessus subphrenicus: Der Recessus subphrenicus dexter liegt zwischen dem rechten Leberlappen und dem Zwerchfell und reicht nach links bis zum Ligamentum falciforme hepatis, nach oben bis zum Ligamentum triangulare dextrum. Der Recessus subphrenicus sinister liegt zwischen dem linken Leberlappen und dem Zwerchfell, reicht nach rechts bis an das Ligamentum falciforme und nach oben bis zum Ligamentum triangulare sinistrum.
- Rechter und linker Recessus subhepaticus: Der Recessus subhepaticus dexter (Morison-Grube) liegt zwischen der Facies visceralis des rechten Leberlappens und dem Peritoneum parietale der rechten Niere. Nach oben reicht er bis zur Flexura coli dextra und nach links bis zur Pars descendens duodeni. Nach kranial setzt er sich in den Recessus hepatorenalis fort. Der Recessus subhepaticus sinister liegt zwischen Magen und Omentum minus einerseits sowie dem linken Leberlappen andererseits. Nach oben reicht er bis zum Ligamentum triangulare sinistrum und rechts bis zum Ansatz des Omentum minus an der Fissura ligamenti venosi.
- Recessus duodenalis superior und inferior: oberhalb und unterhalb der Flexura duodenojejunalis. Der hier nicht allzu selten vorkommende Bruch wird „**Treitzsche Hernie**" genannt.
- Recessus retroduodenalis: hinter der Pars ascendens duodeni
- Recessus ileocaecalis superior und inferior: Am Übergang des Dünndarmes zum Dickdarm bildet das Peritoneum häufig Falten und Taschen.
- Recessus retrocaecalis: Zwischen dem freien Ende des Caecum und der hinteren Bauchwand. Hier liegt häufig die Appendix vermiformis.
- Recessus intersigmoideus: an der linken Seite des Mesocolon sigmoideum. Der Recessus kann bis zum Unterpol der linken Niere reichen. An seiner Hinterwand ist der linke Ureter tastbar.
- Fossa mesentericoparietalis (Waldeyer): Peritonealgrube kaudal der Flexura duodenojejunalis zwischen der Radix mesenterii und der Vorwölbung der Aorta.
- Sulci paracolici: seichte Taschen seitlich des Colon ascendens und descendens.

3

Klinischer Tipp

Der rechte Recessus subhepaticus öffnet sich in die Peritonealhöhle. Eine **Peritonitis**, hervorgerufen durch eine **perforierte Appendix** oder ein perforiertes Magengeschwür, kann sich über die Bauchhöhle bis in den rechten Recessus subhepaticus erstrecken. Der linke Recessus subhepaticus ist über das Foramen epiploicum mit der Bauchhöhle verbunden. Er kann seröse Flüssigkeit, die von einer **Perforation der hinteren Magenwand** stammt, enthalten. Mögliche Ursache ist auch eine **Pankreatitis**. Weiterhin kann eine Verletzung der Bauchspeicheldrüse zu einer Pseudozyste, die sich in den linken Recessus subhepaticus ausdehnt, führen.

3.3.5 Lage der Bauchorgane zum Peritoneum

Am Ende der entwicklungsgeschichtlichen Vorgänge haben die Bauchorgane folgende Lage im Verhältnis zum Bauchfell:
- Intraperitoneal: Magen, Pars superior duodeni, Jejunum, Ileum, Caecum mit Appendix vermiformis, Colon transversum, Colon sigmoideum, Leber und Gallenblase, Milz.
- Sekundär retroperitoneal: Pars descendens und Pars inferior duodeni, Colon ascendens, Colon descendens, oberster Abschnitt des Rektums, Pankreas.
- Primär retroperitoneal: Niere, Nebenniere, Ureter, Aorta abdominalis, V. cava inferior.
- Extraperitoneal: kaudaler Abschnitt des Rektums.

3.4 Magen-Darm-Trakt

3.4.1 Magen (Gaster, Ventriculus)

Gestalt und Größe des Magens variieren beträchtlich. Bei übergewichtigen und kleinwüchsigen Personen liegt der Magen hoch und quer. Bei schlanken und asthenischen Individuen ist er in die Länge gezogen. Bei ein und derselben Person können darüber hinaus folgende Parameter seine Gestalt beeinflussen: gefüllter oder leerer Zustand, Position des Körpers, Aus- oder Einatmung. Der Magen hat 2 Oberflächen, eine Vorder- und eine Hinterwand, 2 Kurvaturen, eine Curvatura major und minor, sowie 2 Öffnungen, die Kardia und den Pylorus.

Der Magen wird vor allem durch die Befestigung der Speiseröhre im Hiatus oesophageus des Zwerchfells und durch das Omentum minus fixiert.

> Bei Füllung dehnt sich der Magen infolgedessen hauptsächlich nach unten und links aus.

Der leere Magen ähnelt in kontrahiertem Zustand dem Darm und kann in situ damit verwechselt werden. Ein Unterscheidungsmerkmal ist, dass der Magen an 2 Seiten mit gefäßführenden Bauchfellduplikaturen versehen ist, der Darm jedoch nur an einer Seite.

Der Magen liegt auf der linken Körperseite über dem Niveau der Kardia und stellt sich hier als kuppelartiger Fundus dar (◘ Abb. 3.10). Zwischen Kardia und Pylorus liegt das Corpus des Magens. Es folgen die engeren Teile des Magens, das Antrum pyloricum und dann, unmittelbar vor dem Pylorus, der Canalis pyloricus. Der Über-

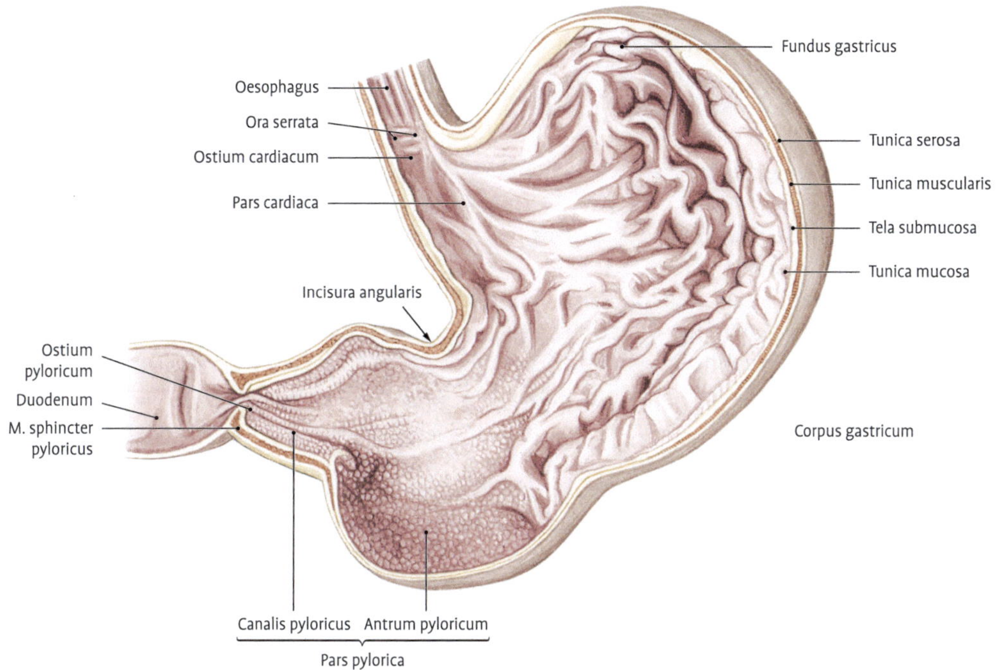

◘ Abb. 3.10 Dorsale Hälfte eines der Länge nach aufgeschnittenen Magens. Man beachte die Incisura angularis, die sich auch im Röntgenbild darstellt. (Aus Anderhuber et al. 2012)

gang des Corpus in das Antrum pyloricum wird auf der Seite der kleinen Kurvatur durch eine besonders im Röntgenbild sichtbare Landmarke, die **Incisura angularis**, markiert. Die Verbindung zwischen Pylorus und Duodenum wird durch eine Einziehung sowie durch eine hier konstant kreuzende Vene markiert.

Der dicke Sphincter pylori, der das Lumen des Canalis pyloricus umgibt, kann als Wulst in der Darmwand von außen gefühlt werden. Beim Sphincter pylori handelt es sich um eine anatomische Struktur, die physiologischerweise den Mageninhalt in Portionen an den Zwölffingerdarm weitergibt. Bei der Kardia hingegen handelt es sich nicht um einen anatomisch definierten Schließmuskel. Unbestritten gelangt jedoch kein Mageninhalt mundwärts, auch wenn man einen „Handstand" macht. Der Verschlussmechanismus der Kardia ist nicht vollständig geklärt. Folgende Verschluss-

mechanismen kommen aufgrund experimenteller und klinischer Erkenntnisse infrage:

— **Wringverschluss**: Die innere Ringmuskelschicht ordnet sich in 2 schrägen, fast längs orientierten Spiraltouren an. Steht der Oesophagus unter Längsspannung, das heißt, wenn denselben keine Speisen passieren, ist er geschlossen. Kontrahiert sich beim Schlucken die Längsmuskulatur, so wird das Lumen geöffnet.
— Schleimhautfalten am Übergang der Speiseröhre in den Magen üben die Funktion eines Verschlusses aus.
— Die spitzwinklige Einmündung der Speiseröhre in den Magen (His-Winkel) fördert den Verschluss.
— Die Anordnung der Muskelfasern des Magens um die Kardia dient entweder als Sphinkter oder gewährleistet wenigstens die Stabilisierung des His-Winkels.

3

- Das Crus mediale dextrum der Pars lumbalis des Zwerchfells umfasst den unteren Oesophagus zangenartig.
- Der positive intraabdominale Druck komprimiert die Wände der Pars abdominalis des Oesophagus.

Topografische Lagebeziehungen des Magens

- Ventral: Bauchwand, linker Rippenbogen, Zwerchfell, linker Leberlappen.
- Dorsal: Bursa omentalis; diese trennt den Magen von der Bauchspeicheldrüse, Colon transversum, linke Niere, linke Nebenniere, Milz und A. lienalis.
- Kranial: linke Zwerchfellkuppel.

Arterien, Venen, Lymphgefäße und Lymphknoten des Magens

Das Omentum minus ist an der kleinen Kurvatur, das Omentum majus an der großen Kurvatur befestigt. In den Omenta verlaufen Arterien, Venen und Lymphgefäße zur Versorgung des Magens.

Die arterielle Versorgung des Magens ist außergewöhnlich gut und stützt sich auf folgende Arterien (Abb. 3.11):

- A. gastrica sinistra (< Truncus coeliacus)
- A. gastrica dextra (< A. hepatica propria)
- A. gastroepiploica (gastroomentalis) dextra (< A. gastroduodenalis < A. hepatica communis)
- A. gastroepiploica (gastroomentalis) sinistra (< A. lienalis)
- Aa. gastricae breves (< A. lienalis)

Die entsprechenden Venen drainieren zum Portalvenensystem.

Die Lymphgefäße des Magens begleiten die Blutgefäße (Abb. 3.12). Der Magen hat 3 Lymphabflussgebiete:

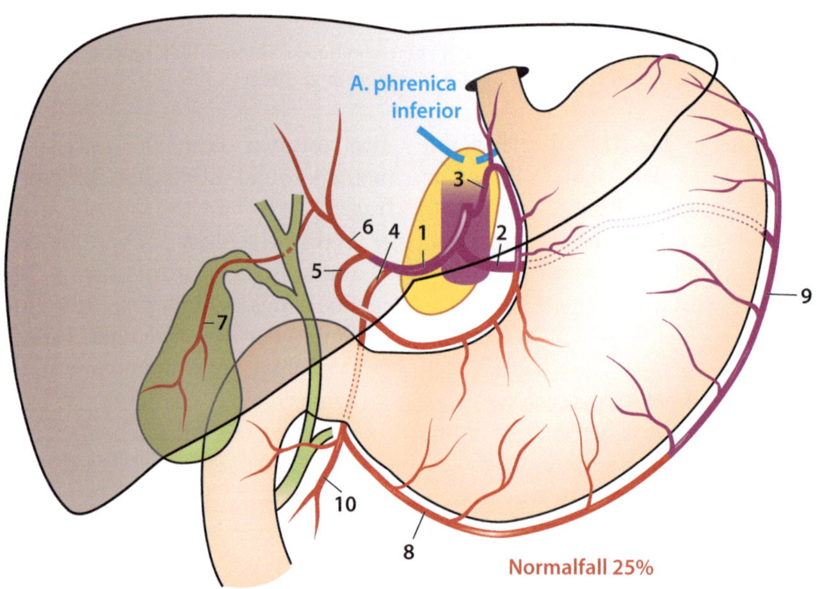

1 A. hepatica communis	6 A. hepatica propria
2 A. lienalis	7 A. cystica
3 A. gastrica sinistra	8. A. gastroomentalis dextra
4 A. gastroduodenalis	9. A. gastroomentalis sinistra
5 A. gastrica dextra	10. Aa. pancreaticoduodenales superiores

 Plica gastropancreatica

 Abb. 3.11   Die Äste des Truncus coeliacus mit der arteriellen Versorgung von Magen, Leber, Gallenblase und Duodenum. (Quelle: eigene Darstellung, Vorlesungsfolie)

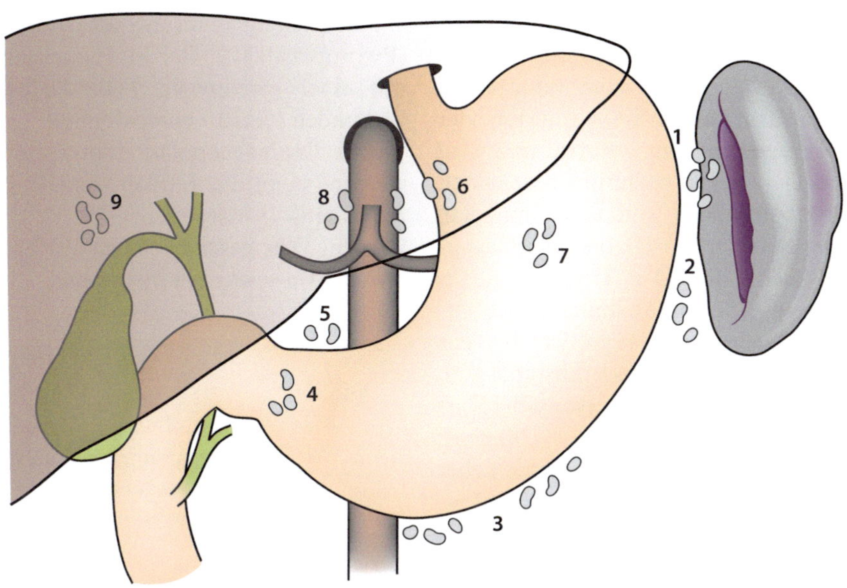

1 Nn. l. lienales
2 Nn. l. gastroepiploici sinistri
3 Nn. l. gastroepiploici dextri
4 Nn. l. pylorici
5 Nn. l. gastrici dextri
6 Nn. l. gastrici sinistri
7 Nn. l. pancreatici superiores
8. Nn. l. coeliaci
9. Nn. l. hepatici

◘ Abb. 3.12 Lymphabfluss und Lymphknoten des Magens. Nn. l.=Nodi lymphoidei. (Quelle: eigene Darstellung, Vorlesungsfolie)

1. Ein Gebiet, das vom Fundus über die kleine Kurvatur zum Pylorus reicht, drainiert in die Nodi lymphoidei gastrici sinistri, gastrici dextri und pylorici und anschließend in die Nodi lymphoidei coeliaci an der Aorta.
2. Ein Gebiet, das die unteren, mehr rechts gelegenen zwei Drittel der großen Kurvatur umfasst, drainiert in die Nodi lymphoidei gastroepiploici dextri und pylorici und danach in die Nodi lymphoidei coeliaci.
3. Ein Gebiet, welches das obere, mehr links gelegene Drittel der großen Kurvatur umfasst, drainiert in die Nodi lymphoidei lienales (im Ligamentum gastosplenicum und splenorenale), gastroepiploici sinistri und pancreatici superiores und danach in die Nodi lymphoidei coeliaci. Über die Nodi lymphoidei coeliaci bestehen auch Verbindungen zu den Nodi lymphoidei hepatici.

> **Klinischer Tipp**
>
> Die außergewöhnlich reiche Lymphgefäßversorgung des Magens und die Unmöglichkeit, im Ernstfall alle Lymphknoten entfernen zu können, umreißen die Schwierigkeiten, mit denen es der Chirurg bei der Operation von Magenkarzinomen zu tun hat. Lymphknotenmetastasen entlang der Milzgefäße können durch die Resektion der Ligamenta gastrosplenicum und splenorenale sowie durch die Entfernung des Corpus und der Cauda pancreatis beseitigt werden. Lymphknotenmetastasen entlang der Vasa gastroepiploica begegnet man mit der Entfernung des Omentum majus. Retropankreatische und interaortokavale Lymphknoten setzen der chirurgischen Therapie Grenzen.

3

Innervation des Magens durch den N. vagus Durch die Magendrehung gelangt der linke N. vagus eher nach ventral und wird zum Truncus vagalis anterior, der rechte N. vagus eher nach dorsal und wird als Truncus vagalis posterior bezeichnet. Beide Nervenstränge verlaufen mit dem Oesophagus durch den Hiatus oesophageus in die Bauchhöhle. Der Truncus vagalis anterior liegt in unmittelbarer Nachbarschaft der Magenwand, der größere Truncus vagalis posterior hält etwas Abstand zum Magen. Der vordere Vagus versorgt die Kardia und die kleine Kurvatur des Magens; außerdem gibt er Rami hepatici zur Leber und Rami pylorici zur Pars pylorica (Antrum pyloricum und Canalis pyloricus) des Magens und zum Anfangsteil des Duodenums ab.

❯ Die zur kleinen Magenkurvatur gerichteten Äste der Trunci vagalis anterior und posterior werden auch als vorderer bzw. hinterer antraler Latarjetscher Nerv bezeichnet.

Der hintere Vagus versorgt die Vorder- und Hinterfläche des Corpus gastricum; er gibt jedoch überwiegend Rami coeliaci zum Ganglion coeliacum ab. Die Rami coeliaci verlaufen mit der A. gastrica sinistra zum Ganglion und werden von dort über den gesamten Darm bis zur linken Kolonflexur (Cannon-Böhm-Punkt) verteilt; auch das Pankreas wird von diesen Ästen versorgt.

Der N. vagus ist für die motorische und sekretorische Innervation des Magens zuständig. Werden die zum Magen führenden Äste der Nn. vagi bei einer **selektiv gastralen Vagotomie** unterbunden, so entfällt die neurogen gesteuerte Salzsäuresekretion. Gleichzeitig ist der Magen motorisch gelähmt, sodass es zu Entleerungsproblemen kommt. Die selektiv gastrale Vagotomie, bei der auch die beiden antralen Latarjetschen Nerven durchtrennt werden, muss daher immer mit einer Drainageoperation kombiniert werden. Dafür sind 2 Verfahren üblich:

1. Plastische Erweiterung des Pyloruskanals (Pyloroplastik), 2. Der Magenausgang wird mit einer proximalen Dünndarmschlinge verbunden (Gastrojejunostomie).

Die Drainageoperation kann vermieden werden, wenn die antralen Äste des vorderen Vagus (Latarjet'scher Nerv) geschont werden. Dies geschieht beim Verfahren der **proximalen selektiven Vagotomie**.

Klinik

1. Werden Schutzfilm und Schleimhaut des Magens geschädigt, beispielsweise durch einen Alkoholabusus, entzündungshemmende Arzneimittel oder eine Infektion mit *Helicobacter pylori*, können **peptische Geschwüre (Ulcera ventriculi)** entstehen (Schiebler und Korf 2007).
2. Die chirurgische Therapie des Ulcus ventriculi bestand lange Zeit in der **Billroth-I-Resektion des Magens**. Hierbei werden die distalen zwei Drittel des Magens (Antrum mit Gastrin produzierenden Zellen) reseziert. Der Magenstumpf wird mit dem Duodenalstumpf End-zu-End oder Seit-zu-End anastomosiert.
3. Das **Magengeschwür (Magenulcus)** tritt am häufigsten an der kleinen Kurvatur im Übergangsbereich zwischen Corpus gastricum und Antrum pyloricum auf. Geschwüre an der großen Kurvatur sind karzinomverdächtig (Tillmann 2017).
4. Der typische Schmerz beim **Magengeschwür** ist in der Regio epigastrica sowie oberhalb und links vom Nabel lokalisiert; außerdem besteht Völlegefühl nach dem Essen (Schumacher und Aumüller 2004). **Während das Magengeschwür oftmals durch Nahrungsaufnahme zu vermehrten Schmerzen führt (nahrungsabhängiger Schmerz), bessern sich die Schmerzen beim**

Zwölffingerdarmgeschwür meist durch Nahrungsaufnahme (Nüchternschmerz).

5. Ein **Geschwür der Magenhinterwand** kann die Bauchspeicheldrüse infiltrieren. Die hieraus resultierenden Schmerzen strahlen in den Rücken aus. Eine Infiltration der A. splenica, die in unmittelbarer Nachbarschaft zur Hinterwand des Magens liegt, führt zu einer kaum beherrschbaren Blutung.

6. Zwischen Magen und der Hinter- sowie der Unterwand der Bursa omentalis können Verwachsungen auftreten. Hierdurch kommt das Mesocolon transversum in engen Kontakt mit dem Magen oder dem Omentum majus. Unter diesen Umständen können die Vasa colica media bei der Mobilisation des Magens anlässlich einer **Gastrektomie** verletzt werden.

7. **Röntgenbild des Magens**: In einer Abdomen-Übersichtsaufnahme im anterior-posterioren Strahlengang wird beim stehenden Patienten eine umschriebene Luftansammlung („**Magenblase**") unterhalb der linken Zwerchfellkuppel beobachtet. Es handelt sich um Luft im Fundus gastricus. Nach dem Schlucken von Bariumbrei kann der Magen in seiner Position, seinem Umriss und seinen Bewegungen studiert werden. Einblicke in die große Variabilität von Lage und Gestalt des Magens wurden erst durch diese Untersuchungsmethode gewonnen. Wenn sich der Patient nach vorne und unten beugt, kann man beobachten, wie der Bariumbrei in Kontakt mit der Pars cardiaca ventriculi kommt. Eine Insuffizienz der Kardia ergibt sich, wenn Bariumbrei zurück in die Speiseröhre läuft.

8. Während einer **Gastroskopie** kann die Mukosa des mit Luft aufgepumpten Magens analysiert werden. Die Begutachtung der Schleimhaut von Magen und Duodenum ist mit einer modernen Fiber-Optik-Einrichtung möglich. Auch Ductus choledochus und Ductus pancreaticus major sind für eine röntgenologische Untersuchung zugänglich (**sogenannte endoskopische retrograde Cholangiopankreatikografie [ERCP]**).

> **Klinischer Tipp**
>
> **Osteopathie**
>
> Die **Techniken der viszeralen Osteopathie** basieren auf der Eigenbewegung, Beweglichkeit und Peristaltik der Organe des Bauchraums. Die natürliche rhythmische minimale Eigenbewegung eines Organs ist vom Standpunkt der Osteopathie notwendig, damit es seine Funktion erfüllen kann. Die Beweglichkeit der inneren Organe hilft ihnen, sich den Atembewegungen des Zwerchfells und den Körperbewegungen anzupassen. Bänder, Gekröse und bindegewebige Falten halten ein Organ an seinem Platz. Sie verbinden es mit einem anderen Organ oder mit der hinteren Bauchwand und dem Zwerchfell. Die Funktion eines Organs wird beeinträchtigt, sobald es an Beweglichkeit verliert. Durch Übergewicht, mehrere Schwangerschaften oder im Verlauf der Alterungsprozesse kann eine Organsenkung mit Fixierung, beispielsweise von Magen, Niere oder Gebärmutter, eintreten. Die osteopathische Behandlung soll der Zurückerlangung der normalen Beweglichkeit eines Organs dienen (Liem und Tsolodimos 2016).

3.4.2 Zwölffingerdarm (Duodenum)

Der ca. 25 cm lange Zwölffingerdarm begrenzt den Kopf der Bauchspeicheldrüse c-förmig (■ Abb. 3.6 und 3.18). Bei seinem Beginn am Pylorus ist er für ca. 2,5 cm vollständig von Bauchfell bedeckt. Danach bekommt das Duodenum eine retroperitoneale Lage und wird nur noch teilweise von Peritoneum bedeckt.

Topografie Topografisch wird das Duodenum in 4 Abschnitte unterteilt:

- Die Pars superior ist ca. 5 cm lang und verläuft nach ihrem Beginn am Pylorus zunächst nach kranial. Dieser Abschnitt wird von Leber und Gallenblase überdeckt. Unmittelbar dorsal liegen V. portae, Ductus choledochus und A. gastroduodenalis. Diese 3 Leitungsbahnen trennen die Pars superior duodeni von der V. cava inferior.
- Die ca. 7,5 cm lange Pars descendens grenzt an den Kopf der Bauchspeicheldrüse. Dieser Abschnitt wird vom Colon transversum überkreuzt und überdeckt die rechte Niere sowie den rechten Ureter. Auf halbem Weg nimmt die Pars descendens postero-medial auf der Papilla duodeni major (Vateri) den Ductus choledochus und den Ductus pancreaticus major (Wirsungi) auf. An der gemeinsamen Öffnung dieser beiden Gänge ins Duodenum liegt der Sphincter Oddi. Etwas oberhalb der Papilla duodeni major mündet in ca. 40 % ein zusätzlicher Pankreasgang, der Ductus pancreaticus accessorius (Santorini), auf der Papilla duodeni minor in den Zwölffingerdarm.
- Die Pars horizontalis, ungefähr 10 cm lang, verläuft horizontal nach links und überkreuzt dabei die V. cava inferior, die Aorta abdominalis und den 3. Lendenwirbel. Das Duodenum wiederum wird in diesem Abschnitt von der Gekrösewurzel (Radix mesenterii) und den Vasa mesenterica superiora überkreuzt. Die Unterkante bildet ein Bett für den Pankreaskopf.
- Die Pars ascendens, nur 2,5 cm lang, steigt nach kranial und links an, sie endet am Übergang zum Jejunum. Bei einer Bauchoperation ist die Übersicht über die Darmschlingen im Vergleich zu den Verhältnissen im Präpariersaal eingeschränkt. Das terminale Duodenum wird vom Chirurgen gut durch das Treitzsche Band erkannt. Da dieses Band auch Muskelfasern enthält, ist es auch als Treitz-Muskel oder M. suspensorius duodeni bekannt. Das Band zieht vom Crus mediale der rechten Pars lumbalis des Zwerchfells zum Ende des Duodenums. Die 2. Landmarke zum Erkennen der Flexura duodenojejunalis bildet die V. mesenterica inferior. Diese Vene zieht an der Dorsalseite des Pankreas nach kaudal und kann links vom Übergang Duodenum-Jejunum gesehen werden.

Arterielle Versorgung des Duodenums Die A. pancreaticoduodenalis superior nimmt ihren Ursprung aus der A. gastoduodenalis. Die A. pancreaticoduodenalis inferior ist der 1. Ast der A. mesenterica superior. Diese beiden Arterien liegen zwischen Duodenum und Caput pancreatis, sie versorgen beide Strukturen. Es hat einen entwicklungsgeschichtlichen Hintergrund, dass die beiden Aa. pancreaticoduodenales eine Anastomose zwischen dem Versorgungsgebiet des Vorderdarms und des Mitteldarms darstellen. Der Vorderdarm wird überwiegend von den 3 Ästen des Truncus coeliacus, der Mitteldarm von der A. mesenterica superior versorgt. Die Grenze Vorderdarm-Mitteldarm liegt in Höhe der Papilla duodeni major.

Klinik

1. Die Pars superior duodeni wird von Leber und Gallenblase überlagert. Beide Strukturen können infolge eines **Zwölffingerdarmgeschwürs** mit dem Duodenum verkleben. Ferner kann ein Gallenstein den Fundus der Gallenblase durchbrechen und in das Duodenum eintreten. Der Gallenstein kann bis ins untere Ileum vordringen und auf seinem Weg durch den Dünndarm einen **Darmverschluss (Ileus)** auslösen.

2. Infolge seiner engen Beziehung zum Duodenum kann die Bauchspeicheldrüse von einem Ulcus an der Hinterwand des Bulbus duodeni angegriffen werden. Der entsprechende Schmerz wird in die dorsale Lendenregion ausstrahlen. Wird durch ein derartiges **Duodenalulcus** die A. gastroduodenalis erodiert, entsteht eine größere Blutung.

3. Bei einer zu ausgedehnten Präparation eines narbig veränderten Duodenums kann es zu einer Verletzung des Ductus choledochus, der hinter der Pars superior ungefähr 2,5 cm vom Pylorus entfernt nach kaudal verläuft, kommen.

4. Die Flexura coli dextra überkreuzt die Pars descendens duodeni. Bei einer **rechtsseitigen Hemikolektomie** kann daher das Duodenum verletzt werden. Da auch die rechte Niere hinter diesem Duodenalabschnitt liegt, muss bei einer **Nephrektomie** entsprechend vorsichtig vorgegangen werden.

5. **Röntgenbild des Duodenums**: Einige Minuten nach einem Bariumbreischluck taucht im Röntgenbild die Pars superior des Duodenums auf. Dieser Abschnitt ist an einem dreieckigen, kappenartigen Schatten zu erkennen.

Man nennt diese Region auch **Bulbus duodeni**. Alle paar Sekunden kontrahiert sich das Duodenum, wobei der Bulbus entleert und gleich wieder vom Magen her gefüllt wird. In dieser Gegend treten die meisten Duodenalulzera auf. Im Röntgenbild kann unter diesen Umständen eine kraterartige Vertiefung, gefüllt mit Bariumbrei, zu sehen sein. Weiterhin kann der Bulbus duodeni infolge von Narbengewebe deformiert sein. Die übrigen Abschnitte des Duodenum stellen sich, aufgrund der Kerckring-Falten nur teilweise von Bariumbrei benetzt, als unscharf begrenzte Schatten dar.

3.4.3 Dünndarm (Intestinum tenue)

> Die Länge des Dünndarms (◉ Abb. 3.13) variiert individuell zwischen 3 und 10 m; die durchschnittliche Länge liegt bei 6,5 m.

Eine Resektion um ein Drittel oder die Hälfte seiner Länge ist mit dem Leben vereinbar. Sogar eine Dünndarmlänge von nur 45 cm soll noch toleriert werden können.

Das Mesenterium, das die Leitungsbahnen für Jejunum und Ileum enthält, ist mit der 15 bis 18 cm langen Wurzel, **Radix mesenterii**, an der Hinterwand der Peritonealhöhle befestigt. Die Radix mesenterii zieht von der linken Seite der Flexura duodenojejunalis aus zunächst nach rechts über den 2. Lendenwirbelkörper und die Pars ascendens des Duodenum (oberes Segment) hinweg und verläuft dann vor Aorta und V. cava inferior (mittleres Segment) schräg abwärts über den rechten M. psoas (unteres Segment) hinweg zur rechten

Darmbeinschaufel (Leonhardt 1987). Entsprechend der Schlingenbildung des Dünndarms ist die **Mesenterialkrause,** das **Gekröse**, in Falten gelegt. Die Länge des Mesenteriums nimmt in kraniokaudaler Richtung bis zu maximal etwa 25 cm zu. In das obere Segment der Radix mesenterii treten die Vasa mesenterica superiora, die Gefäße für Jejunum, Ileum, Caecum, Appendix vermiformis, Colon ascendens und Colon transversum ein. Das Mesenterium enthält weiterhin vegetative Nervenfasern und die den Dünndarm drainierenden Lymphknoten.

> **Klinischer Tipp**
>
> Für die **intraoperative Identifizierung der Dünndarmabschnitte** sind folgende Kenntnisse vonnöten:
> - Das Jejunum hat im Vergleich zum Ileum eine dickere Wand, da die Kerckring-Falten der Schleimhaut hier höher und dicker sind.
> - Der proximale Dünndarm hat einen größeren Durchmesser als der distale.
> - Das Jejunum liegt mehr in der Regio umbilicalis, das Ileum mehr in der Regio hypogastrica und im Becken.
> - Das Mesenterium wird in kraniokaudaler Richtung dicker; ferner hat es distal mehr Fettgewebe eingelagert.
> - Die arterielle Versorgung des Jejunums geht nur von 1 bis 2 Gefäßarkaden aus; die Gefäßarkaden entsenden in unregelmäßigem Abstand lange Terminalarterien zur Darmwand. Die Terminalarterien für das Ileum gehen von 4 oder 5 Gefäßarkaden aus; hier entsenden die Arkaden zahlreiche, kurze Terminalarterien zur Darmwand.

3.4.4 Dickdarm (Intestinum crassum)

Der Dickdarm kann in folgende Abschnitte unterteilt werden (◨ Abb. 3.13):
- Caecum mit Appendix vermiformis
- Colon ascendens (12 bis 20 cm)
- Flexura coli dextra mit Bezug zur Leber
- Colon transversum (45 cm)
- Flexura coli sinistra mit Bezug zur Milz
- Colon descendens (22 bis 30 cm)
- Colon sigmoideum (12 bis 75 cm, im Mittel 37 cm)
- Rektum (12 cm)
- Canalis analis (4 cm)

Die Länge des Dickdarms variiert individuell erheblich, das Mittel liegt bei 1,5 m.

Ein Erkennungsmerkmal des Kolons sind die Fettanhängsel, die **Appendices epiploicae**. An der Appendix vermiformis, am Caecum und am Rektum kommen sie nicht vor. Die Appendices epiploicae verteilen sich auf die gesamte Außenfläche des Dickdarms und sind am Colon sigmoideum besonders zahlreich.

Ein weiteres Kennzeichen des Dickdarms sind die **Taenien**. Die Taenien ziehen streifenförmig von der Basis der Appendix bis zum Colon-sigmoideum-Rektum-Übergang über die Außenfläche des Dickdarms. Das Stratum longitudinale ist im Bereich der 3 Taenien jeweils zu einem schmalen Streifen reduziert. Appendix vermiformis und Rektum sind frei von Taenien. In das Lumen des Dickdarms springen halbmondförmige Falten, **Plicae semilunares**, vor. Die Plicae semilunares werden von der gesamten Darmwand gebildet und wandern mit der Peristaltik über das Kolon. Zwischen den Plicae semilunares ist die Darmwand zu **Haustren** ausgebuchtet; sie geben dem Kolon ein gekammertes Aussehen. In einer Abdomenübersicht des luftgefüllten Dickdarms erscheinen die Kammerungen im

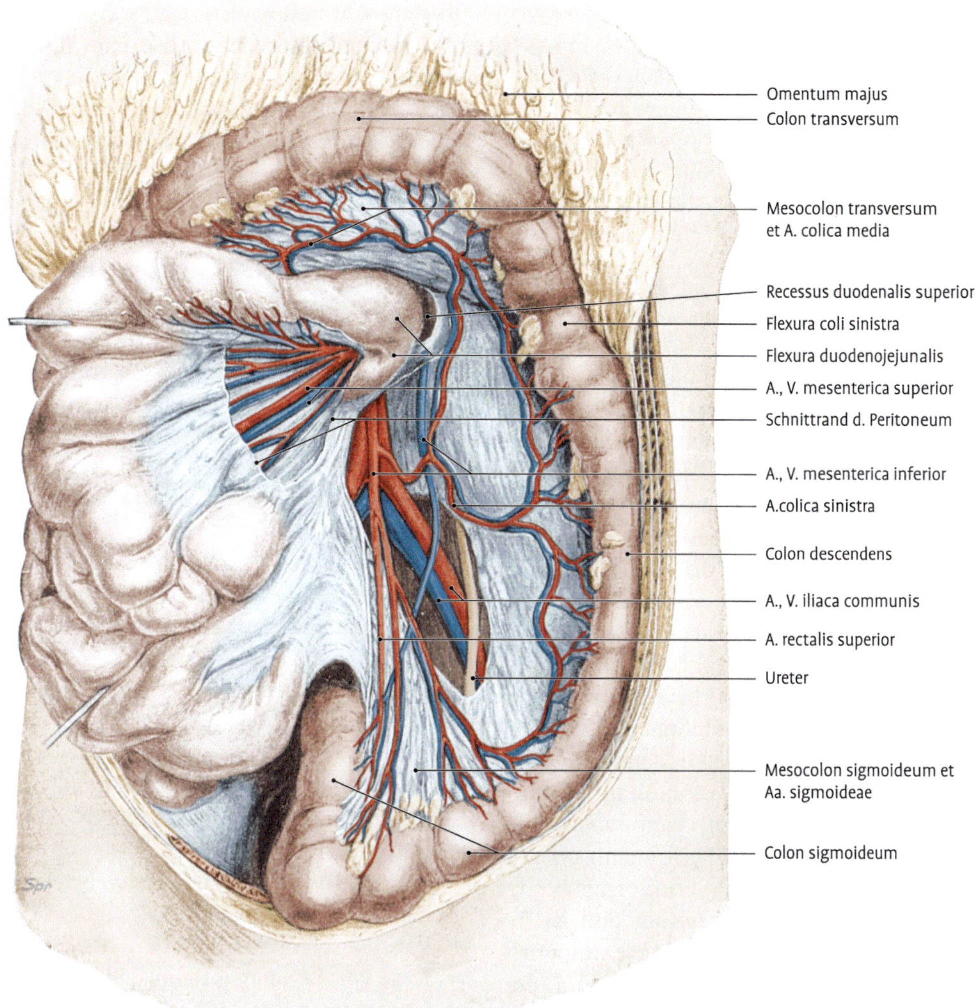

Abb. 3.13 Dünn- und Dickdarm. Das Konvolut der Dünndarmschlingen ist nach rechts verlagert. Das Colon transversum mit dem Omentum majus wurde nach oben gezogen. Nach teilweiser Entfernung des Bauchfells sind die Äste der Aa. mesenterica superior und mesenterica inferior zur Versorgung von Dünn- und Dickdarm zu sehen. (Aus Anderhuber et al. 2012)

Röntgenbild als inkomplette Septen. Im Gegensatz zu den Plicae circulares (Kerckring-Falten) des Dünndarms sind die Plicae semilunares keine stationären, sondern temporäre Falten.

> Der luftgefüllte Dickdarm weist im Röntgenbild Quersepten, welche den Plicae semilunares entsprechen, auf.

Die **Koloskopie** ist ein wichtiger Bestandteil der Krebsvorsorge. Die Kosten werden bei Männern ab dem 50. und bei Frauen ab dem 55. Lebensjahr von der Krankenkasse übernommen. Bei dieser Untersuchung wird der gesamte Dickdarm vom After bis zur Appendix vermiformis mithilfe eines etwa **1,5 m langen Endoskops (Koloskop)** untersucht. Während der Untersuchung können Gewebeproben (Biopsien) entnommen und kleinere Eingriffe (zum Beispiel: Abtragen von Polypen) durchgeführt werden. Die Koloskopie trägt dazu bei, die Entstehung einer Krebserkrankung schon in ihren Vorstufen zu erkennen.

Bauchfellverhältnisse des Dickdarms   Colon transversum und Colon sigmoideum werden komplett von Bauchfell umhüllt, liegen also intraperitoneal. Das Colon transversum kann leicht identifiziert werden, da an ihm das Omentum majus befestigt ist. Beim auf- und absteigenden Teil des Dickdarms hat sich das ursprünglich vorhandene Meso zurückgebildet. Beide Darmteile werden nur vorne von Bauchfell überkleidet und sind an der hinteren Bauchwand befestigt; sie liegen sekundär retroperitoneal. Selten kann allerdings auch das Colon ascendens ein Mesokolon aufweisen, wobei es dann intraperitoneal liegt. Das Caecum kann vollständig oder nur teilweise vom Peritoneum überzogen sein. Die Appendix vermiformis besitzt gewöhnlich ein Mesenteriolum und ist frei beweglich. Gelegentlich liegt sie extraperitoneal hinter dem Caecum oder dem Colon ascendens, kann aber auch der Hinterwand dieser Organe anliegen.

Das Rektum hat in seinem Verlauf unterschiedliche Beziehungen zum Bauchfell. In seinem oberen Drittel liegt es auf seiner dorsalen Seite extraperitoneal, ventral und an beiden Seiten wird es von Bauchfell überzogen. Im mittleren Drittel liegt es dorsal und lateral extraperitoneal, wird jedoch ventral von Bauchfell überzogen. In seinem unteren Drittel liegt es an allen Seiten extraperitoneal. Zusammengefasst wird das Rektum also bis zum Ende des mittleren Drittels von Bauchfell überzogen. Der Kliniker spricht in diesem Fall von einem „**Rectum fixum**". Manchmal reicht der Peritonealüberzug sehr weit nach dorsal, sodass ein sogenanntes „**Mesorectum" und ein „Rectum mobile"** entsteht. Eine ältere klinische Bezeichnung für das Binde- und Fettgewebe neben dem Rektum lautet „Paraproktium" (Fritsch 2003).

3.4.5 Wurmfortsatz (Appendix vermiformis)

Der Wurmfortsatz (Appendix vermiformis) hat seinen Ursprung dorsal und etwas medial am Blinddarm (Caecum), ca. 2,5 cm unterhalb der Valva ileocaecalis (Bauhin-Klappe). Seine Länge variiert zwischen 1,2 und 22 cm. Beim Fetus stellt er eine direkte Ausbuchtung des Caecums dar. Durch das Wachstum der Seitenwand des Caecum wird er später nach medial verlagert.

> Die Lage des Wurmfortsatzes ist so variabel wie bei keinem anderen Organ.

In absteigender Häufigkeit treten folgende Lagevarianten auf (Leohardt 1987):
- Retrocaecal: 65,28 %
- Unterhalb des Caecum bzw. absteigend ins kleine Becken: 31,01 %
- Parakolische Lage: 2,26 %
- Lage vor der letzten Ileumschlinge: 1 %
- Lage hinter der letzten Ileumschlinge: 0,4 %

Am häufigsten liegt die Appendix vermiformis also hinter dem Caecum (ca. 65 %) im **Recessus retrocaecalis** zwischen dem freien Ende des Caecum und der hinteren Bauchwand. Gewöhnlich hat die Appendix eine frei verschiebliche Lage, nur gelegentlich weist sie eine Beziehung zur peritonealen Bedeckung des Caecum auf. Wenn der Wurmfortsatz sehr lang ist, kann er sich hinter dem Colon ascendens ausdehnen und sogar die rechte Niere oder das Duodenum erreichen. In letzteren Fällen liegt sein distaler Teil extraperitoneal.

Eine retrocaecale Appendix vermiformis kann in Ausnahmefällen sogar bis zur Leber reichen und bei einer Entzündung mit ihrem Unterrand verwachsen sein. Darüber hinaus kann ein derartig langer Wurmfortsatz in das Duodenum ulzerieren oder in den linken parakolischen Spalt (Sulcus paracolicus sinister) zwischen Colon descendens und Bauchwand perforieren.

Das Mesenterium der Appendix verläuft hinter dem Caecum als dreieckige Falte und enthält die A. appendicularis, einen Zweig der A. ileocolica, welche wiederum aus der A. mesenterica superior entspringt. Ein anderes Peritonealblatt, die ileocaecale Falte, zieht an der Vorderseite des Ileums zur Basis des Caecums oder zur Appendix vermiformis. Es ist zu beachten, dass die ileocaecale Falte oft auch ein Gefäß enthält.

Klinik

1. Der **Schmerz bei Appendizitis** projiziert sich auf den McBurney-Punkt, der etwa in der Mitte der Verbindungslinie zwischen Nabel und rechter Spina iliaca anterior superior liegt. Hinweis auf eine Appendizitis bei retrozäkaler Lage des Blinddarms (ca. 65 %) gibt der „**Psoastest**". Das Hochheben des rechten, gestreckten Beines bereitet Schmerzen, die durch gleichzeitigen Druck mit der flachen Hand auf den linken Unterbauch verstärkt werden (Schumacher und Aumüller 2004).
2. Das Lumen des Wurmfortsatzes hat bei Kindern einen relativ großen Durchmesser. Bei älteren Menschen ist es häufig vollständig obliteriert. Da eine Verlegung des Lumens die Hauptursache einer akuten Appendizitis darstellt, ist es verständlich, dass diese Erkrankung häufig bei Kindern auftritt.
3. Die alleinige Versorgung des Wurmfortsatzes erfolgt über die A. appendicularis. Sie verläuft erst im Randbereich des zum Blinddarm gehörigen Mesenteriums. Weiter distal zieht die Arterie über die Wand der Appendix vermiformis. Eine Appendizitis kann zu einer **Thrombose der A. appendicularis** führen. In der Folge kann sich eine **Gangrän mit nachfolgender Perforation des Wurmfortsatzes** entwickeln. Die arterielle Versorgung der Gallenblase ist hingegen durch viele Kollateralen aus dem Leberbett gekennzeichnet. Eine Thrombose der A. cystica führt daher selten zu einer Gangrän der Gallenblase.
4. Eine **Appendektomie** wird in Regel durch einen die Muskelfasern auseinanderdrängenden Schnitt in der rechten Regio inguinalis durchgeführt, wobei das Caecum in die Operationswunde verlagert wird. Falls man den Wurmfortsatz nicht sofort entdeckt, verfolgt man den Weg der Taenien des Caecum. Die 3 Taenien des Dickdarms laufen an der Basis der Appendix vermiformis zusammen. Bei einer extraperitonealen Lage des Caecum kann die Appendix vermiformis unter Umständen nur schwer in den Schnittbereich gebracht werden. Abhilfe kann durch eine Mobilisation des Caecum geschaffen werden. Hierzu wird das gefäßlose Bauchfell an seiner seitlichen und unteren Begrenzung inzidiert. Schließlich wird das gefäßführende Mesenterium des Wurmfortsatzes unterbunden und zerteilt. Die Basis des Wurmfortsatzes wird ebenfalls unterbunden, der Wurmfortsatz entfernt und der verbliebene Stumpf ins Caecum eingestülpt; hierbei wird die Basis des Stumpfes mithilfe der sogenannten „Tabaksbeutelnaht" verschlossen.
5. **Der Dickdarm mit Colon ascendens, transversum und descendens weist eine variable Form auf.** Eine **U-Form** mit nach kaudal durchhängendem Colon

3

transversum tritt in 30 % bis 40 % auf. Bei einer **W-Form**, die in 10 % bis 20 % auftritt, ist das Colon transversum mit den angrenzenden Dickdarmteilen W-förmig gestaltet. Im Falle der **Treppenform** ist die linke Kolonflexur gegenüber dem horizontal verlaufenden Anfangsteil des Colon transversum treppenförmig erhöht; diese Formvariante kommt bei Männern zu 25 % und bei Frauen zu 10 % vor (Tillmann 2017). Insbesondere bei der U- und W-Form ist daran zu denken, dass Beschwerden, wie sie bei einem **Colon spasticum** auftreten, recht tief im Unterbauch lokalisiert sein können.

6. **Das Colon sigmoideum kann 4 Lagevarianten aufweisen**: 1. Es liegt die typische s-förmige Krümmung im linken Unterbauch vor, 2. es verläuft kurz sowie gerade und zieht schräg ins Becken, 3. es bildet eine Schleife nach rechts, 4. es steigt hoch ins Abdomen auf (Netter 2008). Das Colon sigmoideum ist mit 80 % bis 90 % der bevorzugte Ort für das Auftreten von Divertikeln (Anderhuber et al. 2012). Der Schmerz bei einer **Divertikulitis** liegt normalerweise im linken Unterbauch. Bei der oben beschriebenen Lageanomalie des Sigmas mit einer Schleifenbildung nach rechts kann es auch zu Schmerzen im rechten Unterbauch kommen.

7. Als **Kolondivertikulose** wird die Ausstülpung von zunächst reizlosen Pseudodivertikeln durch Muskellücken der Kolonwand bezeichnet. Die Divertikelkrankheit ist durch entzündliche Veränderungen **(Divertikulitis)** mit entsprechenden Komplikationen **(gedeckte oder offene Perforation)** gekennzeichnet. Wichtige Risikofaktoren sind Alter, genetische Disposition und eine ballaststoffarme Ernährung. Vermutlich fördern intes-

tinale Innervationsstörungen, die mit einem erhöhten intraluminalen Druck im Colon sigmoideum einhergehen, die Divertikelausbildung (Wedel und Böttner 2014).

3.4.6   Arterielle Versorgung des Magen-Darm-Trakts

Der Magen-Darm-Trakt entwickelt sich aus Vorder-, Mittel- und Enddarm. Alle 3 embryonalen Darmabschnitte werden jeweils von eigenen Arterien, zwischen denen Anastomosen bestehen, versorgt. Der Vorderdarm umfasst Speiseröhre, Magen und Duodenum bis zur Einmündung des Ductus choledochus und des Ductus pancreaticus; dieser Abschnitt wird überwiegend von Ästen des Truncus coeliacus, der auf Höhe von T12 aus der Bauchaorta entspringt, versorgt. Der Mitteldarm beginnt nach der Einmündung der großen Verdauungsdrüsen in das Duodenum und erstreckt sich bis zur Flexura coli sinistra (Cannon-Böhm-Punkt); er wird von der A. mesenterica superior, die folgende Äste hat, versorgt (◘ Abb. 3.14):

- Aa. pancraticoduodenales inferiores
- Aa. jejunales et ilei, versorgen den überwiegenden Teil des Dünndarms
- A. ileocolica, versorgt den Endabschnitt des Ileums, das Caecum und den Anfangsteil des Colon ascendens. Diese Arterie gibt die A. appendicularis, die bei einer Blinddarmoperation unterbunden werden muss, ab.
- A. colica dextra, versorgt das Colon ascendens
- A. colica media, versorgt das Colon transversum

Der Enddarm beginnt am Cannon-Böhm-Punkt und wird in Colon descendens, Colon sigmoideum sowie Rektum gegliedert. Dieser Darmabschnitt wird von der A. mesenterica inferior, die auf Höhe von L3 aus der

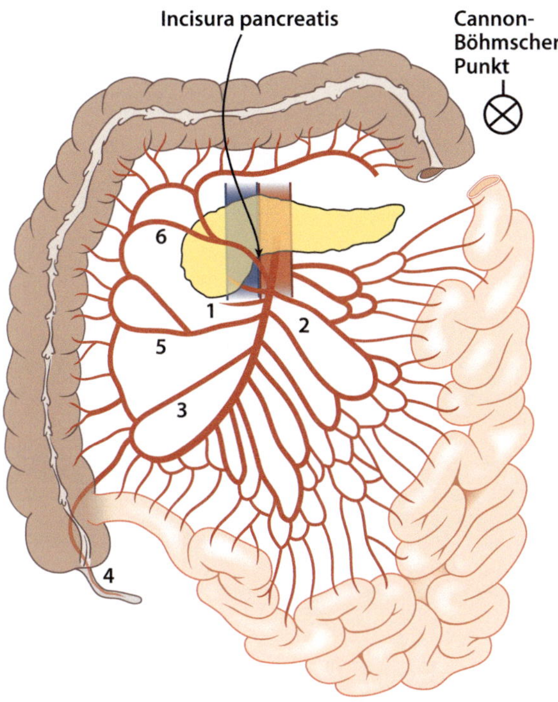

1 Aa. pancreaticoduodenales inf.
2 Aa. jejunales/ilei
3 A. ileocolica
4 A. appendicularis
5 A. colica dextra
6 A. colica media

Abb. 3.14 Äste der A. mesenterica superior. Man beachte, dass die A. mesenterica superior hinter dem Pankreas aus der Bauchaorta entspringt und dann in der Incisura pancreatis verläuft. (Quelle: eigene Darstellung, Vorlesungsfolie)

Bauchaorta entspringt, versorgt. Die A. mesenterica inferior hat folgende Äste:

- A. colica sinistra für das Colon descendens
- Aa. sigmoideae für das Colon sigmoideum
- A. rectalis superior für das Rektum

Alle Äste der A. mesenterica superior und inferior anastomosieren mit den darüber und darunter entspringenden Nachbararterien. Auf diese Weise entstehen in Dünn- und Dickdarm Gefäßarkaden.

3.4.7 Portales Venensystem

Das portale Venensystem transportiert Blut vom resorbierenden Teil des Magen-Darm-Trakts, von der Milz, vom Pankreas und von der Gallenblase mit ihrem Ausführungsgangsystem zur Leber (☐ Abb. 3.15). Die distalen Zuflüsse der V. portae begleiten die jeweiligen Äste des Truncus coeliacus sowie der Aa. mesenterica superior und inferior. Nur im proximalen Bereich halten sich die Äste der V. portae nicht an dieses Verteilungsschema.

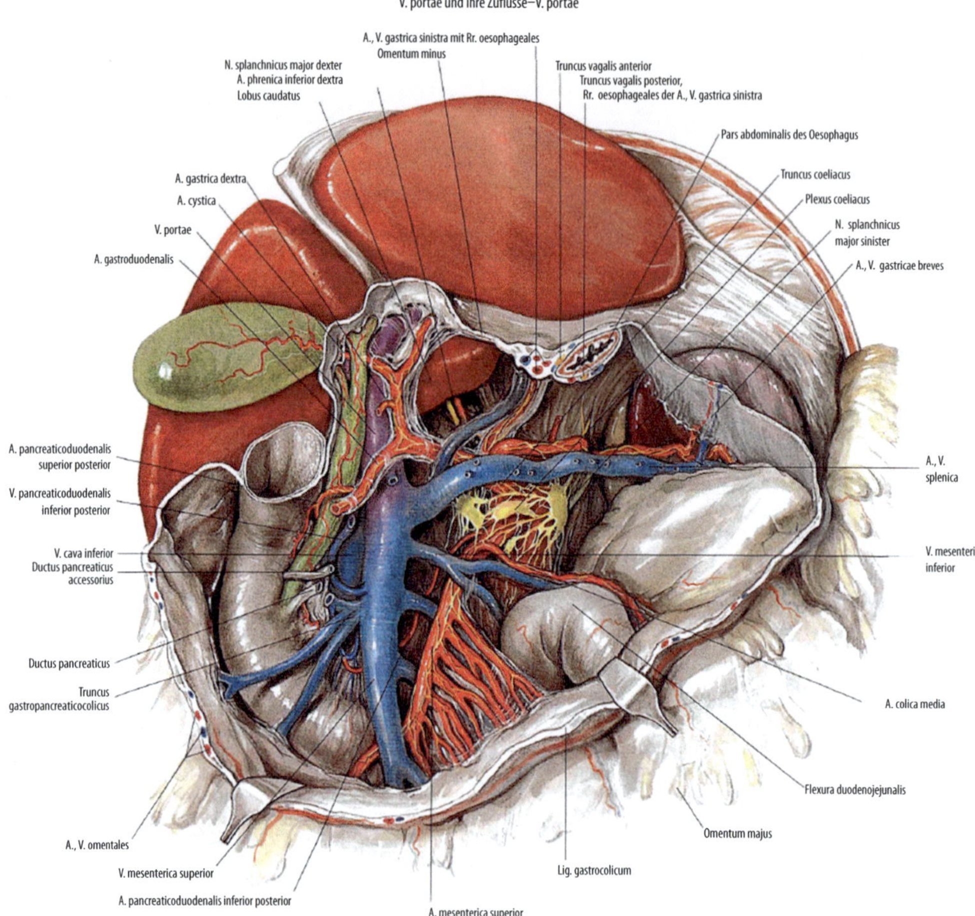

◘ Abb. 3.15 Blick auf die Wurzelvenen der Pfortader nach Entnahme von Magen, Omentum minus, Pankreas und dorsaler Wand der Bursa omentalis. Das Ligamentum gastrocolicum wurde durchtrennt. Colon transversum mitsamt dem Omentum majus sind nach kaudal verlagert. (Aus Lanz und Wachsmuth 2004)

Klinischer Tipp

Die V. mesenterica inferior zieht am Ursprungsbereich der A. mesenterica inferior vorbei, steigt weiter nach kranial auf und mündet dorsal vom Pankreas in die V. splenica ein. **Hierbei erfolgt die Vereinigung zum sogenannten Confluens (Zusammenfluss), welcher bei der Sonografie der Bauchspeicheldrüse eine Landmarke darstellt.**

Die V. mesenterica superior vereinigt sich hinter dem Hals der Bauchspeicheldrüse in der transpylorischen Ebene mit der V. splenica zur V. portae. Die V. portae steigt hinter dem Anfangsteil des Duodenums zur Vorderwand des Foramen epiploicum auf und betritt dann die Leberpforte. Hier teilt sich die V. portae in einen rechten und einen linken Ast, verläuft schließlich als V. interlobularis zwischen den Leberläppchen und speist die Lebersinusoide. Das Blut verlässt das Kapillargebiet über die Vv. centrales und gelangt zu den Wurzeln der Vv. hepaticae. Die Vv. hepaticae ergießen sich in die V. cava inferior.

Verbindungen zwischen dem Portalvenen- und dem Hauptvenensystem Normalerweise durchströmt das venöse Blut die Leber und ergießt sich über die Vv. hepaticae und die V. cava inferior in das allgemeine Venensystem. Dieser Blutfluss kann aus folgenden Gründen blockiert werden:

- Praehepatisch, durch eine Thrombose, eine kongenitale Obliteration der V. portae oder häufig auch durch bösartige Tumorerkrankungen im Bereich des Leberhilus (cholangiozelluläre Karzinome, Lymphome) und des Pankreaskopfs (Pankreaskopfkarzinom).
- Intrahepatisch, beispielsweise bei einer Leberzirrhose.
- Posthepatisch, beispielsweise durch eine kongenitale Stenose einer V. hepatica oder häufig durch einen thrombotischen Verschluss der Vv. hepaticae (Budd-Chiari-Syndrom).

Wenn es aus den oben genannten Gründen zu einer Obstruktion kommt, steigt der Druck im Portalvenensystem und es kommt zu einer **portalen Hypertension**. In der Folgezeit werden bestehende Kollateralen zwischen dem Portalvenen- und dem allgemeinen Venensystem genutzt. Zwischen beiden Venensystemen bestehen folgende Verbindungen:

- Kollateralen zwischen dem Ramus oesophageus der V. gastrica sinistra und den zur V. azygos drainierenden Vv. oesophageales. Aufgrund der portalen Hypertension treten **Oesophagusvarizen** auf, welche die Ursache von **Hämatemesis (Bluterbrechen)** sein können.
- Kollateralen zwischen der V. rectalis superior, einem Ast der V. mesenterica inferior und der V. rectalis inferior, die sich über die V. pudenda interna in die V. iliaca interna ergießt.

- Kollateralen zwischen den portalen Zuflüssen aus dem Mesenterium sowie dem Mesokolon und den retroperitonealen Venen. Die Verbindung erfolgt über Vv. renales, lumbales und phrenicae.
- Kollateralen zwischen den Aufzweigungen der V. portae in der Leber und den Venen der Bauchwand. Die Verbindung erfolgt über Venen, die im Ligamentum teres hepatis zum Bauchnabel ziehen. Diese paraumbilicalen Venen sind strahlenförmig um den Bauchnabel angeordnet und geben dieser Region im Falle ihrer Dilatation das Aussehen eines **Medusenhauptes (Caput Medusae)**.
- Kollateralen zwischen den Aufzweigungen der V. portae in der Leber und den Zwerchfellvenen. Diese Verbindung kommt nur in der Area nuda der Leber zustande.

> **Klinischer Tipp**
>
> Bei der Operation von **Patienten mit portaler Hypertension** muss man an den oben aufgeführten Orten mit Erweiterungen der Anastomosen zwischen dem portalen und dem allgemeinen Venensystem rechnen. Die Operationen verlaufen oft blutiger als sonst und sollen – wenn vertretbar – bei diesen Patienten generell vermieden werden (relative chirurgische Kontraindikation bei portaler Hypertension). Eine moderne Methode stellt die **transjuguläre intrahepatische systemische Shuntanlage (TIPS)** dar.

3.4.8 Lymphabfluss des Magen-Darm-Traktes

Die Lymphknoten sind ziemlich gleichmäßig über Dünn- und Dickdarm verteilt. Sie liegen auf oder in der Nähe des Darmrohrs und geben ihre Lymphe in größere Lymphknoten, die entlang der im Mesenterium oder im Mesokolon verlaufenden Gefäße angeordnet sind, ab. Von da geht der Weg zu größeren Ansammlungen von Lymphknoten am Abgang der Aa. mesenterica superior und mesenterica inferior. Von dort ziehen Lymphgefäße zur **Cisterna chyli**.

Das Areal, das eine Ansammlung von Lymphknoten im Falle des Darmrohrs drainiert, stimmt ungefähr mit der Blutversorgung dieses Segmentes überein. Eine proximale Unterbindung der Blutgefäße eines bestimmten Darmsegments und eine großzügige Entfernung des zugehörigen Mesenteriums oder Mesokolons würden daher die Lymphdrainage in diesem Areal ausschalten.

> Bei einem im Colon transversum lokalisierten Karzinom werden beispielsweise die Vasa colica media unterbunden. Gleichzeitig wird ein keilförmiges Segment des Mesocolon transversum reseziert.

3.4.9 Histologischer Aufbau des Magen-Darm-Traktes

Der Magen-Darm-Trakt besteht von innen nach außen aus der Tunica mucosa (Schleimhaut), die durch die Lamina muscularis mucosae von der Tela submucosa getrennt wird. Es folgt die Tunica muscularis. Ganz außen wird das Darmrohr von der Tunica serosa überkleidet. Der Serosaüberzug fehlt an den Stellen, wo das Darmrohr extraperitoneal liegt.

Im Oesophagus und in der unteren Hälfte des Analkanals liegt ein mehrschichtiges, unverhorntes Plattenepithel vor. An allen anderen Orten des Magen-Darm-Kanals ist ein Zylinderepithel ausgeprägt. Am Übergang des Oesophagus in die Kardia kommt es zu einem abrupten Übergang von mehrschichtigem, unverhorntem Plattenepithel in einschichtiges, hochprismatisches Epithel. Mitunter kann der untere Oesophagus auch Zylinderepithel aufweisen.

Die Magenschleimhaut ist durch tubulöse Drüsen, die sich bis zur Lamina muscularis mucosae einsenken, gekennzeichnet. Die Drüsen von Fundus und Corpus des Magens enthalten Salzsäure bildende **Parietalzellen**. Diese Zellen produzieren gleichzeitig den Intrinsic factor (IF). Weiterhin kommen hier Pepsin bildende **Hauptzellen** vor. Im Antrum pyloricum treten Zellen auf, die das Hormon Gastrin in die Blutbahn abgeben. Die Drüsen der Pars pylorica enthalten viele schleimbildende Zellen.

Die resorptive Oberfläche der Schleimhaut des Zwölffingerdarmes und des Dünndarmes ist durch **Falten (Plicae circulares, Kerckring-Falten), Zotten (Villi intestinales) und Mikrovilli** enorm vergrößert. Gleichzeitig stülpt sich die Schleimhaut in Form von **Krypten (Lieberkühn-Krypten)** ein. Das Duodenum kann an den in der Tela submucosa liegenden **Brunner-Drüsen** erkannt werden. Sie durchbrechen die Lamina muscularis mucosae und geben ihr Sekret in die Krypten der Duodenalschleimhaut ab.

Die Schleimhaut des Dickdarms ist durch die schleimbildenden Becherzellen, die hier in großer Anzahl vorkommen, gekennzeichnet.

Die Tunica muscularis besteht aus einer inneren Ring- und einer äußeren Längsmuskelschicht. Im oberen Drittel des Oesophagus und am Rand des Anus liegt quer gestreiftes, dem Willen unterworfenes Muskelgewebe vor. An allen anderen Orten des Magen-Darm-Traktes ist glatte Muskulatur, die unwillkürlich innerviert wird, ausgeprägt. Zur äußeren Längs- und zur inneren Ringmuskelschicht kommt beim Magen eine innerste schräge Schicht. Beim Kolon bildet die äußere Längsmuskulatur keine geschlossene Schicht mehr, sondern konzentriert sich auf 3 streifenförmige, etwa 1 cm breite Zonen, die Taenien.

In der Tela submucosa des Dickdarms befindet sich der vegetative **Meissnersche Plexus**. Das Gegenstück in der Tunica muscularis ist der **Auerbachsche Plexus**, der sich zwischen Stratum circulare und Stratum longitudinale ausbreitet.

3.4.10 Entwicklung des Darmes

Bei der embryonalen Entwicklung des Darmes sind folgende Abschnitte zu berücksichtigen (Moore und Persaud 1996; Moore et al. 2013):

- Dem vorderen, blinden Ende des primitiven Darmrohrs stülpt sich das Ektoderm entgegen und bildet die **ektodermale Mundbucht, das Stomatodeum**. Aus dem **kranialen Teil des Vorderdarms** entwickelt sich der Pharynx. Der **kaudale Teil des Vorderdarms** reicht vom Beginn der Speiseröhre bis zur Einmündung des Ductus choledochus und des Ductus pancreaticus major in der Mitte der Pars descendens des Duodenums. Dieser Darmabschnitt wird zum größten Teil durch den Truncus coeliacus versorgt.
- Der **Mitteldarm** reicht von der unteren Hälfte der Pars descendens duodeni bis zur Flexura coli sinistra (Cannon-Böhm-Punkt) und wird von der A. mesenterica superior versorgt.
- Der **Hinterdarm** reicht von der linken Kolonflexur bis zum ektodermalen Teil des Analkanals und wird von der A. mesenterica inferior versorgt. Gegen das hintere Ende des primitiven Darmrohrs wölbt sich das Ektoderm der **Analgrube** vor und bildet hier das sogenannte **Proctodeum**.

In einem frühen embryonalen Stadium proliferieren die Gewebe der Darmwand stark, sodass es zum Verschluss des Lumens kommt. Es folgt eine Rekanalisation.

Mit der Entwicklung des Omentum minus kommt es zu einer Rotation des Vorderdarms zur rechten Körperseite. Hierdurch wird die ursprünglich rechte Magenwand zur Hinterwand und die linke zur Vorderwand (■ Abb. 3.7). Die Nn. vagi ma-

chen diese Magendrehung mit und liegen im Hiatus oesophageus dementsprechend ventral und dorsal. Die Rechtsdrehung bringt auch das Duodenum auf die rechte Körperseite. Das Mesenterium des Duodenums verwächst mit der hinteren Bauchwand. Dadurch ist die sekundär retroperitoneale Lage des Duodenums entstanden.

In der 5. Entwicklungswoche wächst der Darm sehr schnell, wird zu groß für die Bauchhöhle und stülpt sich in die Nabelschnur vor. Dieser Zustand wird als **physiologischer Nabelbruch** bezeichnet (■ Abb. 3.9). Die Spitze des verlagerten Darms steht mit dem Ductus omphaloentericus und dem Dottersack in Verbindung. Diese Verbindung wird allerdings schon zu einem frühen Zeitpunkt des Fetallebens zu einem bindegewebigen Band reduziert.

Die Achse der verlagerten Darmschlinge wird durch die A. mesenterica superior gebildet. Diese sogenannte Nabelschleife hat einen kranialen und einen kaudalen Schenkel. Der kraniale Teil der Nabelschleife entwickelt sich zum proximalen Dünndarm. Aus dem kaudalen Teil entstehen das distale Ileum, das Caecum und das Kolon bis zum Cannon-Böhm-Punkt. Am kaudalen Schenkel der Nabelschleife entwickelt sich eine Knospe, welche die Lage des späteren Caecums markiert. Möglicherweise fördert diese Knospe bei der Rückbildung des physiologischen Nabelbruchs die frühere Rückkehr des kranialen Teils der Nabelschleife in den Bauchraum, da sie das Rangierverhalten des kaudalen Teils etwas behindert.

Die Rückkehr des verlagerten embryonalen Darmrohrs beginnt in der 10. Woche. In der **1. Phase der Darmbewegung** rotiert die Mitteldarmschleife zunächst entgegen dem Uhrzeigersinn um ca. 90°, sodass der kraniale Schleifenteil rechts und der kaudale Schleifenteil links zu liegen kommt (■ Abb. 3.9). Der kraniale Teil der Nabelschleife kehrt zuerst in den Bauchraum zurück, er wird nach kranial und links verlagert; dies ist der einzige Platz, welchen die mächtig entwickelte Leber frei gelassen hat.

Hierbei bewegt sich der Darm dorsal der A. mesenterica superior vorbei. Daher kreuzt die A. mesenterica superior nach Abschluss der Darmentwicklung die Pars horizontalis des Duodenums. In der Folgezeit kommt es in der **2. Phase der Darmbewegung** zu einer weiteren Rotation der Nabelschleife gegen den Uhrzeigersinn um ca. 180°. Der Enddarm als späteres distales Kolon wird dabei auf die linke Seite gezogen. Für den in die Bauchhöhle zurückkehrenden Teil des kaudalen Nabelschleifenteils bleibt nur der Raum oberhalb des Dünndarms übrig, wobei das Caecum unmittelbar unterhalb der Leber zu liegen kommt. In der **3. Phase der Darmbewegung** steigt das Caecum in die rechte Fossa iliaca herab und zieht den Dickdarm hinter sich her. Das Colon transversum erreicht seine endgültige Lage vor der A. mesenterica superior und vor dem Dünndarm. Schließlich verwachsen die Mesenterien des Colon ascendens und des Colon descendens mit der hinteren Bauchwand. Diese beiden Abschnitte des Kolons liegen jetzt sekundär retroperitoneal. Insgesamt umrahmen Colon ascendens, transversum und descendens nach Art eines Bildrahmens den Dünndarm. Bei diesem komplizierten Entwicklungsprozess können zahlreiche Störungen auftreten:

- Eine **Atresie oder eine Stenose des Darmrohrs** kann auf der Grundlage einer gestörten Rekanalisation des Darmlumens entstehen. Auch eine Einschränkung der Blutversorgung während der Phase des physiologischen Nabelbruchs kann durch Ischämie zu den oben genannten Veränderungen führen.
- Das **Meckel-Divertikel** stellt einen Überrest des Ductus omphaloentericus dar und liegt daher immer an der dem Mesenterium gegenüberliegenden Seite des Darmrohrs. **Der Ductus omphaloentericus stellt eine Verbindung zwischen dem embryonalen Mitteldarm und dem Dottersack dar.** Das Divertikel tritt in 2 % aller Fälle und verglichen mit Frauen doppelt so

häufig bei Männern auf. Es ist gewöhnlich ca. 62 cm von der Valva ileocaecalis (Bauhin-Klappe) entfernt und kann ca. 5 cm lang sein. Die Bauhin-Klappe ist eine sphinkterartige Bildung des Ileumendes mit Beteiligung der Muskelwand des Dickdarms. Der Sphinkter öffnet sich periodisch und lässt Darminhalt aus dem Dünndarm in den Dickdarm treten, verhindert aber den Rückfluss. Wie alle Strukturen des Körpers, so ist auch das Meckel-Divertikel variabel: Es kann 15 cm oder 3,5 m von der Bauhin-Klappe entfernt und es kann stummelförmig ausgeprägt sein oder die Form eines 15 cm langen Sackes annehmen.

- Obgleich die Ausprägung als Divertikel am häufigsten vorkommt, **kann der Ductus omphaloentericus auch als Fistel oder Band zwischen Darm und Nabel erhalten bleiben**. Er kann auch die Form einer dem Mesenterium des Darms gegenüberliegenden Zyste oder eines am Nabel hängenden Tumors annehmen. Der Ductus omphaloentericus ist dann aus der Schleimhaut des erhalten gebliebenen, zum Nabel weisenden Endes des Divertikels zusammengesetzt.
- **Die Schleimhaut des Divertikels kann Parietalzellen mit der Fähigkeit zur Säurebildung aufweisen**. Daher kann es auch zu einer durch Säure bedingten Ulzeration des Darmepithels mit nachfolgender Hämorrhagie und Darmperforation kommen.
- Die Abwärtswanderung des Caecums in die rechte Fossa iliaca kann unterbleiben. In derartigen Fällen kann die Peritonealfalte, die normalerweise das Caecum in der Fossa iliaca verankert, über das Duodenum verlaufen. Dies verursacht beim Neugeborenen eine **Darmobstruktion**. Das Mesenterium des Dünndarms ist bei dieser pathologischen Variante oft stielförmig und begünstigt eine Verdrehung des gesamten Dünndarms, **Volvulus neonatorum** genannt.

- Gelegentlich tritt auch eine **inverse Rotation** im Uhrzeigersinn auf. Das Colon transversum liegt dann hinter und das Duodenum vor der A. mesenterica superior. Im Falle dieser Anomalie kann eine Peritonealfalte das Duodenum von außen abschnüren.
- Eine **Omphalozele (Hernia umbilicalis congenita)** entsteht dadurch, dass sich der Dünndarm bei Rückbildung des physiologischen Nabelbruchs nicht vollständig in die Bauchhöhle zurückverlagert. Ein mangelhafter Verschluss der vorderen Bauchwand in der 4. Woche kann dazu führen, dass ein großer Teil der Eingeweide in einem transparenten Amnionsack außerhalb des Embryonalkörpers liegenbleibt.

3.4.11 Organe des Oberbauches

Leber

Die Leber ist das größte Organ des Körpers. An ihrer kuppelförmigen kranialen Fläche ist sie mit der Unterfläche des Zwerchfells verbunden. Das Zwerchfell trennt die Leber von der Pleura, den Lungen, dem Perikard und dem Herz. Ihre dorsale und kaudale, zu den Eingeweiden gewandte Fläche grenzt an folgende Organe (◘ Abb. 3.16): Pars abdominalis des Oesophagus, Magen, Duodenum, Flexura coli dextra, rechte Niere und Nebenniere sowie Gallenblase.

Die Leber umfasst einen großen rechten und einen kleinen linken Lappen, die kranial durch das Ligamentum falciforme hepatis voneinander getrennt sind. Dorsal und

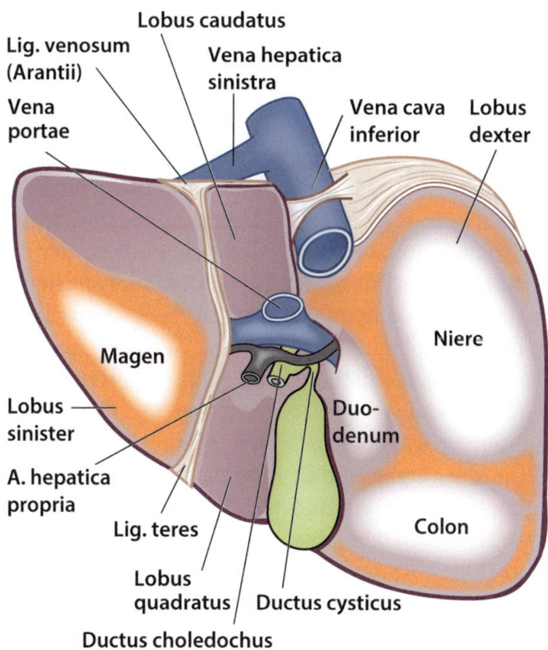

◘ **Abb. 3.16** Nachbarorgane der Leber. Leber in der Ansicht von unten und hinten. (Quelle: eigene Darstellung, Vorlesungsfolie)

kaudal wird die Leber durch 2 sagittal gestellte Furchen, Fissurae sagittalis sinistra (Nebengrenzspalte) und dextra (Hauptgrenzspalte), geprägt (◘ Abb. 3.15). Die beiden Längsfissuren werden im hinteren Drittel durch die quergestellte, tiefe Leberpforte zur Gestalt des Buchstaben „H" ergänzt. **Die beiden sagittal verlaufenden Furchen des „H" enthalten folgende Strukturen:**

- Rechte Furche (Hauptgrenzspalte), vorne: Gallenblase.
- Rechte Furche (Hauptgrenzspalte), hinten: Gefäßbett der V. cava inferior.
- Linke Furche (Nebengrenzspalte), vorne: Ligamentum teres hepatis.
- Linke Furche (Nebengrenzspalte), hinten: Ligamentum venosum hepatis.

Im Querbalken des „H" liegt die **Porta hepatis**. An der Eingeweidefläche sind zwischen den Längsbalken des „H" 2 zusätzliche Lappen sichtbar: Der Lobus quadratus ventral und der Lobus caudatus dorsal.

> Das Ligamentum teres hepatis stellt den obliterierten Überrest der linken Umbilikalvene dar.

Über die Nabelvene wurde im embryonalen Leben arterialisiertes Blut von der Plazenta zum Embryo transportiert. Das Ligamentum venosum ist der bindegewebige Überrest des Ductus venosus, über den einstmals arterialisiertes Blut, unter Umgehung der Leber, zur V. cava inferior transportiert wurde. Die Furchen für das Ligamentum teres hepatis, das Ligamentum venosum und die V. cava inferior weisen also den ehemaligen Weg des arterialisierten Blutes beim Fetus. Die zu Bindegewebe obliterierten Reste des Weges bleiben bis ins Erwachsenenalter erhalten.

In der Leberpforte (Porta hepatis), die ca. 5 cm lang ist, liegen:
- Vorne: Ductus hepaticus communis.
- In der Mitte: A. hepatica.
- Hinten: V. portae.

Weiterhin enthält die Porta hepatis: sympathische Nervenfasern, die den Truncus coeliacus begleiten, parasympathische Nervenfasern aus dem N. vagus, Lymphgefäße und Lymphknoten.

Peritonealverhältnisse der Leber Die Leber wird, bis auf einen kleinen Bereich an ihrer Rückseite, von Bauchfell eingehüllt. Dieser vom Peritoneum freigelassene Bereich, die **Area nuda**, liegt dem Zwerchfell an und wird vom oberen und unteren Anteil des Ligamentum coronarium umschlossen. Der mit dem Zwerchfell verwachsene Bereich der Leber wird auch als Pars affixa bezeichnet. Auf der rechten Seite vereinigen sich die beiden Anteile des Ligamentum coronarium und bilden das Ligamentum triangulare dextrum.

Das Ligamentum falciforme hepatis steigt vom Nabel zur Leber auf und verläuft etwas rechts von der Mittellinie. Sein freier unterer Rand wird als Ligamentum teres hepatis bezeichnet. Das Ligamentum teres hepatis passt sich in die linke sagittale Furche an der Unterfläche der Leber ein. Das Ligamentum falciforme hepatis verläuft über die Leberkuppel und teilt sich hier. Der rechte Teil schließt sich der oberen Schicht des Ligamentum coronarium an, der linke Teil bildet das lange Ligamentum triangulare sinistrum. Verfolgt man das Ligamentum triangulare sinistrum nach dorsal und nach rechts, so schließt es sich am oberen Ende der Fissura ligamenti venosi dem Omentum minus an.

Das **Omentum minus** nimmt von den Fissuren der Leberpforte und vom Ligamentum venosum seinen Ursprung. Es zieht als bindegewebiges Blatt zur kleinen Kurvatur des Magens.

Segmentaler Aufbau der Leber Das Ligamentum falciforme hepatis an der Vorderfläche sowie die Ligamenta teres hepatis und venosum an der Hinterfläche der Leber unterteilen das Organ makroskopisch in einen rechten und einen linken Lappen. Diese Unterteilung hat keine morphologische Bedeutung. Erst bei Beachtung der Blut- und Gallenflüssigkeit führenden Leitungsbahnen ergibt sich eine funktionell-morphologische Untergliederung der Leber.

> Eine Ebene, die durch die rechte Längsfissur, ausgefüllt von der Gallenblase und der V. cava inferior, verläuft, markiert die morphologische Grenze zwischen beiden Leberlappen.

Auch wenn sich diese Gliederung nicht auf die Oberfläche der Leber fortsetzt, so hat doch jeder Lappen seine eigene Versorgung mit arteriellem Blut und mit Portalvenenblut sowie eine separate Ableitung der Gallenflüssigkeit. Nach dieser morphologischen Einteilung, deren Bezugsebene rechts von der makroskopisch vorgetäuschten Lappengliederung liegt, gehört der Lobus quadratus zum linken Leberlappen und der Lobus caudatus teils zum linken und teils zum rechten Lappen.

Die Aufteilungen der Pfortader, V. portae, bestimmen die Ausbildung der portalen Lebersegmente (◘ Abb. 3.17). **Der morphologisch rechte und linke Leberlappen werden jeweils in weitere 4 Segmente unterteilt:**

Linker Leberlappen
- Segment I, Zentral oberhalb der rechten Längsfissur im Lobus caudatus sowie in Nachbarschaft der Gallenblase.
- Segment II, kranial in der äußeren Hälfte des linken Lappens.
- Segment III, kaudal in der äußeren Hälfte des linken Lappens.
- Segment IV, umfasst die gesamte linke, der Gallenblase benachbarte innere Hälfte des linken Lappens.

Rechter Leberlappen
- Segment V, kaudal in der inneren Hälfte des rechten Lappens.
- Segment VI, kaudal in der äußeren Hälfte des rechten Lappens.
- Segment VII, kranial in der äußeren Hälfte des rechten Lappens.
- Segment VIII, kranial in der inneren Hälfte des rechten Lappens und wiederum in Nachbarschaft des I. Segments.

Am Hilus der Leber teilen sich A. hepatica, V. portae und Ductus hepaticus jeweils in einen rechten und einen linken Ast. In diesem Bereich gibt es kaum Anastomosen zwischen den nach rechts und links ziehenden Leitungsbahnen. Von der Leberpforte aus strahlen die Äste der 3 Leitungsbahnen nach

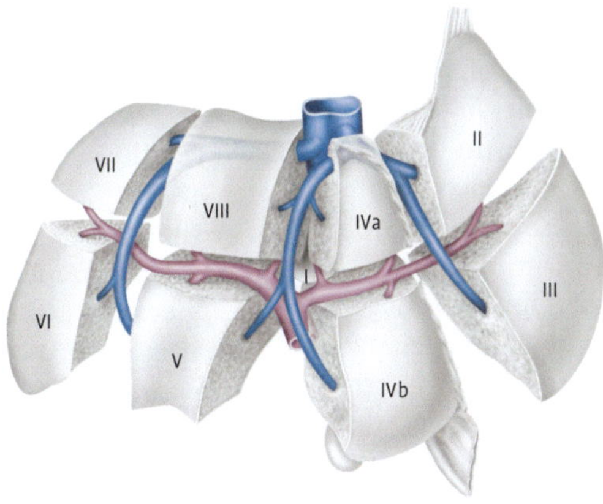

◘ **Abb. 3.17** Pfortadersegmente der Leber. Die Äste der Pfortader sind violett, die Äste der Lebervenen sind blau markiert. (Aus Anderhuber et al. 2012)

lateral sowie nach kaudal und kranial aus und legen so die Grenzen des rechten und linken Leberlappens fest.

> **Klinischer Tipp**
>
> Beim **Ultraschall der Leber** sollte der Schallkopf die Segmente I bis VIII jeweils im Uhrzeigersinn abfahren. Man beginnt im Segment I oberhalb der Gallenblase, die man im Schnittpunkt des seitlichen Rektusrandes mit dem Rippenbogenunterrand findet. Bei nicht wenigen Patienten kann mithilfe des Ultraschalls ab dem 50. Lebensjahr eine Fettleber nachgewiesen werden.

Histologischer Aufbau der Leber Das **Zentralvenenläppchen** gilt traditionell als die histologische Baueinheit der Leber. In der Peripherie der sechskantigen Läppchen liegt jeweils in den Ecken die **Glisson-Trias**. Diese besteht aus:

- A. interlobularis mit systemischem Blut zur Versorgung des Strukturgerüstes der Leber.
- V. interlobularis, enthält mit Nährstoffen und Stoffwechselzwischenprodukten (Darm) sowie Abbaustoffen (Milz) beladenes Blut aus der Pfortader.
- Ductus interlobularis mit der in den Hepatozyten gebildeten Galle.

Das Mischblut aus A. und V. interlobularis durchströmt das Kapillargebiet in den sogenannten Sinusoiden der Leber. In dem zwischen Kapillarendothel und Hepatozyten gelegenen **Disse-Raum** kommt es zum Stoffaustausch. Anschließend wird das Blut von der im Zentrum des Leberläppchens liegenden Zentralvene wieder eingesammelt und über die Vv. hepaticae zur V. cava inferior abgeleitet. Die Galle fließt in einer dem Mischblut entgegengesetzten Richtung und wird über die Ductus interlobulares zum Ductus hepaticus communis an der Leberpforte abgeleitet.

Klinik

1. Die Form der Leber ist variant: In 41 % liegt eine Dreieckform, in 6 % eine Dreieckform mit konkavem Unterrand, in 15 % eine Dreieckform mit hiliärer Einkerbung, in 12 % eine Rechteckform vor. In 14 % hat die Leber die Form einer Gendarmenmütze. In 4 bis 5 % tritt eine **Leber mit dem Riedelschen Lappen** auf; da dieser Lappen bis in die rechte Fossa iliaca reicht, kann er mit einem Tumor verwechselt werden (Leonhardt 1987).

2. **Arterielle Versorgung der Leber**: In über 50 % der Fälle wird die Leber über die A. hepatica communis aus dem Truncus coeliacus versorgt. In ca. 10 % der Fälle erhält der linke Teil der Leber einen akzessorischen Ast aus der A. gastrica sinistra. In etwa 10 % der Fälle entspringt der Ramus dexter der A. hepatica propria aus der A. mesenterica superior (Tillmann 2017).

3. In Westeuropa ist die Inzidenz des **hepatozellulären Karzinoms** gering. Fast alle Leberkarzinome sind Metastasen von Krebsen in anderen Organen. Diese stammen überwiegend aus den Organen des Pfortaderkreislaufs: Magen, Dickdarm und Gallenblase. Die Krebszellen gelangen über die V. portae in die Leber und werden im Kapillargebiet sesshaft.

4. Besonders wichtig ist die Kenntnis der Lebersegmente mit ihrem separaten Blut- und Gallenfluss für den Chirurgen. Die **Teilresektion der Leber** findet unter Beachtung der Segmentgrenzen statt.

5. Bei einer **Leberpunktion** wird mit einer Hohlnadel in der rechten Axillarlinie zwischen der 8. und 9. Rippe in die Leber eingestochen und Gewebe angesaugt (Anderhuber et al. 2012).

Abflussgebiet der Leber: Die Vv. hepaticae

Bei den Vv. hepaticae handelt es sich um große Venen, deren Verteilungsgebiet von der Verzweigung der V. portae, der A. hepatica propria sowie des Gallengangsystems abweicht. Es gibt 3 große Lebervenen:

- V. hepatica dextra
- V. hepatica sinistra
- V. hepatica intermedia

Die Lebervenen verlaufen nach kranial und dorsal; sie drainieren das Blut am Leberoberrand in die V. cava inferior. Die Einmündung der Endabschnitte der 3 Lebervenen in die V. cava inferior ist variabel. Für gewöhnlich vereinigt sich die V. hepatica intermedia mit der V. hepatica sinistra in ihrem Endabschnitt. Anderenfalls kann die V. hepatica intermedia auch direkt in die untere Hohlvene einmünden. Unterhalb der großen Lebervenen münden auch 10 bis 15 kleinere Venen direkt in die V. cava inferior. Obwohl diese kleinen Lebervenen keine große Bedeutung haben, bekommt der Chirurg sie bei der Resektion des rechten Leberlappens, gerade auch aufgrund des austretenden Blutes, zu sehen.

Klinischer Tipp

Die 3 großen Lebervenen drainieren das rechte, mittlere und linke Drittel der Leber. Die Ebene, die durch das Ligamentum falciforme festgelegt wird, entspricht der Grenze zwischen den Versorgungsgebieten der rechten und linken Lebervene. Für den Chirurgen ist es unvorteilhaft, dass die V. hepatica intermedia in der durch das Ligamentum falciforme definierten Ebene zwischen dem aus morphologischer Sicht rechten und linken Leberlappen liegt. **Bei Entfernung des rechten Leberlappens muss der großkalibrigen V. hepatica intermedia erhöhte Aufmerksamkeit geschenkt werden.**

Ableitende Gallenwege

An der Leberpforte vereinigen sich der rechte und linke Ductus hepaticus zum etwa 4 bis 6 cm langen **Ductus hepaticus communis** (◘ Abb. 3.15); dieser nimmt den ca. 4 cm langen **Ductus cysticus**, der Gallenflüssigkeit aus der Gallenblase führt, auf. Es entsteht der ca. 6 bis 8 cm lange **Ductus choledochus**, der die Gallenflüssigkeit zum Duodenum ableitet. Der Ductus choledochus nimmt ca. 4 cm oberhalb des Duodenums seinen Anfang, verläuft dann hinter diesem Darmabschnitt und mündet auf einer Papille in der Mitte des 2. Duodenalabschnitts. Auf diesem Weg liegt der Gang entweder in einer Grube an der Rückseite des Pankreaskopfes oder er wird von Pankreasgewebe ummantelt.

In der Regel endet der Ductus choledochus zusammen mit dem **Ductus pancreaticus major (Wirsung)** in einem etwas erweiterten, gemeinsamen Vorraum, der **Ampulla hepatopancreatica (Vater)**. Die Einmündung der Ampulla Vateri wiederum wird durch einen glatten Muskel, den **M. sphincter Oddi**, kontrolliert. Mitunter münden die beiden Gänge auch separat in den Zwölffingerdarm.

Der Ductus hepaticus communis und der oberhalb des Duodenums gelegene Teil des Ductus choledochus verlaufen im freien Rand des Omentum minus, wo sie wie folgt angeordnet sind:

- Ventral und rechts: Ductus choledochus
- Ventral und links: A. hepatica propria
- Dorsal: V. portae
- Dorsal, von der Pfortader durch das Foramen epiploicum (Winslow) getrennt: V. cava inferior

Gallenblase (Vesica fellea)

Die Gallenblase (◘ Abb. 3.15) kann ca. 30 bis 80 ml Gallenflüssigkeit aufnehmen. Sie dient als Reservoir und kann Gallenflüssigkeit konzentrieren. Die Gallenblase liegt in einer längs orientierten Grube (Fossa vesicae felleae), die den Lobus quadratus vom

3

rechten Leberlappen trennt; sie hat Kontakt zum Duodenum und zum Colon transversum. Daher kann eine entzündete Gallenblase in beide Organe ulzerieren. Die Gallenblase lässt sich in Fundus, Corpus und Collum gliedern. Der Hals (Collum) mündet in den Ductus cysticus ein. Beim pathologisch veränderten und erweiterten Organ wird häufig ventral und proximal vom Hals eine Tasche, **Hartmann-Tasche genannt**, beobachtet. Hier kann es zur **Ablagerung von Gallensteinen** kommen.

Blutversorgung   Die Gallenblase wird von der A. cystica, welche in der Regel aus der A. hepatica dextra entspringt, versorgt. Die Arterie liegt im Dreieck (Calotsches Dreieck) zwischen Leber, Ductus cysticus und Ductus hepaticus communis. Weitere Äste der A. cystica erreichen das Organ von der zur Leber gewandten Seite der Gallenblase. Die V. cystica mündet in die V. portae. Kleine Venen verlaufen von der Gallenblase durch das der Leber zugewandte Gallenblasenbett direkt zur Leber.

Histologischer Aufbau der Gallenblase   Die Gallenblasenwand und der M. sphincter Oddi bestehen aus glatter Muskulatur. Das übrige Gallengangsystem enthält nur verstreut glatte Muskelfasern. Die Schleimhaut ist von einem Zylinderepithel bedeckt und enthält Schleimdrüsen.

> **Klinik**
> 1. Der Schmerz bei einer **Cholezystitis** strahlt in die rechte Schulter aus (Schumacher und Aumüller 2004).
> 2. Fehler in der chirurgischen Therapie der Gallenblase gehen oft darauf zurück, dass sich der Operateur der Variabilität des Gallengangsystems nicht bewusst ist. Vor einer Unterbindung von Leitungsbahnen und **vor der Resektion der Gallenblase müssen folgende Strukturen lokalisiert worden**

> **sein**: Ductus hepaticus communis, Ductus cysticus und Ductus choledochus sowie A. hepatica dextra mit der A. cystica.
> 3. **Variabilität des Gallengangsystems**: Der Zusammenfluss von Ductus hepaticus communis und Ductus cysticus verläuft in der Mehrzahl der Fälle spitzwinklig. Beide Gänge können auch eine Strecke weit parallel verlaufen. Der Ductus herpaticus communis ist dann entsprechend lang. In ca. 15 % der Fälle überkreuzt der spiralige Ductus cysticus den Ductus choledochus ventral (Tillmann 2017).
> 4. **Arterielle Versorgung der Gallenblase**: Die A. cystica geht in über 50 % der Fälle aus dem Ramus dexter der A. hepatica propria hervor. In ca. 45 % verläuft der Ramus dexter der A. hepatica propria hinter und in ca. 20 % vor dem Ductus hepaticus (Tillmann 2017).
> 5. Eine Hämorrhagie während einer **Cholezystektomie** kann durch eine Kompression der A. hepatica dextra, welche die A. cystica abgibt, kontrolliert werden. Diese Arterie liegt in der Vorderwand des Foramen epiploicum (Winslow).
> 6. Die periodische Tätigkeit des **Sphincter Oddi** (M. sphincter ampullae hepatopancreaticae) reicht aus, um auch nach operativer Entfernung der Gallenblase den Abfluss der Lebergalle zu regulieren (Schiebler und Korf 2007).
> 7. Eine **Gangrän der Gallenblase** ist selten. Auch im Falle eines thrombotischen Verschlusses der A. cystica bei einer **akuten Cholezystitis** ist die Versorgung des Organs infolge der zahlreichen aus dem Leberbett entspringenden Arterien gewährleistet. Als seltener Ausnahmefall tritt eine Gangrän auf, wenn die Gallenblase

an einem außergewöhnlich langen Mesenterium befestigt ist. Wenn es zu einer Torsion dieses Mesenteriums kommt, werden alle an der arteriellen Versorgung der Gallenblase beteiligten Gefäße abgeklemmt.

8. **Gallensteine**, die sich im Ductus choledochus verfangen haben, können durch eine Inzision in seinen supraduodenalen Teil entfernt werden. Zur Freilegung des Ductus choledochus in seiner Verlaufsstrecke hinter der Bauchspeicheldrüse müssen mitunter Duodenum und Pankreaskopf mobilisiert werden; hierzu wird das Bauchfell am Seitenrand des Duodenum eingeschnitten. Des Weiteren kann ein Gallenstein in der Ampulla Vateri eingeklemmt sein. Zu seiner Entfernung wird das Duodenum in seinem 2. Verlaufsteil (Pars descendens) eingeschnitten. Über diesen chirurgischen Zugang kann, falls notwendig, auch eine Spaltung des M. sphincter Oddi vorgenommen werden. Des Weiteren ist so die Entfernung eines Tumors, der sich im Mündungsgebiet des Ductus choledochus eingenistet hat, möglich.

Entwicklung der Gallenblase

Gallenblase und ableitende Gallenwege sind durch eine große Variabilität gekennzeichnet; dies wird aus der Entwicklungsgeschichte dieser Strukturen verständlich. Als Anlage der Leber, der Gallenblase und der Gallengänge entsteht zu Beginn der 4. Woche im unteren Teil des Vorderdarms, an der Vorderwand des späteren Duodenum, eine ventrale Epithelknospe, das Leberdivertikel. Es wächst in das Mesenchym des Septum transversum (Teil des späteren Zwerchfells), das zwischen dem Boden der Perikardhöhle und dem Dach des Ductus omphaloentericus liegt, ein. Das Leberdivertikel teilt sich alsbald in 2 Teile. Der größere Teil (Pars hepatica) stellt die Leberanlage mitsamt den Ductus hepatici und dem Ductus hepaticus communis dar, der untere kleinere Teil (Pars cystica) wird zur Gallenblase und zum Ductus cysticus.

Es treten nicht selten folgende Varianten auf: 1. Ein langer Ductus cysticus vereinigt sich kaudal und dorsal vom Duodenum mit dem Ductus hepaticus communis, 2. Der Ductus cysticus fehlt und die Gallenblase geht direkt in den Ductus hepaticus communis über, 3. Selten kommt es aufgrund einer Zweiteilung der Pars cystica des Leberdivertikels zu einer Verdoppelung der Gallenblase, 4. In 20 % der Fälle überkreuzt die A. hepatica dextra den Ductus hepaticus communis auf seiner ventralen Seite.

Pankreas

Das Pankreas liegt retroperitoneal und ungefähr in der Ebene des Pylorus. Es wird unterteilt in Caput, Corpus und Cauda pancreatis (■ Abb. 3.18).

Topografie

- Das Caput pancreatis liegt in der C-förmigen Schlinge des Duodenums und entwickelt nach kaudal den Processus uncinatus. **Der Processus uncinatus begrenzt die Incisura pancreatis**, durch welche die Vasa mesenterica superiora auf ihrem Weg zur Radix mesenterii zunächst hinter der Bauchspeicheldrüse verlaufen.

- Dorsal liegen: V. cava inferior, Anfangsstück der V. portae, Aorta, Vasa mesenterica superiora, Schenkel der Pars lumbalis des Zwerchfells, Plexus coeliacus, linke Niere und Nebenniere. Die A. splenica verläuft am Oberrand der Bauchspeicheldrüse. Die V. splenica findet man an der dorsalen Fläche des Pankreas; sie nimmt die V. mesenterica inferior auf und verbindet sich mit der V. mesenterica superior zur Vena portae. Der Ductus choledochus liegt in einer Grube am äußersten rechten Rand des Organs oder er ist dort auf seinem Weg zur Pars descendens duodeni in Pankreasgewebe eingebettet.

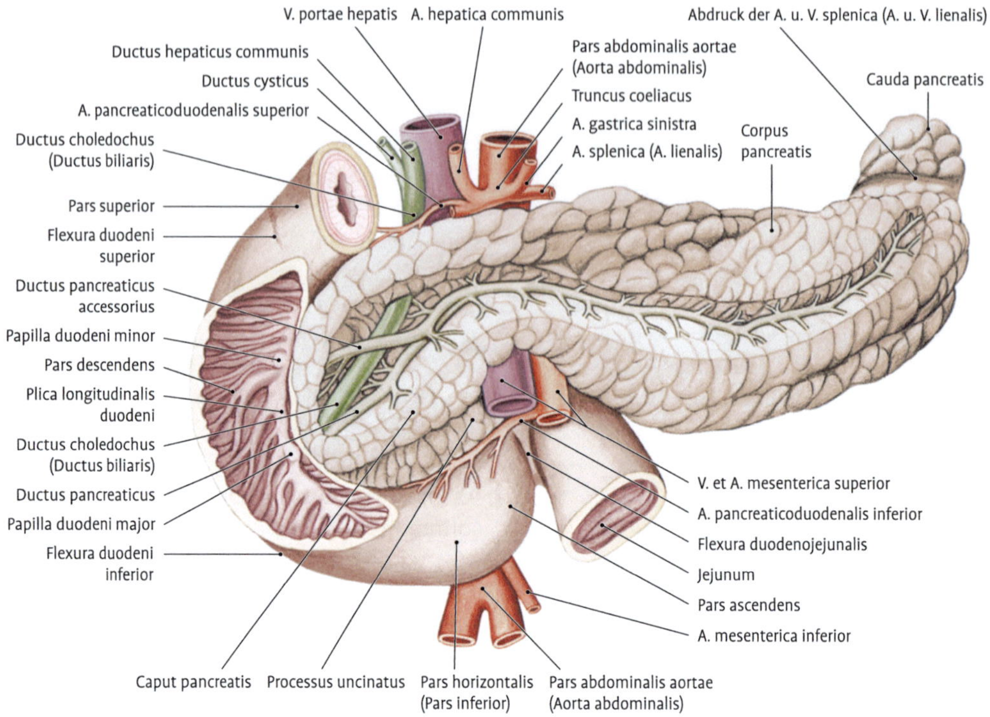

○ **Abb. 3.18**   Duodenum und Pankreas. Die Vorderwand der Pars descendens duodeni und Teile des Pankreas wurden entfernt, um die Ductus pancreaticus major und accessorius mit ihrer Einmündung in das Duodenum zu zeigen. Man beachte auch den Processus uncinatus, welcher die Vasa mesenterica superiora teilweise umschließt. (Aus Anderhuber et al. 2012)

— Ventral liegen: Magen, vom Pankreas durch die Bursa omentalis getrennt. Auf der linken Seite erreicht die Cauda pancreatis den Hilus der Milz.

Blut- und Lymphgefäße sowie Lymphknoten
Die arterielle Versorgung erfolgt über die A. splenica (A. lienalis) sowie über Aa. pancreaticoduodenales superiores (A. gastroduodenalis) und inferiores (A. mesenterica superior). Die Venen münden an mehreren Stellen in die V. lienalis, in die Venenbögen zwischen Pankreaskopf und Duodenum sowie in die V. mesenterica superior ein. Das Venenblut wird über die V. portae der Leber zugeleitet.

Die Lymphgefäße aus dem Pankreaskopf ziehen zu den regionären Lymphknoten hinter dem Caput pancreatis, den Nodi lymphoidei pancreaticoduodenales. Die Nodi lymphoidei pancreaticolienales nehmen Lymphe aus Pankreaskörper und -schwanz auf.

Histologischer Aufbau des Pankreas   Das Pankreas wird von einem kapselähnlichen Bindegewebe umschlossen, das sich in den Drüsenkörper hinein fortsetzt und ihn in makroskopisch sichtbare Läppchen unterteilt. Es handelt sich um eine rein seröse Drüse mit zahlreichen azinösen Endstücken. Die Drüsenendstücke drainieren über Schaltstücke in Ausführungsgänge. Zwischen dem exokrinen Drüsengewebe liegen die Insulin-sekretierenden Zellen der Langerhans-Inseln, welche vermehrt in Corpus und Cauda pancreatis vorkommen.

Der **Ductus pancreaticus major (Wirsungscher Gang)** durchzieht die ganze Länge des Organs und öffnet sich in ca. 60 % der Fälle zusammen mit dem Ductus choledochus in die Ampulla hepatopancreatica (Vatersche Ampulle), die als Papilla duodeni major (Vatersche Papille) ins Duodenum vorgestülpt ist; gelegentlich verläuft der Ductus pancreaticus major auch separat zum Duodenum. Ein zusätzlicher Ausführungsgang, der **Ductus pancreaticus accessorius (Santorinischer Gang)** – die Mündung des proximalen Teils der dorsalen Pankreasanlage – öffnet sich in ca. 40 % der Fälle etwas kranial von der großen Papille auf der Papilla duodeni minor ins Duodenum.

> **Klinischer Tipp**
>
> Nur in ca. 60 % der Fälle mündet der Ductus pancreaticus major zusammen mit dem Ductus choledochus in die Ampulla hepatopancreatica. Folgende Varianten sind für den Internisten bei der Beurteilung einer **endoskopisch retrograden Cholangiopankreatikografie (ERCP)** wichtig: 1. Die Ampulle fehlt. 2. Beide Gänge bleiben bis zur Einmündung getrennt, die Ampulle besitzt eine Scheidewand. 3. Die Ampulle fehlt, beide Gänge vereinigen sich in einiger Entfernung vom Duodenum.

Klinik

1. Eine **fulminante Pankreatitis** ist nicht selten lebensgefährlich und kann innerhalb von Stunden zum Tod führen. Der typische **Pankreasschmerz** wird oft gürtelförmig unterhalb des linken Rippenbogens mit Ausstrahlung in die linke Schulter gespürt (Anderhuber et al. 2012).
2. Selten wird die Pars descendens duodeni durch ein ringförmig ausgebildetes Pankreas, **Pancreas anulare** genannt, eingeengt. Die Entstehung des Pancreas anulare beruht wahrscheinlich darauf, dass sich die ventrale Pankreasanlage in 2 Teile teilt, von denen einer das Duodenum dorsal, der andere es ventral umwächst. Die Obstruktion des Duodenums kann zu **Pankreasentzündungen** führen.

3. Aus den topografischen Beziehungen der Rückseite der Bauchspeicheldrüse ergeben sich folgende klinischen Bezüge: Ein **Pankreaskopftumor** erzeugt über eine Kompression des Ductus choledochus einen Ikterus (Gelbsucht). Ein Tumor im Bereich des Corpus pancreatis kann zu einer Verlegung der V. portae oder der V. cava inferior mit Ausprägung entsprechender Umgehungskreisläufe führen.
4. Die **Whipple-Operation (Duodenopankreatektomie)** kann bei einem Pankreaskopfkarzinom zur Anwendung kommen. Die Operation besteht aus folgenden 5 Schritten: Cholezystektomie, zwei Drittel Resektion des distalen Magens (= Billroth I), Resektion von Pankreaskopf und Duodenum, Einfügung des Restpankreas ins Jejunum sowie Hochführung einer proximalen Dünndarmschlinge vor dem Querkolon und „Seit-zu-End-Vernähung" derselben an den Magenstumpf (= Billroth II) (Uhl und Büchler 2007).
5. Magen und Bauchspeicheldrüse werden durch die Bursa omentalis voneinander getrennt. Infolge der **Perforation eines Magengeschwürs** oder bei einer **akuten Pankreatitis** kann sich Exsudat in der Bauchfelltasche ansammeln. Im weiteren Verlauf kann es zu einem Verschluss des Foramen epiploicum mit einer Erweiterung der Bursa omentalis kommen. Eine mit entzündlicher Flüssigkeit gefüllte Bursa omentalis füllt unter Umständen die gesamte Bauchhöhle aus.

Entwicklung des Pankreas

Um den 30. Entwicklungstag entsteht das Pankreas aus 2 endodermalen Knospen des Duodenum (Abb. 3.19). Die **dorsale Pankreasknospe** wird im dorsalen Mesenterium gegenüber und etwas kranial von der Leberanlage angetroffen. Die **ventrale**

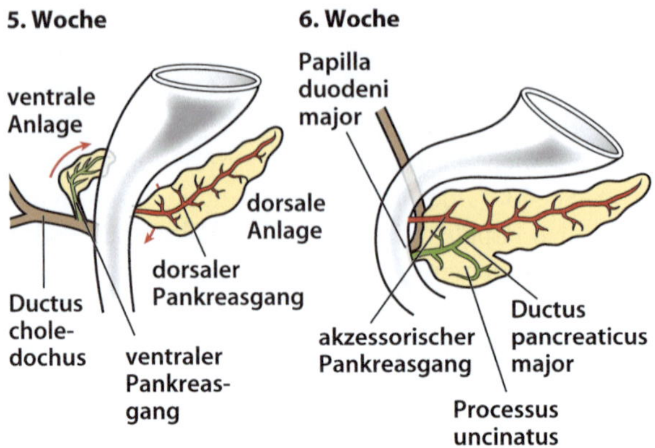

Abb. 3.19   Pankreasentwicklung. (Quelle: eigene Darstellung)

Pankreasknospe entsteht im ventralen Mesenterium kaudal von der Leberanlage und besitzt eine enge Beziehung zum Gallengang. Sie wandert dann auf die gleiche Weise wie die Einmündungsstelle des Ductus choledochus nach dorsal und kommt kaudal und dorsal vom dorsalen Pankreas zu liegen. Die ventrale Pankreasanlage entwickelt sich später zum Processus uncinatus. Später vereinigen sich Parenchym und Ausführungsgänge beider Pankreasanlagen. Der gemeinsame Ductus pancreaticus major (Wirsungscher Gang) wird vom distalen Teil des dorsalen Pankreasganges und vom gesamten ventralen Pankreasgang gebildet. Dieser Gang wird zum Hauptausführungsgang der Bauchspeicheldrüse. Der proximale Teil des dorsalen Pankreasganges bildet sich entweder zurück oder bleibt als zusätzlicher Ausführungsgang (Santorinischer Gang) erhalten. Die **endokrinen Zellen des Pankreas**, die Inselzellen, trennen sich schon früh von der epithelialen Pankreasknospe. Im 3. Embryonalmonat sind im gesamten Pankreas Inselanlagen angelegt.

> Die Insulinsekretion beginnt um den 5. Entwicklungsmonat.

Milz

Die Milz hat ungefähr die Größe einer Hohlhand (**Abb. 3.6**). Sie bildet die linke äußere Begrenzung der Bursa omentalis. Die Milz hat Bezug zu einer Reihe von Bändern, die vom Mesogastrium dorsale abstammen (Leonhard 1987). Komplizierend tritt hinzu, dass ein und dasselbe Band zum Teil mit mehreren Namen belegt ist. Im **Ligamentum splenorenale** (auch als Ligamentum phrenicosplenicum oder Ligamentum phrenicolienale bezeichnet) verlaufen die Vasa splenica zur Versorgung der Milz vom Oberrand des Pankreas zum Milzhilus. Das **Ligamentum gastrosplenicum** zieht, als kraniale Fortsetzung des Omentum majus, von der großen Magenkurvatur zum Milzhilus. In diesem Band verlaufen, von den Milzgefäßen kommend, die linksseitigen Zuflüsse zum Gefäßbogen der großen Magenkurvatur; hierbei handelt es sich um die Aa. gastricae breves und die A. gastroomentalis sinistra. Kranialwärts reicht die Gekröseplatte als **Ligamentum gastrophrenicum** bis zum Zwerchfell. Im **Ligamentum gastrocolicum** verläuft die A. gastroomentalis dextra als rechtsseitiger Zufluss zum Gefäßbogen der großen Magenkurvatur. Zwischen den Ligamenta splenorenale und gastrosplenicum erstreckt sich der **Recessus lienalis** als linke Aussackung der Bursa omentalis bis zum Milzhilus. Das **Ligamentum phrenicocolicum** zieht von der linken Kolonflexur zur lateralen Bauchwand und stellt somit eine sekundäre Verbindung des Omentum majus mit dem Zwerchfell dar; dieses Band bildet den **Boden der Milznische** und verhindert eine Verlagerung der Milz nach kaudal.

> **Klinischer Tipp**
>
> Von der Vielzahl der mit der Milz im Zusammenhang stehenden Bänder sind für den Chirurgen bei Magenoperationen die Ligamenta gastrosplenicum (Aa. gastricae breves und gastroomentalis sinistra) und gastrocolicum (A. gastroomentalis dextra) wichtig (◘ Abb. 3.15).

Topografie

- Dorsal: Linker Teil des Zwerchfells, trennt die Milz vom Rippenfell, von der linken Lunge und von den Rippen 9 bis 11.
- Ventral: Magen.
- Kaudal: Flexura coli sinistra.
- Medial: Linke Niere.
- Die Cauda pancreatis grenzt an den Milzhilus, an dem Gefäße und vegetative Nervenfasern ein- und austreten.

Blutversorgung   Die A. splenica ist einer der 3 Hauptäste des Truncus coeliacus. Die V. splenica vereinigt sich mit der V. mesenterica superior und bildet die V. portae.

Histologischer Aufbau der Milz   Die Milz besitzt das umfassendste retikuloendotheliale Gewebe im Körper. Das Organ wird von einer dünnen Bindegewebskapsel, der das Bauchfell eng anliegt, umgeben. Bindegewebssepten, die Milztrabekel, strahlen, ausgehend von der Organkapsel, in das Milzparenchym ein. Zwischen ihnen liegt die rote und weiße Pulpa. Histologisch erkennt man das Organ an den **Malpighischen Körperchen**, die aus einer Zentralarterie umgeben von einem Mantel aus lymphatischem Gewebe bestehen. In der **roten Pulpa** werden gealterte Erythrozyten abgebaut. Die **weiße Pulpa** kontrolliert als lymphatisches Abwehrorgan das Blut

Klinik

1. **Milzschmerzen** werden tief in der linken Regio hypogastrica mit Ausstrahlung in die linke Schulter gespürt (Anderhuber et al. 2012).
2. Von großer Bedeutung sind die engen nachbarschaftlichen Beziehungen zwischen den unteren Rippen, dem untersten Teil der linken Lunge und der Pleuralhöhle sowie zwischen dem linken Teil des Zwerchfells, der linken Niere und der Milz. Eine Verletzung des linken, oberen Abdomens kann eine oder mehrere dieser Strukturen betreffen. In ähnlicher Weise kann eine Stichverletzung des hinteren linken Brustkorbs das Zwerchfell durchdringen und die Milz verletzen. **Von allen Organen des Bauchraums ist die Milz bei einem stumpfen Trauma am häufigsten von einer Ruptur betroffen**.
3. **Stumpfe Milztraumen** können beispielsweise bei Autounfällen oder beim Schlittenfahren durch Kollision mit einem Baum auftreten. Bei einem stumpfen Milztrauma kann einerseits eine Milzruptur innerhalb der intakten Kapsel vorliegen, andererseits kann es auch zu einer Milzruptur mit Kapselriss und Blutung in die freie Bauchhöhle gekommen sein; letzteres erfordert eine sofortige Operation mit **Splenektomie**.
4. Bei einer **Splenektomie** müssen die engen Beziehungen zwischen Cauda pancreatis und Milzhilus sowie zum Gefäßstiel der Milz beachtet werden. Diese Strukturen werden leicht verletzt.
5. Ein oder mehrere **akzessorische Milzen** können für gewöhnlich nahe am Hilus der Milz auftreten; sie können

aber auch an der Cauda pancreatis, im Mesenterium der Milz, im Omentum majus, im Mesenterium des Dünndarms, im Ovar oder sogar im Hoden auftreten. Die Häufigkeit des Auftretens von Nebenmilzen liegt bei 10 %. Werden Nebenmilzen bei einer Splenektomie wegen eines nicht durch Leber und Gallengangsystem bedingten Ikterus oder einer **thrombozytopenischen Purpura** belassen, so bestehen die Symptome der Grunderkrankung weiter.

Entwicklung der Milz

Die Milz entsteht in der 5. Embryonalwoche aus dem Mesenchym und der Serosa des **dorsalen Mesogastrium**. Nach der Magendrehung verbindet der ventral der Milz gelegene Teil des dorsalen Mesogastriums als Ligamentum gastrosplenicum die Milz mit der großen Kurvatur des Magens. Der dorsale Teil des Mesogastrium dorsale nimmt als Ligamentum splenorenale (Leitstruktur für die A. splenica) Kontakt mit der hinteren Bauchwand auf. Ende des 3. Entwicklungsmonats lassen sich in der Milz **erste Blutbildungsherde** nachweisen. Typische Lymphfollikel und periarterielle Lymphscheiden finden sich erst ab dem 6. Monat.

Am Schluss des Kapitels „Magen-Darm-Trakt" seien die Organe des Oberbauches (Magen, Leber, Pankreas, Duodenum) ergänzend in einer **sonografischen Darstellung** gezeigt (☐ Abb. 3.20a,b). Ein Querschnitt im Bereich des Pankreas mit querer Orientierung des Schallkopfes bringt neben dem Zusammenfluss von V. lienalis und V. mesenterica inferior folgende Organe und Strukturen zur Darstellung (☐ Abb. 3.20a): Bauchwand, Magen, Pankreas mit Ductus pancreaticus major, Duodenum, Aorta abdominalis, V. cava inferior, Wirbelsäule. Bei Längsorientierung des Schallkopfes über der Aorta abdominalis (☐ Abb. 3.20b) treten neben dem Truncus coeliacus, der A.

mesenterica superior und der V. renalis sinistra vor allem die Leber, das Antrum pyloricum des Magens, das Caput pancreatis mit dem Ductus pancreaticus major, der Oesophagus und die Pars lumbalis des Zwerchfells hervor.

3.4.12 Niere und ableitende Harnwege

Niere

Die Nieren liegen retroperitoneal an der hinteren Bauchwand (☐ Abb. 3.21). Die rechte Niere steht ca. 1,2 cm tiefer als die linke, was wahrscheinlich auf die Größenentwicklung der Leber zurückzuführen ist. Jede Niere ist ungefähr 10 cm lang, 5 cm breit und 4 cm dick.

Topografie Beide Nieren haben zahlreiche Kontakte zu Organen des Bauchraums sowie zu Muskeln und Leitungsbahnen der dorsalen Rumpfwand (☐ Abb. 3.22).
- Dorsal: Das Zwerchfell trennt die Nieren von der Pleura parietalis. **3 Muskeln:** Mm. quadratus lumborum, psoas major, transversus abdominis. Die 12. Rippe und **3 Nerven:** Nn. subcostalis (T 12), iliohypogastricus (L 1) und ilioinguinalis (L 1).
- Ventral: Die rechte Niere hat direkten Kontakt mit der Leber, der Pars descendens duodeni und dem Colon ascendens. Bei einer Nephrektomie kann die Pars descendens duodeni versehentlich eröffnet werden. Vor der linken Niere liegen der Magen, das Pankreas mit seinen Gefäßen, die Milz und das Colon descendens. Die Nebennieren sitzen beidseits kappenförmig auf dem oberen Pol der Niere.

Die Niere weist medial eine tiefe Einkerbung, den Hilus, auf. Der Nierenhilus enthält von ventral nach dorsal: V. renalis, A. renalis, Nierenbecken, Lymphgefäße und sympathische Nervenfasern, die hauptsäch-

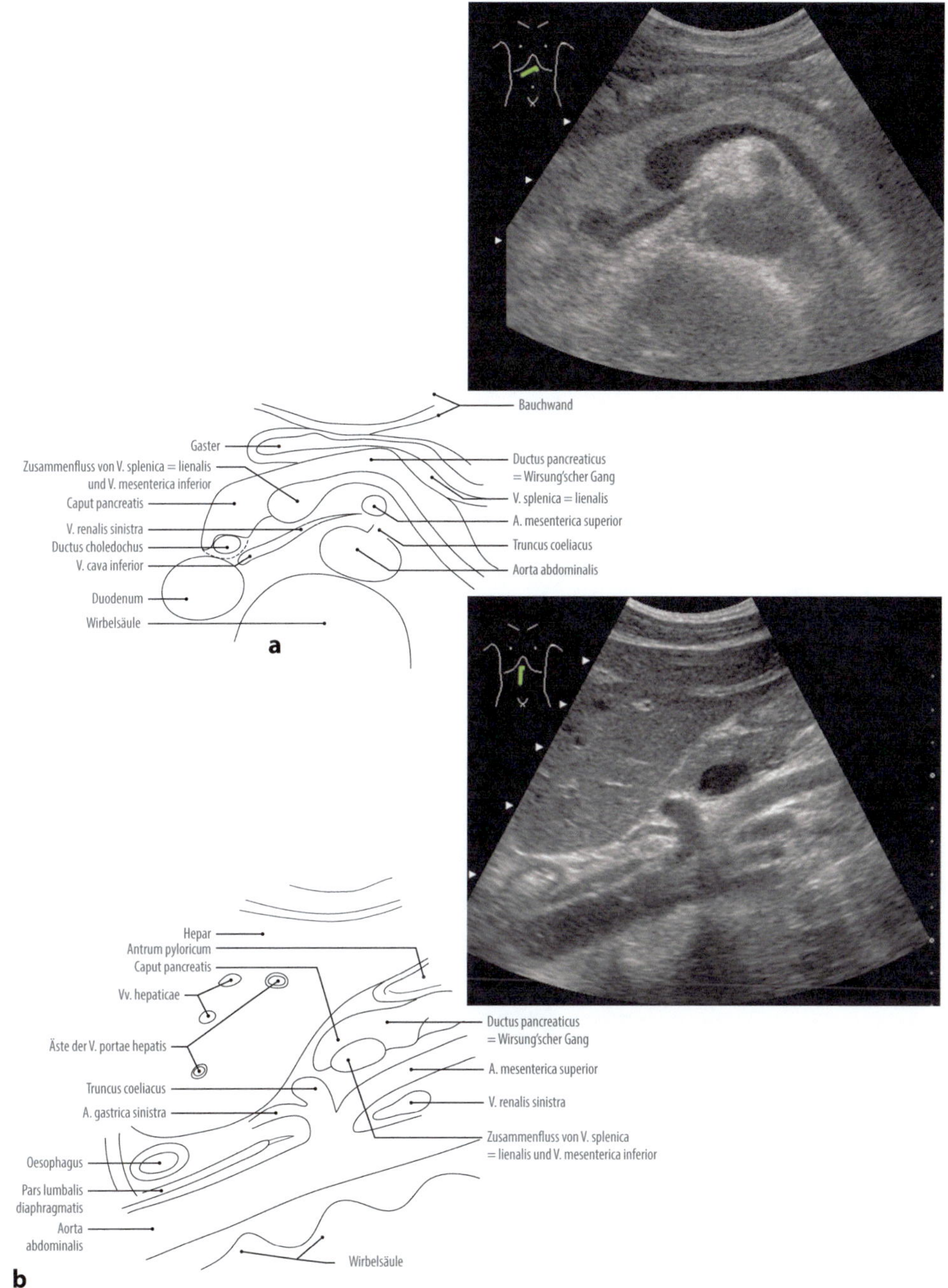

■ **Abb. 3.20 a,b** Sonografische Darstellung der Organe und Strukturen im Oberbauch. **a** Querschnitt im Bereich des Pankreas. **b** Längsschnitt über der Aorta abdominalis. (Aus Tillmann 2017)

lich vasomotorische Funktion haben. Die Nierenarterie kann sich noch vor dem Hilus in einen starken vorderen und einen schwä-cheren hinteren (retropelvischen) Ast mit Abgabe der Segmentarterien aufteilen.

3

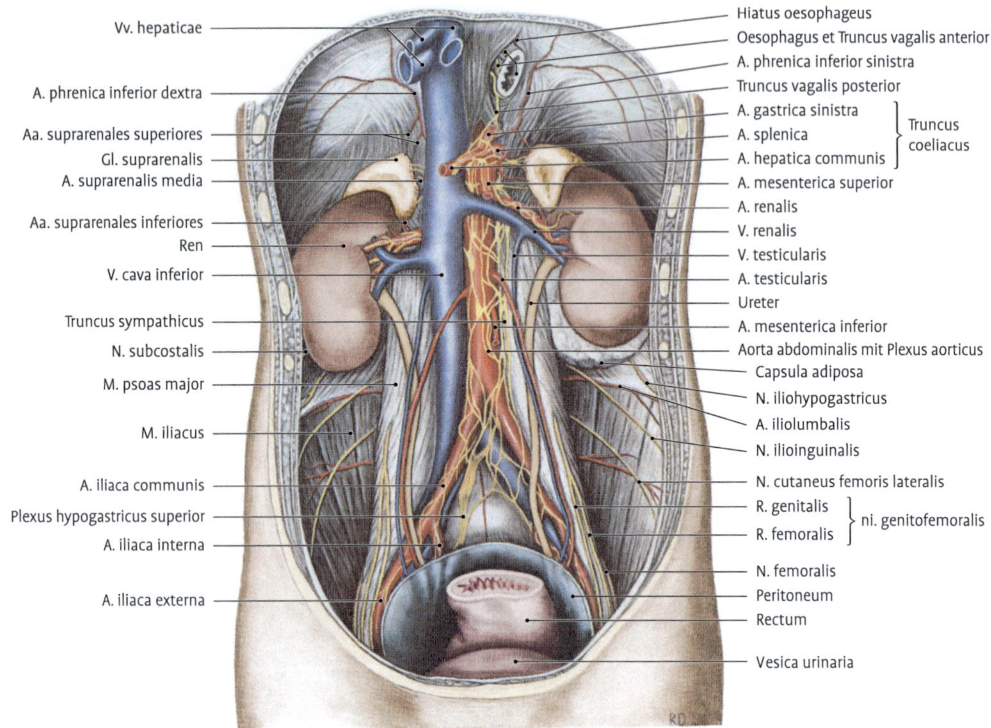

◘ Abb. 3.21   Organe und Leitungsbahnen des Retroperitonealraums. (Aus Anderhuber et al. 2012)

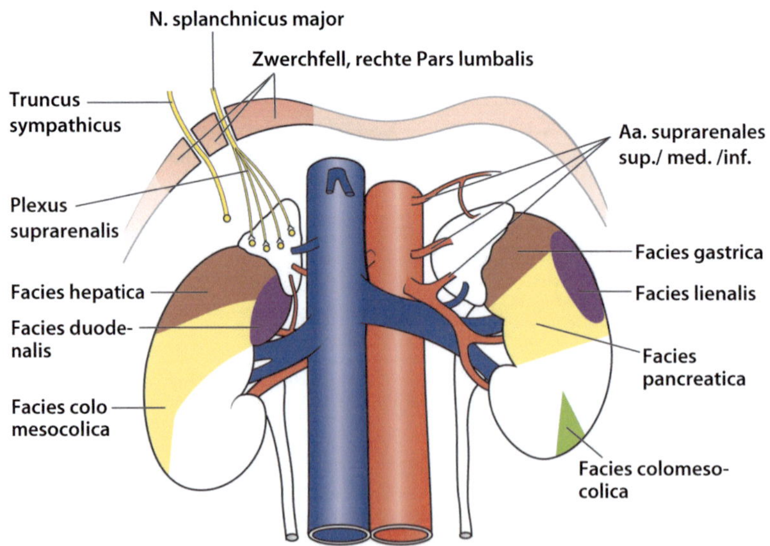

◘ Abb. 3.22   Nachbarorgane der Niere. (Quelle: eigene Darstellung, Vorlesungsfolie)

Klinischer Tipp

Das Nierenbecken kann sehr variabel ausgeprägt sein. Grundsätzlich unterscheidet man beim Nierenbecken den ampullären und den dendritischen Typ. Auch die Lage des Nierenbeckens ist variabel. Das Nierenbecken kann komplett außerhalb der Niere liegen; dies kann so weit gehen, dass auch die großen Kelche zum Teil außerhalb der Niere liegen. Das Nierenbecken kann jedoch auch im Hilus verborgen sein. Zwischen diesen beiden Extremen gibt es alle Übergänge. Bei der extrarenalen Variante des Nierenbeckens gelingt die **Entfernung eines Nierensteines** leicht. Liegt das Nierenbecken sehr nahe am Nierenparenchym, so ist die Steinentfernung schwer.

Innerhalb der Niere teilt sich das Nierenbecken in 2 oder 3 große Nierenkelche, von denen sich jeder wieder in einige kleine Nierenkelche teilt. In jeden kleinen Kelch wölbt sich eine Papilla renalis, auf der die Sammelrohre des Nierenparenchyms münden, vor.

❯ Auf diese Weise strömt der Urin aus den Sammelrohren der Niere über kleine und große Kelche in das Nierenbecken.

Zusammengefasst unterscheidet man folgende Typen des Nierenbeckens (Rohen 1975):
- **Tichterförmiges Becken (auch linearer Typ)**: meistens klein und wenig geräumig ausgeprägt, Kelchsystem stark verzweigt, geht unter konischer Verjüngung in den Ureter über, besitzt einen guten Entleerungsmechanismus.
- **Ampulläres Becken**: geräumig, Gesamtform meistens rundlich bis oval, spitzwinkliger Abgang des Ureters mit sphinkterartiger Muskelverdickung, besitzt einen schlechten Entleerungsmechanismus.

- **Dendritisches Becken**: seltene Form, Hauptkelche entwickeln sich direkt aus dem Ureter, ein eigentliches Nierenbecken ist oft gar nicht entwickelt, häufig ganz intrarenal gelegen.

Die Nieren werden von einer ausgedehnten Fettkapsel, die von der Fascia renalis umfasst wird, umhüllt. Das Fettgewebe der Capsula adiposa erfüllt, wie Baufett, statische Funktionen; es unterscheidet sich aber vom Baufett an anderen Stellen des Körpers dadurch, dass es, wie Speicherfett, weitgehend von der Ernährungslage abhängig ist.

❯ Im Hunger wird das Fett der Capsula adiposa der Niere rasch abgebaut.

Insgesamt wird die Niere von außen nach innen von 3 Hüllen umgeben (Rohen 1975):
- **Fascia prae- und retrorenalis**: Fasziensack der Niere, der auch die Nebenniere, die Leitungsbahnen und die Fettkapsel einschließt, medial und kaudal offen, Übergang kranial in die Fascia diaphragmatica, lateral in die Fascia transversalis.
- **Capsula adiposa**: Nierenfettkörper, vornehmlich seitlich und hinten lokalisiert, Ausbildung erst nach der Geburt, vollständig erst in Pubertät entwickelt, Abbau im Hungerzustand.
- **Capsula fibrosa**: dünne, relativ widerstandsfähige Organkapsel der Niere.

Von einer gesunden Niere lässt sich die Organkapsel leicht abziehen. Im Falle einer entzündeten Niere ist die Kapsel fest mit dem Organ verbunden.

Blut- und Lymphgefäße sowie Lymphknoten der Niere Beide Nierenarterien gehen von der Bauchaorta ab. Die Nierenvenen drainieren in die V. cava inferior. Hierbei überquert die V. renalis sinistra die Aorta abdominalis unmittelbar kaudal vom Abgang der A. mesenterica superior. Die A. renalis dextral läuft hinter der V. cava inferior vorbei.

Die Lymphe fließt zu einer Kette von Lymphknoten, rechts, links und vor der Aorta sowie in der Nachbarschaft der V. cava inferior. Diese Lymphknoten gehören zu den Nodi lymphoidei lumbales.

Histologischer Aufbau der Niere Die Niere wird in Rinde und Mark gegliedert (◘ Abb. 3.23). Die **Rinde** bedeckt als ca. 1 cm breiter Streifen die **Markpyramiden** und setzt sich in der Gesamtheit der **Columnae renales (Bertini-Säulen)** auch zwischen die Pyramiden fort. Das **Mark** besteht aus mehreren Pyramiden (Markpyramiden), deren Spitzen (Papillen) in die Kelche (Calices) des Nierenbeckens ragen. Der **Sinus renalis** enthält die Nierenkelche, das Nierenbecken und die Leitungsbahnen, Venen, Lymphgefäße und Nerven. Auf der Oberfläche der Papillen münden die Nierenröhrchen, Tubuli renales, die hier den Endharn zunächst in die Nierenkelche und dann in das Nierenbecken absondern. Die geregelte Entleerung der Nierenkelche wird durch die Mm. sphincter fornicis und calicis bewerkstelligt. Für die Entleerung des Nierenbeckens ist der M. sphincter pelvicis zuständig.

Die Baueinheit der Niere ist das Nephron, das in 2 Abschnitte gegliedert werden kann: 1. Das Nierenkörperchen (Glomerulus) ist eine Filtereinrichtung, in der niedermolekulare Bestandteile aus dem Blut mithilfe eines **dreigliedrigen Harnfilters** abgefiltert werden. Das Ultrafiltrat, der Primärharn, wird in der Bowman-Kapsel aufgefangen. In beiden Nieren entstehen täglich 180 l Primärharn. 2. Das Nierenkanälchen besteht aus einem proximalen, intermediären und distalen Tubulus. Das Verbindungsstück leitet über zum Sammelrohr. Letztere vereinigen sich zu den Ductus papillares, die in die Nierenkelche münden. In den Nierenkanälchen werden 99 % des Wassers und viele gelöste Bestandteile des Primärharns zurückgeholt (Resorption), jedoch auch bestimmte Stoffe, beispielsweise Ionen, hinzugefügt (Sekretion). Bei der Passage durch die Nierenkanälchen entsteht der Sekundärharn, der mit einer täglichen Menge von 1,5 bis 1,8 l ausgeschieden wird.

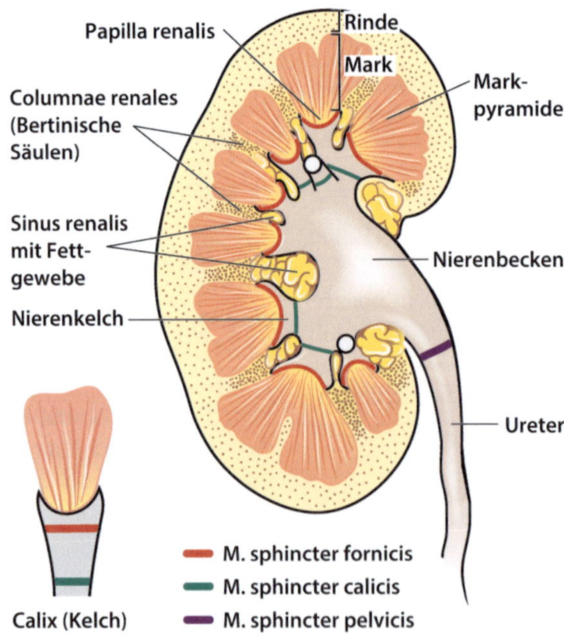

◘ **Abb. 3.23**   Dorsale Hälfte einer rechten aufgeschnittenen Niere. (Quelle: eigene Darstellung)

Aufgabe der Niere ist die Ausscheidung harnpflichtiger Substanzen, vor allem von Harnstoff.

Der **juxtaglomeruläre Apparat**, der am Gefäßpol der Glomeruli liegt, gehört zum endokrinen Teil der Niere und ist an der Blutdruckregulation beteiligt. Er besteht aus verschiedenen Zellen, die zum einen die Natriumionenkonzentration im Blut messen können, und zum anderen das Hormon Renin synthetisieren und in die Blutbahn abgeben können. Bei Blutdruckabfall (geringe Natriumkonzentration im Blut bei Hypovolämie, renaler Perfusionsdruck unter 70 mmHg) wird Renin ins Blut abgegeben. Renin spaltet Angiotensinogen enzymatisch in Angiotensin I. Das in Endothelzellen gebildete Angiotensin-Converting-Enzyme (ACE) überführt Angiotensin I in Angiotensin II. Angiotensin II wirkt vasokonstriktorisch und erhöht damit den Blutdruck.

Klinischer Tipp

Eine Verengung der A. renalis ist Ursache der sogenannten **renovaskulären Hypertonie**. Die Engstelle behindert die Blutströmung, wobei der Druck in der A. renalis sinkt. Daraufhin schüttet die Niere bei ansonsten normalem Blutdruck im Körperkreislauf Renin aus. Ohne Berücksichtigung des übrigen Körpers veranlasst die Niere so einen Blutdruckanstieg, um selbst wieder arbeitsfähig zu sein. Bei therapierefraktärer Hypertonie oder bei besonders jungen Menschen mit arterieller Hypertonie sollte eine **Nierenarterienstenose (NAS)** differenzialdiagnostisch ausgeschlossen werden.

Klinik

1. Das Blut einer gerissenen Niere und der Eiter eines **perinephritischen Abszesses** erweitern zunächst die von der Fascia renalis gebildete Hülle und bahnen sich dann über den nach kaudal weit offenen Fasziensack einen Weg ins Becken. Die lockere Verbindung der Fascia renalis mit den Gefäßen am Nierenhilus verhindert ein Übergreifen eines Exsudates zur Gegenseite.

2. Bei fortgeschrittenen **Nierenentzündungen**, beispielsweise infolge eines paranephritischen Abszesses beugt der Kranke das Bein im Hüftgelenk und übt damit eine Schonhaltung aus (Schumacher und Aumüller 2004).

3. Bei kachektischen Patienten kommt es auch zu einer Reduktion der Fettkapsel; als Folge kann es zu einer gesteigerten Beweglichkeit der Niere in ihrem Fasziensack in kranialer, besonders aber auch in kaudaler Richtung kommen. Dieses Phänomen wird als **Wanderniere** bezeichnet. Niemals verlagert sich jedoch eine Niere auf die Gegenseite. Während der Atmung tritt auch unter normalen Bedingungen eine schwache Auf- und Abbewegung der Nieren auf.

4. **Operative Darstellung der Niere** im Lendenbereich: Gewöhnlich setzt man einen schrägen Schnitt auf halbem Weg zwischen 12. Rippe und Crista iliaca, lateral vom Seitenrand des M. erector spinae. Die Mm. latissimus dorsi und serratus posterior inferior werden eingeschnitten. Dann sucht man die freie Hinterkante des M. obliquus abdominis externus auf, um diesen Muskel parallel zu seinem Faserverlauf zu spalten. Die Mm. obliquus abdominis internus und transversus abdominis werden ebenfalls durchtrennt. Das vor diesen Muskeln liegende Bauchfell wird dargestellt und etwas nach vorne geschoben. Der Fasziensack der Niere wird eröffnet.

3

Am oberen Ende des Schnitts sieht man den **N. subcostalis** und die ihn begleitenden Vasa intercostalia. Diese Strukturen werden geschont. Falls man mehr Platz benötigt, kann die Seitenkante des M. quadratus lumborum eingeschnitten werden. Des Weiteren kann die **12. Rippe exzidiert werden**, wobei auf den Pleurasack, der die Mitte der 12. Rippe kreuzt, zu achten ist. Den Pleurasack kann man nach oben schieben, seine Eröffnung muss vermieden werden.

5. Eine Reihe von Gründen kann eine **Hämodialysebehandlung** erforderlich machen. Die Unfähigkeit der Niere, ausreichend Stoffwechselabbauprodukte zu filtern **(Niereninsuffinzienz)**, ist der häufigste Anlass. Hierzu werden eine Vene und eine Arterie am Unterarm miteinander verbunden, wodurch sich ein etwas größeres Blutgefäß entwickelt. In diese **arteriovenöse Fistel (Shunt)** können bei jeder Dialysebehandlung Kanülen eingelegt werden.

Harnleiter (Ureter)

Der Ureter ist ungefähr 25 cm lang, beginnt am Nierenbecken und hat folgende Abschnitte (❏ Abb. 3.21):
- Pars abdominalis
- Pars pelvica
- Pars intramuralis

Die **Pars abdominalis** liegt an der medialen Kante des M. psoas major, der den Harnleiter von den Spitzen der Processus transversi der Lendenwirbel 2 bis 5 trennt. Auf seinem Weg in Richtung Becken kreuzt er die Teilungsstelle der A. iliaca communis vor der Articulatio sacroiliaca. Der **rechte Ureter** wird vorne zunächst von der Pars descendens des Duodenum bedeckt und verläuft dann lateral von der V. cava inferior und hinter dem Bauchfell der dorsalen Bauchwand. Folgende Gefäße kreuzen den rechten Ureter: Vasa testicularia (ovarica), colica dextra und ileocolica. Der **linke Ureter** wird von den Vasa testicularia (ovarica), colica sinistra gekreuzt, zieht über die Innenseite des Beckenkamms und liegt hinter dem Mesosigmoid und dem Colon sigmoideum. In seiner **Pars pelvica** zieht der Harnleiter auf der seitlichen Beckenwand entlang und liegt zunächst vor der A. iliaca interna und später vor der Spina ischiadica; hier biegt er nach ventral-medial zum Eingang in die Harnblase ab. Bei Männern liegt er über dem Fundus der Bläschendrüse (Vesicula seminalis) und **wird vom Ductus deferens überkreuzt**. Bei Frauen verläuft der Harnleiter in einem Abstand von ca. 1,2 cm über das seitliche Scheidengewölbe (Fornix lateralis vaginae) zur Portio supravaginalis und liegt hier unter dem Ligamentum teres uteri und **unter den Vasa uterina**. Die **Pars intramuralis** verläuft auf einer Strecke von ca. 2 cm schräg durch die Harnblasenwand. Die Harnblasenmuskulatur und der schräge Verlauf des Harnleiters lassen an der Einmündungsstelle in die Harnblase eine Art Sphinkter und eine klappenartige Struktur entstehen. Man unterscheidet am Ureter **3 physiologische Engen** (Rohen 1975):
1. Am Abgang vom Nierenbecken
2. An der Kreuzungsstelle mit den Vasa iliaca communia
3. An der Durchtrittsstelle durch die Harnblasenwand

Klinischer Tipp

Bei der operativen Präparation des Ureters ist die äußere gefäßführende Bindegewebsscheide zu schonen, da ihre Verletzung oder gar Entfernung die Blutversorgung gefährdet (Kriz 2004).

Bei **gynäkologischen Operationen** und bei der **Entfernung des Colon sigmoideum** liegt der Harnleiter möglicherweise in einer Gefahrenzone. Besonders bei Eingriffen am

Uterus kann der Ureter beim Unterbinden der A. uterina mit abgebunden werden.

Blutversorgung   In allen seinen Abschnitten weist der Ureter eine sehr gute arterielle Versorgung auf: Im oberen Drittel durch Äste der A. renalis und der Aa. lumbales. Im mittleren Drittel durch Äste der A. testicularis (A. ovarica) und der A. iliaca communis. Im unteren Drittel durch Äste der A. ductus deferentis (A. uterina) und der A. iliaca interna.

Klinik

1. Beim Patienten kann der Harnleiter **intraoperativ** leicht infolge seiner dicken Muskulatur durch das Bauchfell hindurch gefühlt werden. Bei zarter Berührung macht er peristaltische Bewegungen.

2. Zum Schutz gegen Verletzung werden die Harnleiter bei **gynäkologischen Operationen** oft geschient.

3. Während einer **abdominalen Operation** kann man den Ureter bei schlanken Patienten in seiner Pars abdominalis und im oberen Teil seiner Pars pelvica unter dem überlagernden Bauchfell sehen. Seine Darstellung gelingt, indem man das Peritoneum von kaudal nach kranial aufschneidet.

4. An den oben aufgeführten 3 Engstellen des Ureters können sich leicht **Harnleitersteine** einklemmen.

5. Wenn im Röntgenbild nach einem **Nierenstein** gesucht wird, sollte man sich den Verlauf des Ureters im Verhältnis zu skelettalen Anhaltspunkten in Erinnerung rufen. Der Harnleiter liegt in der Nachbarschaft der Spitzen der Processus transversi der Lendenwirbelsäule, kreuzt vor dem Kreuzbein-Darmbein-Gelenk (Articulatio sacroiliaca), zieht abwärts zur Spina ischiadica und biegt nach medial zur Harnblase um. **Ein strahlendichter Schatten entlang dieses Verlaufes lässt an einen Stein denken**. Der röntgenologische Verlauf des Harnleiters lässt sich am besten verfolgen, wenn bei einem Patienten die Applikation eines strahlendichten Ureterenkatheters notwendig war. Heutzutage werden Steine überwiegend im **Low-dose-CT des Abdomens** nativ gesucht.

Nieren- und Harnleiterentwicklung einschließlich Fehlbildungen

Niere und Harnleiter entwickeln sich nach einem Konzept, welches die Bedeutung der vergleichenden Anatomie unterstreicht, aus dem Mesenchym. Im Verlauf dieser Entwicklung treten 3 Nierengenerationen auf (◘ Abb. 3.24a,b).

Die **Vorniere (Pronephros)** entsteht am Anfang der 4. Embryonalwoche im Halsbereich. Sie tritt beim Menschen nur vorübergehend auf, ist jedoch bei Amphibien (Salamander, Molch, Frosch) die bleibende Niere (◘ Abb. 3.24a).

Der distale Teil ihres schlauchförmigen Ganges erhält Kanälchen der nächsten Nierengeneration und trägt zur Entstehung der **Urniere (Mesonephros)**, die am Ende der 4. Woche im Brust- und oberen Lendenbereich sichtbar wird, bei (◘ Abb. 3.24a). Beim Menschen funktioniert die Urniere wahrscheinlich einige Wochen, bei Fischen bleibt die Urniere erhalten. Der schlauchförmige Teil der Urniere wird zum Urnierengang (Wolff-Gang). Die Urniere geht bis auf wenige Kanälchen (Urnierenkanälchen), aus denen die Ductuli efferentes des Hodens entstehen, zugrunde.

Am Anfang der 5. Woche entsteht beim Menschen die bleibende Niere. Aus dem kaudalen Ende des Wolff-Ganges sprosst die **Ureterknospe**, die zur 3. und bleibenden Nierengeneration, der **Nachniere (Metanephros)** gehört, aus (◘ Abb. 3.24b). An der Spitze der Ureterknospe entwickelt sich das

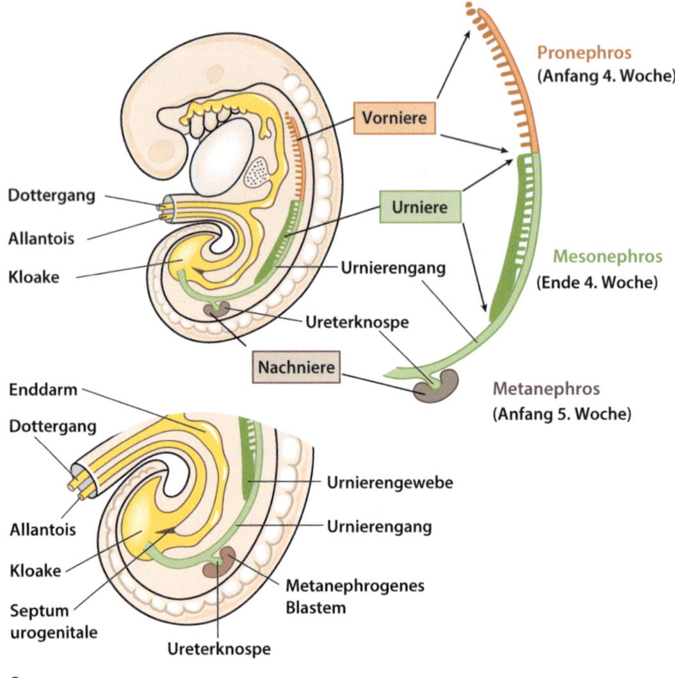

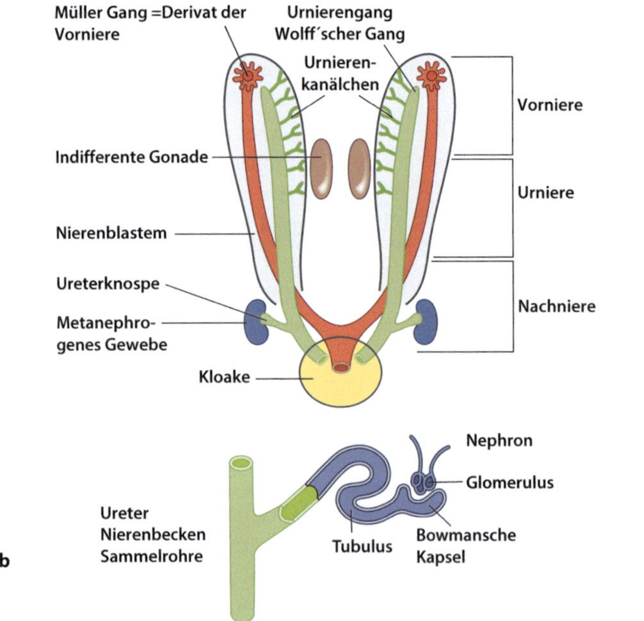

◘ Abb. 3.24 a–b: Nierenentwicklung. **a** Sagittalschnitt durch einen Embryo in der 4. und 5. Woche. Der nephrogene Strang weist eine Gliederung in Vorniere, Urniere und Nachniere auf. **b** Frontalschnitt durch die Urogenitalleisten mit den in Vor-, Ur- und Nachniere gegliederten nephrogenen Strängen. Man beachte, dass ein Nephron nur entsteht, wenn die Ureterknospe in das metanephrogene Gewebe entsprosst. (Quelle: eigene Darstellung)

metanephrogene Blastem. Aus der Ureterknospe werden Ureter, Nierenbecken, Kelche und Sammelrohre. Aus dem metanephrogenen Gewebe geht das Nephron, bestehend aus Glomerulus, Tubulus contortus proximalis, Henle-Schleife und Tubulus contortus distalis, hervor. Der Wolff-Gang verliert seine Verbindung zur entstehenden Niere. Er atrophiert beim weiblichen Geschlecht, wobei das **Epoophoron** als Überrest zurückbleibt. Im männlichen Geschlecht bleibt der Wolff-Gang bestehen und entwickelt sich zum Nebenhoden und zum Ductus deferens.

Die Entwicklung der bleibenden Niere findet zuerst im Beckenraum statt, später klettert das Organ nach oben. Daher erhält die Niere anfangs ihre Blutversorgung aus der A. iliaca communis. Während ihres Aufstiegs beteiligen sich Gefäße aus der Aorta, die später wieder zugrunde gehen, an ihrer Blutversorgung. Am endgültigen Standort angekommen, übernehmen die Aa. renales die Versorgung der Niere.

> **Klinischer Tipp**
>
> Die Kenntnis der Nieren- und Harnleiterentwicklung befähigt den Kliniker, Entwicklungsstörungen, wie zum Beispiel Hufeisenniere, Beckenniere, Nierenagenesie und polyzystische Niere, zu verstehen.

Entwicklungsstörungen
- Für gewöhnlich bleiben ein oder mehrere Arterien, die den Aufstieg (Ascensus) der Nieren belegen, erhalten. Eine derartige, aberrante Arterie kann auch von der A. iliaca communis kommen.
- Findet der Aszensus der Niere nicht statt, entsteht eine **Beckenniere**.
- Bei einer **Hufeisenniere** ist es zu einer Verbindung der metanephrogenen Gewebe beider Seiten in Höhe der unteren Lendenwirbelsäule gekommen. Diese Fehlbildung tritt mit einer Häufigkeit von ca. 1:600 Geburten auf und macht meistens keine Beschwerden.

- Eine unilaterale **Nierenagenesie** tritt bei ca. 1:1000 Geburten auf und bleibt meistens ohne Symptome. Das Vorliegen nur einer Nabelarterie kann schon bei der Geburt einen Hinweis auf diese Fehlbildung geben. Eine doppelseitige Nierenagenesie tritt bei ca. 0,3:1000 Geburten auf und führt immer zum Tode. Pathogenetisch hat sich entweder keine Ureterknospe entwickelt oder die Knospe ist nicht ins metanephrogene Gewebe eingewachsen, woraufhin die Induktion der Nephronentwicklung unterbleibt.
- Kongenitale **polyzystische Nieren** treten fast immer beidseitig auf. Wahrscheinlich geht diese Entwicklungsstörung darauf zurück, dass ein oder mehrere Ureterknospen sich nicht mit dem metanephrogenen Gewebe verbinden. Die blind endenden Knospen entwickeln sich zu mit Flüssigkeit gefüllten Zysten. Allerdings erklärt diese Hypothese nicht das gelegentliche Auftreten von polyzystischen Nieren zusammen mit Zysten in Lunge, Leber, Pankreas und Ovar. Vor allem die oftmals begleitenden **Leberzysten** können durch raumfordernde Verdrängung (Kompression der V. cava inferior mit konsekutiven Kreislaufbeschwerden) sowie durch schmerzhafte Abdomenspannung zu einer deutlichen Einschränkung der Lebensqualität führen und hierbei sogar die Indikation zu einer (teils kombinierten) **Leber-Nieren-Transplantation** darstellen.
- **Der Wolff-Gang kann 2 Ureterknospen entwickeln, sodass in der Folgezeit 2 Ureteren ein- oder beidseits auftreten.** Auf ihrem Weg zur Harnblase können sich beide Harnleiter wieder zu einem vereinigen oder sie münden getrennt in die Harnblase ein. In letzterem Fall mündet der kranial gelegene Ureter unter dem kaudal entwickelten ein. Selten mündet ein zusätzlicher Ureter (ektoper Ureter) in die Vagina oder Urethra ein; diese Besonderheit führt zu einer Harninkontinenz.

3.4.13 Hintere Bauchwand

Die hintere Bauchwand besteht aus knöchernen und muskulären Strukturen (■ Abb. 3.21):

- Körper der Lendenwirbel
- Flügel der beiden Darmbeine
- Hinterer Teil des Zwerchfells (Pars lumbalis)
- M. quadratus lumborum
- M. psoas major
- M. iliacus

Das Zwerchfell wurde schon im ▶ Kap. 2 beschrieben. Der M. psoas major muss wegen der Möglichkeit eines **Psoasabszesses** beachtet werden; dieser Abszess wird von der Faszie des Muskels umschlossen. Der M. psoas major nimmt seinen Ursprung von den Processus transversi aller Lendenwirbel, von den Seiten der Lendenwirbelkörper und den zwischengeschalteten Bandscheiben der Wirbel T12 bis L5. Er zieht nach kaudal und lateral am inneren Beckenrand vorbei und geht unter Konvergenz seiner Fasern in seine Ansatzsehne über. Diese Sehne kreuzt die Vorderseite des Hüftgelenks in Nachbarschaft des Leistenbands und setzt gemeinsam mit dem M. iliacus am Trochanter minor an.

Die Mm. psoas major und iliacus, in ihrer Gesamtheit als **M. iliopsoas** bezeichnet, treten durch die Lacuna musculorum. Sie beugen die Hüfte gegen den Rumpf oder den Rumpf gegen die Hüfte; letztere Bewegung kommt oft im Rahmen von „Sit-ups aus dem Liegen" in Sportstudios zur Anwendung. Darüber hinaus rotiert der M. iliopsoas die Hüfte nach innen. Der nur in ca. 40 % aller Fälle ausgeprägte M. psoas minor liegt dem M. psoas major auf, setzt an der Eminentia iliopubica an und ist am Aufbau des Arcus iliopectineus beteiligt.

> **Klinik**
>
> 1. **Die A. femoralis liegt der Sehne des M. iliopsoas auf.** Diese feste Beziehung der Hinterwand der A. femoralis zur Iliopsoassehne in der Leiste erleichtert das Auffinden dieses Gefäßes, vor allem wenn eine Kompression wegen Blutung notwendig ist. Das Auffinden der A. femoralis ist darüber hinaus zur Applikation eines **Herzkatheters** von Bedeutung.
> 2. Der M. psoas wird von einer eigenen Faszie umschlossen, die Teil der Fascia lumbalis ist. Eiter, der beispielsweise bei einer gedeckt perforierten **eitrigen Divertikulitis** entsteht, kann sich einen Weg in der Psoasfaszie **(Psoasabszess)** bahnen. In derartigen Fällen tritt der Eiter unter dem Leistenband hindurch in das Trigonum femorale (Schenkeldreieck) und wird hier als Weichteilschwellung wahrgenommen. Eine weitere Ausbreitung entlang der Oberschenkelgefäße durch den Canalis adductorius (Adduktorenkanal) bis in die Fossa poplitea (Kniekehle) ist möglich.

Zu den retroperitonealen Organen gehören die schon oben besprochenen Organe Pankreas, Nieren und Harnleiter. Folgende, noch nicht beschriebene Organe haben ebenfalls eine retroperitoneale Lage: Glandulae suprarenales, Aorta, V. cava inferior mitsamt Hauptästen, Nodi lymphoidei paraaortales und lumbaler Truncus sympathicus.

Nebennieren (Glandulae suprarenales)

Die Glandulae suprarenales liegen kappenförmig über den oberen Nierenpolen, werden allerdings durch eine schmale Fettschicht der Capsula adiposa von den letzteren getrennt (■ Abb. 3.21). Die rechte Nebenniere hat eine **Pyramidenform**, die linke eine **Halbmondform**. Die linke Nebenniere ist ventral durch die Bursa omentalis dem Magen benachbart. Die rechte Nebenniere fügt sich in einen dreiseitigen Bindegewebsraum (Spatium intervasculare) zwischen der unteren Hohlvene, die sich auf ihrem Weg zum Zwerchfell von der Bauchwand entfernt, und der Bauchwand ein. In ihm befinden sich auch zahlreiche Lymphknoten und vegetative Gangliengeflechte sowie der Lobus caudatus der Leber. Durch diesen Spaltraum gelangt die A. renalis dextra zum rechten Nierenhilus und die A. phrenica inferior zum Zwerchfell.

Obwohl es sich bei der Glandula suprarenalis um ein kleines Organ von nur etwas 3 bis 4 g Gewicht handelt, wird es von 3 Arterien versorgt (❏ Abb. 3.22):

- A. suprarenalis superior, ein Zweig aus der unteren Zwerchfellarterie.
- A. suprarenalis media, ein Zweig aus der Aorta.
- A. suprarenalis inferior, ein Zweig aus der Nierenarterie.

Die V. suprarenalis als alleinige Hauptvene führt das venöse Blut in unmittelbar in der Nachbarschaft liegende Gefäße ab: rechts in die V. cava inferior und links in die V. renalis. Aufgrund der stummelförmigen, eng mit der V. cava inferior verbundenen rechten Nebennierenvene und der oben geschilderten komplizierten Lage kann es bei der **Adrenalektomie** zu einer gefährlichen Blutung kommen (Hansen 2014).

❯ Als Zugang zum Bindegewebslager der rechten Nebenniere benutzt man heutzutage einen retroperitoneoskopischen oder transperitonealen, minimalinvasiven Zugang. In jedem Fall ist die Entfernung der rechten Nebenniere im Vergleich zur linken schwieriger.

An dieser Stelle sei noch einmal in Erinnerung gerufen, dass sich die rechte Nebenniere verglichen mit der linken auch im Präparierkurs schlechter darstellen ließ; dies auch aufgrund der Tatsache, dass man das Organ kaum vom Fett der Capsula adiposa unterscheiden konnte.

❯ Die Nebenniere wird histologisch in Rinde und Mark gegliedert.

Es handelt sich um 2 endokrine Drüsen unterschiedlicher embryonaler Herkunft und Funktion, die anatomisch in einem Organ vereinigt sind. Das Nebennierenmark stammt aus der Neuralleiste (Ektoderm), aus der auch die sympathischen Ganglien entstehen. Die Nebennierenrinde entsteht aus dem Mesoderm. Das Mark enthält praeganglionäre sympathische Nervenfasern aus dem N. splanchnicus major, produziert Adrenalin und Noradrenalin und gibt diese Hormone in die Blutbahn ab. Die Rinde ist für die Sekretion von Mineralokortikoiden (Aldosteron), Glukokortikoiden (Cortisol) und Androgenvorstufen (Dehydroepiandrosteron) verantwortlich.

Bauchaorta (Aorta abdominalis)

Die Aorta betritt den Bauchraum durch den Hiatus aorticus des Zwerchfells auf der Höhe von T12 und endet bei L4. Auf der ganzen Strecke liegt sie den Wirbelkörpern an und hat an ihrer Vorderseite Bezug zum Pankreas, zur Pars horizontalis des Duodenums und zu den Dünndarmschlingen. Die Bauchaorta wird von der V. renalis sinistra gekreuzt. Ein Tumor von Magen oder Pankreas, ein „Paket" vergrößerter paraaortaler Lymphknoten oder eine Zyste des Ovars können die Pulsationen der Aorta weiterleiten und ein **Aortenaneurysma** vortäuschen. Die Aorta abdominalis hat folgende Äste (❏ Abb. 3.21):

1. 3 ventrale, unpaarige Äste zu den Baucheingeweiden:
   - Truncus coeliacus mit Aa. hepatica communis, lienalis und gastrica sinistra
   - A. mesenterica superior
   - A. mesenterica inferior

2. 3 laterale, paarige Äste zu den Baucheingeweiden:
   - A. suprarenalis media
   - A. renalis
   - A. testicularis (ovarica)

3

3. 5 laterale, paarige Äste zu den Wänden der Bauchhöhle:
   - A. phrenica inferior
   - 4 Aa. lumbales

4. Endäste:
   - Aa. iliacae communes
   - A. sacralis mediana

> **Klinischer Tipp**
>
> Man beachte, dass sich der Truncus coeliacus (◘ Abb. 3.11) zwar in 70 % der Fälle „regelrecht" in die Aa. hepatica communis, gastrica sinistra und splenica (lienalis) teilt, darüber hinaus jedoch folgende Varianten auftreten können: 1. Die A. pancreatica dorsalis geht als vierter Ast aus dem Truncus coeliacus ab (10 %), 2. Die A. gastrica sinistra entspringt aus der Aorta abdominalis (5 %), 3. Die A. hepatica communis geht aus der Aorta abdominalis hervor (3 % bis 6 %) (Tillmann 2017).

Die Aa. iliacae communes, eine auf jeder Seite, streben nach kaudal und lateral, um sich in Höhe des Promontoriums und vor den Kreuzbein-Darmbein-Gelenken in die Aa. iliacae externae und internae zu teilen.

> Der Harnleiter überkreuzt die A. iliaca communis an der Stelle ihrer Bifurkation.

Mithilfe dieser Landmarke kann der Ureter bei Beckenoperationen sicher identifiziert werden.

Die A. iliaca externa zieht an der Innenseite des M. psoas major über den Beckenrand. Nach Unterquerung des Ligamentum inguinale spricht man von der A. femoralis.

> Vor Durchtritt durch die Lacuna vasorum gibt die A. iliaca externa zur Innenfläche der vorderen Bauchwand die Aa. epigastrica inferior und circumflexa ilium profunda ab. Die A. epigastrica inferior markiert den medialen Rand des Anulus inguinalis profundus.

Die A. iliaca interna zieht nach dorsal und kaudal ins kleine Becken, wobei sie vorne vom Ureter und hinten von der V. iliaca interna flankiert wird. Am Oberrand der Incisura ischiadica major teilt sich die Arterie in einen vorderen und einen hinteren Hauptast. Vom vorderen Hauptast gehen Äste für die Beckeneingeweide sowie später die Aa. pudenda interna und glutaea inferior ab. Aus dem hinteren Hauptast entsteht die A. glutaea superior. Zusammengefasst versorgen die Äste der A. iliaca interna die Beckeneingeweide, den Damm, die Geschlechtsorgane, die Gesäßgegend mit den Glutealmuskeln und den Sakralkanal.

Untere Hohlvene (V. cava inferior)

Die V. cava inferior beginnt in Höhe von L5; sie entsteht aus dem Zusammenschluss der beiden Vv. iliacae communes, der hinter der rechten A. iliaca communis liegt (◘ Abb. 3.21). Für die V. iliaca communis sinistra entsteht gegenüber der rechten ein geringfügiges Strömungshindernis durch ihre Lage hinter der A. iliaca communis dextra. Diese topografische Besonderheit ist wahrscheinlich dafür verantwortlich, **dass venöse Stauungen und Krampfadern eher und stärker am linken Bein gesehen werden**.

Die untere Hohlvene steigt rechts neben der Aorta auf. Weiter kranial trennt das rechte Crus mediale der Pars lumbalis des Zwerchfells beide Gefäße voneinander. Die Aorta durchbricht das Zwerchfell in seinem muskulären, die V. cava inferior hingegen in seinem bindegewebigen Teil etwa in Höhe von T8. Anschließend durchquert die V. cava inferior das Perikard und führt das venöse Blut in den rechten Vorhof.

Ventral hat die V. cava inferior während ihres Aufstiegs Bezug zu den Schlingen des Dünndarms, zur Pars horizontalis des Duodenums, zum Pankreaskopf mit dem Ductus choledochus und zur Pars superior des Duodenums. Danach läuft die Vene hinter dem Foramen epiploicum (Winslow) vorbei, Benachbart liegen jetzt ventral die V. portae, welche die untere Hohlvene vom Ductus choledochus und der A. hepatica propria trennt. Vor ihrem Zwerchfelldurchtritt liegt die V. cava inferior in der rechten Längsfurche der Leber (Sulcus venae cavae) und nimmt dort die Vv. hepatica dextra und sinistra auf. Gelegentlich vereinigen sich beide Lebervenen zu einem gemeinsamen Stamm, der direkt in die V. cava inferior mündet. Ferner kann auch die V. hepatica intermedia, die meistens in die V. hepatica sinistra mündet, direkt zur V. cava inferior drainieren. Die Variabilität der Lebervenenmündungen ist bei der **Leberlappenresektion** bedeutsam.

Lumbaler Grenzstrang

Im Lendenbereich beginnt der Truncus sympathicus in der Tiefe der Fossa lumbalis medial vom Ligamentum arcuatum mediale (innerer Haller'scher Bogen); hier durchbricht der aus dem Brustraum kommende Grenzstrang zwischen dem Crus laterale und dem Crus intermedium die Pars lumbalis des Zwerchfells (◘ Abb. 3.21 und 3.22). Die lumbalen Grenzstrangganglien sind insgesamt unauffälliger als die thorakalen.

> Die lumbalen Grenzstrangganglien liegen beidseits den Lendenwirbelkörpern an, grenzen an den Innenrand des M. psoas major und werden rechts von der V. cava inferior sowie links von der Aorta abdominalis überdeckt.

Die Aa. lumbales verlaufen unter dem lumbalen Grenzstrang, die Vv. lumbales überkreuzen ihn gelegentlich. Daher können die Lumbalvenen bei einer **lumbalen Sympathektomie** verletzt werden.

Der lumbale Grenzstrang überquert kaudal beidseits die Aa. iliacae communes und setzt sich mit vor dem Kreuzbein gelegenen Ganglien als sakraler Grenzstrang fort. Weiter kaudal konvergieren die beiden sakralen Grenzstrangketten und vereinigen

sich vor dem Steißbein zu einem kleinen Ganglion impar. **Im Allgemeinen besitzt der lumbale Grenzstrang 4 Ganglien**, eine Reduktion auf 3 Ganglien kann vorkommen. Alle 4 lumbalen Grenzstrangganglien entsenden Rami communicantes grisei zu den 5 lumbalen Rückenmarksnerven, den Nn. lumbales; zusätzlich erhalten die oberen beiden lumbalen Grenzstrangganglien Rami communicantes albi.

Äste des lumbalen Grenzstrangs ziehen weiter zu den Plexus an der Bauchaorta und ihren Abgängen. Diese Plexus erhalten sympathische Fasern aus den Nn. splanchnicus thoracicus minor, splanchnicus thoracicus imus und splanchnici lumbales. Für die Innervation der Organe des kleinen Beckens wird zunächst der **Plexus hypogastricus superior** vor dem Promontorium angesteuert. Von hier aus geht es über den beidseitig ausgeprägten **N. hypogastricus** weiter zum **Plexus hypogastricus inferior**, der beidseits neben Harnblase und Rektum liegt. Hier erfolgt die Umschaltung (organferne Umschaltung) auf das postganglionäre sympathische Neuron, welches die Erfolgsorgane innerviert.

Die parasympathischen Fasern kommen aus Fasern der Rami anteriores der Spinalnerven S2, S3 und S4, den sogenannten **Nn. splanchnici pelvici**. Die parasympathischen Fasern werden in der Wand der Organe des kleinen Beckens auf das postganglionäre Neuron umgeschaltet (organnahe Umschaltung).

Klinik

1. Bei der heutzutage kaum mehr durchgeführten **lumbalen Sympathektomie** werden die lumbalen Grenzstrangganglien 2, 3 und 4 zusammen mit den Rami interganglionares entfernt (Nachbur 2014). Daraufhin fällt die sympathische Innervation der unteren Extremität aus; dies erkennt man daran, dass die Haut des Beines warm, rosig und trocken wird.

2. Die sympathischen Fasern für den Hoden stammen aus den oberen Mesenterialplexus. Eine Exstirpation des 1. lumbalen Grenzstrangganglions kann somit beim Mann zu **Ejakulationsstörungen und zum Ausbleiben des Orgasmus** führen (Rohen 1975). Zu einer Beschädigung dieses Grenzstrangganglions kann es als Komplikation anlässlich einer **retroperitonealen Lymphadenektomie** bei einem **Hodentumor** kommen.

Analyse von Computer- und Magnetresonanztomogrammen des Abdomens

Horizontalschnitte durch das Abdomen in Höhe der Brustwirbel 11 sowie der Lendenwirbel 1, 2, 3/4 und 4 erfassen von dorsal nach ventral wichtige Organe und Leitstrukturen (Braune 1875; Corning 1946; Csillag 2000), die für die Beurteilung von Computer- und Magnetresonanztomogrammen Anhaltspunkte geben.

- **11. Brustwirbel**. Rechts: V. azygos, V. cava inferior, Lobus dexter hepatis. Mittig: Aorta thoracica, Ductus thoracicus, Lobi caudatus und sinister hepatis. Links: V. hemiazygos, Milz mit Hilus, Magen, Lobus sinister hepatis.
- **1. Lendenwirbel**. Rechts: Ren dexter, Lobus dexter hepatis, Bulbus duodeni, Colon transversum, Lobus sinister hepatis. Mittig: Crus mediale der Pars lumbalis des Zwerchfells, Aorta abdominalis, V. cava inferior, A. mesenterica superior, V. lienalis. Links: M. quadratus lumborum sinister, Ren sinister, Milz, Cauda pancreatis, Jejunum, Colon descendens.
- **2. Lendenwirbel.** Rechts: Mm. psoas major dexter und quadratus lumborum dexter, Ren dexter, oberer Ureter, Hepar, Kolon. Mittig: Aorta abdominalis, V. cava inferior, Pars horizontalis duodeni, A. und V. mesenterica superior, Kolon. Links: Mm. psoas major sinister und quadratus lumborum sinister, Ren sinister, V. mesenterica inferior, Kolon, Jejunumschlingen.
- **3./4. Lendenwirbel (Bandscheibe)**. Rechts: Mm. psoas major dexter und quadratus lumborum dexter, Ren dexter, Ureter, Colon ascendens. Mittig: Aorta abdominalis, V. cava inferior, A. und V. mesenterica inferior, Colon transversum. Links: Mm. psoas major sinister und quadratus lumborum sinister, Ren sinister, Ureter, Jejunumschlingen, Colon descendens.
- **4. Lendenwirbel**. Rechts: M. psoas major dexter, Vasa testicularia (ovarica), Caecum, Valvula ileocaecalis, terminale Ileumschlingen. Mittig: V. cava inferior, Aa. iliacae communes, Jejunumschlingen. Links: M. psoas major sinister, V. mesenterica inferior, Colon descendens.

3.5 Zusammenfassung

- Die transpylorische Ebene – eine wichtige topografische Landmarke – liegt eine Handbreit unter dem Schwertfortsatz des Brustbeins und verläuft durch den Fundus der Gallenblase, den Pylorus, den Hals des Pankreas, die Flexura duodenojejunalis und den Hilus beider Nieren.
- Der Leistenkanal hat folgende Begrenzungen. Vorderwand: Aponeurose des M. obliquus abdominis externus. Hinterwand: Bereich des muskelfreien Dreiecks, hier nur von Fascia transversalis und Peritoneum parietale bedeckt. Dach: Unterste Fasern der M. obliquus internus und transversus abdominis. Boden: Ligamentum inguinale.
- Bei jedem neugeborenen Knaben ist zu prüfen, ob die Testes den Leistenkanal passiert haben und im Skrotum angekommen sind. Ist dies nicht der Fall, liegen die Hoden an atypischer Stelle (Kryptorchismus: Bauchhoden, Leistenhoden usw.).

- Die Herniae inguinalis congenita und inguinalis acquisita (überwiegend bei Männern) gehören zu den indirekten Leistenhernien, die ihren Weg durch den Leistenkanal nehmen. Die direkte Leistenhernie nimmt ihren Weg durch die Hinterwand des Leistenkanals.
- Das Meckel-Divertikel ist ein Überrest des Ductus omphaloentericus und liegt ca. 40 cm proximal der Valva ileocaecalis.
- Im Verlauf der Entwicklung dreht sich der Magen um seine Längsachse: Seine Hinterwand dreht sich hierbei auf die linke Seite und wird zur Curvatura major, seine Vorderwand kommt nach rechts zu liegen und wird zur Curvatura minor.
- Die außergewöhnlich reiche Lymphgefäßversorgung des Magens und die Unmöglichkeit im Ernstfall alle Lymphknoten entfernen zu können, umreißen die Schwierigkeiten bei der operativen Entfernung eines Magenkarzinoms.
- Das Duodenum besteht aus 4 Abschnitten: Pars superior (distal vom Pylorus), Pars descendens (grenzt an den Kopf der Bauchspeicheldrüse), Pars horizontalis (überkreuzt den 3. Lendenwirbel), Pars ascendens (endet am Übergang zum Jejunum).
- Das Mesenterium, das die Leitungsbahnen für Jejunum und Ileum enthält, ist mit der 15 bis 18 cm langen Gekrösewurzel, Radix mesenterii, an der Hinterwand der Peritonealhöhle befestigt. Die Radix mesenterii verläuft von der linken Seite der Flexura duodenojejunalis nach rechts über den 2. Lendenwirbel, überkreuzt Aorta und V. cava inferior und zieht über den rechten M. psoas hinweg zur rechten Darmbeinschaufel.
- Der Dickdarm wird in folgende Abschnitte gegliedert: Caecum mit Appendix vermiformis, Colon ascendens, Flexura coli dextra (mit Bezug zur Leber), Colon transversum, Flexura coli sinistra (mit Bezug zur Milz), Colon descendens, Colon sigmoideum, Rektum und Analkanal.
- Ein Erkennungsmerkmal des Dickdarms sind intraoperativ Fettanhängsel (Appendices epiploicae) und Vorbuckelungen der Darmwand (Haustren) sowie im Röntenbild Quersepten (Plicae semilunares).
- Die Lage der Appendix vermiformis ist so variabel wie bei keinem anderen Organ. Retrocaecal: 65,28 %, absteigend ins kleine Becken: 31,01 %, parakolisch: 2,26 %, vor und hinter der letzten Ileumschlinge: 1 % bzw. 0,4 %.
- Die Koloskopie, deren Kosten ab dem 56. Lebensjahr von der Krankenkasse übernommen werden, ist ein wichtiger Bestandteil der Krebsvorsorge. Während der Untersuchung, die der Früherkennung von Krebserkrankungen in ihren Vorstufen dient, können Gewebsproben entnommen und Polypen abgetragen werden.
- Der Dickdarm mit Colon ascendens, transversum und descendens kann eine U-Form (30 % bis 40 %), eine W-Form (10 % bis 20 %) und eine Treppenform (Männer: 25 %, Frauen: 10 %) annehmen. Bei der U- und W-Form können die Schmerzen bei einem Colon spasticum tief im Unterbauch lokalisiert sein.
- 4 Varianten kennzeichnen die Lage des Colon sigmoideum: 1. Typische s-förmige Krümmung im linken Unterbauch, 2. Gerader und kurzer Verlauf ins kleine Becken, 3. Schleife nach rechts, 4. Hoher Aufstieg ins Abdomen. Der Schmerz bei einer Divertikulitis kann bei Form 3 ausnahmsweise im rechten Unterbauch liegen. Der Arzt sollte bei der Durchführung einer Koloskopie auch mit der Form 4 rechnen.
- Der embryonale Darm wird in Vorder-, Mittel- und Hinterdarm gegliedert. Aus dem Vorderdarm entwickeln sich Leber und Bauchspeicheldrüse. Der Mitteldarm macht während seiner embryonalen Entwicklung Darmbewegungen, die in 3 Phasen gegliedert werden, durch. 1. Phase: Drehung um 90°, 2. Phase: Dre-

3

— hung um 180°, 3. Phase: Verlagerung des Caecum in die rechte Fossa iliaca. Durch die Darmdrehungen können Störungen – beispielsweise der Volvulus neonatorum – auftreten, die zu einer Darmobstruktion führen.

— Die Form der Leber ist variant: Dreieckform (41 %), Dreieckform mit konkavem Unterrand (6 %), Dreieckform mit hiliärer Einkerbung (15 %), Rechteckform (12 %), Form einer Gendarmenmütze (14 %), Leber mit Riedelschem Lappen (4–5 %, reicht bis in rechte Fossa iliaca und kann mit einem Tumor verwechselt werden).

— Die Lebersegmente I (zentral oberhalb der rechten Längsfissur, nahe Gallenblase), II und III (kranial und kaudal in der Außenhälfte des linken Lappens), IV (innere Hälfte des linken Lappens, der Gallenblase benachbart), V und VI (kaudal in Innen- und Außenhälfte des rechten Lappens), VII und VIII (kranial in der Außen- und Innenhälfte des rechten Lappens, nahe Segment I) sollten beim Ultraschall im Uhrzeigersinn abgefahren werden. Häufig wird ab dem 50. Lebensjahr eine Fettleber festgestellt.

— Als Anlage von Leber, Gallenblase und Gallengängen entsteht zu Beginn der 4. Woche im unteren Teil des Vorderdarms das Leberdivertikel. Nach der Zweiteilung stellt der große Teil des Divertikels die Leber mitsamt den Ductus hepatici und dem Ductus hepaticus communis, der untere kleinere Teil die Gallenblase mit dem Ductus cysticus dar.

— Der Ductus pancreaticus major (Wirsung) mündet in der Regel zusammen mit dem Ductus choledochus in die Ampulla hepatopancreatica, die sich als Papilla duodeni major (Vatersche Papille) ins Duodenum vorstülpt. Die Einmündung der Ampulla hepatopancreatica ins Duodenum wird durch den M. sphincter Oddi kontrolliert.

— Um den 30. Entwicklungstag entsteht das Pankreas aus 2 endodermalen Knospen des Duodenum, der dorsalen und ventralen Pankreasknospe. Der gemeinsame Ductus pancreaticus major (Wirsungscher Gang) entwickelt sich aus dem distalen Teil der dorsalen und aus der gesamten ventralen Anlage. Der proximale Teil der dorsalen Anlage bildet sich zurück oder bleibt als zusätzlicher Ausführungsgang (Santorinischer Gang) erhalten.

— Von allen Organen des Bauchraums ist die Milz (Innenseite 9.–11. Rippe, links) bei einer stumpfen Verletzung am häufigsten von einer Ruptur betroffen.

— Die Milz entsteht in der 5. Embryonalwoche aus dem Mesenchym und der Serosa des dorsalen Mesogastrium.

— Die Niere ist von außen nach innen von 3 Hüllen umgeben: Fasziensack, Fettkapsel, Organkapsel.

— Man unterscheidet folgende Typen des Nierenbeckens: 1. Trichterförmiges Becken (auch linearer Typ): Kelchsystem stark verzweigt, guter Entleerungsmechanismus. 2. Ampulläres Becken: spitzwinkliger Abgang des Ureters, schlechter Entleerungsmechanismus. 3. Dendritisches Becken: Seltene Form, Hauptkelche entwickeln sich direkt aus dem Ureter, häufig ganz intrarenal gelegen.

— Im Verlauf der Nierenentwicklung treten 3 Nierengenerationen auf: 1. Vorniere, Pronephros (Anfang 4. Woche), 2. Urniere, Mesonephros (Ende 4. Woche), Nachniere, Metanephros mit der Ureterknospe (Anfang 5. Woche). Aus der Ureterknospe gehen Ureter, Nierenbecken, Kelche und Sammelrohre hervor. An der Spitze der Ureterknospe entwickelt sich das metanephrogene Blastem, aus welchem das Nephron hervorgeht.

— Die rechte Nebenniere hat eine Pyramidenform, die linke eine Halbmondform.

— Die V. cava inferior beginnt in Höhe von L5 aus dem Zusammenschluss der beiden Vv. iliacae communes, der hinter der rechten A. iliaca communis liegt. Für die linke V. iliaca communis entsteht gegenüber der rechten ein geringfügiges Strömungshindernis durch ihre Lage hinter der A. iliaca communis dextra. Diese topografische Besonderheit bedingt wahrscheinlich, dass venöse Stauungen und Krampfadern eher und stärker am linken Bein gesehen werden.

— Der lumbale Grenzstrang besitzt im Allgemeinen 4 Ganglien. Die sympathischen Fasern für den Hoden stammen aus den oberen Mesenterialplexus. Eine Exstirpation des 1. lumbalen Grenzstrangganglions kann beim Mann zu Ejakulationsstörungen und zum Ausbleiben des Orgasmus führen.

Literatur

Anderhuber F, Pera F, Streicher J. Waldeyer – Anatomie des Menschen. Berlin/Boston: de Gruyter; 2012. S. 170, 190, 522, 524, 528, 539, 540, 552, 555, 559, 564, 576, 598.

Benner KU, Snell RS. Klinische Anatomie. Augsburg: Weltbild Verlag GmbH; 1995. S. 93.

Braune W. Topographisch-Anatomischer Atlas. Leipzig: Verlag von Veit & Comp; 1875. S. 119–40.

Corning HK. Lehrbuch der topographischen Anatomie. Berlin: Springer; 1946. S. 408.

Csillag A. Der menschliche Körper. Köln: Könemann Verlagsgesellschaft mbH; 2000. S. 182, 187, 190.

Ellis H. Clinical anatomy. Oxford: Blackwell Science Ltd; 1997. S. 3, 50, 51.

Fritsch H. Beckenhöhle und Beckenboden. In: Drenckhahn D, Herausgeber. Benninghoff – Drenckhahn, Anatomie, Bd. 2. München: Urban & Fischer/Elsevier; 2003. S. 753.

Hansen H. Operative Eingriffe im Retroperitonealraum. In: Kern E, Herausgeber. Breitner, Chirurgische Operationslehre, Band III, Chirurgie des Abdomens 1. München/Wien/Baltimore: Urban & Schwarzenberg; 2014. S. 172.

Kriz W. Harnwege. In: Drenckhahn D, Herausgeber. Benninghoff – Drenckhahn, Anatomie, Bd. 2. München: Urban & Fischer/Elsevier; 2004. S. 794.

Lanz T, Wachsmuth W. Praktische Anatomie. Zweiter Band/Sechster Teil. Bauch. Berlin/Heidelberg/New York: Springer; 2004. S. 45, 399.

Leonhard H. Verdauungssystem. In: Leonhard H, Tillmann B, Töndury G, Zilles K, Herausgeber. Rauber-Kopsch, Anatomie des Menschen, Bd. II, Innere Organe. Stuttgart/New York: Thieme; 1987. S. 118, 311, 332, 348, 366.

Liem T, Tsolodimos C. Osteopathie. Stuttgart: Trias Verlag in Georg Thieme Verlag KG; 2016. S. 97–100.

Moore KL, Persaud TVN. Embryologie. Stuttgart/New York: Schattauer; 1996. S. 275–308.

Moore KL, Persaud TVN, Torchia MG. Embryologie. München: Elsevier/Urban & Fischer; 2013. S. 277–314.

Nachbur B. Sympathikus-Chirurgie. In: Brunner U, Herausgeber. Breitner, Chirurgische Operationslehre, Band XIII, Gefäßchirurgie. München/Wien/Baltimore: Urban & Schwarzenberg; 2014. S. 266–8.

Netter FH. Atlas der Anatomie. München/Jena: Urban & Schwarzenberg; 2008. S. 285.

Rohen JW. Topographische Anatomie. Stuttgart/New York: Schattauer; 1975. S. 173, 174–179.

Schiebler TH, Korf HW. Anatomie. Steinkopff; 2007. Heidelberg: Steinkopff; S. 318, 331, 349, 371.

Schmidt E. Laparotomie, Komplikationen der Laparotomie, Relaparatomie. In: Kern E, Herausgeber. Breitner, Chirurgische Operationslehre, Band III, Chirurgie des Abdomens 1. München/Wien/Baltimore: Urban & Schwarzenberg; 2014. S. 13–27.

Schumacher GH, Aumüller G. Topographische Anatomie des Menschen. München/Jena: Urban & Schwarzenberg; 2004. S. 224, 225, 226, 243, 251, 265.

Schumpelick V, Blees N, Mommsen U. Kurzlehrbuch Chirurgie. Stuttgart/New York: Thieme; 2010. S. 61–2.

Steinke H. Atlas of Human Fascial Topography. Leipzig: Leipziger Universitätsverlag; 2018. S. 110–1.

Tillmann BN. Atlas der Anatomie. Heidelberg: Springer; 2017. S. 298, 299, 302, 303, 310, 319, 325, 364, 388.

Tillmann BN, Hirt B. Präpkurs Anatomie. Berlin: Springer; 2022. S. 387–448.

Tillmann BN, Schünke M. Taschenatlas zum Präparierkurs. Stuttgart/New York: Thieme; 1993. S. 218–39.

Töndury G., Tillmann B. Rumpf. In: Leonhard H, Tillmann B, Töndury G, Zilles K, Herausgeber. Rauber-Kopsch, Anatomie des Menschen, Bd. I, Bewegungsapparat. Stuttgart/New York: Thieme; 1987. S. 175–308.

Uhl W, Büchler MW. Pankreas. In: Bruch HP, Trentz O, Herausgeber. Berchtold, Chirurgie. München, Jena: Elsevier/Urban & Fischer; 2007. S. 943–66.

Wedel T, Böttner M. Anatomie und Pathogenese der Divertikelkrankheit. Chirurg. 2014;85:281–8.

Beckenhöhle (Cavitas pelvis)

Inhaltsverzeichnis

4.1 Oberflächenanatomie und Landmarken des Beckens – 161

4.2 Becken (Pelvis) – Knochen und Bänder – 162
4.2.1 Hüftbein (Os coxae) – 162
4.2.2 Kreuzbein (Os sacrum) – 163
4.2.3 Steißbein (Os coccygis) – 164
4.2.4 Funktion des Beckens – 164
4.2.5 Gelenke und durch Bänder gesicherte Verbindungen des Beckens – 164
4.2.6 Unterschiede zwischen männlichem und weiblichem Becken – 165
4.2.7 Beckenmaße bei der Frau – 165
4.2.8 Varianten der Beckenform bei der Frau – 166

4.3 Muskeln des Beckenbodens und Damm – 168
4.3.1 Diaphragma urogenitale – 171
4.3.2 Diaphragma pelvis – 172

4.4 Organe des Magen-Darm-Kanals und des harnableitenden Systems – 173
4.4.1 Mastdarm (Rectum) – 173
4.4.2 Harnblase (Vesica urinaria) – 180
4.4.3 Harnröhre (Urethra) – 182

4.5 Männliche Geschlechtsorgane – 184
4.5.1 Männliches Glied (Penis) – 184
4.5.2 Sexualfunktionen des Mannes, Innervation des Penis – 185
4.5.3 Vorsteherdrüse (Prostata) – 186

© Der/die Autor(en), exklusiv lizenziert an Springer-Verlag GmbH, DE, ein Teil von Springer Nature 2026
H. Claassen, *Anatomie*, https://doi.org/10.1007/978-3-662-72765-2_4

4.5.4   Hodensack (Scrotum) – 188
4.5.5   Hoden und Nebenhoden (Testis und Epididymis) – 189
4.5.6   Samenleiter (Ductus deferens) – 192
4.5.7   Bläschendrüse (Glandula vesiculosa) – 192
4.5.8   Entwicklung der inneren und äußeren männlichen
         Geschlechtsorgane – 193

4.6   Weibliche Geschlechtsorgane – 196
4.6.1   Kitzler (Clitoris) – 196
4.6.2   Sexualfunktionen der Frau, Innervation der Klitoris – 197
4.6.3   Äußere weibliche Geschlechtsorgane (Vulva) – 198
4.6.4   Scheide (Vagina) – 199
4.6.5   Gebärmutter (Uterus) – 201
4.6.6   Eileiter (Tubae uterinae) – 205
4.6.7   Eierstock (Ovar) – 206
4.6.8   Bindegewebe, Faszien und Bänder im Inneren des
         kleinen Beckens – 207
4.6.9   Vaginale Untersuchung – 209
4.6.10   Entwicklung der inneren und äußeren weiblichen
         Geschlechtsorgane – 210

**4.7   Analyse von Computer- und
         Magnetresonanztomogrammen des Beckens – 211**

4.8   Zusammenfassung – 212

Literatur – 215

Die Beckenhöhle gehört zu den Hauptarbeitsgebieten des operativ tätigen Urologen und Gynäkologen. Die benigne Prostatahypertrophie kann von außen über die Urethra durch die sogenannte transurethrale Resektion behandelt werden. Die Begutachtung der Harnblase bei Verdacht auf Karzinom erfolgt ebenfalls von außen über ein durch die Urethra eingeführtes Zystoskop. Für die Entfernung eines Prostatakarzinoms oder eines muskelinvasiven Blasenkarzinoms muss in der Regel die Beckenhöhle eröffnet werden. Das Gleiche gilt für die Entfernung eines Zervix- oder eines Ovarialkarzinoms einschließlich der befallenen Lymphknoten. Die Operation eines abgesunkenen Beckenbodens, beispielsweise bei Harninkontinenz infolge eines Uterusprolapses, erfordert grundlegende anatomische Kenntnisse.

Aus dem Präparierkurs hat man die Beckenhöhle wegen der komplizierten Anordnung des die Beckeneingeweide überkleidenden Bauchfells – dies gilt insbesondere für den weiblichen Beckensitus – in Erinnerung (Tillmann und Schünke 1993; Tillmann und Hirt 2022). Der Aufbau des Beckenbodens mit der Gesamtheit seiner Faszien und Räume wird ebenfalls zu den komplizierten Kapiteln der Anatomie gerechnet. Bauchfellverhältnisse und Beckenboden wurden daher bevorzugt am unzerteilten Becken studiert. Die Präparation der stark varianten Äste der A. iliaca interna erforderte einiges präparatorisches Geschick. Hierfür wurde zweckmäßigerweise ein halbiertes Becken hergenommen.

Es werden ein großes und ein kleines Becken unterschieden. Das **große Becken**, **Pelvis major**, liegt zwischen den beiden Darmbeinschaufeln oberhalb der Linea terminalis und ist ein Teil des Bauchraums. Die **Linea terminalis** verläuft vom Promontorium über die Linea arcuata, die Eminentia iliopubica, den Pecten ossis pubis zum Oberrand der Symphyse und auf der Gegenseite wieder zurück zum Promontorium. Allgemein wird unter „Becken" das unterhalb der Linea terminalis gelegene **kleine Becken**, **Pelvis minor**, verstanden.

Der Beckeneingang ist im aufrechten Stand nach vorne und oben gerichtet und wird von der Linea terminalis umfasst. Der Beckenausgang ist im Stand nach unten und vorne gerichtet und wird durch den Arcus pubicus, die Tubera ischiadica und die Ligamenta sacrotuberalia begrenzt. Die konkave Hinterwand bilden das Os sacrum und das Os coccygis. Die Vorderwand wird durch die konvexe Hinterfläche der Symphysis pubica repräsentiert. Am Aufbau der knöchernen Seitenwand sind die Hüftgelenkspfanne, das Os pubis und das Os ischii sowie ergänzend die Ligamenta sacrospinale und sacrotuberale beteiligt. Durch das Foramen obturatum und die Foramina ischiadica ist die Seitenwand unvollständig. Das Foramen obturatum wird von der Membrana obturatoria verschlossen. Das **Foramen ischiadicum majus** wird durch den M. piriformis in die **Foramina suprapiriforme und infrapiriforme**, welche dem Austritt von Leitungsbahnen dienen, geteilt. Das **Foramen ischiadicum minus** liegt zwischen den Ligamenta sacrospinale und sacrotuberale und vermittelt den Übertritt von Leitungsbahnen in die Dammgegend.

Bei der Frau bildet das kleine Becken den **Knochen-Weichteil-Zylinder** des Geburtskanals. Des Weiteren befinden sich im kleinen Becken: Mastdarm, Harnblase, Bläschendrüse, Prostata, Ovarien, Tuben, Uterus und Vagina.

4.1 Oberflächenanatomie und Landmarken des Beckens

Da das Becken von einem Fett- und Muskelmantel umgeben ist, sind nur einige Knochenteile tastbar:

- Die Crista iliaca geht vorne in die Spina iliaca anterior superior über.
- Oberer Schambeinast, Ramus superior ossis pubis, entspricht bei Frauen etwa der oberen Grenze der Schambehaarung.
- Tuberculum pubicum.
- Von unten erreicht man den unteren Schambeinast, Ramus inferior ossis pubis sowie den Sitzbeinhöcker, Tuber ischiadicum.
- Hinten sind Kreuz- und Steißbein, Os sacrum und Os coccygis, zu tasten.
- Durch die Vagina kann man das Promontorium und die Spina ischiadica palpieren.
- Die Spina ischiadica ist auch vom Rektum aus zu fühlen.

4.2 Becken (Pelvis) – Knochen und Bänder

Das knöcherne Becken ist aus dem Os coxae (Os ilium, Os pubis, Os ischii), dem Os sacrum und dem Os coccygis aufgebaut (Abb. 4.1). Die einzelnen Knochen sind durch straffe Bänder miteinander verbunden.

4.2.1 Hüftbein (Os coxae)

Die Crista iliaca des **Os ilium** reicht von der Spina iliaca anterior superior vorne bis zur Spina iliaca posterior superior hinten. Unter dem vorderen oberen Darmbeinstachel befindet sich die Spina iliaca anterior inferior,

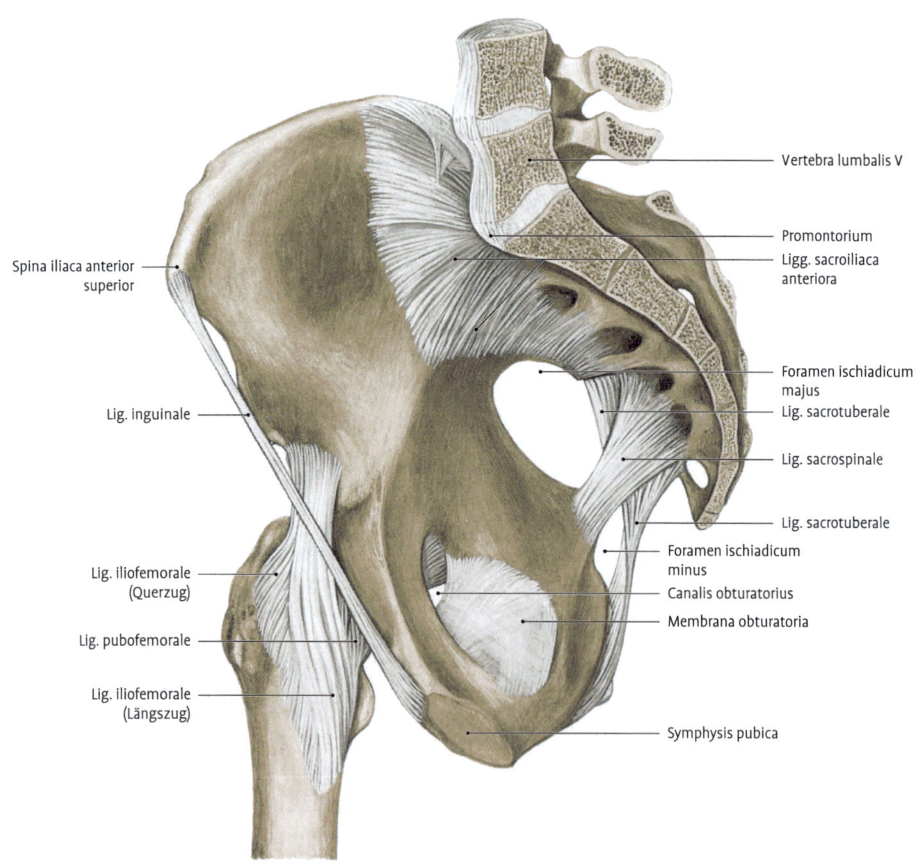

Abb. 4.1 Bänder des Beckens und des Hüftgelenks in ventral-medialer Ansicht. (Aus Anderhuber et al. 2012)

unter dem hinteren oberen Darmbeinstachel liegt die Spina iliaca posterior inferior. 3 firstartige Leisten markieren an der Seitenfläche die Ursprungsbereiche der Mm. glutei. An der Innenfläche fällt die ohrförmige Facies auricularis auf, die mit dem Os sacrum **ein straffes Gelenk, die Amphiarthrosis sacroiliaca**, bildet. Vom Oberrand der Facies auricularis zieht die Linea arcuata, die gleichzeitig ein Teil der Linea terminalis ist, nach vorne und grenzt ein großes von einem kleinen Becken ab. Das **Os pubis** besteht aus dem Körper (Corpus) sowie den Rami superior und inferior. Der Körper des **Os ischii** ist vertikal ausgerichtet. An seinem Hinterrand trennt die Spina ischiadica die kraniale Incisura ischiadica major von der kaudalen Incisura ischiadica minor. Die Unterseite des Corpus ossis ischii ist zum Tuber ischiadicum verdickt und biegt rechtwinklig zum Ramus ossis ischii, der sich mit dem Ramus inferior ossi pubis verbindet, um. Das Foramen obturatum wird vom Körper und den Ästen des Os pubis sowie vom Körper und dem Ast des Os ischii begrenzt. Alle 3 Knochen des Hüftbeins fusionieren in der **Fossa acetabuli** in Form einer Y-förmigen Wachstumsfuge und bilden die Gelenkpfanne für den Femurkopf. Hierfür trägt die Gelenkpfanne eine breite, halbmondförmige Gelenkfläche (Facies lunata).

Im aufrechten Stand ist das Becken geneigt, sodass die Beckeneingangsebene mit der Horizontalebene einen Winkel von ungefähr 60° bildet. Man bekommt eine Vorstellung von der Neigung, wenn die oberen Darmbeinstacheln und die Spitze der Symphysis pubica des knöchernen Beckens eine vordere Wand berühren.

4.2.2 Kreuzbein (Os sacrum)

Das Kreuzbein hat eine dreieckige Form und besteht aus 5 miteinander verwachsenen Wirbeln. Die Vorderkante des oberen

Kreuzbeins wird Promontorium genannt. Bei einer Laparatomie kann diese Landmarke leicht ertastet werden.

Die vordere Kreuzbeinfläche besteht aus einem zentralen Teil, beidseitig einer Reihe von 4 **Foramina sacralia anteriora** für die Rami anteriores der ersten 4 Sakralnerven sowie, daran anschließend, einem paarigen Seitenteil. Man beachte, dass der zentrale Teil des Os sacrum relativ gerade verläuft. Die dreieckige Form kommt durch die in kranial-kaudaler Richtung verlaufende Verjüngung des Seitenteils zustande. Der **Canalis sacralis**, welcher den Canalis vertebralis fortsetzt, liegt dorsal; er ist von der dorsalen Kortikalis der miteinander verwachsenen Sakralwirbelkörper, den Pediculi der Wirbelbögen, den Wirbelbögen sowie den in der Crista sacralis mediana miteinander verschmolzenen, reduzierten Dornfortsätzen umgeben. Der Sakralkanal wird beidseits von einer Reihe aus 4 **Foramina sacralia posteriora** durchbrochen und endet kaudal im **Hiatus sacralis**; durch letztgenannte Öffnung tritt der 5. Sakralnerv aus. Auf jeder Seite der unteren Zirkumferenz des Hiatus sacralis liegen die Cornua sacralia, welche auch unmittelbar oberhalb der Gesäßfurche, getastet werden können. An seiner Seitenfläche besitzt das Kreuzbein die Facies auricularis zur gelenkigen Verbindung mit dem Darmbein.

Man erinnere sich auch, dass der Durasack des Wirbelkanals am 2. Sakralsegment endet und sich als Filum terminale fortsetzt. Jenseits dieser Landmarke enthält der Sakralkanal das Fettgewebe des Spatium epidurale, die Cauda equina und das Filum terminale.

4.2.3　Steißbein (Os coccygis)

Das Steißbein besteht aus 3 bis 5 miteinander verwachsenen Wirbeln, die mit dem Kreuzbein gelenkig verbunden sind. Gelegentlich bleibt das erste Wirbelsegment von den übrigen getrennt. Das Steißbein repräsentiert den knöchernen Überrest des Schwanzes, den andere Wirbeltiere besitzen.

4.2.4　Funktion des Beckens

1. Es schützt die inneren Geschlechtsorgane bei Mann und Frau, die Harnblase, die Pars pelvica des Ureters und das untere Ende des Darmrohres, den Mastdarm. Reichliches Fett- und Bindegewebe füllt die Räume zwischen den Beckenknochen und den genannten Eingeweiden aus.
2. Es nimmt das Gewicht des Körpers auf, das von der Wirbelsäule auf das Kreuzbein übertragen wird. Der weitere Weg verläuft über die Kreuz-Darmbeingelenke zu den Hüftbeinen. Im Stand nehmen dann die Oberschenkelknochen und im Sitzen die Sitzbeinhöcker das Körpergewicht auf.
3. Infolge der Rotation der lumbosakralen Wirbelbogengelenke zusammen mit ähnlichen Bewegungen der lumbalen Wirbelbogengelenke schwingt das Becken beim Gehen von einer Seite zur anderen.

> Auch bei fixierten Hüftgelenken kann der Patient mithilfe des Beckenschwingens einigermaßen laufen.

4. Es bietet zahlreichen Muskeln Ursprungsbereiche an Leisten und Höckern.
5. Es bildet bei Frauen die knöchernen Wände des Geburtskanals.

4.2.5　Gelenke und durch Bänder gesicherte Verbindungen des Beckens

Als **Symphysis pubica** (◘ Abb. 4.1) wird die Knorpelhaft zwischen den beiden Schambeinen bezeichnet. Jedes Schambein ist an der medialen, ovalen Fläche mit hyalinem Knorpel bedeckt. In der Mittellinie sind beide Schambeine durch eine dicke Schicht Faserknorpel in Form einer Synchondrose verbunden. Im Zentrum der Synchondrose kann ein Spalt, der allerdings nicht von einer Synovialmembran umgeben ist, bestehen. Der Spalt wird besonders kranial und kaudal von straffen Bändern begrenzt.

Als **Articulatio sacroiliaca** wird das Gelenk zwischen den ohrenförmigen Gelenkflächen (Facies auriculares) des Kreuzbeins und des Darmbeins bezeichnet. Beim Kreuz-Darmbein-Gelenk, das beidseits vorhanden ist, handelt es sich um ein straffes Gelenk (Amphiarthrose). Das Kreuzbein liegt zwischen den Gelenkflächen der beiden Darmbeine, wobei es durch die straffen, hinter den Facies auriculares befindlichen Ligamenta sacroiliaca posteriora gesichert wird. Diese Bänder gehören zu den stärksten des Körpers, denn sie wirken dem Körpergewicht, welches das Os sacrum nach vorne in das Becken drängen würde, entgegen. Die ohrenförmigen Gelenkflächen von Os ilium und Os sacrum weisen ineinandergreifende Gruben auf, was ebenfalls zur Stabilisierung des Kreuzbeins im Verband des Beckenrings beiträgt.

Das Ligamentum sacrotuberale zieht vom Tuber ischiadicum zum seitlichen Rand des Os sacrum und des Os coccygis. Das Ligamentum sacrospinale reicht von der Spina ischiadica zu den Seitenrändern von Kreuz-

und Steißbein. Beide Bänder sind an der Begrenzung von 2 „Ausfallstraßen" aus dem Becken beteiligt ( Abb. 4.1):

1. Das **Foramen ischiadicum majus** wird durch die Incisura ischiadica major und das Ligamentum sacrospinale begrenzt.
2. Das **Foramen ischiadicum minus** wird durch die Incisura ischiadica minor, das Ligamentum sacrospinale und das Ligamentum sacrotuberale begrenzt.

Klinischer Tipp

Die **Michaelis-Raute** erlaubt dem Gynäkologen eine zuverlässige Orientierung über Form und Größe des kleinen Beckens, besonders auch im Hinblick auf den Geburtsvorgang. Sie hat die Form eines gleichschenkligen Trapezes und wird durch die leichte Einsenkung der Haut über dem Processus spinosus des 5. Lendenwirbels, die Grübchen über der rechten und linken Spina iliaca posterior superior sowie durch das obere Ende der Gesäßspalte begrenzt. 2 Grübchen oberhalb der Gesäßregion – die seitlichen Begrenzungen der Michaelis-Raute – können als Landmarke zur Auffindung folgender Strukturen dienen (Ellis 1997):

1. Spina iliaca posterior superior
2. Zentrum des Kreuz-Darmbein-Gelenks
3. Höhe des Austritts der Äste des 2. Sakralnervs aus dem Kreuzbein
4. Ende der Dura mater im Rückenmarkskanal

4.2.6 Unterschiede zwischen männlichem und weiblichem Becken

Das knöcherne Becken weist eine **Reihe von Geschlechtsmerkmalen** auf. Dies geht zum einen auf die stärker ausgeprägten Muskelmarken am männlichen Becken zurück. Zum anderen spiegeln sich am breiter und flacher ausgeprägten, weiblichen Becken seine Eigenschaften als knöcherner Teil des Geburtskanals wider. Bei der Betrachtung eines Röntgenbildes vom Becken lassen sich ohne Weiteres 3 Geschlechtsmerkmale erkennen:

1. Der Beckeneingang ist beim Mann herzförmig und bei der Frau oval.
2. Der Winkel zwischen den unteren Schambeinästen ist beim Mann spitz, bei der Frau hingegen stumpf. Für die Abschätzung mag gelten, dass er beim Mann dem Winkel zwischen Zeige- und Mittelfinger, bei der Frau demjenigen zwischen abgespreiztem Daumen und Zeigefinger entspricht.
3. Der Weichteilschatten von Penis und Skrotum ist im Allgemeinen im Röntgenbild sichtbar; natürlich kann sich stattdessen auch eine zum Strahlenschutz angebrachte Bleischürze durch ihren strahlendichten Schatten zu erkennen geben.

Weitere geschlechtsdifferente Merkmale am Becken sind: Beim Mann hat das Foramen obturatum runde Ränder und die Flächen der unteren Schambeinäste sind zur Anheftung der Cura des Penis nach außen gedreht. Bei der Frau hat das Foramen obturatum scharfkantige Ränder und die Auswärtsdrehung der unteren Schambeinäste ist nicht vorhanden.

- Die Incisura ischiadica major des Hüftbeines beim Mann ist u-förmig und eng.
- Die Incisura ischiadica major des Hüftbeines bei der Frau ist v-förmig und weit.

4.2.7 Beckenmaße bei der Frau

In der Geburtshilfe unterscheidet man **3 Etagen des kleinen Beckens**, den querovalen Beckeneingangsraum, die runde Beckenhöhle und den längsovalen Beckenausgangs-

4

raum (Schumacher und Aumüller 2004). Zur Bewertung des knöchernen Geburtskanals können äußere und innere Beckenmaße bestimmt werden. Als äußeres Beckenmaß kann die **Conjugata externa** (etwa 20 cm) mit dem Tasterzirkel abgenommen werden. Hierunter versteht man die Verbindungslinie zwischen der Symphysis pubica und dem Dornfortsatz des 5. Lendenwirbels.

Die **Beckeneingangsebene** ist durch den Oberrand der Symphysis pubica, die Linea terminalis zwischen großem und kleinem Becken sowie durch das Promontorium des Kreuzbeins festgelegt. Sie misst bei der Frau im anterior-posterioren Durchmesser 10 cm und im transversalen Durchmesser 12,5 cm.

> **Klinischer Tipp**
>
> Unter den inneren Beckenmaßen ist die **Conjugata diagonalis**, gemessen vom Unterrand der Symphysis pubica bis zum Promontorium des Kreuzbeins, mit einem Wert von 12,5 cm ein wertvolles Beckenmaß. Der Gynäkologe kann es per vaginam messen. Die **Conjugata vera**, ein weiteres inneres Beckenmaß, ist der Abstand zwischen der hinteren Fläche der Symphyse und dem Promontorium. Es ist das geburtshilflich wichtigste Maß des Beckeneingangsraums; es kann allerdings an der lebenden Frau nicht direkt gemessen werden. Zur indirekten Bestimmung der Conjugata vera werden daher 1,5 bis 2 cm von der Conjugata diagonalis abgezogen, was einen Wert von 10,5 bis 11 cm ergibt. Unter der Geburt kann es durch **Auflockerung des Beckenrings** im Bereich der Symphyse und der Articulationes sacroiliacae zu einer Erweiterung der Conjugata vera um 0,5 bis 1 cm kommen (Schiebler und Korf 2007).

Die **Beckenmittenebene** reicht von dem am weitesten vorspringenden Punkt der Hinterfläche der Symphysis pubica bis zum Punkt der weitesten nach dorsal vorspringenden Konkavität des Kreuzbeins. Hier betragen der anterior-posteriore und der transversale Durchmesser jeweils 11,5 cm.

Die **Beckenausgangsebene** reicht vom Unterrand der Symphysis pubica über den Anus bis zur Spitze des Steißbeins. Der anterior-posteriore Durchmesser liegt bei 12,5 cm, der transversale bei 10 cm.

Heutzutage kann die Vermessung des Beckens mithilfe des Ultraschalls erfolgen. Ferner ist zu beachten, dass die knöchernen Beckenmaße nur einen Teil des Geburtskanals ausmachen; dieser wird bei der gebärfähigen Frau weiterhin durch die Dicke der Gebärmuttermuskulatur und durch die Muskulatur des Beckenbodens eingeengt.

4.2.8 Varianten der Beckenform bei der Frau

Zu den **normalen Beckenformen** zählen:
1. Das gynäkoide Becken: Hierunter versteht man die normale Ausprägung des weiblichen Beckens mit einer querovalen Beckeneingangsebene.
2. Das androide Becken: Es handelt sich um ein Becken mit männlichen Merkmalen und es ist insbesondere durch eine herzförmige Beckeneingangsebene gekennzeichnet.
3. Das platypelloide Becken: Hier fällt eine Verkürzung des anterior-posterioren und eine Vergrößerung des transversalen Durchmessers auf.
4. Das anthropoide Becken: Es hat Ähnlichkeit mit dem Becken der Menschenaffen, bei denen der anterior-posteriore Durchmesser verlängert, der transversale verkürzt ist.
5. Das verengte Becken: Es steht am Übergang zu pathologisch veränderten Beckenformen und tritt mitunter bei kleinen Frauen auf. Dieses Becken ist symmetrisch, allseitig verengt und besitzt eine nahezu kreisrunde Beckeneingangsebene.

Zu den **pathologischen Beckenformen** zählen:

1. Das rachitische Becken: Hier ist es zu einer Rotation des Kreuzbeins gekommen, der zufolge das Promontorium übermäßig nach ventral, das Steißbein mehr als gewöhnlich nach dorsal gewandt ist. Der anterior-posteriore Durchmesser der Beckeneingangsebene ist verkürzt, derjenige der Beckenausgangsebene ist verlängert.
2. Das asymmetrische Becken: Eine Reihe von Ursachen, wie Skoliose, eine kongenitale Malformation des Beckens, Poliomyelitis oder eine Beckenfraktur, können zu dieser Beckenform führen.

Klinik
1. Auf der Verbindungslinie der Darmbeinkämme liegt der Dornfortsatz des 4. Lendenwirbels; er dient als Orientierungspunkt für die **lumbale Liquorentnahme** sowie für die **epidurale Anästhesie** (Tillmann 2017).
2. Jede **Geburt** ist für Mutter und Kind eine große Belastung. Sie wird riskant, wenn es zu Verzögerungen kommt. Dafür gibt es mütterliche Ursachen (beispielsweise Beckenanomalien), kindliche Ursachen (beispielsweise Lage- und Einstellungsanomalien, unter anderem Vorfall eines Arms) oder Ursachen seitens der Plazenta, der Nabelschnur oder des Amnions (Schiebler und Korf 2007).
3. Während der **Schwangerschaft** tritt eine hormonabhängige Lockerung der Symphyse auf, sodass sie sich unter der Geburt dehnen kann. Durch Überdehnung kann es zur **Symphysensprengung** kommen (Schiebler und Korf 2007)
4. Eine **Symphysenzerreißung** führt zu einem instabilen Beckenring. Die Versorgung dieser Verletzung kann durch eine Zuggurtung erfolgen (Anderhu-

ber et al. 2012). Heutzutage ist allerdings die Versorgung durch einen Fixateur externe oder durch eine Plattenosteosynthese gebräuchlicher.

5. **Frakturen des Beckens: Abrissfrakturen** (Sport) treten an den Insertionsstellen von Muskeln auf (Schumacher und Aumüller 2004), zum Beispiel Spina iliaca anterior superior (M. sartorius) und inferior (M. rectus femoris), Tuber ischiadicum (Mm. biceps femoris, semitendinosus, semimembranosus). **Beckenfrakturen** können vielfältige Ursachen zugrunde liegen. Schlagverletzungen führen zu isolierten Frakturen. Eine Kompressionsverletzung kann eine Verlagerung von Teilen des Beckenrings nach sich ziehen. Laterale Kompressionen führen gewöhnlich auf beiden Seiten zu Brüchen der beiden Schambeinäste, oder aber die Schambeinäste brechen nur einseitig zusammen, mit einer Dislokation der Symphyse. Als Folge einer anterior-posterioren Kompression können auftreten: Dislokation der Symphyse oder Frakturen der Schambeinäste zusammen mit einer Verlagerung des Iliosakralgelenks. **Zu einer Verlagerung von Beckenteilen kommt es nur, wenn der Beckenring an 2 Stellen gebrochen ist**.

Bei Beckenfrakturen ist immer an die Möglichkeit von **Weichteilverletzungen** zu denken: Harnblase, Harnröhre und Rektum sind gefährdet, denn sie können durch Knochensplitter oder durch eine größere Verlagerung von Beckenfragmenten verletzt werden. Im Verlauf einer durch einen Unfall bedingten Verlagerung von Beckenfragmenten beobachtet man gelegentlich auch eine Zerreißung der A. iliolumbalis, die als Ast der A. iliaca interna das Kreuzbein-Darmbein-Gelenk überkreuzt.

4

6. **Sakrale Anästhesie**: In den Hiatus sacralis, der zwischen dem letzten Kreuzbeinsegment und dem Steißbein liegt, kann im Rahmen einer **sakralen Anästhesie** ein Anästhetikum appliziert werden. Bei der Ausführung durchsticht die Injektionsnadel die Haut, die Faszie sowie das Ligamentum sacrococcygeale und gelangt in den Sakralkanal. Der Hiatus sacralis kann zwischen den beiden Cornua sacralia, etwas dorsal-kranial vom After in der Gesäßfurche palpiert werden. Ein hier injiziertes Anästhetikum wird extradural aufsteigen und die aus dem Duralsack austretenden Spinalnervenwurzeln (Fila radicularia) umspülen. Der Durasack endet auf Höhe des 2. Kreuzbeinsegmentes.

4.3 Muskeln des Beckenbodens und Damm

Das knöcherne Becken mitsamt seinen Bändern wird kaudal durch ein System von kulissenartig angeordneten Muskeln und Faszien verschlossen (■ Abb. 4.2). Man unterscheidet ein ventral gelegenes **Diaphragma urogenitale** von einem dorsal ausgespannten **Diaphragma pelvis**. Rektum, Urethra und bei der Frau die Vagina müssen diese beiden Muskel-Bindegewebs-Platten auf ihrem Weg nach außen durchdringen. Die Muskeln umfassen die Mm. sphincter urethrae, bulbospongiosus, ischiocavernosus, transversus perinei superficialis und profundus im Diaphragma urogenitale sowie die Mm. levator ani, sphincter ani externus und coccygeus im Diaphragma pelvis. Alle diese Muskeln sind quer gestreift, somit Skelettmuskeln und dem Willen unterworfen.

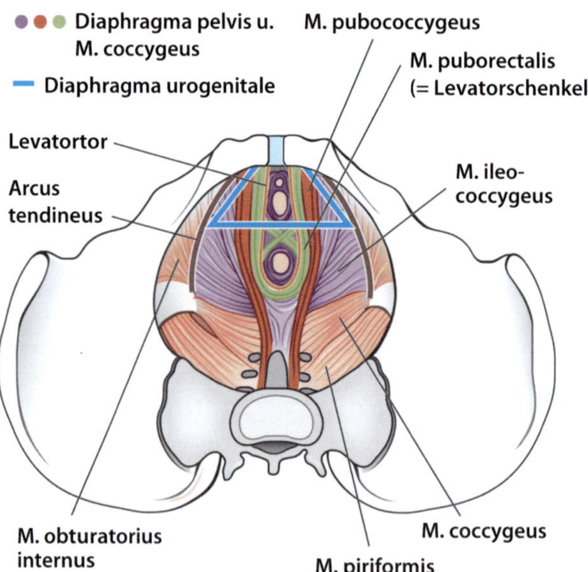

■ **Abb. 4.2**   Aufbau des Beckenbodens in der Ansicht von innen. Man beachte die Levatorschenkel, die das Levatortor begrenzen. (Quelle: eigene Darstellung, Vorlesungsfolie)

Muskeln des Beckenbodens Der **M. levator ani** ist der wichtigste und ausgedehnteste Muskel des Beckenbodens. Er nimmt seinen Ursprung an der Hinterfläche des Schambeinkörpers (Corpus ossis pubis), an einer Faszie der Beckenseitenwand (Faszienduplikatur an der Innenseite des M. obturatorius internus) und an der Spina ischiadica. Von diesem ausgedehnten Ursprungsfeld ziehen die Muskelfasern nach kaudal und geben dem Muskel insgesamt ein trichterförmiges Aussehen. Der M. levator ani besteht aus folgenden Teilen (■ Abb. 4.2):

1. **M. iliococcygeus**, entspringt von der Innenseite des Beckens, und zwar von der Symphyse und anschließend von einem Faszienstreifen, welcher den M. obturatorius internus überbrückt und bis zur Spina ischiadica reicht. Seine Muskelfasern inserieren hinter dem Anus am Lig. anococcygeum und an der Steißbeinspitze.

2. **M. puborectalis** entspringt an der Innenfläche des Os pubis. Seine medialen Fasern begrenzen als **Levatorschenkel** das Levatortor (Levatorschlitz, Hiatus levatorius) und strahlen mit praerektalen Fasern, vor dem Rektum sich überkreuzend, in das Centrum perinei ein. Die anschließenden Anteile enden als pararektale Fasern im M. sphincter ani externus. Die am weitesten lateral liegenden Fasern bilden auf Höhe der Flexura perinealis recti eine nach vorn offene Muskelschlinge, die das Rektum mit postrektalen Fasern umgreift und auch mit dem Lig. anococcygeum in Kontakt tritt. Die praerektalen Fasern des M. puborectalis unterteilen das **Levatortor** in eine hintere Abteilung für den Durchtritt des Rektums und eine vordere zur Passage des Urogenitaltraktes.

3. **M. pubococcygeus**, liegt kranial vom M. puborectalis und entspringt an der Innenfläche des Ramus superior ossis pubis. Seine Muskelfasern verlaufen kranial und lateral von den Levator-

schenkeln, ziehen am Rektum vorbei und setzen am Steißbein an. Einige seiner Fasern gelangen beim Mann als M. levator prostatae zur Faszie der Prostata und bei der Frau als M. pubovaginalis zur Wand der Vagina.

Der M. coccygeus liegt in derselben Ebene wie der M. levator ani. Der Muskel bedeckt die zum Beckeninneren gewandte Seite des Ligamentum sacrospinale. Bei Wirbeltieren, die einen Schwanz besitzen, ist der M. coccygeus stärker als beim Menschen entwickelt. Der M. levator ani gewährleistet den Halt des Beckenbodens, und beteiligt sich an der Sphinktermuskulatur von Rektum und Vagina; des Weiteren arbeitet er mit den Muskeln, die zur Erhöhung des intraabdominalen Druckes bei der Defäkation, der Miktion und der Wehentätigkeit tätig sind, zusammen. Der tiefe, innere Teil des M. levator ani liegt in Nachbarschaft der Beckeneingeweide, der äußere, zum Damm (Perineum) gewandte Teil bildet die mediale Wand der **Fossa ischioanalis (Fossa ischiorectalis)**.

Damm (Perineum) Der **Damm (Perineum)** ist eine schmale Weichteilbrücke, welche sich beim Mann zwischen Anus und Ansatz des Hodensacks, bei der Frau zwischen Anus und hinterer Kommissur der großen Schamlippen erstreckt (■ Abb. 4.3 und ■ 4.4). Der Damm ist bei der Frau wesentlich kürzer als beim Mann.

Die oberflächlichen Muskeln des Dammes stehen in enger Beziehung zu den äußeren Geschlechtsorganen. Sie sind dementsprechend bei beiden Geschlechtern verschieden gestaltet.

Das Centrum tendineum perinei besteht aus einer kleinen sehnigen Platte zwischen der Vorderwand des Anus und dem Hinterrand des Diaphragma urogenitale. Die Sehnenplatte ist rundum straff gespannt und verleiht dadurch dem Damm eine federnde Festigkeit und Härte.

4

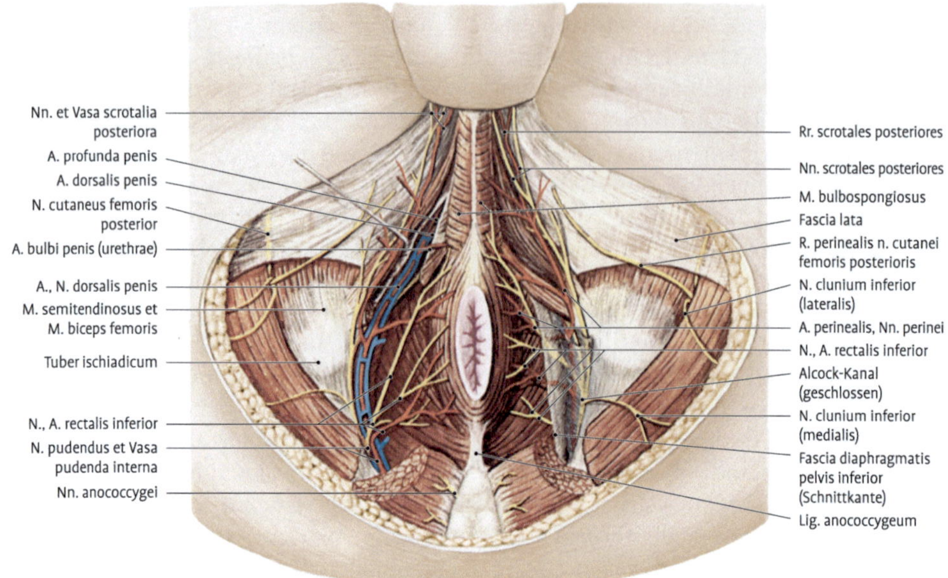

□ Abb. 4.3 Muskeln des Beckenbodens und des Damms beim Mann mit Leitungsbahnen. Der Unterrand des M. gluteus maximus wurde eingeschnitten. Rechte Bildhälfte: geschlossener Alcock-Kanal. Linke Bildhälfte: Diaphragma urogenitale durchtrennt, Alcock-Kanal eröffnet. Die Äste der A. pudenda interna und des N. pudendus wurden auf beiden Seiten etwas nach lateral verlagert. (Aus Anderhuber et al. 2012)

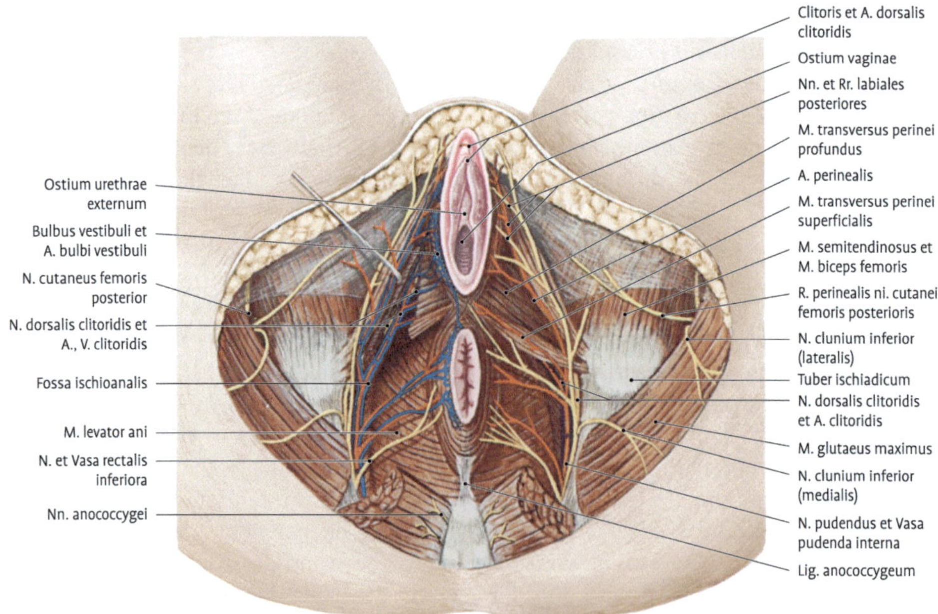

□ Abb. 4.4 Muskeln des Beckenbodens und des Damms bei der Frau mit Leitungsbahnen. Der Unterrand des M. gluteus maximus wurde eingeschnitten. Alcock-Kanal auf beiden Seiten eröffnet. Die Äste der A. pudenda interna und des N. pudendus wurden auf beiden Seiten etwas nach lateral verlagert. (Aus Anderhuber et al. 2012)

> **Klinischer Tipp**
>
> Der Gynäkologe spricht im Fall der kleinen Sehnenplatte des Centrum tendineum perinei auch vom **Perinealkörper, in den die folgenden 8 Damm-Muskeln einstrahlen**:
> - M. sphincter ani externus
> - M. sphincter ani internus
> - M. transversus perinei superficialis (paarig)
> - M. bulbospongiosus (paarig)
> - M. ischiocavernosus (paarig)

4.3.1 Diaphragma urogenitale

Das Diaphragma urogenitale (◘ Abb. 4.2, 4.3 und 4.4) liegt vor einer Linie, welche die beiden Tubera ischiadica verbindet, und vor dem Anus. Diese Linie sowie die unteren Schambeinäste im Verbund mit den Sitzbeinästen bilden ein Dreieck, **Trigonum urogenitale** genannt. Das Trigonum urogenitale wird mitunter auch als vorderer Teil des Dammes (Perineum) bezeichnet.

Das Diaphragma urogenitale ist eine von Bindegewebe durchsetzte, dreieckförmige Muskelplatte, die den **M. transversus perinei profundus** enthält. Der M. transversus perinei profundus wird auf seiner zum Damm weisenden Seite von der Fascia diaphragmatis urogenitalis inferior und auf der zum Beckeninneren weisenden Seite von der Fascia diaphragmatis urogenitalis superior bedeckt. Das Diaphragma urogenitale wird beim Mann von der Harnröhre, bei der Frau von Harnröhre und Scheide durchbrochen. Oberhalb der Fascia diaphragmatis urogenitalis inferior liegt der M. sphincter urethrae, der mit seinen quer gestreiften Muskelfasern die Pars membranacea der Urethra umgibt. Dieser Muskel bewirkt einen Verschluss der Harnblase, auch wenn der glatte M. sphincter vesicae insuffizient ist. Der tiefe Teil des M. sphincter urethrae wird von der Fascia diaphragmatis urogenitalis superior eingefasst.

Das **Spatium perinei profundum** liegt zwischen der Fascia diaphragmatis urogenitalis superior sowie der Fascia diaphragmatis pelvis inferior und enthält beim Mann folgende Strukturen (◘ Abb. 4.3):
1. Glandulae bulbourethrales (Cowper-Drüsen). Die Ausführungsgänge dieser Drüsen verlaufen nach vorn und münden in die Pars spongiosa der Urethra.
2. Gefäße und Nerven für den Penis.

Bei der Frau enthält das **Spatium perinei profundum** folgende Strukturen (◘ Abb. 4.4):
1. Glandulae vestibulares majores (Bartholin-Drüsen). Die Ausführungsgänge dieser Drüsen münden mit einer stecknadelkopfgroßen Öffnung im Vestibulum vaginae zwischen den kleinen Schamlippen beiderseits der Scheidenöffnung.
2. Gefäße und Nerven für die Klitoris.

Das **Spatium perinei superficiale** liegt zwischen der Fascia diaphragmatis urogenitalis inferior und der Fascia perinei superficialis (**Collessche Faszie**, einer Fortsetzung der oberflächlichen Körperfaszie). Es enthält beim Mann folgende Strukturen (◘ Abb. 4.3):
1. Crura und Bulbus penis.
2. M. bulbospongiosus, umgibt das Corpus spongiosum penis, das wiederum die Urethra einschließt und distal die Glans penis bildet.
3. Mm. ischiocavernosi, die beidseits jeweils am Ramus ossis ischii ihren Ursprung nehmen und die Corpora cavernosa bedecken. Die Harnröhre wird somit von spongiösem Gewebe (Corpus spongiosum) umhüllt, wobei auf beiden Seiten kavernöses Gewebe (Corpora cavernosa) zur Stabilisierung hinzutritt. Die Corpora cavernosa bestehen aus dünnwandigen venösen Sinus, die bei der **Erektion des Penis** schlagartig mit Blut gefüllt werden.
4. M. transversus perinei superficialis, der gerade vom Zentrum des Damms zu den Sitzbeinästen verläuft. Der Operateur bekommt diesen Muskel bei der Exzision des Rektums zu sehen (Ellis 1997).

Bei der Frau enthält das **Spatium perinei superficiale** folgende Strukturen (◘ Abb. 4.4):

1. Crura clitoridis und Bulbus vestibuli.
2. M. bulbospongiosus, wird von der Vagina durchbrochen.
3. M. ischiocavernosus
4. M. transversus perinei superficialis.

Im **Zentrum des Damms (Centrum perinei)** treffen sich die Fasern der Verschlussmuskeln des Anus, des M. bulbospongiosus, der Mm. transversus perinei superficialis und profundus sowie des M. levator ani.

4.3.2 Diaphragma pelvis

Ein großer Teil des Diaphragma pelvis (◘ Abb. 4.2, 4.3 und 4.4) liegt, wenn man sich an die Darstellung im Präparierkurs erinnert, zwischen den beiden Sitzbeinhöckern und dem Steißbein. Hierbei wurden die Mm. sphincter ani externus und levator ani sowie auf beiden Seiten, nach vorsichtiger Entfernung des Fettkörpers, die **Fossa ischioanalis** mit dem Alcock-Kanal sichtbar. Der M. levator ani wird auf der zur Fossa ischioanalis gewandten Seite von der Fascia diaphragmatis pelvis inferior und auf der zum Beckeninneren gelegenen Seite von der Fascia diaphragmatis pelvis superior bedeckt.

Klinischer Tipp

Für den praktischen Arzt und den Chirurgen ist die Fossa ischioanalis insofern von Bedeutung, als sie nicht selten ein **Ort von Infektionen** ist. Ihre Begrenzungen sind folgende:

- Lateral: Fascia obturatoria, bedeckt die zur Fossa ischioanalis gewandte Innenseite des M. obturatorius internus. Der **Alcock-Kanal**, durch eine Faszienduplikatur des M. obturatorius internus gebildet, liegt kaudal an der Innenwand des kleinen Beckens.

Er enthält die Vasa pudenda interna und den N. pudendus, welche die Vasa rectalia inferiora und die Nervi rectales inferiores zur Versorgung des M. sphincter ani externus und zur Haut des Perineums abgeben. Weitere Äste ziehen nach vorne zu den Geschlechtsorganen.

- Medial: Fascia diaphragmatis pelvis inferior, bedeckt die Außenseite des M. levator ani und den M. sphincter ani externus.
- Dorsal: Ligamentum sacrotuberale, zum Teil vom Unterrand des M. gluteus maximus bedeckt.
- Ventral: Diaphragma urogenitale (Trigonum urogenitale).
- Kaudal: Boden mit Haut und subkutanem Fettgewebe.

Klinik

1. Reißt bei **Beckenbrüchen** die Harnröhre, so ergießen sich Harn und Blut in das Spatium perinei superficiale. Da eine Ausbreitung nach hinten und seitlich zum Oberschenkel unmöglich ist, bahnen sich die Ergüsse einen Weg zum Penis, zum Skrotum und zur vorderen Bauchwand (Anderhuber et al. 2012).
2. Eine konstruktive Schwachstelle des Beckenbodens ist das Levatortor. Beim Erschlaffen der Levatorschenkel (M. puborectalis), zum Beispiel nach häufigen Geburten, kommt es zum **Descensus** oder zum **Prolaps uteri** (Schumacher und Aumüller 2004).
3. Unter den Möglichkeiten der **Prolapsbehandlung der weiblichen Beckenorgane** ist neben den klassischen Operationsverfahren, wie zum Beispiel der Sakrokolpopexie oder der anterioren Scheidenplastik, auch die operative Netzrekonstruktion des Becken-

bodens mittlerweile ein akzeptiertes Verfahren (Wedel und Pauli 2010).
4. Für die Durchführung einer Anästhesie bei einer **Spontan-** oder einer **Zangengeburt** kann ein „Pudendus-Block" gelegt werden, indem der N. pudendus beidseits im Alcock-Kanal betäubt wird. Am günstigsten lässt sich der Nerv transvaginal vor seiner Aufteilung erreichen, die Spina ischiadica dient als Leitstelle (Benner und Snell 1995).
5. Bei extremer Überdehnung des Damms während der Geburt wird das Dammgewebe mit einer gebogenen, gezahnten Episiotomieschere gespalten. Als Standard gilt die **mediolaterale Episiotomie** durch den M. bulbospongiosus (Benner und Snell 1995).
6. Der M. puborectalis (Puborektalschlinge) ist ein wichtiger Bestandteil des Kontinenzorgans, der bei Verletzung der Sphinktermuskeln, zum Beispiel nach einem **Dammriss**, eine Restkontinenz aufrechterhält (Tillmann 2017).
7. **Abszesse** in der Umgebung des Anus treten oberhalb des M. levator ani oder innerhalb des M. sphincter ani auf und setzen sich nach Durchbruch in die **Fossa ischioanalis** fort (Schiebler und Korf 2007).
8. Die Fossa ischioanalis enthält grobkörniges Fettgewebe. Die rechte und linke Fossa kommunizieren miteinander hinter dem Anus. Somit kann eine **Infektion der Fossa ischioanalis** von einer Seite auf die andere übertreten. Zu einer Infektion kann es durch periproktitische Abszesse sowie durch Geschwüre, Furunkel oder Abschürfungen der perianalen Haut kommen. Auch Verletzungen des Rektums, des Analkanals oder Infektionen im kleinen Becken, welche den

M. levator ani durchbrochen haben, können hierzu führen. Eine Verschleppung der Infektion auf dem Blutweg ist selten. Die Fossa ischioanalis enthält keine größeren Leitungsbahnen und kann daher im Falle einer Infektion ohne Bedenken inzidiert werden.

Osteopathie

Der Beckenboden stellt das unterste der **3 von der Osteopathie etablierten Hauptdiaphragmen des Körpers** dar (Liem und Tsolodimos 2016). Der Beckenboden wird von Urethra und Rektum sowie bei der Frau zusätzlich von der Vagina durchbrochen. Die Vasa pudenda und der N. pudendus verlaufen in der mit dem Beckenboden in Verbindung stehenden Fossa ischioanalis; hierdurch erhält der Beckenboden auch eine Bedeutung für die Funktion der Sexualorgane. Im Licht einer ganzheitlichen Medizin sollen sich Veränderungen in der kulissenartig angeordneten Muskulatur des Beckenbodens auf die darüberliegenden Organe auswirken können.

4.4 Organe des Magen-Darm-Kanals und des harnableitenden Systems

4.4.1 Mastdarm (Rectum)

Das Rektum (◘ Abb. 4.5a, b) hat eine Länge von ca. 12 cm. Es ist dem Kreuzbein vorgelagert. Es beginnt im unteren Drittel des Os sacrum und endet auf dem Niveau der Spitze der Prostata beim Mann und im unteren Viertel der Vagina bei der Frau. In

4

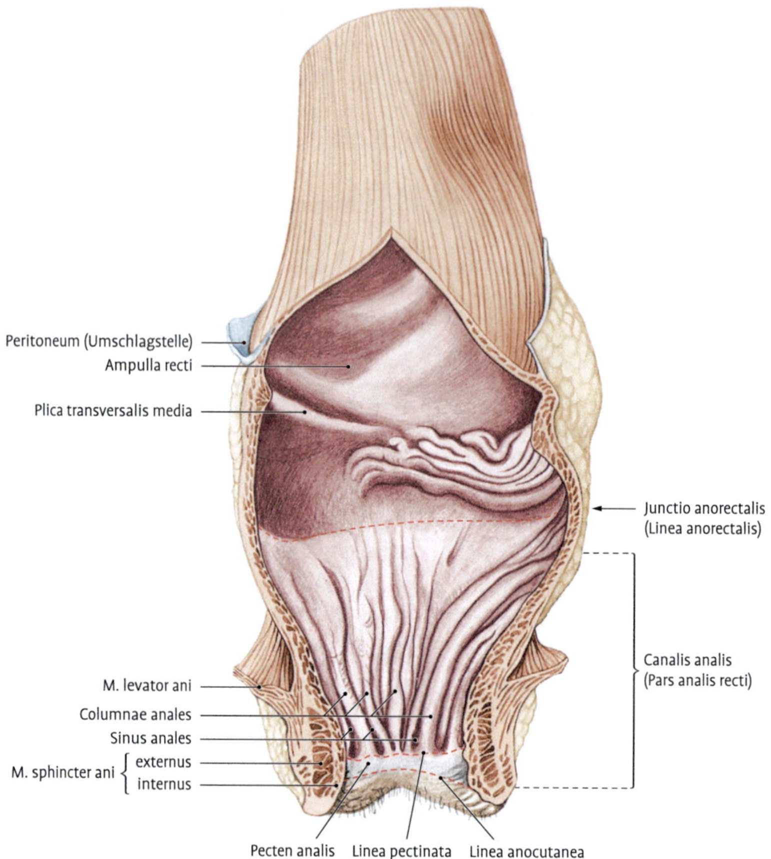

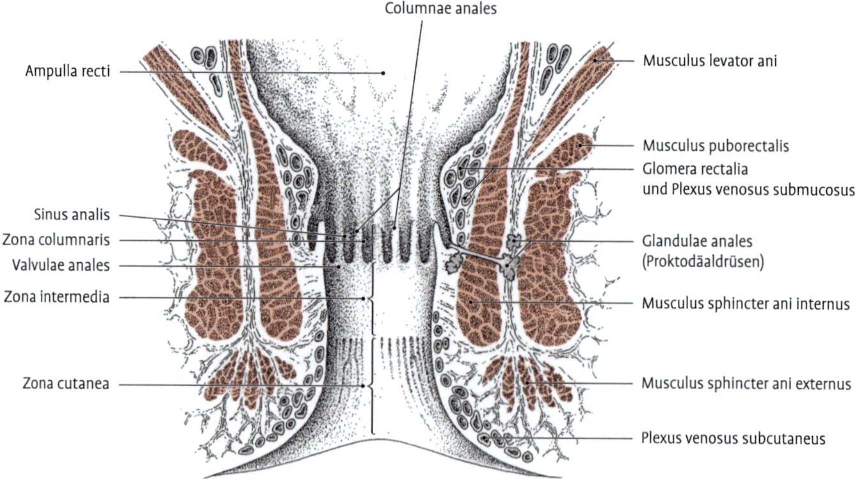

◻ **Abb. 4.5   a, b** Rektum. **a** Rektum in der Ansicht von ventral, teilweise eröffnet. **b** Endabschnitt des Rektums mit dem Analkanal. Längsschnitt mit Zona columnaris, Zona intermedia und Zona cutanea. (Aus Anderhuber et al. 2012)

dieser Gegend geht es in den Analkanal über. Ausgehend von seinem Namen, ist das Rektum bei vielen Säugetieren gerade. Beim Menschen ist das Rektum gekrümmt und passt daher in die Ausbuchtung des Os sacrum. Darüber hinaus weist es auf seinen beiden Seiten 3 Falten auf (Abb. 4.5a). Die Kohlrausch-Falte ist die oberste, sie ist 5 bis 8 cm von Anus entfernt. In ventraler Ansicht des eröffneten Rektums biegen die Falten in kranio-kaudaler Abfolge nach links, nach rechts und wieder nach links ein.

Topografische Beziehungen des Rektums Die topografischen Beziehungen des Rektums

(Abb. 4.6 und 4.10) sind bei jeder rektalen Untersuchung zu beachten. Sie erklären den Weg der **Ausbreitung von Tumoren** und müssen bei der operativen Entfernung des Rektums beachtet werden.

- Dorsal liegen das Os sacrum, das Os coccygis und die A. sacralis media. Diese Strukturen werden durch extraperitoneales Bindegewebe, das die rektalen Gefäße und Lymphbahnen enthält, vom Rektum getrennt. Die unteren Sakralnerven, die aus den Foramina sacralia anteriora austreten, können durch einen sich an der Rückseite des Rektums ausbreitenden Tumor komprimiert wer-

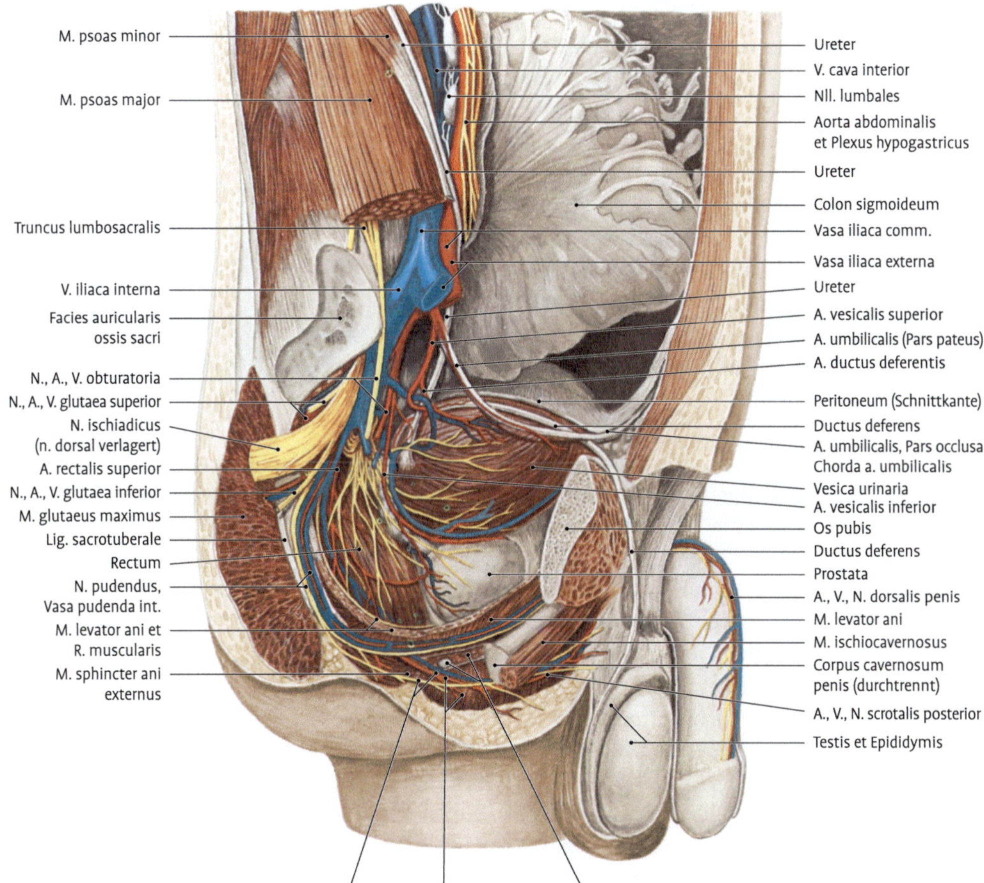

Abb. 4.6 Gefäße und Nerven der Beckeneingeweide und des Beckenbodens beim Mann. Paramedianschnitt von rechts gesehen. (Aus Anderhuber et al. 2012)

den. Da der N. ischiadicus aus diesen Fasern entsteht, wird sich dies in einer **starken Ischialgie** äußern.

— An der Ventralseite werden die oberen zwei Drittel des Rektums von Bauchfell bedeckt. Hier hat das Rektum in der bei Frauen zwischen Rektum und Uterus ausgeprägten Excavatio rectouterina (Douglas-Raum) Kontakt zu Dünndarmschlingen. Bei Männern kommen die Dünndarmschlingen in der Excavatio rectovesicalis zu liegen. Vor dem kaudalen Drittel des Rektums liegen beim Mann Harnblase, Prostata und Samenbläschen. Bei der Frau wird diese Region von der Vagina eingenommen. Von diesen Strukturen wird das Rektum durch die **Denonvilliers-Faszie** getrennt. Diese Faszie gibt die Ebene an, die bei der operativen Entfernung des Rektums aufgesucht werden muss. Hinter dem mittleren und kaudalen Drittel des Rektums ist zwischen Fascia rectalis und Rektum Fett eingelagert. Diese Gegend, in der die A. rectalis superior absteigt, wird vom Kliniker, wenn die Peritonealbedeckung des Rektums weiter als üblich nach kaudal hinabreicht, auch als „Mesorectum" bezeichnet.

— Seitlich wird das Rektum durch den M. levator ani gestützt.

Afterkanal (Canalis analis)   Der Afterkanal (▣ Abb. 4.5a, b), ca. 4 cm lang, ist der letzte, durch den Tonus der Schließmuskulatur meistens enggestellte Abschnitt des Dickdarms; er verläuft vom Rektum nach kaudal und dorsal bis zum Anus. Der **Canalis analis**, der eine Verbindung zwischen Endoderm und Ektoderm darstellt, hat von kranial nach kaudal folgende Abschnitte (▣ Abb. 4.5b):

1. **Schleimhautzone, auch Zona columnaris genannt**: Die Schleimhaut des Analkanals gleicht im oberen Drittel der Kolonschleimhaut. Es handelt sich um ein mehrschichtiges Epithel aus kubischen und prismatischen Zellen.

Am unteren Ende der Schleimhautzone, in der etwa 1 cm breiten **Zona hämorrhoidalis**, werfen Gefäßknäuel die **Columnae anales** auf. Die Konvolute von arteriellen Blutgefäßen in den Columnae anales dienen der Abdichtung des Analkanals. Zwischen den Columnae anales befinden sich **Sinus anales**. Kleine Schleimhautfalten, Valvulae anales, grenzen die Sinus anales kaudal ab. Von den Sinus anales gehen die meist **rudimentären Analdrüsen, auch Proktodealdrüsen genannt**, aus.

2. **Zona intermedia, auch Pecten analis genannt**: dünne, schwach verhornte, sensibel innervierte Haut.

3. **Zona cutanea**: Die äußere perianale Haut besitzt eine verhornte, pigmentierte Epidermis mit Haaren sowie Talg- und Schweißdrüsen.

> **Klinischer Tipp**
>
> In der Klinik rufe man sich die 3 Zonen des Analkanals am besten anhand folgender Kurzfassung in Erinnerung: 1. Zona columnaris mit arteriellen Gefäßknäueln, 2. Zona intermedia mit extrem schmerzempfindlichem Pecten analis, 3. Zona cutanea mit verhornter Epidermis. Bei den **Analkarzinomen**, die in Analrand-Karzinome und Analkanal-Karzinome eingeteilt werden, handelt es sich meistens um Plattenepithelkarzinome. Adenokarzinome gehen grundsätzlich von der Rektumschleimhaut aus.

Die Blutversorgung der oberen Hälfte des Analkanals erfolgt aus den Vasa rectalia superiora. Die Blutversorgung der unteren Hälfte des Analkanals mitsamt der umgebenden Analhaut stammt aus den Vasa rectalia inferiora, die wiederum den Vasa pudenda interna (Vasa iliaca interna) entstammen. An dieser Stelle ist eine Kommunikation zwischen dem Portalvenensystem und dem allgemeinen Venensystem – **eine portokavale Anastomose** – ausgeprägt.

Oberhalb der Schleimhaut-Haut-Grenzlinie, markiert durch die **Linea pectinata**, wird die Lymphe entlang der Vasa rectalia superiora zu den Nodi lymphoidei lumbales abgeleitet. Unterhalb dieser Linie fließt die Lymphe zu den Nodi lymphoidei inguinales ab.

> **Klinischer Tipp**
>
> Bei geschwollenen Leistenlymphknoten denke man, neben anderen Ursachen, auch an das Rektumkarzinom. Ein **Rektumkarzinom**, das sich in den Analkanal ausdehnt, kann in die Leistenlymphknoten metastasieren.

Der obere Teil des Analkanals wird über das vegetative Nervensystem versorgt, der untere durch den zum somatischen Nervensystem gehörenden N. rectalis inferior (< N. pudendus).

> **Klinischer Tipp**
>
> Im unteren Analkanal wird der Einstich einer Nadel, beispielsweise zu einer subkutanen Injektion, gespürt. Eine Injektion in die Mukosa des oberen Analkanals, etwa zum Zweck der Sklerosierung von sogenannten inneren Hämorrhoiden, die ihren Ursprung vom **Plexus hämorrhoidalis internus** nehmen, ist schmerzlos.

Analer Schließmuskel Der anale Verschlussmechanismus wird durch eine komplizierte Anordnung von Muskeln gesteuert. Folgende Muskeln sind beteiligt (◘ Abb. 4.5a, b):

- **M. sphincter ani internus**: Unwillkürlicher Muskel, der sich nach kranial in das Stratum circulare der Tunica muscularis des Rektums fortsetzt.
- **M. sphincter ani externus**: Willkürlicher Muskel, der den inneren Sphinkter außen umgibt und sich nach kaudal fortsetzt, wobei er nach medial umbiegt. Er liegt unterhalb sowie teilweise lateral der abgerundeten Unterkante des inneren Sphinkters und hat Bezug zur Analhaut. Die unterste, subkutane Portion wird fächerförmig von längs verlaufenden Muskelfasern des Analkanals durchquert. Diese Muskelfasern gehen kranial in das Stratum longitudinale der Tunica muscularis des Rektums über. An seinem kranialen Ende verbindet sich der äußere Sphinkter mit dem M. levator ani.

> **Klinischer Tipp**
>
> Bei einer digitalen **Austastung des Rektums** tastet der gebeugte Finger ca. 2 bis 2,5 cm oberhalb des Afters einen Muskelring, den anorektalen Ring. An dieser Stelle überlagern sich der tiefe Teil des äußeren Sphinkters, der innere Sphinkter und der M. levator ani. Gleichzeitig liegt hier der Übergang zwischen Analkanal und Rektum.

Der Analkanal (Canalis analis) wird dorsal durch einen Bindegewebssockel (anococcygealer Körper, Ligamentum anococcygeum) vom Os coccygis abgegrenzt. Lateral liegt die mit Fettgewebe gefüllte Fossa ischiorectalis. Der **Dammkörper mit dem Centrum tendineum perinei** trennt bei Männern die Vorderseite des Analkanals von der Eintrittsstelle der Urethra in den Bulbus penis. Bei Frauen hingegen separiert der Komplex aus Dammkörper und Centrum tendineum perinei die Vorderwand des Analkanals von der unteren Vagina.

Blut- und Lymphgefäße, Lymphknoten und Innervation des Rektums   Die unpaare A. rectalis superior (■ Abb. 4.6) versorgt das Rektum bis zu den Valvulae anales. Die paarigen Aa. rectales mediae aus der A. iliaca interna versorgen den Analkanal bis zu seinem Durchtritt durch den Beckenboden. Die A. rectalis inferior aus der A. pudenda interna durchbricht die Wand des Alcock-Kanals, zieht durch die Fossa ischioanalis und versorgt den äußeren Teil des Analkanals nach ihrem Durchtritt durch den Beckenboden. Die V. rectalis superior leitet das venöse Blut zur V. mesenterica inferior und damit zur V. portae ab. Über die Vv. rectales mediae und rectales inferiores fließt das Venenblut über die V. iliaca interna zur V. iliaca communis und damit zur V. cava inferior **(portokavale Anastomose)**.

> **Klinischer Tipp**
>
> Im Hinblick auf Metastasen des **Rektumkarzinoms** müssen die Lymphabflusswege und Lymphknotengruppen in Erinnerung gerufen werden: Die Lymphe vom oberen Teil des Rektums wird zu den Nodi lymphoidei sacrales, vom mittleren Teil zu den Nodi lymphoidei iliaci interni und vom unteren Teil zu den Nodi lymphoidei inguinales superficiales drainiert. Neben den befallenen Lymphknoten muss das **Mesorektum** beim Rektumkarzinom mitentfernt werden (totale mesorektale Exzision, TME), um ein Lokalrezidiv zu verhindern.

Efferente parasympathische Fasern aus den Rückenmarksegmenten S2 bis S4 verlaufen als Nn. splanchnici pelvici zum glatten M. sphincter ani internus und vermindern seinen Tonus bei der **Defäkation**. Efferente sympathische Fasern aus den Ganglia thoracalia IX bis XII und den Ganglia lumbalia I und II ziehen über die Nn. splanchnici major, minor und imus sowie über die Nn. splanchnici lumbales I und II zu den Ganglia mesenterica superius und inferius sowie zum Plexus hypogastricus superior. Von dort werden die Impulse über den N. hypogastricus zum Plexus hypogastricus inferior weitergeleitet, wo die Umschaltung erfolgt. Die postganglionären sympathischen Nervenfasern tonisieren den M. sphincter ani internus und bewirken **Kontinenz**. Der M. sphincter ani externus ist ein quer gestreifter, durch den N. pudendus versorgter Muskel, mit dem die Defäkation willkürlich unterdrückt werden kann. Afferente Fasern, die bei Füllung des Rektums stimuliert werden **(Stuhldrang)**, verlaufen mit den sympathischen Fasern nach zentral.

Rektale Untersuchung   Bei gesunden Patienten tastet der Finger bei der rektalen Untersuchung folgende Strukturen (■ Abb. 4.6 und 4.10):
- Bei beiden Geschlechtern: Anorektaler Muskelring, Os coccygis, Os sacrum, Fossa ischiorectalis, Spina ischiadica.
- Nur bei Männern: Prostata und eher selten die Samenbläschen.
- Nur bei Frauen: Dammkörper, Vagina, Cervix uteri, gelegentlich die Eierstöcke.

Folgende Auffälligkeiten können entdeckt werden:
- Im Lumen des Rektums: Fäzes und Fremdkörper.
- In der Wand des Rektums: Tumoren, Strikturen, Granulome, Hämorrhoiden.
- Außerhalb der Wand des Rektums: Knochentumore des Beckens, Auffälligkeiten an Prostata und Samenbläschen, vergrößerte Wände der Harnblase, Vergrößerung von Uterus oder Eierstöcken, Flüssigkeitsansammlung oder Tumoransiedlung in der Excavatio rectouterina, auch Douglas-Raum genannt (bei Frauen) oder in der Excavatio rectovesicalis (bei Männern).

Fremdkörper in der Vagina können Anlass zu Fehldiagnosen geben. Am häufigsten kommen Tampons und Pessare vor.

Klinik

1. Beim **Rektumkarzinom** wird die Lokalrezidivrate durch operative Entfernung des Mesorektums gesenkt; die Überlebensrate wird hierdurch signifikant verbessert (Tillmann 2017).
2. **Hämorrhoiden: Innere Hämorrhoiden** gehen auf knotenförmige Vergrößerungen des Corpus cavernosum recti mit Fremdkörpergefühl, Schleimabsonderungen und hellroten (arteriellen) Blutungen zurück. Anfangs verbleiben diese Erweiterungen im Anus (Grad 1). Später vergrößern sie sich und treten beim Stuhlgang hervor (Grad 2). Schließlich bleiben sie ständig dem After vorgelagert (Grad 3).

   Entsprechend der Verzweigung der A. rectalis superior in 3 Äste wölben sich Hämorrhoidalknoten bei der Untersuchung des Patienten in Steinschnittlage bei „**3, 7 und 11 Uhr**" in das Darmlumen vor.

   Jede hämorrhoidale Anschwellung besteht aus folgenden Strukturen: 1. Varikös erweitertes Gefäß, 2. Endäste der zugehörigen A. rectalis superior, 3. Überkleidung mit Mukosa und Submukosa des Analkanals.

   Bei den sogenannten **äußeren Hämorrhoiden** spricht man besser von einer Analvenenthrombose. Es handelt sich um ein prominentes Hämatom am Analrand. Das Hämatom wird durch die Ruptur einer subkutanen Vene verursacht.
3. **Perianale Abszesse**: Perianale Abszesse können eine verschiedene Lokalisation aufweisen: 1. Unter der analen Schleimhaut (submukös), 2. Unter der perianalen Haut (subkutan), 3. In

der Fossa ischiorectalis (ischiorektal). Gelegentlich kommen auch Abszesse im pelvirektalen Raum vor; diese liegen kranial vom M. levator ani, lateral vom Rektum und tief unter dem die Beckenorgane bedeckenden Bauchfell.

4. **Fisteln**: Analfisteln entstehen gewöhnlich durch die Ruptur eines perianalen Abszesses. Auch bakterielle Entzündungen der Analdrüsen (Proktodealdrüsen) können zu Analfisteln führen (Lüllmann-Rauch 2009). Die Fisteln werden anatomisch klassifiziert und können folgende Lokalisationen haben:
   - Subkutane Fisteln: Begrenzt auf die perianale Haut.
   - Submuköse Fisteln: Begrenzt auf die Gewebeschichten unter der analen Mukosa.
   - Transsphinktere Fisteln: Durchdringen den äußeren Sphinkter.
   - Kaudale Fisteln: Durchdringen den kaudalen Teil des äußeren Sphinkters und kommen recht häufig vor.
   - Kraniale Fisteln: Durchdringen den kranialen Teil des äußeren Sphinkters.
   - Anorektale Fisteln: Nehmen ihren Weg kranial vom anorektalen Ring und können außerhalb des Rektums lokalisiert sein oder in das Rektum durchbrechen.

   Bei der Eröffnung von Fisteln im Anus darf der anorektale Ring – einer Überlagerung des tiefen äußeren Sphinkters, des inneren Sphinkters und des M. levator ani – nicht verletzt werden. Anderenfalls droht Inkontinenz. Der untere Teil des Sphinkters kann, ohne das Risiko einer Inkontinenz zu erzeugen, eingeschnitten werden.

5. **Fissuren im Anus**: Die Analfissur ist ein Riss in der analen Mukosa. In über 90 % der Fälle liegt die Fissur in der Mitte der dorsalen Wand des Rektums. Die anatomische Ursache hierfür ist wahrscheinlich, dass der oberflächliche Teil des äußeren Analsphinkters dorsal am Steißbein ansetzt. Zwischen den beiden, sich v-förmig vereinenden Lippen des Sphinkters hat die Schleimhaut weniger Halt und kann hier bei hartem Stuhlgang einreißen.

4.4.2　Harnblase (Vesica urinaria)

Form und Größe der **subperitoneal gelegenen Harnblase** (■ Abb. 4.6 und 4.10) sind von ihrem Füllungszustand abhängig. Harndrang entsteht, wenn die Harnblase etwa 350 ml Urin enthält. Bei weiterer Füllung entfaltet sich die Harnblase vollständig, dehnt sich von der Beckenhöhle in die Bauchhöhle aus und hebt das Bauchfell von der vorderen Bauchwand nach kranial ab. Der Chirurg nutzt diese Situation der gefüllten Harnblase für einen extraperitonealen Zugang zu diesem Organ. Bei Kleinkindern bis zu einem Alter von 3 Jahren ist das Becken relativ eng; hier liegt die Harnblase extraperitoneal oberhalb des Beckens und reicht in leerem Zustand fast bis zum Nabel.

Topografie
- Ventral: Symphysis pubica
- Kranial: Die Harnblase wird vom Bauchfell und von Dünndarmschlingen bedeckt. **Das Colon sigmoideum liegt der Harnblasenwand an.** Der Uterus lastet kranial-dorsal auf der Harnblase.
- Dorsal: Bei Männern liegt das Rektum in unmittelbarer Nähe der Harnblase. Eng benachbart sind weiterhin die Endabschnitte der Ductus deferentes und die Bläschendrüsen. Bei Frauen sind die Vagina und die Portio supravaginalis uteri (Gebärmutterhals, Cervix uteri) benachbart.
- Lateral: Mm. levator ani und obturatorius internus.

Bei Männern wird der Hals der Harnblase von der Prostata unterlagert (■ Abb. 4.6). Bei Frauen liegt der Harnblasenhals direkt auf der Beckenfaszie und umgibt die kurze Harnröhre (■ Abb. 4.10). Die Muskulatur der Harnblasenwand ist aus 3 Schichten netzartig verlaufender Muskelfasern aufgebaut.

> **Klinischer Tipp**
>
> Bei einer Obstruktion der Harnblase, etwa in Folge einer vergrößerten Prostata, hypertrophieren die Muskelfasern und springen balkenartig ins Lumen der Harnblase vor. Eine derartige **Balkenharnblase** kann im Zystoskop diagnostiziert werden. Die zirkulären Komponenten der Harnblasenmuskulatur bilden um die innere Harnröhrenöffnung (Ostium urethrae internum) den **unwillkürlichen, glatten M. sphincter vesicae**. Dieser Muskel kann ohne die Gefahr einer Harninkontinenz zerstört werden, beispielsweise bei einer Prostatektomie, solange der **willkürliche, quer gestreifte M. sphincter urethrae** unversehrt und funktionstüchtig bleibt.

Zystoskopie Das Innere der Harnblase mit den 3 Öffnungen, den beiden Harnleitermündungen (Ostium ureteris) und dem Abgang der Harnröhre (Ostium urethrae internum), kann mithilfe eines Zystoskops studiert werden (■ Abb. 4.7). Die Mündungen der Harnleiter haben bei leerer Blase einen Abstand von ca. 2,5 cm voneinander. Wenn die

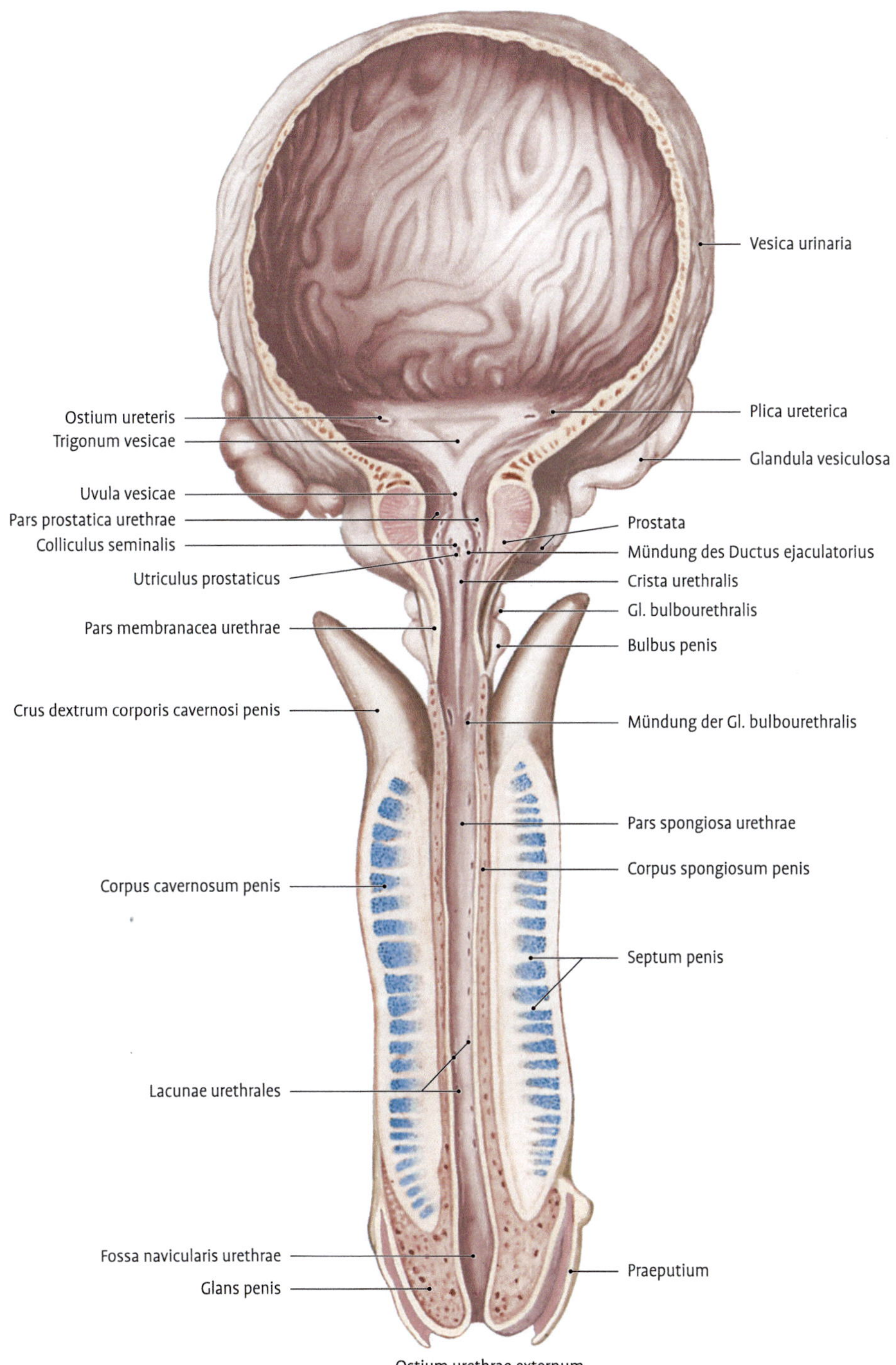

Abb. 4.7 Längsschnitt durch Penis, Harnröhre, Prostata und Harnblase. Blick von ventral auf die dorsale Hälfte. (Aus Anderhuber et al. 2012)

Blase für eine zystoskopische Untersuchung gefüllt und damit gedehnt wird, steigt der Abstand bis auf 5 cm. Tunica mucosa und Tela submucosa der Harnblasenschleimhaut sind überwiegend nur lose mit der Muskelschicht verbunden. Bei leerer Harnblase legt sich die Schleimhaut in Falten, die im gedehnten Zustand verstreichen. Im **Trigonum vesicae**, einem dreieckigen, durch die Harnleiteröffnungen und den Harnröhrenabgang begrenzten Bezirk, ist die Schleimhaut bei fehlender Tela submucosa fest mit ihrer Unterlage verbunden und bleibt hier auch bei entleerter Harnblase glatt.

Blut- und Lymphgefäße, Lymphknoten und Innervation der Harnblase Die arterielle Versorgung erfolgt aus den Aa. vesicalis superior und inferior (◘ Abb. 4.6), beides Äste der A. iliaca interna. Die Vv. vesicales leiten das Blut zum Plexus venosus vesicalis am Blasengrund, der zur V. iliaca interna drainiert, ab.

Die Lymphgefäße verlaufen parallel zu den Blutgefäßen und drainieren zu den Nodi lymphoidei iliaci interni und paraaortales.

Efferente parasympathische Fasern aus den Rückenmarksegmenten S2 bis S4, die Nn. splanchnici pelvici, begleiten die Aa. vesicales zur Blase. Sie bewirken die Kontraktion der Harnblasenmuskulatur und die Öffnung des M. sphincter vesicae **(Miktion)**. Die efferenten Sympathikusfasern, welche den Verschluss des M. sphincter vesicae und die Erschlaffung der übrigen Blasenmuskulatur bewirken **(Retention)**, kommen aus den Ganglia lumbalia I und II, ziehen zum Plexus hypogastricus superior und verlaufen als N. hypogastricus zum Plexus hypogastricus inferior, wo die Umschaltung erfolgt. Die postganglionären sympathischen Fasern ziehen dann zum Blasensphinkter. Der M. sphincter urethrae ist ein quer gestreifter, durch den N. pudendus versorgter Muskel, mit dem die Miktion willkürlich unterdrückt werden kann. Afferente Fasern, die durch Dehnung stimuliert werden **(Harndrang)**, verlaufen mit den sympathischen Fasern nach zentral.

Klinik

1. Die Geschwülste der Harnblase werden in **nichtmuskelinvasive und muskelinvasive Urothelkarzinome** untergliedert. Im Einzelnen treten Papillome, Papillomatosen, papilläre und solide Blasenkarzinome auf. Erstes Symptom ist in 70 % bis 80 % der Fälle das Auftreten von Blut im Urin (Benner und Snell 1995).
2. Die **Bilharziose** ist eine durch die Larven von Saugwürmern der Gattung Schistosoma verursachte Wurmerkrankung und kommt besonders in Japan, China, Afrika und Südamerika vor. In seltenen Fällen kann durch die chronische Infektion mit Schistosomen ein **Plattenepithelkarzinom der Blase (Blasenkrebs)** entstehen, wodurch die Infektion eine Präkanzerose darstellt.

4.4.3 Harnröhre (Urethra)

Männliche Harnröhre Die männliche Harnröhre ist ca. 20 cm lang, sie wird in folgende Abschnitte unterteilt (◘ Abb. 4.7): Pars prostatica, Pars membranacea und Pars spongiosa.

Die **Pars prostatica** ist ca. 3 cm lang und durchzieht die Prostata. An der Hinterwand dieses Harnröhrenabschnittes liegt eine längliche Erhebung, die Crista urethralis. Auf jeder Seite der Crista urethralis liegt eine seichte Rinne, der Sinus prostaticus, in den **15 bis 20 Ductuli prostatici** einmünden. Auf der Mitte der Leiste erhebt sich der Colliculus seminalis, in den sich der Utriculus prostaticus öffnet. Der Utriculus prostaticus ist ein ca. 5 mm langer, blind endender Gang, der vom Mittellappen der Prostata nach unten verläuft und das männliche Äquivalent der Vagina darstellt. Auf jeder Seite der Öffnung des Utriculus prostaticus münden die **Ductus ejaculatorii**, welche aus der Vereinigung der Bläschendrüsengänge mit dem Endabschnitt des Ductus deferens entstehen.

Die ca. 2 cm lange **Pars membranacea** durchbohrt den quer gestreiften M. sphincter urethrae und die Fascia diaphragmantis urogenitalis inferior, die den oberflächlichen Teil des Sphinkters bedeckt.

Die **Pars spongiosa**, ca. 15 cm lang, durchzieht das Corpus spongiosum des Penis. Dieser Teil der Harnröhre verläuft zunächst nach kranial-ventral und liegt unter der Symphysis pubica. Beim erschlafften Penis liegt die Pars spongiosa kaudal-ventral.

> **Klinik**
>
> 1. Eine **Ruptur der Harnröhre** tritt am häufigsten an der Stelle, wo sie die Symphysis pubica unterquert, auf. Am häufigsten führen stumpfe Traumata, wie zum Beispiel ein Fahrradunfall oder Beckenringfrakturen, zu einer Verletzung der Harnröhre.
> 2. Die Verlaufsrichtung der Harnröhre ändert sich am Beginn der Pars spongiosa unterhalb der Symphyse, wo sie nach kranial in Richtung auf den Beckenboden umbiegt. Bei einer traumatischen Katheterisierung kann es an dieser Stelle zu einer iatrogenen **Harnröhrenperforation** kommen.

Weibliche Harnröhre Die weibliche Harnröhre ist ca. 4 cm lang; sie zieht durch den M. sphincter urethrae, liegt ventral von der Vagina sowie eingebettet in der Scheidenwand (◻ Abb. 4.10). Die äußere Öffnung der Urethra liegt ca. 2,5 cm dorsal von der Klitoris und mündet in den Scheidenvorhof (Vestibulum vaginae).

> Da der M. sphincter urethrae bei Frauen im Vergleich zu Männern schwächer entwickelt ist, liegt die Kontrolle über die Miktion hauptsächlich beim glatten M. sphincter vesicae.

Histologie der ableitenden Harnwege Nierenbecken, Ureter, Harnblase und Urethra werden von Urothel ausgekleidet. Allerdings reicht das Urothel im Falle der Harnröhre des Mannes nur bis zur Einmündung des Ductus ejaculatorius in die Pars prostatica der Urethra. Dieses auch als Übergangsepithel bezeichnete mehrschichtige Epithel ist relativ gleichförmig gebaut und neigt bei pathologischen Prozessen zur Ausbildung von Papillomen. Die Reststrecke der Urethra besitzt ein mehrschichtiges Zylinderepithel, nur am distalen Ende tritt in der Fossa navicularis mehrschichtig unverhorntes Plattenepithel auf. In die Pars spongiosa der männlichen Harnröhre münden die **Glandulae bulbourethrales (Cowper-Drüsen)**. Die Harnröhrenwand der Pars spongiosa enthält weiterhin die **Glandulae urethrales (Littré-Drüsen, Paraurethraldrüsen)**.

Bei der Frau ist nur der Anfangsteil der Harnröhre von Übergangsepithel ausgekleidet. Der restliche Teil besitzt ein unverhorntes mehrschichtiges Plattenepithel. Im Schleimhautbindegewebe liegen muköse Drüsen, die **Glandulae urethrales**.

Radiologische Darstellung der ableitenden Harnwege Die Konturen der Nieren können oft schon auf einer Abdomen-Übersichtsaufnahme erkannt werden. Nach intravenöser Injektion eines iodhaltigen Kontrastmittels, das über die Niere ausgeschieden wird, stellen sich Nierenkelche und Ureter dar. Dieses Verfahren ist als **intravenöses Pyelogramm** bekannt. Hierdurch können auch Varianten des Harnleiters, zum Beispiel ein doppelt angelegter Harnleiter, **Ureter duplex**, erkannt werden.

Darüber hinaus kann man bei einer **Zystoskopie** einen Katheter in den Ureter einführen und durch Injektion eines röntgendichten Kontrastmittels Nierenbecken und Kelchsystem füllen **(retrogrades Pyelogramm)**. In ähnlicher Weise kann eine derartige Flüssigkeit auch in die Harnröhre **(retrogrades Urethrogramm)** oder in die Harnblase injiziert werden, um diese Organe röntgenologisch zu untersuchen.

4.5 Männliche Geschlechtsorgane

Die männlichen Geschlechtsorgane umfassen Penis, Prostata, Skrotum, Testis, Epididymis, Ductus deferens und Glandula vesiculosa (◘ Abb. 4.6).

4.5.1 Männliches Glied (Penis)

Die Haut des Penis ist dünn und leicht verschieblich. Sie bildet über der Glans penis die Vorhaut (Praeputium). Das ist eine Duplikatur, die ein aus äußerer Haut bestehendes äußeres und ein schleimhautähnliches inneres Blatt, das sich auf die Glans fortsetzt, aufweist. Die Vorhaut dient als Hautreserve bei der Erektion. Von einer **Phimose** spricht man, wenn die Öffnung der Vorhaut so eng ist, dass sie sich nicht über die Glans zurückstreifen lässt. Die Vorhaut ist mittels des Frenulum praeputii an der Unterfläche der Glans befestigt. Unter der Vorhaut – besonders in der Furche hinter der Corona glandis – befinden sich Talgdrüsen, die das Smegma praeputii bilden.

Der Penis enthält als funktionell wesentliche Baubestandteile 3 Schwellkörper, nämlich das **paarige Corpus cavernosum penis** und das **unpaare Corpus spongiosum penis** (◘ Abb. 4.7). Sie werden von der kräftigen Fascia penis umschlossen und sind fest miteinander verbunden.

Die Corpora cavernosa entspringen mit 2 Schenkeln, den Crura corporis cavernosi penis, von den Rami inferiores ossis pubis. Beide Schwellkörper sind durch ein unvollständiges Septum penis teilweise voneinander getrennt und werden von einer festen Tunica albuginea umhüllt.

Das Corpus spongiosum penis liegt auf der Penisunterseite in der Furche zwischen den Corpora cavernosa penis; seine Tunica albuginea ist wesentlich schwächer ausgeprägt als diejenige der Corpora cavernosa penis. Das hintere Ende des Corpus spongiosum ist knollenartig zum **Bulbus penis** verdickt und liegt dem Diaphragma urogenitale auf. Das vordere Ende trägt die Glans penis (Eichel); diese sitzt mit ihrer glockenförmigen Aushöhlung den Corpora cavernosa auf. Der verbreiterte, etwas hervorragende Rand der Eichel heißt Corona glandis. Das Corpus spongiosum wird in seiner ganzen Länge – ausgenommen das proximale Bulbusende – von der Harnröhre durchzogen.

Blutgefäße und Lymphabfluss des Penis Die paarige **A. dorsalis penis**, einer der beiden Endäste der A. pudenda interna, zieht zwischen Fascia penis profunda und Tunica albuginea über den Penisrücken (◘ Abb. 4.6). Die **A. profunda penis**, der andere Endast der A. pudenda interna, zieht in das Corpus cavernosum penis und leitet hauptsächlich das zur **Erektion** führende Blut in die Kavernen des Corpus cavernosum. Die oberflächlich zwischen Fascia penis superficialis und Fascia penis profunda gelegene **paarige V. dorsalis penis superficialis** sammelt das Blut aus Haut und Unterhautbindegewebe und führt es den Vv. pudendae externae zu. Die tiefe, zwischen Fascia penis profunda und Tunica albuginea des Corpus cavernosum penis gelegene, **meist unpaare V. dorsalis penis profunda** nimmt Blut aus dem Penisschwellkörper auf und leitet es, unterhalb der Symphyse hindurchziehend, der V. pudenda interna zu. Der Lymphabfluss erfolgt über die Nodi lymphoidei inguinales.

4.5.2 Sexualfunktionen des Mannes, Innervation des Penis

Beim Mann liegen die **Gehirnzentren für Orgasmus und Ejakulation** im Hypothalamus. Die hieran beteiligten Kerne (Nucleus paraventricularis, Nucleus paragigantocellularis, Area praeoptica) besitzen zahlreiche Testosteron-Rezeptoren (▶ https://de.wikipedia.org/wiki/Sexualzentrum). Auch die Amygdala spielt eine Rolle in den Sexualfunktionen des Mannes. Von dort gelangen – wahrscheinlich über den Fasciculus longitudinalis dorsalis (Schütz-Bündel) – sowohl stimulierende als auch hemmende Impulse zu den beiden Sexualzentren im Rückenmark. Das **psychogene spinale Sexualzentrum** ist in den Rückenmarksegmenten T11 bis L2, das **reflexogene spinale Sexualzentrum** in den Abschnitten S2 bis S4 lokalisiert. Kommt es bei sexueller Stimulation (optische Wahrnehmungen, innere Vorstellungen, Reizung der Penishaut) nach Eintritt der Erektion zu weiteren sexuellen Reizen, dann werden insbesondere die Nervenendigungen des N. dorsalis penis an Glans, Praeputium und Frenulum penis gereizt, sodass diese sexuellen Reize weiter ins Rückenmark und zum Gehirn geleitet werden.

Die **Erregungs- und Plateauphase** wird durch die Aktivität des parasympathischen Nervensystems dominiert. Parasympathische Efferenzen bewirken in der Erregungsphase eine zunehmende Erektion des Penis, die überwiegend durch die Blutfüllung der Corpora cavernosa zustande kommt. In der Plateauphase erreicht die Erektion den Zustand, der zum Einführen des Penis in die Vagina befähigt. Zudem ist die Plateauphase durch eine frühe Sekretion der Glandulae bulbourethrales (Cowper) und der Glandulae urethrales (Littré) gekennzeichnet. Die Cowper-Drüsen sollen überwiegend **sympathisch** innerviert werden (Schulte 2007). Eine sympathische Innervation ist daher auch bei den Littré-Drüsen anzunehmen. Die **Orgasmusphase** wird vom sympathischen Nervensystem dominiert. Hierbei vollzieht sich die Ejakulation in 2 Schritten. Zuerst kontrahiert sich die glatte Muskulatur von Ductus epididymidis, Ductus deferens, Glandula vesiculosa und Prostata. Danach werden der M. bulbospongiosus und die Beckenmuskulatur von rhythmischen Kontraktionen ergriffen und führen zum eigentlichen Samenausstoß, der Ejakulation.

Peripherer Leitungsweg und Verschaltung der Sexualreflexe sehen folgendermaßen aus: Lateral von der A. profunda penis, verläuft beidseits der **N. dorsalis penis**, ein Ast des N. pudendus; mit seinen sensiblen Endästen innerviert er die Penishaut und die Glans penis. Dieser Nerv sammelt Hautreize und teilt sie nach einer gewissen Summation dem sympathischen und parasympathischen Sexualzentrum mit. Parasympathische Fasern aus dem Beckenteil des Parasympathikus (S2 bis S4), die **Nn. splanchnici pelvici**, steuern die **Erektion**. Nach ihrer Umschaltung im Plexus hypogastricus inferior ziehen die Parasympathikusfasern zu den Schwellkörpern des Penis und bewirken dort eine Vasodilatation und damit die Erektion. Sympathische Fasern kommen über den **Plexus hypogastricus superio**r, der Zuflüsse aus den **Nn. splanchnici lumbales** des lumbalen Sympathikusgrenzstranges (L1 bis L3) erhält, werden im **Plexus hypogastricus inferior** umgeschaltet und sind für die **Ejakulation** zuständig. Die Sympathikusfasern bewirken an Ductus deferens, Prostata und Vesiculae seminales eine Kontraktion der glatten Muskulatur. Die **Wollustempfindung (Orgasmus)**, setzt mit der Kontraktion dieser Muskeln ein. Zur Ausschleuderung der Samenflüssigkeit ist allerdings außerdem noch die Kontraktion der quer gestreiften Muskulatur des Beckenbodens und des Genitales, insbesondere der Mm. sphincter urethrae und bulbocavernosus, erforderlich (Rohen 1973).

Klinik

1. Die **erektile Dysfunktion (ED, Errektionsstörung, Impotentia coeundi)** nimmt von 2,3 % in der 3. Lebensdekade auf 53,4 % in der siebten Lebensdekade zu (▶ https://de.wikipedia.org/wiki/Erektile_Dysfunktion). Etwa die Hälfte der 60-Jährigen und etwa zwei Drittel der 70-Jährigen sind betroffen. Man nimmt an, dass ab einem Lebensalter von 50 Jahren zu etwa 80 % körperliche Ursachen vorliegen. Insgesamt geht man altersunabhängig bei etwa der Hälfte der ED von einer rein organischen Ursache aus, bei etwa einem Drittel von einer rein psychogenen Störung und bei 20 % der Fälle von einer gemischt organischen und psychogenen Ursache aus. Diabetes mellitus, Arteriosklerose und Gefäßanomalien machen ca. 45 % der organisch bedingten Dysfunktionen aus.

2. Der vorzeitige Samenerguss, **Ejaculatio praecox (EP)** genannt, ist die häufigste Sexualstörung des Mannes (▶ https://www.porst-hamburg.de/spezielle-andrologie/stoerungen-der-ejakulation.html). Etwa 20 % bis 25 % aller Männer sind betroffen. Im Gegensatz zu den Erektionsstörungen, welche altersabhängig zunehmen, besteht bei der EP kaum eine Altersabhängigkeit. Bei den meisten Männern mit EP findet der Samenerguss innerhalb der 1. (90 %) bzw. der 2. (10 %) Minute nach Einführen des Penis in die Vagina statt.

3. Störungen von Ejakulation im Sinne einer verzögerten Ejakulation, **Ejaculatio retarda (ER)** oder einer ausbleibenden Ejakulation, **Anejakulation**, werden von ca. einem Drittel aller älteren Männer berichtet (▶ https://www.porst-hamburg.de/spezielle-andrologie/stoerungen-der-ejakulation.html). Viele Männer beklagen, dass es deutlich länger dauert, bis sie zur Ejakulation und somit zum Orgasmus kommen oder, dass sie beides, trotz bemühter sexueller Stimulation durch die Partnerin, nicht mehr erreichen. Mitunter liegt ein Testosteronmangel vor. Ursächlich kommen zahlreiche weitere Faktoren in Betracht: Medikamente gegen Hypertonie oder Depressionen, neurologische Erkrankungen wie Polyneuropathien (oftmals bei Diabetes mellitus), Tumore im Beckenraum, Nervenverletzungen im Dammbereich.

4. **Peniskarzinome**, die sich unter anderem als Plattenepithelkarzinome manifestieren, treten vorzugsweise im Bereich der Corona glandis auf; sie metastasieren früh in die Nodi lymphoidei inguinales (Tillmann 2017).

4.5.3 Vorsteherdrüse (Prostata)

Die Vorsteherdrüse, Prostata, die nach Größe und Form etwa einer Esskastanie entspricht, ist 3,2 bis 4,2 cm lang, 3,5 bis 5 cm breit und maximal 1,7 bis 2,3 cm dick; sie wiegt zwischen 17 und 28 g und hat ein Volumen von 15 bis 25 ml. Als Drüse mit einem fibromuskulären Grundgerüst umgibt sie die Pars prostatica der Urethra (◘ Abb. 4.7).

Topografie

- Kranial: Hier grenzt die Prostata an den Harnblasenhals. Die Urethra tritt oben, nahe der Vorderkante des Organs ein.
- Kaudal: Die Spitze der Prostata ruht auf dem M. sphincter urethrae, der in der Tiefe des Beckenbodens liegt.
- Ventral: Hier liegt die Symphysis pubica, die von der Vorderseite der Prostata durch Fettgewebe und durch das **Spa-**

tium retropubicum (Retzius-Raum) getrennt wird. Der venöse Plexus prostaticus befindet sich im Retzius-Raum und hat dort eine enge Verbindung zur Prostata. Nahe der Prostataspitze zieht das Ligamentum puboprostaticum nach vorne zum Schambein.

- Dorsal: Die Denonvilliers-Faszie trennt die Prostata vom Rektum.
- Lateral: M. levator ani.

Die Ductus ejaculatorii treten in den oberen-hinteren Teil der Prostata ein und münden am Colliculus seminalis, mit je einem Gang auf beiden Seiten des Utriculus prostaticus, in die Urethra. Utriculus prostaticus und die beiden Mündungen der Ductus ejaculatorii grenzen zwischen sich einen **Mittellappen** der Prostata ab. Eine seichte Grube an der Dorsalseite, die bei der rektalen Untersuchung getastet werden kann, unterteilt das Organ weiterhin in einen **rechten und linken Lappen**. Ventral von der Urethra besteht die Prostata nur aus einem engen Isthmus. Im Rahmen der Vorsorgeuntersuchung beim Mann werden Größe und Beschaffenheit der Prostata mithilfe der transrektalen Sonografie beurteilt.

Kapsel der Prostata Die Prostata wird von einer bindegewebigen Organkapsel umgeben. Zwischen dieser und dem Eingeweideblatt der Beckenfaszie ist ein starker periprostatischer Venenplexus, der Plexus venosus prostaticus, ausgebildet.

Blutversorgung Die arterielle Versorgung kommt von der A. vesicalis inferior, einem Ast der A. iliaca interna. Lateral tritt ein Zweig dieser Arterie auf jeder Seite in das Organ ein.

Die Venen sammeln sich zum Plexus prostaticus, der auch die V. dorsalis penis aufnimmt und beidseits in die V. iliaca interna abfließt.

Von klinischer Bedeutung ist, dass einige Venen des Plexus prostaticus Anschluss an den Plexus vertebralis externus haben; dieser ist mit dem Plexus vertebralis internus verbunden, der auch Blut aus Rückenmark und Cauda equina im Canalis vertebralis aufnimmt. In diesem Bereich besitzen die Venen keine Klappen. Es ist daher verständlich, dass sich ein **Prostatakarzinom** schnell zum Becken und zur Lendenwirbelsäule ausbreiten kann.

Klinik

1. Periurethrale Zone und Innenzone der Prostata beginnen sich jenseits des 40. Lebensjahres zu vergrößern. Diese Veränderungen werden als **benigne Prostatahypertrophie** bezeichnet. Dadurch können Miktionsbeschwerden auftreten. **Prostatakarzinome** entstehen meist in der Außenzone. Bei Prostatakarzinomen steigt die Konzentration der sauren Prostataphosphatase im Blut stark an, was einen diagnostischen Marker darstellt (Schiebler und Korf 2007).

2. **Chirurgische Zugänge zur Prostata**: Bei der Operation des **benignen Prostataadenoms** wird das hypertrophierte Gewebe, welches das umgebende normale Gewebe an den Organrand gedrängt hat, entfernt. Die Entfernung des hypertrophierten Gewebes erfolgt mit einem transurethralen Resektoskop, durch klassische Hochfrequenzablation, Laser oder moderne Wasserstrahlverfahren. Ab einer Adenomgröße von deutlich über 100 ml kann eine offene, retropubische Adenomenukleation, eine

laparoskopische Adenomenukleation oder eine Laserenukleation durchgeführt werden. **Bei der transurethralen Resektion der Prostata (TURP) stellt der Colliculus seminalis eine wichtige Landmarke dar. Der Urologe sollte proximal dieser Landmarke arbeiten, um den M. sphincter urethrae nicht zu beschädigen**. Für die Entfernung eines Prostatakarzinoms kommen folgende operative Zugangswege infrage: 1. **Offen retropubisch**, oberhalb der Symphyse, zwischen Harnblase und Becken. 2. **Minimalinvasiv transperitoneal** entweder als klassisch laparoskopisches Verfahren oder mit robotischer Unterstützung (Da-Vinci-Operationsroboter©).

3. Nach dem 45. Lebensjahr ist das **benigne Prostataadenom** ebenso ein beginnendes Zeichen voranschreitenden Alters wie das Ergrauen der Haare. Gewöhnlich sind die beiden Seitenlappen betroffen, was bei der rektalen Untersuchung erkannt werden kann. Auch der Mittellappen kann vergrößert sein, möglicherweise auch ohne Beteiligung der Seitenlappen. In letzterem Fall wird die Pars prostatica der Urethra eingeengt, ohne dass dies bei der rektalen Untersuchung ertastet werden kann. Der ventral der Urethra gelegene Isthmus der Prostata besteht aus Bindegewebe und glatten Muskelfasern; er ist bei einem benignen Prostataadenom nicht betroffen.

4. Das **benigne Prostataadenom** wird in 3 Stadien eingeteilt (Schumacher und Aumüller 2004): I. „**Reizstadium**", abgeschwächter Harnstrahl, Harnstottern, Dysurie, Nykturie, erschwerte Miktionsinitiierung, Be-

schwerden insgesamt kompensiert, kein Restharn, II. „**Restharnstadium**", Überlaufblase, Restharn bis 100 ml, III. „**Dekompensationsstadium**", Überlaufblase, Harnstauungsniere, Symptomatik der Harnstauungsniere bis zum postrenalen Nierenversagen (Hydronephrose) oder akuten Harnverhalt (Schumacher und Aumüller 2004; Haag et al. 2016).

5. Die **Denonvilliers-Faszie** ist für den Chirurgen von großer Bedeutung. Bei der **Rektumexstirpation** sollte diese Struktur aufgesucht werden, um die Prostata mit der durchziehenden Urethra nicht zu beschädigen. Das **Prostatakarzinom** durchbricht diese Faszie nur in Fällen eines lokal fortgeschrittenen Tumors; dies sollte präoperativ durch digitale rektale Untersuchung und transrektalen Ultraschall abgeklärt werden.

4.5.4 Hodensack (Scrotum)

Der Hodensack dient der Aufnahme der Hoden und ihrer Hüllen. Beim **Kryptorchismus** ist der Hodensack fehlerhaft entwickelt.

Die Haut des Hodensacks ist dünn, pigmentiert und faltig. Eine die Hodenhaut in Längsrichtung durchziehende mediane Raphe teilt den Hoden äußerlich in 2 nahezu gleich große Hälften. Ferner enthält die Haut zahlreiche Talgdrüsen, die sich in Form einer Follikulitis entzünden können. Das subkutane Gewebe ist fettfrei, weist aber ein Geflecht von glatten Muskelfasern, als **Tunica dartos** bezeichnet, auf. Ein Septum im Inneren des Hodensacks grenzt eine rechte von einer linken Hälfte ab.

Klinischer Tipp

Das subkutane Gewebe des Skrotums steht mit den Faszien der Bauchwand und dem Bauchfell in Verbindung. Extravasate von Urin oder Blut werden, wenn sie in dieser Tiefe auftreten, in den Hodensack absteigen. Da das Septum scroti kranial inkomplett ist, werden Extravasate immer auf beiden Seiten ausgeprägt sein. Aufgrund des lockeren Gewebes und der herabhängenden Position wird ödematöse Flüssigkeit bei einer Herz- oder Nierenerkrankung leicht den Hodensack füllen. Differenzialdiagnostisch muss dieser Befund durch den Urologen von Hodensackschwellungen bei Brüchen und bei einer **Hydrocele testis** abgegrenzt werden.

4.5.5 Hoden und Nebenhoden (Testis und Epididymis)

Der linke Hoden liegt im Allgemeinen tiefer als der rechte. Jeder Hoden ist von einer derben Bindegewebskapsel, der **Tunica dartos**, umgeben. Nach ventral ist er von einer serösen Haut, der Tunica vaginalis testis, umhüllt, ähnlich wie eine Dünndarmschlinge vorne von Bauchfell überzogen wird. **Der Hoden liegt retroperitoneal**; er ist in den letzten Wochen des fetalen Lebens retroperitoneal durch den Leistenkanal in den Hodensack eingetreten.

An der Hodenhinterseite liegt mehr seitlich der Nebenhoden (◻ Abb. 4.6); er wird in das prominente Caput epididymidis, das Corpus und die schlanke, nach unten weisende Cauda unterteilt. Medial sieht man zwischen Hoden und Nebenhoden eine Grube, den Sinus epididymidis. Nur der vordere Rand des Nebenhodens wird von einer serösen Haut umhüllt, der hintere Rand bleibt frei. Somit liegt der Hinterrand des Nebenhodens außerhalb des Bauchfells.

Hoden und Nebenhoden weisen an ihrer oberen Fläche jeweils ein Anhängsel entwicklungsgeschichtlichen Ursprungs auf. Es handelt sich um die **Appendix testis**, ein Überbleibsel des bei der Frau entwickelten Müller-Ganges, und um die Appendix epididymidis, ein Überbleibsel des Urnierengangs (Wolff-Gang).

Klinischer Tipp

Die Strukturen von Hoden und Nebenhoden können sich aufgrund ihrer exponierten Lage gegeneinander verdrehen (Hodentorsion). Eine **Hodentorsion** ist wegen der gefährdeten Blutversorgung des Organs als Notfall zu betrachten.

Blut- und Lymphgefäße, Lymphknoten und Innervation Die Aa. testiculares entspringen unterhalb des Nierenhilus aus der Aorta. Die A. testicularis anastomosiert mit der A. ductus deferentis. Die A. ductus deferentis kann ein Ast der A. umbilicalis oder der A. vesicalis inferior (beides wiederum Äste der A. iliaca interna) sein und versorgt den Ductus deferens. Eine Unterbindung der A. testicularis muss daher nicht zwangsläufig zu einer Atrophie des Hodens führen.

Der venöse **Plexus pampiniformis** vereinigt sich in der Gegend des Anulus inguinalis profundus zu einer Vene, der V. testicularis. Auf der rechten Seite mündet die V. testicularis spitzwinklig in die V. cava inferior ein, auf der linken Seite nahezu rechtwinklig in die V. renalis.

4

> **Klinischer Tipp**
>
> Die ableitenden Lymphgefäße des Hodens begleiten wie auch sonst die Venen und erreichen die paraaortalen Lymphknoten in Höhe der Nierengefäße; hierbei sind die Lymphknoten auf beiden Seiten der Aorta miteinander verbunden. Nach kranial bestehen Verbindungen zu den intrathorakalen Lymphknoten nahe der Brustaorta und zu den zervikalen Lymphknoten. So breitet sich ein **Hodentumor** nicht selten über das Lymphsystem bis zu den zervikalen Lymphknoten aus (Ellis 1997).

Die sympathische Innervation des Hodens erfolgt über Nervenfasern aus dem Rückenmarksegment T10 über die Plexus renalis und aorticus.

Histologischer Aufbau des Hodens Jeder Hoden ist aus 200 bis 300 Läppchen, von denen jedes 1 bis 3 Tubuli seminiferi enthält, aufgebaut. Jeder Tubulus seminiferus ist etwa 62 cm lang, ist aufgeknäult im Hoden untergebracht und enthält das Keimepithel (Spermatogonien, Spermatozyten I und II) sowie die Sertolizellen. Zwischen den Tubuli seminiferi liegen Inseln von **Leydig-Zellen**, die Testosteron synthetisieren. Dorsal gehen die Samenkanälchen in das Rete testis, aus dem wiederum ca. 12 Ductuli efferentes entspringen, über. Die Ductuli efferentes durchbohren an der Oberseite des Hodens die Tunica albuginea und gehen in das Caput epididymidis über. Der Nebenhodenkopf besteht zum größten Teil aus aufgeknäuelten Ductuli efferentes; diese laufen zu einem einzelnen aufgeknäuelten Gang, Ductus epididymidis, zusammen, der dann Körper und Schwanz des Nebenhodens bildet.

> **Klinik**
>
> 1. Der Hoden nimmt von der Gegend der Urniere auf Höhe der Lendenwirbel L2 und L3 seinen entwicklungs-

geschichtlichen Ursprung und zieht seine gesamte Gefäß-, Nerven- und Lymphversorgung hinter sich her. **Schmerzen aus dem Nierenbereich werden daher auf den Hoden übertragen und umgekehrt strahlen Hodenschmerzen in den Lendenbereich aus**.

2. **Hodentumoren** gehören zu den häufigsten Krebserkrankungen junger Männer zwischen dem 20. und 40. Lebenjahr (Tillmann 2017). Die Metastasierung erfolgt über die Lymphbahnen entlang des Samenstrangs in die paraaortalen Lymphknoten.

3. Bei der **Streuung eines Hodentumors** können vergrößerte paraaortale Lymphknoten im CT oder MRT entdeckt werden. Wegen kreuzender Verbindungen können diese auch auf der Gegenseite auftreten. Man muss daran denken, dass auch mediastinale und zervikale Lymphknoten beteiligt sein können. Die Leistenlymphknoten sind nur beteiligt, wenn der Tumor in die Skrotalhaut eingedrungen ist. Nur die Lymphgefäße des Skrotums und des Penis verlaufen zu den Nodi lymphoidei inguinales.

4. Ein Anzeichen für einen **linksseitigen Nierentumor** kann in Ausnahmefällen eine sich schnell entwickelnde Varikozele (Erweiterung der Venen des Plexus pampiniformis) sein. Der Grund dafür ist, dass eine Tumorinvasion der linken Nierenvene den Abfluss der V. testicularis sinistra blockiert. Meistens wird die Pathogenese der **Varikozele** mit den schlechteren Abflussbedingungen der linken Hodenvene, die nahezu rechtwinklig in die linke Nierenvene einmündet, erklärt.

5. Eine **rechtsseitige Varikozele** ist extrem selten. Falls aber vorhanden, müssen retroperitonal streuende Hodentumore, **Tumore der rechten Niere**

und Lymphome als Ursache in Betracht gezogen und per Abdomen-CT/MRT abgeklärt werden.

6. Beim Abstieg des Hodens, **Descensus testis**, können Störungen auftreten, sodass dieser innerhalb der Bauchhöhle, im Leistenkanal, am äußeren Leistenring oder hoch im Hodensack liegen bleibt (Thüroff 2010a, b). **Die Orchidopexie muss bis zum 12. Lebensmonat, spätestens aber im 18. Lebensmonat abgeschlossen sein.** Ansonsten droht ein irreparabler Hodenschaden und es besteht ein erhöhtes Risiko für einen Hodentumor. Weiterhin ist bei einem **bilateralen Hodenhochstand** die geschlechtliche Differenzierung zu evaluieren.

7. **Störungen im Descensus testis** müssen aber sorgfältig von einer Retraktion des Hodens unterschieden werden. Bei Kindern wird der Hoden durch den M. cremaster nicht selten in eine von der oberflächlichen Körperfaszie bedeckte Tasche in Nachbarschaft des äußeren Leistenrings gezogen. Sanfter Druck von oben befördert den Hoden wieder ins Skrotum. Gelegentlich gelangt der Hoden nach seinem Austritt aus dem äußeren Leistenring auch nach lateral und kommt auf dem Leistenband zu liegen. Er kann auch vor dem Schambein, im Dammbereich oder am Oberschenkel angetroffen werden. In diesen Fällen sind die zum Hoden führenden Leitungsbahnen lang und dieser kann chirurgisch problemlos in das Skrotum verlagert werden.

8. Störungen der Obliteration des Processus vaginalis peritonei führen häufig, insbesondere im Fall einer **indirekten Leistenhernie**, zu chirurgischen Eingriffen. Diese Hernie kann bei Geburt oder im späteren Leben auftreten; letzteres geschieht, wenn der Processus vaginalis peritonei als enge sackartige Einstülpung bestehen bleibt und plötzliche Belastungen, wie sie beispielsweise beim Husten auftreten, zur Verlagerung von Teilen der Bauchhöhle führen.

9. Bei Kindern liegt der Hoden häufig in der Wand der sackförmigen Ausstülpung des Peritoneums, was bei älteren Patienten eher nicht der Fall ist. Bei einer **Hydrocele testis** kann sich die abgeschlossene peritoneale Ausstülpung mit Flüssigkeit füllen. Die Ursache einer Hydrozele ist idiopathisch oder geht auf eine Hodenerkrankung zurück. Hydrocelen werden folgendermaßen klassifiziert (Thüroff 2010a, b):
   - Erweiterung der Tunica vaginalis testis: Ist nur auf den Hoden begrenzt.
   - Kongenital: Kommuniziert mit der Bauchhöhle.
   - Infantil: Erstreckt sich kranial bis zum inneren Leistenring.
   - Hydrocele des Funiculus spermaticus: Ist auf den Samenstrang begrenzt.

Aufgrund der anatomischen Beziehung der Tunica vaginalis testis zum Hoden umgibt eine Hydrozele den Hoden ventral und lateral; eine Ausnahme bildet lediglich die Hydrozele des Funiculus spermaticus. Im Gegensatz hierzu liegt eine **Nebenhodenzyste**, die von den Ductuli efferentes ausgeht, oberhalb und hinter dem Hoden. Aufgrund der unterschiedlichen Lage ist eine Differenzialdiagnose zwischen den beiden am häufigsten im Hodenbereich vorkommenden Zysten möglich.

4

4.5.6 Samenleiter (Ductus deferens)

Der Samenleiter, Ductus deferens, ist ca. 45 cm lang. Er geht von der Cauda epididymidis aus, durchquert das Skrotum, den Canalis inguinalis und kommt an der Seitenwand des Beckens zu liegen (■ Abb. 4.6). Hier verläuft er unter dem Bauchfell, überkreuzt die Vasa iliaca externa, erstreckt sich fast bis zum Tuber ischiadicum und biegt nach medial zum Blasengrund um. Zu seinem Ende hin erweitert sich der Samenleiter zur spindelförmigen **Ampulla ductus deferentis**. Das sich erneut verengende Endstück wird zum **Ductus ejaculatorius**. In das Anfangsstück des Ductus ejaculatorius mündet lateral das Samenbläschen (Vesicula seminalis) mit dem **Ductus excretorius** ein (Leonhard 1987). Der Ductus ejaculatorius durchdringt die Prostata und öffnet sich auf beiden Seiten des Utriculus prostaticus in die Pars prostatica der Urethra.

Klinik

1. Nach einer **Prostatektomie** können sich – ausgehend von Harnblase und Harnröhre – entlang des Ductus deferens Entzündungen bis zum Nebenhoden ausbreiten und rezidivierende **Nebenhodenentzündungen** verursachen. Daher werden im Rahmen einer Entfernung der Prostata standardisiert die Samenleiter, die im Samenblasenwinkel in den prostatischen Teil der Harnröhre einmünden, durchtrennt.
2. Die beidseitige operative Unterbindung des Ductus deferens, **Vasektomie** genannt, erfolgt am Hoden im Rahmen einer skrotalen Operation und ist ein gängiges Verfahren der Sterilisation des Mannes. Intraoperativ ist der Samenleiter an seiner harten Konsistenz zu erkennen.

4.5.7 Bläschendrüse (Glandula vesiculosa)

Die Bläschendrüse (Glandula vesiculosa, Vesicula seminalis, Glandula seminalis) besteht aus einem 5 cm langen, aufgeknäuelten Gang, der sackartige Nischen aufweist. Würde man die Zusammenfaltung entwirren, wäre der Gang mit 15 cm dreimal so lang. Beide Drüsen liegen extraperitoneal am Boden der Harnblase, jeweils lateral vom Endabschnitt des Ductus deferens (■ Abb. 4.7). Bläschendrüse und Ductus deferens benutzen einen gemeinsamen Ausführungsgang, den Ductus ejaculatorius.

Klinik

1. Vergrößerte Bläschendrüsen, wie sie typischerweise nach einer **Tuberkuloseinfektion** auftreten, können bei der rektalen Untersuchung getastet werden.
2. **Die Samenbläschen erhalten ihre sympathische Innervation aus den ersten beiden lumbalen Grenzstrangganglien** über die Nn. splanchnici lumbales. Der weitere Weg führt über den Plexus hypogastricus superior und die Nn. hypogastrici zum Plexus hypogastricus inferior, wo eine Umschaltung erfolgt. **Von dort führen sympathische Fasern weiter zu Penis, Hoden, Bläschendrüse und Ductus deferens**. Eine hohe beidseitige lumbale Sympathektomie, die bei der peripheren arteriellen Verschlusskrankheit (pAVK) zur Anwendung kommen kann, führt zur **Sterilität**, da keine Ejakulation mehr stattfinden kann. Zu einer Beschädigung der ersten beiden lumbalen Grenzstrangganglien kann es als Komplikation bei einer **retroperitonealen Lymphadenektomie** im Fall eines **Hodentumors** kommen.

4.5.8 Entwicklung der inneren und äußeren männlichen Geschlechtsorgane

Am Anfang der 4. Woche entstehen im Endoderm des Dottersacks die Urgeschlechtszellen. Während der 5. Woche wird der Dottersack in den Embryo eingezogen. Es kommt zur Proliferation des Keimepithels und des angrenzenden Mesenchyms. An der medialen Seite beider Urnieren entsteht die **Plica urogenitalis**. Diese differenziert sich beidseits zu **primären Keimsträngen** (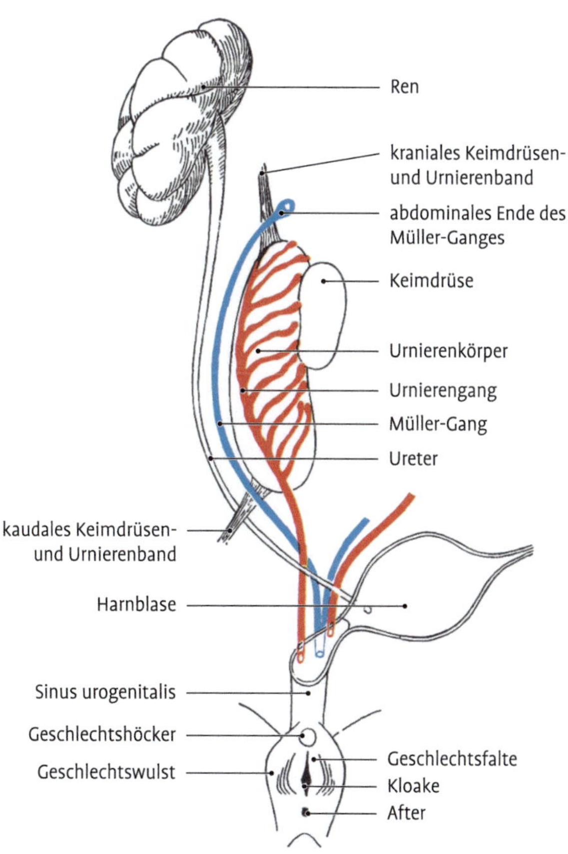 Abb. 4.8), die aus Rinde und Mark bestehen. Zusammengefasst enthalten die Keimdrüsen also Material aus Coelomepithel (Leibeshöhlenepithel), Mesenchym und Urgeschlechtszellen.

Entwicklung des Hodens, des Nebenhodens und des Ductus deferens Bei männlichen Embryonen degeneriert der Rindenanteil der primären Keimstränge, der Markanteil entwickelt sich weiter zum **Hoden** (Abb. 4.9). Es entstehen die sekundären Keimstränge (Markstränge), welche in das umgebende Mesenchym einwachsen und sich zu **Tubuli seminiferi**, **Tubuli recti** und zum **Rete testis** differenzieren. Das Mesenchym liefert die Leydig-Zellen.

Das Rete testis bekommt Anschluss an die Urnierenkanälchen, aus denen sich die Ductuli efferentes des Nebenhodens entwickeln. Die Ductuli efferentes wiederum münden in den Wolff-Gang ein, der sich zum Ductus epididymidis und zum Ductus deferens differenziert (Abb. 4.9a).

Abb. 4.8 Entwicklung der Geschlechtsorgane im indifferenten Stadium. (Aus Anderhuber et al. 2012)

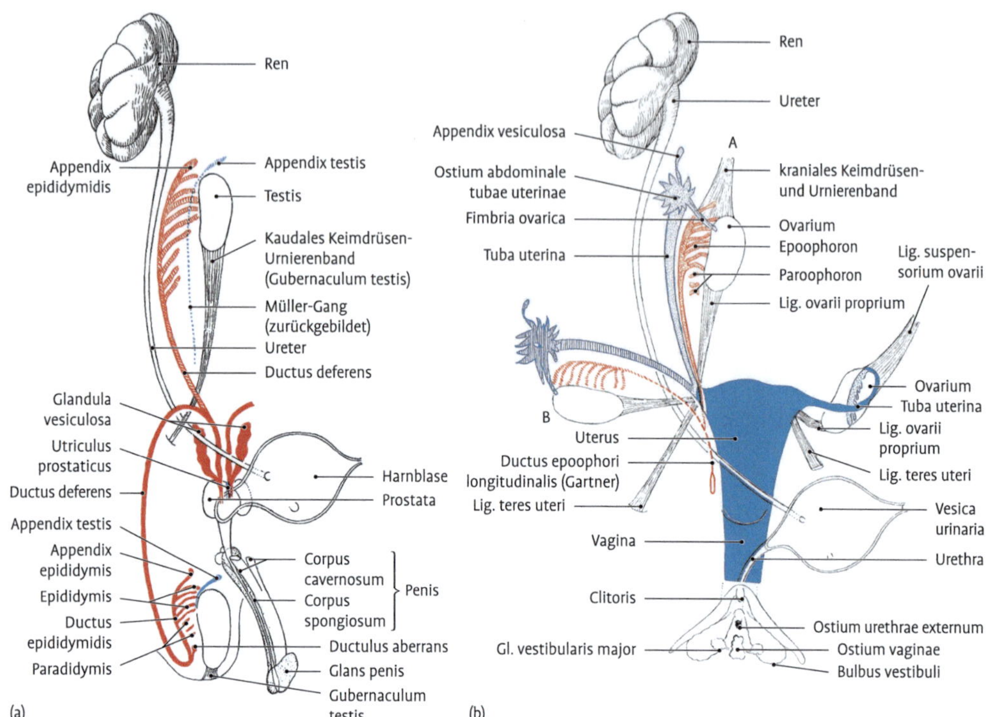

◘ Abb. 4.9 a, b: a: Entwicklung der männlichen Geschlechtsorgane, verändert nach Braus. **b:** Entwicklung der weiblichen Geschlechtsorgane vor (A) und nach dem Descensus (B), verändert nach Braus. (Aus Anderhuber et al. 2012)

Mit der Vergrößerung des Hodens ist seine Wanderung nach kaudal, die sich ungefähr an folgenden Zeitplan hält, verbunden:

- 3. Monat: Es wird die Fossa iliaca erreicht.
- 7. Monat: Passage des Leistenkanals.
- 8. Monat: Es wird der äußere Leistenring erreicht.
- 9. Monat: Der Hoden steigt in den Hodensack hinab.

Das Leistenband der Urniere, auch Gubernaculum testis (◘ Abb. 4.9a) genannt, erstreckt sich vom kaudalen Ende des sich entwickelnden Hodens entlang der Route seines Abstiegs und verbindet sich mit der Hodenfaszie; es dient als Leitstruktur bei der Wanderung des Hodens aus seiner retro-peritonealen Lage in der Leibeshöhle durch den Leistenkanal in den Skrotalwulst **(Descensus testis)**.

Im 3. Fetalmonat wächst ein Anhängsel der Bauchhöhle in das Gubernaculum testis ein und erstreckt sich als **Processus vaginalis** bis in den Hodensack. Der Hoden gleitet hinter dem Processus vaginalis in den Hodensack und wird daher vorne und an den Seiten von Bauchfell bedeckt. Um den Zeitpunkt der Geburt herum obliteriert der Processus vaginalis testis und der Hoden bleibt von Tunica vaginalis testis bedeckt. Sehr selten werden Teile von sich in der Nähe entwickelnden Organen – etwa Teile der Milz oder der Nebenniere – mit dem Hoden in das Skrotum hinabgezogen.

Bei beiden Geschlechtern hinterlassen die sich zurückbildenden Strukturen Überreste, die für den Kliniker Bedeutung erlangen können. Beim Mann bilden sich die **Müller-Gänge** bis auf die **Appendix testis** und den **Utriculus prostaticus** zurück (◘ Tab. 4.1).

Entwicklung des Penis und des Skrotums Am Anfang der 4. Woche entwickelt sich oberhalb der **Kloakenmembran** der **Geschlechtshöcker** (◘ Abb. 4.8). Beiderseits der Kloakenmembran bilden sich die **Geschlechtswülste** und die **Geschlechtsfalten**. Bis zum Ende der 9. Woche sind sich männliche und weibliche äußere Geschlechtsorgane noch weitgehend ähnlich. Die endgültige Gestaltung wird erst nach der 12. Woche erreicht. Jetzt entsteht aus dem Geschlechtshöcker, dem Phallus, das Corpus cavernosum penis. Am Ende des 3. Monats verschließen die Geschlechtsfalten die Urethralplatte an der Unterseite des Penis zum proximalen Anteil der Urethra, die Geschlechtsfalten werden zum Corpus spongiosum penis und zur Glans penis. Die Geschlechtswülste vereinigen sich an der Unterseite des Penis zum Skrotum.

> **Klinik**
> 1. Wenn sich die peritoneale Ausstülpung des Processus vaginalis nicht verschließt, was in der Regel im Säuglingsalter geschieht, besteht die Möglichkeit des Übertritts von Darmschlingen über den Leistenkanal in das Skrotum. Diese Entwicklungsstörung führt zu einem **angeborenen indirekten Leistenbruch**.
> 2. Bleibt der proximale Teil des Processus vaginalis offen, kann sich Flüssigkeit in der Tunica vaginalis testis an-

◘ Tab. 4.1 Abkömmlinge und Überreste der Urogenitalanlagen

Entwicklung beim Mann	Indifferente Anlage	Entwicklung bei der Frau
Hoden, Tubuli seminiferi, Rete testis	Indifferente Gonade	Ovar, Follikel
Gubernaculum testis	Gubernaculum	Ligamentum teres uteri, Ligamentum suspensorium ovarii
Ductuli efferentes, Paradidymis	Urnierenkanälchen	Epoophoron, Paroophoron
Ductus epididymidis, Appendix epididymidis, Ductus ejaculatorius, Vesicula seminalis	Wolff-Gang	Gartner-Gang
Appendix testis	Müller-Gang	Uterus, Tuba uterina
Harnblase, Urethra, Utriculus prostaticus, Prostata, Cowper-Drüsen	Sinus urogenitalis	Harnblase, Urethra, Vagina, Urethraldrüsen, Paraurethraldrüsen, Bartholin-Drüsen
Colliculus seminalis	Müller-Hügel	Hymen
Unterseite Penis	Geschlechtsfalten	Labia minora
Skrotum	Geschlechtswülste	Labia majora
Penis	Phallus	Klitoris

4

sammeln, was als **Hydrocele testis** bezeichnet wird.

3. Bei ungenügender Androgenbildung im fetalen Hoden kann es zur ungenügenden Verschmelzung der Geschlechtsfalten kommen. In der Folge mündet die Harnröhre an der proximalen Unterseite des Penis, was auch **Hypospadie** genannt wird.

4.6   Weibliche Geschlechtsorgane

Die weiblichen Geschlechtsorgane umfassen Klitoris, Vulva, Vagina, Uterus, Tubae uterinae und Ovar (◘ Abb. 4.10).

4.6.1   Kitzler (Clitoris)

Die Klitoris ist nach Entstehung und Aufbau ein „Pendant" des männlichen Penis (◘ Abb. 4.10). Das Corpus cavernosum clitoridis ist analog zum Corpus cavernosum penis ein Derivat des Geschlechtshöckers. Es entspringt mit 2 Schenkeln, den Crura clitoridis, an den Rami inferiores ossis pubis. Jedes Crus clitoridis wird von einer Tunica albuginea eingehüllt. Die beiden Crura clitoridis vereinigen sich unter der Symphyse zum kurzen, etwa 2,5 bis 3 cm langen, im Knick nach unten gerichteten Klitorisschaft, Corpus clitoridis. Der Klitorisschaft wird zum großen Teil vom Praeputium clitoridis bedeckt und endet mit der unter dem Praeputium freiliegenden Glans clitoridis.

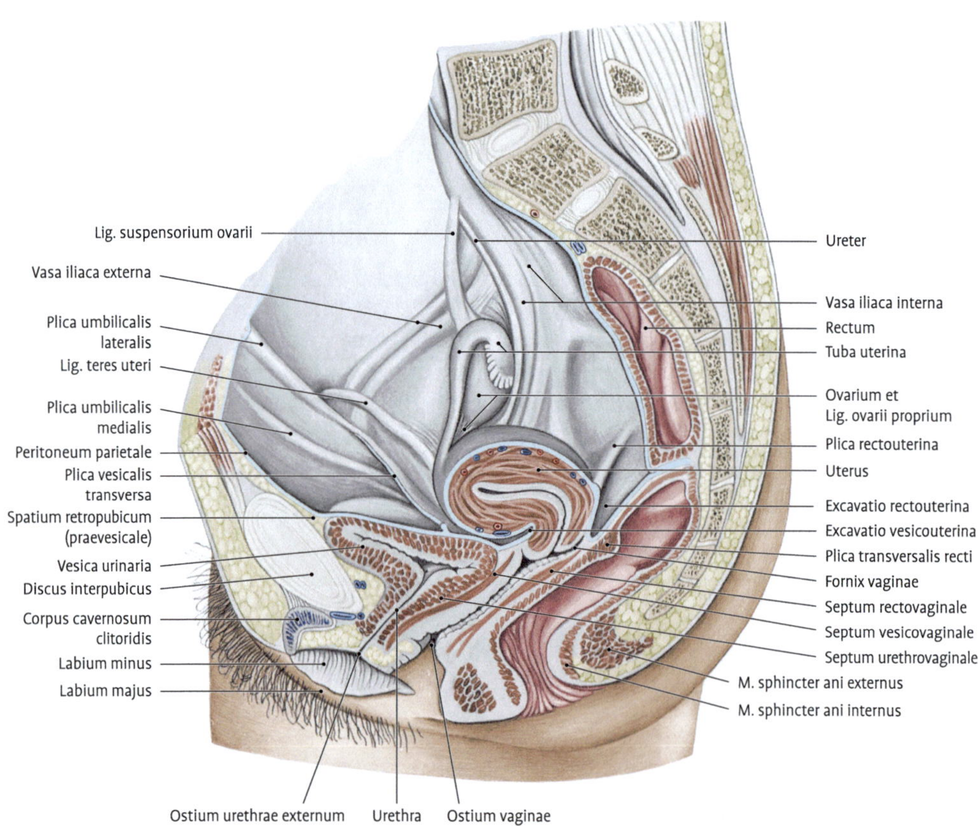

◘ **Abb. 4.10**   Weibliches Becken im Mediansagittalschnitt. (Aus Anderhuber et al. 2012)

Blutgefäße und Lymphabfluss der Klitoris Die **A. dorsalis clitoridis**, einer der beiden Endäste der A. pudenda interna, tritt vom Klitorisrücken in den Schwellkörper ein und versorgt Corpus, Glans und Praeputium clitoridis. Die **A. profunda clitoridis**, der andere Endast der A. pudenda interna, versorgt das Corpus cavernosum clitoridis. Die subfaszial gelegene **V. dorsalis clitoridis profunda** kann in die V. pudenda interna wie auch in den Plexus venosus vesicalis münden. Die **Vv. profundae clitoridis** führen Blut aus dem Klitorisschwellkörper zur V. pudenda interna. Die Lymphe fließt über die Nodi lymphoidei inguinales superficiales in die Nodi lymphoidei iliaci externi ab.

4.6.2 Sexualfunktionen der Frau, Innervation der Klitoris

Wie beim Mann, so liegen auch bei der Frau die **Gehirnzentren für Orgasmus und Ejakulation** im Hypothalamus. Vor allem der ventromediale Hypothalamuskern (Nucleus ventromedialis), der zahlreiche Östrogen- und Progesteron-Rezeptoren besitzt, scheint die sexuelle Aktivität zu steuern (▶ https://de.wikipedia.org/wiki/Sexualzentrum). Von dort gelangen – wahrscheinlich über den Fasciculus longitudinalis dorsalis (Schütz-Bündel) – sowohl stimulierende als auch hemmende Impulse zu den beiden Sexualzentren im Rückenmark. Das **psychogene spinale Sexualzentrum** ist in den Rückenmarksegmenten T11 bis L2, das **reflexogene spinale Sexualzentrum** in den Abschnitten S2 bis S4 lokalisiert. Kommt es bei sexueller Stimulation (optische Wahrnehmungen, innere Vorstellungen, Reizung von Klitoris und Mammae) nach Blutfüllung von Klitoris und Bulbus vestibuli zu weiteren sexuellen Reizen, dann werden insbesondere die Nervenendigungen des N. dorsalis clitoridis an Corpus, Glans und Praeputium clitoridis gereizt, sodass diese sexuellen Reize weiter ins Rückenmark und zum Gehirn geleitet werden.

Die **Erregungs- und Plateauphase** wird durch die Aktivität des parasympathischen Nervensystems dominiert. Die parasympathischen Efferenzen bewirken eine Erweiterung des genitalen Schwellkörpersystems (Crura, Corpus und Glans clitoridis sowie Bulbus vestibuli), sichtbar an den größer werdenden Labia minora und der Klitoris. Darüber hinaus kommt es zur verstärkten Sekretion der Glandulae vestibulares majores (Bartholini) und minores, der Paraurethraldrüsen sowie zur vermehrten Transsudation mukoider Flüssigkeit in der Vagina. Die **Orgasmusphase** wird vom sympathischen Nervensystem dominiert. Sympathische Efferenzen bewirken eine Kontraktion der glatten Uterus- und Scheidenmuskulatur. Außerdem werden innersekretorisch die Hormone Oxytocin und Prolaktin ausgeschüttet. Bei manchen Frauen kann es während des Orgasmus zu einer **weiblichen Ejakulation** kommen (▶ https://de.wikipedia.org/wiki/Weibliche_Ejakulation). Dabei wird ein klares Sekret aus der Paraurethraldrüse, Skene-Drüse, abgesondert. Die Entwicklungsgeschichte untermauert diesen Befund: Aus der indifferenten Anlage des Sinus urogenitalis entwickeln sich beim Mann unter anderem die Prostata, bei der Frau hingegen die **Ductus paraurethrales (Skenesche Gänge)**; letztere stellen also Homologa der Prostata dar (◘ Tab. 4.1).

Der periphere Innervationsweg und die Verschaltung der Sexualreflexe sehen folgendermaßen aus: Der **N. dorsalis clitoridis**, Endast des N. pudendus, innerviert den Klitorisschwellkörper und die Klitorisschwellkörperhaut. Dieser Nerv sammelt Hautreize und teilt sie nach einer gewissen Summation dem sympathischen und parasympathischen Sexualzentrum mit. Parasympathische Fasern aus dem Beckenteil des Parasympathikus (S2 bis S4), die **Nn. splan-**

chnici pelvici, steuern die arterielle Füllung der Vorhofschwellkörper (Bulbus vestibuli) und der Klitoris. Darüber hinaus ist der Parasympathikus für die sekretorische Stimulation der Glandulae vestibulares majores (Bartholini) und minores, der paraurethralen Drüsen sowie für die Transsudation mukoider Sekrete in der Vagina verantwortlich. Sympathische Fasern entstammen dem **Plexus hypogastricus superior**, der Zuflüsse aus den **Nn. splanchnici lumbales** des lumbalen sympathischen Grenzstrangs (L1 bis L3) erhält, werden im **Plexus hypogastricus inferior** umgeschaltet und ziehen zum Klitorisschwellkörper. Sympathische Efferenzen führen in der **Wollustphase (Orgasmusphase)** zu rasch aufeinander folgenden Kontraktionen, die von der Muskulatur der Vaginalwand, von den Mm. bulbospongiosi und von der Beckenbodenmuskulatur ausgehen und auch die glatte Muskulatur des Uterus erfassen. Gleichzeitig mit dem sympathisch vermittelten Orgasmus kann es bei manchen Frauen zu einer Ejakulation kommen; diese soll durch Kontraktion des quer gestreiften M. pubococcygeus, einem Teil der Beckenbodenmuskulatur, vermittelt werden (▸ https://de.wikipedia.org/wiki/Weibliche_Ejakulation).

Klinik

1. Während es bei der ärztlichen Behandlung von Männern mit **Orgasmusproblemen** üblich ist, sowohl psychische als auch physische Faktoren zu berücksichtigen, richtet sich die Ursachenforschung und Behandlung von Frauen mit **Anorgasmie** (▸ https://de.wikipedia.org/wiki/Orgasmus#Der_Orgasmus_der_Frau) nach wie vor vorwiegend auf den psychischen Bereich.

2. **Lubrikationsmangel** ist durch eine mangelnde oder fehlende Absonderung von Transsudat während des Geschlechtsverkehrs gekennzeichnet (▸ https://de.wikipedia.org/wiki/Lubrikationsmangel). Ursächlich kann eine Störung der Erregungsphase infolge hormoneller Störungen, beispielsweise ein **Östrogenmangel** in den sogenannten Wechseljahren, infrage kommen.

3. Das **adrenogenitale Syndrom**, eine mit einer Virilisierung einhergehende Stoffwechselerkrankung mit Manifestation in der Nebennierenrinde, kann zu einer Klitorishypertrophie führen.

4.6.3 Äußere weibliche Geschlechtsorgane (Vulva)

Die äußeren weiblichen Geschlechtsorgane werden als Vulva bezeichnet (◘ Abb. 4.10). Die Labia majora (große Schamlippen) sind hervorspringende, behaarte Hautfalten, die sich vom Mons pubis (Venusberg) nach hinten erstrecken, um sich in der Mittellinie des Damms zu treffen; sie entsprechen dem Skrotum (Hodensack) beim Mann. Die Labia minora (kleine Schamlippen) liegen als weiche Hautfalten zwischen den Labia majora und treffen sich hinten in einer spitz zulaufenden Kommissur. Vorne laufen die Labia minora auseinander und umhüllen, indem sie ventral ein Praeputium (Vorhaut) sowie dorsal ein Frenulum (Bändchen) bilden, die Klitoris (Kitzler). Der Scheidenvorhof, Vestibulum vaginae, wird von der Innenseite der kleinen Schamlippen, vorn von Glans und Frenulum clitoridis und hinten von den großen Schamlippen und dem Frenulum labiorum pudendi der kleinen Schamlippen begrenzt. Der Scheidenvorhof hat eine kahnförmige Gestalt, in ihn münden die Harnröhre, die Scheide sowie große und kleine Vorhofdrüsen.

> Die Harnröhrenmündung, Ostium urethrae externum, liegt bei der Frau kaudal und dorsal der Klitoris.

Der Eingang zur Vagina wird bei der Jungfrau durch eine dünne Schleimhautfalte, die eine Öffnung zum Austritt des Menstrualblutes aufweist, geschützt. Von der Form her kann der Hymen folgendermaßen aussehen: kreisförmig, halbmondförmig, septiert oder siebartig durchlöchert. Selten weist der Hymen keine Öffnung auf, sodass das Menstrualblut die Vagina aufblähen kann (**Hämatokolpos**). Beim ersten Koitus reißt das Jungfernhäutchen im Allgemeinen dorsal oder dorso-lateral ein. Nach einer Geburt sind von ihm allenfalls noch fransenförmige Reste sichtbar.

Die **Glandulae vestibulares majores** (**Bartholin-Drüsen**), ein Paar von erbsengroßen, in Läppchen gegliederten, mukösen Drüsen, liegen in der Tiefe des hinteren Abschnitts der Labia minora. Im gesunden Zustand lassen sich diese beiden Drüsen nicht tasten. Sie werden erst durch eine Entzündung palpierbar. Die beiden Drüsenausführungsgänge münden auf jeder Seite in die Grube zwischen Hymen und dem hinteren Teil der Labia minora. Vorne wird jede Drüse vom Bulbus vestibuli, einem kavernösen Schwellgewebe, das beim Mann dem Corpus spongiosum des Penis entspricht, bedeckt. Dieses Schwellgewebe wird vom M. bulbospongiosus bedeckt und setzt sich auf beiden Seiten des Introitus vaginae (Öffnung der Vagina) nach ventro-kranial bis zu den Wurzeln der Klitoris fort. Die **Glandulae vestibulares minores** umgeben die Mündung der Harnröhre. In der Umgebung der äußeren Harnröhrenöffnung münden häufig noch 2 ca. 1 bis 2 cm langen Drüsengänge, **Ductus paraurethrales (Skenesche Gänge)**. Sie stellen Homologa der Prostata dar (◘ Tab. 4.1).

4.6.4 Scheide (Vagina)

Die Vagina umgibt zirkulär die Cervix uteri (Uterushals) und zieht dann nach kaudal und ventral durch den Beckenboden, um sich in das Vestibulum vaginae (Scheidenvorhof) zu öffnen (◘ Abb. 4.10). Der Uterushals springt in den vorderen Teil des Scheidengewölbes vor. Dadurch ist die ringförmige Vertiefung, welche die Scheide um den Uterushals bildet, ventral seicht und dorsal tief. Dementsprechend beläuft sich die Länge der Scheidenwand ventral auf circa 7,5 cm, dorsal jedoch auf ca. 10 cm. Die ringförmige proximale Vertiefung der Scheide wird unter topografischen Gesichtspunkten in ein **vorderes, seitliches und hinteres Scheidengewölbe** unterteilt.

Topografie Die Scheide hat folgende Beziehungen zu den Nachbarorganen (◘ Abb. 4.10):
- Ventral: Basis der Harnblase und Harnröhre, die in die Vorderwand der Scheide eingebettet ist.
- Dorsal: Von unten nach oben: Analkanal, von der Scheide nur durch den Damm getrennt, Rektum und Excavatio rectouterina (Douglas-Raum). Der Douglas-Raum bedeckt das obere Viertel der Scheidenhinterwand.
- Lateral: M. levator ani, Fascia pelvis visceralis und beide Harnleiter, welche unmittelbar oberhalb des seitlichen Scheidengewölbes liegen.

Die Gebärmutter verläuft in Bezug auf die Scheide in der Mehrzahl der Fälle nach ventral und kranial. Werden diese anatomischen Verhältnisse nicht beachtet, so könnte im Falle einer geplanten **Ausschabung (Abrasio)** das Instrument statt in den Gebärmutterhals fälschlicherweise in das hintere Scheidengewölbe eingeführt werden. Eine

Perforation kann zu einer **Peritonitis** führen, da hier das Bauchfell vom hinteren Scheidengewölbe auf die Vorderfläche des Rektums umschlägt. Diese Region wird als **Excavatio rectouterina (Douglas-Raum)** bezeichnet und stellt bei der Frau die tiefste Stelle der Bauchhöhle dar.

Blutgefäße und Lymphabfluss der Scheide Die arterielle Versorgung der Scheide erfolgt über folgende Äste der A. iliaca interna: Aa. vaginalis, uterina, pudenda interna und rectalis media. Der venöse Plexus vaginalis drainiert über die V. vaginalis zur V. iliaca interna. Der Lymphabfluss erfolgt gestaffelt: 1. Oberes Scheidendrittel: Nodi lymphoidei iliaci externi und interni, 2. Mittleres Scheidendrittel: Nodi lymphoidei iliaci interni, 3. Unteres Scheidendrittel: Nodi lymphoidei inguinales superficiales.

Histologischer Aufbau der Scheide Vagina und äußerer Muttermund werden von einem mehrschichtig unverhornten Plattenepithel überkleidet. Das Epithel enthält keine Drüsen; es wird durch Trans-sudation und durch zervikalen Schleim befeuchtet. Bei Frauen, die noch nicht geboren haben, sind die Scheidenwände faltig; nach der Geburt eines Kindes werden sie glatter. Die vordere und die hintere Vaginalwand (◘ Abb. 4.11) tragen zahlreiche quer verlaufende Falten (Rugae vaginales), die sich in einer vorderen und hinteren medianen Leiste von 5 bis 10 mm Breite, der **Columna rugarum ante-**

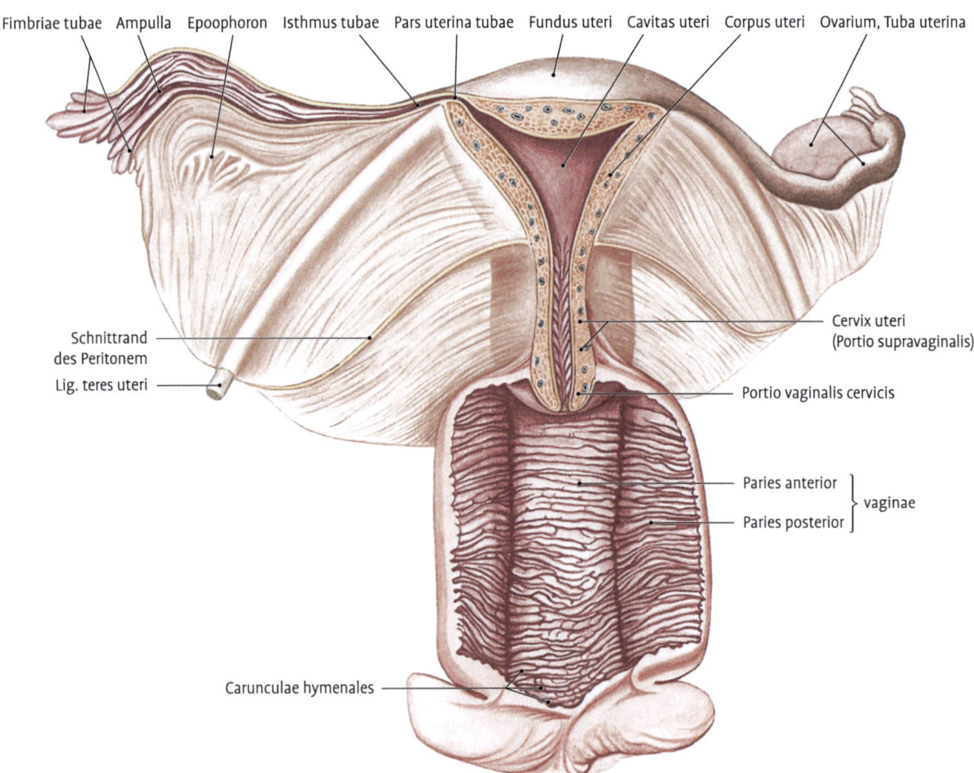

◘ **Abb. 4.11** Längsschnitt durch Vagina, Uterus und Eileiter (nur rechts). Blick von ventral auf die dorsale Hälfte. Die rechte Tuba uterina wurde von ventral eröffnet. Linker Eileiter und linker Eierstock befinden sich in natürlicher Lage. (Aus Anderhuber et al. 2012)

rior et posterior, treffen. Die Columna rugarum wird durch Venengeflechte ausgepolstert und ist kompressibel. Aufgrund dieser Besonderheiten ist eine Dehnung der Scheide bei der Harnblasenfüllung und beim Geschlechtsverkehr möglich. Darüber hinaus wird der Durchtritt des fetalen Kopfes durch den Geburtskanal erleichtert. Eine dünne Bindegewebsschicht liegt zwischen Epithel und Muskulatur. Die Muskulatur der Scheide ist aus einem Geflecht von glatter Muskulatur aufgebaut. Außen ist die Muskelschicht von einer Bindegewebshülle, deren Fasern in das Beckenbindegewebe übergehen, umgeben. Auf diese Weise wird die Lage der Scheide stabilisiert. In hohem Alter vermindern sich Längs- und Querdurchmesser der Scheide. Auch ragt der Gebärmutterhals nicht mehr so weit in die Scheide, sodass das Scheidengewölbe nahezu verschwindet.

4.6.5 Gebärmutter (Uterus)

Die Gebärmutter hat die Gestalt einer Birne, ist ca. 7,5 cm lang und wird in Fundus, Corpus und Cervix gegliedert (◘ Abb. 4.10 und 4.11). Die beiden **Tubae uterinae (Tubae Fallopii, Eileiter)** münden unterhalb des Fundus uteri in die beiden hornartig vorspringenden, seitlichen Winkel des Organs. Das **Corpus uteri** verengt sich nach distal zu einer Taille, Isthmus uteri genannt, und setzt sich anschließend in die **Cervix uteri**, die in ihrer Mitte von der Vagina umschlossen wird, fort; diese Landmarke trennt eine **Portio supravaginalis** von der **Portio vaginalis** des Gebärmutterhalses. Der Isthmus uteri ist ungefähr 0,5 bis 1 cm breit, seine Verbindung mit dem Corpus uteri wird durch den inneren Muttermund markiert. Die Schleimhaut des Isthmus gleicht dem Endometrium. Im Verlauf einer Schwangerschaft wird der Isthmus uteri zum unteren Segment der Fruchtblase. Die durch das Corpus uteri umgrenzte Höhle ist im Frontalschnitt dreieckig, im Sagittalschnitt gleicht sie einem Schlitz. Die Gebärmutterhöhle kommuniziert über den inneren Muttermund mit dem Zervikalkanal; dieser öffnet sich distal über den äußeren Muttermund in die Scheide.

Bei einer Frau, die noch nicht geboren hat, hat der äußere Muttermund eine runde Öffnung; nach der Geburt eines Kindes nimmt er die Form eines quer gestellten Schlitzes, begrenzt von einer ventralen und einer dorsalen Lippe, an. Der Gebärmutterhals einer nicht schwangeren Frau hat eine feste Beschaffenheit, bei einer Schwangeren ist er weich.

Im fetalen Leben übertrifft die Cervix uteri das Corpus bei weitem an Größe und ist in der Kindheit noch doppelt so groß wie der Gebärmutterkörper. Erst in der Pubertät nimmt der Uterus durch ein verstärktes Wachstum des Corpus seine endgültige Form an. Der Uterus der erwachsenen Frau ist auf dem Niveau des inneren Muttermundes um einen Winkel von etwa 170° nach ventral gebogen; diese Krümmung wird als **Anteflexio uteri** bezeichnet. Darüber hinaus bilden die Achsen der Cervix und der Vagina einen nach ventral offenen Winkel von ungefähr 90°; diese Neigung ist als **Anteversio uteri** bekannt. Somit nimmt der Uterus fast eine horizontale Lage ein. Bei einer **Retroversio uteri** ist die durch die Cervix verlaufende Achse nach kranial und dorsal gerichtet. Bei einer vaginalen Untersuchung palpiert man vom unteren Teil der Cervix die vordere Lippe. Anders ist es bei einer Retroversio uteri: Der Untersuchende ertastet den äußeren Muttermund oder die hintere Lippe. Verläuft die Längsachse des Corpus uteri im Verhältnis zur Längsachse der Cervix nach kranial und dorsal, so liegt eine **Retroflexio uteri** vor.

Häufig bestehen Retroversio und Retroflexio gleichzeitig. Diese Positionen des Uterus müssen nicht fixiert sein und können symptomlos bleiben. Ursache kann eine normale Füllung der Harnblase oder eine Störung während der embryonalen Entwicklung sein.

> Eine mobile Retroversio uteri wird bei einem Viertel aller Frauen beobachtet und ist als eine Normvariante zu betrachten; allerdings kann dadurch ein Descensus uteri und in weiterer Folge ein Prolapsus uteri et vaginae begünstigt werden (Anderhuber et al. 2012).

Die seltener auftretenden fixierten Lagevarianten können folgende Ursachen haben: Verwachsungen nach Operationen, früher durchgemachte Infektionen der Beckenhöhle oder Adhäsionen bei **Endometriose**. Auch ein raumfordernder **Adnextumor** kann zu einer Verlagerung dieses Organs führen.

Topografie Der Uterus hat nachbarschaftliche Beziehungen zu folgenden Organen (◨ Abb. 4.10):
- Ventral: Das Corpus uteri grenzt an die Excavatio vesicouterina des Bauchraums und liegt entweder der Oberseite der Harnblase oder den Schlingen des Dünndarms auf. Die Portio supravaginalis wird nur durch Bindegewebe von der Harnblase geschieden. Unmittelbar vor der Portio vaginalis liegt das vordere Scheidengewölbe.
- Dorsal: Excavatio rectouterina (Douglas-Raum) mit Dünndarmschlingen, Colon sigmoideum oder Rektum.
- Lateral: Ligamentum latum uteri mit Eileiter und Ovar sowie den zugehörigen Leitungsbahnen, insbesondere der A. uterina. Ungefähr 1,2 cm lateral der Portio supravaginalis liegt der Ureter, der hier die A. uterina unterkreuzt.

Klinik
1. Die häufigsten bösartigen Genitaltumoren der Frau sind **Korpuskarzinome des Uterus (4,7 %)** und **Ovarialkarzinome (3,1 %)** (Benner und Snell 1995).

2. Von großer klinischer Bedeutung ist die Nachbarschaft des Ureters zur Portio supravaginalis. An dieser Stelle liegt der Ureter unmittelbar über dem seitlichen Scheidengewölbe; darüber überquert die A. uterina im Ligamentum latum uteri den Ureter. Bei einer **Hysterektomie** muss der Gynäkologe die A. uterina unterbinden. Hierbei kann versehentlich auch der Ureter durchtrennt werden. Dies kann vor allem dann passieren, wenn die Beckenanatomie durch vorangegangene Operationen, durch fibrinoide Verklebung von Strukturen, durch eine Infektion oder infolge der Infiltration durch einen Tumor nicht mehr so zu erkennen ist wie „im Anatomieatlas" dargestellt. Zum Schutz gegen eine versehentliche Durchtrennung werden die Harnleiter bei gynäkologischen Operationen oft geschient.
3. Der Ureter wird bei der seitlichen Ausdehnung eines Uterus- oder Zervixkarzinoms leicht infiltriert. Eine beidseitige **Hydronephrose** mit **Urämie** steht dann häufig am Ende dieses Krankheitsbildes.
4. Die Nachbarschaft von Ureter und seitlichem Scheidengewölbe bedingt es, dass hier eventuell ein **Harnleiterstein** bei der vaginalen Untersuchung getastet werden kann.

Blut- und Lymphgefäße sowie Lymphknoten des Uterus Die A. uterina (< A. iliaca interna) verläuft in der Basis des Ligamentum latum uteri, überkreuzt den Ureter rechtwinklig und erreicht den Uterus in Höhe des inneren Muttermundes. Die Arterie schlängelt sich am Uterus hoch, versorgt das Corpus und anastomosiert mit der A. ovarica. Die A. uterina gibt einen absteigenden Ast zur Zervix und Zweige zur proximalen Vagina ab. Die Venen begleiten die jeweiligen Arterien und münden in die Vv. iliacae internae; ebenso kommunizieren sie über den Plexus venosus pelvicus mit den Venen der Scheide und der Harnblase.

Der Lymphabfluss von Fundus, Corpus und Cervix uteri ist unterschiedlich:
1. Fundus uteri: Die Lymphe fließt zusammen mit der Lymphe des Ovars und des Eileiters entlang der Vasa ovarica zu den Nodi lymphoidei aortales; einige Lymphgefäße verlaufen auch im Ligamentum teres zu den Nodi lymphoidei inguinales.
2. Corpus uteri: Über das Ligamentum latum uteri zu den Nodi lymphoidei iliaci externi.
3. Cervix uteri: Die Lymphe fließt in 3 Richtungen ab: a) Lateral im Ligamentum latum uteri zu den Nodi lymphoidei iliaci externi. b) Dorso-lateral entlang der Vasa uterina zu den Nodi lymphoidei iliaci interni. c) Dorsal den Plicae rectouterinae folgend zu den Nodi lymphoidei sacrales.

> **Klinischer Tipp**
>
> Bei Verdacht auf ein **Genitalkarzinom** palpiert der Gynäkologe immer auch die Leistenlymphknoten; diese Lymphknoten können infolge der im Ligamentum teres verlaufenden Lymphgefäße beteiligt sein.

Histologischer Aufbau des Uterus und Menstruationszyklus Die Uteruswand wird in eine Schleimhaut, Tunica mucosa oder Endometrium, eine dicke Muskelschicht, Tunica muscularis oder Myometrium, und einen Bauchfellüberzug, Perimetrium oder Tunica serosa, gegliedert.

Tunica mucosa: Die Schleimhautoberfläche wird im Corpus uteri von einem einschichtigen, hochprismatischen Epithel überzogen; die Zellen besitzen teils Mikrovilli und teils Kinozilien. In der Cervix uteri sind die Zylinderzellen höher. Man unter-

scheidet am Endometrium ein bis zu 8 mm hohes **Stratum functionale („Funktionalis")**, welches bei der Menstruation abgestoßen wird. Das 1 mm hohe **Stratum basale („Basalis")** wird nicht abgestoßen und baut bei Zyklusbeginn die Funktionalschicht auf. Das Stratum basale ist im Isthmus uteri und in der Cervix uteri gleichartig aufgebaut. Im Gegensatz zum Corpus uteri wird das Stratum functionale von Isthmus und Cervix bei der Menstruation nicht abgestoßen. Die Lamina propria ist gefäßreich. Die Tela submucosa fehlt.

> **Klinischer Tipp**
>
> Im Falle einer **Endometriose** kann Endometrium ektopisch gebildet werden, und zwar im Bereich der inneren Geschlechtsorgane, an anderen Stellen des kleinen Beckens, beispielsweise im Douglas-Raum, und in der Bauchhöhle (Schiebler und Korf 2007). Dieses ektope Gewebe macht den Zyklus mit und kann zu erheblichen Beschwerden führen.

Von der Schleimhautoberfläche senken sich geschlängelte, teilweise gegabelte tubulöse Drüsen, **Glandulae uterinae**, in die Tiefe und können aufgrund des Fehlens der Tela submucosa bis in die Muskelschicht hineinreichen. Die Glandulae uterinae werden in der Cervix uteri von den Glandulae cervicales abgelöst. Letztere sind verzweigte Schleimdrüsen, die ein sehr zähes Sekret bilden, das als **Schleimpropf (Kristellerscher Schleimpfropf)** den Zervikalkanal ausfüllt; diese Besonderheit bietet Schutz vor aufsteigenden Infektionen. Die Sekretproduktion steht unter dem Einfluss des Zyklus.

Die Portio vaginalis uteri wird von einem mehrschichtigen, unverhornten Plattenepithel bedeckt und geht in das gleichartig gestaltete Vaginalepithel über.

4

Tunica muscularis: Die Muskelschicht des Uterus besteht aus glattem Muskelgewebe, Bindegewebe und Blutgefäßen. In der Schwangerschaft passt sich das Myometrium durch Vergrößerung dem heranwachsenden Kind an. Im Fundus und Corpus uteri ist das Myometrium beim nicht graviden Uterus ca. 1 bis 2 cm dick. Im Isthmus und in der Cervix uteri besitzt das Myometrium weniger Muskelzellen und mehr Bindegewebe.

Tunica serosa: Das Bauchfell bildet einen glatten, glänzenden Überzug und ist fest mit dem Myometrium verwachsen. Ventral erstreckt sich das Perimetrium bis zum Isthmus uteri. Die Dorsalfäche des Uterus wird vollkommen von Bauchfell bedeckt, welches sich von der Portio supravaginalis (Endocervix) bis auf die Wand des Fornix posterior vaginae erstreckt. Seitlich geht das Bauchfell in das Ligamentum latum uteri (Mesometrium) über, welches zur Beckenseitenwand zieht. Das Bindegewebe zwischen den Blättern des Mesometrium wird als Parametrium bezeichnet. Im Bindegewebe des Ligamentum latum uteri ziehen die Leitungsbahnen zum Uterus. Beim **Zervixkarzinom** kommt es typischerweise zu einer tastbaren Infiltration des Ligamentum latum uteri. Hiervon hängt die weitere Therapieplanung ab.

Die zyklische Vorbereitung der Genitalorgane auf eine Schwangerschaft steht unter hormonellem Einfluss. Parallel erfolgt alle 28 Tage die Bereitstellung befruchtungsfähiger Eizellen (Oozyten) und die Vorbereitung der Schleimhäute auf Spermienaszension und Implantation einer befruchteten Eizelle. Das Endometrium ist zur Zeit der Geschlechtsreife zwischen der **Menarche**, der ersten Menstruation mit dem Eintritt der Geschlechtsreife um das 11. bis 15. Lebensjahr, und der **Menopause**, dem Ende des fortpflanzungsfähigen Alters mit dem Versiegen der ovariellen Zyklen und der Menstruationszyklen um das 45. bis 50. Lebensjahr, den zyklischen Veränderungen unterworfen, welche der Vorbereitung eines Bettes für den Keim dienen (Leonhard 1987).

Der in der Regel 28-tägige **Menstruationszyklus** der geschlechtsreifen Frau wird in 3 Phasen unterteilt:

- Tag 1 bis 3: Während der **Desquamationsphase** werden die oberflächlichen zwei Drittel der Schleimhaut mit Blutung abgestoßen.
- Tag 4 bis 14: Dieser Zeitraum wird als **Proliferationsphase** bezeichnet. Tag 5 bis 7: Schneller Wiederaufbau der wunden Schleimhautoberfläche durch Proliferation der verbliebenen Epithelzellen in der Tiefe der Drüsen. Tag 8 bis 14: Das Endometrium ist wiederhergestellt. In der Proliferationsphase wachsen synchron im Ovar unter dem Einfluss des follikelstimulierenden Hormons (FSH) Sekundär- und Tertiärfollikel heran. Anschließend erfolgt eine Selektion des dominanten und Atresie der untergeordneten Follikel. Der dominante Follikel wächst bis zur Sprungreife heran. Dieser reife, zur Entlassung der Eizelle bereite Tertiärfollikel ist als **Graaf-Follikel** bekannt. Unter einem starken Anstieg des luteinisierenden Hormons (LH), begleitet von einem geringeren FSH-Gipfel, kommt es um den 14. Tag zur **Ovulation**, der Entlassung der Eizelle aus dem Eierstock (Lüllmann-Rauch 2009).
- Tag 15 bis 28: Dieser Zeitraum bis zur nächsten Menstruationsblutung wird **Sekretionsphase** genannt. Das Endometrium verdickt sich, die Drüsen wachsen in die Länge und lagern Schleim ein. Das bindegewebige Stroma wird ödematös. Am Ende der Sekretionsphase weist das Endometrium 3 Schichten auf: 1. Die kompakte Oberflächenschicht, 2. Die spongiöse Mittelschicht mit dilatierten Drüsen und ödematösem Stroma, 3. Die Basalschicht mit inaktiven, nicht sezernierenden Drüsenschläuchen. In der Sekretionsphase entsteht aus der im Ovar verbleibenden Follikelwand eine

Hormondrüse. Es handelt sich um das **Corpus luteum** (Gelbkörper), welches Progesteron bildet.

Unterbleibt eine Befruchtung, so beginnt gegen den 22. Tag die Rückbildung des Corpus luteum. Vom 25. Tag an verliert die spongiöse Mittelschicht Flüssigkeit, die prämenstruelle Schrumpfung der Schleimhaut beginnt. Die Arterien ziehen sich zurück und nehmen eine spiralige Gestalt an. Hierdurch entsteht in der Oberflächen- und Mittelschicht eine Ischämie, was die Desquamation dieser Schichten einleitet. Ein Spasmus der Gefäße in der sich nicht ablösenden Basalschicht verhindert wahrscheinlich, dass es zu einer tödlichen Verblutung der menstruierenden Frau kommt.

Klinischer Tipp

Zwar dauert der Zyklus im Durchschnitt 28 Tage, jedoch sind erhebliche Schwankungen möglich. Eine Zykluslänge von 24 bis 31 Tagen gilt noch als physiologisch. **Zyklusstörungen** können hormonell, aber auch entzündlich oder durch Tumoren bedingt sein. Es kann unter anderem zu Veränderungen im Regeltempo (verstärkt, vermindert, verkürzt, verlangsamt) sowie zu azyklischen Dauerblutungen oder Zusatzblutungen kommen (Schiebler und Korf 2007).

Klinik

1. Zur Vorbereitung auf eine **In-vitro-Fertilisation** wird durch Gabe von Gondadotropinen erreicht, dass mehrere sprungreife Follikel entstehen und mehrere befruchtungsfähige Eizellen gewonnen werden können (Schiebler und Korf 2007).
2. Unter Kürettage wird die Gewinnung bzw. Entfernung von Gewebe der Innenfläche eines Hohlorgans ver-

standen. Eine **Uteruskürettage (Ausschabung)** wird für Diagnosezwecke oder therapeutisch, zum Beispiel nach einem Abort, durchgeführt (Schiebler und Korf 2007).
3. Bereits zu Beginn einer Schwangerschaft tritt in Isthmus und Cervix uteri eine geringe Kollagenolyse auf. Dadurch fühlt sich dieser sonst harte Uterusabschnitt weicher an. Dieses Phänomen wird nach dem Gynäkologen Hegar als **Hegar-Schwangerschaftszeichen** bezeichnet. Kurz vor der Geburt erfolgt eine weitere Auflockerung (Schiebler und Korf 2007).

4.6.6 Eileiter (Tubae uterinae)

Die Eileiter (Tuba uterina, Tuba Fallopii) sind jeweils ungefähr 10 cm lang; sie liegen im freien Rand des Ligamentum latum uteri und münden in die seitlichen hornförmigen Verlängerungen des Fundus uteri (◉ Abb. 4.10).

> Derjenige Teil des Ligamentum latum uteri, welcher die Tuba uterina einhüllt, wird auch als Mesosalpinx bezeichnet.

Die Tuba uterina besteht aus 4 Abschnitten (◉ Abb. 4.11):
- Infundibulum: trompetenförmiges Tubenende, erstreckt sich jenseits des Ligamentum latum uteri und mündet mit einer Öffnung in die Peritonealhöhle. Die Öffnung weist Fimbrien auf und überlagert das Ovar. Eine längere Fimbrie (Fimbria ovarica) hat Kontakt zum Ovar.
- Ampulla: weit, dünnwandig und gewunden, **Ort der Befruchtung**.
- Isthmus: eng, dickwandig und gerade.
- Pars intramuralis: durchdringt die Uteruswand und stellt den **engsten Tubenabschnitt** dar.

Histologischer Aufbau der Tuba uterina Die Tuba uterina wird mit Ausnahme der Pars intramuralis von Bauchfell bedeckt. Unter dem Bauchfell folgt eine Muskelschicht mit äußeren, längs orientierten und inneren, zirkulär verlaufenden Muskelfasern. Das einschichtige, iso- bis hochprismatische Flimmerepithel liegt auf einer bindegewebigen Lamina propria mucosae. Außerdem findet man schleimbildende Drüsenzellen. Dieses Epithel bedeckt längsverlaufende Grate, von denen jeder wieder zu zahlreichen Falten aufgeworfen ist. Durch den Eileiter gelangen die Eizellen teils durch Peristaltik, teils durch Bewegung der Kinozilien in die Gebärmutter.

Klinik
1. Es ist vor allem darauf hinzuweisen, dass der kanalartige weibliche Geschlechtstrakt eine Verbindung zwischen Außenwelt und Bauchhöhle herstellt; dadurch ist die Möglichkeit einer **aufsteigenden Infektion der Bauchhöhle**, zum Beispiel bei einer **Gonorrhoe**, gegeben.
2. Die befruchtete Eizelle kann sich ektopisch, in der Tuba uterina und nicht im Endometrium des Corpus uteri einnisten. Dieser Vorgang wird als **Eileiterschwangerschaft** bezeichnet. Der genaue Ort der Einnistung kann im Fimbrientrichter, in der Ampulle, im Isthmus oder in der Pars intramuralis gelegen sein. Am häufigsten kommt die Eileiterschwangerschaft in der Ampulle, am seltensten in der Pars intramuralis vor. Beim Wachstum des ektopisch sich entwickelnden Embryos kann es zu einem Abort in die Bauchhöhle kommen, wo der Embryo in den seltenen Fällen einer sekundären **Bauchhöhlenschwangerschaft** weiterwächst. Anderenfalls kann auch eine Ruptur des Eileiters, besonders im engen und kaum dehnbaren Abschnitt des Isthmus, auftreten und lebensgefährliche intraabdominale Blutungen verursachen.

4.6.7 Eierstock (Ovar)

Der Eierstock (Ovar) ähnelt in seiner Form einer Mandel, ist 4 cm lang und liegt **intraperitoneal** (❑ Abb. 4.11).

❯ Derjenige Teil des Ligamentum latum uteri, welcher das Ovar umhüllt, wird Mesovarium genannt.

Das Mesovarium ist an der dorsalen Seite des Ligamentum latum uteri angefügt. 2 Bänder dienen der weiteren Befestigung (❑ Abb. 4.10): 1. Das Ligamentum suspensorium ovarii zieht vom Rand des kleinen Beckens zum Ovar und beherbergt Blut- und Lymphgefäße, 2. Das Ligamentum ovarii proprium zieht vom Ovar zu den seitlichen Hörnern am Uterus.

Topografie Das Ovar liegt in der Seitenwand des Beckens gegenüber der Fossa ovarica (❑ Abb. 4.10). Die Fossa ovarica ist eine seichte Grube, die vorne von den Vasa iliaca externa und hinten von den Vasa iliaca interna sowie vom Ureter begrenzt wird; sie enthält zusätzlich noch den N. obturatorius. Die Lage des Ovars ist sehr variabel. Auch bei gänzlich gesunden Frauen wird es häufig im Douglas-Raum angetroffen. Das Ovar entwickelt sich ähnlich wie der Hoden aus der Genitalleiste und steigt dann ins Becken herab. Die Art, wie Blut- und Lymphgefäße von der hinteren Bauchwand nach kaudal mitgenommen werden, erinnert ebenfalls an die Situation beim Hoden.

Blut-, Lymphgefäß- und Nervenversorgung Das Ovar wird von der A. ovarica, die aus der Aorta auf dem Niveau der

Nierenarterien entspringt, versorgt. Vergleichbar mit der venösen Drainage des Hodens verlaufen die Vv. ovaricae auf der rechten Seite zur V. cava inferior und auf der linken Seite zur V. renalis sinistra. Die Lymphgefäße ziehen zu den Nodi lymphoidei aortales, die in Höhe der Nierengefäße liegen. Die vegetative Nervenversorgung erfolgt aus dem Plexus aorticus, welcher dem Rückenmarksegment T10 zugeordnet ist. Alle Leitungsbahnen verlaufen im Ligamentum suspensorium ovarii.

Histologischer Aufbau des Ovars Das Ovar liegt intraperitoneal. Das Peritonealepithel auf dem Ovar (Oberflächenepithel, Mesothel, Müller-Epithel) ist bei jungen Frauen kubisch. Nach innen folgt eine Bindegewebsschicht, Tunica albuginea genannt. Unter der Tunica albuginea liegt das Stroma ovarii, das bindegewebige Grundgerüst des Eierstocks. Dieses wird in Rinde und Mark gegliedert.

Der überwiegende Teil des Ovars wird von der Rinde eingenommen. Das Rindenstroma beherbergt beim kindlichen und geschlechtsreifen Ovar die Eifollikel mit den Eizellen, beim geschlechtsreifen Ovar außerdem Gelbkörper (Corpora lutea) und Reste von Gelbkörpern (Corpora albicantia). Als Corpora albicantia werden die sich nach der Ovulation zurückbildenden Gelbkörper bezeichnet, deren bindegewebige Narbe nach etwa 6 bis 8 Wochen verschwindet. Zusammengefasst spielen sich in der Rindenzone des Ovars Eireifung, Oogenese und Follikelreifung ab. Das Mark besteht aus lockerem Bindegewebe, in das Blut- und Lymphgefäße sowie Nerven eingebettet sind. Nach der Menopause schrumpfen die Eierstöcke. In hohem Lebensalter sind auch die Follikel verschwunden (Leonhard 1987).

> **Klinik**
> 1. Aus Resten des Zölomepithels können **Ovarialzysten**, aber auch maligne Tumoren entstehen (Schiebler und Korf 2007).
> 2. Das **Ovarialkarzinom** ist der gynäkologische Tumor mit der höchsten Mortalitätsrate.

4.6.8 Bindegewebe, Faszien und Bänder im Inneren des kleinen Beckens

Beim **Beckenbindegewebe** handelt es sich um das übliche subperitoneale Bindegewebe, wie es beispielsweise auch an der vorderen Bauchwand zwischen Peritoneum und Bauchmuskeln vorhanden ist. Im Beckenbereich ist es aber besonders reichlich ausgebildet. In dieser einheitlichen Masse lockeren Bindegewebes sind die Beckenorgane eingelagert. Durch Verstärkungszüge dieses Bindegewebes werden die Organe relativ fixiert. Andererseits passt es sich den verschiedenen Füllungszuständen der Organe an. Dies gilt für die Harnblase, den Uterus in der Schwangerschaft und das Rektum. Auch die Gefäße und Nerven verlaufen im Bindegewebe. Sie können somit leicht den Organen folgen, wenn diese sich erweitern, ohne überdehnt zu werden. Das Bindegewebe wird entsprechend dem Organ, das es umgibt, benannt:

- Parametrium: seitlich des Uterus
- Paraproctium: seitlich des Rektums
- Paracolpium: seitlich der Vagina
- Paracystium: seitlich der Harnblase

Die **Beckenfaszie**, auch als **Fascia pelvis** bezeichnet, ist eine Fortsetzung der den Bauchraum auskleidenden Fascia transversalis. Sie wird unterteilt in: 1. Ein parietales Blatt, das die Muskeln überzieht und die Beckenwandung auskleidet, 2. Ein viszerales Blatt, das die Eingeweide bedeckt.

Die **Fascia pelvis parietalis** beginnt an der Linea terminalis, bedeckt die Innenfläche des Kreuzbeins und des M. piriformis und heißt dort, wo sie die Mm. levator ani und coccygeus an ihrer oberen Fläche überzieht, **Fascia diaphragmatis pelvis superior**. Dort, wo sie den M. obturatorius internus an seiner medialen Fläche bedeckt, ist sie sehr kräftig und heißt **Fascia obturatoria**.

Die **Fascia pelvis visceralis** ist die Fortsetzung der Fascia pelvis parietalis, die sich auf die Beckeneingeweide ausdehnt. Sie überkleidet als bindegewebige Hülle die meisten Beckenorgane.

Folgende Verstärkungszüge des Beckenbindegewebes fixieren die Organe unter sich und an der Beckenwand:

1. Das **Ligamentum pubovesicale** zieht von der Symphyse zum Fundus der Harnblase.
2. Die Summe aller im Parametrium zu beiden Seiten des Uterushalses als Halteplatte ausgebildeten Bindegewebsfasern bilden **die Ligamenta cardinalia (Mackenrodt-Bänder)**; sie ziehen jeweils seitlich von Zervix und oberer Vagina zu den Seitenwänden des kleinen Beckens bis zum Ursprungsbereich des M. levator ani. Die Ligamenta cardinalia bestehen aus straffem Bindegewebe, vermischt mit glatter Muskulatur, und **werden in ihrem kranialen Teil vom Ureter durchbrochen**.
3. Die **Ligamenta sacrouterina** verlaufen in Höhe des Isthmus uteri von der seitlichen Zervix und vom seitlichen Scheidengewölbe zum Periost der Kreuzbein-Darmbein-Gelenke sowie zu den Seitenrändern des 3. Kreuzbeinsegmentes. Die Bänder begleiten in der Tiefe des kleinen Beckens die vom Uterus zum Os sacrum ziehenden Bauchfellfalten, die den Douglas-Raum seitlich begrenzen.

Diese 3 Bänder geben der Harnblase, dem Gebärmutterhals und dem Scheidengewölbe Halt; hierbei werden sie von den elastisch-muskulösen Wänden des M. levator ani unterstützt. Bei einem **Uterusprolaps** haben sich diese Bänder verlängert. Bei der **Beckenbodenoperation** erfolgt daher eine Raffung der Haltebänder des Uterus. Alternativ kann ein Netz eingesetzt werden. 2 weitere Bänder nehmen ihren Ursprung vom Uterus:

1. Als **Ligamentum latum uteri** (◻ Abb. 4.11) bezeichnet man die von Uterus und Eileitern gemeinsam abgehobene Gekröseplatte. Sie steht annähernd in der Frontalebene und zieht von der Seitenkante des Uterus zur lateralen Beckenwand. Das Peritoneum, das den subperitonealen Bindegewebsraum vor und hinter dem Ligamentum latum uteri einnimmt, tritt an der Basis der Gekröseplatte als Bauchfellbedeckung auf das Ligamentum latum uteri über.

> Durch das Ligamentum latum uteri wird der kaudale Teil der Peritonealhöhle im weiblichen Beckenraum in eine vordere und eine hintere Bauchfelltasche unterteilt, nämlich in die Excavatio vesicouterina und in die Excavatio rectouterina (Douglas-Raum).

Das vordere Kompartiment, die Excavatio vesicouterina, beherbergt die Harnblase. Das hintere Kompartiment, die Excavatio rectouterina, enthält das Rektum. Das Ligamentum latum uteri bildet eine Bauchfellduplikatur, ein „Meso", für 3 Organe. Kaudal ist es **Mesometrium** mit Leitungsbahnen für den Uterus, kranial bildet es die **Mesosalpinx** für den Eileiter und dorsal faltet sich von ihm das **Mesovarium** für den Eierstock ab. **Das Ligamentum latum uteri enthält folgende Strukturen** (◻ Abb. 4.10):

- Tuba uterina (Fallopii), der an sie angrenzende Teil des Ligamentum latum uteri wird Mesosalpinx genannt.
- Ovar, durch Mesovarium mit Hinterfläche des Ligamentum latum uteri verbunden.
- Ligamentum teres uteri.

- Ligamentum ovarii proprium, überquert Ligamentum latum uteri auf seinem Weg vom Ovar zum Tubenwinkel.
- Im Mesometrium verlaufen Arterien und Venen der Gebärmutter, arterielle und venöse Äste der Eierstockgefäße sowie Nervenfasern und Lymphgefäße.
- Rechter und linker Ureter, ziehen am Grund des Ligamentum latum uteri nach ventral zur Harnblase; hierbei liegen sie kaudal-lateral und unmittelbar kranial des seitlichen Scheidengewölbes.

2. Das **Ligamentum teres uteri** (◘ Abb. 4.11), vom Kliniker häufig auch als **Ligamentum rotundum** bezeichnet, besteht aus Bindegewebsfasern und glatter Muskulatur. Es zieht beidseits vom Tubenwinkel des Uterus in der Vorderschicht des Ligamentum latum uteri zum Anulus inguinalis profundus, durchläuft den Leistenkanal und endet in der großen Schamlippe. Ligamentum ovarii proprium und Ligamentum teres uteri können zusammen als ein Äquivalent des beim Mann ausgeprägten Gubernaculum testis angesehen werden. Die große Schamlippe (Labium majus) ist dem Hodensack (Scrotum) homolog (◘ Tab. 4.1). Interessanterweise bleibt die weibliche Gonade im Bauchraum und liegt **intraperitoneal**, zieht also nicht weiter zur großen Schamlippe; die männliche Gonade erhält infolge ihres Durchtritts durch den Leistenkanal in den Hoden eine **retroperitoneale Lage**.

4.6.9 Vaginale Untersuchung

Bei einer vaginalen Untersuchung muss man sich immer die Beziehung der Scheide zu den Organen des kleinen Beckens vor Augen halten. Mithilfe eines Spekulums kann sich der Gynäkologe die Scheidenwände und die Zervix einstellen; des Weiteren kann eine Biopsie entnommen oder ein Abstrich durchgeführt werden. Bei einer Inspektion des Scheideneingangs kann ein **Uterusprolaps** oder eine schon vorhandene **Stressinkontinenz** entdeckt werden, wenn man die Patientin auffordert, den Beckenboden anzuspannen. Folgende, nachbarschaftliche Beziehungen der Vagina sind zu beachten (◘ Abb. 4.10):

- Ventral: Urethra, Harnblase und Symphysis pubica.
- Dorsal: Rektum. Bei einem Rektumkarzinom ist immer an einen Durchbruch in die Vagina zu denken. Im Douglas-Raum können gefühlt werden: Ansiedlung von Tumoren, auch gutartigen Tumoren wie im Fall der **Endometriose**, vergrößerte Eierstöcke und Eileiter sowie geblähte Darmschlingen.
- Lateral: Eierstock, Eileiter und Beckenseitenwände. Selten kann ein **Harnleiterstein** durch das seitliche Scheidengewölbe getastet werden. Der Gynäkologe kann die Stärke der Damm-Muskeln beurteilen, wenn er die Patientin zuvor bittet, den Beckenboden zu heben.
- Kranial: Tastbar ist die Zervix, die sich von der vorderen Scheidenwand nach dorsal erstreckt. Bei einer normalen Anteversio uteri ist die Vorderlippe der Zervix tastbar. Bei einer Retroversio uteri fühlt man zuerst die Öffnung der Zervix oder ihre hintere Lippe. Pathologische Veränderungen der Zervix bei einem **Zervixkarzinom**, eine Auflockerung der Zervix in der Schwangerschaft sowie eine Erweiterung der Zervix während der **Wehentätigkeit** können ebenfalls getastet werden.

Bei der **bimanuellen Untersuchung** können Beckengröße, Position des Uterus, Vergrößerung von Eierstock und Eileiter sowie irreguläre Strukturen (Malignome, Endometrioseknoten) beurteilt werden.

4.6.10 Entwicklung der inneren und äußeren weiblichen Geschlechtsorgane

Am Anfang der 4. Woche entstehen im Endoderm des Dottersacks die Urgeschlechtszellen. Während der 5. Woche wird der Dottersack in den Embryo eingezogen. Es kommt zur Proliferation des Keimepithels und des angrenzenden Mesenchyms. An der medialen Seite beider Urnieren entsteht die **Plica urogenitalis** (■ Abb. 4.8). Diese differenziert sich zu primären Keimsträngen, die aus Rinde und Mark bestehen. Zusammengefasst enthalten die Keimdrüsen also Material aus Coelomepithel (Leibeshöhlenepithel), Mesenchym und Urgeschlechtszellen.

Entwicklung des Ovars   Bei weiblichen Embryonen degeneriert der Markanteil der primären Keimstränge, der Rindenanteil entwickelt sich weiter zum **Ovar** (■ Abb. 4.9b). Es entstehen die sekundären Keimstränge (Rindenstränge), die in das umgebende Mesenchym einwachsen. Etwa in der 16. Woche bilden sich Keim- oder Eiballen, die Oogonien enthalten. Zahlreiche Oogonien degenerieren vor der Geburt. Etwa 2 Mio. Oogonien bleiben erhalten und entwickeln sich zu primären Oozyten. Anschließend entstehen **Primordialfollikel**, die von einem flachen, einschichtigen Epithel umgeben sind. Im weiteren Verlauf wachsen **Primärfollikel**, die ein einschichtiges kubisches Epithel besitzen, heran. Die meisten Follikel bleiben in Form von Primärfollikeln bis zur Pubertät erhalten. Nur einzelne Primärfollikel differenzieren sich unter dem Einfluss mütterlicher Gonadotropine zu **Sekundärfollikeln** weiter.

Entwicklung des Uterus   Die Müller-Gänge sind mesodermalen Ursprungs und entwickeln sich an der hinteren Bauchwand in Nachbarschaft der Wolff-Gänge. Alle 4 Gänge liegen kaudal nahe beieinander und weisen hier zum vorderen Teil des Sinus urogenitalis (Kloake).

> Im Rahmen der Entwicklung der weiblichen Geschlechtsorgane degenerieren bei weiblichen Embryonen die Wolff-Gänge . Die Müller-Gänge entwickeln sich weiter und verschmelzen in ihren kaudalen Anteilen zum Uterovaginalkanal (■ Abb. 4.8 und 4.9b).

Der Uterovaginalkanal umfasst den Uterus und die proximale Vagina. An beiden Seiten des sich entwickelnden Uterus proliferiert das Mesenchym zwischen den Blättern des Ligamentum latum uteri und wird zum Parametrium.

Bei beiden Geschlechtern hinterlassen die sich zurückbildenden Strukturen Überreste, die für den Kliniker Bedeutung erlangen können. Die der Gonade anliegenden, exkretorischen Röhrchen (Quergänge) der Urniere und der Wolff-Gang verkümmern zum **Paroophoron** und zum **Epoophoron** (■ Abb. 4.11 und ■ Tab. 4.1); beide Strukturen liegen in Nachbarschaft des späteren Ovars. Gelegentlich bleibt vom Urnierengang der **Gartner-Gang** (■ Tab. 4.1) erhalten; diese Struktur kann im Seitenbereich von Uterus und proximaler Vagina herabziehen.

Entwicklung der Vagina   Das Vaginalepithel entstammt dem Endoderm des **Sinus urogenitalis** (■ Abb. 4.8). Aus dem Sinus urogenitalis wachsen 2 Epithelknospen aus und gewinnen Anschluss an das kaudale Ende des Uterovaginalkanals. Das Material der Vagina stammt demnach aus 2 verschiedenen Bezirken des sich entwickelnden Embryos; hierdurch erklärt sich auch die unterschiedliche Lymphdrainage für den oberen und unteren Abschnitt der Vagina.

Entwicklung der Klitoris sowie der Labia majora und minora   Am Anfang der 4. Woche entwickelt sich oberhalb der Kloakenmembran der Geschlechtshöcker (■ Abb. 4.8). Beiderseits der Kloakenmembran bilden sich die Geschlechtswülste und die Geschlechtsfalten.

> Bis zum Ende der 9. Woche sind sich männliche und weibliche äußere Geschlechtsorgane noch weitgehend ähnlich. Die endgültige Gestaltung wird erst nach der 12. Woche erreicht.

Jetzt wird der Geschlechtshöcker zur Klitoris, er bildet auch die Glans clitoridis. Aus den Geschlechtsfalten entstehen die Labia minora, aus den Geschlechtswülsten die Labia majora.

Klinik

1. Entwicklungsstörungen können dadurch auftreten, dass Teilungsstadien des doppelten Gangsystems persistieren. Die häufigste Hemmungsfehlbildung des weiblichen Genitales betrifft die Gebärmutter und ist durch eine unvollständige Verschmelzung der kaudalen Abschnitte der Müller-Gänge verursacht (Benner und Snell 1995). Der Uterus kann 2 Hörner aufweisen und wird dann als **Uterus bicornis** bezeichnet. Bleibt die Verschmelzung der Müller-Gänge komplett aus, entsteht ein doppelter Uterus, was unter dem Terminus **Uterus duplex** bekannt ist.
2. Bei einer Störung der Kanalisation des ursprünglich soliden kaudalen Endes des Gangsystems kommt es postpubertär zu einer Stauung von Menstrualblut oberhalb des Abschnitts mit fehlendem Lumen. In diesem Fall wird sich zuerst die Vagina, gefolgt von Uterus und Tubae uterinae mit Blut füllen. Man bezeichnet diese Störungen jeweils als **Hämatokolpos, Hämatometra und Hämatosalpinx**.
3. Ein **angeborener indirekter Leistenbruch** liegt dann vor, wenn sich die peritoneale Ausstülpung des Processus vaginalis peritonei nicht verschlossen hat und somit Darmschlingen über den Leistenkanal in die Labia majora übertreten können.

4.7 Analyse von Computer- und Magnetresonanztomogrammen des Beckens

Horizontalschnitte durch das Becken in Höhe des 1. und 3. Sakralwirbels erfassen bei Mann und Frau von dorsal nach ventral wichtige Organe und Leitstrukturen (Braune 1875; Csillag 2000), die für die Beurteilung von Computer- und Magnetresonanztomogrammen Anhaltspunkte geben.

- **1. Sakralwirbel – Männliches Becken.** Rechts: A. und V. epigastrica inferior dextra, M. iliopsoas dexter, A. und V. iliaca externa dextra, Os ilium dextrum, M. piriformis dexter, A. und V. iliaca interna dextra. Mittig: Vesica urinaria, Rektum, A. rectalis superior, Os sacrum. Links: A. und V. epigastrica inferior sinistra, M. iliopsoas sinister, A. und V. iliaca externa sinistra, Os ilium sinistrum, M. piriformis sinister, A. und V. iliaca interna sinistra.
- **1. Sakralwirbel – Weibliches Becken.** Rechts: M. iliopsoas dexter, A. und V. iliaca externa dextra, Os ilium dextrum, M. piriformis dexter. Mittig: Ileumschlingen, Uterus mit Tubae uterinae und Ovaria, Rektum, Os sacrum. Links: M. iliopsoas sinister, Colon sigmoideum, A. und V. iliaca externa sinistra, Os ilium sinistrum, M. piriformis sinister.
- **3. Sakralwirbel – Männliches Becken.** Rechts: A. femoralis dextra, V. femoralis dextra, M. iliopsoas dexter, M. rectus femoris dexter, M. tensor fasciae latae dexter, Caput femoris dextrum, Trochanter major dexter, M. obturatorius internus

dexter, M. gluteus maximus dexter, N. ischiadicus dexter. Mittig: Funiculus spermaticus dexter und sinister, Vesica urinaria, N. obturatorius dexter und sinister, M. obturatorius internus dexter und sinister, Ductus deferens dexter und sinister, Ileumschlingen, Rektum, Os sacrum. Links: A. femoralis sinistra, N. femoralis sinister, M. iliopsoas sinister, M. rectus femoris sinister, M. tensor fasciae latae sinister, Caput femoris sinistrum, Trochanter major sinister, M. obturatorius internus sinister, M. gluteus maximus sinister, N. ischiadicus sinister.

- **3. Sakralwirbel – Weibliches Becken.** Rechts: A. femoralis dextra, V. femoralis dextra, M. iliopsoas dexter, M. rectus femoris dexter, M. tensor fasciae latae dexter, Caput femoris dextrum, Trochanter major dexter, M. obturatorius internus dexter, M. gluteus maximus dexter. Mittig: Vesica urinaria, M. obturatorius internus dexter und sinister, Vagina, Rektum, Os coccygis. Links: A. femoralis sinistra, V. femoralis sinistra, M. iliopsoas sinister, M. rectus femoris sinister, M. tensor fasciae latae sinister, Caput femoris sinistrum, Trochanter major sinister, M. obturatorius internus sinister, M. gluteus maximus sinister.

4.8 Zusammenfassung

- Die Michaelis-Raute gestattet dem Geburtshelfer eine Erstorientierung über Beckenanomalien. Die 4 Begrenzungen sind: Einsenkung der Haut über dem Dornfortsatz des 5. Lendenwirbels, Grübchen über der rechten und linken Spina iliaca posterior superior, oberes Ende der Gesäßspalte.
- In der Geburtshilfe unterscheidet man 3 Etagen des kleinen Beckens: Den querovalen Beckeneingangsraum, die runde Beckenhöhle und den längsovalen Beckenausgangsraum.

- Die Conjugata vera (Abstand zwischen Hinterfläche der Symphyse und Promontorium) gilt geburtshilflich als das wichtigste Maß des Beckeneingangsraums. Da an der Patientin unbestimmbar, werden von der ca. 12,5 cm messenden Conjugata diagonalis (Abstand zwischen Unterrand der Symphysis pubica und Promontorium) 1,5 bis 2 cm abgezogen, was einen Wert von 10,5 bis 11 cm ergibt.
- Abrissfrakturen treten am Becken an den Insertionsstellen folgender Muskeln auf: Spina iliaca anterior superior (M. sartorius) und inferior (M. rectus femoris), Tuber ischiadicum (Mm. biceps femoris, semitendinosus, semimembranosus).
- Das knöcherne Becken wird kaudal durch das ventral gelegene Diaphragma urogenitale und dorsal durch das Diaphragma pelvis verschlossen. Der M. levator ani, der wichtigste Beckenbodenmuskel, besteht aus folgenden 3 Teilen: 1. M. iliococcygeus, 2. M. puborectalis, begrenzt die Levatorschenkel, 3. M. pubococcygeus, liegt kranial vom M. puborectalis.
- Die Fossa ischioanalis, ein von einem Fettkörper ausgefüllter Raum, wird medial vom M. levator ani und lateral vom M. obturatorius internus begrenzt. In der Fossa ischioanalis liegt der Alcock-Kanal, von einer Faszienduplikatur des M. obturatorius internus gebildet, der die Vasa pudenda und den N. pudendus enthält.
- Der Analkanal, ca. 4 cm lang, ist der letzte, durch den Tonus der Schließmuskulatur meistens enggestellte Abschnitt des Dickdarms; er besteht von kranial nach kaudal aus folgenden Abschnitten: 1. Schleimhautzone, 2. Zona intermedia, 3. Zona cutanea. Am Ende der Schleimhautzone, in der ca. 1 cm breiten Zona hämorrhoidalis, werfen Konvolute von arteriellen Gefäßen die Columnae anales auf. Aus diesen der

Abdichtung des Analkanals dienenden Gefäßen kann es im Falle der sogenannten inneren Hämorrhoiden bluten.

- Bakterielle Entzündungen der meist rudimentären Analdrüsen (Proktodealdrüsen), die von den Sinus anales zwischen den Columnae anales ihren Ursprung nehmen, können zu Analfisteln führen.
- Harndrang entsteht, wenn die Harnblase etwa 350 ml Urin enthält.
- Das Colon sigmoideum liegt bei Männern, selten bei Frauen, der Harnblasenwand an. Die Schmerzsymptomatik bei einer Divertikulitis des Colon sigmoideum kann sich auf die Harnblasengegend ausdehnen, die Entzündung kann in extremen Fällen auf die Harnblase übergreifen.
- Der Penis enthält als funktionell wesentliche Baubestandteile 3 Schwellkörper: Das paarige Corpus cavernosum penis und das unpaare Corpus spongiosum penis.
- Parasympathische Impulse bewirken am Penis eine Erektion. Sympathische Impulse steuern die Ejakulation und bewirken an Ductus deferens, Prostata und Vesiculae seminales eine Kontraktion der glatten Muskulatur.
- Von einer erektilen Dysfunktion ist etwa die Hälfte aller Männer ab dem 60. Lebensjahr betroffen. Nach Ausschluss psychogener Ursachen (ca. 20 % der Fälle) sind auch organische Ursachen (ca. 45 % der Fälle), beispielsweise Diabetes mellitus, Arteriosklerose und Gefäßanomalien, in Betracht zu ziehen.
- An einer Ejaculatio retarda oder einer Anejakulation leiden etwa ein Drittel aller älteren Männer. Neben einem Testosteronmangel können folgende Faktoren ursächlich beteiligt sein: Medikamente (zum Beispiel: Antihypertensiva, Antidepressiva), Polyneuropathie (oftmals bei Diabetes mellitus), Tumore im Beckenraum, Nervenverletzungen im Dammbereich.

- Die Prostata, die nach Größe und Form etwa einer Esskastanie entspricht, ist 3,2 bis 4,2 cm lang, 3,5 bis 5 cm breit und maximal 1,7 bis 2,3 cm dick; sie wiegt zwischen 17 und 28 g.
- Bei der jenseits des 40. Lebensjahres auftretenden benignen Prostatahypertrophie vergrößern sich periurethrale Zone und Innenzone (Behandlung: transurethrale Resektion). Prostatakarzinome, bei denen die saure Prostataphosphatase im Blut erhöht ist, entstehen meistens in der Außenzone (Behandlung: chirurgisch, offen retropubisch oder minimalinvasiv transperitoneal).
- Folgende 3 Erkrankungen des Hodens sollten in Erinnerung behalten werden: 1. Bei der Varikozele handelt es sich um eine Erweiterung der Venen des Plexus pampiniformis mit der Gefahr der Störung der im Hoden ablaufenden, an eine im Vergleich zur Bauchhöhle um wenige Grad niedrigere Temperatur angepassten Spermatogenese, 2. Bei einer Hydrozele hat sich die abgeschlossene peritoneale Ausstülpung des Hodens aus meistens unbekannter Ursache mit Flüssigkeit gefüllt, 3. Bei der Hodentorsion haben sich die Strukturen von Hoden und Nebenhoden aufgrund ihrer exponierten Lage verdreht. Wegen der gefährdeten Blutversorgung des Organs ist die Hodentorsion als Notfall zu betrachten.
- Hodentumoren werden zu den häufigsten Krebserkrankungen junger Männer zwischen dem 20. und 40. Lebensjahr gerechnet; sie metastasieren entlang des Samenstrangs in die paraaortalen Lymphknoten.
- Die Bläschendrüsen (Glandulae vesiculosae) erhalten ihre sympathische Innervation aus den ersten beiden lumbalen Grenzstrangganglien. Eine hohe beidseitige Sympathektomie, die bei der peripheren arteriellen Verschlusskrankheit (pAVK) zur Anwendung kommen kann, führt zur Sterilität, da keine Ejakulation mehr stattfinden kann.

4

- Bei männlichen Embryonen entwickelt sich der Markanteil der primären Keimstränge weiter zum Hoden mitsamt Tubuli seminiferi, Tubuli recti und Rete testis. Das benachbarte Mesenchym liefert die Leydig-Zellen.
- Am Anfang der 4. Woche entwickeln sich oberhalb der Kloakenmembran der Geschlechtshöcker sowie beidseits der Kloakenmembran die Geschlechtswülste und Geschlechtsfalten. Beim männlichen Fetus entstehen nach der 12. Woche aus dem Geschlechtshöcker die Corpora cavernosa penis, aus den Geschlechtsfalten das Corpus spongiosum penis mit der Glans penis und aus den sich vereinigenden Geschlechtswülsten das Skrotum.
- Die Klitoris besteht aus den Corpora cavernosa clitoridis, die sich zum Corpus clitoridis vereinigen und in der Glans clitoridis enden.
- Parasympathische Impulse führen zu einer Erektion der Klitoris sowie zur Füllung des Bulbus vestibuli und der Venenplexus im kleinen Becken. Sympathische Impulse bewirken Muskelkontraktionen, die von der Vaginalwand- und Beckenbodenmuskulatur sowie von den Mm. bulbospongiosi ausgehen.
- Bei der Behandlung der Orgasmusprobleme bei Männern werden üblicherweise sowohl psychische als auch physische Faktoren berücksichtigt. Bei der Frau richten sich Ursachenforschung und Behandlung vorwiegend auf den psychischen Bereich.
- Einem Lubrikationsmangel der Scheide während des Geschlechtsverkehrs kann eine Störung der Erregungsphase infolge hormoneller Störungen, beispielsweise ein Östrogenmangel in den sogenannten Wechseljahren, zugrunde liegen.
- Der Uterus hat die Gestalt einer Birne, ist ca. 7,5 cm lang und wird in Fundus, Corpus und Cervix uteri gegliedert. Er ist um einen Winkel von etwa 170° nach ventral gebogen (Anteflexio uteri);

weiterhin bilden Cervix uteri und Vagina einen nach ventral offenen Winkel von etwa 90° (Anteversio uteri).
- Die Uterusschleimhaut (Endometrium) macht während des 28-tägigen Menstruationszyklus Veränderungen durch, die in folgende 3 Phasen unterteilt werden. 1. Desquamationsphase (Tag 1–4), in welcher die oberflächlichen zwei Drittel des Endometrium mit Blutung (Menstruationsblutung) abgestoßen werden, 2. Proliferationsphase (Tag 5–15), 3. Sekretionsphase (Tag 15–28).
- Eine Zykluslänge von 24 bis 31 Tagen gilt noch als physiologisch. Zyklusstörungen können hormonell, aber auch entzündlich oder durch Tumoren bedingt sein.
- Der Eileiter (Tuba uterina) besteht aus folgenden 4 Abschnitten: Infundibulum, Ampulla, Isthmus, Pars intramuralis. Die Ampulla tubae uterinae ist in der Regel der Ort der Befruchtung.
- Der Eierstock (Ovar) hat die Form einer Mandel und ist etwa 4 cm lang. Er beherbergt bei der geschlechtsreifen Frau die unter dem Einfluss des follikelstimulierenden Hormons und synchron zu den zyklischen Veränderungen des Endometriums herangewachsenen Sekundär- und Tertiärfollikel mit den Eizellen (Oozyten). Um die Zyklusmitte entlässt ein dominant gewordener Tertiärfollikel (Graaf-Follikel) unter sprunghaftem Anstieg des luteinisierenden Hormons die Eizelle (Ovulation). Die Follikelwand bleibt im Eierstock zurück und wird in der 2. Zyklushälfte zum Gelbkörper (Corpus luteum). Bleibt eine Befruchtung der Eizelle aus, so bildet sich der Gelbkörper zurück. Seine Überreste im Eierstock werden als Corpus albicans bezeichnet.
- Das Ovarialkarzinom ist der gynäkologische Tumor mit der höchsten Mortalitätsrate.
- Im Verlauf der 5. embryonalen Woche entsteht an der medialen Seite beider Ur-

nieren die Plica urogenitalis, die sich zu primären Keimsträngen, bestehend aus Rinde und Mark, differenziert. Bei weiblichen Embryonen degeneriert der Markanteil, der Rindenteil entwickelt sich weiter zum Ovar.

- An der hinteren Bauchwand entwickeln sich bei weiblichen Embryonen die Müller-Gänge, die in ihren kaudalen Anteilen zum Uterovaginalkanal verschmelzen. Die für die Entwicklung der männlichen Geschlechtsorgane wichtigen Wolff-Gänge degenerieren. Der Uterovaginalkanal umfasst den Uterus und die proximale Vagina.

- Aus dem Sinus urogenitalis wachsen 2 Epithelknospen aus, gewinnen Anschluss an das untere Ende des Uterovaginalkanals und bilden so die distale Vagina. Das Vaginalepithel entstammt dem Sinus urogenitalis.

- In der 4. Woche nimmt die Entwicklung der äußeren weiblichen Geschlechtsorgane, in Übereinstimmung mit den Vorgängen bei männlichen Feten, von Strukturen oberhalb der Kloakenmembran ihren Anfang. Wie beim männlichen Fetus, so wird auch beim weiblichen die endgültige Ausgestaltung der äußeren Geschlechtsorgane erst nach der 12. Woche erreicht. Die Corpora cavernosa clitoridis des weiblichen Fetus sind ein Derivat des Geschlechtshöckers wie die Corpora cavernosa penis. Aus dem Geschlechtshöcker entwickeln sich weiterhin auch Corpus und Glans clitoridis. Aus den Geschlechtsfalten entstehen die Labia minora, aus den Geschlechtswülsten die Labia majora.

Literatur

Anderhuber F, Pera F, Streicher J. Waldeyer – Anatomie des Menschen. Berlin/Boston: De Gruyter; 2012. S. 605, 606, 619, 623, 624, 627, 637, 638, 644, 645, 679, 691, 694.

Benner KU, Snell RS. Klinische Anatomie. Augsburg: Weltbild Verlag GmbH; 1995. S. 193, 203, 205, 253, 261.

Braune W. Topographisch-Anatomischer Atlas. Leipzig: Verlag von Veit & Comp; 1875. S. 141–8.

Csillag A. Der menschliche Körper. Köln: Könemann Verlagsgesellschaft mbH; 2000. S. 250, 256, 278, 281.

Ellis H. Clinical Anatomy. Oxford: Blackwell Science Ltd; 1997. S. 125, 129, 137, 144.

Haag P, Hanhart N, Müller M. Gynäkologie und Urologie. Breisach: Medizinische Verlags- und Informationsdienste; 2016. S. 360–70.

https://de.wikipedia.org/wiki/Erektile_Dysfunktion

https://de.wikipedia.org/wiki/Lubrikationsmangel

https://de.wikipedia.org/wiki/Orgasmus#Der_Orgasmus_der_Frau

https://de.wikipedia.org/wiki/Sexualzentrum

https://de.wikipedia.org/wiki/Weibliche_Ejakulation

https://www.porst-hamburg.de/spezielle-andrologie/stoerungen-der-ejakulation.html

Leonhard H. Urogenitalsystem. In: Leonhard H, Tillmann B, Töndury G, Zilles K, Herausgeber. Rauber-Kopsch, Anatomie des Menschen, Bd. II, Innere Organe, Bd. 466. Stuttgart/New York: Thieme; 1987. S. 487–541.

Liem T, Tsolodimos C. Osteopathie. Stuttgart: Trias Verlag in Georg Thieme Verlag KG; 2016. S. 48–9.

Lüllmann-Rauch, R. Taschenlehrbuch Histologie. Stuttgart/New York: Thieme, 2009, 390–391, 487–501.

Rohen JW. Funktionelle Anatomie des Menschen. Stuttgart/New York: Schattauer; 1973. S. 339–40.

Schiebler TH, Korf HW. Anatomie. Steinkopff-Verlag; Heidelberg: Steinkopff-Verlag; 2007. S. 322, 324, 328, 415, 421, 422, 429, 430, 438.

Schulte E. Männliches Genitale. In: Aumüller G et al., Herausgeber. Duale Reihe – Anatomie. Stuttgart: Thieme; 2007. S. 832.

Schumacher GH, Aumüller G. Topographische Anatomie des Menschen. München/Jena: Urban & Schwarzenberg; 2004. S. 276, 281, 289, 299.

Thüroff JW. Lageanomalien des Hodens. In: Hautmann R, Herausgeber. Urologie. Heidelberg: Springer; 2010a. S. 434–6.

Thüroff JW. Hodenschwellung. In: Hautmann R, Herausgeber. Urologie. Heidelberg: Springer; 2010b. S. 437–43.

Tillmann BN. Atlas der Anatomie. Heidelberg: Springer; 2017. S. 347, 372, 382, 386.

Tillmann BN, Hirt B. Präpkurs Anatomie. Berlin: Springer; 2022. S. 449–71.

Tillmann BN, Schünke M. Taschenatlas zum Präparierkurs. Stuttgart/New York: Thieme; 1993. S. 236–43.

Wedel T, Pauli F. Anatomische und chirurgische Grundlagen zur Netzrekonstruktion des Beckenbodens. Stuttgart/New York: Thieme; 2010. S. 1–47.

Obere Extremität (Membrum superius)

Inhaltsverzeichnis

5.1   Weibliche Brust – 219
5.1.1   Histologischer Aufbau – 219
5.1.2   Blutversorgung – 219
5.1.3   Lymphgefäße und Lymphknoten – 221
5.1.4   Entwicklung der weiblichen Brust – 221
5.1.5   Klinische Besonderheiten der Brustdrüse – 222

5.2   Oberflächenanatomie und Landmarken – 223
5.2.1   Knochen und Gelenke – 223
5.2.2   Muskeln und Sehnen – 225
5.2.3   Gefäße – 226
5.2.4   Nerven – 226

5.3   Faszien – 227

5.4   Knochen – 228
5.4.1   Schulterblatt (Scapula) – 228
5.4.2   Schlüsselbein (Clavicula) – 228
5.4.3   Oberarmknochen (Humerus) – 229
5.4.4   Speiche und Elle (Radius und Ulna) – 230
5.4.5   Knochen der Hand – 232

5.5   Foramina nutricia, Längenwachstum und Wachstumsfugenschluss – 233

5.6   Akzessorische Skelettelemente – 234

5.7   Gelenke und Muskeln – 235
5.7.1   Schultergelenk – 235
5.7.2   Ellenbogengelenk – 240
5.7.3   Gelenke der Hand – 242

© Der/die Autor(en), exklusiv lizenziert an Springer-Verlag GmbH, DE, ein Teil von Springer Nature 2026
H. Claassen, *Anatomie*, https://doi.org/10.1007/978-3-662-72765-2_5

5.8 Arterien – 249
5.8.1 A. axillaris – 249
5.8.2 A. brachialis – 252
5.8.3 A. radialis – 252
5.8.4 A. ulnaris – 255

5.9 Venen – 258
5.9.1 Venae superficiales – 258
5.9.2 Venae profundae – 259

5.10 Lymphgefäße und Lymphknoten – 259
5.10.1 Vasa lymphatica superficialia – 259
5.10.2 Vasa lymphatica profunda – 260
5.10.3 Nodi lymphoidei axillares – 260

5.11 Plexus brachialis – 261
5.11.1 Segmentale Hautinnervation der oberen Extremität – 263

5.12 Verlauf und Innervationsgebiet der Hauptnerven – 265
5.12.1 N. axillaris – 265
5.12.2 N. radialis – 265
5.12.3 N. musculocutaneus – 266
5.12.4 N. ulnaris – 267
5.12.5 N. medianus – 268

5.13 Bindegewebsräume der Hand – 275
5.13.1 Oberflächliche subkutane Bindegewebsräume
der Finger – 276
5.13.2 Vaginae tendinum digitorum manus sowie
Bursae radialis und ulnaris – 276
5.13.3 Palmar- und Thenarkammer – 278

5.14 Entwicklung der oberen Extremität – 279

5.15 Zusammenfassung – 279

Literatur – 282

Dieses Kapitel bildet die anatomische Grundlage für den in der Orthopädie und Unfallchirurgie tätigen Arzt. Im Präparierkurs wurden die großen Nervenstraßen mit ihren Engpässen dargestellt: 1. Für den N. axillaris: laterale Achsellücke; 2. Für den N. radialis: Radialiskanal, Radialistunnel, Supinatorkanal; 3. Für den N. medianus: Pronatorkanal, Karpaltunnel; 4. Für den N. ulnaris: Kubitaltunnel, Guyon-Loge (Tillmann und Schünke 1993; Tillmann und Hirt 2022).

Die Arme sind über den Schultergürtel mit dem Rumpf verbunden und besitzen im Gegensatz zu den Beinen eine große Beweglichkeit. Die knöcherne Grundlage des Schultergürtels wird von den Schlüsselbeinen und von den Schulterblättern gebildet, die beidseitig rechts und links im Akromioklavikulargelenk gelenkig miteinander verbunden sind. Während sich das Schlüsselbein im Sternoklavikulargelenk auf das Brustbein stützt, ist das Schulterblatt in einer Muskelschlinge aufgehängt. Die Arme werden als ventrale Anlagen des Rumpfes auch von den Rami ventrales der Spinalnerven versorgt. Dies gilt auch für alle Muskeln, die sich sekundär auf Brust und Rücken verschoben haben. Topografisch gliedert man die obere Extremität in Schulter, Oberarm, Ellenbogen, Unterarm und Hand.

Die Beziehungen der weiblichen Brust zum Oberarm sind eng: Äste der A. axillaris übernehmen zum Teil die arterielle Versorgung, der Lymphabfluss erfolgt in axilläre Lymphknoten und beim Mammakarzinom können Schmerzen über den N. intercostobrachialis in den medialen Oberarm ausstrahlen. Aus diesen Gründen wird die weibliche Brust am Anfang dieses Kapitels besprochen.

5.1 Weibliche Brust

Die weibliche Brust überlagert die 2. bis 6. Rippe und liegt zu zwei Dritteln auf dem M. pectoralis major sowie zu einem Drittel auf dem M. serratus anterior. Der mediokaudale Bereich überlappt den oberen Teil der Rektusscheide.

5.1.1 Histologischer Aufbau

Die **weibliche Brust** ist aus 15 bis 20 in Fettgewebe eingebetteten Drüsenläppchen aufgebaut (◻ Abb. 5.1a-c). Fettgewebe, das den Hauptbestandteil der Brust ausmacht, ist für ihre glatte Kontur verantwortlich. Die Läppchen werden durch Bindegewebssepten (Cooper-Bänder), die vom subkutanen Gewebe bis zur Faszie der Brustwand verlaufen, getrennt (◻ Abb. 5.1a). Jedes Läppchen führt die Milch über einen Ductus lactiferus zur Brustwarze (◻ Abb. 5.1b); diese wiederum wird vom pigmentierten Warzenvorhof umgeben. Der Warzenvorhof enthält alveoläre Drüsen, **Glandulae areolares (Montgomery-Drüsen)**. Es handelt sich um größere Talgdrüsen, deren Endstücke nach der Geburt eine apokrine Sekretion nach Art der Duftdrüsen aufweisen. Die Entwicklung von **Talgzysten**, die sich entzünden können, geht auf diese Drüsen zurück. Die **männliche Brust** ist rudimentär angelegt, sie besteht aus kleinen Gängen ohne alveoläre Endstücke und wird von Binde- und Fettgewebe unterfüttert. Auch wenn dies selten der Fall ist, sei erwähnt, dass die männliche Brust die gleichen ernsten Erkrankungen entwickeln kann wie sie vom weiblichen Geschlecht bekannt sind.

5.1.2 Blutversorgung

Die weibliche Brust bezieht ihre arterielle Blutversorgung aus mehreren Gefäßquellen:
- Aus folgenden Ästen der A. axillaris: Aa. thoracoacromialis und thoracica lateralis.
- Aus den Rami perforantes der A. thoracica interna. Diese durchbrechen den 1. bis 4. Interkostalraum, durchqueren den M. pectoralis major und erreichen die mediale Seite der Brustdrüse. Die Rami

5

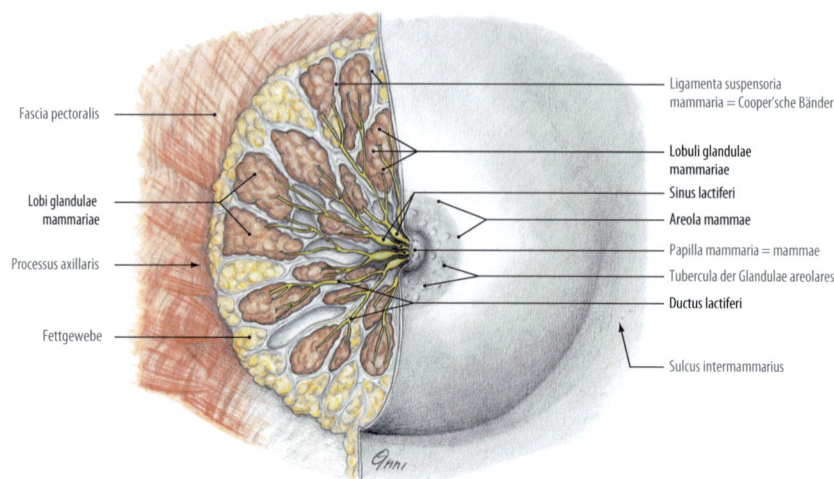

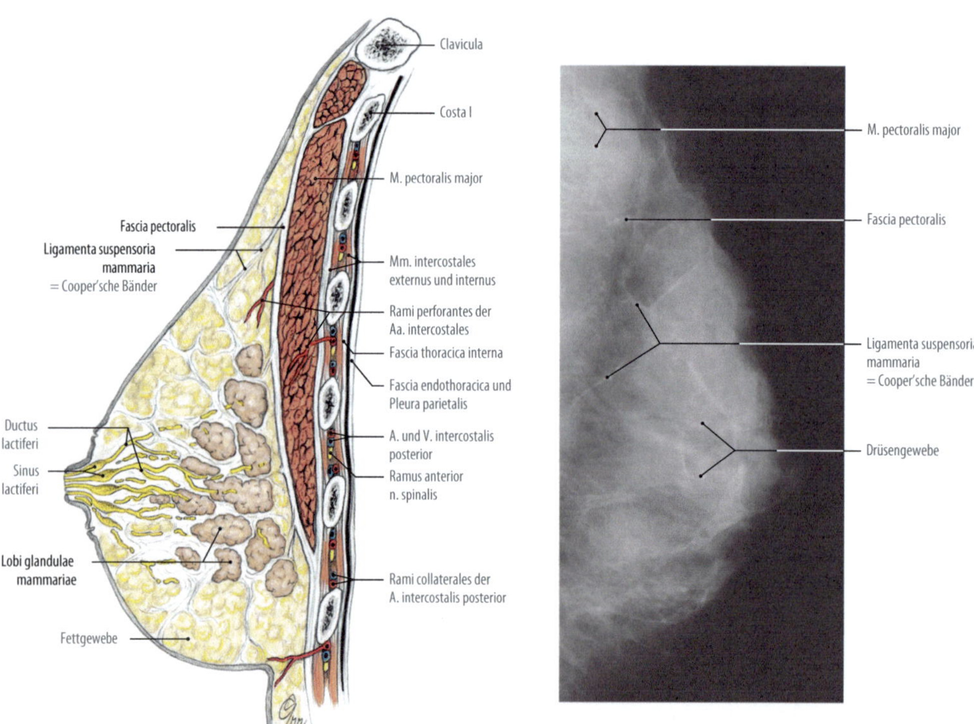

■ Abb. 5.1 a–c a Rechte Brust einer Frau vor der Menopause. Auf der lateralen Hälfte sind Drüsen- und Fettgewebe sowie das Ausführungsgangsystem freigelegt. **b** Sagittalschnitt durch die Brust einer Frau und durch die vordere Brustwand. **c** Röntgenbild der Brust einer 39 Jahre alten Frau im lateralen Strahlengang. (Aus Tillmann 2017)

perforantes des 1. und 2. Interkostalraums sind am stärksten entwickelt.
- Aus den Rami perforantes laterales der Interkostalarterien als einer eher schwach ausgeprägten Versorgungsquelle.

Die venöse Drainage erfolgt über Venen, welche die entsprechenden Arterien begleiten.

5.1.3 Lymphgefäße und Lymphknoten

Der Verlauf der Lymphgefäße ist von besonderer Bedeutung für die Ausbreitung von Mammakarzinomen. Wie bei anderen Organen, folgt die Lymphdrainage dem Verlauf der Blutgefäße und hält sich an folgende Wege:
- Lymphgefäße entlang der Vasa axillaria zu den Nodi lymphoidei axillares.
- Lymphgefäße entlang der Vasa thoracica interna. Diese durchbrechen den M. pectoralis major, durchqueren die Interkostalräume und erreichen die Lymphknotenkette neben der A. thoracica interna; diese Lymphknotenkette erhält auch Zuflüsse aus Lymphgefäßen, die mit den Seitenzweigen der Vasa intercostalia durch die Interkostalmuskulatur nach innen verlaufen.

Obwohl die Lymphgefäße zwischen den Drüsenläppchen der Mamma frei miteinander kommunizieren, drainieren die Lymphbahnen des seitlichen Abschnittes der Brustdrüse bevorzugt in die Achselhöhle und in den mittleren Teil der Lymphknotenkette entlang der Vasa thoracica interna. Früher hatte man angenommen, dass die Lymphe aus den oberflächlichen und tiefen Abschnitten der Brustdrüse zuerst einen **subareolären Plexus (Sappey-Plexus)** unterhalb der Brustwarze sowie einen tiefen Plexus auf der Pektoralisfaszie ansteuert und dann zu den efferenten Hauptlymphbahnen abfließt. Heute misst man diesem Plexus eine geringe Bedeutung zu, da die Lymph-

gefäße überwiegend direkt zu den regionären Lymphknoten verlaufen. Die 10 bis 20 axillären Lymphknoten führen nicht nur die Lymphe aus der Brustdrüse, sondern auch aus den Bereichen der Brust, der oberen Bauchwand und des Armes. Sie sind in 5 Gruppen angeordnet:
1. Vorne liegen sie tief auf der Faszie des M. pectoralis major und entlang der Unterkante des M. pectoralis minor.
2. Hinten trifft man sie in der Nähe der Vasa subscapularia an.
3. Seitlich verlaufen sie mit der V. axillaris.
4. Zentral liegen sie im Fettgewebe der Achselhöhle.
5. Apikal findet man sie hinter der Klavikula an der Spitze der Achselhöhlenpyramide, oberhalb des M. pectoralis minor und entlang der medialen Seite der V. axillaris. Diese Lymphknotengruppe ist besonders wichtig, da alle anderen Lymphknoten der Mamma hierin drainieren.

Der Truncus subclavius nimmt von den apikalen Lymphknoten seinen Ursprung. Auf der rechten Körperseite drainiert der Truncus subclavius entweder direkt in die V. subclavia oder er vereinigt sich mit dem Truncus jugularis; auf der linken Seite mündet er direkt in den Ductus thoracicus.

5.1.4 Entwicklung der weiblichen Brust

Die Mammae entstehen durch eine Proliferation des Ektoderms der Brustwand, das mehrere verzweigte Gänge ausbildet. Diese **Milchgänge** münden zuerst in eine kleine epitheliale Grube. Nachgeburtlich wird diese Grube durch die Proliferation des darunterliegenden Mesenchyms in die **Brustwarze** umgewandelt (Eversion). In der Pubertät bildet das Gangsystem alveoläre Drüsenendstücke aus. Des Weiteren lagert das Brustgewebe Fett ein. Während der Schwangerschaft kommt es zu einer stärkeren Entwicklung der Endstücke, die bei der Laktation Milchfetttropfen sezernieren. In der Menopause atrophiert das Drüsengewebe der Brust.

5.1.5 Klinische Besonderheiten der Brustdrüse

Abnorme Entwicklungen der weiblichen Brust sind nicht selten. Die Eversion der Brustwarze kann unterbleiben, wobei zu ergründen ist, ob diese Auffälligkeit seit der Geburt besteht oder erst später aufgetreten ist. Entlang der Milchleiste können überzählige Brustwarzen oder Brustdrüsen ausgeprägt sein; dieses Phänomen lässt sich durch die Ausbildung mehrerer Brustdrüsen, wie sie bei anderen Säugetieren vorliegen, erklären. Ferner kann die Brust ein- oder beidseitig unterentwickelt sein oder gar fehlen.

Klinik

1. Das **Mammakarzinom** ist der häufigste Tumor der Frau. Zur Früherkennung von Brustkrebs haben Frauen im Alter zwischen 50 und 75 Jahren alle 2 Jahre Anspruch auf eine Röntgenuntersuchung der Brust (◘ Abb. 5.1c). Ziel dieser Untersuchung ist es, Brustkrebs möglichst früh zu erkennen, um ihn besser behandeln zu können und die Heilungschancen zu erhöhen. Die Ausbreitung eines Mammakarzinoms auf dem Lymphweg kann in entferntere Regionen erfolgen, wenn die normalen Lymphbahnen durch Tumormetastasen, durch eine Operation oder infolge einer Radiotherapie unterbrochen worden sind. Unter diesen Umständen können folgende Ausbreitungsherde vorkommen: lymphatische Abflusswege der gegenseitigen Brustdrüse oder Lymphknoten der gegenseitigen Achselhöhle, die mit den Lymphgefäßen der Rumpfwand verbundenen Leistenlymphknoten, die Halslymphknoten infolge einer Blockade der Ductus thoracicus und jugularis sowie die Lymphgefäße der Bauchhöhle über die Lymphknotenkette entlang der Vasa thoracica. Zusätzlich kann natürlich eine Ausbreitung über den Blutweg erfolgen.

2. Eine Einziehung der Haut oberhalb eines Mammakarzinoms rührt von einer Tumorinfiltration und bindegewebigen Verkürzung der Cooper-Bänder her. Da diese Bänder aus dem Drüseninneren zur Haut verlaufen, führt ihre Verkürzung zu einer „Fesselung" der Haut an den darunterliegenden Tumor. Allerdings ist die Fixierung einer knotenartigen Gewebsverdichtung nicht immer Zeichen einer bösartigen Geschwulst. Ein derartiges Phänomen wird auch bei einer chronischen Infektion der Brustdrüse, nach einem Unfall und sehr selten im Rahmen einer bindegewebigen Veränderung (Fibroadenose) beobachtet. Im Spätstadium eines Mammakarzinoms ist eine Verschiebung der Brustdrüse auf ihrer Unterlage nicht mehr möglich. Eine Retraktion der Brustwarze kann anfangs auf eine Beteiligung der Ductus lactiferi (Milchgänge) bei der bindegewebigen Schrumpfung eines **zirrhusartigen Brustdrüsentumors** hinweisen.

3. Die **radikale Mastektomie** bei einem **Mammakarzinom** wird heute nur noch in wenigen Fällen, zum Beispiel bei Durchbrechen des Tumors durch die Faszie des M. pectoralis major, angewendet. Voraussetzungen für eine **brusterhaltende Therapie** (BET) sind: 1. Vollständige Entfernung des Tumors, 2. Günstige Relation Tumorgröße/Brustvolumen.

4. Ein **Brustdrüsenabzess** sollte durch eine radiale Inzision eröffnet werden, um eine Durchtrennung der Ductus lactiferi zu vermeiden. Ein derartiger Abszess kann aus einem faszial begrenzten Kompartiment in ein benachbartes Kompartiment übertreten. Bei der operativen Therapie ist es daher wichtig, alle Herde auszuräumen und für eine großzügige Drainage des Wundbetts zu sorgen.

5. **Unter klinischen Gesichtspunkten werden die axillären Lymphknoten aktuell folgendermaßen eingeteilt** (Haag et al. 2016): **Level I**: untere axilläre Lymphknoten, lateral des lateralen Randes des M. pectoralis minor. **Level II**: mittlere Axilla und interpektorale Lymphknoten. **Level III**: apikale Axilla und Lymphknoten medial des medialen Randes des M. pectoralis minor, ausschließlich der als subklavikulär oder infraklavikulär bezeichneten Lymphknoten.

6. Eine besondere Bedeutung kommt dem **Sorgius-Lymphknoten**, der auf der 3. Serratuszacke in unmittelbarer Nähe des N. intercostobrachialis liegt, zu. Beim **Mammakarzinom** können in ihm zuerst Metastasen nachgewiesen werden. Schmerzen, die zur Innenseite des Oberams (Versorgungsgebiet des N. intercostobrachialis) ausstrahlen, können ein erster Hinweis auf eine Karzinominfiltration sein (Streicher und Pretterklieber 2012).

7. Das Risiko für ein **Lymphödem** erhöht sich vor allem dann, wenn das komplizierte Lymphsystem durch folgende Prozesse zusätzlich geschädigt wurde: Infektion, Tumorinfiltration, starke Bestrahlung, erhöhte Beanspruchung der Lymphabflussbahnen infolge einer Unterbindung oder einer Thrombose der V. axillaris. **Nach Axilladissektion tritt in ca. 3,5 % ein Lymphödem auf**.

5.2 Oberflächenanatomie und Landmarken

Am Skelett der oberen Extremität sind zahlreiche Knochenteile direkt unter der Haut tastbar (◘ Abb. 5.2).

5.2.1 Knochen und Gelenke

Die Klavikula liegt subkutan und kann über ihre ganze Länge getastet werden. Die Nn. supraclaviculares, Äste aus dem Plexus brachialis, können bei der Überquerung der Klavikula gegen diese verschoben werden.

Das **Akromion** bildet einen kantigen tastbaren Abschnitt am seitlichen Ende der Spina scapulae; es liegt unmittelbar oberhalb des bauchigen M. deltoideus. Der M. deltoideus bedeckt wiederum das Tuberculum majus des Humerus. Der Processus coracoideus ist schwer zu lokalisieren. Der Rabenschnabelfortsatz hat seine Position unterhalb der Klavikula, am Übergang ihres mittleren Drittels in das seitliche Drittel; hier wird er von den vorderen Fasern des M. deltoideus bedeckt.

Der mediale Rand des Schulterblatts, der Margo medialis scapulae, kann am oberen Rücken erkannt und gefühlt werden. Die Abduktion des Armes ist ein komplizierter Vorgang, an dem folgende Abschnitte unterschieden werden können: Abduktion im Schultergelenk und im „**subakromialen Nebengelenk**" der Schulter, Abwärtsbewegung des Sternoklavikulargelenks und Verschiebung der Skapula im „**Schulterblatt-Thorax-Gelenk**" (Tillmann und Töndury 1987). Die letzten beiden Bewegungsmomente können gefühlt werden. Man beachte, dass es sich beim subakromialen Nebengelenk, welches aus den Bursae subacromialis und subdeltoidea besteht, um ein unechtes Gelenk handelt. Die beiden Schleimbeutel ermöglichen ein reibungsfreies Gleiten der kranialen Sehnenabschnitte der Mm. subscapularis, supraspi-

5

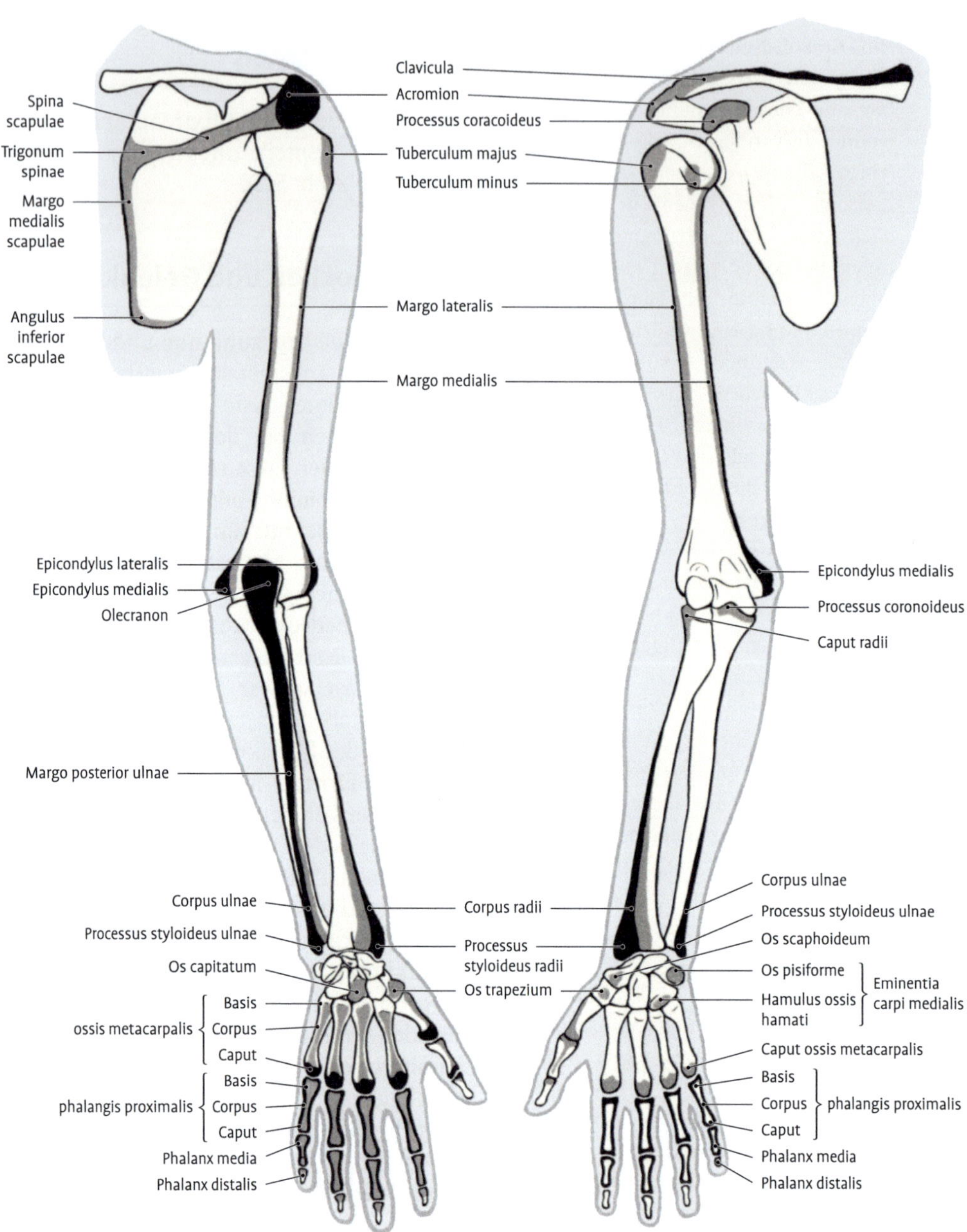

◘ Abb. 5.2 Armskelett von dorsal und ventral. Direkt tastbare Knochenteile sind schwarz, von Muskeln und Sehnen bedeckte, indirekt tastbare Teile sind grau hervorgehoben. (In Anlehnung an T. von Lanz und W. Wachsmuth; aus Anderhuber et al. 2012)

natus und infraspinatus. Auch beim Schulterblatt-Thorax-Gelenk, das eine freie Verschieblichkeit des in den Muskelschlingen der Schultergürtelmuskulatur aufgehängten Schulterblatts ermöglicht, handelt es um ein unechtes Gelenk. Es besteht aus lockerem Bindegewebe zwischen den Mm. subscapularis und serratus anterior.

Bei abduziertem Arm kann der **Humeruskopf** in der Achselhöhle gefühlt werden; durch Rotation des Armes wird diese topografische Besonderheit bestätigt.

Zum Ellenbogen, **Cubitus**, gehören das distale Ende des Oberarmes und das proximale Drittel des Unterarmes. In der Ellenbeuge gibt es 4 knöcherne Landmarken: Den Processus coronoideus, das Olecranon sowie den Epicondylus medialis und lateralis. Eine **suprakondyläre Humerusfraktur** liegt oberhalb dieser Orientierungspunkte. Zur Beurteilung von **Luxationen und Frakturen im Ellenbogen** wird davon ausgegangen, dass bei Unverletzten bei gestrecktem Ellenbogen Olekranon, Epicondylus lateralis und medialis auf einer Linie liegen, bei Ellbogenbeugung um 90° jedoch zwischen diesen Knochenpunkten ein gleichseitiges Dreieck, das sogenannte **Hueter-Dreieck**, entsteht. Die hintere und seitliche Fläche des ausgestreckten Ellenbogens weist distal vom Epicondylus lateralis eine Rinne auf; diese liegt oberhalb vom Radiusköpfchen, dessen Rotation bei Pro- und Supinationsbewegungen gefühlt werden kann.

Die **hintere Kante der Elle, Margo posterior ulnae**, liegt komplett subkutan und wird von keinen Gefäßen oder Nerven gekreuzt; die Ulna kann hier chirurgisch auf ganzer Länge ohne anderweitige Schäden freigelegt werden. Am Handgelenk können der Processus styloideus ulnae und der Processus styloideus radii getastet werden. Der Griffelfortsatz der Speiche reicht weiter nach distal als derjenige der Elle. An der distalen Hinterfläche des Radius kann man das **Tuberculum dorsale (Tuberculum Listeri)** tasten. Das Tuberculum dorsale dient dem M. extensor pollicis longus als Umlenkungsstelle (Hypomochlion) auf seinem Weg zur Daumenendphalanx.

In der Palma manus kann das Os pisiforme an der Basis des Kleinfingerballens getastet werden. Der M. flexor carpi ulnaris setzt am **Os pisiforme** an. Das Os pisiforme kann etwas hin und her bewegt werden, wenn die Sehne des M. flexor ulnaris durch Beugung des Handgelenks entspannt ist. Der **Hamulus ossis hamati** lässt sich distal vom Os pisiforme in der Tiefe fühlen. Das **Os scaphoideum** kann an der Basis des Daumenballens und in der **Tabatière** palpiert werden. Bei einer Skaphoidfraktur gibt der Boden der Tabatière federnd nach.

5.2.2 Muskeln und Sehnen

Die vordere Achselfalte wird vom M. pectoralis major begrenzt, die hintere von den Mm. teres major und latissimus dorsi. Die zackenförmigen Ursprünge des M. serratus anterior können in der medialen Wand der Achselhöhle erkannt werden.

Am Oberarm bildet der M. deltoideus das Weichbild der Schulter. Die vordere Kontur des Armes geht überwiegend auf die Muskelbäuche der Mm. biceps brachii und brachialis zurück, die hintere auf die 3 Muskelindividuen des M. triceps. Der M. brachioradialis tritt an der radialen Unterarmseite hervor, wenn der Unterarm gegen Widerstand gebeugt wird.

Am Handgelenk kann man die Sehne des M. flexor carpi radialis medial vom **Puls der A. radialis** tasten (◘ Abb. 5.11). Zur ulnaren Seite hin folgen die Sehnen des M. palmaris longus, ein mitunter nicht vorhandener Muskel, das Sehnenkonglomerat des M. flexor digitorum superficialis und die Sehne des M. flexor carpi ulnaris. Der M. flexor carpi ulnaris setzt unter Zwischenschaltung des Os pisiforme als Sesambein am Hamulus ossis hamati und an der Basis des Mittelhandknochen V an; lateral von seiner Ansatzsehne kann der **Puls der A. ulnaris** gefühlt werden (◘ Abb. 5.12). Auf der dorsalen Seite des Handgelenks liegt radial die Tabatière; sie wird von radial nach ulnar durch die Sehnen der Mm. abductor pollicis longus und extensor pollicis brevis einerseits und durch die Ansatzsehne des M. extensor pollicis longus andererseits begrenzt. Die Sehne des M. extensor policis longus kann bei gestrecktem Daumen bis zur Basis seiner Endphalanx verfolgt werden. Die Sehnen des M. extensor digitorum können bei gestreckter Hand auf ihrem Weg zu den Endphalangen der Finger erkannt werden.

5.2.3 Gefäße

Die Pulsationen folgender Arterien können an bestimmten Landmarken gefühlt werden (◘ Abb. 5.8, 5.9, 5.10, 5.11, und 5.12):
1. Die **A. subclavia** bei Überkreuzung der 1. Rippe.
2. Die **A. brachialis** an der medialen Seite des mittleren Oberarms-
3. Die **Aa. radialis und ulnaris** am Handgelenk.
4. Die **A. radialis** in der Tabatière.

Die A. brachialis teilt sich auf Höhe des Collum radii in die Aa. radialis und ulnaris. Der Verlauf der A. radialis entspricht der seichten Grube, die man neben der ulnaren Kante des angespannten M. brachioradialis bemerkt.

Die Venen der oberen Extremität umfassen zum einen die tiefen, gewöhnlich paarig auftretenden Venen, welche die Hauptarterien begleiten. Zum anderen gibt es die weitlumigen oberflächlichen Venen, die zur Blutabnahme und für Infusionen benutzt werden. Die miteinander zu einem Netzwerk verbundenen oberflächlichen Venen sind besonders auf dem Handrücken erkennbar; sie drainieren am Oberarm in die laterale V. cephalica und die mediale V. basilica (◘ Abb. 5.11).

Die **V. cephalica** liegt in ihrem Ursprungsgebiet in der oberflächlichen Armfaszie unmittelbar hinter dem Processus styloideus radii; sie verläuft an der Vorderseite des Unterarms nach kranial und liegt anschließend an der lateralen Seite des M. biceps. Nachdem die V. cephalica die Armfaszie durchbrochen hat, findet man sie in der Grube zwischen den Mm. pectoralis major und deltoideus. Schließlich durchbricht die Vene die Fascia clavipectoralis und mündet in die V. axillaris.

Die **V. basilica** verläuft zunächst entlang der postero-medialen Seite des Unterarms,

biegt unterhalb der Ellenbeuge nach vorne um und durchbricht die Armfaszie ungefähr in der Mitte des Oberarms. An der Kante der hinteren Achselfalte verbindet sie sich mit den Begleitvenen der A. brachialis und bildet die V. axillaris.

Die **V. mediana cubiti** liegt vor der Ellenbeuge und stellt eine Verbindung zwischen den Vv. cephalica und basilica her. Diese Vene tritt unter den oberflächlichen Venen am deutlichsten hervor und ist im Allgemeinen auch dann sichtbar, wenn andere Venen durch Fettgewebe verborgen oder im Zustand eines Kreislaufschocks kollabiert sind.

> Die V. mediana cubiti kann aufgrund ihrer guten Sichtbarkeit und raschen Auffindbarkeit zur Blutabnahme verwandt werden.

Die darunterliegende A. brachialis wird durch den Lacertus fibrosus (Aponeurosis musculi bicipitis brachii) geschützt, sodass eine fälschliche Punktion der Arterie nahezu ausgeschlossen ist. Der Lacertus fibrosus stellt einen Faszienausläufer dar, der von der Bizepssehne über den proximalen Unterarm nach ulnar verläuft.

Klinischer Tipp

Bei der Blutabnahme am Unterarm muss man sich vor einer Punktion einer oberflächlich verlaufenden A. ulnaris in Acht nehmen. Am Untersuchungsgut von 109 Armen von Körperspendern wurde eine **oberflächlich auf dem M. flexor digitorum superficialis verlaufende A. ulnaris** in 1,83 % beobachtet (Claassen et al. 2010).

5.2.4 Nerven

Einige Nerven können bei schlanken Patienten gefühlt oder zumindestens genauer lokalisiert werden. Hierzu gehören die **Nn. supraclaviculares** bei Überkreuzung der Klavikula, die **Faszikel des Plexus brachialis** am Humeruskopf bei abduziertem Arm, der **N. medianus** am mittleren Oberarm bei Überkreuzung der A. brachialis, der **N. ulnaris** in der Grube am Epicondylus medialis und der **Ramus superficialis des N. radialis** bei Überkreuzung der Sehne des M. extensor pollicis longus am Handgelenk. Der N. medianus verläuft am Oberarm zunächst medial, dann lateral von der A. brachialis und überkreuzt diese Arterie in der Mitte des Oberarms; gelegentlich unterkreuzt er auch die A. brachialis.

Die Lage folgender, nicht tastbarer Nerven kann bei Beachtung der Oberflächenanatomie angegeben werden (◘ Abb. 5.9, 5.10, 5.11, 5.12, und 5.13):

- Der **N. axillaris** hat eine enge Beziehung zum Collum chirurgicum des Humerus, etwa eine Handbreit unter dem Akromion.
- Der **N. radialis** überkreuzt dorsal die Mitte des Humerusschaftes im Sulcus nervi radialis.
- Der **N. interosseus posterior** als Endast des Ramus profundus des N. radialis windet sich auf der dorsalen Unterarmseite um den Radius und wird ca. 3 Querfinger breit unterhalb des Radiusköpfchens angetroffen. Dieser Nerv innerviert die Mm. extensor pollicis longus und extensor indicis motorisch und die Handgelenkskapsel sensibel.
- Der **N. medianus** liegt, wie sein Name sagt, in der Mitte des Unterarms; sein sensibles Innervationsgebiet an der Hand wird daher durch die Injektion eines Lokalanästhetikums in Handgelenksmitte ausgeschaltet.
- Der **N. ulnaris** liegt am Handgelenk unmittelbar medial (ulnar) des tastbaren Ulnarispulses. In der Hand zieht er an der radialen Seite des Os pisiforme vorbei und liegt dann auf dem Hamulus ossis hamati. Übt man mit der Fingerkuppe Druck auf eine Stelle an der radialen Seite des Os pisiforme aus, so kann man ein Missgefühl im 4. und 5. Finger spüren.

5.3 Faszien

Die Fossa axillaris wird durch den M. pectoralis major (vordere Achselfalte) und den M. latissimus dorsi (hintere Achselfalte) begrenzt (◘ Abb. 5.10). Die Faszien beider Muskeln, die **Fascia pectoralis** und die **Fascia musculi latissimi dorsi**, sind durch die **Fascia axillaris** miteinander verbunden. Die Fascia axillaris spannt sich über die Fossa axillaris aus und ist in ihrem zentralen Abschnitt, **Lamina cribrosa**, siebartig durchbrochen. Proximal geht die Lamina cribrosa in einen bogenförmigen Bindegewebsstrang, Arcus axillaris, über. Als Arcus brachialis wird der Faszienbogen am Übergang zur Fascia brachii bezeichnet (Tillmann und Leonhardt 1988).

Die V. cephalica gelangt in der Rinne zwischen M. deltoideus und M. pectoralis major, Sulcus deltoideopectoralis, in die Fossa infraclavicularis (◘ Abb. 5.9). Hier durchbohrt sie die **Fascia clavipectoralis** und mündet in die V. axillaris.

Der M. deltoideus wird von einer kräftigen Faszie, **Fascia deltoidea**, bedeckt. Fascia deltoidea und Fascia axillaris gehen distal in die Fascia brachii über.

Die **Oberarmfaszie, Fascia brachii**, ist eine bindegewebige Umhüllung der Oberarmmuskulatur, die sich proximal in die Oberflächenfaszien der Schulter und distal in die Fascia antebrachii fortsetzt. An der medialen und lateralen Seite des Oberarms gliedert sich je ein **Septum intermusculare brachii mediale und laterale** von der Fascia brachii ab und befestigt sich am Humerus (◘ Abb. 5.10). Hierdurch entsteht je eine osteofibröse Loge für die Beuger und die Strecker. Das mediale Septum zieht vom Ansatz des M. coracobrachialis bis zum Epicondylus medialis. Der N. ulnaris sowie die Aa. collateralis ulnaris superior et inferior durchbohren das mediale Septum und gelangen von der ventralen Seite des Oberarms auf die dorsale. Des Weiteren dient das Septum als Muskelursprung. Das Septum intermusculare brachii laterale erstreckt sich vom Ansatz des M. deltoideus bis zum Epicondylus lateralis. Der. N. radialis und die A. collateralis radialis durchbohren das laterale Septum und treten von der dorsalen Seite des Oberarms auf die ventrale über.

Die 3 Muskelgruppen des Unterarms werden von einer gemeinsamen Faszie, **der Unterarmfaszie, Fascia antebrachii**, umschlossen (◌ Abb. 5.11). Proximal ist diese Faszie sehr dick und dient als Muskelursprung. In der Mitte des Unterarms wird die Faszie dünner und gewinnt distal durch Ringfasern wieder an Stärke. Die Fascia antebrachii ist am Olecranon, am Margo posterior der Ulna und am distalen Drittel des Radius befestigt. Die Ringfasern der Fascia antebrachii bilden dorsal das **Retinaculum extensorum** (◌ Abb. 5.13), das Septen zum darunterliegenden Knochen schickt. Auf diese Weise entstehen **6 osteofibröse Logen (Sehnenfächer)**, durch welche die Streckersehnen mit ihren Sehnenscheiden zur Hand verlaufen. Palmar verstärkt sich die oberflächliche Faszie am Übergang zur Handwurzel zum Ligamentum carpi palmare, das ulnar die Guyonloge überbrückt. Auf der Faszie des Hypothenar liegt der M. palmaris brevis. Die **Aponeurosis palmaris (Palmaraponeurose)** bedeckt die Hohlhand. Die Palmaraponeurose läuft distal in die Fasciculi longitudinales aus.

5.4   Knochen

Die Knochen der oberen Extremität umfassen das Skelett des Schultergürtels mit Scapula und Klavikula sowie das Skelett der freien oberen Extremität mit Humerus, Radius, Ulna, 8 Ossa carpi, 5 Ossa metacarpalia und den Phalanges manus (◌ Abb. 5.2).

5.4.1   Schulterblatt (Scapula)

Dieser dreieckige Knochen besitzt 3 Auffälligkeiten:
1. Seitlich: die Fossa glenoidalis als Gelenkpfanne für das Schultergelenk.
2. Hinten: die Spina scapulae seitlich zum Akromion auslaufend.
3. Vorne: der Processus coracoideus.

Das Schulterblatt wird von einer dicken Muskelschicht bedeckt. Daher kommt es sehr selten zu Frakturen. Allenfalls führt direkte und starke Gewalt zu einem Bruch dieses Knochens.

5.4.2   Schlüsselbein (Clavicula)

Dieser längliche Knochen hat einige Besonderheiten:
1. Keine Markhöhle vorhanden.
2. Am embryonalen Skelett **der erste ossifizierende Knochen (5. bis 6. Woche)**.
3. Obwohl ein Langknochen, ist die **Ossifikation desmal und nicht chondral**.
4. Von allen Knochen des Körpers ist er am häufigsten von Frakturen betroffen.

Die medialen zwei Drittel der Klavikula haben einen kreisrunden Querschnitt und springen bogenförmig nach ventral konvex vor, das laterale Drittel hat einen flachen Querschnitt und ist nach dorsal konvex gebogen. Medial ist das Schlüsselbein im **Sternoklavikulargelenk (Articulatio sternoclavicularis)** mit dem Manubrium sterni verbunden. Dieses Gelenk besitzt einen **Discus articularis** und ist über das Ligamentum costoclaviculare mit dem 1. Rippenknorpel verbunden. Lateral besteht im **Akromioklavikulargelenk (Articulatio acromioclavicularis)** eine Verbindung zum Akromion. Zusätzlich ist die Klavikula mit dem Processus coracoideus des Schulterblatts durch das straffe Ligamentum coracoclaviculare verbunden.

Der dritte Abschnitt der Vasa subclavia und die Trunci des Plexus brachialis verlaufen hinter dem mittleren Drittel der Klavikula und werden von ihr nur durch den dünnen M. subclavius getrennt (◘ Abb. 5.9). Bei einer Klavikulafraktur werden diese Gefäße nur selten von Knochensplittern verletzt.

Das sternale Ende der Klavikula ist topografisch von Bedeutung. Hinter dem rechten Sternoklavikulargelenk teilt sich der Truncus brachiocephalicus, hinter dem linken liegt die A. carotis communis sinistra. Etwas weiter lateral von diesen Arterien trifft man auf beiden Seiten die V. jugularis interna an. Diese Gefäße werden von den Sternoklavikulargelenken durch 2 streifenförmige Muskeln, die Mm. sternohyoideus und sternothyroideus, getrennt.

> **Klinik**
> 1. Beim Krankheitsbild der **Dysostosis cleidocranialis** fehlt die Klavikula (Aplasie). Zusätzlich kommt es zu Störungen der desmalen Ossifikation von Schädelknochen (Balkenstirn, offene Fontanellen und Suturen) sowie zu Zahnentwicklungsstörungen (Schumacher und Aumüller 2004; Drenckhahn und Koebke 2003).
> 2. Unter funktionellen Gesichtspunkten **kommen der Klavikula 3 Aufgaben zu:**
>   1. Die Übertragung von Kräften vom Arm auf den Rumpf;
>   2. nach Art eines quergestellten Balkens den Arm auf Abstand vom Rumpf zu halten und, unterstützt durch den M. trapezius, die Aufhängung des Arms zu gewährleisten;
>   3. Ansatzzonen für die Muskulatur zu schaffen.

Die schwächste Stelle der Klavikula liegt am Übergang des mittleren in das seitliche Drittel. Beim Fall auf die Schulter, zum Beispiel beim Sturz vom Pferd, können die auf den Rumpf übertragenen Kräfte größer sein als die Knochenfestigkeit an dieser Schwachstelle des Schlüsselbeines und häufig zu einer **Klavikulafraktur** führen.

Das charakteristische Bild der **Schlüsselbeinfraktur** zeigt einen Patienten, der seinen herabhängenden Arm mit der gegenseitigen Hand unterstützt. In derartigen Fällen kann der M. trapezius das Gewicht des Armes nur bedingt tragen. Der Abstand zwischen Akromion und Sternum ist durch den Zug des M. pectoralis major verkürzt. Das innere Fragment wird unter dem Zug des M. sternocleidomastoideus etwas angehoben, was zum klinischen Bild einer **schmerzhaften Vorwölbung** oder gar zu **Durchspießungsverletzungen** führen kann. Die Therapie erfolgt durch den sogenannten „Rucksackverband"; nur Splitterverletzungen der Klavikula werden operiert (Elsen et al. 2020).

5.4.3 Oberarmknochen (Humerus)

Das obere Ende des Humerus trägt das Caput humeri, das zu einem Drittel kugelig geformt und nach medial, kranial und dorsal gerichtet ist. Das Caput humeri wird von den Tubercula majus und minus durch das **Collum anatomicum** getrennt. Zwischen den beiden Tubercula liegt der Sulcus intertubercularis, der die Sehne des langen Bizepskopfes aufnimmt. Das schmale **Collum chirurgicum** hat seinen Platz an der Stelle, wo das obere Ende und der Schaft des Humerus zusammentreffen. In enger Beziehung zur Rückseite des Collum chirurgicum findet man den N. axillaris und die Vasa circumflexa humeri posteriora. Der Schaft hat in seinen oberen Anteilen einen runden Querschnitt, weiter unten ist er abgeflacht. An der dorsalen Schaftseite windet sich der Sulcus nervi radialis entlang. Oberhalb und unterhalb dieser Landmarke entspringen das Caput laterale und mediale des M. triceps. Zwischen diesen beiden Köpfen des M. triceps verlaufen der N. radialis und die Vasa profunda brachii. Das untere Humerusende weist lateral das runde Capitulum humeri, das mit dem Caput radii gelenkig verbunden ist, auf. Die rollenförmige Trochlea humeri liegt medial, sie ist mit der Incisura trochlearis der Ulna gelenkig verbunden. Der mediale und laterale Epikondylus liegen außerhalb der Gelenkkapsel. Der mediale Epikondylus ist größer als der laterale, ragt weiter nach kaudal und weist auf seiner Rückseite den Sulcus nervi ulnaris für den gleichnamigen Nerv auf.

Zusammengefasst kommen 3 bedeutende Nerven in engen Kontakt mit dem Humerus:
1. Der N. axillaris, gefährdet bei Frakturen am Collum chirurgicum;
2. der N. radialis, gefährdet bei Schaftbrüchen;
3. der N. ulnaris, gefährdet bei distalen Oberarmfrakturen.

> **Klinischer Tipp**
>
> Es ist von großer Bedeutung für den **Radiologen**, dass das distale Humerusende mit dem Capitulum und der Trochlea gegenüber dem Schaft um ca. 45° nach vorne abgewinkelt ist. Man sieht dies leicht in einem seitlichen Röntgenbild des Ellenbogengelenks. Verfolgt man die vordere Schaftkontur des Humerus nach kaudal, so teilt diese das Capitulum humeri in 2 Hälften. Jede Abweichung von dieser Abwinkelung gibt einen Hinweis auf eine mögliche Versetzung des distalen Humerusendes nach dorsal und ist ein radiologisches Zeichen für eine **suprakondyläre Humerusfraktur**.

Varianten In seltenen Fällen findet man proximal des Epicondylus medialis einen knöchernen Fortsatz, den **Processus supracondylaris**, von dem ein Band, das **Strutherssche Ligament**, zum Epicondylus medialis zieht. In dem osteofibrösen Kanal zwischen Processus supracondylaris, Struthersschem Band und Humerus verlaufen der N. medianus und die A. brachialis (Tillmann und Töndury 1987). Im Kanal können Kompressionen dieser Leitungsbahnen auftreten.

5.4.4 Speiche und Elle (Radius und Ulna)

Der Radius besteht aus dem Kopf, dem Hals, dem Schaft mit der Tuberositas radii und einem verbreiterten distalen Ende. Zur Ulna gehören das Olecranon, die Incisura trochlearis, der Processus coronoideus mit der Incisura radialis zur gelenkigen Verbindung mit dem Caput radii, der Schaft und ein kleiner distaler Kopf. Zwischen dem Caput ulnae und dem distalen Ende des Radius ist ein Gelenk, die **Articulatio radioulnaris distalis**, ausgeprägt. Speiche und Elle sind durch die Membrana interossea miteinander verbunden. Bei der Pro- und Supination rotiert das Caput radii in der Incisura radialis ulnae, der Radiusschaft dreht sich um den relativ fixierten Schaft der Ulna und das distale Ende des Radius rotiert um das Caput ulnae. Die Rotationsachse verläuft schräg vom Caput radii zum Caput ulnae.

> **Klinik**
>
> 1. Die Krafteinwirkung auf das Unterarmskelett kann beim Fall auf die Hand in Abhängigkeit vom Lebensalter zu unterschiedlichen Verletzungen führen. Beim Kind kann es zu einer Versetzung der distalen Radiusepiphyse nach dorsal kommen. Beim jungen Erwachsenen tritt möglicherweise eine **Radius- oder**

Ulnaschaftfraktur oder eine **Skaphoidfraktur** auf; das Os scaphoideum ist innerhalb der proximalen Reihe der Handwurzelknochen der am weitesten radial gelegene Knochen und liegt somit dem Radius direkt gegenüber. Beim älteren Menschen entsteht am ehesten die **Colles-Fraktur**, die durch eine ca. 2,5 cm oberhalb des Handgelenks liegende Frakturlinie gekennzeichnet ist.

2. Bei der **Colles-Fraktur** (Radiusfraktur loco typico) handelt es sich um eine distale Radiusextensionsfraktur. Mit einer Häufigkeit von 25 % ist sie eine der häufigsten Frakturen des Menschen. Es erfolgt eine Dislokation des Radiusfragments nach dorso-radial, nicht selten verbunden mit einer Abrissfraktur des Processus styloideus ulnae.

3. Die **Smith-Fraktur** wird als Radiusflexionsfraktur im Bereich des distalen Radius beschrieben. Es kommt zu einer Dislokation des Radiusfragments nach radial-palmar.

4. Die seltene **Galeazzi-Fraktur** (3 % bis 6 % aller Unterarmfrakturen) entsteht durch einen Sturz auf den nach außen gedrehten Unterarm und ist durch eine Radiusschaftfraktur sowie durch einen Riss der Membrana interossea antebrachii und der Bandverbindung mit der Ulna gekennzeichnet.

5. Die **Monteggia-Fraktur** entsteht als Folge eines Sturzes auf den Unterarm bei gebeugter und pronierter Ellenbogenhaltung. Hierbei kommt zu einer proximalen Ulnaschaftfraktur bei gleichzeitiger Luxation des Radiuskopfes.

6. Auch die **Essex-Lopresti-Verletzung** ist eine eher seltene Unterarmverletzung, die durch folgende Teilläsionen gekennzeichnet ist: proximale Radiusfraktur, Ruptur der Membrana interossea antebrachii, Luxation im distalen Radioulnargelenk.

7. **Als Begleitverletzungen bei Unterarmfrakturen kommen infrage:**
   1. Ruptur des skapholunären Bandes (SL-Band) zwischen dem Os scaphoideum und dem Os lunatum;
   2. Verletzung des triangulären fibrokartilaginären Komplexes (TFCC). Dieser Komplex besteht aus dem Discus articularis, den dorsalen und volaren Bändern des Handgelenks, einer meniskusähnlichen Struktur, dem ulnaren Seitenband des Handgelenks sowie aus der Sehnenscheide des M. extensor carpi ulnaris;
   3. Luxationen des distalen Radioulnargelenks (DRUG).

8. Der M. pronator teres setzt in der Mitte des Radiusschaftes an. Bei **Radiusfrakturen** – zum Beispiel bei einer **Galeazzi-Fraktur** – proximal dieser Ansatzstelle erfährt das proximale Fragment unter der Wirkung des M. biceps eine Supination und das distale Fragment durch den M. pronator teres eine Pronation. Die Fraktur muss daher bei supiniertem Unterarm geschient werden, sodass das distale Fragment in eine Linie mit dem supinierten proximalen Fragment kommt. Liegt die Fraktur distal der Schaftmitte, so stehen die Kräfte der Mm. biceps und pronator teres mehr oder weniger im Gleichgewicht; die Fraktur kann daher durch Immobilisation des Unterarms in Neutral-stellung eingerichtet werden.

9. Eine **Olekranonfraktur** kann durch direkte Gewalteinwirkung entstehen. Weitaus häufiger kommt es unter einer übermäßigen Kontraktion des M. triceps zu einem Abriss des Olekranons. Der operativen Rekonstruktion des

Ellenbogengelenks kommt große Bedeutung zu, da beide Knochenenden weit auseinanderstehen.

10. Unter der relativ dicken Haut des Ellenbogens liegt ein Schleimbeutel, die Bursa subcutanea olecrani, die aufgrund ihrer oberflächlichen Lage leicht Beschädigungen mit nachfolgenden Entzündungen ausgesetzt ist. Zu einer Bursitis olecrani kann es durch stumpfe Traumen, sekundäre Infektionen bei penetrierenden Verletzungen sowie durch dauernden Druckreiz, beispielsweise bei Bergleuten, kommen (Schumacher und Aumüller 2004).

5.4.5 Knochen der Hand

Die Handwurzel (Carpus) besteht aus 2 Reihen von je 4 Knochen. Die proximale Reihe enthält von radial nach ulnar folgende Knochen: **Os scaphoideum (früher als Os naviculare bezeichnet), Os lunatum, Os triquetrum und Os pisiforme**. Das Os pisiforme liegt auf der Vorderseite des Os triquetrum und ist in die Ansatzsehne des M. flexor carpi ulnaris als Sesambein integriert. In der distalen Reihe liegen von radial nach ulnar: **Os trapezium, Os trapezoideum, Os capitatum und Os hamatum**. Der Karpus als Ganzes bildet einen transversalen Bogen mit einer nach palmar konkaven Wölbung. Dieses Handwurzelgewölbe wird folgendermaßen aufrechterhalten:

— Durch die Form der Handwurzelknochen, die dorsal breiter sind als palmar. Nur das Os lunatum ist palmar breiter als dorsal.

— Duch das Retinacululm flexorum, das als straffes Band vom Os scaphoideum und vom Tuberculum ossis trapezii auf der radialen Seite zum Os pisiforme und zum Hamulus ossis hamati auf der ulnaren Seite zieht.

Die 5 **Mittelhandknochen (Ossa metacarpalia)** sind kurze Röhrenknochen. An ihnen unterscheidet man die Basis, das Corpus und das Caput. Die proximale Gelenkfläche des Os metacarpale I ist sattelförmig. Die Basis des Os metacarpale II weist einen v-förmigen Einschnitt auf. An der Basis des Os metacarpale III ist radial ein Processus styloideus ausgeprägt.

Die Knochen der **Fingerglieder (Phalanges manus)** stellen kleine Röhrenknochen mit einer Basis, einem Corpus und einem Caput dar. Die Finger II-V haben 3 Phalangen. Der **Daumen (Pollex)** besitzt nur 2 Phalangen. Am Grundgelenk des Daumens findet man jeweils ein radiales und ein ulnares Sesambein.

Klinik

1. Alle kleinen Handwurzelknochen sind für Durchblutungsstörungen sehr empfindlich, da sie ringsum knorpelige Gelenkflächen tragen. Besonders betroffen sind das Os scaphoideum und das Os lunatum. Dort kann es bei einer Überlastung, beispielsweise der Arbeit mit dem Pressluftbohrer, zu **aseptischen Knochennekrosen** kommen (Schiebler und Korf 2007).

2. Bei einem Sturz auf die ausgestreckte und maximal überstreckte Hand entstehen **perilunäre Luxationen**. Durch den Riss schwächerer Bänder zwischen Os lunatum und capitatum wird die perilunäre Luxation eingeleitet, wobei bei einer extremen Dorsalextension im Handgelenk der Unterarm und das Mondbein gegenüber der fixierten Hand palmar weggeschoben werden. So entsteht die typische perilunäre dorsale Luxation. Hierbei bleiben Radius und Os lunatum im Gefüge stehen und die übrigen Handwurzelknochen sind um das Os lunatum nach dorsal verrenkt. Die Therapie besteht in der Reposition in Plexusanästhesie (Frey 1991).

3. Ein Sturz auf die Palma manus bei abduzierter Hand kann zu einer **Skaphoidfraktur** führen. Hierbei liegt das Os scaphoideum direkt dem Radius gegenüber. Das Os scaphoideum wird in etwa zwei Drittel der Fälle gleichmäßig von den ernährenden arteriellen Gefäßen versorgt, sodass bei einer Fraktur beide Fragmente erhalten bleiben. Nur bei einem Drittel der Kahnbeine ist die arterielle Gefäßversorgung fast ausschließlich auf die eine Hälfte des Knochens konzentriert, sodass das schlechter versorgte Fragment nekrotisch werden kann (Oehmke 1987). Ferner besteht die Gefahr der Bildung einer **Pseudarthrose**.

4. Die Sehnen der Mm. flexor digitorum superficialis, flexor digitorum profundus und pollicis longus sowie der N. medianus verlaufen durch den **Karpalkanal** (Canalis carpi). Die dorsale Wand sowie die lateralen Wände des Kanals werden von den Handwurzelknochen, die ventrale Wand vom Retinaculum flexorum gebildet. Eine Verengung des Kanals, hervorgerufen durch eine alte Fraktur oder eine Arthrose der Handwurzelknochen, führt zu einer Kompression des N. medianus, einem Krankheitsbild, das als **Karpaltunnel-Syndrom** bezeichnet wird. Hierbei kommt es zu Sensibilitätsstörungen im Medianusbereich der Hohlhand und der Finger 1 bis 3 einschließlich der radialen Seite des 4. Fingers mit brennenden, vor allem nächtlich auftretenden Schmerzen. Später folgt eine Atrophie der Daumenballenmuskulatur (Schumacher und Aumüller 2004).

Varianten Normalerweise wird der N. medianus nur von einer unscheinbaren Arterie, der A. comitans nervi mediani, begleitet und ernährt. Eine stark entwickelte A. comitans nervi mediani wird als **A. mediana** bezeichnet. Eine derartige durch den Karpalkanal ziehende A. mediana kann ebenfalls zu einem Karpaltunnel-Syndrom führen (Claassen et al. 2008).

5.5 Foramina nutricia, Längenwachstum und Wachstumsfugenschluss

Die langen Extremitätenknochen besitzen ein oder mehrere **Foramina nutricia**, die schräg in den Knochen eintreten und die **Aa. nutriciae** aufnehmen. Des Weiteren sind an den Langknochen – mit Ausnahme der Elle – 2 Wachstumsfugen ausgeprägt.

Das **Längenwachstum eines Extremitätenknochens** erfolgt in den Wachstumsfugen, die aus 3 Zonen aufgebaut sind: **Ruhezone, Proliferationszone** und **hypertrophe Zone**. Die Knorpelzellen der hypertrophen Zone mineralisieren die Extrazellulärmatrix des hyalinen Knorpels in Form **mineralisierter Longitudinalsepten**. Nach Erledigung ihrer Aufgabe, der Knorpelmineralisation, gehen sie durch **Apoptose** in der **Eröffnungzone** der Wachstumsfuge zugrunde. Blutgefäße haben im Rahmen der **Vaskularisation** der unteren hypertrophen Zone **Makrophagen** und **Chondroklasten** herangebracht. Die Lakune des distalen, der Metaphyse unmittelbar benachbarten hypertrophen Chondrozyten wird durch Chondroklasten und Makrophagen eröffnet. Nunmehr ragen die mineralisierten Längssepten frei in den Markraum der Metaphyse hinein. Auf die Septen lagern Osteoblasten Knochengewebe ab. Es entstehen **primäre Spongiosabälkchen**, die innen einen Kalkknorpelkern haben und außen aus Knochen bestehen. Der statisch erscheinende Vorgang hat eine dynamische Komponente, die zur Verlängerung des Knochens führt: Während in Metaphysennähe hypertrophe Knorpelzellen zugrunde gehen, proliferiert der epiphysennahe Knorpel und schiebt das Knochenende nach kranial beziehungsweise nach kaudal. Diese Prozesse finden bis zum **Wachstumsfugenschluss** statt.

Am Längenwachstum eines Extremitätenknochens sind die proximalen und distalen Wachstumsfugen nicht gleichmäßig beteiligt. Der schräge Eintritt der Aa. nutriciae in den Knochen steht in Zusammenhang mit dem ungleichmäßigen Längenwachstum an den beiden Wachstumsfugen. Offensichtlich wurde die A. nutricia in Richtung des starken Knochenwachstums gezogen. Die Abschrägung des vom Foramen nutricium ausgehenden Knochenkanals weist daher vom schneller wachsenden Ende des Langknochens weg.

Da die proximale Humerusepiphyse erst zwischen dem 20. und 25. Lebensjahr mit dem Schaft verschmilzt, trägt sie mehr zum Längenwachstum des Humerus bei als die distale Epiphyse, die sich schon im 16.–18. Lebensjahr mit der Diaphyse vereinigt (Tillmann und Töndury 1987). Somit ist die proximale Humerusepiphysenfuge entscheidend am **Längenwachstum des Humerus** beteiligt. Der Oberarmknochen wächst in Richtung Ellenbogen.

> **Klinischer Tipp**
>
> Die Kenntnis der für das Längenwachstum hauptverantwortlichen Wachstumsfuge eines Extremitätenknochens kann auch von klinischer Bedeutung sein. Bei einem Jugendlichen wird die proximale Humerusepiphysenfuge weiterhin zur Verlängerung des Humerus beitragen, wenn eine **Armamputation oberhalb des Ellenbogens** durchgeführt werden musste. Schließlich wird der wachsende Knochen den Amputationsstumpf durchbrechen, sodass eine Nachamputation notwendig wird (Ellis 1997).

5.6 Akzessorische Skelettelemente

Zusätzliche Knochen findet man häufig an den Händen. Da sie bei der Auswertung von Röntgenbildern zu Fehldeutungen führen können, sollte an das Vorkommen solcher Skelettelemente gedacht werden. Eine genauere Charakterisierung akzessorischer Handknochen erfolgte von radiologischer Seite (Birkner 1977):

- Epitrapezium: An der proximalen radialen Kante des Os trapezium. Eine Bursaverkalkung kann ein ähnliches Bild ergeben.
- Paratrapezium: An der distalen radialen Kante des Os trapezium.
- Trapezium secundarium: An der distalen ulnaren Kante des Os trapezium.
- Os styloideum carpi: Dem Processus styloideus radii sitzt ein akzessorischer Knochen auf.
- Os capitatum secundarium: Es kann sich um ein erworbenes, pathologisch entstandenes Knochenfragment handeln.
- Os hamuli proprium: Der Hamulus ossis hamati kann als isolierter Knochen auftreten.
- Os Vesalianum manus: Persistierende Apophyse oder Abriss der ulnaren Basis des Os metacarpale V nach bekanntem oder vergessenem Trauma.
- Os epilunatum: Meistens als Höckerchen dorsal an der distalen radialen Ecke des Os lunatum.
- Os radiale externum: An der radialen Seite des Os scaphoideum. Es kann sich auch um eine Absprengung des Tuberculum ossis scaphoidei handeln.
- Os centrale carpi: Seltenes, kleinerbsengroßes, rundliches oder dreieckiges Gebilde im Raum zwischen den Ossa scaphoideum, trapezoideum und capitatum, das manchmal auch zweikernig auftritt.

— Hypolunatum: Zweifelhaftes anatomisches Akzessorium, wahrscheinlich doch posttraumatisch verursacht. Verwechslung mit Kompaktainsel möglich.

> Von radiologischer Seite sind als echte Akzessoria unter den Handknochen nur das Os centrale, das Trapezoideum secundarium und das Os styloideum anerkannt (Birkner 1977).

5.7 Gelenke und Muskeln

Die Muskeln der oberen Extremität mit Wirkung auf die entsprechenden Gelenke lassen sich im Überblick folgendermaßen gliedern: Muskeln des Schultergürtels, Flexoren und Extensoren des Ober- und Unterarms, Muskeln des Handtellers und Handrückens sowie Muskeln des Daumen- und Kleinfingerballens (◻ Abb. 5.3a, b).

5.7.1 Schultergelenk

Das **Schultergelenk (Articulatio humeri)** ist ein **Kugelgelenk (Articulatio sphaeroidea)**, gekennzeichnet durch einen großen Gelenkkopf, das Caput humeri, und eine im Verhältnis hierzu kleine und flache Gelenkpfanne, die Fossa glenoidalis (◻ Abb. 5.4). Die Fossa glenoidalis wird durch einen an der Peripherie der Gelenkpfanne ansetzenden Faserknorpelring, das Labrum glenoidale, vergrößert und vertieft. Die schlaffe Gelenkkapsel setzt entlang der Epiphysenfugen des Caput humeri und an der Fossa glenoidalis an. An der medialen Seite des Collum humeri erstreckt sich die Kapsel auf den proximalen Schaftbereich. Eine **Osteomyelitis** des oberen Schaftbereichs kann daher zu einer Gelenkbeteiligung führen.

Das Stratum fibrosum der Gelenkkapsel wird wie gewöhnlich zum Gelenkinneren hin vom Stratum synoviale unterfüttert. Die Synovialschicht umhüllt auch die Sehne des langen Bizepskopfes (Caput longum m. bicipitis), welche die Gelenkhöhle durchquert.

> Das Stratum synoviale des Schultergelenks steht weiterhin mit der Bursa subtendinea m. subscapularis neben der Ansatzsehne des M. subscapularis in Verbindung.

Die Stabilität des Schultergelenks wird nahezu vollständig von der Stärke der umgebenden Muskulatur, die in folgende Gruppen eingeteilt werden kann, gewährleistet (◻ Abb. 5.3a, b):
— Die kurzen Muskeln der Rotatorenmanschette (Mm. supraspinatus, infraspinatus, teres minor, subscapularis).
— Die Sehne des Caput longum m. bicipitis. Die Ursprungssehne des Caput longum des M. biceps brachii entspringt vom Tuberculum supraglenoidale der Skapula, verläuft durch die Gelenkhöhle des Schultergelenks, überquert dabei das Caput humeri und wird von einer Synovialschicht umhüllt.
— Die etwas entfernter vom Schultergelenk gelegenen langen Muskeln: M. deltoideus, M. triceps (Caput longum), M. pectoralis major, M. latissimus dorsi und M. teres major.

Bewegungen des Schultergürtels Die Bewegungen des Schultergelenks können nicht isoliert von denjenigen des gesamten Schultergürtels gesehen werden. Folgende Nebengelenke, bei denen es sich um keine echten Gelenke handelt, spielen für die Beweglichkeit des Schultergürtels eine große Rolle: 1. Das **subakromiale Nebengelenk** (◻ Abb. 5.4), ein aus 2 Schleimbeuteln, den Bursae subacromialis und subdeltoidea, bestehendes Gleitlager zwischen Schulterdach und Rotatorenmanschette. 2. Das **Schulterblatt-Thorax-Gelenk** (◻ Abb. 5.3a), in dem sich lockeres Bindegewebe zwischen dem Mm. subscapularis und serratus anterior befindet. Das echte Hauptgelenk und die beiden, unechten Nebengelenke bilden eine funktionelle Einheit. Auch bei einer Versteifung des Schultergelenks bleibt eine Vielzahl von Bewegungsmöglichkeiten erhalten: Elevation,

5

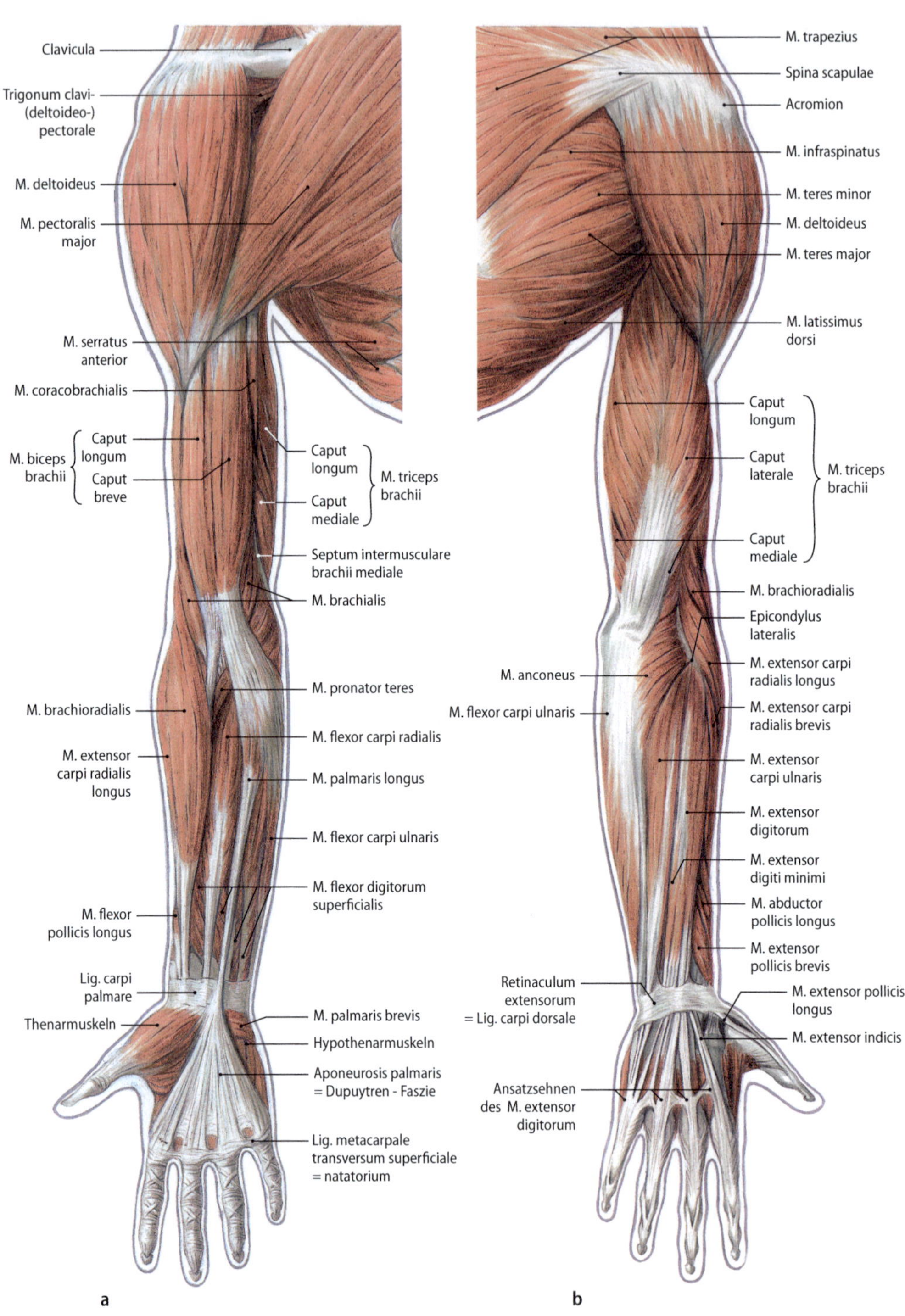

Abb. 5.3 **a, b** Muskeln einer rechten oberen Extremität in der Ansicht von vorn (**a**) und von hinten (**b**). (Aus Zilles und Tillmann 2010)

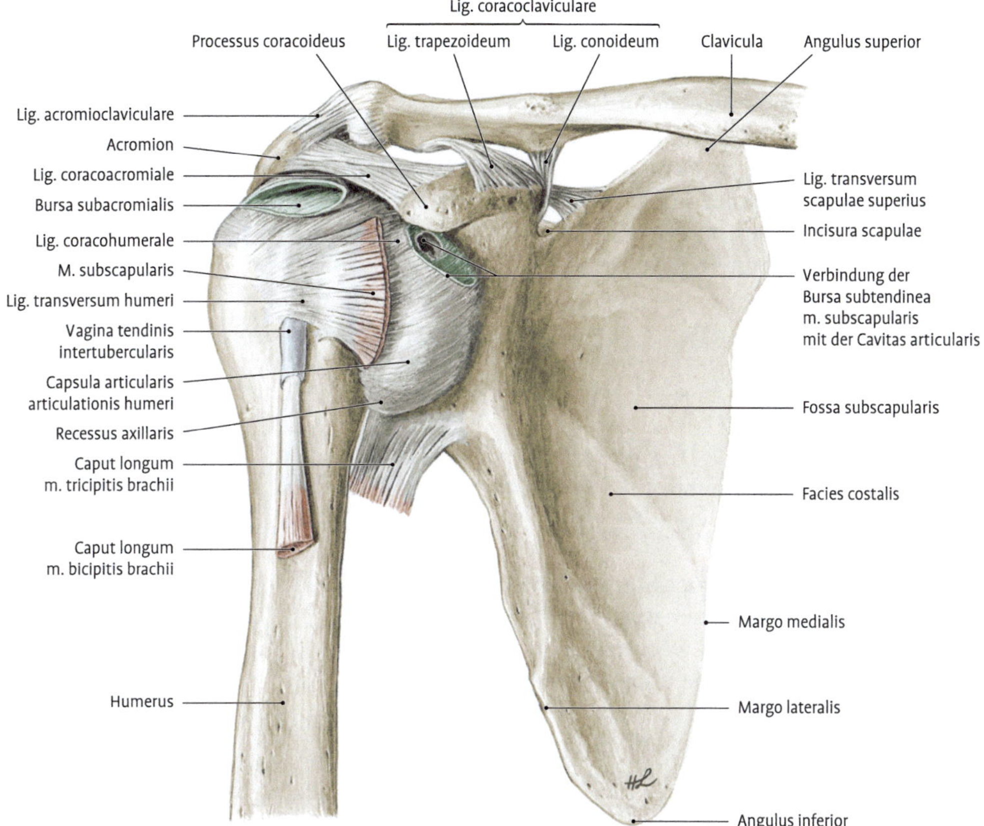

Abb. 5.4 Rechtes Schultergelenk und Bänder des Schultergürtels von ventral. (Aus Anderhuber et al. 2012)

Depression, Rotation und Nachaußenverlagerung des Schulterblatts. Bei diesen Bewegungen treten Hebelkräfte im Sternoklavikulargelenk auf. Dreh- und Angelpunkt ist das Ligamentum costoclaviculare.

Die Abduktion der Schulter wird durch den **M. supraspinatus** eingeleitet. In der Folge übernimmt der M. deltoideus die Abduktion, die er etwa bis zu einem Winkel von 90° gegenüber der Ausgangsstellung des Armes durchführen kann. Die Mm. trapezius und serratus anterior ermöglichen eine weitere Elevation des Armes bis zu einem Winkel von 180°, indem sie das Schulterblatt nach kranial drehen. Die Bewegungen der Schulter und des Schultergürtels verlaufen fließend, ohne dass man die Aktion einzelner Muskeln voneinander trennen könnte. Mit der Abduktion des Armes beginnt auch die Rotation des Schulterblatts und der untere Winkel des Schulterblatts (Angulus inferior scapulae) rückt nach außen. Die Bewegungen der Skapula werden von spiegelbildlichen Bewegungen des Sternoklavikulargelenks begleitet. Bei der Elevation der Schulter rückt das Sternoklavikulargelenk nach unten. Rückt die Schulter nach vorn, bewegt sich das Sternoklavikulargelenk nach hinten.

Die **Rotatorenmanschette** besteht aus folgenden Muskeln mit ihren Sehnen, welche das Schultergelenk mit Ausnahme des kaudalen Bereiches auf allen Seiten bedecken (**Abb. 5.3b**): 1. Die Mm. supraspinatus, infraspinatus und teres minor inserieren in kranio-kaudaler Reihenfolge am Tuberculum majus humeri, 2. Der M. subscapularis setzt am Tuberculum minus humeri an. Alle Muskeln entspringen am Schulterblatt.

Unter diesen Muskeln hat der M. supraspinatus die größte klinische Bedeutung. Dieser Muskel zieht in Nachbarschaft des Akromions und des Ligamentum coracoacromiale über die höchste Erhebung der Schulter. Von beiden Strukturen wird die Supraspinatussehne nur durch die Bursa subacromialis getrennt. Unter dem M. deltoideus liegt ein weiterer Schleimbeutel, die Bursa subdeltoidea.

> Die Bursae subacromialis und subdeltoidea bilden das Schleimbeutelgleitlager des subakromialen Nebengelenks. Sie sind häufig miteinander verbunden und bilden zusammen den größten Schleimbeutel des Körpers.

Der M. supraspinatus ist der Startermuskel für die Abduktion des Humerus. Die Einleitung der Abduktion des Oberarms ist unmöglich, wenn seine Sehne aufgrund eines Unfalls, beispielsweise durch das Heben schwerer Säcke, gerissen ist. Der Patient neigt dann den Körper zur verletzten Seite, damit der Arm sich infolge der Schwerkraft passiv vom Rumpf entfernen kann. Sobald dies geschehen ist, können der M. deltoideus und die Schulterblattrotatoren ihre Wirkung bezüglich der weiteren Abduktion des Armes entfalten.

Klinischer Tipp

Bei einer Entzündung der Supraspinatussehne, einer **Tendinitis m. supraspinati**, tritt ein sogenannter **schmerzhafter Bogen** bei der Elevation der Schulter zwischen 60° und 120° auf. Bei dieser Erkrankung reibt die Supraspinatussehne am Akromion und am Ligamentum coracoacromiale. Die Diagnose derartiger Weichteilerkrankungen im Schulterbereich wurde seit der Einführung von Magnetresonanztomografie und Ultraschall entscheidend verbessert.

Muskeln mit Wirkung auf das Schultergelenk Man beachte, dass man Flexion und Extension am Schultergelenk auch als Anteversion und Retroversion bezeichnet. Im Einzelnen wirken folgende Muskeln auf das Schultergelenk (◻ Abb. 5.3a, b):

- Abduktoren: Mm. supraspinatus und deltoideus
- Adduktoren: Mm. pectoralis major und latissimus dorsi
- Flexoren: Mm. pectoralis major, coracobrachialis und deltoideus (Vorderteil)
- Extensoren: Mm. teres major, latissimus dorsi und deltoideus (Hinterteil)
- Innenrotatoren: Mm. pectoralis major, latissimus dorsi, teres major, subscapularis und deltoideus (Vorderteil)
- Außenrotatoren: Mm. infraspinatus, teres minor, deltoideus (Hinterteil)

Klinik

1. Die zahlreichen Bewegungsmöglichkeiten des Schultergelenks werden mit einer erhöhten Instabilität dieses Gelenks erkauft. Im Vergleich zu anderen großen Gelenken kommt es nicht selten vor, dass der Gelenkkopf aus der Pfanne rutscht, was zur sogenannten **Schulterluxation** führt. Es ist ein Charakteristikum des Schultergelenks, dass seine Unterseite keine das Gelenk schützende Muskeln aufweist. Bei einer heftigen Abduktion kann hier der Gelenkkopf nach vorne unten luxieren und unterhalb der Fossa glenoidalis zu liegen kommen. Im weiteren Verlauf rutscht der Humeruskopf nach vorne unter den Processus coracoideus. Der N. axillaris hat eine enge Beziehung zum Collum chirurgicum des Humerus und kann daher bei einer Schulterluxation zerreißen. **Daher ist die Dokumentation der peripheren Durchblutung, der**

Motilität und der Sensibilität bei einer Schulterluxation wichtig.

2. Der Humeruskopf wird durch die mächtigen Adduktoren der Schulter nach medial gezogen. Die äußerste Knochenstruktur der Schulterregion ist bei einer Schulterluxation nicht mehr das Tuberculum majus humeri, sondern jetzt das Akromion. Der Muskelbauch des M. deltoideus, der normalerweise das Tuberculum majus humeri überwölbt, ist verstrichen und hat eine für dieses Krankheitsbild **charakteristische flache Silhouette** angenommen.

3. Beim **Repositionsmanöver nach Kocher** wird der Unterarm zunächst bei gebeugtem Ellenbogengelenk nach außen rotiert. Durch diesen Handgriff wird der M. subscapularis, der den Humeruskopf in Innenrotation hält, gedehnt. Anschließend wird der Ellenbogen nach medial über den Rumpf geführt und somit der Humeruskopf nach lateral gehebelt. Jetzt sollte der Humeruskopf in die Fossa glenoidalis zurückgleiten. Beim **Repositionsmanöver nach Hippokrates** bringt der Arzt seinen Fuß in der Achselhöhle des Patienten in Stellung und benutzt auf diese Weise die Axilla als Dreh- und Hebelpunkt. Unter Zug am Unterarm und gleichzeitiger Adduktion des Unterarmes wird der Humeruskopf nach lateral in seine normale Position gehebelt. Bei der **Reposition nach Arlt** wird der Zug mit einer Stuhllehne als Widerlager durchgeführt.

4. Bei wiederholten Schulterluxationen kann eine **Hill-Sachs-Läsion (Hill-Sachs-Delle)** auftreten. Hierunter versteht man eine Impression im Oberarmkopf durch die Schultergelenkspfanne, die den Knorpel oder aber Knochen und Knorpel betreffen kann. Des Weiteren kann das Labrum glenoidale im unteren Bereich des vorderen Pfannenrandes teilweise oder vollständig abreißen, was als **Bankart-Läsion** bezeichnet wird.

5. Die Mm. supraspinatus, infraspinatus und teres minor inserieren am Tuberculum majus humeri. Nach ihren Anfangsbuchstaben werden sie auch als **SIT-Muskeln** bezeichnet. Zusammen mit dem M. subscapularis bilden sie die **Rotatorenmanschette**. Die SIT-Muskeln werden von einer derben Faszie überkleidet, welche die Fossa supraspinata und infraspinata zu 2 osteofibrösen Kammern schließt, in denen sich Blut oder eitrige Infiltrate ansammeln können (Schumacher und Aumüller 2004).

6. Schmerzhafte degenerative Veränderungen im subakromialen Raum sind häufig (**Periarthropathia humeroscapularis = PHS**). Sie können durch Einklemmungen (**Impingement**) der Sehnen der Rotatorenmanschette unter dem Schulterdach, besonders der des M. supraspinatus, zustande kommen und reichen von entzündlichen Erkrankungen an den Schleimbeuteln und Sehnen bis zu Verkalkungen und Rupturen. Bei längerer Ruhigstellung des Armes schrumpft der Recessus axillaris, das Schultergelenk ist deshalb in Abduktionsstellung ruhig zu stellen (Schiebler und Korf 2007).

7. Bei über 20 % der Bevölkerung tritt im Laufe des Lebens eine **Ruptur der Rotatorenmanschette** auf. Rotatorenmanschettenrupturen beeinträchtigen die Schulterfunktion und die Aktivitäten des täglichen Lebens. Im Hinblick auf die Funktionsverbesserung und Schmerzreduktion ist bei kompletten Rissen eine operative Behandlung im Vergleich zur konservativen Behandlung auch im Langzeitverlauf überlegen (Schmucker et al. 2020).

5.7.2 Ellenbogengelenk

Das **Ellenbogengelenk (Articulatio cubiti)** ist ein zusammengesetztes Gelenk, besitzt jedoch eine einzige Gelenkhöhle und wird von einer gemeinsamen Gelenkkapsel umhüllt (Abb. 5.5). Insgesamt ist es ein **Drehscharniergelenk (Trochoginglymus)**. Es besteht aus folgenden 3 Einzelgelenken:

- **Articulatio humeroulnaris**: Ein Scharniergelenk zwischen der Trochlea humeri und der Incisura trochlearis ulnae.
- **Articulatio humeroradialis**: Ein durch den Bandapparat eingeschränktes Kugelgelenk zwischen dem Capitulum humeri und der Fovea articularis des Caput radii.

- **Articulatio radioulnaris proximalis**: Ein Zapfengelenk zwischen dem überknorpelten Außenrand des Radiuskopfes, der Circumferentia articularis radii, und einem entsprechenden Einschnitt der Ulna, der Incisura radialis ulnae. Die Position des Radiuskopfes wird durch das Ligamentum anulare radii gesichert.

Die Anheftung der Gelenkskapsel hält sich eng an die überknorpelten Gelenkflächen dieses zusammengesetzten Gelenks. Die nicht von Knorpel überzogenen Epicondyli medialis und lateralis humeri liegen extrakapsulär. Die Gelenkkapsel ist ventral und dorsal dünn und locker aufgebaut; sie er-

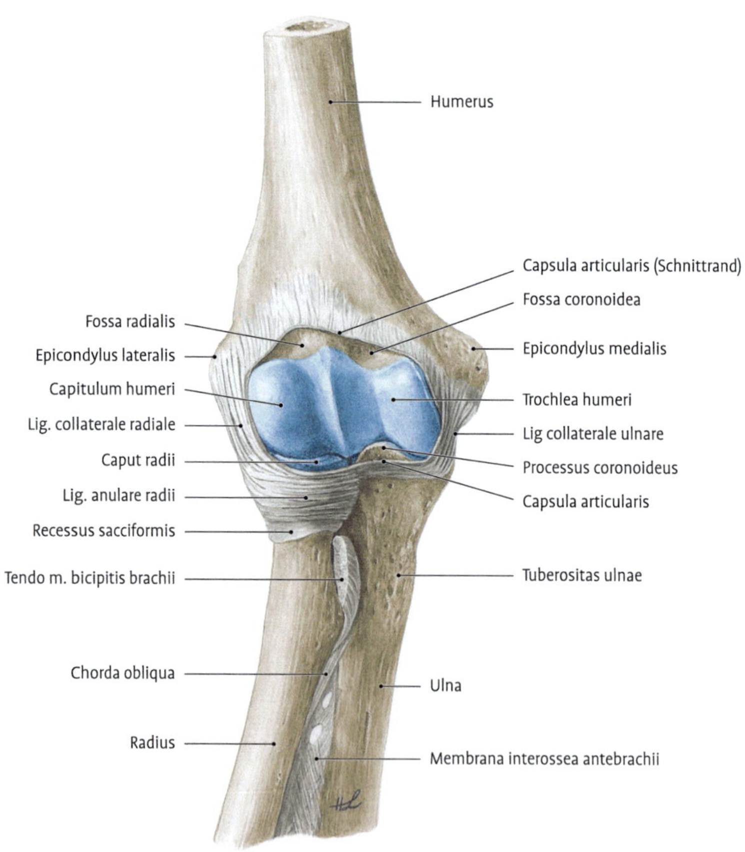

Abb. 5.5 Rechtes Ellenbogengelenk in der Ansicht von ventral. Fensterung der Gelenkkapsel zur Darstellung der Gelenkkörper. (Aus Anderhuber et al. 2012)

leichtert dadurch die Flexion und die Extension. Zu beiden Seiten hin verdickt sich die Kapsel und bildet die Ligamenta collateralia radiale und ulnare. Das Ligamentum collaterale radiale ist mit dem Ligamentum anulare radii, das den Radiuskopf umschlingt, verbunden. Das ringförmige Ligamentum anulare radii setzt vor und hinter der Incisura radialis der Ulna an. Nach distal verengt sich das Band beim Erwachsenen und erhält somit eine trichterförmige Gestalt. Der Bandabschnitt gegenüber der Incisura radialis ulnae ist einer starken Druckbeanspruchung ausgesetzt. Hier sind Knorpelzellen eingelagert und das Band entspricht einer Gleitsehne. Der Unterrand des Ligamentum anulare radii ist nicht am Radius befestigt, endet also frei und erlaubt Drehbewegungen der Speiche. Ferner wölbt sich am Unterrand des ringförmigen Bandes das Stratum synoviale des Ellenbogengelenks in Form des Recessus sacciformis bauchig auf das Collum radii vor.

Zweierlei Arten von Bewegungen können Im Ellenbogengelenk durchgeführt werden: 1. Flexion und Extension in den Gelenken zwischen Humerus und Ulna sowie zwischen Humerus und Radius, 2. Pronation und Supination im proximalen Gelenk zwischen Radius und Ulna; korrespondierende Bewegungen finden hierbei im distalen Gelenk zwischen Radius und Ulna (Articulatio radioulnaris distalis), einem Radgelenk, statt.

Muskeln mit Wirkung auf das Ellenbogengelenk Folgende Muskeln sind an der Bewegung des Ellenbogengelenks beteiligt (Abb. 5.3a, b):

- Flexoren: Mm. biceps brachii, brachialis, brachioradialis und die Muskeln der ventralen Flexorengruppe des Unterarms (Mm. flexor carpi radialis, palmaris longus, flexor carpi ulnaris, flexor digitorum superficialis)
- Extensoren: Mm. triceps brachii, anconaeus

- Pronatoren: Mm. pronator teres, pronator quadratus, flexor carpi radialis
- Supinatoren: Mm. biceps brachii, supinator, abductor pollicis longus

Der M. biceps brachii kann neben einer Beugung im Ellenbogengelenk auch eine Supination des Unterarms bewirken. Die Ansatzstelle dieses Muskels, die Tuberositas radii, ist bei Pronationsstellung der Unterarmknochen mehr nach dorsal gekehrt und rotiert bei Kontraktion des M. biceps brachii nach ventral, womit eine starke Supination des Unterarms eingeleitet wird. Bei Pronation wickelt sich die Bizepssehne um den Radius, bei Supination wickelt sie sich wieder ab. Die kräftige Supinationswirkung des M. biceps brachii addiert sich zur entsprechenden Wirkung des M. supinator. Daher sind die Supinationskräfte am Unterarm stärker entwickelt als die Pronationskräfte.

Klinik

1. Das Ellenbogengelenk wird chirurgisch über einen senkrechten Schnitt an seiner Hinterfläche erreicht; hierbei wird das Ansatzgebiet des M. triceps brachii geteilt.
2. Ein **Erguss des Ellenbogengelenks** wird sich dort ausbreiten, wo die Gelenkkapsel schlaff ausgebildet ist, nämlich ventral und dorsal. Allerdings ist die Gelenkkapsel ventral von Muskeln bedeckt, sodass sich insbesondere die dorsale Kapsel bei einem Gelenkerguss vorwölben kann. Im seitlichen Röntgenbild ist das den distalen Humerus dorsal bedeckende Fettpolster, sichtbar als weißer Schatten, verschoben. Dies wird als **positives dorsales Fettpolsterzeichen (Posterior fat pad sign)** bezeichnet. Die Aspiration eines Ergusses erfolgt von dorsal, lateral oder medial vom Olekranon.
3. Das Ligamentum anulare radii wird beim Erwachsenen nach distal enger

und weist somit eine trichterförmige Gestalt auf. Bei Kleinkindern verlaufen die Wände des Ligamentum anulare vertikal, was ungünstig für Zugbeanspruchungen am Unterarm ist. So führt das plötzliche Hochreißen von Kindern am Arm zu einer Subluxation des Radiuskopfes aus dem Ligamentum anulare, auch als **Chassaignac-Lähmung** oder Nurse luxation bezeichnet.

4. Die **Ellenbogenverrenkung**, meistens nach dorsal als Luxatio posterior, stellt die zweithäufigste Luxation nach der Schulterluxation dar. Diese Verletzung kann durch indirekte Gewalt beim Sturz auf die Hand auftreten. Der Processus coronoideus ulnae kann abbrechen, falls er hierbei an der Trochlea humeri anschlägt. Normalerweise bilden die Epicondyli medialis und lateralis mit der Olekranonspitze bei gestreckem Ellenbogengelenk eine Linie, die **Hueter-Linie** und bei gebeugtem Ellenbogengelenk ein gleichschenkliges Dreieck, das **Hueter-Dreieck**. Diese Beziehungen gehen bei einer Luxatio posterior des Ellenbogengelenks verloren. Zur Einrichtung wird zunächst Zug auf den Unterarm ausgeübt, um die spastische Kontraktion des M. triceps brachii zu überwinden; gleichzeitig wird das Ellenbogengelenk gebeugt, sodass das Humeroulnargelenk in seine normale Position zurückgleiten kann.

5.7.3 Gelenke der Hand

Die Hauptgelenke der Hand (⬛ Tab. 5.1) lassen sich einteilen in:

- Proximales und distales Handgelenk
- Handwurzel-Mittelhand-Gelenke
- Daumengrundgelenk und Fingergrundgelenke
- Fingergelenke

Proximales und distales Handgelenk Im **proximalen Handgelenk (Articulatio radiocarpalis)**, einem **Eigelenk (Articulatio ellipsoidea)**, bilden die Ossa scaphoideum, lunatum und triquetrum den Gelenkkopf sowie der Radius und der Discus articularis (ulnocarpalis) die Gelenkpfanne (⬛ Abb. 5.6). Bei detaillierter Betrachtung können 2 Kompartimente unterschieden werden. Im **radiokarpalen Kompartiment** ist die radiale Facette des Radius mit dem Os scaphoideum und die ulnare Facette des Radius mit dem radialen Teil des Os lunatum verbunden. Im **ulnaren Kompartiment** füllt der Discus articularis den Raum zwischen dem distalen Ulnaende, dem ulnaren Teil des Os lunatum und dem Os triquetrum aus.

Im **distalen Handgelenk (Articulatio mediocarpalis)**, einem verzahnten Scharniergelenk, tritt die Reihe der proximalen mit der Reihe der distalen Handwurzelknochen in Verbindung. Form und Größe der Ossa carpalia bedingen eine geschwungene, glockenförmige Gelenklinie (⬛ Abb. 5.6). Die proximale, ulnar gelegene Gelenkpfanne, gebildet von den Ossa scaphoideum, lunatum und triquetrum artikuliert mit dem distalen, von den Ossa hamatum und capitatum gebildeten Gelenkkopf (Napoleonshut der Radiologen). Der radial anschließende Gelenkkopf wird allein vom Os scaphoideum gebildet; er ist mit der distalen Gelenkpfanne, bestehend aus den Ossa trapezium und trapezoideum, gelenkig verbunden.

Beide Handgelenke treten miteinander in Aktion und erlauben folgende Bewegungen: Palmarflexion, Dorsalextension, Radial- und Ulnarabduktion sowie Zirkumduktion. Die Zirkumduktion stellt eine Kombination der 4 im Handgelenk möglichen Hauptbewegungen dar.

> ❯ Die Palmarflexion findet betont im proximalen Handgelenk statt; das Ausmaß der Dorsalextension ist im distalen Handgelenk größer als im proximalen.

Tab. 5.1 Gelenke der Hand. (Art = Articulatio, HWK=Handwurzelknochen, MHK = Mittelhandknochen)

Gelenkname	Artikulierende Skelettelemente	Gelenktyp	Funktion	Sonstiges
Art. radiocarpalis (proximales Handgelenk)	Radius und Discus ulnocarpalis mit ossa scaphoideum, lunatum und triquetrum	Eigelenk	Palmarflexion, Dorsalextension, Radial- und Ulnarabduktion sowie Zirkumduktion	Proximales und distales Handgelenk arbeiten zusammen.
Art. mediocarpalis (distales Handgelenk)	Ossa scaphoideum, lunatum und triquetrum mit Ossa trapezium, trapezoideum, capitatum und hamatum	Verzahntes Scharniergelenk	Verstärkt Palmarflexion und Dorsalextension im proximalen Handgelenk	
Artt. carpometacarpales (Handwurzel-Mittelhand-Gelenke)	Distale HWK-Reihe mit MHK-Basen	Amphiarthrosen	Elastische Verformungen zwischen Handwurzel und Mittelhand	Die Karpometakarpal-Gelenke II–V haben eine gemeinsame Gelenkhöhle
Artt. intermetacarpales	Aneinanderstoßende Seitenflächen der MHK II–V	Amphiarthrosen	Verwringung der Mittelhandknochen, z. B. beim Händedruck!	
Art. ossis pisiformis	Os pisiforme mit Os triquetrum	Eiförmiger Gelenkkopf am Os triquetrum	Als Sesambein in Sehne des M. flexor carpi ulnaris eingelagert	Gelenkhöhle kann mit proximalem Handgelenk in Verbindung stehen
Artt. metacarpophalangeae (Fingergrundgelenke)	Köpfe der MHK II–V mit Grundphalanxbasen	Eingeschränkte Kugelgelenke	Flexion, Extension und Seitwärtsbewegung	Palmare Gelenkkapsel durch Faserknorpelplatten verstärkt
Artt. interphalangeae (Fingermittel-/ -endgelenke)	Grundglied mit Mittelglied, Mittelglied mit Endglied	Scharniergelenke	Flexion, Extension	
Art. carpometacarpalis pollicis (Daumensattelgelenk)	Os trapezium und Basis des I. MHK	Sattelgelenk	Flexion, Extension, Abduktion, Adduktion und Rotation	Opposition ist Kombination aus Flexion, Adduktion und Rotation
Art. metacarpophalangea pollicis (Daumengrundgelenk)	I. MHK mit Damengrundphalanx	Kondylen- oder Eigelenk	Flexion, Extension und Seitwärtsbewegungen	Ulnares und radiales Sesambein eingelagert
Art. interphalangea pollicis (Daumenendgelenk)	Daumengrundphalanx mit Daumenendphalanx	Scharniergelenk	Flexion, Extension	

5

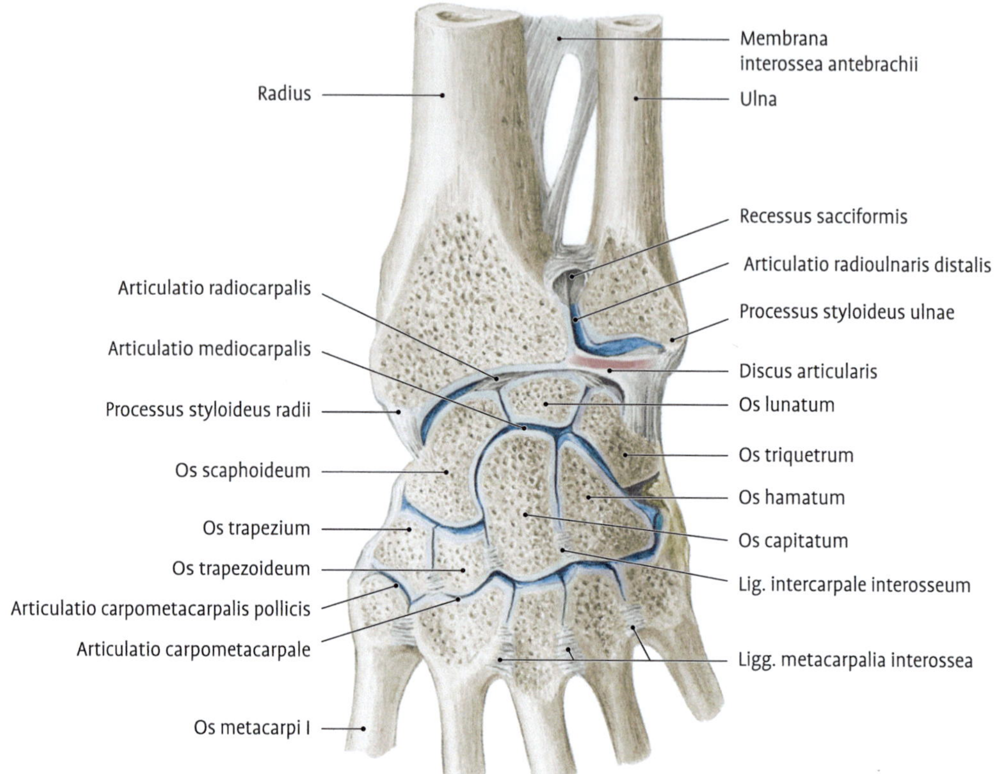

◘ Abb. 5.6 Flachschnitt durch eine rechte Hand zur Darstellung der Handgelenke. Ansicht von palmar. (Aus Anderhuber et al. 2012)

Flexion und Extension werden durch Gleitbewegungen in den interkarpalen Gelenken verstärkt. Da der Processus styloideus des Radius sich weiter nach distal erstreckt als der Processus styloideus ulnae, ist das **Ausmaß der Radialabduktion im Vergleich zur Ulnarabduktion etwas kleiner**.

Muskeln mit Wirkung auf das proximale und distale Handgelenk Zu den Muskeln mit Wirkung auf das Handgelenk gehören (◘ Abb. 5.3a, b):

— Flexoren: Alle langen Muskeln, die palmar über das Handgelenk hinwegziehen. Im Einzelnen handelt es sich um die Mm. flexor carpi radialis, palmaris longus, flexor carpi ulnaris, flexor digitorum superficialis, flexor digi-torum profundus, flexor pollicis longus (◘ Abb. 5.3a).

— Extensoren: Alle langen Muskeln, die dorsal das Handgelenk überqueren. Im Einzelnen handelt es sich um folgende Muskeln, deren Ansatzsehnen durch entsprechende Sehnenfächer des Ligamentum carpi dorsale (Retinaculum musculorum extensorum) am Handgelenksrücken ziehen (◘ Abb. 5.3b):

1. Sehnenfach: Mm. abductor pollicis longus und extensor pollicis brevis
2. Sehnenfach: Mm. extensor carpi radialis longus und brevis
3. Sehnenfach: M. extensor pollicis longus
4. Sehnenfach: Mm. extensor digitorum, extensor indicis
5. Sehnenfach: M. extensor digiti minimi
6. Sehnenfach. M. extensor carpi ulnaris

- Radialabduktoren: M. flexor carpi radialis zusammen mit Mm. extensor carpi radialis longus und brevis sowie den mit ihren Ansatzsehen durch das 1. Sehnenfach des Ligamentum carpi dorsale ziehenden Mm. abductor pollicis longus und extensor pollicis brevis.
- Ulnarabduktoren: M. flexor carpi ulnaris zusammen mit Mm. extensor carpi ulnaris und extensor digiti minimi.

Klinik

1. Röntgenaufnahmen zeigen, dass die Bewegungen im Handgelenk sehr komplex und durch Zusammendrängen der einzelnen Knochen und Kippbewegungen vor sich gehen. Bei der Ulnar-/Radialabduktion finden in nicht geringem Ausmaß Verschiebungen der Ossa carpi gegeneinander statt, die auch eine Seitbiegung der Hand in sich zulassen. Die Dorsalextension geht mit einer Kippbewegung der proximalen Reihe der Handwurzelknochen nach palmar einher. Dadurch wird die **Tuberositas ossis scaphoidei** deutlich sichtbar (Schiebler und Korf 2007).
2. Eine Überbeanspruchung der am Epicondylus lateralis humeri entspringenden Mm. extensor carpi radialis brevis, extensor digitorum und extensor carpi ulnaris rufen das Krankheitsbild der **Epicondylitis radialis (Tennisellenbogen)** hervor. Eine **Epicondylitis ulnaris (Golferellenbogen)** tritt seltener auf (Tillmann 2017).

Varianten

> Bei vielen auf das Handgelenk einwirkenden Muskeln ist mit Varianten zu rechnen (Claassen et al. 2013).

Bei einer 80-jährigen Körperspenderin gab der M. extensor carpi radialis einen zusätz-lichen Muskelbauch mit Insertion am 1. Mittelhandknochen ab. Gleichzeitig wies der M. extensor carpi radialis brevis eine zusätzliche Ansatzsehne auf (Claassen und Wree 2002).

Daumensattelgelenk und die anderen Handwurzel-Mittelhand-Gelenke Beim **Handwurzel-Mittelhand-Gelenk I, dem Daumensattelgelenk (Articulatio carpometacarpalis pollicis)**, sind die Gelenkflächen sattelförmig gewölbt (◘ Abb. 5.6). Das Gelenk zwischen dem Os metacarpale I und dem Os trapezium wird daher als **Sattelgelenk** bezeichnet. Folgende Bewegungen sind möglich: Flexion und Extension in einer senkrecht zur Handfläche (Palma manus) sowie Abduktion und Adduktion in einer parallel zur Handfläche verlaufenden Ebene. Darüber hinaus sind Opposition und Reposition möglich. Bei der Opposition wird die Daumenspitze in Kontakt mit der Kleinfingerspitze gebracht, bei der Reposition wird der Daumen in seine Ausgangsstellung zurückgeführt. Die große Beweglichkeit des Daumensattelgelenks steht im Gegensatz zu den eingeschränkten Bewegungsmöglichkeiten in den **Handwurzel-Mittelhand-Gelenken II-V (Articulationes carpometacarpales II-V)**, die nur ein geringes Gleiten (II und III) oder eine geringfügige Flexion und Extension (IV und V) erlauben. Bei diesen Gelenken handelt es sich um **Amphiarthrosen**.

Intermetacarpalgelenke In den **Intermetacarpalgelenken**, Articulationes intermetacarpeae, sind die einander zugekehrten Seiten der Basen der Mittelhandknochen 2 bis 5 durch Amphiarthrosen gelenkig miteinander verbunden (◘ Abb. 5.2).

Daumengrundgelenk und Fingergrundgelenke Ganz anders verhält es sich mit dem **Daumengrundgelenk (Articulatio metacarpophalangea pollicis) und den Fingergrundgelenken II–IV (Articulationes metacarpophalangeae II bis V)**. Beim Metakarpophalangealgelenk des Daumens, dem Daumengrundgelenk handelt es sich um ein

Kondylen- oder Eigelenk (■ Abb. 5.2). Es sind Flexion (bis 60°), Extension und Seitwärtsbewegungen möglich. Als Besonderheit weist dieses Gelenk in der palmaren Gelenkkapsel regelmäßig ein radiales und ein ulnares Sesambein auf.

In den Metakarpophalangealgelenken II bis V, den Fingergrundgelenken, endet die Flexion bei 90°; außerdem sind Extension, Abduktion, Adduktion und Zirkumduktion möglich (■ Abb. 5.2). Es handelt sich um **eingeschränkte Kugelgelenke**. Bei gebeugten Fingergrundgelenken sind Abduktion und Adduktion unmöglich. Dies hängt damit zusammen, dass die Metakarpalköpfchen palmar weniger stark gewölbt sind als dorsal. Seitliche Bewegungen sind unmöglich, wenn sich die Grundphalanx bei Beugung auf die palmar abgeflachte Gelenkfläche des Metakarpalköpfchens bewegt. Zusätzlich spannen sich die Kollateralbänder auf beiden Seiten des Fingergrundgelenks bei Flexion an und verhindern sowohl Abduktion, als auch Adduktion. Die Metakarpophalangealgelenke II bis V, also die Fingergrundgelenke, sind untereinander durch das Ligamentum metacarpale transversum profundum verbunden. Durch dieses Band wird eine übermäßige Spreizung der Hand, beispielsweise bei einem festen Händedruck, verhindert.

Der **zirkuläre metakarpophalangeale Halteapparat (Zancolli-Komplex)** besteht zusammengefasst aus folgenden Bändern: Ligamenta collateralia (an radialer und ulnarer Seite des Fingergrundgelenks), Ligamenta sagittalia (an ulnarer und radialer Gelenkseite von der Dorsalaponeurose ausgehend), Ligamenta palmaria (palmar gelegene, die Gelenkpfanne vergrößernde Faserknorpelplatten) und Ligamentum metacarpale transversum profundum. Dieser kompliziert gebaute Bandapparat umhüllt das gesamte Fingergrundgelenk, stabilisiert den Bewegungsablauf und führt die Gelenkstrukturen und die palmare Faserknorpelplatte (Ligamentum palmare).

Daumenendgelenk sowie Fingermittel- und Endgelenke Das **Daumenendgelenk (Articulatio interphalangea pollicis)** ist ein **Scharniergelenk** (■ Abb. 5.2). Auch bei den **Fingermittel- und Endgelenken (Articulationes interphalangeae proximales et distales)** handelt es sich um **Scharniergelenke** (■ Abb. 5.2). Der rollenförmige Gelenkkopf der Grund- und Mittelglieder liegt in einer flachen Gelenkpfanne an der Basis der Mittel- und Endglieder. Die Interphalangealgelenke weisen folgende Bänder und Kapselverstärkungen auf: Ligamenta collateralia, Dorsalaponeurose der Streckmuskeln und Ligamenta palmaria (palmare Faserknorpelplatten).

Erbsenbeingelenk Im **Erbsenbeingelenk (Articulatio ossis pisiformis)** sind das Os pisiforme und das Os triquetrum gelenkig miteinander verbunden (■ Abb. 5.2). Die Gelenkhöhle des Erbsenbeingelenks kann mit dem proximalen Handgelenk in Verbindung stehen. Das Os pisiforme ist als Sesambein in die Sehne des M. flexor carpi ulnaris eingelagert.

Muskeln mit Wirkung auf die Hand Folgende Muskeln sind an der Bewegung der Hand beteiligt (■ Abb. 5.3 und 5.7):

- Die **langen Flexoren der Finger** (■ Abb. 5.7): Der M. flexor digitorum superficialis setzt jeweils mit 2 Zipfeln an den Seiten der Fingermittelglieder an. Der M. flexor digitorum profundus setzt an den Basen der Fingerendglieder an. Die Sehne des tiefen Fingerbeugers durchbohrt die auseinanderweichenden Sehnen-zipfel des oberflächlichen Fingerbeugers in Höhe des Grundgliedes. Der M. flexor digitorum superficialis beugt das Fingermittelglied, der M. flexor digitorum profundus das Fingerendglied. Finger- und Handgelenke werden bei gemeinsamer Aktion beider Muskeln gebeugt.

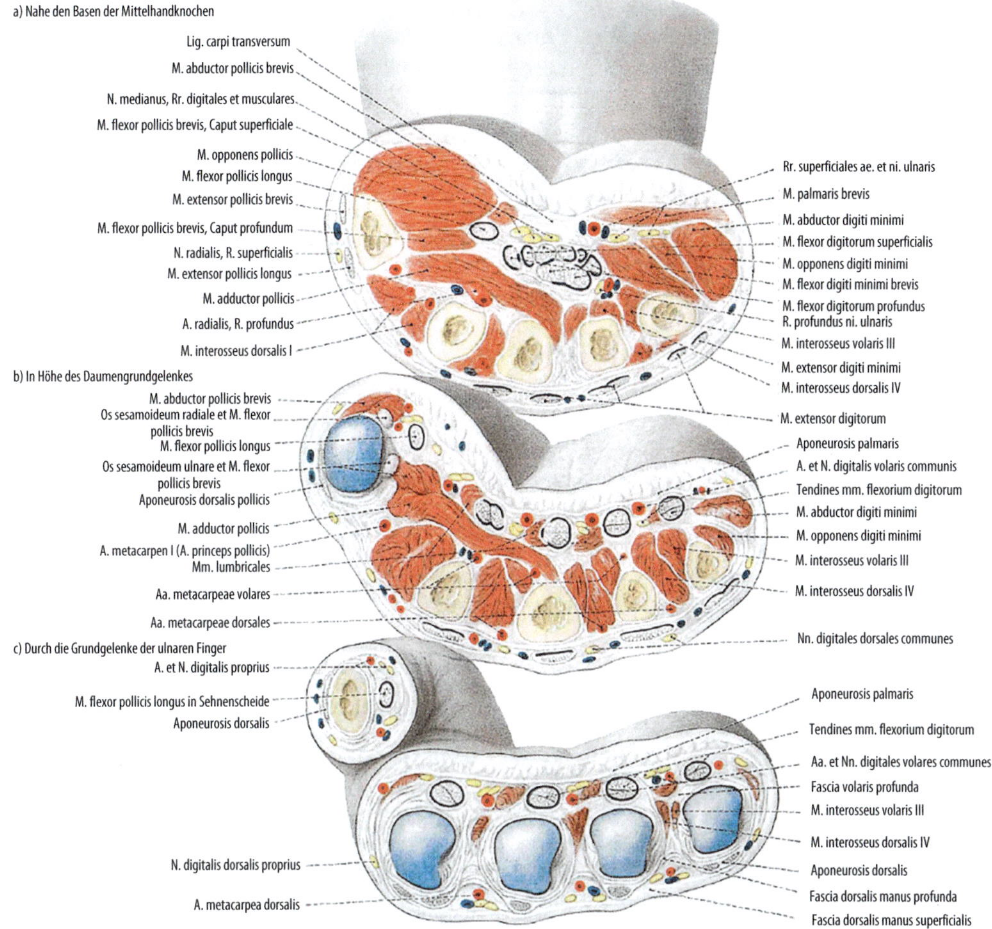

Abb. 5.7 a–c Querschnitte durch eine rechte Mittelhand in der Ansicht von distal. **a** In der Nähe der Basen der Mittelhandknochen. **b** In Höhe des Daumengrundgelenks. **c** Durch die Grundgelenke der ulnaren Finger. (Aus Lanz und Wachsmuth 2004)

— Der **M. palmaris longus** (□ Abb. 5.3a) ist ein schwacher Beuger im Handgelenk. Des Weiteren spannt er die Aponeurosis palmaris.

— Die **langen Extensoren der Finger**: Der M. extensor digitorum wird durch die Mm. extensor indicis und digiti minimi unterstützt. Die Sehnen der beiden letzteren Muskeln schließen sich den entsprechenden Sehnen des langen Fingerstreckers auf der ulnaren Seite an. Die Sehnen des M. extensor digitorum enden an jedem Finger in der Dorsalaponeurose.

— Die **Dorsalaponeurose der Finger (Aponeurosis dorsalis digiti manus)** ist eine dreieckige, kompliziert aufgebaute Bindegewebsplatte, die sich von den Fingergrund- bis zu den Fingerendgliedern erstreckt (□ Abb. 5.7c); sie ist mit den Gelenkkapseln der Fingermittel- und -endgelenke, nicht jedoch mit den Gelenkkapseln der Fingergrundgelenke verwachsen. Die Dorsalaponeurose besteht aus einem medialen und lateralen Trakt. Der mediale Trakt wird überwiegend von den langen Fingerextensoren gebildet und inseriert am

Fingergrund- und Mittelglied. Der laterale Trakt besteht vor allem aus den Endsehnen der Mm. lumbricales sowie interossei und inseriert am Fingerendglied.

- Die **Handtellermuskulatur (intrinsische Handmuskeln)** (◘ Abb. 5.7b): Die **3 Mm. interossei palmares** entspringen einköpfig an den Mittelhandknochen II (Ulnarseite), IV (Radialseite) und V (Radialseite). Ihre Endsehnen strahlen in die Dorsalaponeurose des 2. Fingers (von ulnar), des 4. Fingers (von radial) und des 5. Fingers (von radial) ein.
- Die **4 Mm. interossei dorsales** (◘ Abb. 5.7b) entspringen zweiköpfig von den Seitenflächen zweier benachbarter Mittelhandknochen. Ihre Endsehnen strahlen in die Dorsalaponeurose des 2. Fingers (von radial), des 3. Fingers (von radial und ulnar) und des 4. Fingers (von ulnar) ein.
- **Die palmaren Mm. interossei adduzieren, die dorsalen abduzieren die Finger**. Außer diesem Spreizen und Zusammenfügen der Finger bewirken sie Beugung der Grundphalanx sowie Streckung der Mittel- und Endphalanx. Die langen Fingerflexoren bewirken bei völliger Beugung ebenfalls eine Adduktion der Finger. Eine geringe Abduktionswirkung geht auch vom M. extensor digitorum aus. Legt man die Handfläche flach auf den Tisch, sind Fingeradduktion und -abduktion nur mithilfe der intrinsischen Handmuskeln möglich. In dieser Position der Handfläche, bleibt eine zwischen 2 Fingern gehaltene Karte nur durch die Aktion der intrinsischen Handmuskeln an ihrer Stelle.
- Die **4 Mm. lumbricales** (◘ Abb. 5.7b und 5.12) entspringen am radialen Rand der 4 Sehnen des M. flexor digitorum profundus, ziehen an der Radialseite der Fingergrundgelenke vorbei und strahlen in die Dorsalaponeurose ein. Sie beugen im Fingergrundgelenk und strecken im Fingermittel- und -endgelenk.
- **Daumenballen (Thenar)** (◘ Abb. 5.7b und 5.12): Die 8 auf den Daumen einwirkenden Muskeln können in lange Muskeln mit Ursprung am Unterarm und kurze, intrinsische Muskeln untergliedert werden.
- Zu den langen Daumenmuskeln gehören die Mm. flexor pollicis longus mit Ansatz an der Daumenendphalanx, der M. extensor pollicis longus mit Ansatz an der Daumenendphalanx, der M. extensor pollicis brevis mit Ansatz an der Daumengrundphalanx und der M. abductor pollicis longus mit Ansatz am 1. Mittelhandknochen.
- Zu den kurzen Daumenmuskeln gehören 3 Muskeln, die an der Daumengrundphalanx inserieren, nämlich die Mm. adductor pollicis, flexor pollicis brevis und abductor pollicis brevis sowie der M. opponens pollicis, der am radialen Rand des 1. Mittelhandknochen ansetzt.
- **Kleinfingerballen (Hypothenar)** (◘ Abb. 5.7b und 5.12): Auf den Kleinfinger wirken ein langer und 3 kurze Muskeln.
- Der einzige lange Kleinfingermuskel ist der M. extensor digiti minimi. Zu den kurzen Kleinfingermuskeln gehören 2 Muskeln, die an der Grundphalanx des kleinen Fingers ansetzen, nämlich die Mm abductor digiti minimi und flexor digiti minimi brevis sowie der M. opponens digiti minimi, der am ulnaren Rand des 5. Mittelhandknochens inseriert.

Für Greifbewegungen der Hand spielt die Zusammenarbeit von Handgelenkstreckern und -beugern eine große Rolle. Die Beugung ist besonders im proximalen Handgelenk betont. Das Ausmaß der Streckung ist im distalen Handgelenk größer. Bei voller Beugung in beiden Handgelenken fällt das Zugreifen schwach aus. Die langen Flexoren der Finger und des Daumens können nur dann ihre volle Kraft beim Zugreifen entfalten, wenn vorher proximales und distales Handgelenk zumindestens in eine neutrale oder besser noch in eine überstreckte Position gebracht werden.

Klinik

1. Ausgehend von den Kapseln der beiden Handgelenke können sich bei Überbeanspruchung Aussackungen bilden, die prall mit Synovialflüssigkeit gefüllt sind. Sie imponieren als **Überbeine** und werden in der Klinik auch als „**Ganglien**" bezeichnet (Drenckhahn und Koebke 2003). Prädilektionsstellen für Ganglien ist die Grube, die sich bei Abduktions- und Streckstellung des Daumens zwischen den Sehnen des langen Daumenstreckers und der radialen Handgelenksstrecker bildet. Diese Grube liegt ulnar von der Tabatiére (Benner und Snell 1995).
2. Die große Bedeutung des Daumens für die Greiffunktion der Hand kommt in einer erheblichen **Erwerbsminderung** bei **Verlust des Daumens** oder Versteifung des 1. Karpometakarpalgelenks zum Ausdruck (Drenckhahn und Koebke 2003).
3. Das Sattelgelenk des Daumens ist sehr störanfällig, was zum Teil auf die hohe Belastung bei der Opposition des Daumens zurückgeht. Starke Stöße, zum Beispiel beim Boxen, können zu Brüchen an der Basis des Os metacarpale I führen. Im Alter kommt es häufig zu einer Arthrose (Rhizarthrose). Dann ist die Funktion der Hand als Greifwerkzeug erheblich eingeschränkt. Die Schmerzen bei einer **Rhizarthrose** können bis in den Unterarm ausstrahlen (Schiebler und Korf 2007; Streicher und Pretterklieber 2012).
4. Beim **schnellenden Finger**Handgelenk ist es zu einer Verengung der Pars anularis vaginae fibrosae tendinum oder einer knötchenförmigen Verdickung der Beugesehnen über den Fingergrundgelenken gekommen. Hierdurch wird die Gleitfähigkeit der Beugesehne eingeschränkt. Bei Beugung und Streckung im Fingermittel- und -endgelenk tritt das typische **Schnappphänomen** auf. Die Therapie besteht in einer Spaltung der fibrösen Anteile der Verstärkungsbänder (Ligamenta anularia) der Sehnenscheide (Streicher und Pretterklieber 2012).

5.8 Arterien

Die obere Extremität wird von einem großen Arterienstamm versorgt (■ Abb. 5.8). Er beginnt mit der A. subclavia und setzt sich als A. axillaris (im Bereich der Achselhöhle) und weiter als A. brachialis (am Oberarm) fort. Die A. suprascapularis (aus der A. subclavia) anastomosiert mit der A. circumflexa scapulae (aus der A. subscapularis, einem Ast der A. axillaris) und bildet die Schulterblattarkade. Die A. brachialis gibt am Ellenbogengelenk die A. radialis ab und zerfällt in 2 Endäste: A. ulnaris und A. interossea communis.

5.8.1 A. axillaris

Die A. axillaris beginnt am Seitenrand der 1. Rippe als Fortsetzung der A. subclavia (■ Abb. 5.9); sie endet an der unteren Begrenzung der Achselhöhle in Höhe des Unterrands des M. teres major und setzt sich anschließend in die A. brachialis fort. Die A. axillaris wird bis auf ihr distales Ende fast vollständig vom M. pectoralis major bedeckt.

> Der vom M. pectoralis major überdeckte M. pectoralis minor dient als Landmarke für die 3 Verlaufsstrecken der A. axillaris.

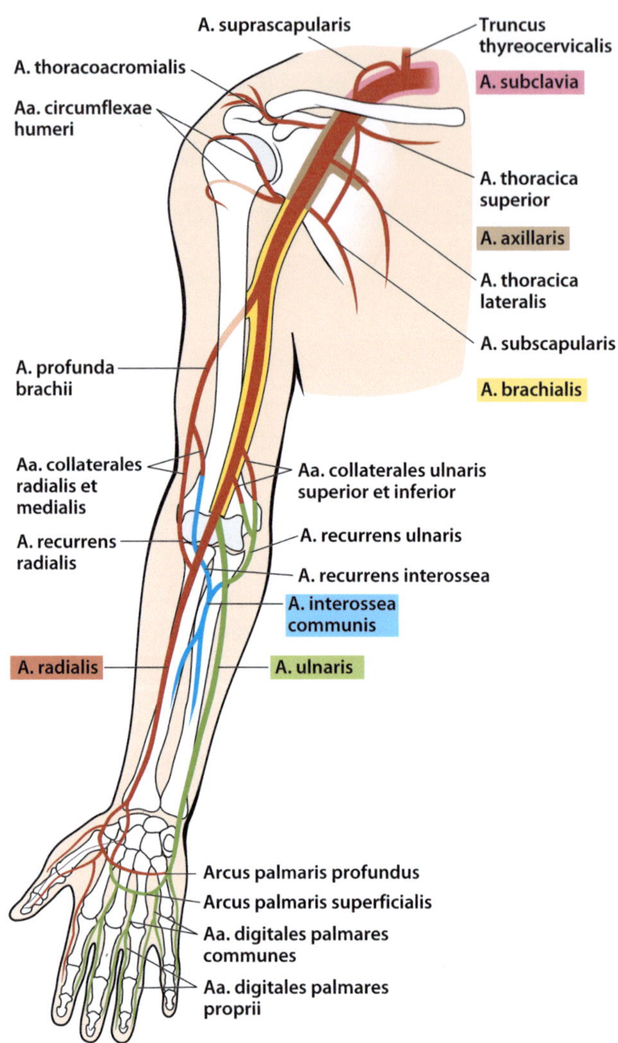

Abb. 5.8 Zeichnerische Darstellung der Arterien der oberen Extremität mit ihren Ästen. (Quelle: eigene Darstellung, Vorlesungsfolie)

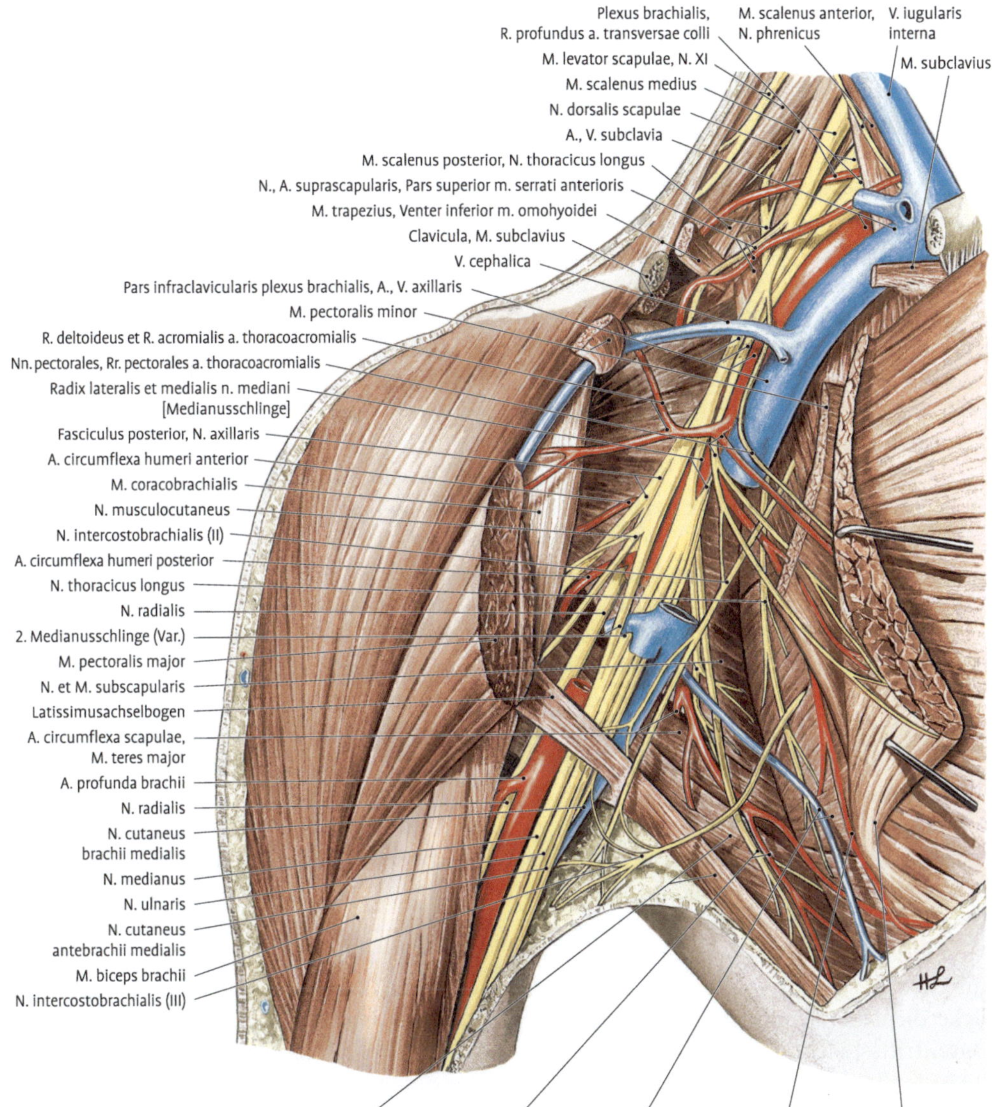

◘ Abb. 5.9 Leitungsbahnen der rechten Achselhöhle. Klavikula, Mm. pectoralis major, pectoralis minor, subclavius sowie omohyoideus teilweise entfernt und zurückgeschlagen. Man beachte darüber hinaus 2 Varianten: Latissimusachselbogen und doppelte Medianusgabel. (Aus Anderhuber et al. 2012)

Oberhalb des M. pectoralis minor liegt der Plexus brachialis ventral und dorsal der Arterie. Unterhalb dieser Landmarke ordnet sich das Nervengeflecht zu 3, die A. axillaris umgebenden Faszikeln an: Fasciculi lateralis, medialis und posterior. Die Äste der A. axillaris versorgen die Brustwand, die dorsalen Muskeln des Schultergelenks (Rotatorenmanschette), das Schultergelenk, das Sternoklavikular- und Akromioklavikulargelenk sowie bei der Frau die Brustdrüse. Im Regelfall gehen aus den Abschnitten der Arterie ein bis 3 Äste hervor (● Abb. 5.9):

- **1. Verlaufsstrecke**, oberhalb des M. pectoralis minor: A. thoracica superior; A. thoracoacromialis.
- **2. Verlaufsstrecke**, unter dem M. pectoralis minor: A. thoracica lateralis, gibt bei der Frau stark ausgebildete Rami mammarii laterales zur Brustdrüse ab.
- **3. Verlaufsstrecke**, unterhalb des M. pectoralis minor: A. subscapularis, teilt sich in die Aa. thoracodorsalis und circumflexa scapulae; dünne A. circumflexa humeri anterior; dicke A. circumflexa humeri posterior.

Äste aus der 3. Verlaufsstrecke der A. axillaris ziehen zum Teil durch die Achsellücken. Durch die **laterale Achsellücke** verlaufen die A. circumflexa humeri posterior zusammen mit dem N. axillaris. Die **mediale Achsellücke** dient der A. circumflexa scapulae als Durchtrittsstelle.

Auf alle Arterien – mit Ausnahme der Vasa circumflexa humeri – stößt man im Verlauf der Ausräumung der Axilla anlässlich einer radikalen **Mastektomie**.

5.8.2 A. brachialis

Die A. brachialis setzt den Verlauf der A. axillaris fort, endet in Höhe des Collum radii und teilt sich dort in Aa. radialis und ulnaris (● Abb. 5.10). Die Oberarmarterie ist während ihres Verlaufes im Sulcus bicipitalis medialis nur von Haut, Unterhaut und

Faszie bedeckt, sie wird von 2 Venen und vom N. medianus begleitet. Wegen der oberflächlichen Lage der Arterie ist ihre Pulswelle am gesamten Oberarm tastbar. Der N. medianus liegt am proximalen Oberarm lateral von der A. brachialis, im mittleren Abschnitt des Oberarms vor ihr. Distal überkreuzt der N. medianus die Oberarmarterie und gelangt medial von ihr in die Ellenbeuge (Fossa cubiti). Gelegentlich unterkreuzt der N. medianus die A. brachialis. **Die A. brachialis gibt folgende Äste ab** (● Abb. 5.8 und 5.10):

- A. profunda brachii, begleitet den N. radialis.
- Aa. nutriciae humeri.
- A. collateralis media, erreicht unter dem medialen Trizepskopf das Olekranon.
- A. collateralis radialis, setzt den Verlauf des N. radialis fort, gelangt mit dem N. radialis auf die Beugeseite des Ellenbogengelenks.
- A. collateralis ulnaris superior, entspringt etwas distal vom Abgang der A. profunda brachii aus der A. brachialis und begleitet den N. ulnaris.
- A. collateralis ulnaris inferior, entspringt kurz oberhalb des Ellenbogengelenks.

Die 4 beschriebenen Kollateralarterien bilden mit rückläufigen Ästen, den Aa. recurrentes, aus der A. radialis, der A. interossea posterior und der A. ulnaris ein arterielles Gefäßnetz (Rete articulare cubiti) zur Versorgung des Ellenbogengelenks (● Abb. 5.8).

5.8.3 A. radialis

Die A. radialis beginnt auf Höhe des Collum radii, wo sie auf der Ansatzsehne des M. biceps brachii liegt (● Abb. 5.11). In ihrer oberen Hälfte wird die Speichenarterie vom M. brachioradialis bedeckt. Die Grube an der medialen Seite des gespannten M. brachioradialis orientiert hier über die Lage der Arterie. Am distalen Unterarm liegt die

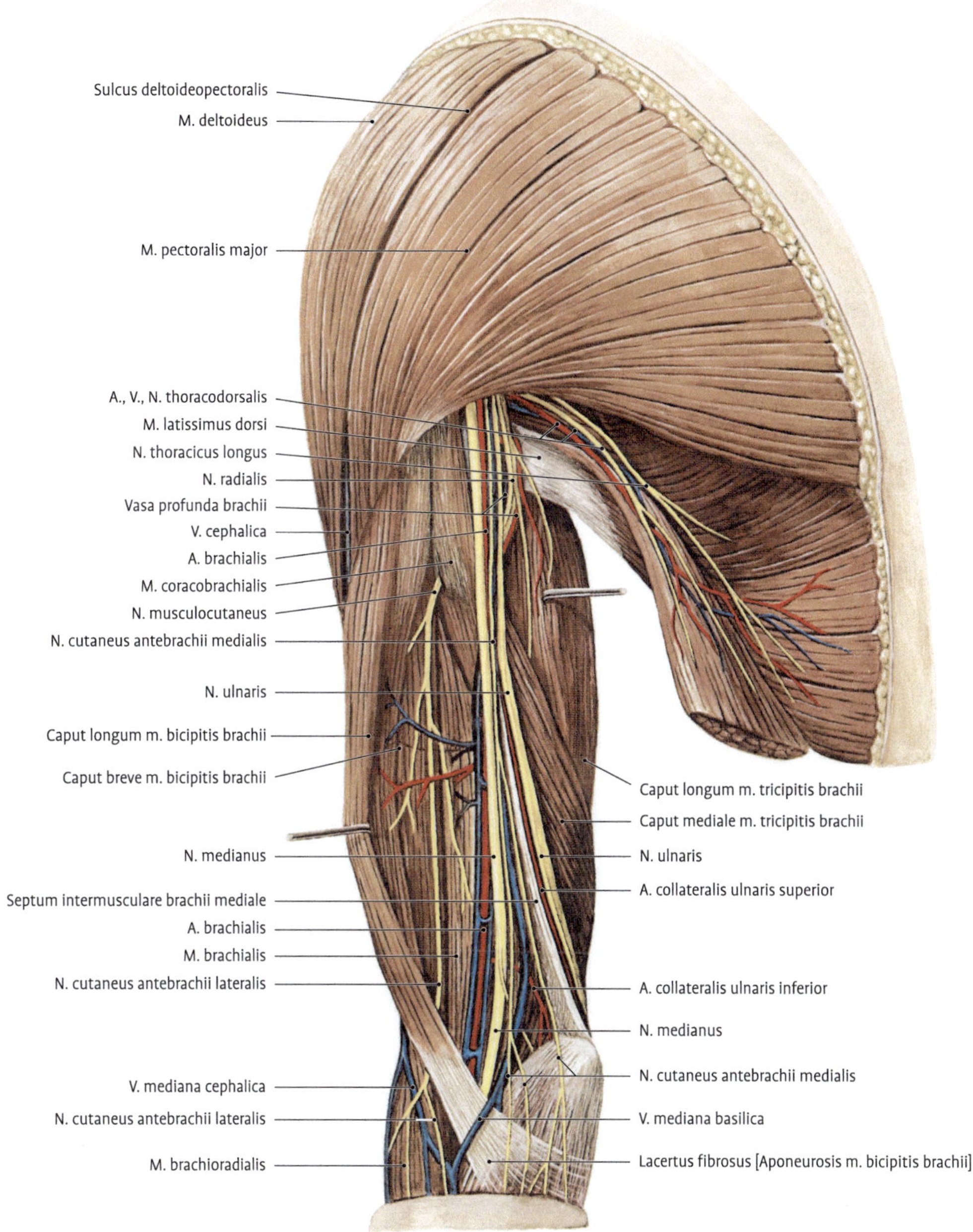

Abb. 5.10 Leitungsbahnen der Oberarmvorderseite von medial gesehen. M. biceps brachii nach ventral und lateral gezogen. Septum intermusculare brachii mediale zum Teil reseziert. (Aus Anderhuber et al. 2012)

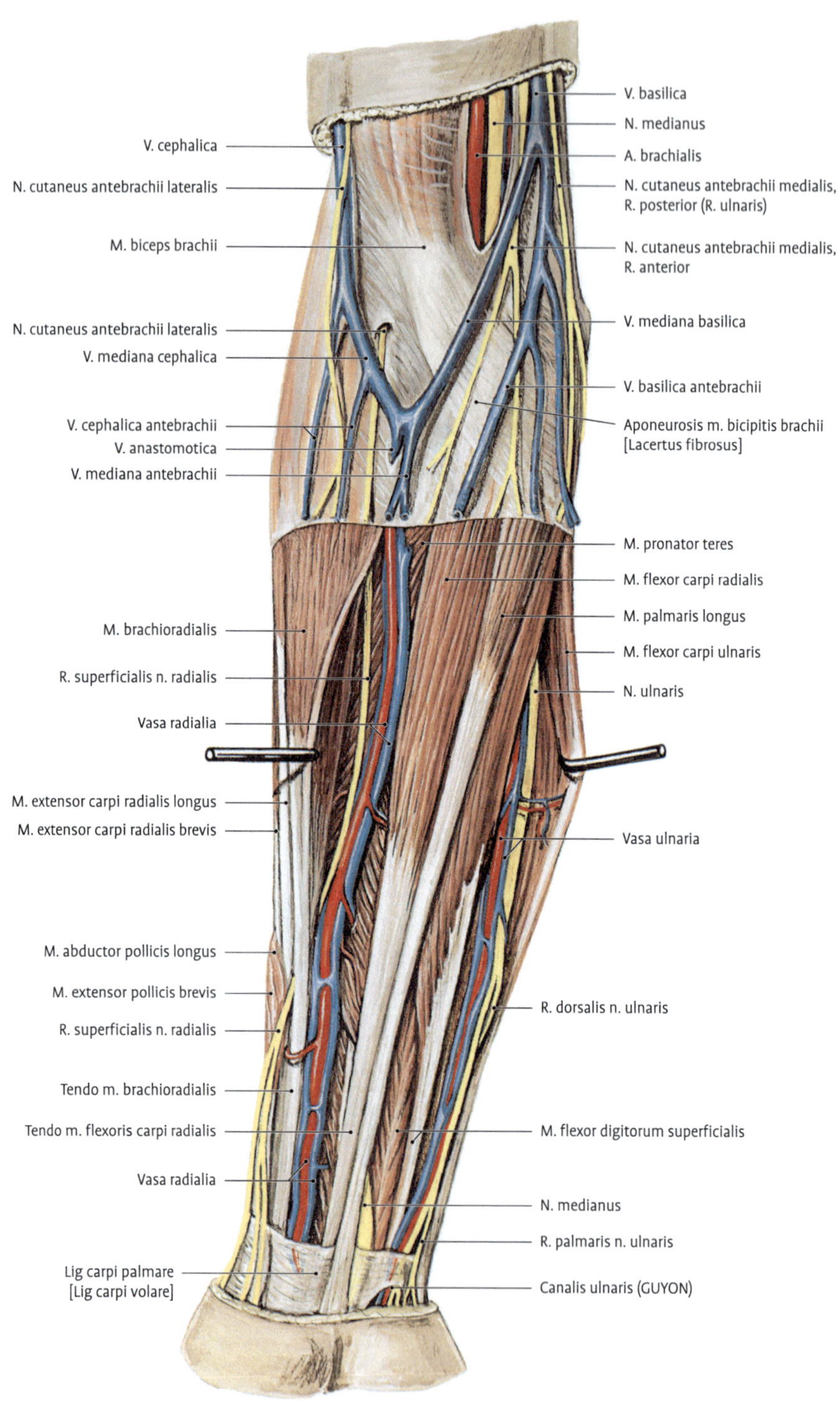

◘ Abb. 5.11 Leitungsbahnen der Unterarmvorderseite und der Ellenbeugengegend. In der Ellenbeuge ist die oberflächliche Faszie (Fasciae brachii und antebrachii) erhalten und teilweise gefenstert. (Aus Anderhuber et al. 2012)

Arterie oberflächlich zwischen den Mm. brachioradialis und flexor carpi radialis. Der Radialispuls wird am Handgelenk zwischen den Sehnen dieser beiden Muskeln getastet. Im mittleren Unterarmdrittel verläuft der Ramus superficialis des N. radialis an der radialen Seite der Speichenarterie. Bei einer **unsorgfältigen Ligatur der A. radialis** kann dieser Nerv versehentlich miteinbezogen werden.

Distal vom Radialispuls gibt die A. radialis einen dünnen Ast, den Ramus palmaris superficialis, zur Bildung des **oberflächlichen Hohlhandbogens (Arcus palmaris superficialis)** ab. Aus dem Arcus palmaris superficialis gehen unter Vermittlung der Aa. digitales palmares communes je 2 Aa. digitales palmares propriae für die einander zugekehrten palmaren Ränder des 2. bis 5. Fingers hervor (■ Abb. 5.12). Die Aa. digitales palmares propriae des Daumens und die radiale A. digitalis propria für den Zeigefinger gehen aus der A. princeps pollicis hervor. Die ulnare A. digitalis propria für den Kleinfinger entspringt direkt aus dem oberflächlichen Hohlhandbogen. Die A. radialis unterkreuzt dann die Sehnen des Mm. abductor pollicis longus und extensor pollicis brevis und **gelangt in die Tabatière, wo ihr Puls ebenfalls gefühlt werden kann**. Ein Ramus carpalis dorsalis zieht quer über die Dorsalseite der Handwurzel unter den Streckersehnen zum **Rete carpale dorsale**, aus dem 4 Aa. metacarpales dorsales entspringen, die sich in Aa. digitales dorsales zur Versorgung des Daumens und des 2. bis 4. Fingers gabeln. Vom Handrücken zieht die A. radialis weiter zur Palmarseite der Hand, indem sie den M. interosseus dorsalis I sowie den M. adductor pollicis durchbohrt und sich in ihre beiden Endäste, die **A. princeps pollicis** und den **Arcus palmaris profundus** aufteilt. Dem Arcus palmaris profundus zieht von ulnar der schwache Ramus profundus der A. ulnaris entgegen.

5.8.4 A. ulnaris

❯ Die A. ulnaris ist im Verhältnis zur A. radialis stärker ausgeprägt.

An ihrem Beginn verläuft A. ulnaris neben dem gemeinsamen Ursprung der Unterarmbeuger am Epicondylus medialis, liegt dann auf dem M. flexor digitorum profundus und wird vom M. flexor carpi ulnaris bedeckt (■ Abb. 5.11). Der N. medianus überkreuzt die A. ulnaris. Nur das Caput ulnare des M. pronator teres trennt die Arterie vom Nerv. In der distalen Unterarmhälfte tritt die Arterie zwischen den Sehnen der Mm. flexor carpi ulnaris und flexor digitorum superficialis an die Oberfläche. Sie überkreuzt das Retinaculum flexorum und bildet zusammen mit dem dünnen Ramus palmaris superficialis der A. radialis den **Arcus palmaris superficialis** (■ Abb. 5.12). In den distalen zwei Dritteln des Unterarms und bei Überkreuzung des Retinaculum flexorum begleitet der N. ulnaris die gleichnamige Arterie auf ihrer ulnaren Seite. Der schwache Endast der A. ulnaris, der Ramus palmaris profundus, tritt distal vom Os pisiforme und medial vom M. flexor digiti minimi in den Kleinfingerballen und weiter in die Tiefe der Hohlhand zum Arcus palmaris profundus.

Die **A. interossea communis** entspringt in Höhe der Insertion des M. brachialis aus der A. ulnaris. Nach kurzem Verlauf gabelt sich die Arterie in die Aa. interossea anterior und posterior (■ Abb. 5.13). Die A. interos-

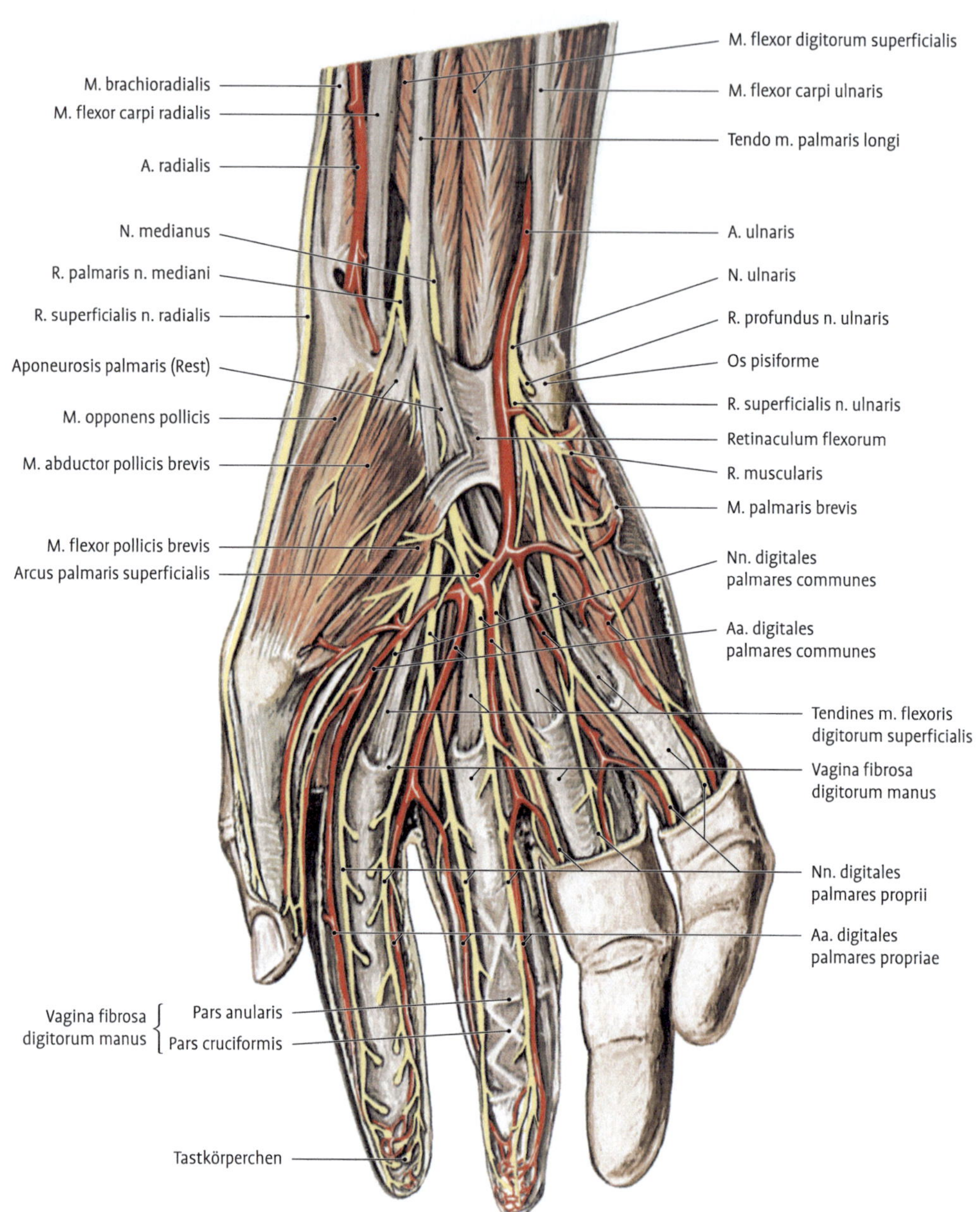

Abb. 5.12 Leitungsbahnen der Hohlhand. Palmaraponeurose größtenteils abgetragen, M. palmaris brevis nach ulnar geklappt. (Aus Anderhuber et al. 2012)

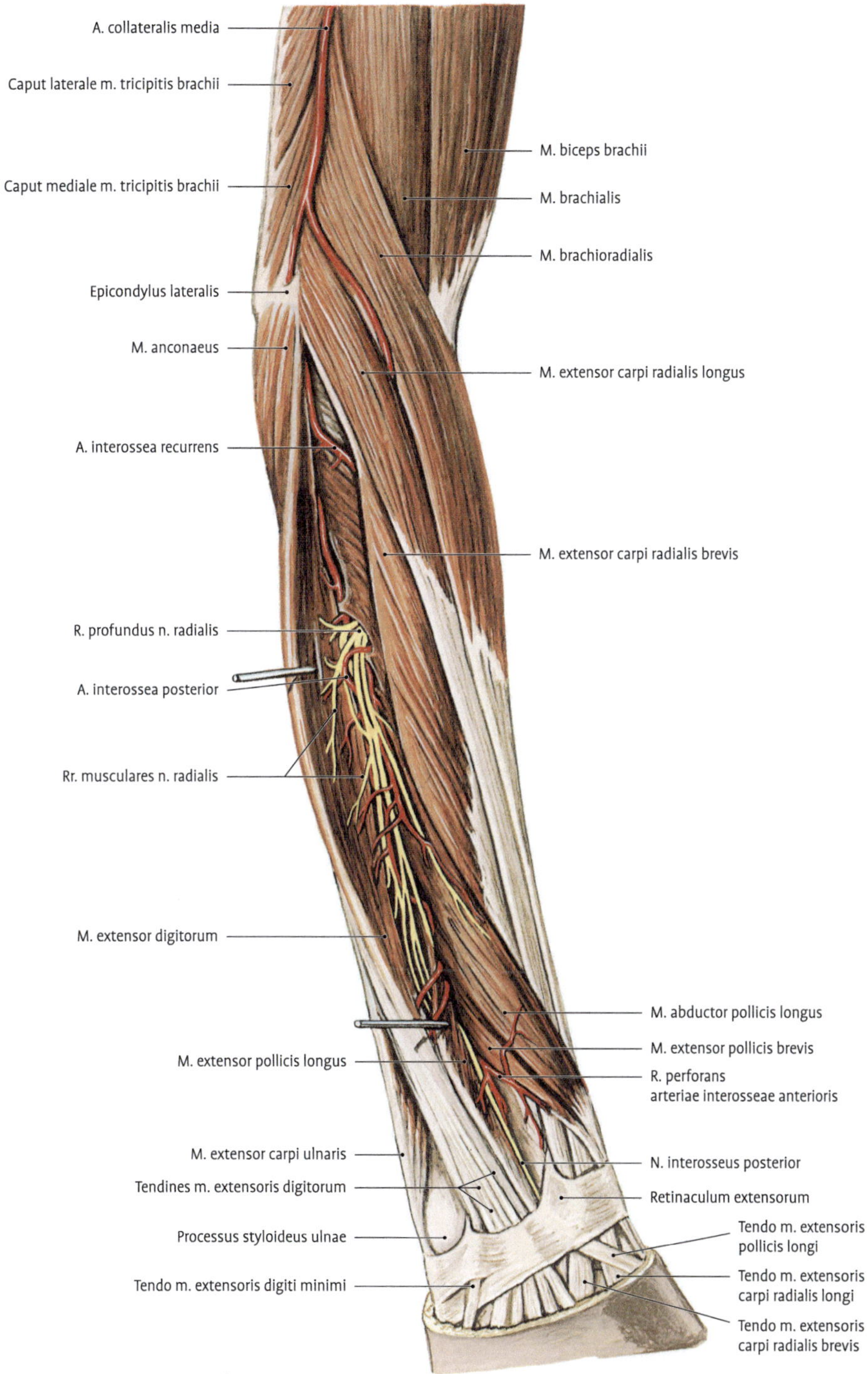

◘ Abb. 5.13 Leitungsbahnen der Unterarmrückseite. Mm. extensor digitorum und extensor pollicis longus nach ulnar gezogen. (Aus Anderhuber et al. 2012)

sea anterior entläßt nach ihrem Ursprung die schwach ausgeprägte **A. comitans nervi mediani**, einen langen Zweig, der den N. medianus begleitet.

Klinik

1. Bei distalen Verletzungen des Arms mit starken Blutungen kann kurzfristig die **A. brachialis** durch Anpressen an den Humerus im Sulcus bicipitalis medialis unterbunden werden (Schiebler und Korf 2007).

2. Die Funktion eines ausreichend kollateralisierten Palmarkreislaufs wird vor dem Legen eines **Dialyseshunts** für die Blutentnahme bei der Hämodialyse oder vor der Punktion der A. radialis zur kontinuierlichen direkten Blutdruckmessung mit dem **Allen-Test** geprüft. Hierbei werden zuerst die Aa. radialis und ulnaris unter Faustschluss bis zum Abblassen der Hand manuell komprimiert. Nach Freigabe der A. ulnaris muss die Wiederdurchblutung der Hand in weniger als 15 s erfolgen, sonst ist keine ausreichende Ausbildung des Arcus palmaris superficialis anzunehmen. Die A. radialis kann dann nicht vom Palmarkreislauf abgekoppelt werden (Schiebler und Korf 2007).

Varianten

1. Die Äste der A. axillaris gehen oft nicht lehrbuchmäßig einzeln von der Arterie ab. Stattdessen kann die Achselarterie einen stärkeren Arterienzweig (Truncus communis) bilden, von dem ein oder mehrere Axillarisäste abzweigen. Ein derartiger **Truncus communis** kann neben den bekannten Axillarisästen gelegentlich auch der A. profunda brachii, eigentlich ein Ast der A. brachialis, als Ursprung dienen (Claassen et al. 2006).

2. An einer Serie von Körperspenderarmen (n = 109) wurde ein **oberflächlicher Ver-**

lauf der **A. ulnaris** in 2 % der Fälle beobachtet. An dergleichen Serie trat ein **hoher Ursprung der A. radialis** aus der A. axillaris in 4 % der Fälle auf (Claassen et al. 2010).

3. Eine Patientin und ihr Bruder fielen durch einen **fehlenden Radialispuls** auf. Normalerweise wird der Arterienpuls zwischen den Mm. brachioradialis und flexor carpi radialis am Handgelenk getastet Der Grund hierfür lag in einem varianten Verlauf der A. radialis, die schon im distalen Unterarmdrittel von palmar nach dorsal zog (Claassen et al. 2010).

4. An einer Serie von Körperspenderarmen (n = 54) konnte in 7,4 % der Fälle eine stark entwickelte A. comitans nervi mediani, dann als **A. mediana** bezeichnet, beobachtet werden. Eine derartige A. mediana zog durch den Karpalkanal und beteiligte sich an der arteriellen Versorgung der Finger. Daher ist beim **Karpaltunnel-Syndrom** auch an überzählige Arterien zu denken (Claassen et al. 2008).

5.9 Venen

5.9.1 Venae superficiales

Die stark verzweigten Venen des Handrückens bilden das **Rete venosum dorsale manus**. Aus diesem gehen radial die V. cephalica und ulnar die V. basilica hervor.

Die **V. cephalica** zieht über die Tabatière zur radialen Seite des Unterarms, erhält zahlreiche Zuflüsse aus den benachbarten Hautvenen, verläuft am Oberarm im Sulcus bicipitalis lateralis, durchbricht die Fascia brachii und tritt in die **Fossa infraclavicularis (Mohrenheim-Grube, Trigonum deltoideopectorale)** über. In der Tiefe der Fossa infraclavicularis mündet die V. cephalica in die V. axillaris (Abb. 5.9).

Die **V. basilica** verläuft ulnar auf der palmaren Seite des Unterarms bis zur Ellenbeuge, wobei sie das Blut aus dem Rete venosum palmare und aus benachbarten Hautvenen sammelt, zieht dann im Sulcus bicipitalis medialis ungefähr bis zur Mitte des Oberarms, durchbohrt die Fascia brachialis im **Hiatus basilicus** und mündet in die V. brachialis (◘ Abb. 5.11).

In der Ellenbeuge stehen die beiden Venen durch eine gut ausgebildete Anastomose in Form der V. mediana cubiti miteinander in Verbindung (◘ Abb. 5.11).

❯ Die V. mediana cubiti wird meist zur Blutentnahme oder zur intravenösen Injektion verwendet.

5.9.2 Venae profundae

Die tiefen Venen begleiten die Arterien und sind mit ihnen durch eine gemeinsame Gefäßscheide verbunden. Nur die proximalen Abschnitte der Vv. brachialis, axillaris und subclavia sind einfach, alle übrigen paarig ausgeprägt (◘ Abb. 5.10 und 5.11). Wenn die tiefen Venen bei Muskelarbeit komprimiert werden, so strömt das Blut aus der Tiefe zu den oberflächlichen Hautvenen, die dann anschwellen. Folgende weitere tiefe Venen begleiten gleichnamige Arterien: Vv. brachiales, ulnares, radiales, interosseae anteriores und posteriores sowie der Arcus venosus palmaris profundus.

> **Klinik**
> 1. Die oberflächlichen Armvenen eignen sich zur **Venenpunktion** und Venensektion. Hierbei ist zu beachten, dass Stärke, Verlauf und Anordnung der oberflächlichen Venen sehr variabel sind. Bei Injektionen in der Ellenbogengegend ist auf den „hohen Abgang" der A. brachialis und eine oberflächliche Lage der A. brachialis superficialis bzw. A. radialis an atypischer Stelle auf der Aponeurosis musculi bicipitis brachii (Lacertus fibrosus) zu achten (Schiebler und Korf 2007).
>
> 2. Über die in der Tiefe der **Mohrenheim-Grube** in die V. axillaris einmündende V. cephalica kannn ein **zentraler Venenkatheter** (ZVK) gelegt werden. Hierbei wird der Katheter über die Vv. subclavia und brachiocephalica bis in die V. cava superior vorgeschoben. Des Weiteren bietet sich die V. cephalica für eine **Portimplantation** an. Auch für die Implantation von **Herzschrittmachern** wird die V. cephalica genutzt. Dabei wird der Schrittmacher in der Regel an einer Muskelfaszie der Pectoralis-Region implantiert und die Sonde über die Vene bis ins rechte Herz vorgeschoben. Man beachte, dass es in Zusammenhang mit diesen Manövern zu einer **Pleuraverletzung** kommen kann.

5.10 Lymphgefäße und Lymphknoten

Wie bei den Venen werden auch die Lymphgefäße und Lymphknoten in eine oberflächliche und eine tiefe Gruppe gegliedert.

5.10.1 Vasa lymphatica superficialia

Die oberflächlichen Lymphgefäße bilden an der Hohlhand und am Handrücken ein Netz, aus dem sich am Unterarm zahlreiche Längsstämme bilden, die überwiegend mit der V. cephalica und der V. basilica bis zur Ellenbeuge verlaufen. Hier können in ihrem Verlauf Nodi lymphoidei cubitales superficiales und supratrochleares eingeschaltet sein. Von der Ellenbeuge aus folgen die meisten Lymphgefäße der V. basilica und erreichen epifaszial im Sulcus bicipitalis medialis verlaufend die Nodi lymphoidei axillares superficiales. Nur wenige Lymphgefäße folgen der V. cephalica bis zum Trigonum deltoideopectorale.

5.10.2 Vasa lymphatica profunda

Die tiefen Lymphgefäße, die Lymphe aus Knochen, Sehnen und Muskeln transportieren, folgen am Unterarm der A. radialis, der A. ulnaris und den Aa. interosseae. In der Ellenbeuge können einige Nodi lymphoidei cubitales profundi eingeschaltet sein. Am Oberarm verlaufen sie mit dem Gefäßnervenstrang im Sulcus bicipitalis medialis, um in der Achselhöhle die Nodi lymphoidei axillares superficiales zu erreichen.

5.10.3 Nodi lymphoidei axillares

Die Lymphknoten der Achselhöhle variieren in Zahl und Größe. Sie sind durch ein Geflecht von Lymphgefäßen miteinander verbunden. Es werden oberflächliche Lymphknoten (regionäre Lymphknoten) und tiefe Lymphknoten (Sammellymphknoten) unterschieden. Die Abgrenzung und Bezeichnungen der axillären Lymphknoten sind in der anatomischen Literatur nicht einheitlich.

Nodi lymphoidei axillares superficiales

Die oberflächlichen axillären Lymphknoten liegen im Spatium axillare. Man unterscheidet folgende 5 Gruppen:
1. Nodi lymphoidei axillares pectorales (sive anteriores): liegen hinter und am Rand des M. pectoralis minor. Einzugsgebiet: seitliche und vordere Brustwand. In diese Gruppe gehört auch der **Sorgius-Lymphknoten**, der sich konstant auf der 3. Zacke des M. serratus anterior befindet.
2. Nodi lymphoidei axillares subscapulares (sive posteriores): liegen am seitlichen Rand des Schulterblatts zwischen den Mm. teres major und subscapularis. Einzugsgebiet: hintere Schultergegend, hintere Brustwand, unterer Nackenbereich.

3. Nodi lymphoidei axillares brachiales (sive humerales sive laterales): liegen an der V. cephalica im Sulcus deltoideopectoralis und in der Fascia axillaris. Einzugsgebiet: gesamter Arm.
4. Nodi lymphoidei axillares thoracoepigastrici: begleiten den N. thoracicus longus und liegen auf der Faszie des M. serratus anterior. Einzugsgebiet: seitliche und vordere Brustwand.
5. Nodi lymphoidei axillares interpectorales: liegen zwischen den Mm. pectoralis major und minor. Einzugsgebiet: **Mamma**. Führen die Lymphe zu den Nodi lymphoidei axillares apicales, die zu den tiefen axillären Lymphknoten gehören, ab.

Nodi lymphoidei axillares profundi

Die tiefen axillären Lymphknoten liegen am Gefäßnervenstrang innerhalb der Achselhöhle und bilden 2 Gruppen.
1. Nodi lymphoidei axillares centrales: liegen hinter dem M. pectoralis minor am Gefäßnervenstrang. Einzugsgebiet: sammeln die Lymphe aus den oberflächlichen axillären Lymphknoten.
2. Nodi lymphoidei axillares apicales (sive infraclaviculares): liegen direkt unterhalb der Klavikula, an der V. axillaris und oberhalb des M. pectoralis minor. Einzugsgebiet: Lymphe aus den Nodi lymphoidei axillares centrales und über direkte Bahnen **Lymphe aus der Mamma**.

Die abführenden Lymphgefäße vereinigen sich zum **Truncus subclavius**, der somit die gesamte Lymphe aus der oberen Extremität und der Brustwand transportiert. Auf der rechten Körperseite kann der Truncus subclavius durch Vereinigung mit dem **Truncus jugularis** einen **Ductus lymphaticus dexter** ausbilden, der in den rechten Venenwinkel – zwischen den Vv. subclavia und jugularis interna – mündet. Auf der linken Seite mündet er in den **Ductus thoracicus** oder selbstständig in den linken Venenwinkel.

5.11   Plexus brachialis

Das Nervengeflecht des Plexus brachialis ist von großer Bedeutung für den **HNO-Arzt** und den **Gynäkologen**. Bei der Radikaloperation eines Mammakarzinoms und bei der Neck-Dissection im Zuge von Tumoren im Halsbereich, wie Larynx- und Pharynxkarzinomen, sind seine Äste in unmittelbarer Nähe des Operationsgebietes.

Der Plexus brachialis tritt durch den oberen Teil der **Skalenuslücke**, durch den unteren Teil zieht die A. subclavia (◘ Abb. 5.9). Zu einer Einengung der Trunci des Plexus kann eine Halsrippe oder ein Hochstand der 1. Rippe, vor allem bei älteren Menschen, führen. Irritationen am Plexus können die Folge einer inadäquaten Physiotherapie der Halsmuskulatur oder einer Fehllagerung von Kopf und Hals im Schlaf sein. Der Plexus brachialis entsteht folgendermaßen (◘ Abb. 5.9 und 5.14):

- Die Rami ventrales von C5, C6, C7, C8 und T1 schließen sich am Ausgang der Skalenuslücke, zwischen den Mm. scalenus anterior und medius, zu 3 Primärsträngen, den Trunci, zusammen. **Die Trunci laufen durch das laterale Halsdreieck.**

- C5 und C6 bilden den Truncus superior. C7 bildet den Truncus medius. C8 und T1 bilden den Truncus inferior.
- Jeder Truncus teilt sich in 6 Äste, **die ventralen und dorsalen Divisionen, welche hinter der Klavikula liegen**. Die Divisionen schließen sich erneut zu 3 Fasciculi zusammen. **Die Fasciculi werden in der Axilla angetroffen**.
- Die ventralen Äste, die Divisiones ventrales, aus C5 und C6 (Truncus superior) sowie C7 (Truncus medius) bilden den Fasciculus lateralis. Die ventralen Äste, Divisiones ventrales, aus C8 und T1 (Truncus inferior) bilden den Fasciculus medialis. Die dorsalen Äste, die Divisiones dorsales, aus C5, C6, C7, C8 und T1 bilden den Fasciculus posterior.
- Aus den Fasciculi gehen die **langen Armnerven** hervor. Fasciculus lateralis: N. musculocutaneus, Fasciculus medialis: N. ulnaris, Fasciculus posterior: Nn. axillaris und radialis. Aus einer Verbindung zwischen den Fasciculi lateralis und medialis, der lateralen und medialen Zinke der **Medianusgabel**, entsteht der N. medianus.

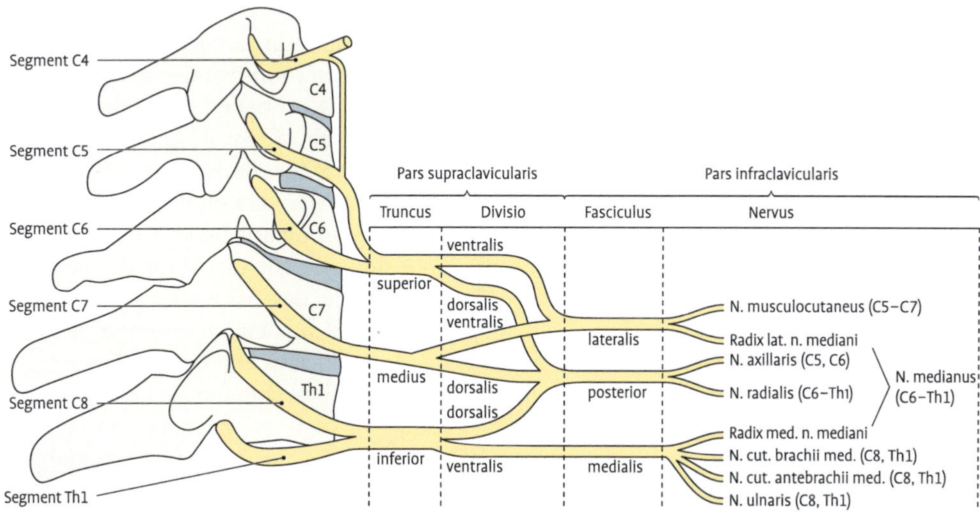

◘ **Abb. 5.14**   Aufbau des Plexus brachialis (nach A. Prescher und K. Bohndorf). (Aus Anderhuber et al. 2012)

Unter topografischen Gesichtspunkten können die Nerven des Plexus brachialis wie folgt gegliedert werden:

- Die **Pars supraclavicularis** des Plexus brachialis zieht kranial und dorsal von der A. subclavia durch die Skalenuslücke und umfasst die Trunci, die Divisiones sowie den Ursprung verschiedener Nerven (■ Abb. 5.9):
    - N. dorsalis scapulae (C3–C5), durchbohrt den M. scalenus medius, verläuft nach dorsal zum Schulterblatt und innerviert den M. levator scapulae sowie die Mm rhomboidei.
    - N. thoracicus longus (C5–C7), durchbohrt den M. scalenus medius, überquert die erste Rippe und innerviert den M. serratus anterior.
    - N. subclavius (C5, C6) innerviert den gleichnamigen Muskel.
    - N. suprascapularis (C4–C6) zieht nach dorsal zur Incisura scapulae, tritt unter dem Ligamentum transversum scapulae superius hindurch und innerviert die Mm. supraspinatus und infraspinatus.
    - Nn. pectoralis medius (C8, T1) und lateralis (C5–C7) ziehen vor der A. axillaris nach kaudal und innervieren die Mm. pectoralis major und minor.
    - Nn. subscapulares (C5, C6) innervieren den M. subscapularis.
    - N. thoracodorsalis (C6–C8) zieht mit den gleichnamigen Gefäßen durch das axilläre Bindegewebe und innerviert die Mm. latissimus dorsi und teres major.
- Die **Pars infraclavicularis** des Plexus brachialis beinhaltet die Fasciculi und die großen Nervenstämme des Arms (■ Abb. 5.9):
    - Aus dem Fasciculus lateralis:
        - N. musculocutaneus (C5–C7), innerviert die Beuger am Oberarm. Er besitzt einen Hautnerven (■ Abb. 5.15), den N. cutaneus antebrachii lateralis, der die Haut an der radialen Seite des Unterarms versorgt.
        - Radix lateralis des N. medianus (C6–T1). Der N. medianus entsteht mit einer Radix lateralis und einer Radix medialis aus den Fasciculi lateralis und medialis. Beide Wurzeln umfassen als **Medianusgabel (Medianusschlinge)** die A. axillaris. Der N. medianus innerviert – bis auf wenige Ausnahmen – die Beuger am Unterarm und die Daumenballenmuskulatur. Er besitzt 3 Hautnerven (■ Abb. 5.15): Rami articulares n. mediani für das Ellenbogengelenk, Ramus palmaris n. mediani für die Haut über der Handwurzel, Nn. digitales palmares proprii für die Haut des Daumens sowie des Zeige- und Mittelfingers.
    - Aus dem Fasciculus medialis:
        - N. cutaneus brachii medialis (T1, T2), vereinigt sich in der Achselhöhle mit dem N. intercostobrachialis und versorgt die Medialseite des Oberarms sensi-bel (■ Abb. 5.15).
        - N. cutaneus antebrachii medialis (C8, T1), versorgt die Haut an der Beuge-seite des Unterarms sensibel (■ Abb. 5.15).
        - N. ulnaris (C7–T1), innerviert die Muskulatur des Kleinfingerballens, die Mm. lumbricales sowie interossei. Er besitzt 3 Hautnerven (■ Abb. 5.15): Ramus palmaris n. ulnaris für die Haut der Handwurzel an der ulnaren Seite, Ramus dorsalis n. ulnaris bildet 5 Nn. digitales dorsales für die Haut der ulnaren Hälfte des Mittelfingers sowie für den Ring- und Kleinfinger, Ramus superficialis entlässt den N. digitalis palmaris communis, der sich in 2 Nn. digitales palmares proprii für die Haut des Ring- und Kleinfingers teilt.
        - Radix medialis des N. medianus (C8, T1).

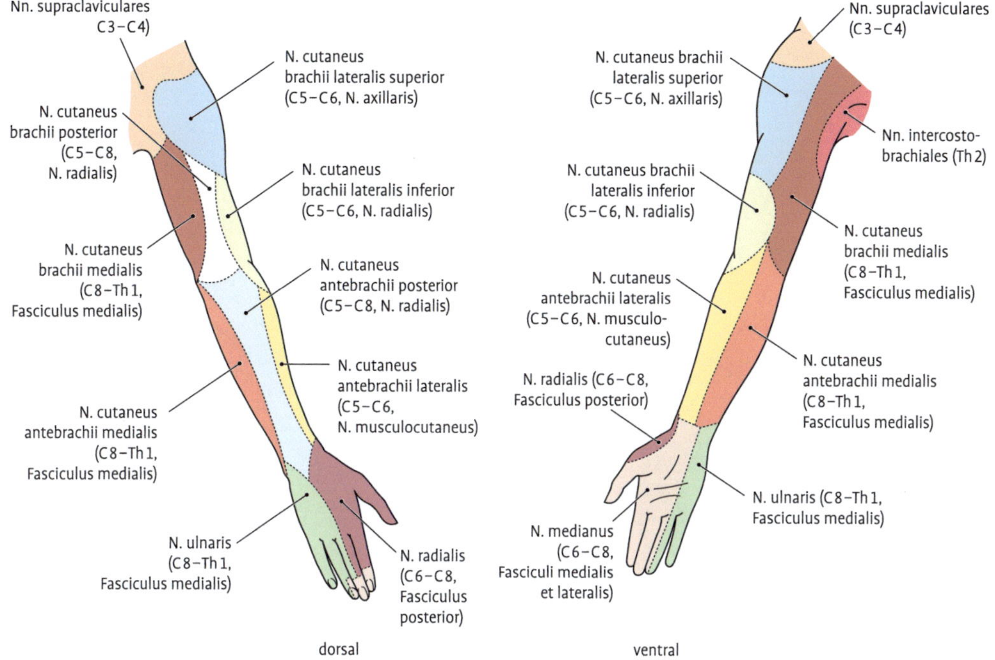

Abb. 5.15 Überblick über die Innervationsgebiete der Hautnerven des Armes (nach J. Sobotta). (Aus Anderhuber et al. 2012)

– Aus dem Fasciculus posterior:
– N. axillaris (C5, C6), zieht durch die laterale Achsellücke, innerviert die Mm. deltoideus und teres minor. Er besitzt einen Hautnerven (□ Abb. 5.15), den N. cutaneus brachii lateralis superior, für die Haut der seitlichen Schultergegend.
– N. radialis (C6–T1), verläuft dorsal der A. axillaris, innerviert die Strecker am Ober- und Unterarm. Er besitzt 4 Hautnerven (□ Abb. 5.15): N. cutaneus brachii posterior für die Haut an der Rückseite des Oberarms, N. cutaneus brachii lateralis inferior für die laterale Seite des Oberarms, N. cutaneus antebrachii posterior für die Unterarmstreckseite bis zur Handwurzel, Ramus superficialis zerfällt in 5 Nn. digitales dorsales für Daumen und Zeigefinger sowie die radiale Hälfte des Mittelfingers.

Neben den Faszikeln können auch die Nn. pectorales, der N. subscapularis und der N. thoracodorsalis erst aus der Pars infraclavicularis des Plexus brachialis hervorgehen.

Man beachte, dass die Fasciculi lateralis und medialis für die motorische und sensible Innervation der Armvorderseite zuständig sind. Für die gesamte Armrückseite übernimmt der Fasciculus posterior diese Funktionen.

5.11.1 Segmentale Hautinnervation der oberen Extremität

Im Gegensatz zur komplizierten Verflechtung der Nervenwurzeln des Plexus brachialis, ist die segmentale Hautinnervation der oberen Extremität, ebenso wie am übrigen Körper, durch streifenförmig begrenzte Dermatome gekennzeichnet (□ Abb. 5.16).

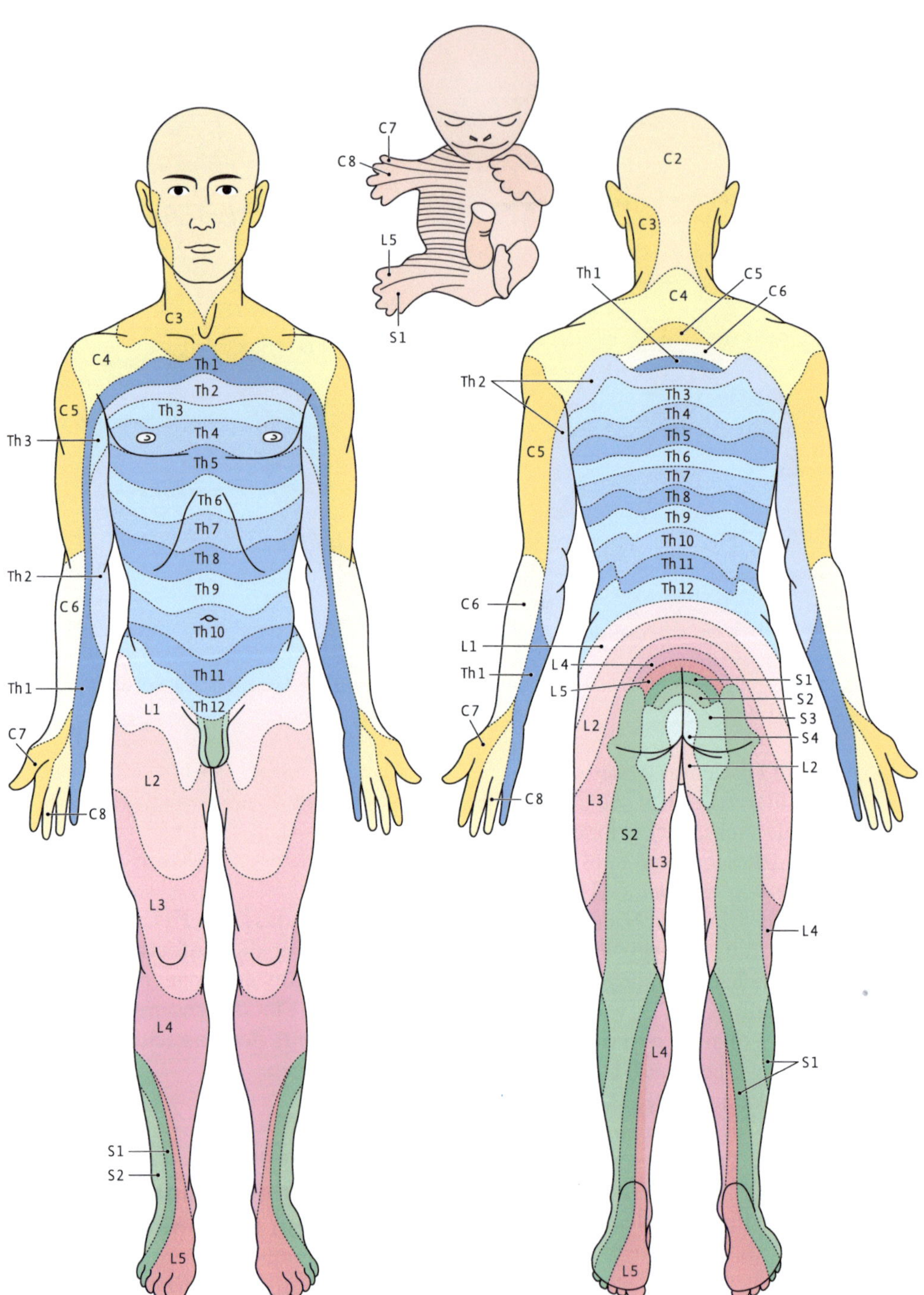

◘ Abb. 5.16   Dermatome an Kopf, Rumpf, Arm und Bein in ventraler und dorsaler Ansicht. (Aus Anderhuber et al. 2012)

> Da die Dermatome den Wurzelsegmenten des Spinalmarks entsprechen, haben sie einen hohen diagnostischen Wert zur Feststellung der Höhe einer Rückenmarks- oder Nervenwurzelläsion.

Die Dermatome der oberen Extremität reichen von C4 bis T2 und sind topografisch folgendermaßen angeordnet (Lanz und Wachsmuth 1935):

Beugeseite:
- C4, höchste Erhebung der Schulter über dem M. deltoideus.
- C5, radiale Seite des Oberarms.
- C6, radiale Seite des Unterarms.
- C7, Daumen, einschließlich Thenar sowie Zeigefinger mit proximal anschließendem Hautstreifen der Hohlhand.
- C8, 3. und 4. Finger mit proximal anschließendem Hautstreifen der Hohlhand.
- T1, ulnare Seite von Ober- und Unterarm, einschließlich Kleinfinger mit Hypothenar.
- T2, Haut der Axilla.

Streckseite:
- C4, höchste Erhebung der Schulter über dem M. deltoideus.
- C5, radiale Seite des Oberarms.
- C6, radiale Seite des Unterarms.
- C7, Daumen und Zeigefinger mit proximal anschließendem Hautstreifen des Handrückens.
- C8, 3. und 4. Finger mit proximal anschließendem Hautstreifen des Handrückens.
- T1, ulnare Seite des Unterarms, einschließlich Kleinfinger.
- T2, Haut der Axilla und ulnare Seite des Oberarms.

5.12 Verlauf und Innervationsgebiet der Hauptnerven

Wie oben beschrieben, gehen die Nerven der oberen Extremität aus dem Plexus brachialis hervor. Diese langen Armnerven führen motorische, sensible und sympathische Fasern.

5.12.1 N. axillaris

Der N. axillaris (C5, C6) entspringt vom Fasciculus posterior des Plexus brachialis und windet sich zusammen mit der A. circumflexa humeri posterior um das Collum chirurgicum des Humerus (◘ Abb. 5.9). Er gibt motorische Äste für die Mm. deltoideus und teres minor ab. Sein einziger Hautast, der N. cutaneus brachii lateralis superior, zweigt in der lateralen Achsellücke vom Hauptnerven ab und versorgt ein Hautareal von der Größe eines Handtellers auf dem M. deltoideus (◘ Abb. 5.15).

Der Nerv kann bei Frakturen am Collum chirurgicum humeri sowie bei Luxationen im Schultergelenk geschädigt werden. **Symptome der Lähmung sind**: Schwäche bei der Abduktion des Armes im Schultergelenk, Atrophie des M. deltoideus sowie ein Taubheitsgefühl auf der Haut über dem M. deltoideus.

5.12.2 N. radialis

Der N. radialis (C5–T1) ist der Hauptnerv des Fasciculus posterior. Er verläuft anfangs hinter der A. axillaris, zieht dann zwischen Caput longum und Caput mediale des M. triceps nach dorsal und betritt den **Radialiskanal**, der vom medialen und lateralen Kopf des M. triceps gebildet wird; hier verläuft der Nerv, begleitet von der A. profunda brachii, nahe am Humerusschaft im Sulcus nervi radialis (◪ Abb. 5.9). Im unteren Drittel des Humerus durchbricht der N. radialis das Septum intermusculare laterale, wechselt von der Streck- auf die Beugeseite des Arms und tritt in den **Radialistunnel** zwischen den Mm. brachialis und brachioradialis ein.

> Im Radialistunnel kann der N. radialis operativ freigelegt werden.

In Höhe des Epicondylus lateralis geht der Ramus profundus ab und tritt unter der Frohseschen Sehnenarkade, zwischen dem oberflächlichen und tiefen Teil des M. supinator, in den **Supinatorkanal** ein. Hier windet sich der Nerv um das proximale Speichenende und innerviert nach seinem Austritt die Extensoren des Unterarms (◪ Abb. 5.13). Der Endast des Ramus profundus nervi radialis, der N. interosseus antebrachii posterior, gibt motorische Äste zu den Mm. extensor pollicis longus und extensor indicis ab. In seinem weiteren Verlauf versorgt er die Kapsel des Handgelenks sensibel.

Der Verlauf des N. radialis wird durch seinen Ramus superficialis, der unter dem M. brachioradialis entlang läuft, fortgesetzt (◪ Abb. 5.11). Am Handgelenk unterkreuzt er die Sehne des M. brachioradialis, tritt auf die Streckseite über und innerviert die Haut des Handrückens sowie die Haut des Daumens, des Zeigefingers und der radialen Hälfte des Mittelfingers (am Zeige- und Mittelfinger nur bis zum Mittelglied).

> – Die Rami superficialis nervi radialis und dorsalis nervi ulnaris sind durch einen Ramus communicans miteinander verbunden.
> – Rami musculares (◪ Abb. 5.17) verlassen den Nerv vor seinem Eintritt in den Radialiskanal und innervieren die 3 Köpfe des M. triceps und den M. anconaeus.

> Weitere Rami musculares werden in der Fossa cubiti abgegeben und ziehen zur radialen Muskelgruppe der Mm. brachioradialis, extensor carpi radialis longus und extensor carpi radialis brevis sowie meistens auch zu seitlichen Fasern des M. brachialis und sehr selten zum M. biceps brachii.

> Der Ramus profundus n. radialis innerviert den M. supinator vor seinem Eintritt in den Supinatorkanal.

Nach seinem Austritt aus dem Supinatorkanal innerviert der N. radialis alle Extensoren des Unterarms und den M. abductor pollicis longus.

Die Hautäste des N. radialis (◪ Abb. 5.15 und 5.17) verteilen sich auf die Rückseite des Oberarms (Nn. cutaneus brachii posterior und cutaneus brachii lateralis inferior) und die Rückseite des Unterarms (N. cutaneus antebrachii posterior). Diese 3 Hautnerven zweigen aus dem Radialiskanal ab. Der 4. Hautast, der Ramus superficialis, versorgt den Daumen, den Zeigefinger und die radiale Hälfte des Mittelfingers.

> Der N. radialis hat kein sensibles Autonomgebiet.

5.12.3   N. musculocutaneus

Der N. musculocutaneus (C5–C7) geht aus dem Fasciculus lateralis des Plexus brachialis hervor, durchbohrt den M. coracobrachialis und verläuft zwischen den Mm. biceps brachii und brachialis nach distal (◪ Abb. 5.9); alle 3 Muskeln werden von ihm motorisch innerviert. Sein sensibler Endast (◪ Abb. 5.15), der N. cutaneus antebrachii lateralis, versorgt die Haut der Radialseite des Unterarms. Bei der **Muskulokutaneuslähmung** ist die Beugung im Ellenbogengelenk kraftlos und die Supinationsbewegung am Unterarm eingeschränkt (Schumacher und Aumüller 2004).

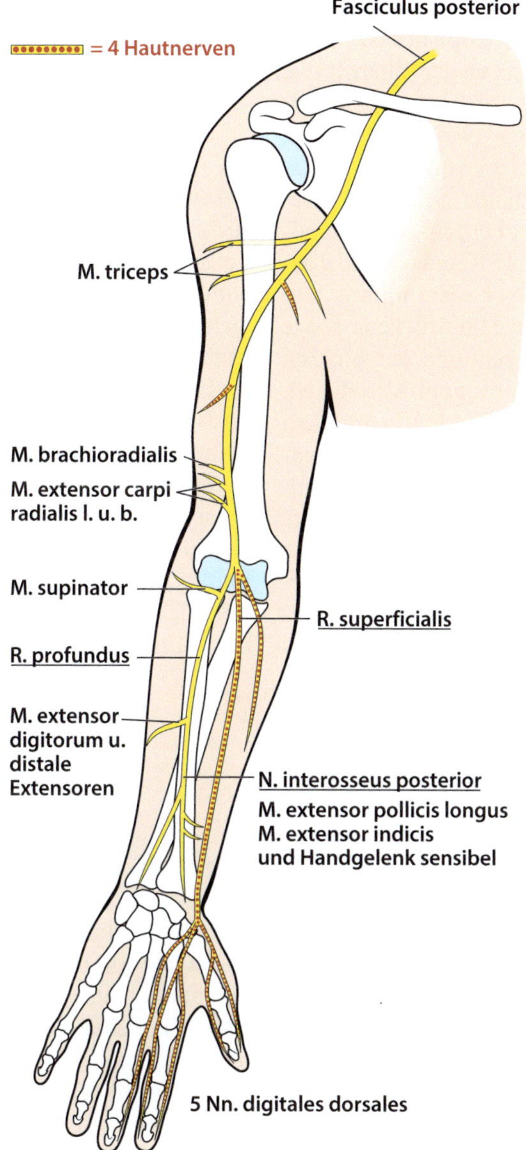

□ Abb. 5.17 Zeichnerische Darstellung des Verlaufs des N. radialis mit seinen motorischen und sensiblen Ästen. (Quelle: eigene Darstellung, Vorlesungsfolie)

5.12.4 N. ulnaris

Der N. ulnaris (C7-T1) entspringt aus dem Fasciculus medialis des Plexus brachialis. Er liegt bis zur Mitte des Oberarms medial von der A. brachialis, durchbohrt dann zusammen mit der A. collateralis ulnaris superior das Septum intermusculare brachii mediale und zieht auf der Vorderfläche des M. triceps abwärts zum Ellenbogengelenk (□ Abb. 5.10). Am Epicondylus medialis humeri kann der Nerv im Sulcus nervi ulnaris gegen den Knochen hin und her verschoben werden. Anschließend betritt der

N. ulnaris den **Kubitaltunnel**, zwischen dem humeralen und ulnaren Kopf des M. flexor carpi ulnaris, und zieht in der Ellenstraße, unter dem M. flexor carpi ulnaris distalwärts. In den distalen zwei Dritteln des Unterarms wird der Nerv von der A. ulnaris, die an seiner radialen Seite liegt, begleitet. Etwa 5 cm oberhalb des Handgelenks geht der sensible Ramus dorsalis ab, unterquert den M. flexor carpi ulnaris und versorgt die Haut des Handrückens sowie die Haut des Kleinfingers und der ulnaren Hälfte des Ringfingers bis zum Mittelglied. An der Hand zieht der N. ulnaris auf dem Retinaculum flexorum und unter dem Ligamentum carpi palmare sowie dem M. palmaris brevis durch die **Guyon-Loge** (◼ Abb. 5.11 und 5.12). **Die Guyon-Loge ist ein osteofibröser Kanal mit folgenden Begrenzungen**: Den Boden bilden das Retinaculum flexorum sowie die Ligamenta pisohamatum und pisometacarpeum. Das Dach besteht aus dem Ligamentum palmare und dem M. palmaris brevis. An der medialen, ulnarseitigen Wand liegen der M. flexor carpi ulnaris, das Os pisiforme und der M. abductor digiti minimi. Die laterale, radialseitige Wand wird vom Retinaculum flexorum und vom Hamulus ossis hamati gebildet. Radial vom Os pisiforme teilt sich der Nerv in einen Ramus superficialis, der die Haut des Kleinfingers und der ulnaren Hälfte des Ringfingers versorgt und einen Ramus profundus, der die Hypothenarmuskulatur sowie die intrinsischen Handmuskeln innerviert (◼ Abb. 5.12).

Die Muskeläste (◼ Abb. 5.15 und 5.18) ziehen zum M. flexor carpi ulnaris, zu den ulnaren beiden Muskelbäuchen des M. flexor digitorum profundus, zur Muskulatur des Kleinfingerballens, zu allen Mm. interossei, zu den Mm. lumbricales 3 und 4 sowie zum M. adductor pollicis; meistens wird auch der tiefe Kopf des M. flexor pollicis brevis vom N. ulnaris versorgt.

Bei einer Ulnarislähmung ist das Festhalten eines Gegenstandes zwischen Daumen und Zeigefinger aufgrund des Ausfalls des M. adductor pollicis erschwert. Dieses Phänomen ist als **Froment-Zeichen** bekannt (Streicher und Pretterklieber 2012).

Die sensiblen Äste (◼ Abb. 5.15 und 5.18) versorgen das ulnare Hautdrittel von Handfläche und Handrücken. Der Ramus superficialis übernimmt palmar die sensible Versorgung des Kleinfingers und der ulnaren Hälfte des Ringfingers. Der Ramus profundus ist dorsal für die sensible Versorgung des Klein- und Ringfingers sowie der ulnaren Hälfte des Mittelfingers verantwortlich.

5.12.5 N. medianus

Der N. medianus (C6–T1) wird von der Radix lateralis und der Radix medialis (laterale und mediale Zinke) der **Medianusgabel**, also von Teilen der Fasciculi lateralis und medialis, gebildet. Die Medianusgabel bedeckt ventral den 3. Abschnitt der A. axillaris (◼ Abb. 5.9). Bis zur Oberarmmitte verläuft der Nerv an der lateralen Seite der A. brachialis, überkreuzt die Arterie und liegt dann an ihrer medialen Seite (◼ Abb. 5.10). Der N. medianus betritt den Unterarm zwischen dem humeralen und dem ulnaren Kopf des M. pronator teres. Der tiefe Kopf des M. pronator teres trennt den Nerv von der A. ulnaris. Im „**Pronatorkanal**" wird der N. interosseus antebrachii anterior, der die

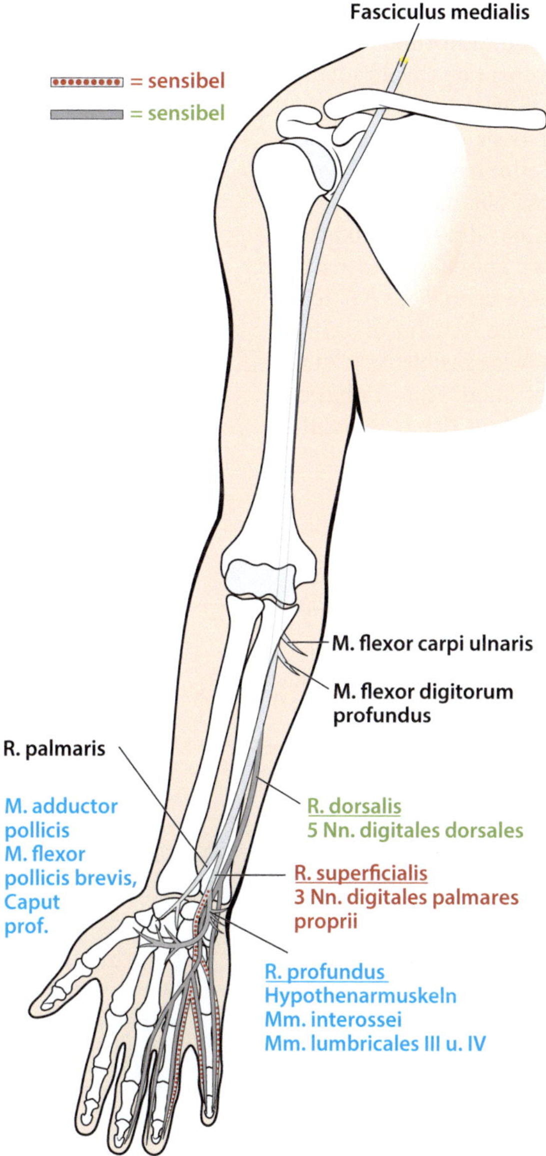

◘ Abb. 5.18 Zeichnerische Darstellung des Verlaufs des N. ulnaris mit seinen motorischen und sensiblen Ästen. (Quelle: eigene Darstellung, Vorlesungsfolie)

radialen beiden Muskelbäuche des M. flexor digitorum profundus sowie die Mm. flexor pollicis longus und pronator quadratus innerviert, abgegeben. Im weiteren Verlauf liegt der N. medianus an der Unterfläche des M. flexor digitorum superficialis und tritt erst am Handgelenk, wo er in der Mittellinie ulnar von der Sehne des M. flexor carpi ra-dialis liegt, an die Oberfläche. Hier wird der Ramus palmaris zur Haut des Daumenballens abgegeben.

Der N. medianus tritt unter dem Retinaculum flexorum in den **Karpalkanal** (Karpaltunnel) ein (◘ Abb. 5.12). Der Karpalkanal ist ein osteofibröser Kanal, dessen konkaver Boden von den Handwurzelknochen gebildet wird. Das Dach, gebildet durch das Retinaculum flexorum, spannt sich zwischen den Eminentiae carpi radialis und ulnaris aus. Die radiale Erhebung wird durch die Tubercula ossis scaphoidei und trapezii gebildet. Die ulnare Erhebung wird durch den Hamulus ossis hamati und das Os pisiforme hervorgerufen. Im Karpalkanal entspringt der Ramus muscularis thenaris zur Muskulatur des Daumenballens. Weiterhin gehen hier motorische Äste für die Mm. lumbricales 1 und 2 sowie sensible Äste zum Daumen, Zeigefinger und zur radialen Hälfte des Mittelfingers auf der Hohlhandseite ab.

> Die durch den N. medianus vermittelte sensible Innervation greift an den Fingerspitzen auf die Dorsalseite über.

Die Muskeläste (◙ Abb. 5.15 und 5.19) innervieren also fast alle Unterarmflexoren mit Ausnahme der beiden ulnaren Muskelbäuche des M. flexor digitorum profundus, die Thenarmuskulatur und die radialen beiden Mm. lumbricales. Der Ausfall des vom N. interosseus antebrachii anterior innervierten M. flexor pollicis longus kann durch **Beugung des Daumenendgliedes gegen Widerstand** getestet werden. Der Ausfall des M. abductor pollicis brevis, als Muskelindividuum der Thenarmuskulatur, äußert sich unter anderem darin, dass beim Ergreifen einer Flasche die Hautfalte zwischen Daumen und Zeigefinger der Rundung der Flasche nicht anliegt. Dies wird als **positives „Flaschenzeichen"** bezeichnet.

Die Hautäste (◙ Abb. 5.15 und 5.19) ziehen zur radialen Seite des Handtellers und auf der Palmarseite der Hand zur Haut des Daumens, des Zeige- und Mittelfingers sowie zur radialen Hälfte des Ringfingers. Man beachte jedoch die variable Ausprägung der Innervationsgebiete der Hautnerven an der Hand. So kann der N. ulnaris in das sensible Innervationsgebiet des N. medianus übergreifen und palmar

die Finger 4 und 5 in ihrer Gesamtheit sensibel versorgen.

> Autonomgebiet: Regelmäßig versorgt der N. medianus nur die Haut über dem Mittel- und Endglied von Zeige- und Mittelfinger.

Klinik
1. Die **Regionalanästhesie des Plexus brachialis** kann an folgenden Stellen vorgenommen werden (Tillmann 2017):
   a. Verlauf in der Skalenuslücke (interskalenäre Blockade),
   b. Verlauf im seitlichen Halsdreieck (supraklavikuläre Blockade),
   c. bei Eintritt aus dem kostoklavikulären Raum in die Fossa infraclavicularis (infraklavikuläre Blockade),
   d. im Verlauf durch die Achselhöhle (axilläre Blockade).
2. Ein Zug am Arm des Kindes während der Geburt kann zu einer **Läsion des Plexus brachialis** führen. Beim Abwärtsziehen des Armes überträgt sich der Zug auf die Wurzeln der Spinalnervensegmente C5 und C6 (**Erb-Duchenne-Lähmung**) und führt zu einer Lähmung des M. deltoideus und der kurzen Schultermuskeln; des Weiteren sind die Mm. biceps brachii und brachialis, die im Ellenbogengelenk beugen und supinieren, betroffen. **Dementsprechend hängt der Arm schlaff auf der Seite herab, wobei der Unterarm eine Pronationsstellung einnimmt und die Hohlhand nach dorsal gerichtet ist.** Bei Erwachsenen sieht man die Erb-Duchenne-Lähmung bei mit heftiger Gewalt verbundenen seitlichen Stürzen auf Kopf und Schulter, wodurch ein übermäßiger Zug auf die oberen Plexuswurzeln ausgeübt wird.

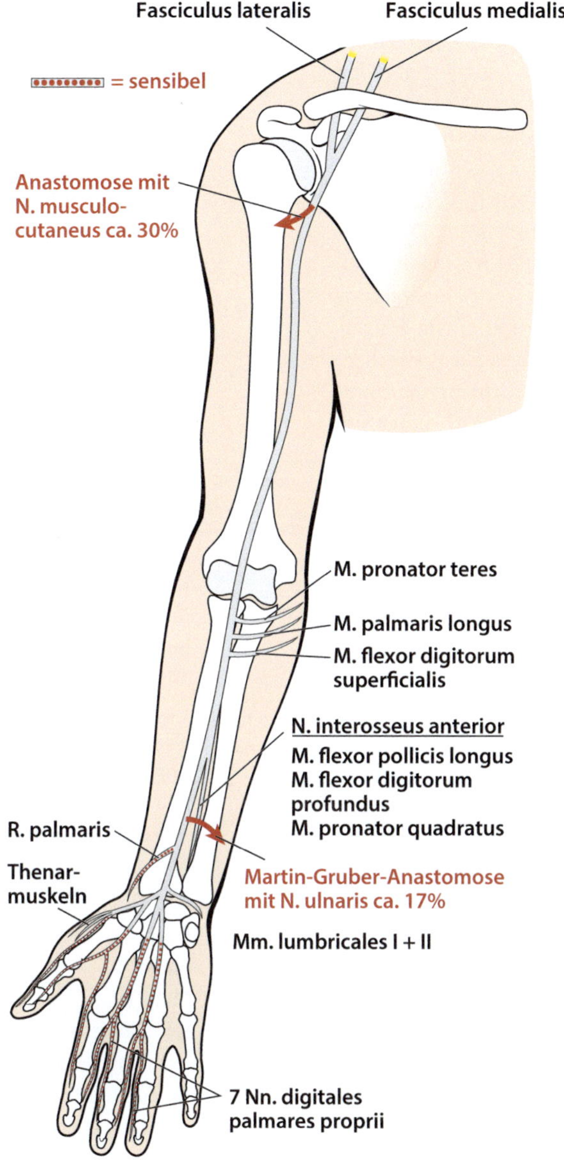

Abb. 5.19 Zeichnerische Darstellung des Verlaufs des N. medianus mit seinen motorischen und sensiblen Ästen. Man beachte die Martin-Gruber-Anastomose. (Quelle: eigene Darstellung, Vorlesungsfolie)

3. Ein Aufwärtsziehen des Armes während der Geburt führt zu einer Abscherung der Wurzel des Spinalnervensegmentes T1 **(Dejérine-Klumpke-Lähmung)**. Diese unterste Wurzel des Plexus brachialis ist für die Innervation der intrinsischen Handmuskeln verantwortlich. Die Hand nimmt aufgrund der uneingeschränkten Aktion der langen Flexoren und Extensoren eine **Klauenstellung** ein. Der M. extensor digito-

rum mit Ansatz an der Dorsalaponeurose streckt in den Fingergrundgelenken. Die Mm. flexor digitorum superficialis und profundus mit Ansatz an der Mittel- und Endphalanx beugen in den Fingermittel- und -endgelenken. Die Mm. lumbricales 3 und 4 sowie alle Mm. interossei, die in den Fingergrundgelenken beugen und in den Fingermittel- und -endgelenken strecken, setzen den langen Beugern und Streckern keine Gegenkraft entgegen. Oft ist mit der Dejérine-Klumpke-Lähmung auch ein **Horner-Syndrom** verbunden, da auch der Truncus sympathicus mit dem untersten Halsganglion (Ganglion stellatum) unter Zug gekommen ist. Das Horner-Syndrom gibt sich durch folgende Symptome zu erkennen: Herabhängen des Oberlides (Ptosis), Engstellung der Pupille (Miosis) und Zurückweichen des Augapfels in der Augen-höhle (Enophthalmus).

4. Ein Befall der supraklavikulären Lymphknoten oder der Übergriff eines Bronchialkarzinoms der Lungenspitze **(Pancoast-Tumor)** in den untersten Abschnitt des Plexus brachialis können ebenfalls das Bild einer Dejérine-Klumpke-Lähmung hervorrufen.

5. Nicht selten wird der Truncus inferior (C8, T1) von einer **Halsrippe** oder einer bindegewebigen Struktur, die an einer Halsrippe ihren Ursprung nimmt, eingeengt. Dies ist mit folgenden Symptomen verbunden: Taubheitsgefühl entlang der ulnaren Seite des Armes, Schwäche und Degeneration der intrinsischen Handmuskeln.

6. Eine **Läsion des N. radialis** kann in Höhe der Achselhöhle auftreten, wenn eine Krücke getragen wird.

Beim Ausfall des M. triceps brachii ist der Patient nicht mehr in der Lage, im Ellenbogengelenk aktiv zu strecken. Bei gestrecktem Arm kann infolge der Lähmung des M. supinator nicht mehr supiniert werden. Schließlich sind auch der **Trizeps-Brachii-Reflex** und **Brachioradialis-Reflex** abgeschwächt.

Am Oberarm ist der Nerv im Sulcus nervi radialis bei einer Humerusschaftfraktur oder einer falschen Lagerung auf dem Operationstisch in Gefahr. Mitunter bringt auch eine Bank- oder Stuhllehne, über welche der Oberarm sorglos über längere Zeit in ungünstiger Position gelegt wurde, den Nerven im Radialiskanal unter Kompression **(Parkbanklähmung)**. Der Ramus profundus des N. radialis kann bei Frakturen oder Luxationen des Radiuskopfes verletzt werden. Ein unglücklich, zu breit gesetzter Schnitt zur Freilegung des Caput radii kann zur Verletzung des Ramus profundus im Supinatorkanal führen.

Eine Verletzung des Hauptstammes des N. radialis führt zu einem Ausfall aller Handgelenksstrecker unter dem Erscheinungsbild einer sogenannten **Fallhand**. Eine Verletzung des Ramus profundus führt nicht zu einer Fallhand, da die Nervenäste für die Mm. extensor carpi radialis longus und brevis schon in der Ellenbeuge, vor der Aufteilung des N. radialis, abgegeben werden. Beide Muskeln reichen zur Streckung des Handgelenks aus.

Die Fähigkeit zum festen Zugreifen geht bei einer Fallhand verloren, da die Fingerflexoren bei aufgehobener Handgelenksstreckung nicht mehr in ihre optimale Arbeitsposition gebracht werden können. Der Verlust des festen Zugreifens bei **hoher Radialislähmung** kann durch eine operative Versteifung des Handgelenks in Streckstellung überwunden werden.

7. Zu einer **Läsion des N. ulnaris** kann es bei Luxationen oder Frakturen des Ellenbogengelenks kommen. Der Nerv hat am Epicondylus medialis humeri im Sulcus nervi ulnaris eine exponierte Lage. Auch bei Verwundungen am Handgelenk kommt es oft zu Unterbrechungen des N. ulnaris, wobei die intrinsischen Handmuskeln ausfallen und die Hand eine **Krallenstellung** – wie bei der Dejérine-Klumpke-Lähmung – einnimmt. Die Krallenhand ist am 2. und 3. Finger aufgrund der intakten Mm. lumbricales 1 und 2, die vom N. medianus innerviert werden, schwächer ausgeprägt. In fortgeschrittenen Fällen sieht man bei der Inspektion des Handrückens eine Degeneration der Mm. interossei. Der Sensibilitätsverlust erstreckt sich palmar und dorsal auf den Kleinfinger und die ulnare Hälfte des Ringfingers.

Bei einer Nervenläsion am Ellenbogen sind die beiden ulnarseitigen Muskelbäuche des M. flexor digitorum profundus gelähmt, wobei die Krallenstellung des 4. und 5. Fingers schwächer ausgeprägt ist. Gleichzeitig kommt es zu einer Lähmung des M. flexor carpi ulnaris, sodass die Hand leicht nach radial abweicht. Trotz hoher **Ulnarislähmung** bleibt überraschenderweise eine recht brauchbare Hand zurück. Die langen Flexoren sind intakt. Die Thenarmuskulatur funktioniert bis auf den M. adductor polllicis. Die Sensibilität der Handfläche ist größtenteils ungestört. Auf den 1.

Blick mag die Nervenläsion klinisch schwierig zu erkennen sein. Ein zuverlässiger Test besteht darin, die Finger bei flach auf den Tisch gelegter Hand abduzieren und adduzieren zu lassen – dies auch gegen Widerstand. Man beachte jedoch, dass eine hohe Ulnarislähmung bei Ausprägung einer **Martin-Gruber-Anastomose** zwischen den Nn. medianus und ulnaris (ca. 17 %) anders aussehen kann.

8. **Läsionen des N. medianus** treten gelegentlich bei suprakondylären Ellenbogenfrakturen, sehr häufig jedoch bei Verletzungen am Handgelenk auf. Bei einer Unterbrechung des Nervs am Handgelenk fallen nur die Daumenballenmuskulatur, mit Ausnahme des M. adductor pollicis, und die beiden radialen Mm. lumbricales aus. Im weiteren Verlauf tritt eine Atrophie der Thenarmuskulatur auf. Da ja nur die Oppositionsfähigkeit des Daumens zu den übrigen Fingern ausgefallen ist, könnte man diese Verletzung als geringfügig einschätzen. Dennoch ist eine schwerwiegende Behinderung entstanden, weil die Sensibilität des Daumens, des Zeige- und Mittelfingers und der radialen Hälfte des Ringfingers sowie der radialen zwei Drittel der Hohlhand ausgefallen ist. **Gerade die Sensibilität im Daumenbereich ist unentbehrlich, um die Hand in Verbindung mit taktilen Reizen in eine effiziente Arbeitsstellung bringen zu können.**

Eine **hohe Medianuslähmung** in Ellenbogenbereich ist mit einer ernsthaften motorischen Behinderung verbunden. Die Fähigkeit zur Pronation des Unterarms ist verloren gegangen und kann allenfalls durch eine Rotation der Oberams ersetzt werden. Die Beugung im Handgelenk ist schwach und das Handgelenk selbst weicht nach ulnar ab, da der M. flexor carpi ulnaris und die beiden ulnaren Muskelbäuche des M. flexor digitorum profundus dominieren. Man beachte, dass die typische **Schwurhand** nur bei hoher Medianuslähmung und nach Aufforderung zum Faustschluss zu sehen ist. Im Falle der Schwurhand können der Daumen im Grund- und Endgelenk sowie der Zeige- und Mittelfinger im Mittel- und Endgelenk nicht gebeugt werden, die Adduktion des Daumens und die Beugung in den Gelenken des 4. und 5. Finger (Innervation durch den N. ulnaris) bleiben hingegen erhalten.

9. Bei der **Volkmann-Kontraktur** steht neben einer Nervenschädigung vor allem eine Ischämie der Beugemuskeln am Unterarm im Vordergrund. Weichteilverkürzungen, besonders der Muskeln, aufgrund von Mangeldurchblutung und Nervenschädigung durch suprakondyläre Ellenbogenfrakturen, zu dicke und einengende Gipse, ausgedehnte Hämatome und Ödeme im Sinne eines **Kompartmentsyndroms** beherrschen das klinische Bild. Die mit der Volkmann-Kontraktur verbundene Flexion im Handgelenk, die Streckung in den Fingergrundgelenken sowie die Beugung in den Fingermittel- und -endgelenken können allein auf anatomischer Grundlage erklärt werden:

1. Die Muskulatur der Handgelenksbeuger ist im Verhältnis zu den Handgelenksstreckern kräftiger entwickelt, was im Falle einer muskulären Kontraktur zu einer Beugestellung der Hand führt.

2. Die langen Fingerstrecker setzen an den Fingergrundgliedern an. Eine Kontraktur führt zu einer Streckung in den Fingergrundgelenken.

3. Die langen Fingerbeuger haben ihre Insertion an der Mittel- und Endphalanx. Dementsprechend sind sie bei der Volkmann-Kontraktur gebeugt. Bei einer passiven Beugung des Handgelenks durch den Untersucher kommt es zu einer gewissen Entspannung der straffen Beugersehnen, gefolgt von einer leichten Besserung der Klauenstellung der Finger.

10. Bei der **Dupuytren-Kontraktur** handelt es sich um eine Verdickung der **Palmaraponeurose** mit progredienter Neigung zur Strangbildung und Kontraktur. Die Palmaraponeurose ist als eine Fortsetzung der Sehne des M. palmaris longus zu betrachten. Sie bildet in der Hohlhand eine fächerförmige Sehnenplatte, die aus oberflächlichen Längsfasern (Fasciculi longitudinales) und tieferen Querfasern (Fasciculi transversi) besteht. Die Palmaraponeurose ist immer vorhanden, auch wenn der M. palmaris longus fehlt; sie schützt die unter ihr liegenden Gefäße und Nerven gegen Druck.

Da die Längszüge der Palmaraponeurose unter anderem mit den Sehnenscheiden der langen Fingerbeuger verbunden sind sowie auch an den Sehnen der kleinen Handmuskeln inserieren und sich in die Subkutis der Grundphalangen einsenken, bewirkt ihre Verkürzung eine Beugung der Finger im Grund- und Mittelgelenk und oft eine Überstreckung im Endgelenk. **Der Ring-**

finger ist am häufigsten betroffen, dann Klein- und Mittelfinger. Daumen und Zeigefinger werden selten miteinbezogen. Männer erkranken sechsmal häufiger als Frauen. In 12 % der Fälle liegt gleichzeitig eine Knotenbildung am tibialen Rand der Plantaraponeurose vor (Benner und Snell 1995).

Varianten

1. **Variationen des Plexus brachialis sind häufig** und kamen in einer größeren Serie von Körperspenderarmen (n = 167) in 28 % der Fälle vor. Oft gehen Varianten des Plexus brachialis mit Varianten der Armarterien einher. Am häufigsten sind die Nn. medianus (28 %) und musculocutaneus (8 %) von Varianten betroffen. Beim N. medianus kommen vor allem folgende Varianten vor: versetzte Lage der Medianusgabel (12 %), versteckte Position der Medianusgabel, beispielsweise auf einer im Verhältnis zur Achselarterie tiefer gelegenen A. profunda brachii (8 %), verdoppelte Medianusgabel (17 %). Falls die Medianusgabel einen Truncus communis der A. axillaris bedeckt und damit in tiefere Schichten des proximalen Oberarms verlagert ist, kann der **axilläre Block des Plexus brachialis** unvollständig ausfallen (Claassen et al. 2016).

2. Ein **Karpaltunnel-Syndrom** mit Kompression des N. medianus kann auch durch **akzessorische Unterarmmuskeln** verursacht werden. An einem 65-jährigen Körperspender wurde ein Muskel, der aus dem M. flexor digitorum superficialis entsprang und auf dem Weg zu seiner Insertion am Hamulus ossis hamati den Karpalkanal durchquerte, gefunden (Claassen et al. 2013).

3. Bei einer **Einengung der Guyon-Loge** und einer damit verbunden Kompression des N. ulnaris ist auch an **überzählige Unterarmmuskeln** zu denken. Bei einer 70-jährigen Körperspenderin wurde ein Muskel, der an der Unterarmfaszie und am Retinaculum flexorum entsprang und auf dem Weg zu seiner Insertion am radialen Rand des M. abductor digiti minimi die Gyon-Loge durchquerte, gefunden (Claassen et al. 2013). Des Weiteren wurde bei einem 65-jährigen Körperspender ein zweibäuchiger Muskel, der sich aus der Muskelmasse des M. flexor digitorum löste, die Guyon-Loge durchzog und in den radialen Rand des M. abductor digiti minimi einstrahlte, beobachtet (Claassen et al. 2013).

5.13 Bindegewebsräume der Hand

Die Bindegewebsräume der Hand sind von großer klinischer Bedeutung, weil sich in ihnen Infektionen ausbreiten können. Die Beschreibung der Bindegewebsräume erfolgt zum Teil nach der Darstellung bei Netter (2015) im Atlas der Anatomie. Man unterscheidet folgende Bindegewebsräume:

- Oberflächliche subkutane Bindegewebsräume der Finger
- Vaginae tendinum digitorum manus (Sehnenscheiden des 2. bis 4. Fingers)
- Bursa ulnaris (Vagina communis tendinum mm. flexorum, gemeinsamer Sehnenscheidensack der Flexorensehnen einschließlich der Sehnenscheide des 5. Fingers)
- Bursa radialis (Vagina tendinis m. flexoris pollicis longi, Sehnenscheide des langen Daumenbeugers)
- Palmarkammer
- Thenarkammer

5.13.1 Oberflächliche subkutane Bindegewebsräume der Finger

Die Fingerbeeren von Daumen und Fingern enthalten dicht gepacktes subkutanes Fettgewebe, das durch Bindegewebssepten unterteilt wird. Diese Septen ziehen von der Haut zum Periost der Endphalanx. Der heftige Schmerz bei einer **Entzündung der Fingerkuppen**, **Panaritium**, erklärt sich aus der Kompartimentierung des Fettgewebes, die wenig Platz zur Ausbreitung von Exsudaten und Ödemen lässt. Nach Lanz und Wachsmuth (1959) können folgende eitrigen Entzündungen an den Fingern unterschieden werden:

- Panaritium cutaneum: Die Entzündung in Form eines **Schwielenabszesses** liegt in der Haut selbst und neigt wenig zur Ausbreitung.
- Panaritium subcutaneum: Die Entzündung liegt im gekammerten Fettgewebe, hat die Neigung in die Tiefe vorzudringen und verursacht einen heftigen Schmerz.
- Panaritium tendinosum: Auch als **Sehnenscheidenphlegmone** bekannt, kann es sich innerhalb einer Sehnenscheide schnell ausbreiten.
- Panaritium periostale: Es handelt sich um einen **subperiostalen Abszess** an der Fingerendphalanx mit der Möglichkeit der Knochenschädigung.
- Panaritium ossale: Die Entzündung ist in das Fingerendglied eingedrungen und bringt den Knochen zum Absterben.
- Panaritium articulare: Die Entzündung ist in das Fingerendgelenk eingedrungen und kann Gelenkknorpel, -knochen und -kapsel zerstören.

Die Blutgefäße, die den Schaft der Endphalanx versorgen, müssen den Raum des gekammerten Fettgewebes durchqueren und können im Rahmen einer Infektion, beispielsweise eines **Panaritium subcutaneum**, thrombosieren; dies kann zur Nekrose der Diaphyse des Fingerendgliedes führen. Die Basis der Endphalanx erhält ihre Blutversorgung aus einem in Höhe der Mittelphalanx abzweigenden Ast der A. digitalis palmaris propria und wird daher nicht von einer Nekrose betroffen sein. An jeder Hautfalte eines Fingers ist die Haut mit dem darunterliegenden Stratum fibrosum der Sehnenscheide verbunden, sodass die subkutanen Bindegewebskompartimente über den jeweiligen 3 Fingergliedern gegeneinander abgeschlossen sind. Trotzdem kann eine Infektion entlang der Leitungsbahnen von einem Kompartiment in das jeweils benachbarte eindringen.

Die Haut der Hohlhand ist unmittelbar mit der darunterliegenden Palmaraponeurse verbunden. Das subkutane Bindegewebe ist hier nur schwach ausgeprägt. Im Gegensatz hierzu ist die Haut am Handrücken und an den Dorsalseiten der Finger nur locker mit dem subkutanen Bindegewebe verbunden, sodass sich Exsudate und Ödeme leicht ausbreiten können. Ein Ödem, hervorgerufen durch eine **eitrige Entzündung an der Palmarseite von Hand oder Fingern**, wird sich daher nur nach dorsal zur Rückseite von Hand und Fingern ausbreiten. Die primäre Stelle der Infektion darf dabei nicht übersehen werden.

5.13.2 Vaginae tendinum digitorum manus sowie Bursae radialis und ulnaris

Die Beugesehnen verlaufen an jedem Finger durch einen osteofibrösen Tunnel, der dorsal von den Mittelhandknochenköpfchen, den Fingergliedern und den Vorderseiten der dazwischen liegenden Fingergelenke begrenzt wird (◻ Abb. 5.20). Ventral wird der Tunnel durch straffes Bindegewebe (**Stratum fibrosum der Sehnenscheiden**), das an den Seitenrändern der Fingerglieder befestigt ist, gebildet. Das Stratum fibrosum

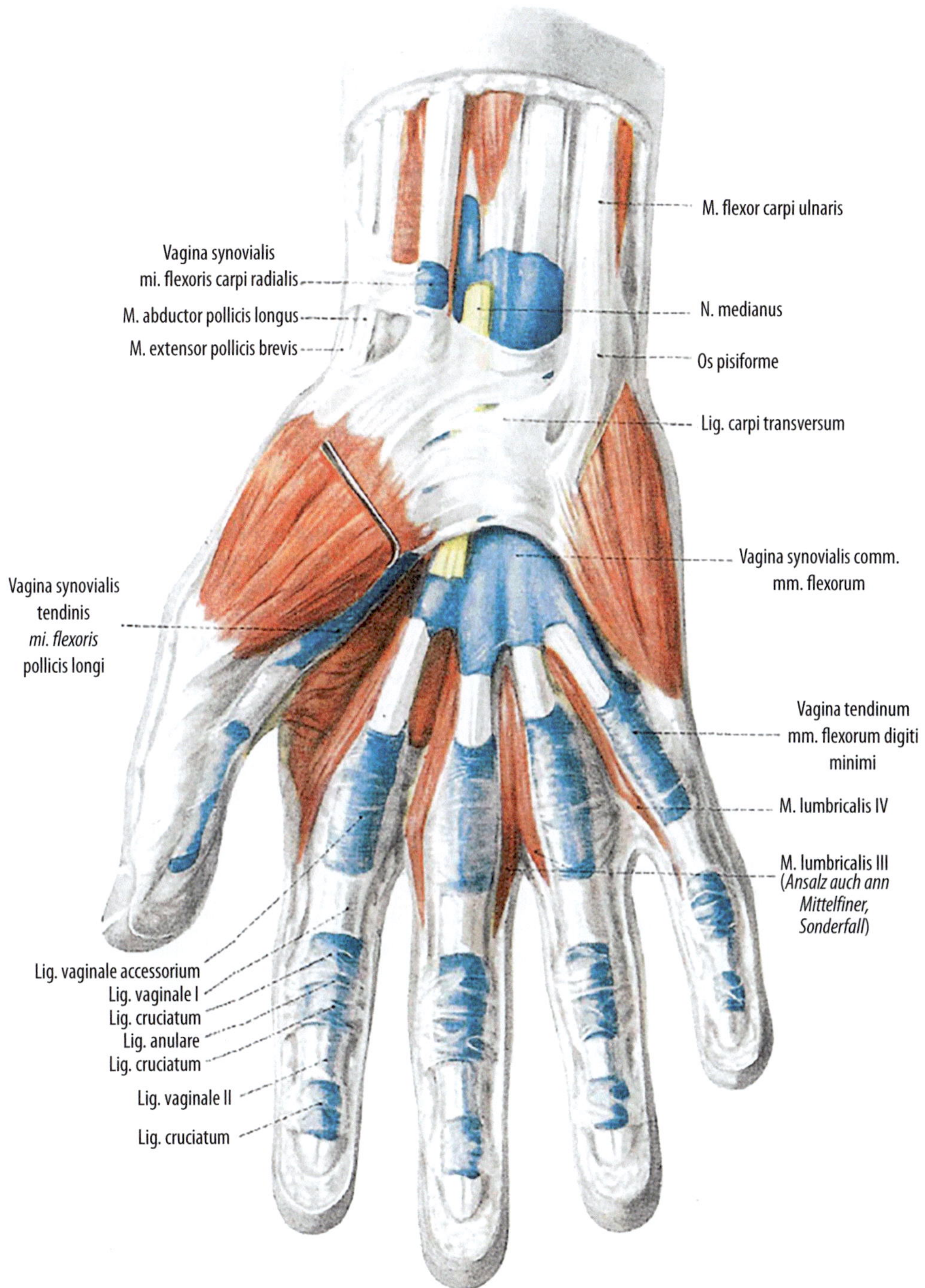

Abb. 5.20 Tiefer Hohlhandbereich: Sehnenscheiden und Sehnenführungen der Hohlhand und der Finger. (Aus Lanz und Wachsmuth 2004)

ist über den Phalangen straff (Ringbänder A1 bis A5), über den Gelenkspalten jedoch locker (Kreuzbänder C1 bis C4) ausgeprägt. Hierdurch werden die Beugesehnen in Stellung gehalten: sie heben während der Fingerbeugung nicht bogenförmig von den Fingergliedern ab und behindern dadurch nicht die Bewegungen der Gelenke. Distal endet das Stratum fibrosum der Sehnenscheiden in Höhe der Ansatzstellen des M. flexor digitorum profundus und des M. flexor pollicis longus an den Basen der Endphalangen.

Auf das Stratum fibrosum der Sehnenscheide folgt innen das **Stratum synoviale**, das durch die Sekretion von Synovialflüssigkeit das Gleiten der Sehnen ermöglicht. Die Sehnen des 2. bis 4. Fingers besitzen Synovialscheiden, die proximal an den Mittelhandknochenköpfchen enden und abgeschlossen sind. Die Synovialscheiden von Daumen und Kleinfinger erstrecken sich weiter nach proximal in die Palma manus. Die Vagina tendinis m. flexoris pollicis longi verläuft über die Palma manus, durchquert den Karpalkanal und endet ca. 2,5 cm proximal des Handgelenks (◘ Abb. 5.20); diese Synovialscheide wird auch als **Bursa radialis** bezeichnet. Die Vagina tendinis des Kleinfingers setzt sich nach proximal in die **Bursa ulnaris**, die als gemeinsamer Sehnenscheidensack (Vagina communis tendinum musculorum flexorum) alle Fingerbeugesehnen im Bereich der Hohlhand umgibt, fort (◘ Abb. 5.20). Auch die Bursa ulnaris endet ca. 2,5 cm proximal des Handgelenks.

Synovialsäcke nach proximal über das Handgelenk hinausreichen, kann eine Infektion gelegentlich auch auf den Unterarm übergreifen. Eine durch einen Splitter oder ein unbehandeltes **Panaritium subcutaneum** hervorgerufene Infektion der Sehnenscheiden des 2. bis 4. Fingers bleibt hingegen auf den jeweiligen Finger begrenzt.

5.13.3 Palmar- und Thenarkammer

2 tiefe Logen der Palma manus, die Palmarkammer und die Thenarkammer, sind nur selten von eitrigen Infektionen befallen. Die **Palmarkammer** liegt unter den Beugersehnen und den Mm. lumbricales 2 bis 4 sowie vor den Ossa metacarpalia 3 bis 5 und den Mm. interossei palmares. Die Ossa metacarpalia 1 und 2 werden von der Palmarkammer durch das Caput transversum des M. adductor pollicis, der als dreieckige Muskelplatte vom Schaft des 3. Metakarpalknochens zur Basis der Daumengrundphalanx zieht, getrennt. Die **Thenarkammer** liegt unter den Beugersehnen und dem M. lumbricalis 1 sowie vor den Ossa metacarpalia 1 und 2 und dem M. adductor pollicis. Zwischen Palmar- und Thenarkammer verläuft ein Bindegewebsseptum.

Klinischer Tipp

In etwa 50 % der Fälle kommunizieren die Bursae radialis und ulnaris miteinander So kann sich eine Infektion vom Kleinfinger auf den Daumen und umgekehrt ausbreiten; es entsteht das Bild einer **v-förmigen Phlegmone**. Da beide

Klinischer Tipp

Eine Infektion der tiefen Logen der Palma manus (Palmarkammer und Thenarkammer) kann infolge einer den Handteller penetrierenden Verletzung oder einer übersehenen Sehnenscheidenphlegmone auftreten.

5.14 Entwicklung der oberen Extremität

Zu Beginn der Extremitätenentwicklung wird eine Gruppe mesenchymaler Zellen im **Seitenplattenmesoderm** aktiviert. An der ventrolateralen Körperwand entsteht eine Längsfalte mit einer leistenförmigen Verdickung des Ektoderms. Am kranialen und kaudalen Ende dieser Leiste entsteht eine **Extremitätenknospe** mit einem mesenchymalen Kern und einer ektodermalen Hülle. Die Knospen der oberen Extremitäten sind um den 26. bis 27. Tag deutlich zu erkennen. An der Spitze jeder Extremitätenknospe verdickt sich das Ektoderm zur **Randleiste**. Die Randleiste besteht aus einem mehrschichtigen Epithel, induziert das Mesenchym der Extremitätenknospe und regt so das weitere Auswachsen der Knospe an. Die distalen Enden der bald flossenartigen Extremitätenknospen flachen sich zu paddelförmigen Handplatten ab. Etwa am Ende der 6. Woche werden Fingerstrahlen gebildet. Die Zwischenräume der digitalen Strahlen enthalten zunächst Mesenchym, das sich aber durch Apoptose bald auflöst. Am Ende der 8. Woche bilden sich getrennte Finger.

Gegen Ende der 6. Woche ist das gesamte Extremitätenskelett knorpelig vorgeformt. Die **Knochenbildung** der langen Röhrenknochen beginnt in der 7. Woche. In der 12. Woche sind in fast allen langen Extremitätenknochen **primäre Knochenkerne** vorhanden. Wenn sich die langen Röhrenknochen ausbilden, sammeln sich Myoblasten aus den Myotomen und bilden Vormuskelmassen in den Extremitätenknospen. Axone der Motoneurone wachsen aus dem Rückenmark aus und gelangen in der 5. Woche in die Extremitätenanlagen. Danach erreichen auch sensible Neurone die Extremitätenknospen. Vor der Geburt findet ein **Lagewandel der Extremitäten** statt. Die oberen Extremitäten rotieren um 90° um ihre Längsachse, sodass der spätere Ellenbogen nach kaudal zeigt und die Streckmuskulatur auf der lateralen und dorsalen Seite zu liegen kommt.

> **Klinik**
> 1. Die kritische Periode der Extremitätenentwicklung liegt zwischen dem 24. und 36. Tag. In den 1950iger Jahren wurde Schwangeren häufig **Thalidomid (Contergan)** als Sedativum verordnet. Die Einwirkung von Thalidomid vor dem 33. Tag kann schwere Extremitätendefekte hervorrufen, beispielsweise das Fehlen von Extremitäten. 1961 wurde das Mittel vom Markt genommen.
> 2. Überzählige Finger, eine sogenannte **Polydaktylie**, kommen häufig vor. Die **Syndaktylie** – die Verschmelzung von Fingern – tritt mit einer Häufigkeit von 1:2200 Geburten auf (Moore et al. 2013).

5.15 Zusammenfassung

- Lymphdrainage der Mamma: Lymphgefäße entlang der Vasa axillaria zu den Nodi lymphoidei axillares und entlang der Vasa thoracica interna. Beim Mammakarzinom sind oft zuerst Metastasen im Sorgius-Lymphknoten, der auf der 3. Serratuszacke liegt, nachweisbar. Die aktuelle klinische Einteilung der axillären Lymphknoten erfolgt an Hand der Level I bis III, welche den M. pectoralis minor als Bezugsregion nehmen.
- Tastbare Strukturen in der Palma manus: Os pisiforme an der Basis des Kleinfingerballens, Hamulus ossis hamati distal vom Os pisiforme, Os scaphoideum an der Basis des Daumenballens.
- Die Pulsationen folgender Armarterien sind tastbar: A. subclavia bei Überkreuzung der 1. Rippe, A. brachialis an

der medialen Seite des mittleren Oberarms, A. radialis in der Tabatière.

— Das Schlüsselbein ist der erste ossifizierende Knochen am Skelett (5. bis 6. Woche); es ossifiziert desmal und ist unter allen Knochen des Körpers am häufigsten von Frakturen betroffen.

— Die distale Radiusextensionsfraktur (Colles-Fraktur, Radiusfraktur loco typico) ist mit einer Häufigkeit von 25 % eine der häufigsten Frakturen des Menschen. Hierbei erfolgt eine Dislokation des Radiusfragments nach radial-dorsal.

— Alle kleinen Handwurzelknochen sind gegen Durchblutungsstörungen sehr empfindlich. Dies ist besonders bei der Skaphoidfraktur, die bei einem Sturz auf die Palma manus bei abduzierter Hand auftreten kann, zu beachten.

— Die proximale Humerusepiphysenfuge ist entscheidend am Längenwachstum des Humerus beteiligt. Wird bei einem Jugendlichen der Arm oberhalb des Ellenbogens amputiert, kann der nachwachsende Knochenschaft den Amputationsstumpf durchbrechen und eine Nachamputation nötig machen.

— Von radiologischer Seite sind als echte akzessorische Skelettelemente der oberen Extremität nur das Os centrale carpi, das Trapezoideum secundarium und das Os styloideum anerkannt.

— Die Rotatorenmanschette besteht aus folgenden Muskeln mit ihren Sehnen: Mm. supraspinatus, infraspinatus, teres minor, subscapularis.

— Bei einer Entzündung der Supraspinatussehne, einer Tendinitis musculi supraspinati, tritt ein sogenannter schmerzhafter Bogen bei der Elevation der Schulter zwischen 60° und 120° auf.

— Das sehr bewegliche Schultergelenk neigt zu einer Luxation des Humeruskopfes nach vorne-unten.

— Unter einer Chassaignac-Lähmung (Nurse luxation) versteht man eine Subluxation des Radiuskopfes aus dem Ligamentum anulare radii. Die Verletzung entsteht bevorzugt durch ein ruckartiges Hochziehen des Arms, wenn beispielsweise das Hinfallen eines Kindes durch Festhalten der Hand verhindert werden soll.

— Zur Beurteilung von Luxationen und Frakturen im Ellenbogenbereich geben die Hueter-Linie und das Hueter Dreieck Anhaltspunkte.

— Das Sattelgelenk des Daumens ist sehr störanfällig, was zum Teil auf die hohe Belastung bei der Opposition des Daumens zurückgeht. Im Alter kommt es häufig zu einer Arthrose, Rhizarthrose genannt.

— Die 4 Mm. lumbricales beugen im Fingergrundgelenk und strecken im Fingermittel- und -endgelenk.

— Die 3 Mm. interossei palmares adduzieren, die 4 Mm. interossei dorsales abduzieren die Finger.

— Die A. axillaris wird durch den M. pectoralis minor in 3 Verlaufsabschnitte unter-teilt.

— Folgende Äste der A. axillaris treten durch die Achsellücken: Die A. circumflexa humeri posterior zieht zusammen mit dem N. axillaris durch die laterale Achsellücke. Durch die mediale Achsellücke nimmt die A. circumflexa scapulae ihren Weg.

— Der Daumen und die Finger 2 bis 5 werden jeweils von 4 Arterien, 2 dorsalen und 2 palmaren, versorgt.

— Der Allen-Text gibt Auskunft über einen ausreichend kollateralisierten Palmarkreislauf vor dem Legen eines Dialyseshunts für die Blutentnahme bei der Hämodialyse.

— Aus den verzweigten Venen des Handrückens gehen radial die V. cephalica und ulnar die V. basilica hervor. Die V. cephalica mündet in der Tiefe der Fossa infraclavicularis (Trigonum deltoideopectorale, Mohrenheim-Grube) in die V. axillaris. Über die V. cephalica kann ein zentraler Venenkatheter über die Vv. subclavia und brachiocephalica bis in die V. cava superior vorgeschoben werden.

- Bei der Venenpunktion der oberflächlichen Armvenen ist an variante und oberflächlich verlaufende Armarterien zu denken.

- Der Plexus brachialis tritt durch den oberen, die A. subclavia durch den unteren Teil der Skalenuslücke. Hier kann durch Muskelwirkung oder Bindegewebssstränge Druck auf den Plexus brachialis ausgeübt werden und zu Schmerzen im Arm führen (Skalenussyndrom).

- Plexus brachialis: Die Rami ventrales von C5–T1 schließen sich am Ausgang der Skalenuslücke zu den Trunci superior, medius und inferior zusammen; diese ziehen durch das laterale Halsdreieck. Jeder Truncus teilt sich in 6 Äste, die ventralen und dorsalen Divisionen, welche hinter der Klavikula liegen. Die Divisionen schließen sich in der Axilla zu 3 Faszikeln zusammen; aus ihnen gehen die langen Armnerven hervor.

- Unter topografischen Gesichtspunkten wird der Plexus brachialis in eine Pars supraclavicularis und eine Pars infraclavicularis unterteilt.

- Die Pars supraclavicularis umfasst die Trunci, die Divisiones sowie den Ursprung verschiedener Nerven zur Innervation folgender Muskeln: N. dorsalis scapulae (C3–C5): Mm. levator scapulae sowie rhomboideus major und minor, N. thoracicus longus (C5–C7): M. serratus anterior, N. subclavius (C5, C6): M. subclavius, N. suprascapularis (C4–C6): Mm. supra- und infraspinatus, Nn. pectoralis medius (C8, T1) und lateralis (C5–C7): Mm. pectoralis major und minor, Nn. subscapulares (C6, C6): M. subscapularis, N. thoracodorsalis (C6–C8): Mm. latissimus dorsi und teres minor.

- Die Pars infraclavicularis beinhaltet die Fasciculi und die großen Nervenstämme des Arms: Fasciculus lateralis: N. musculocutaneus, Radix lateralis n. mediani. Fasciculus medialis: Nn. cutaneus brachii medialis, cutaneus antebrachii medialis, ulnaris, Radix medialis n. mediani. Fasciculus posterior: Nn. axillaris, radialis.

- Bei der Läsion des Plexus brachialis unterscheidet man 2 Typen: 1. Die Erb-Duchenne-Lähmung (C5, C6) ist durch einen schlaff herabhängenden Arm charakterisiert, wobei der Unterarm eine Pronationsstellung einnimmt und die Hohlhand nach dorsal gerichtet ist. 2. Bei der Dejérine-Klumpke-Lähmung (T1), die oft auch mit einem Horner-Syndrom verbunden ist, nimmt die Hand eine Klauenstellung ein.

- Im Verlauf des N. radialis kann es an folgenden Stellen zu Einengungen oder Läsionen des Nervens kommen: Radialiskanal am dorsalen Humerus, Radialistunnel zwischen den Mm. brachialis und brachioradialis, Supinatorkanal zwischen oberflächlichem und tiefem Teil des M. supinator (hier besonders auch an der Frohseschen Sehnenarkade, die den Oberrand der Muskelmanschette bildet).

- Der N. radialis hat kein sensibles Autonomgebiet.

- Eine Verletzung des Hauptstammes des N. radialis führt zum Erscheinungsbild der sogenannten Fallhand.

- Im Verlauf des N. ulnaris kann es an folgenden Stellen zu Einengungen oder Läsionen des Nervens kommen: Kubitaltunnel zwischen humeralem und ulnarem Kopf des M. flexor carpi ulnaris am Ellenbogen, osteofibröser Kanal der Guyon-Loge auf der ulnaren Seite des Handgelenks.

- Das sensible Autonomgebiet des N. ulnaris umfasst die Haut des kleinen Fingers.

- Eine Läsion des N. ulnaris hat einen Ausfall der intrinsischen Handmuskeln zur Folge und führt zu einer Krallenstellung der Hand.
- Im Verlauf des N. medianus kann es an folgenden Stellen zu Einengungen oder Läsionen des Nervens kommen: Pronatorkanal zwischen humeralem und ulnarem Kopf des M. pronator teres, Karpalkanal unter dem Retinaculum flexorum am Handgelenk.
- Im Rahmen eines Karpaltunnel-Syndroms kommt es durch Kompression des N. medianus vor allem nachts zu Sensibilitätsstörungen im Medianusbereich der Hohlhand und der Finger 1 bis 3 einschließlich der radialen Seite des 4. Fingers.
- Das sensible Autonomgebiet des N. medianus umfasst die Haut über dem Mittel- und Endglied auf der Palmarseite von Zeige- und Mittelfinger. Bemerkenswert ist, dass die sensible Innervation an den Fingerspitzen auf die Dorsalseite übergreift.
- Nur eine hohe Medianuslähmung führt zur Ausbildung der typischen Schwurhand.
- Bei einer Volkmann-Kontraktur steht neben einer Nervenschädigung die Ischämie der Beugemuskeln am Unterarm im Vordergrund.
- Die Dupuytren-Kontraktur ist durch eine Verdickung der Palmaraponeurose charakterisiert.
- Die Bindegewebsräume der Hand sind von großer klinischer Bedeutung, weil sich in ihnen Infektionen ausbreiten können. Zu ihnen zählen: Die oberflächlichen subkutanen Bindegewebsräume der Finger, die Vaginae tendinum digitorum manus (Sehnenscheiden der Finger), die Bursae ulnaris und radialis sowie die Palmar- und Thenarkammer.
- Als Panaritium wird eine Entzündung des Bindegewebsraums unter der Fingerbeere bezeichnet. Man unterscheidet je nach Lokalisation ein Panaritium cutan-

eum, subcutaneum, tendinosum, periostale, ossale und articulare.
- Da der radiale und ulnare Sehnenscheidensack (Bursae radialis und ulnaris) in etwa 50 % kommunizieren kann sich eine Infektion von der Sehnenscheide des Kleinfingers auf die Sehnenscheide des Daumens und umgekehrt ausbreiten (v-förmige Phlegmone).
- Um den 26. bis 27. Tag entsteht an der ventrolateralen Körperwand eine Längsfalte, an deren Oberrand eine Extremitätenknospe für den Arm sichtbar wird. Die Knospe besteht aus einem mesenchymalen Kern und einer ektodermalen Hülle.
- Die kritische Phase der Extremitätenentwicklung liegt zwischen dem 24. und 36. Tag. Einwirkung von Thalidomid (= Sedativum Contergan) vor dem 33. Tag hat in den 1950iger Jahren schwere Extremitätendefekte hervorgerufen.
- Überzählige Finger (Polydaktylie) kommen häufig vor. Die Syndaktylie tritt mit einer Häufigkeit von 1:2200 Geburten auf.

Literatur

Anderhuber F, Pera F, Streicher J. Waldeyer – Anatomie des Menschen. Berlin/Boston: De Gruyter; 2012. S. 92, 208, 215, 218, 258, 259, 265, 269, 274, 278, 284, 286.

Benner KU, Snell RS. Klinische Anatomie, Bd. 375. Augsburg: Weltbild Verlag GmbH; 1995. S. 411.

Birkner R. Das typische Röntgenbild des Skeletts. München/Wien/Baltimore: Urban & Schwarzenberg; 1977. S. 270–85.

Claassen H, Wree A. Multiple variations in the region of Mm. extensor carpi radialis longus and brevis. Ann Anatomy. 2002;184:489–91.

Claassen H, Schmitt O, Wree A. Variations of the A. axillaris and the crural arteries in the same human individual – multiple repetitions of the mammalian plesiomorphic condition of the arteries. Ann Anatomy. 2006;188:39–48.

Claassen H, Schmitt O, Wree A. Large patent median arteries and their relation to the superficial palmar arch with respect to history, size consideration and clinic consequences. Surg Radiol Anatomy. 2008;30:57–63.

Claassen H, Schmitt O, Werner D, Scharek W, Kröger JC, Wree A. Superficial arm arteries revisited: brother and sister with absent radialis pulse. Ann Anatomy. 2010;192:151–5.

Claassen H, Schmitt O, Schulze M, Wree A. Variations in the anatomy of hypothenar muscles and their impact on ulnar tunnel syndrome. Surg Radiol Anatomy. 2013;35:893–9.

Claassen H, Schmitt O, Wree A, Schulze M. Variations in brachial plexus with respect to concomitant accompanying aberrant arm arteries. Ann Anatomy. 2016;208:40–8.

Claassen H, Schmitt O, Schulze M, Wree A. Variations in the flexor forearm muscles under clinical aspects. https://doi.org/10.3337/anatges.2013.0018. Poster 17.

Drenckhahn D, Koebke J. Obere Extremität. In: Drenckhahn D, Herausgeber. Benninghoff – Drenckhahn, Anatomie, Bd. 1. München: Urban & Fischer/Elsevier; 2003. S. 280, 316, 320.

Ellis H. Clinical anatomy. Oxford: Blackwell Science Ltd; 1997. S. 242.

Elsen A, Eppinger M, Müller M. Orthopädie und Unfallchirurgie für Studium und Praxis. Breisach: Medizinische Verlags- und Informationsdienste; 2020. S. 178–80.

Frey M. Grundzüge der Handchirurgie. In: Durst J, Rohen JW, Herausgeber. Chirurgische Operationslehre. Stuttgart/New York: Schattauer; 1991. S. 777–807.

Haag P, Hanhart N, Müller M. Gynäkologie und Urologie. Breisach: Medizinische Verlags- und Informationsdienste; 2016. S. 95–103.

Lanz T, Wachsmuth W. Praktische Anatomie. Erster Band / Dritter Teil. Berlin, Göttingen, Heidelberg: Springer, 1959, 242–253.

Lanz T, Wachsmuth W. Praktische Anatomie. Erster Band/Dritter Teil. In Arm. Berlin/Heidelberg: Springer; 2004. S. 26, 207, 208, 227.

Moore KL, Persaud TVN, Torchia MG. Embryologie. München: Elsevier/Urban & Fischer; 2013. S. 447–63.

Netter FH. Atlas der Anatomie. München: Elsevier/Urban & Fischer; 2015. S. Tafel 446–458.

Oehmke HJ. Gefäßversorgung und Funktion des Kahnbeins. Unfallchirurgie. 1987;13:174–7.

Schiebler TH, Korf HW. Anatomie. Steinkopff. Heidelberg: Steinkopff-Verlag; 2007459, 481, 483, 501, 503, 504.

Schmucker C, Titscher V, Braun C, Nussbaumer-Streit B, Gartlehner G, Meerpohl J. Chirurgische und nichtchirurgische Interventionen bei kompletten Rotatorenmanschettenrupturen. Dtsch Ärzteblatt. 2020;38:633–40.

Schumacher GH, Aumüller G. Topographische Anatomie des Menschen. München/Jena: Urban & Schwarzenberg; 2004. S. 386, 390, 393, 398, 405, 407, 416, 422.

Streicher J, Pretterklieber ML. Bewegungsapparat. In: Anderhuber F, Pera F, Streicher J, Herausgeber. Waldeyer, Anatomie des Menschen. Berlin/Boston: De Gruyter; 2012. 221, 249, 262, 270.

Tillmann BN. Atlas der Anatomie. Heidelberg: Springer; 2017. S. 224, 416, 432.

Tillmann BN, Hirt B. Präpkurs Anatomie. Berlin: Springer; 2022. S. 205–78.

Tillmann BN, Leonhardt H. Obere Extremität. In: Leonhard H, Tillmann BN, Töndury G, Zilles K, Herausgeber. Rauber-Kopsch, Anatomie des Menschen, Bd. IV, Topographie der Organsysteme, Systematik der peripheren Leitungsbahnen. Stuttgart/New York: Thieme; 1988. S. 372–375.

Tillmann BN, Schünke M. Taschenatlas zum Präparierkurs. Stuttgart/New York: Thieme; 1993. S. 102–49.

Tillmann BN, Töndury G. Obere Extremität. In: Leonhard H, Tillmann BN, Töndury G, Zilles K, Herausgeber. Rauber-Kopsch, Anatomie des Menschen, Bd. I, Bewegungsapparat. Stuttgart/New York: Thieme; 1987. S. 320–323, 332–33, 335–337.

Zilles K, Tillmann BN. Anatomie. Berlin/Heidelberg: Springer; 2010. S. 206.

Untere Extremität (Membrum inferius)

Inhaltsverzeichnis

6.1   Oberflächenanatomie und Landmarken – 287
6.1.1   Knochen und Gelenke – 290
6.1.2   Schleimbeutel der unteren Extremität – 290
6.1.3   Arterien, Venen und Nerven – 292

6.2   Faszien – 293

6.3   Knochen – 296
6.3.1   Becken (Pelvis) – 296
6.3.2   Oberschenkelknochen (Femur) – 296
6.3.3   Kniescheibe (Patella) – 298
6.3.4   Schienbein (Tibia) – 299
6.3.5   Wadenbein (Fibula) – 300
6.3.6   Knochen des Fußes – 300

6.4   Foramina nutricia, Längenwachstum und Wachstumsfugenschluss – 302

6.5   Messung der Beinlänge bei Beinverkürzungen – 302

6.6   Akzessorische Skelettelemente – 304

6.7   Gelenke und Muskeln – 305
6.7.1   Hüftgelenk – 305
6.7.2   Kniegelenk – 311
6.7.3   Gelenke zwischen Tibia und Fibula – 317
6.7.4   Gelenke des Fußes – 317
6.7.5   Gewölbe des Fußes – 326
6.7.6   Anatomie des Laufens – 327

6.8 Topografisch wichtige Regionen und Strukturen – 327
6.8.1 Trigonum femorale – 327
6.8.2 Fossa iliopectinea – 331
6.8.3 Adduktorenkanal – 332
6.8.4 Fossa poplitea – 332

6.9 Arterien – 333
6.9.1 A. femoralis – 333
6.9.2 A. poplitea – 335
6.9.3 A. tibialis posterior – 337
6.9.4 A. tibialis anterior – 338

6.10 Venen – 341
6.10.1 Oberflächliche Venen – 341
6.10.2 Tiefe Venen – 342
6.10.3 Perforansvenen – 342

6.11 Lymphgefäße und Lymphknoten – 344
6.11.1 Vasa lymphatica superficialia – 344
6.11.2 Vasa lymphatica profunda – 344
6.11.3 Lymphknoten der Leistenregion – 344

6.12 Verlauf und Innervationsgebiet der Hauptnerven – 344
6.12.1 Plexus lumbalis – 344
6.12.2 Plexus sacralis – 348
6.12.3 N. ischiadicus – 350
6.12.4 N. tibialis – 351
6.12.5 N. peronaeus communis – 352
6.12.6 Segmentale Hautinnervation der unteren Extremität – 353

6.13 Entwicklung der unteren Extremität – 354

6.14 Zusammenfassung – 354

Literatur – 358

In diesem Kapitel werden die anatomischen Grundlagen für das Facharztgebiet „Orthopädie und Unfallchirurgie" gelegt. Im Rückblick auf den Präparierkurs konnte nach Durchtrennung des M. glutaeus maximus zunächst der größte Nerv des menschlichen Körpers, der N. ischiadicus, in Richtung auf die Kniekehle verfolgt werden (Tillmann und Schünke 1993; Tillmann und Hirt 2022). Eine klinisch wichtige Region zur Auffindung der A. femoralis stellte das Trigonum femorale auf der Ventralseite des Oberschenkels dar. Das **Kompartmentsyndrom** ist eine bevorzugt am Unterschenkel nach Trauma auftretende Symptomatik. Durch Einblutungen in die Extensorenloge oder in die tiefe Flexorenloge kommt es zu einer Drucksteigerung und anschließend zu Gefäß- und Nervenkompressionen sowie schließlich zu Muskelnekrosen. Die Präparation der Fußsohle, Planta pedis, wird manchem Arzt noch in Erinnerung geblieben sein. Nach der an sich schon schwierigen Ablösung der Plantaraponeurose mussten die auf engstem Raum zusammenliegenden Muskeln mit ihren Sehnen und Sehnenscheiden sowie den begleitenden Gefäßen und Nerven präpariert werden.

Der Beckengürtel verbindet die Beine mit dem Rumpf. Die Beine artikulieren im Hüftgelenk mit dem Hüftbein, das dorsal am Kreuzbein befestigt ist. Die feste Verbindung des Beckengürtels mit dem Rumpf erklärt sich aus der Funktion des Beins, das als Stützorgan der Lastübertragung dient. Die Grenze zwischen unterer Extremität und Rumpf durchzieht die Darmbeinkämme und die Leistenbeugen. Die Gesäßregion bildet den Übergang vom Rücken zum Bein. Topografisch kann man das Bein in folgende Regionen gliedern: Oberschenkel, Knie, Unterschenkel und Fuß.

6.1 Oberflächenanatomie und Landmarken

Am Skelett der unteren Extremität sind zahlreiche Knochenteile direkt unter der Haut tastbar (■ Abb. 6.1 und 6.2).

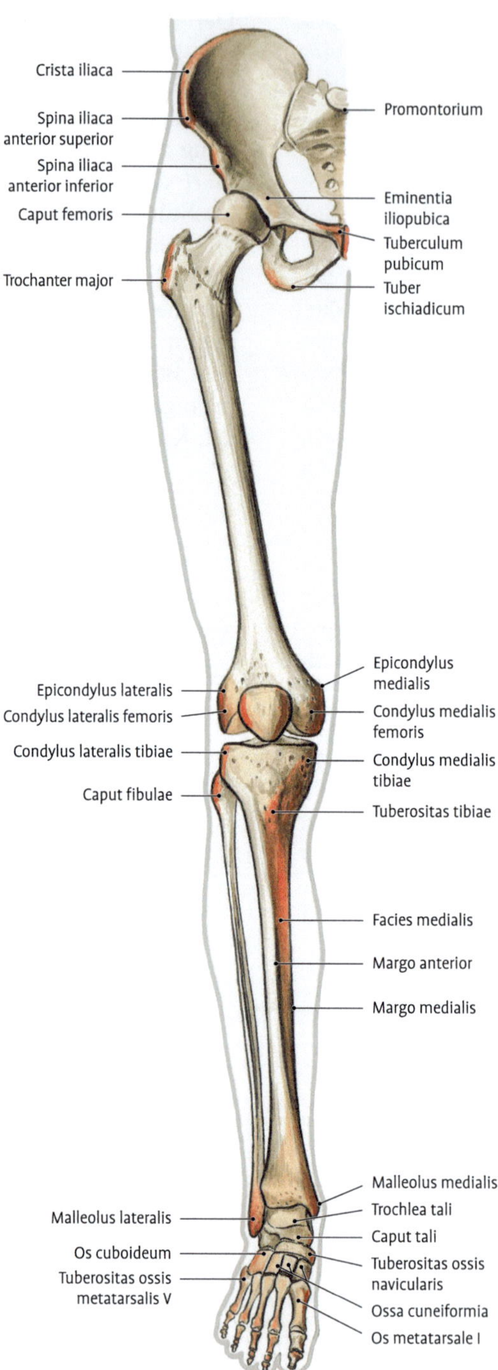

◾ **Abb. 6.1**   Beinskelett von ventral. Direkt tastbare Knochenteile sind rot hervorgehoben. (In Anlehnung an T. von Lanz und W. Wachsmuth. Aus Anderhuber et al. 2012)

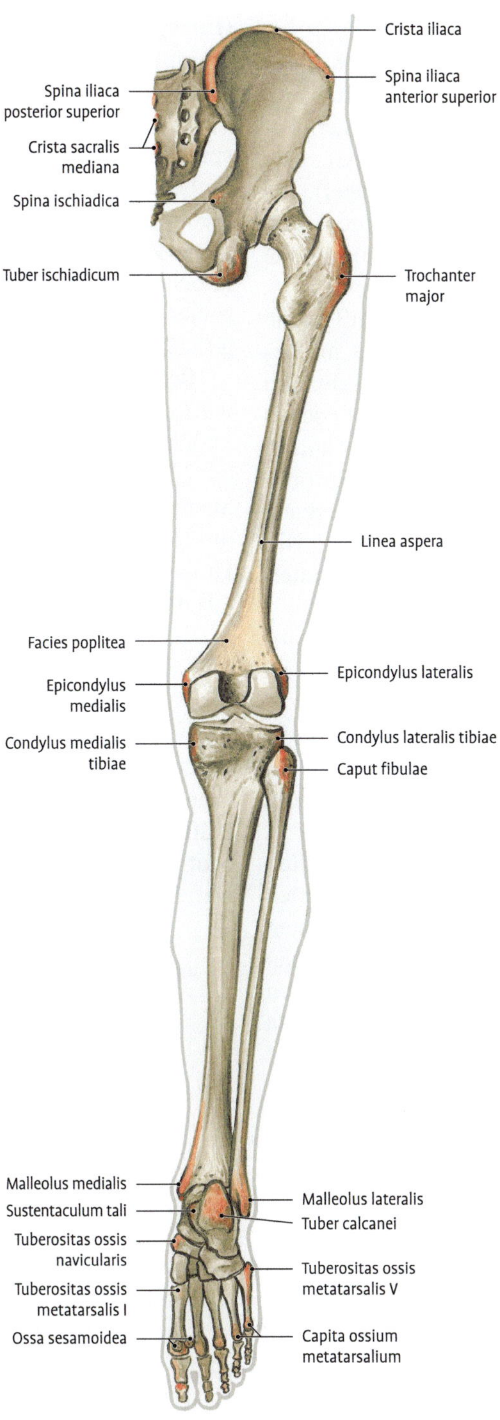

◻ Abb. 6.2 Beinskelett von dorsal. Direkt tastbare Knochenteile sind rot hervorgehoben. (In Anlehnung an T. von Lanz und W. Wachsmuth. Aus Anderhuber et al. 2012)

6.1.1 Knochen und Gelenke

Der knöcherne Vorsprung der **Spina iliaca anterior superior** kann leicht durch die Haut getastet werden und ist bei schlanken Patienten schon oberflächlich sichtbar. Der **Trochanter major (großer Rollhügel)** des Femur liegt eine Handbreit unter dem Beckenkamm; man fühlt diese Landmarke am sichersten bei abduziertem Oberschenkel, da dann die Abduktoren im Hüftgelenk (Mm. tensor fasciae latae, glutaeus medius und glutaeus minimus) den Weg dorthin weisen. Bei abgemagerten, kachektischen Patienten zeichnet sich der Trochanter major im seitlichen Hüftbereich als prominente Erhebung ab. Die darüberliegende Haut ist druckempfindlich und neigt zur Bildung eines Geschwürs, wie es vom **Dekubitus am Kreuzbein** bekannt ist.

Das **Tuber ischiadicum (Sitzhöcker)** wird im Stehen vom M. glutaeus maximus überlagert. Im Sitzen gleitet dieser Muskel zur Seite, sodass das gesamte Körpergewicht auf diese Stelle des Beckens übertragen wird. Bei gebeugtem Hüftgelenk wird diese knöcherne Landmarke also leicht zu tasten sein.

Am Knie stellt die **Patella** einen guten Orientierungspunkt dar. Im aufrechten Stand, verbunden mit einem entspannten M. quadriceps femoris, lässt sich die Kniescheibe hin- und herbewegen. Die Kondylen von Femur und Tibia, der Kopf der Fibula und der Gelenkspalt des Kniegelenks sind ohne weiteres tastbar. Das Tuberculum adductorium lässt sich am einfachsten folgendermaßen lokalisieren: Man tastet mit dem Zeigefinger an der Medialseite des Oberschenkels herab, bis kaudal ein Widerstand auftritt.

Die Tibia kann ventral in ihrem gesamten Verlauf durch die unter der Haut hervortretende **Crista anterior** verfolgt werden. Das Wadenbein liegt distal oberhalb des Malleolus lateralis auf einer Strecke von ca. 7 cm direkt unter der Haut. Der von der Fibula gebildete, spitz zulaufende Malleolus lateralis (Außenknöchel) ragt im Vergleich zum mehr abgerundeten Malleolus medialis (Innenknöchel) der Tibia weiter nach distal. Unmittelbar vor den Malleoli kann das Caput tali gefühlt werden.

Die **Tuberositas ossis navicularis** (Vorsprung des Kahnbeins) ist als prominenter Knochenwulst ca. 2,5 cm vor dem Malleolus medialis zu sehen; hier setzt der M. tibialis posterior an. Die Basis des 5. Metatarsalknochens, der Ort der Insertion des M. peronaeus brevis, kann am seitlichen Fußrand gefühlt werden.

Bei sorgfältiger Palpation des Calcaneus wird man ca. 2,5 cm unterhalb des Außenknöchels die Trochlea peronaea und ebenso ca. 2,5 cm unterhalb des Innenknöchels das Sustentaculum tali fühlen. Es handelt sich um knöcherne Führungsstrukturen an den Umlenkungsstellen des M. peronaeus longus und des M. flexor hallucis longus.

6.1.2 Schleimbeutel der unteren Extremität

Eine Reihe von Knochenvorsprüngen des Hüft- und Beinskeletts werden von Schleimbeuteln (Bursae), die sich entzünden können, überlagert.

Klinik

1. Bursitiden in der Nähe des Hüftgelenks: Eine Entzündung der Bursa trochanterica musculi glutaei maximi, **Bursitis trochanterica**, tritt meistens gemeinsam mit der sogenannten schnellenden Hüfte auf, bei welcher der Tractus iliotibialis beim Gehen mit deutlich hörbarem Schnappen nach vorne und nach hinten über den Trochanter major springt (Tillmann 2017). Über dem Tuber ischiadicum befindet sich ein Schleimbeutel, Bursa ischiadica musculi glutaei maximi, der sich bei überwiegend sitzender Tätigkeit entzünden kann.

2. Bursitiden in der Nähe des Kniegelenks: Der Schleimbeutel, der die Kniescheibe bedeckt, Bursa subcutanea praepatellaris, kann bei längerer Arbeit auf den Knien in Form der **Bursitis praepatellaris** reagieren. Der Schleimbeutel oberhalb des Ligamentum patellae, Bursa infrapatellaris profunda, wird vor allem bei halbkniender Tätigkeit beansprucht; seine Entzündung wird als **Bursitis infrapatellaris** bezeichnet.

3. Bursitiden, die mit dem Fuß zusammenhängen: Beim Tragen von zu engem Schuhwerk kann sich der Schleimbeutel über der Ansatzstelle der Achillessehne am Fersenbein, Bursa subcutanea calcanea, entzünden. Aus dem gleichen Grund können sich Schleimbeutel über dem Os naviculare, Bursa subtendinea musculi tibialis posterioris, und über der Dorsalseite der Zehen entwickeln. Ein verdickter prominenter, eventuell auch entzündeter Schleimbeutel kann an der medialen Seite des 1. Metatarsalköpfchens, Bursa subcutanea capitis ossis metatarsalis I, auftreten; er ist gewöhnlich mit einer Fehlstellung der Großzehe, einem **Hallux valgus**, vergesellschaftet.

Muskeln und Sehnen Der Umriss des M. quadriceps gibt der Oberschenkelstreckseite ihr charakteristisches Aussehen. Der Ansatz des vierköpfigen Muskels reicht an der medialen Seite der Patella weiter nach kaudal als an der lateralen Seite. Der M. sartorius tritt bei gebeugtem und gegen Widerstand nach außen rotiertem Hüftgelenk hervor; er erstreckt sich von der Spina iliaca anterior superior bis zum oberen Ende der Medialseite der Tibia. Der M. sartorius stellt als laterale Begrenzung des **Schenkeldreiecks**, **Trigonum femorale**, eine wichtige Landmarke dar (Abb. 6.9).

Die Vorwölbung des Gesäßes geht größtenteils auf die Muskelmasse des M. glutaeus maximus zurück; er spannt sich bei Streckung im Hüftgelenk sichtbar an. Die Mm. glutaeus medius und minimus sowie die Adduktorenmuskulatur können bei Abduktion beziehungsweise Adduktion gegen Widerstand gefühlt werden.

Auch die **Kniekehle**, **Fossa poplitea**, wird von mehreren Landmarken, bei denen es sich um Sehnen handelt, begrenzt (Abb. 6.10). Lateral zieht die Sehne des M. biceps femoris zum Wadenbeinkopf, Caput fibulae. Etwa 1,2 cm vor dieser Sehne trifft man den Tractus iliotibialis auf seinem Weg zum Condylus lateralis der Tibia an. Medial fühlt man den M. semimembranosus in seinem Ansatzgebiet. 2 Sehnen bedecken den Wulst dieses Muskels, lateral die Sehne des M. semitendinosus und medialventral die Sehne des M. gracilis. Zwischen den Sehnen der Mm. biceps femoris und semimembranosus können die beiden Ursprungsköpfe des M. gastrocnemius getastet werden. Die beiden Köpfe des M. gastrocnemius bilden zusammen mit dem M. soleus den dreiköpfigen Wadenmuskel, M. triceps surae, dessen Muskelbauch an der dorsalen Wade hervorspringt und mit der Achillessehne am Fersenbein ansetzt.

Vor dem Innenknöchel zieht medial die Sehne des M. tibialis anterior zur Insertion am Os cuneiforme mediale und an der Basis des 1. Metatarsalknochens (Abb. 6.14). Lateral folgen die Sehnen der Mm. extensor hallucis longus und extensor digitorum longus. Die Sehnen der Mm. peronaeus (fibularis) longus und brevis ziehen hinter dem Außenknöchel vorbei (Abb. 6.11).

> Hinter dem Innenknöchel verlaufen von medial nach lateral folgende Muskelsehnen und Leitungsbahnen (Abb. 6.11): M. tibialis posterior, M. flexor digitorum longus, A. tibialis posterior mit Begleitvenen, N. tibialis und M. flexor hallucis longus.

6.1.3 Arterien, Venen und Nerven

Der **Puls der A. femoralis** kann in der Mitte des Ligamentum inguinale, also auf halbem Weg zwischen Spina iliaca anterior superior und Symphysis pubica, getastet werden (■ Abb. 6.9). Bei leicht nach vorn gebeugtem und außenrotiertem Hüftgelenk verläuft die A. femoralis in ihren oberen zwei Dritteln entlang einer Geraden, welche die Leistenbandmitte mit dem Tuberculum adductorium verbindet. Der vom Finger getastete Femoralispuls liegt direkt vor dem Femurkopf und unmittelbar lateral von der V. femoralis sowie eine Fingerbreite medial vom N. femoralis.

Der **Puls der A. poplitea** ist oft nur schwer fühlbar (■ Abb. 6.10). Bei gebeugtem Knie, entspannter Muskulatur und Druck in Richtung Fossa poplitea wird man den Popliteapuls finden. Der **Puls der A. dorsalis pedis** liegt am Fußrücken zwischen den Sehnen der Mm. extensor hallucis longus und extensor digitorum longus (■ Abb. 6.14). Allerdings hat die A. dorsalis pedis in 12 % aller Fälle nur ein sehr kleines Lumen und wird daher bei der Angiografie als nicht vorhanden angenommen (Nieswand 2005). Der **Puls der A. tibialis posterior** wird kaudal und etwas dorsal vom Innenknöchel gefühlt (■ Abb. 6.11). Bei ca. 1 % aller Patienten ersetzt die A. peronaea (fibularis) diese Arterie. Das Fehlen eines oder beider in Nachbarschaft des oberen Sprunggelenks lokalisierten Pulse gibt daher allein noch keinen Hinweis auf eine Gefäßerkrankung.

Das Quellgebiet der **V. saphena parva** liegt lateral am Fußrücken. Die Vene zieht hinter dem Außenknöchel entlang und mündet in der Fossa poplitea in die V. poplitea. Das Quellgebiet der **V. saphena magna** liegt medial am Fußrücken. Die Vene läuft vor dem Innenknöchel an der medialen Seite des Beines nach kranial, wobei der N. saphenus direkt vor ihr liegt. Ungefähr 2 cm unterhalb des Leistenbandes durchbricht die V. saphena magna die Oberschenkelfaszie im Hiatus saphenus und mündet in die V. femoralis (■ Abb. 6.9). Bei Patienten, die an einer Varikose leiden, sind die erweiterten Äste beider Venen im Stehen besonders am Unterschenkel zu erkennen. Die V. saphena magna stellt mit ihrer relativ konstanten Lage vor dem Innenknöchel eine Landmarke dar und eignet sich im Falle sonst kollabierter Venen für eine Infusion.

An der unteren Extremität kann nur ein einziger Nerv getastet werden. Es ist der N. peronaeus communis, der sich um den Hals der Fibula unmittelbar kaudal vom Fibulakopf windet (■ Abb. 6.10). Durch einen zu straff angelegten Unterschenkelgips oder bei falscher Lagerung während einer Operation kann er komprimiert werden. Die Folge ist ein Fallfuß.

Der N. femoralis beginnt am Unterrand des Ligamentum inguinale, ca. eine Fingerbreite lateral vom Femoralispuls. Nach einem Verlauf von ungefähr 5 cm teilt er sich in seine Endäste auf. Der **Verlauf des N. ischiadicus** stellt sich anhand von Hilfspunkten folgendermaßen dar: Auf halber Strecke zwischen Spina iliaca posterior superior und Tuber ischiadicum verlässt der Nerv das Becken in der Nähe der Incisura ischiadica major (■ Abb. 6.5). Auf halber Strecke zwischen Trochanter major und Tuber ischiadicum biegt er nach lateral und kaudal. Anschließend verläuft er in der Mitte der Oberschenkelrückseite in vertikaler Richtung nach kaudal. Oberhalb der Fossa poplitea teilt sich der N. ischiadicus an variabler Stelle in die Nn. tibialis und peronaeus communis (■ Abb. 6.10). Eine hohe Teilung des N. ischiadicus kommt in ca. 15 % der Fälle vor (Tillmann 2017). Hierbei tritt der N. peronaeus communis getrennt vom N. tibialis zwischen dem tiefen und oberflächlichen Teil des M. piriformis in die Gesäßregion.

6.2 Faszien

In der Gegend der vorderen oder inneren Hüftmuskeln bedeckt die derbe **Fascia iliaca** den M. iliopsoas. Der **Arcus iliopectineus** spaltet sich von der Fascia iliaca ab und trennt die laterale Lacuna musculorum von der medialen Lacuna vasorum. In der Gegend der hinteren oder äußeren Hüftmuskeln bedeckt die dünne **Fascia glutaea** den N. glutaeus maximus. Septenartige Faserbündel ziehen ins Innere des Muskels und geben diesem eine grobe Kammerung. Über dem kranialen, freien Rand des M. glutaeus medius ist die Faszie zur **Aponeurosis glutaea** verdickt. Im distalen Bereich des M. glutaeus maximus weist die Fascia lata quere Verstärkungszüge auf, die vom Maissiatschen Streifen (s. u.) einstrahlen; sie entsprechen der Gefäßfurche, ziehen in Höhe des Tuber ischiadicum quer über

den Oberschenkel und sind mit der Haut fest verwachsen. Auf diese Weise entsteht ein „Sitzhalfter", welches ein Absinken des Fettpolsters von der Gesäßgegend zum dorsalen Oberschenkel verhindert.

Die **Fascia lata** umhüllt die Oberschenkelmuskeln. An der Außenseite des Oberschenkels ist sie derb und bildet den **Tractus iliotibialis** (Maissiatscher Streifen, ◘ Abb. 6.10). Distal des Leistenbandes befindet sich in der Fascia lata der **Hiatus saphenus**, der eine Durchtrittspforte für die epifasziale V. saphena magna darstellt. Von der Fascia lata senken sich Bindegewebssepten, **Septa intermuscularia**, in die Tiefe, um an den beiden Lippen der Linea aspera anzusetzen. Die **Septa intermuscularia femoris laterale und mediale** bilden Faszienlogen, welche die Extensoren von den Flexoren und Adduktoren trennen. Die Mm. sartorius und tensor fasciae latae besitzen eigene Faszienhüllen. Das Bindegewebe zwischen Flexoren und Adduktoren wird auch als **Septum intermusculare posterius** bezeichnet; in ihm verläuft der N. ischiadicus. Nach distal geht die Fascia lata in die Fascia cruris über, wobei im hinteren Kniebereich die **Fascia poplitea** zwischengeschaltet ist.

Die Unterschenkelfaszie, **Fascia cruris**, bedeckt die Muskulatur des Unterschenkels. An den freien Kanten von Tibia und Fibula sowie an der Facies medialis tibiae ist sie mit dem Knochen verwachsen. Von der Außenseite der Fascia cruris zieht ein **Septum intermusculare cruris anterius** zur Vorderkante, ein **Septum intermusculare cruris posterius** zur Hinterkante der Fibula (◘ Abb. 6.13). Zusammen mit der **Membrana interossea cruris** sowie der Tibia und Fibula entstehen 3 osteofibröse Muskellogen: 1. die Extensorenloge, 2. die Peronaeusloge und 3. die oberflächliche und tiefe Flexorenloge. Das tiefe Blatt der Unterschenkelfaszie trennt die tiefen Beuger vom M. soleus. Die Fascia cruris ist im proximalen Drittel der Extensoren-

und Peronaeusloge aponeurotisch verstärkt und dient teilweise der Muskulatur als Ursprung. Nach distal wird sie dünner und wird erst oberhalb der Malleolen, wo sie das **Retinaculum mm. extensorum superius** bildet, wieder dicker. Die Faszienloge der Mm. peronaei ist hinter dem Außenknöchel zum **Retinaculum mm. peronaeorum superius** und an der Trochlea tali des Calcaneus zum **Retinaculum mm. peronaeorum inferius** verstärkt. Am Übergang zum Fuß, hinter dem Innenknöchel, bildet die Fascia cruris das **Retinaculum mm. flexorum**. Darunter liegt der Malleolenkanal, in dem die Sehnen und Sehnenscheiden der Mm. tibialis posterior, flexor digitorum longus und flexor hallucis longus – zu einem Merkspruch abgekürzt **„Tom, Dick und Harry"** – verlaufen (Streicher und Pretterklieber 2012).

Klinischer Tipp

Die osteofibrösen Logen (Faszienlogen) des Unterschenkels begrenzen Kompartimente. Bei Verletzung von Knochen, Muskeln oder Gefäßen kann der durch Einblutung erhöhte Gewebedruck zu Muskelschädigungen und Nervenkompressionen führen. Dieses Krankheitsbild wird als Kompartmentsyndrom (Logensyndrom) bezeichnet und erfordert eine sofortige Dekompression durch eine Faszienspaltung.

Die Fascia dorsalis pedis hat ein oberflächliches und ein tiefes Blatt. Zwischen den beiden Blättern verlaufen die Sehnen der langen Extensoren in ihren Sehnenscheiden. Im Bereich der Mittelfußknochen bedeckt das tiefe Blatt die Mm. interossei. Eine Verstärkung der Fascia dorsalis pedis stellt das **Retinaculum mm. extensorum inferius** dar (◻ Abb. 6.3a und 6.14). Dieses Band geht lateral vom Calcaneus aus und zieht – sich y-förmig teilend – mit einem Schenkel zum Malleolus medialis und mit dem anderen Schenkel zum Os naviculare. Das obere und das untere Retinaculum fesseln die Streckersehnen an das Skelett.

An der Planta pedis entspricht die Plantaraponeurose, **Aponeurosis plantaris**, einem oberflächlichen Faszienblatt (◻ Abb. 6.3b). Sie entspringt vom Tuber calcanei und spaltet sich, breiter werdend, in 5 längs verlaufende bindegewebige Zipfel, **Fasciculi longitudinales**, auf. Die Bindegewebszügel ziehen in Richtung Zehen und strahlen in das **Ligamentum metatarsale transversum superficiale** ein. Proximal der Zehengrundgelenke liegen quer verlaufende Faserzüge, **Fasciculi transversi**. Die distalen Ausläufer der Fasciculi longitudinales teilen sich in Höhe der Zehengrundgelenke in 2 Faserzüge auf. Sie begleiten die Beugesehnen und sind mit den Kapsel-Band-Strukturen der Grundgelenke, den plantaren Sehnenscheiden und dem **Ligamentum metatarsale transversum profundum** fest verbunden.

Über den Muskeln der großen und kleinen Zehe lösen sich von der Unterseite der Plantaraponeurose in sagittaler Richtung je ein **Septum intermusculare plantare mediale** und **laterale**; es entstehen eine mediale **Großzehenloge**, eine **mittlere Loge** und eine laterale **Kleinzehenloge**. Die seitlichen Logen enthalten die Muskeln der Groß- und Kleinzehe. Die Mittelloge beherbergt die Muskeln der Fußmitte; vom Unterschenkel her setzt sich die Loge der tiefen Flexoren in diese Loge fort. Im distalen Bereich der Planta pedis wird die Mittelloge durch 7 intermediäre, sagittal ausgerichtete Septen unterteilt; diese verbinden die Unterseite der Fasciculi longitudinales mit der Fascia plantaris profunda.

❯ Jeweils 2 den Fasciculi longitudinales der Plantaraponeurose benachbarte Septen bilden einen osteofibrösen Kanal für die Sehnen der Flexoren und der Mm. lumbricales der Fußsohle. (Streicher und Pretterklieber 2012).

Im Bereich des Mittelfußes bedeckt die **Fascia plantaris profunda** die Mm. interossei. Auf der tiefen Fußsohlenfaszie liegen der

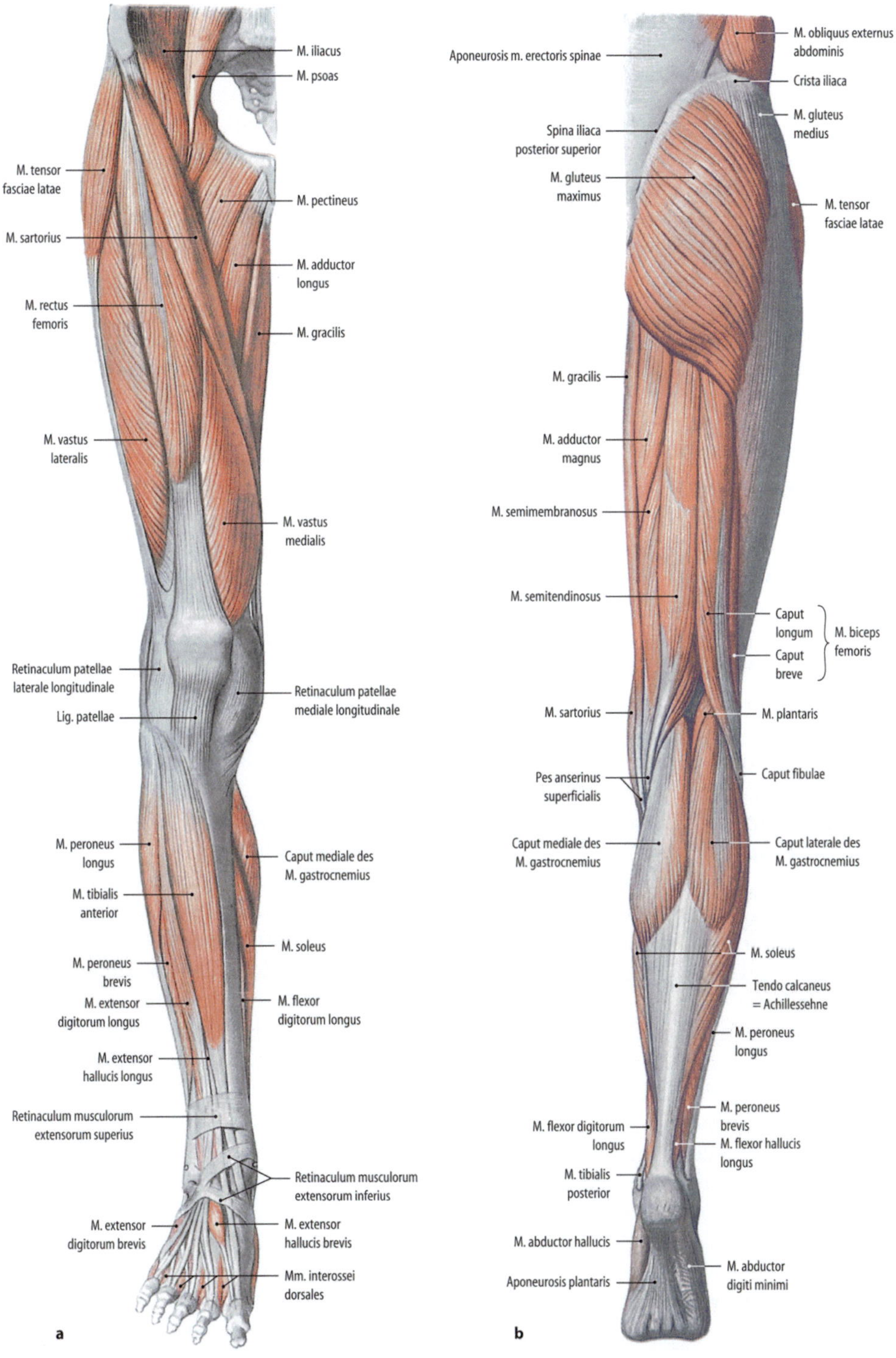

Abb. 6.3 **a**, **b** Muskeln der rechten unteren Extremität in der Ansicht von vorn **a** und von hinten **b**. (Aus Zilles und Tillmann 2010)

Arcus plantaris profundus und seine Aufzweigungen sowie der Ramus profundus des N. plantaris lateralis.

6.3 Knochen

Die Knochen der unteren Extremität umfassen das Skelett des Beckengürtels mit 2 Ossa coxae und dem Os sacrum sowie das Skelett der freien unteren Extremität mit Femur, Tibia, Fibula, 7 Ossa tarsi, 5 Ossa metatarsalia und den Phalanges pedis (◘ Abb. 6.1 und 6.2).

6.3.1 Becken (Pelvis)

Das knöcherne Becken wird hinten vom Kreuzbein, Os sacrum, seitlich und vorn vom Hüftbein, Os coxae, gebildet (► Abschn. 4.1). In einer Art Gewölbekonstruktion überträgt das Becken die Last des Rumpfes auf die Oberschenkel. Das Hüftbein, Os coxae, setzt sich aus 3 Einzelknochen zusammen: Darmbein (Os ilium), Sitzbein (Os ischii) und Schambein (Os pubis). Das Sitzbein stützt den Körper beim Sitzen. Die nach dorsal-medial hervorragende Spina ischiadica grenzt eine **Incisura ischiadica major** von einer **Incisura ischiadica minor** ab. Umrahmt von Scham- und Sitzbein liegt das Foramen obturatum. Es wird bis auf den unter dem oberen Schambeinast gelegenen Canalis obturatorius von der Membrana obturatoria verschlossen. Die Beckenknochen sind durch eine Synarthrose (Symphysis pubica) und 2 Diarthrosen (Articulationes sacroiliacae) miteinander verbunden, die dem Beckenring eine gewisse Elastizität verleihen.

6.3.2 Oberschenkelknochen (Femur)

Das Femur ist der größte Knochen des Körpers.

> ❯ Im Durchschnitt hat das Femur eine Länge von 45 cm.

Nebenbei sei bemerkt, dass folgende Strukturen ebenfalls eine Länge von ungefähr 45 cm aufweisen: Ductus deferens, Rückenmark und Ductus thoracicus. Auch der Abstand von der Frontzahnreihe zur Kardia des Magens beträgt ca. 45 cm.

Der Femurkopf, Caput femoris, hat zu zwei Dritteln die Form einer Kugel und wird bis auf die Fovea centralis, wo das Ligamentum capitis femoris befestigt ist, von hyalinem Knorpel bedeckt; er ist nach kranial, medial und ventral gerichtet. Der Oberschenkelhals, Collum femoris, ist ca. 5 cm lang und weist gegenüber dem Schaft einen Winkel von ca. 125° auf. Bei Frauen, deren Becken gegenüber Männern breiter ist, ist der Centrum-Collum-Diaphysen-Winkel (CCD-Winkel) geringer. Am Übergang zwischen Oberschenkelhals und -schaft liegt ventral die **Linea intertrochanterica**, lateral der **Trochanter major** und medial-dorsal der **Trochanter minor**. Dorsal werden Trochanter major und minor durch die stark vorspringende **Crista intertrochanterica** verbunden. Medial von der Basis des Trochanter major befindet sich **die Fossa trochanterica**.

Die arterielle Versorgung des Caput femoris erfolgt aus Gefäßen, die in der Kompakta des Schaftes nach kranial verlaufen. Des Weiteren bilden die Aa. circumflexa femoris lateralis und medialis (Äste der A. profunda femoris) einen Gefäßkranz um den Schenkelhals, der dem distalen Teil der Gelenkkapsel aufliegt. Rami nutricii dieser beiden Arterien durchbrechen die Gelenkkapsel, verlaufen auf dem Synovialgewebe sowie in den Synovialfalten des Schenkelhalses nach kranial und dringen unterhalb der Knorpel-Knochen-Grenze in den Knochen ein. Auch die im Ligamentum capitis femoris verlaufenden Gefäße spielen bis ins hohe Alter eine Rolle bei der Ernährung des Femurkopfes.

Der Querschnitt des Femurschaftes ist in seinem mittleren Bereich annähernd kreisförmig, an seinem oberen und unteren Ende besonders dorsal abgeflacht. Dorsal verläuft eine markante Knochenleiste, die Linea aspera. Nach kaudal spaltet sich die Linea aspera in die Linea supracondylica lateralis und medialis auf. Zwischen beiden Linien liegt das Planum popliteum. Die Linea supracondylica medialis endet distal im Tuberculum adductorium.

Das Femur läuft distal in 2 prominenten Kondylen aus. Dorsal werden die Kondylen durch die Fossa intercondylaris voneinander getrennt, ventral fassen sie zwischen sich eine Gelenkfläche für die Kniescheibe ein. Der laterale Kondylus tritt, verglichen mit dem medialen, stärker hervor und verhindert eine Seitwärtsverschiebung der Kniescheibe.

Klinik

4. Beim alten Menschen ist das obere Femurende ein Ort häufiger Frakturen. Proximale Femurfrakturen werden folgendermaßen unterteilt:
   - **Kopffraktur**, durch das Caput femoris.
   - **Schenkelhalsfraktur**, durch die Mitte des Oberschenkelhalses.
   - **Pertrochantere Fraktur**, durch Trochanter major und minor.
   - **Subtrochantere Fraktur**, unterhalb von Trochanter major und minor.

Durch **Oberschenkelhalsfrakturen** wird die aus der Diaphyse stammende Blutzufuhr vollständig unterbrochen. Falls es auch zur Unterbrechung der auf den Synovialmembranfalten verlaufenden Blutgefäße kommt, droht die Gefahr der **Femurkopfnekrose**. Je näher die Fraktur an den Femurkopf rückt, desto spärlicher wird die über das Synovialgewebe ziehende Blutversorgung und desto wahrscheinlicher wird eine Unterbrechung der Blutzufuhr für das Caput femoris. Bei jungen Menschen wird eine den **Femurkopf erhaltende Operation** angestrebt. Hierfür muss die Operation zeitnah zum Unfall erfolgen.

Im Gegensatz hierzu kommt es bei **pertrochanteren Schenkelhalsfrakturen** nicht zu einer Femurkopfnekrose. Der Grund hierfür liegt darin, dass diese Fraktur außerhalb der Gelenkkapsel liegt und nicht zur Zerstörung der Synovialfalten führt.

Zusammengefasst kann man sagen, dass Kinder oft eine **„Grünholzfraktur"** des Schenkelhalses erleiden, bei Heranwachsenden kommt es eher zu einer **Lösung der Femurkopfepiphyse (Epiphysiolysis capitis femoris)**, im Erwachsenenalter tritt eine **Hüftluxation** auf und bei alten Menschen rückt wieder die **Schenkelhalsfraktur** in den Vordergrund.

5. **Femurschaftfrakturen** im oberen und mittleren Schaftbereich sind aufgrund des Längszugs der umgebenden Muskulatur mit einer beträchtlichen Verkürzung des Oberschenkels verbunden. Hierbei erfährt das proximale Fragment unter der Wirkung des M. iliopsoas eine Beugung und durch die Mm. glutaeus medius und minimus eine Abduktion. Das distale Fragment wird durch die Adduktoren nach medial gezogen. Zur Rückführung der Fragmente muss zunächst erheblicher Zug ausgeübt werden, um die Verkürzung zu überwinden. Alsdann müssen beide Fragmente in eine Gerade gebracht werden. Zur Einrichtung des distalen Fragmentes wird dieses abduziert und mithilfe eines hinter dem Knie angesetzten Polsters nach ventral gedrückt.

Femurschaftfrakturen im unteren Schaftbereich oberhalb der Kondylen sind selten. Die Behandlung ist schwierig, da das kleine distale Fragment unter der Wirkung des M. gastrocnemius nach dorsal gezogen wird. Des Weiteren kann die A. poplitea bei Kontakt mit dem scharfen proximalen Frakturrand zerreißen.

6. Bei einer Verringerung des Centrum-Collum-Diaphysen-Winkels entsteht eine **Coxa vara**. Eine Coxa vara kann durch Adduktionsfrakturen, durch eine Epiphysiolysis capitis femoris sowie durch Osteoporose oder Osteomalazie verursacht werden. Bei der sehr viel seltener vorkommenden **Coxa valga** ist der Centrum-Collum-Diaphysen-Winkel vergrößert. Eine Coxa valga kann durch eine Abduktionsfraktur verursacht werden.

7. Bei falscher Torsion des Schenkelhalses sind Rotation und Flexion im Hüftgelenk gestört. Die Antetorsion ermöglicht nämlich die Beugung im Hüftgelenk, beispielsweise beim Sitzen, ohne dass der Schenkelhals an den Rand des Azetabulum, welches nach ventral gerichtet ist, stößt (Schiebler und Korf 2007).

6.3.3 Kniescheibe (Patella)

Die Patella, **das größte Sesambein des Körpers**, ist in die Sehne des M. quadriceps integriert. Von der Spitze der Patella zieht die Sehne als Ligamentum patellae weiter zum Ansatzbereich an der Tuberositas tibiae. Die Rückseite der Kniescheibe ist mit hyalinem Knorpel bedeckt und artikuliert über eine laterale und eine mediale Facette mit den beiden Femurkondylen.

Klinik

1. Dem M. vastus medialis, dessen distale Fasern horizontal verlaufend am medialen Rand der Kniescheibe ansetzen, kommt bei der Führung der Patella in der femoralen Gleitrinne eine wichtige Bedeutung zu. Die Quadricepssehne und das Ligamentum patellae liegen nämlich nicht in einer Linie, sondern weisen einen nach innen offenen Winkel auf. Bei Fehlbildungen der Patella oder des femoralen Gleitlagers kann es zu **Luxationen der Patella** nach lateral kommen. Auch im Falle eines **Genu valgum (X-Bein)** besteht die Gefahr der seitlichen Luxation der Kniescheibe. Krankengymnastisch kann dem durch ein gezieltes Aufbautraining des M. vastus medialis, operativ durch eine Raffung der medialen Kniegelenkskapsel oder durch eine Medialverlagerung der Tuberositas tibiae entgegengewirkt werden (Drenckhahn und Eckstein 2003).

2. Eine **Splitterfraktur der Patella** kann durch eine direkte Gewalteinwirkung, zum Beispiel bei einem Sturz auf das Knie, entstehen. Es kommt hierbei nicht zu einer Verlagerung der Fragmente, da die Patella in das distale Ende des M. quadriceps femoris als Sesambein eingefügt ist. Eine **Querfraktur der Patella** kann auch infolge einer plötzlichen Kontraktion des M. quadriceps, beispielsweise beim Abbremsen im Falle eines Nachüberkippens des Rumpfes nach dorsal, auftreten. Hierbei erstreckt sich der

Bruchspalt bis in das distale Ende des M. quadriceps, wobei das obere Patellafragment nach proximal gezogen wird. Der Bruchspalt zwischen den beiden Patellafragmenten kann bis zu 5 cm betragen. Eine operative Wiederherstellung der Kontinuität zwischen dem proximalen und distalen Kniescheibenfragment ist unerlässlich. Die zuletzt geschilderte Gewalteinwirkung kann auch zu einem Abriss des M. quadriceps oberhalb der Patella, zu einer **Ruptur des Ligamentum patellae** oder zu einer **Abscherung der Tuberositas tibiae** führen. Erstaunlicherweise bleiben Funktion und Beweglichkeit des Kniegelenks nach einer kompletten Exzision der Patella im Rahmen einer Trümmerfraktur zunächst erhalten. In der Folgezeit werden allerdings Abnutzungserscheinungen am Sehnenapparat auftreten.

Varianten Die Ausbildung der medialen und lateralen Gelenkfacette der Patella ist sehr variabel. Selten sind beide Facetten gleich groß. Meistens ist die mediale Facette kleiner als die laterale. Der Orthopäde Gunnar Wiberg hat eine Klassifikation der Patellaformen vorgenommen. Beim **Typ I nach Wiberg** sind beide Gelenkfacetten ungefähr gleich groß. Beim **Typ II** und besonders beim **Typ III nach Wiberg** ist eine deutliche Verkleinerung der medialen Facette zu beobachten. Eine starke Reduzierung der medialen Facette (Jägerhutform) geht mit einer Verkleinerung der kraftaufnehmenden Fläche einher und führt zu einer Erhöhung des Gelenkdrucks im Femoropatellargelenk (Tillmann 1987).

6.3.4 Schienbein (Tibia)

Das obere Ende der Tibia trägt einen medialen und einen lateralen Kondylus. Die Gelenkfläche (Facies articularis) des Condylus medialis ist größer als diejenige des Condylus lateralis. Zwischen beiden Kondylen liegen die Areae intercondylares anterior und posterior, die an ihrer Kontaktzone die knorpelfreie **Eminentia intercondylaris** hervortreten lassen. Dorsal-kaudal dieser Erhebung findet man die Tubercula intercondylaria mediale und laterale. Die **Tuberositas tibiae** befindet sich kranial an der Schienbeinvorderkante; hier setzt das Ligamentum patellae an. Die Ansatzstelle des Ligamentum patellae lässt sich durch die Haut tasten. Davor liegt nur die **Bursa subcutanea infrapatellaris**.

Der Tibiaschaft ist im Querschnitt dreieckig; er besitzt 3 Flächen und 3 Kanten. Die Vorderkante und die nach ventral-medial weisende Fläche befinden sich auf ihrer ganzen Länge direkt unter der Haut. An der Dorsalfläche des Schienbeins tritt im kranialen Drittel die Linea musculi solei hervor, die dem M. soleus als Ursprung dient. Unmittelbar oberhalb dieser Muskelmarke setzt der M. popliteus an der Tibia an.

Das kaudale Ende der Tibia ist im Querschnitt vierkantig und trägt an seiner lateralen Seite die Incisura fibularis für die Verbindung mit der Fibula. Bei der **Articulatio tibiofibularis distalis** handelt es sich um eine **Syndesmose**. Der Innenknöchel (Malleolus medialis) schließt die Tibia nach kaudal ab; an seiner dorsalen Seite weist er einen Sulcus malleolaris als Gleitrinne für die Sehnen der Mm. tibialis posterior und flexor digitorum longus auf. Die Unterfläche der distalen Tibia ist glatt und von hyalinem Knorpel überzogen; sie bildet zusammen mit den ebenfalls überknorpelten Innenseiten des Innen- und Außenknöchels die Gelenkgabel für das obere Sprunggelenk (Articulatio talocruralis).

Klinik

1. Das kraniale Ende des Tibiaschafts ist ein bevorzugter Ort für das Auftreten einer **Osteomyelitis**. Glücklicherweise setzt die Kniegelenkskapsel knapp jenseits der Gelenkflächen am Knochen an, sodass die proximale Tibiadiaphyse extrakapsulär liegt. Eine Gelenkbeteiligung des proximalen Tibiaschaftes bei Osteomyelitis tritt daher nur in schweren Fällen auf.
2. Die ventral-mediale Seite der Tibia liegt in ihrem gesamten Verlauf subkutan und ungeschützt. Hinzu kommt, dass der Schaft im unteren Drittel wenig robust ist. Es verwundert daher nicht, dass am Schienbeinschaft häufig Frakturen und komplizierte Verletzungen auftreten. **Darüber hinaus heilt die Haut über der Tibia wegen des spärlich ausgeprägten subkutanen Gewebes schlecht und neigt zu Infektionen**.
3. Aufgrund der oberflächlichen Lage der ventral-medialen Tibiaseite eignet sich das Schienbein für die Entnahme von **Knochentransplantaten**. Wegen der schlechten Heilungstendenz an der Tibia entnimmt man häufig auch Knochentransplantate aus dem Beckenkamm.

6.3.5 Wadenbein (Fibula)

Die Fibula ist wesentlich dünner als die Tibia und hat keine Beziehung zum Kniegelenk. Sie erhält aber dadurch eine Bedeutung, dass ihr distales Ende zusammen mit der Tibia eine Gabel (Malleolengabel) zur Artikulation mit dem Fuß bildet. Am Caput fibulae inseriert der M. biceps femoris.

> Unterhalb des Fibulakopfes verläuft der N. peronaeus communis.

Der Schaft, besitzt 3 Flächen und 4 Kanten. Caput und Corpus fibulae dienen der Wadenbeinmuskulatur als Ursprung. Das distale Ende ist zum Malleolus lateralis (Außenknöchel) verdickt. Dorsal besitzt der Malleolus lateralis eine Furche, Sulcus malleolaris, zur Aufnahme der Sehnen der Mm. peronaeus longus und brevis.

6.3.6 Knochen des Fußes

Am Fuß (Pes) unterscheidet man wie an der Hand 3 Abschnitte: den Tarsus (Fußwurzel), den Metatarsus (Mittelfuß) und die Digiti pedis (Zehen). Die Fußsohle bezeichnet man als Planta pedis, den Fußrücken als Dorsum pedis. Die den einzelnen Abschnitten zugehörigen Knochen sind die Ossa tarsi (Fußwurzelknochen), die Ossa metatarsalia (Mittelfußknochen) und die Phalanges (Zehenknochen). Auch am Fuß findet man **Sesambeine**, also Knochen, die in die Sehne eines Muskels eingeschaltet sind und mit einem anderen Knochen artikulieren. Immer finden sich 2 Sesambeine am 1. Metatarsophalangealgelenk (Großzehengrundgelenk), gelegentlich auch eines am Interphalangealgelenk der Großzehe (Großzehenendgelenk).

Ossa tarsi (Fußwurzelknochen)

Die 7 Ossa tarsi sind: Talus (Sprungbein), Calcaneus (Fersenbein), Os naviculare (Kahnbein), Os cuboideum (Würfelbein), Os cuneiforme mediale, intermedium und laterale (3 Keilbeine).

Talus (Sprungbein)   Das Sprungbein besitzt einen Kopf (Caput tali) und einen Körper

(Corpus tali), die durch einen verschmälerten Hals (Collum tali) voneinander getrennt werden. Das Corpus tali trägt an seiner Oberfläche die „garnrollenähnliche" Trochlea tali, die eine obere und 2 seitliche Gelenkflächen für die von der Tibia und Fibula gebildete Malleolengabel aufweist. Die obere Gelenkfläche ist in sagittaler Richtung konvex und in frontaler Richtung leicht konkav. Durch das Tragen hochhackiger Schuhe wird die Bildung einer **„Talusnase"** begünstigt.

Calcaneus (Fersenbein) Der Calcaneus ist der größte Fußwurzelknochen. Sein dorsal weit ausladendes Tuber calcanei bildet die knöcherne Grundlage der Ferse und dient der Achillessehne zum Ansatz. Medial hat das Fersenbein einen starken konsolenartigen Vorsprung, **Sustentaculum tali**, zur Unterstützung des Talus. Der Calcaneus weist proximal an seiner Oberseite eine tiefe Furche, Sulcus calcanei, auf, die mit einer entsprechenden Furche an der Unterseite des Talus, Sulcus tali, den **Sinus tarsi** bildet.

Os naviculare (Kahnbein) Das Os naviculare liegt zwischen Talus und den 3 Ossa cuneiformia. An seinem medialen Rand springt ein Höcker, **Tuberositas ossis navicularis**, vor, der am inneren Fußrand eine leicht zu tastende Orientierungsmarke bildet.

Ossa cuneiformia (Keilbeine) Von den 3 Keilbeinen liegt die Basis des medialen plantar, beim intermediären und lateralen weist die Basis jedoch fußrückenwärts. Diese Anordnung der Keilbeine trägt wesentlich zum **Aufbau des Quergewölbes** des Fußes bei. Proximal grenzen die Ossa cuneiformia an das Os naviculare, distal hat jedes Keilbein Kontakt zu einem Os metatarsale.

Os cuboideum (Würfelbein) Es liegt am lateralen Fußrand und steht proximal mit dem Calcaneus und distal mit den Ossa metatarsalia 4 und 5 in Verbindung.

Ossa metatarsalia (Mittelfußknochen)

Die 5 Mittelfußknochen entsprechen in ihren allgemeinen Formverhältnissen und Bezeichnungen den Mittelhandknochen. Auch bei ihnen unterscheidet man Basis, Corpus und Capitulum. Die Basis der 5. Mittelfußknochens springt am Fußaußenrand in Form der **Tuberositas ossis metatarsalis V** stärker hervor. Dieser Vorsprung bildet am äußeren Fußrand eine leicht tastbare Orientierungsmarke.

Phalanges pedis (Zehenknochen)

Die Phalangen der Zehen entsprechen denjenigen der Finger; sie sind jedoch kleiner und kürzer. Jede Zehe hat – den Fingern der Hand entsprechend – 3 Phalangen. Lediglich die Großzehe (Hallux) besitzt ebenso wie der Daumen (Pollex) nur 2 Phalangen. An den Phalangen der Zehen unterscheidet man: Basis, Corpus und Trochlea beziehungsweise Tuberositas unguicularis.

Klinik

1. Durch eine Knochenbildung im Ansatzbereich der Achillessehne am Calcaneus kann sich ein **oberer Fersensporn** ausbilden. Der **untere Fersensporn** entsteht im Ansatzbereich der Sehnen des M. flexor digitorum brevis und abductor hallucis sowie der Plantaraponeurose (Tillmann 1987).
2. Als Formvariante kann sich die Apophyse des Tuber calcanei während der Entwicklung stark vorwölben und unter Schuhdruck Schmerzen hervorrufen. Man spricht im Fall einer vorgewölbten Apophyse am Fersenbein auch von der **Haglundschen Exostose** (Tillmann 1987).
3. Das Os naviculare kann mit 2 Kernen ossifizieren, sodass sich die Zahl der Fußwurzelknochen auf 8 erhöht.

4. Der Gelenkspalt der Articulatio talonavicularis und der Articulatio calcaneocuboidea bildet die in querer Richtung durch den Tarsus ziehende, leicht s-förmig gekrümmte **Chopartsche Gelenklinie**. Sie stellt einen von der Natur vorgezeichneten Weg zur **Exartikulation des Vorderfußes** dar. Dabei dringt man von der am medialen Fußrand gelegenen **Tuberositas ossis navicularis** in dieses Gelenk ein. Der Gelenkspalt öffnet sich erst, nachdem außer den oberflächlichen Bandzügen (Ligamentum talonaviculare) auch das versteckt gelegene **Ligamentum bifurcatum** durchtrennt ist, das deshalb als „Schlüsselband" **der Chopartschen Gelenklinie** bezeichnet wird. Das Ligamentum bifurcatum geht am Calcaneus von der Umgebung des Sinus tarsi aus und teilt sich in die Ligamenta calcaneonaviculare und calcaneocuboideum.

5. Die **Lisfrancsche Gelenklinie** wird durch den Gelenkspalt der Articulationes tarsometatarseae gebildet. Sie wird vom Chirurgen benutzt, um den **Metatarsus vom Tarsus abzusetzen**. Man dringt in diese Gelenklinie von der am Fußaußenrand gelegenen, leicht tastbaren **Tuberositas ossis metatarsalis V** ein. Der Gelenkspalt verläuft nicht genau quer, sondern mehrfach geknickt. Besonders das Os metatarsale II springt weit nach proximal vor.

6.4 Foramina nutricia, Längenwachstum und Wachstumsfugenschluss

Wie an der oberen Extremität, so besitzen auch die Langknochen der unteren Extremität 2 Wachstumsfugen. Die in den Wachstumsfugen stattfindenden Prozesse, die zum **Längenwachstum** eines Extremitätenknochens

führen, wurden schon dort beschrieben. Auch an den langen Knochen der unteren Extremität treten die **Aa. nutriciae** schräg in die **Foramina nutricia** der Kortikalis ein. Dies spiegelt das ungleichmäßige Längenwachstum an den beiden Wachstumsfugen wider, da die A. nutricia in Richtung des starken Knochenwachstums gezogen wurde. Die Abschrägung des vom Foramen nutricium ausgehenden Knochenkanals weist vom schneller wachsenden Ende des Langknochens weg.

Am **Längenwachstum der Tibia** ist überwiegend die proximale Tibiaepiphysenfuge beteiligt. Das Schienbein wächst sozusagen vom Knie nach distal (Ellis 1997). Als Regel kann gelten, dass die Epiphysenfuge am wachsenden Ende eines Extremitätenknochens als erste erscheint und sich als letzte verschließt. Eine Ausnahme bildet die Fibula, deren proximale Epiphysenfuge zwar überwiegend zum Längenwachstum beiträgt, sich aber erst nach dem Auftreten der distalen Epiphysenfuge ausbildet. Ihr Verschluss hingegen erfolgt regelhaft nach der Synostose der distalen Wachstumsfuge.

6.5 Messung der Beinlänge bei Beinverkürzungen

Mehr als die Hälfte der Bevölkerung hat eine **Beinlängendifferenz**, die meist weniger als 1 cm beträgt und keiner Behandlung bedarf. Beinlängendifferenzen von 2 bis 3 cm werden konservativ durch Einlagen oder Schuherhöhung auf der verkürzten Seite ausgeglichen, erst ab einer Seitendifferenz von mehr als 4 bis 5 cm besteht die Indikation zu einem operativen Vorgehen (Elsen et al. 2020).

Klinischer Tipp

Ursächlich können eine Reihe von Langzeitschäden zur **Entstehung einer Beinlängendifferenz** beitragen. Hierunter fallen: angeborene Hypoplasie eines langen

Röhrenknochens, Osteochondrodysplasien, Frakturen, Verletzungen der Wachstumsfugen, Osteomyelitis, einseitige Beinachsenfehlstellung, Hypoplasie einer Beckenhälfte, Hüftgelenksluxation und Muskelkontrakturen (Elsen et al. 2020). Man vermutet, dass eine Beinlängendifferenz insbesondere mit Risiken für die Wirbelsäule durch die Ausprägung einer Skoliose sowie mit einer Beeinträchtigung der Hüft- und Kniegelenke bis hin zu schmerzhaften Asymmetrien von Muskelketten einhergeht (Vogt et al. 2020). Beinlängendifferenzen von weniger als 1 cm führen in der Regel nicht zu einer Skoliose (Elsen et al. 2020).

Zuerst soll auf den Unterschied zwischen einer wirklichen und einer scheinbaren Beinverkürzung hingewiesen werden (Ellis 1997). Eine **wirkliche Beinverkürzung** kann durch einen Knochenverlust entstehen, wenn beispielsweise die beiden Fragmente einer Oberschenkelfraktur nicht exakt aneinandergefügt wurden. Eine **scheinbare Beinverkürzung** kann ihre Ursache in einer fixierten Fehlstellung eines Teils der unteren Extremität haben.

Ein Beispiel mag dies verdeutlichen: Man stelle sich aufrecht hin und beuge an einem Bein Hüft- und Kniegelenk. Angenommen, beide Gelenke sind in 90°-Stellung ankylosiert, so resultiert daraus eine Beinlängenverkürzung von ca. 60 cm im Vergleich zum gegenseitigen Bein, und dies, obwohl kein Gewebeverlust vorliegt.

Eine Beinlängendifferenz entsteht auch bei einem fixierten Beckenschiefstand oder einer fixierten Gelenkdeformität. Bei einer **Adduktionskontraktur** des Hüftgelenks muss die gesunde Beckenseite entsprechend gesenkt werden. Das Bein der erkrankten Seite ist scheinbar zu kurz. Umgekehrt muss bei einer **Abduktionskontraktur** des Hüftgelenks die gesunde Beckenseite angehoben

werden. Das erkrankte Bein ist scheinbar zu lang. Der Ausgleich erfolgt durch die Wirbelsäule (Lang und Wachsmuth 1972).

Zur **Messung einer wirklichen Beinverkürzung** sollten beide Beine in die gleiche Stellung gebracht werden. Falls keine Kontraktur vorliegt, liegt der Patient dann mit dem gesamten Becken und mit den Beinen symmetrisch in leichter Abduktionsstellung abgelegt flach auf der Untersuchungsliege. Die Länge jedes Beines wird von der Spina iliaca anterior superior bis zum Malleolus medialis gemessen. Zur **Messung einer scheinbaren Beinverkürzung** liegt der Patient mit parallel ausgerichteten Beinen auf dem Untersuchungstisch. Falls der Patient eine Beugekontraktur im Hüftgelenk von beispielsweise 30° haben sollte, muss man das gegenseitige Bein in genau dieselbe Stellung bringen. Im Falle der scheinbaren Verkürzung wird jedes Bein vom Nabel bis zum Malleolus medialis gemessen.

Angenommen, man misst 5 cm Differenz bei der Bestimmung der wirklichen Beinlänge und 10 cm Differenz bei der Bestimmung der scheinbaren Verkürzung, so wird dies folgendermaßen zu interpretieren sein: 5 cm gehen auf den tatsächlichen Verlust der Beinlänge zurück und weitere 5 cm gehen zulasten einer fixierten Gelenkstellung. Wenn die scheinbare Verkürzung der Beinlänge geringer ausfällt als die wirkliche Verkürzung, so bedeutet dies, dass das Hüftgelenk in abduzierter und daher verlängerter Stellung versteift ist.

Bei einer **Hüfttuberkulose** versteift der Orthopäde das Hüftgelenk in Abduktionsstellung. Eine Destruktion der Hüfte durch eine Knochentuberkulose wird bis zu einem gewissen Grad durch die scheinbare Beinverlängerung in fixierter Abduktionsstellung kompensiert.

Wenn im Verlauf der Untersuchung eine wirkliche Verkürzung der Beinlänge gefunden worden ist, muss in nächsten Schritt geklärt werden, ob die Verkürzung auf das Hüftgelenk, das Femur oder die Tibia zurückgeht.

Beteiligung des Hüftgelenks an einer Beinverkürzung   Das Hüftgelenk ist von einem dicken Muskelmantel umgeben und daher keiner direkten palpatorischen Untersuchung zugänglich. Zu seiner Lokalisation ist man auf bestimmte, sich stets am prominenten Trochanter major orientierende Linien angewiesen. Für eine grobe Orientierung zur Lage des Hüftgelenks legt man den Daumen auf die Spina iliaca anterior superior und den Zeigefinger auf den Trochanter major. Der Abstand der beiden Landmarken sollte beidseits symmetrisch ausgeprägt sein.

> **Klinischer Tipp**
>
> Im aufrechten Stand mit zusammengestellten Füßen liegt die Spitze des Trochanter major in einer Linie, der **Roser-Nélaton-Linie**, welche die Spina iliaca anterior superior mit dem Tuber ischiadicum verbindet. Abweichungen aus dieser Linie deuten auf eine Schenkelhalsfraktur oder eine Hüftgelenkluxation hin. Das **Bryant-Dreieck** ist ein rechtwinklig-gleichschenkliges Dreieck, dessen Hypotenuse von der Verbindungsstelle zwischen Trochanterspitze und Spina iliaca anterior superior gebildet wird. Verformungen dieses Dreiecks deuten auf Veränderungen des Hüftgelenks hin.

Beteiligung von Femur und Tibia an einer Beinverkürzung   Nach Ausschluss einer Hüftgelenkserkrankung gewinnt man durch Messung des Abstandes der Spina iliaca

anterior superior oder des Trochanter major vom Kniegelenksspalt einen Anhaltspunkt für die Femurlänge. Für eine Überprüfung der Schienbeinlänge nimmt man die Distanz vom Kniegelenksspalt zum Malleolus medialis.

6.6   Akzessorische Skelettelemente

Wie auch an der Hand, so können ebenfalls am Fuß zusätzliche Knochen auftreten.

> Bei der Auswertung von Röntgenbildern des Fußes sollte an das Vorkommen solcher zusätzlicher Skelettelemente gedacht werden (Tillmann 1987).

Eine genauere Charakterisierung akzessorischer Fußknochen erfolgte von radiologischer (Birkner 1977) und anatomischer Seite (Schünke et al. 2005):

- Os talotibiale: Existenz sehr fraglich, da es sich um einen Knochenausriss oder um einen freien Gelenkkörper handeln kann.
- Os supratalare: auf dem Collum tali. Traumatisch bedingte Ausrisse sind abzugrenzen. Eine Verknöcherung im Ligamentum talocalcaneum anterius ist differenzialdiagnostisch zu erwägen.
- Os supranaviculare: befindet sich dorsal am Talonaviculargelenk und liegt meistens dem Os naviculare an. Seltenes Akzessorium, das häufig bei entwicklungsgestörten Füßen gefunden wird. Differenzialdiagnostisch ist an einen persistierenden Nebenkern des mehrkernig angelegten Os naviculare zu denken.
- Os intercuneiforme: auf dem Fußrücken zwischen Os cuneiforme mediale und intermedium.
- Os cuneometatarsale II dorsale: möglicherweise auch Folge eines Traumas.
- Os intermetatarsale I (1 % bis 8 %): Es kann sich auch um eine Muskel- oder Sehnenverknöcherung   handeln.   Ge-

legentlich sieht auch eine Gefäßverkalkung so aus.

- Os cuboideum secundarium (ca. 1 %): röntgenologisch nicht nachgewiesen. Anatomisch nur hypothetisch durch Pfitzner (1896) erwähnt.
- Calcaneus secundarius (ca. 1,5 %): großes Akzessorium, das zwischen Calcaneus, Talus, Os naviculare und Os cuboideum liegt. Abzugrenzen von einer Fraktur der Facies articularis talaris anterior oder von einem Os tibiale externum.
- Os tibiale externum (ca. 10 %): liegt hinter der Tuberositas ossis navicularis in der Sehne des M. tibialis posterior.
- Os trigonum: liegt hinter dem Processus posterior tali. Die Verknöcherungszentren des Processus posterior tali und des Os trigonum treten zwischen dem 6. bis 12. Lebensjahr auf. Beim Jugendlichen ist daher oft schwer zu entscheiden, ob ein Os trigonum, ein selbstständiger, nicht verschmolzener Processus posterior tali oder ein Abrissfragment vorliegt.
- Os subcalcis oder Os tuberis calcanei: liegt an der dorso-kaudalen Ecke des Tuber calcanei.
- Os peronaeum = Os cuboideum accessorium (ca. 10 %): ein Akzessorium in der Sehne des M. peronaeus longus an der lateralen Kante des Os cuboideum, in Nachbarschaft des Sulcus tendinis musculi peronaei.
- Os Vesalianum: Sesambein an der Ansatzstelle des M. peronaeus brevis. Möglicherweise auch eine persistierende Apophyse des Os metatarsale V.

6.7 Gelenke und Muskeln

Die Muskeln der unteren Extremität mit Wirkung auf die entsprechenden Gelenke lassen sich im Überblick folgendermaßen gliedern: innere und äußere Hüftmuskeln, Extensoren und Flexoren des Ober- und Unterschenkels, Adduktoren- und Peronaeusgruppe des Ober- bzw. Unterschenkels, Muskeln des Fußrückens und der Fußsohle sowie Muskeln des Großzehen- und Kleinzehenballens (◘ Abb. 6.3a, b).

6.7.1 Hüftgelenk

Das Hüftgelenk (Articulatio coxae) ist das größte Gelenk des Körpers (◘ Abb. 6.4). Es ist von großer Bedeutung für den Orthopäden und Unfallchirurgen, da es in fortgeschrittenem Alter oft durch eine Endoprothese ersetzt werden muss. Das Caput femoris ist gelenkig mit der hufeisenförmigen Fossa acetabuli, welche durch das Labrum acetabulare vertieft wird, verbunden. Das Labrum acetabulare besteht aus Faserknorpel. Der untere Teil der Fossa acetabuli, die Incisura acetabuli, trägt nicht zur gelenkigen Verbindung bei und wird vom Ligamentum transversum acetabuli überbrückt. Aus der Incisura acetabuli entspringt das Ligamentum capitis femoris und setzt in einer Grube des Femurkopfes an. Da der Oberschenkelkopf zu fast zwei Dritteln von der Hüftgelenkspfanne umfasst wird, handelt es sich beim Hüftgelenk um ein eingeschränktes Kugelgelenk. Das Hüftgelenk stellt eine **Enarthrosis** beziehungsweise ein „**Nußgelenk**" dar.

Die Gelenkkapsel ist proximal an den Rändern der Fossa acetabuli und am Ligamentum transversum acetabuli befestigt (◘ Abb. 6.4). Am Femur inseriert die Membrana fibrosa auf der Vorderseite an der Linea intertrochanterica sowie an den Basen des Trochanter major und minor. Auf der Rückseite ist die Kapsel an der Grenze zwischen mittlerem und lateralem Drittel des Schenkelhalses befestigt, sodass die Crista intertrochanterica sowie die beiden Trochanteren und die Fossa trochanterica extrakapsulär liegen. Dort, wo der fibröse Teil der Gelenkkapsel am Schenkelhals fixiert ist, schlägt die Membrana synovialis inner-

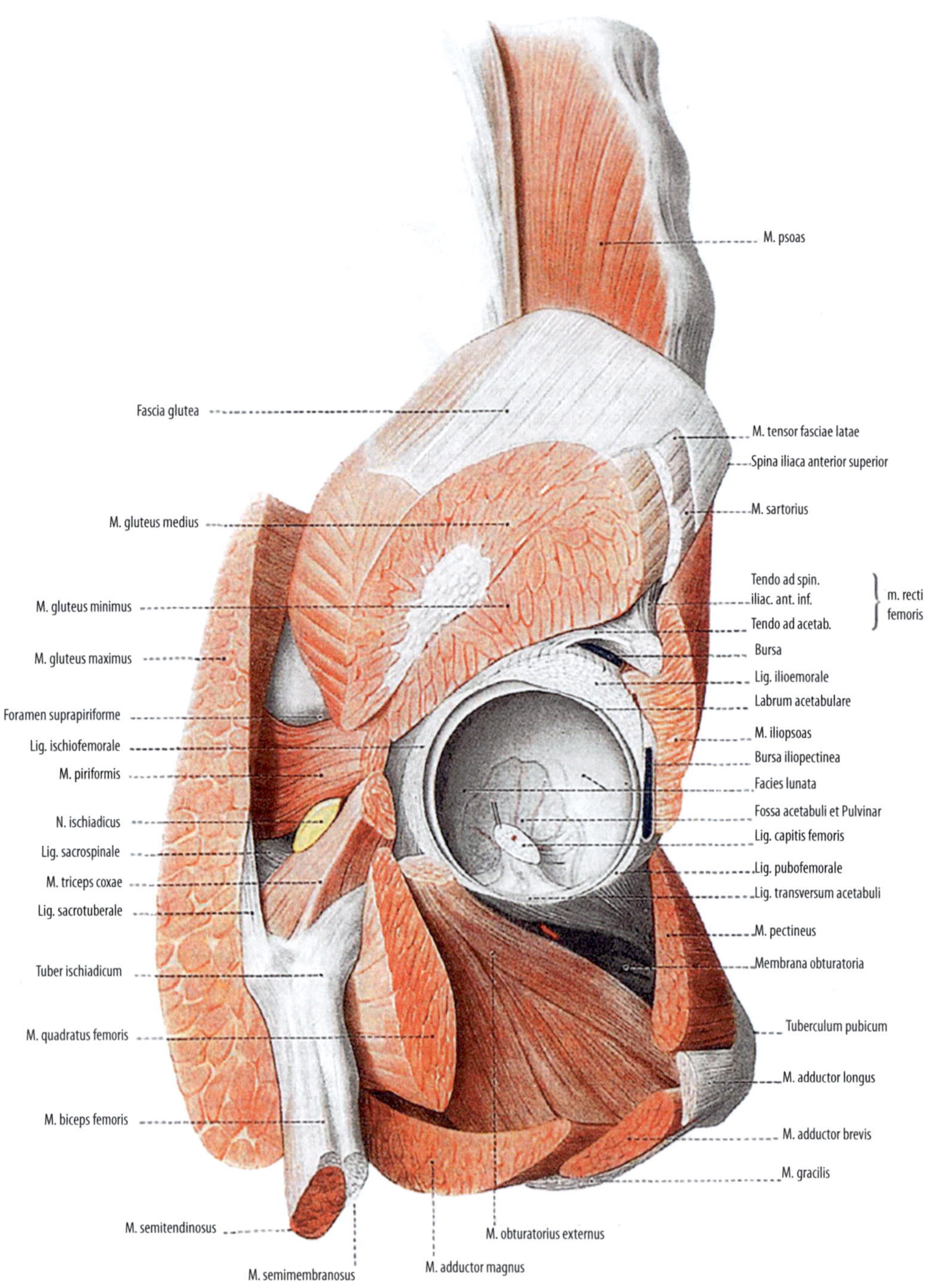

■ **Abb. 6.4** Rechtes Hüftgelenk mit Verstärkungsbändern und Muskelmantel. Sagittaler Durchschnitt in der Ansicht von lateral. (Aus Lanz und Wachsmuth 2004)

halb der Gelenkhöhle auf den Schenkelhals um und zieht auf seiner Oberfläche nach kranial bis zur Knorpel-Knochen-Grenze des Caput femoris.

> Die Synovialmembran des Hüftgelenks ist mit dem Knochen des Schenkelhalses durch lockeres, gefäßreiches Bindegewebe verbunden, das der Blutversorgung des Caput femoris dient (Tillmann 1987).

An 3 Stellen kommt es regelmäßig zur Bildung von Synovialmembranfalten (Frenula capsulae). Eine vordere Falte entspringt in Höhe der Linea intertrochanterica. Eine mediale Synovialmembranfalte (Frenulum Amantini, Plica pectineofovealis) zieht vom Trochanter minor nach kranial. Eine laterale Falte entspringt in Höhe der Fossa trochanterica. Die Synovialmembranfalten dienen den größeren Ästen der Vasa circumflexa femoris als Leitstruktur; sie dringen kurz unterhalb der Knorpel-Knochen-Grenze in den Knochen ein und ernähren den Femurkopf.

Die Gelenkkapsel wird durch 3 Bänder verstärkt (◘ Abb. 6.4). Das y-förmige **Ligamentum iliofemorale** (Bigelowsches Band, früher auch als Bertinisches Band bezeichnet) entspringt an der Spina iliaca anterior inferior und zerfällt in 2 Teile, die an den beiden Enden der Linea intertrochanterica ansetzen. Das **Ligamentum pubofemorale** entspringt am oberen Schambeinast und strahlt in den medialen Teil der Gelenkkapsel ein. Das **Ligamentum ischiofemorale** entspringt am Os ischii und zieht zur Basis des Trochanter major. Das stärkste dieser Bänder ist das Ligamentum iliofemorale, das eine maximale Zugfestigkeit von ca. 300 kg besitzt. Bei aufrechtem Stand ist das Band schon maximal gespannt, sodass es – zusammen mit dem M. iliopsoas – ein Abkippen des Beckens nach hinten verhindert.

Bei einer **dorsalen Hüftluxation** bleibt dieses Band für gewöhnlich unbeschädigt.

Die Membrana synovialis überzieht alle nicht direkt miteinander artikulierenden Teile des Hüftgelenks. Die **Bursa ileopectinea** liegt in der Nähe der Eminentia ileopectinea zwischen dem Ligamentum iliofemorale und dem darüberhinweg ziehenden M. iliopsoas; dieser Schleimbeutel hat oft Verbindung zur Gelenkhöhle.

Muskeln mit Wirkung auf das Hüftgelenk Zu den Muskeln der Hüfte gehören die inneren und äußeren Hüftmuskeln. Die äußeren Hüftmuskeln werden auch als **pelvitrochantere Muskeln** bezeichnet (◘ Abb. 6.5). Zu den **3 großen pelvitrochanteren Muskeln** zählen die Mm. glutaeus maximus, glutaeus medius und glutaeus minimus. Zu den **6 kleinen pelvitrochanteren Muskeln** gehören die Mm. piriformis, obturatorius internus, gemellus superior, gemellus inferior, obturatorius externus und quadratus femoris. Die Muskeln des Oberschenkels, die überwiegend auch auf das Hüftgelenk einwirken, umfassen die Muskeln der Extensoren- und Flexorengruppe auf der Ventral- und Dorsalseite sowie die Muskeln der Adduktorengruppe auf der Innenseite des Oberschenkels. Die Mm. semitendinosus, semimembranosus sowie das Caput longum musculi bicipitis femoris werden wegen ihres Verlaufes auch als **ischiokrurale Muskeln** bezeichnet.

> Die ischiokruralen Muskeln sind zweigelenkig; sie strecken im Hüftgelenk und beugen im Kniegelenk.

Im Hüftgelenk können eine Vielzahl von Bewegungen ausgeführt werden: Extension, Flexion, Abduktion, Adduktion, Außen- und Innenrotation sowie Zirkumduktion. Man beachte, dass man Flexion und Extension am Hüftgelenk auch als Anteversion

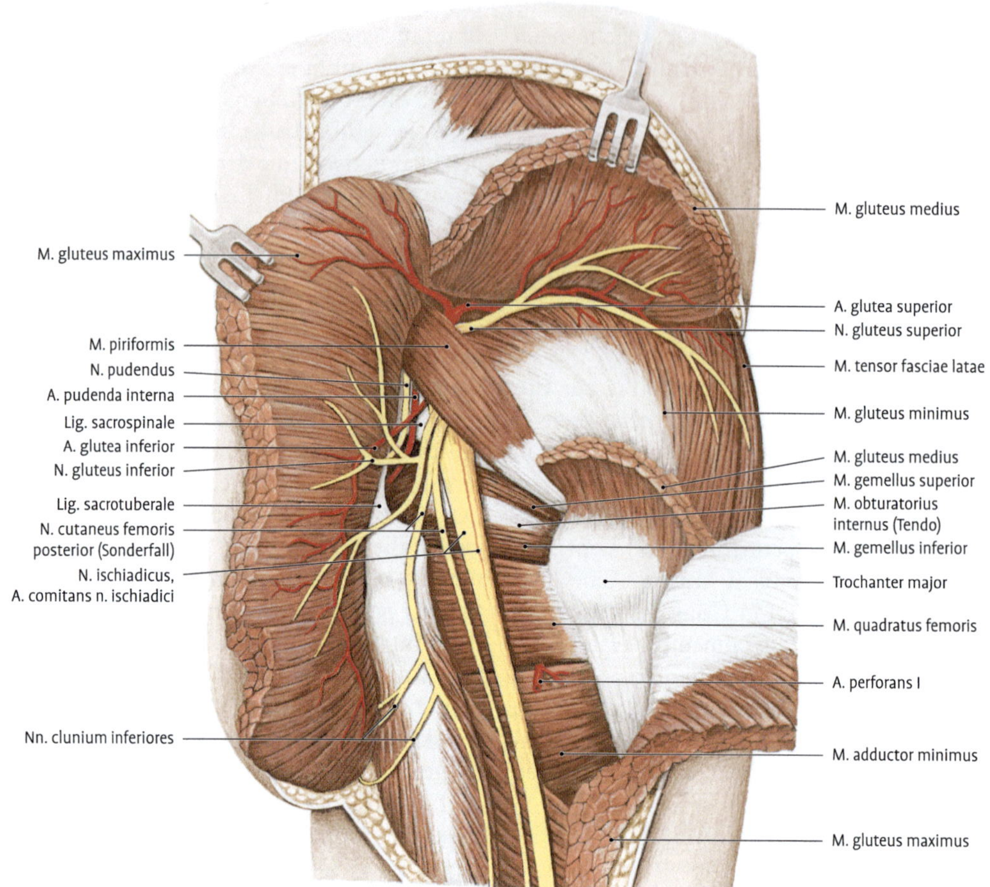

◘ Abb. 6.5   Muskeln und Leitungsbahnen der tiefen Gesäßregion nach Durchtrennung des M. glutaeus maximus. Rechte Seite in der Ansicht von hinten. (Aus Anderhuber et al. 2012)

und Retroversion bezeichnet. Zu den Hauptmuskeln mit Wirkung auf das Hüftgelenk zählen (◘ Abb. 6.3a, b):

- Flexoren: Mm. iliacus und psoas major mit Unterstützung durch die Mm. rectus femoris, sartorius und pectineus.
- Extensoren: Mm. glutaeus maximus sowie Mm. semitendinosus, semimembranosus, Caput longum m. bicipitis femoris, M. adductor magnus und unterstützend die Mm. piriformis, obturatorius internus, gemellus superior und gemellus inferior.
- Adduktoren: Mm. adductor longus, adductor brevis, adductor magnus mit

Unterstützung der Mm. gracilis und pectineus.

- Abduktoren: Mm glutaeus medius, glutaeus minimus, tensor fasciae latae und piriformis sowie unterstützend M. sartorius.
- Außenrotatoren: M. glutaeus maximus mit Unterstützung durch die Mm. sartorius, piriformis, obturatorius internus, gemellus superior, gemellus inferior, obturatorius externus und quadratus femoris.
- Innenrotatoren: M. tensor fasciae latae, M. adductor magnus sowie die Mm. glutaeus medius und glutaeus minimus mit ihren ventralen Fasern.

Topografische Beziehungen des Hüftgelenks

Das Hüftgelenk ist allseits von Muskeln umgeben (◘ Abb. 6.4):

— Ventral: Mm. iliacus, psoas major und pectineus zusammen mit der A. femoralis sowie der V. femoralis.

— Lateral: Mm. tensor fasciae latae, glutaeus medius und glutaeus minimus.

— Dorsal: Ansatzsehne des M. obturatorius internus flankiert von den Mm. gemelli superior und inferior, M. quadratus femoris, N. ischiadicus. Oberflächlich: M. glutaeus maximus.

— Kranial: Spiegel der Ursprungssehne des M. rectus femoris in direktem Kontakt zur Hüftgelenkskapsel.

— Kaudal: M. obturatorius externus auf seinem Weg zur Ansatzzone in der Fossa trochanterica.

ginnt an der Spina iliaca posterior superior und zieht zunächst in Richtung auf den Trochanter major. Hier knickt der Schnitt ab und wird auf der Außenseite des Oberschenkels 15 bis 20 cm weiter nach kaudal geführt (Müller-Färber 2014). Am Trochanter major dringt man in die Tiefe vor, spaltet den M. glutaeus maximus in Faserrichtung und schneidet ihn dann entlang seiner sehnigen Insertion ein. Nach Ablösung der Mm. glutaeus medius und minimus am Trochanter major stellt sich das Hüftgelenk übersichtlich dar. Alternativ kann der Trochanter major abgelöst und später durch Verdrahtung wieder befestigt werden.

> **Klinischer Tipp**
>
> Die operative Freilegung eines erkrankten Hüftgelenks zur Versorgung mit einer Endoprothese erfordert eine Verlagerung von Teilen des umgebenden Muskelmantels. Es sind verschiedene Zugänge möglich (◘ Abb. 6.3a, b):
>
> — Der **seitliche Zugang** erfolgt durch das Auseinanderdrängen der Fasern der Mm. tensor fasciae latae, glutaeus medius und glutaeus minimus, bis man auf das Collum femoris stößt. Eine größere Übersicht wird durch das Absetzen des Trochanter major mit den dort ansetzenden Mm. glutaeus medius und minimus erreicht.
>
> — Beim **vorderen Zugang** lässt man die Mm. glutaeus medius und minimus lateral und den M. sartorius medial liegen, arbeitet sich bis zur spiegelnden Ursprungssehne des M. rectus femoris vor, zerteilt diese und erreicht die Vorderseite des Hüftgelenks.
>
> — Für den **hinteren Zugang** wird ein abgewinkelter Schnitt gewählt. Er be-

Klinik

1. Die Bursa iliopectinea kommuniziert oft mit der Gelenkhöhle des Hüftgelenks. Entzündungen der Niere können innerhalb der Psoasfaszie hinabsteigen, auf die Bursa iliopectinea übergreifen und ins Hüftgelenk gelangen. Auf diese Weise entstehen **„Senkungsabszesse"** von der weit entfernt liegenden Niere zum Hüftgelenk.

2. Die Gelenkkapsel des Hüftgelenks ist am meisten entspannt, wenn das Bein leicht gebeugt, abduziert und etwas außenrotiert ist. Diese Schonstellung nimmt der Patient beim **Gelenkerguss** ein (Schumacher und Aumüller 2004).

3. Man beachte, dass eine Osteomyelitis der oberen Femurmetaphyse auf das teilweise intrakapsulär liegende Collum femoris übergehen kann. Auf diese Weise entsteht innerhalb kurzer Zeit eine **sekundäre eitrige Coxarthritis**.

4. Ein Patient mit schmerzhaftem Hüftgelenk benutzt einen Gehstock auf der Gegenseite des erkrankten Gelenks; durch die Unterstützung wird die notwendige Kraftentwicklung der Abduktoren reduziert und die Lagerkraft im Hüftgelenk gesenkt (Drenckhahn und Eckstein 2003).

5. **Trendelenburg-Test**: Die Stabilität des Beckens im aufrechten Stand hängt von der Stärke der gelenknahen Muskulatur und von der Unversehrtheit der hebend auf Oberschenkelhals und -kopf einwirkenden Muskeln am intakten Hüftgelenk ab. Beim Einbeinstand werden insbesondere die Mm. glutaeus medius, glutaeus minimus und tensor fasciae latae auf der Standseite aktiv und fixieren das Gelenk. Auf der gegenüberliegenden Spielbeinseite führt die Kontraktion der Hüftgelenksabduktoren zu einer leichten Anhebung des Beckens. Bei einer Beeinträchtigung der Abduktoren oder der Hebefunktion im Hüftgelenk kommt es zu einer Absenkung des Beckens auf der Spielbeinseite.

6. **Der Trendelburg-Test fällt also bei einer Insuffizienz der Hüftgelenksabduktoren positiv aus**. Folgende weitere Ursachen kommen für den positiven Ausfall des Trendelenburg-Tests infrage: Lähmung der Abduktoren durch **Poliomyelitis**, unbehandelte oder kongenitale **Hüftgelenksluxation, Pseudarthrose** nach Femurkopfnekrose oder operativer Entfernung des Femurkopfes, unversorgte **Schenkelhalsfraktur**, höhergradige **Coxa vara**. Ein Patient mit einer Insuffizienz der Hüftgelenkabduktoren fällt durch den charakteristischen **„Watschelgang"** auf.

7. Sind nach Schädigung des N. glutaeus superior, beispielsweise nach **fehlerhafter intramuskulärer Injektion**, die Mm. glutaeus medius und minimus insuffizient, tritt das Phänomen des „Watschelgangs" auf. Hierbei kippt das Becken bei jedem Schritt auf die Seite des Spielbeins, was als positives Trendelenburg-Zeichen bekannt ist (Schiebler und Korf 2007).

8. Die **angeborene Hüftluxation** ist die häufigste Fehlbildung des menschlichen Skeletts. Sie beruht auf einer Abflachung der Hüftgelenkspfanne mit steil stehendem Pfannendach und verzögerter Verknöcherung des proximalen Femurendes (Hüftdysplasie). Durch Muskelzug wird der Schenkelkopf im 1. Lebensjahr nach kranial aus der Pfanne bewegt, es kommt zur Subluxation oder kompletten Luxation (Schumacher und Aumüller 2004).

9. **Hüftgelenksluxationen**: Eine Luxation des Hüftgelenks tritt vor allem in dorsaler Richtung, **Luxatio iliaca** genannt, auf. Eine derartige Verletzung kann entstehen, wenn bei einem Autozusammenstoß das mäßig gebeugte Kniegelenk gegen das Armaturenbrett prallt (Saegesser 1972); diese Verletzung ist auch unter dem Begriff „Dashboard-Injury" bekannt. Wenn das Hüftgelenk in Adduktionsstellung steht, wird der Femurkopf dorsal nicht vom Labrum acetabulare gestützt und es folgt kein Abbruch des Pfannenrandes. In Abduktionsstellung des Hüftgelenks ist eine hintere Luxation mit einem **hinteren Pfannenrandbruch** verbunden. Aufgrund seiner Nähe zur Dorsalseite des Hüftgelenks kann der N. ischiadicus, vor allem sein fibularer Anteil mit der Folge eines Pes equinovarus, verletzt werden.

Eine Rückverlagerung des luxierten Oberschenkelkopfes kann nur in tiefer Narkose unter Muskelrelaxation erfolgen. Bei gebeugtem, in Neutralstellung positioniertem Hüftgelenk wird ein längs gerichteter Zug am Oberschenkel ausgeübt und das Caput femoris in die Fossa acetabuli zurückgehebelt. Gelegentlich führt eine gewaltsame Abduktion zu einer vorderen Verrenkung, **Luxatio iliopectinea**, des Hüftgelenks; sie stellt das Spiegelbild der Luxatio iliaca dar. Heftige Krafteinwirkung in Längsrichtung des Femurschaftes kann sich dahingehend auswirken, dass sich der Femurkopf durch den Boden der Fossa acetabuli bohrt. Diese als **zentrale Luxation** bezeichnete Verletzung kann die Folge eines Falls aus großer Höhe sein. Auch bei älteren Menschen ist infolge von **Osteoporose** damit zu rechnen, dass der Oberschenkelkopf bei einem seitlichen Sturz auf die Hüfte den Boden der Hüftgelenkspfanne durchbricht.

10. Hinken, zum Beispiel wegen **Koxarthrose**, dient der Herabsetzung der Gelenkbelastung auf der kranken Seite. Dazu wird das Hüftgelenk der kranken Seite unter den Schwerpunkt des Körpers gebracht, sodass sich das Becken beim Gehen zur erkrankten Seite neigt. Gleichzeitig kommt es im Knie zur **X-Bein-Stellung**.

Klinischer Tipp: Osteopathie

Die **Muskel-Energie-Techniken** der Osteopathie kommen bei blockierten Gelenken zur Anwendung. Die Behandlung soll eine eingeschränkte Beweglichkeit von Gelenken lösen, ohne sie dabei zu belasten. Dies geschieht meistens nach dem Prinzip der isometrischen Kraftanwendung, also durch Druck und Gegendruck; hierbei muss der Patient aktiv mitarbeiten. Beispiel: Wenn ein Patient das Hüftgelenk nur unter Schwierigkeiten nach außen drehen kann, wird die Hüfte so weit nach außen gedreht, wie es ohne Anstrengung möglich ist. Der Patient soll dann einige Sekunden lang mithilfe der Hüftmuskeln nach innen drücken – gegen den Widerstand des Osteopathen, der dagegenhält und keine Bewegung zulässt. Anschließend entspannt sich der Patient, und der Therapeut sucht die neue „Bewegungsgrenze" des Hüftgelenks. Der Vorgang wird dreimal wiederholt. Anschließend untersucht der Osteopath noch einmal die Beweglichkeit des behandelten Gelenks (Liem und Tsolodimos 2016).

6.7.2 Kniegelenk

Das Kniegelenk (Articulatio genus) ist ein **Drehscharniergelenk**, auch als **Trochoginglymus** bezeichnet, und stellt ein zusammengesetztes Gelenk (Articulatio composita) dar (◘ Abb. 6.6). Hierbei sind die Femurkondylen mit den Tibiakondylen (Articulatio femorotibialis) sowie die Patella mit der Facies intercondylaris des Femur (Articulatio femoropatellaris) gelenkig verbunden. Das Femorotibialgelenk kann infolge der Zwischenschaltung der Menisci wiederum in 2 Nebengelenke untergliedert werden: 1. Menisko-Femoral-Gelenk; in ihm erfolgt die **Beuge- und Streckbewegung**; 2. Menisko-Tibial-Gelenk; in ihm erfolgen die **Rotationsbewegungen**.

Die Ansatzlinie der Membrana fibrosa der Gelenkkapsel folgt den Rändern der überknorpelten Gelenkflächen. Am Femur verläuft sie ventral etwa 1 cm über den Rändern der überknorpelten Fläche, seitlich lässt sie die Epicondylen frei und dorsal folgt sie der Knochen-Knorpel-Grenze,

6

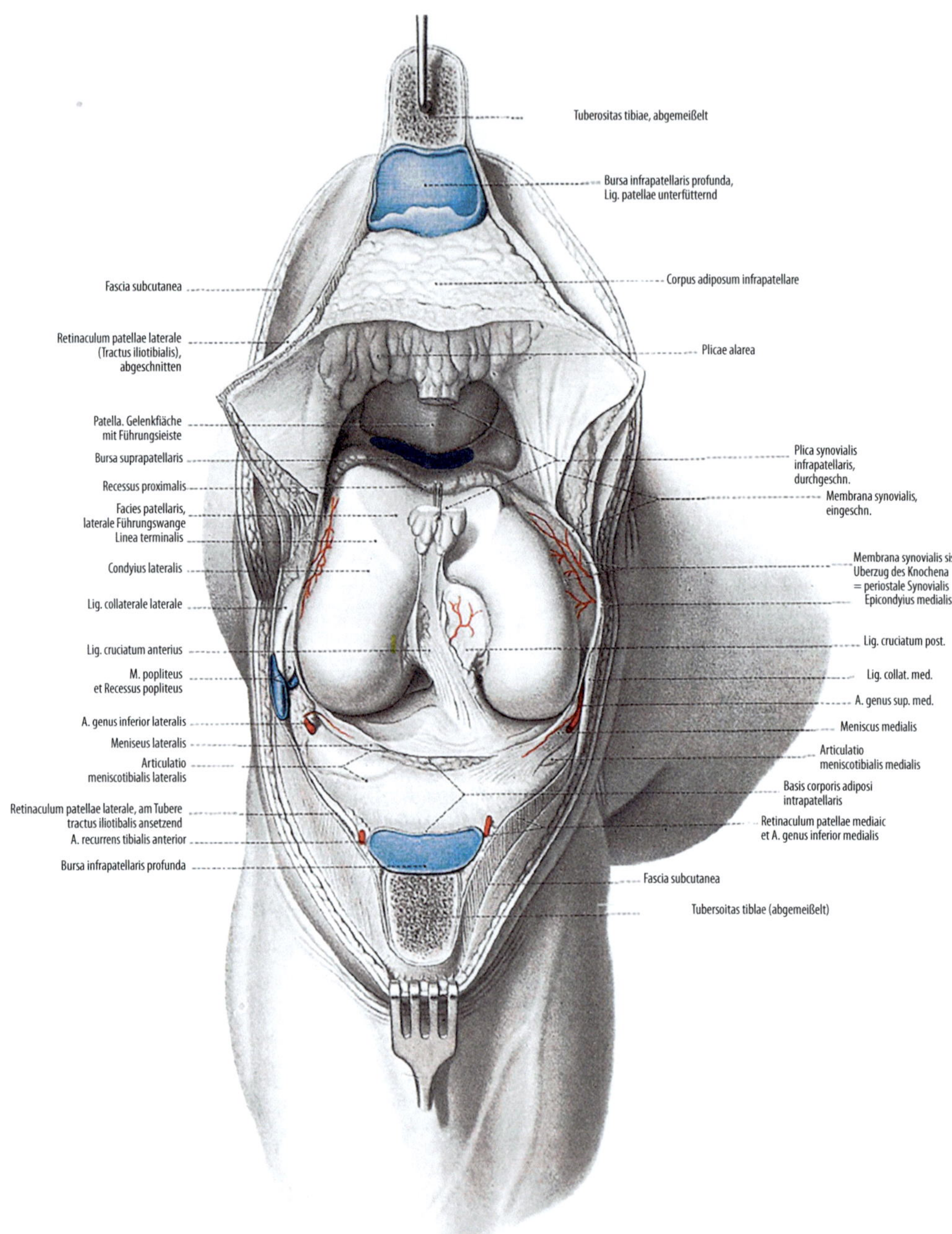

◼ Abb. 6.6 Rechtes Kniegelenk durch Bogenschnitt und Abmeißelung der Tuberositas tibiae freigelegt. Ansicht von vorn. (Nach Lexer. Aus Lanz und Wachsmuth 2004)

wobei sie jedoch die gesamte Fossa intercondylica einschließt. An der Tibia setzt die Membrana fibrosa unmittelbar am Rand der überknorpelten Gelenkflächen an. Die Membrana synovialis der Gelenkkapsel läuft am Tibiaplateau ventral bogenförmig vor der Area intercondylaris anterior vorbei und spart die Kreuzbänder aus.

❯ Die Kreuzbänder liegen aufgrund der oben beschriebenen Lage der Membrana synovialis – streng genommen – außerhalb der von der Membrana synovialis umsäumten Gelenkhöhle des Kniegelenks, aber innerhalb der durch die Membrana fibrosa begrenzten Gelenkkapsel.

Die Gelenkhöhle ist groß und aufgrund der Kommunikation mit mehreren gelenknahen Schleimbeuteln weitverzweigt. Folgende Bursae synoviales kommunizieren stets mit der Gelenkhöhle: kranial die **Bursa suprapatellaris** zwischen Femurschaft und M. quadriceps, dorsal die **Bursa subtendinea m. gastrocnemii medialis** sowie unter Vermittlung des unter dem medialen Gastroknemiuskopf gelegenen Schleimbeutels auch oft die **Bursa m. semimembranosi**. Ferner kann auch Kontakt zu einer **Bursa subtendinea m. gastrocnemii lateralis** unter dem lateralen Gastroknemiuskopf bestehen. Die Gelenkkapsel wird auch vom M. popliteus, dessen Ursprungssehne innerhalb der Kapsel liegt, durchbrochen. Der Schleimbeutel unter der Ursprungssehne des M. popliteus hat stets Verbindung zur Gelenkhöhle und bildet den **Recessus popliteus**. Dieser Muskel geht aus der Kniegelenkskapsel in ähnlicher Weise hervor wie das Caput longum des M. biceps brachii das Schultergelenk verlässt.

Die Kapsel des Kniegelenks wird ventral durch das Ligamentum patellae und die **Retinacula patellae**, die beidseits der Patella aus den Mm. vastus medialis und lateralis hervorgehen, verstärkt. Seitlich erfolgt eine Sicherung durch die **Ligamenta collateralia tibiale** und **fibulare**. Dorsal dienen das **Liga-** **mentum popliteum obliquum** als eine der insgesamt 3 Endsehnen des M. semimembranosus (Pes anserinus profundus) und das **Ligamentum arcuatum** der Verstärkung. Letzteres überbrückt bogenförmig den Ursprung des M. popliteus und zieht zum Caput fibulae, wobei es rechtwinklig zum Ligamentum popliteum verläuft.

Das **Ligamentum collaterale tibiale** wird von den Sehnen des Pes anserinus superficialis überkreuzt, von denen es durch die **Bursa anserina** getrennt ist. Das tibiale Kollateralband weist einen anterioren parallelfaserigen und einen posterioren fächerförmigen Anteil auf.

❯ Am posterioren Teil des tibialen Kollateralbandes des Kniegelenks lassen sich oberflächliche und tiefe Fasern unterscheiden. Die oberflächlichen Fasern sind zwischen Femur und Tibia ausgespannt. Die tiefen Fasern bestehen aus schräg verlaufenden, meniskofemoralen und aus meniskotibialen Fasern (Ligamentum coronarium).

Der posteriore Teil des tibialen Kollateralbandes wird im hinteren unteren Bereich von der Ansatzsehne des M. semimembranosus überkreuzt. Es trägt aufgrund seiner Verbindung zur Gelenkkapsel und zum medialen Meniskus gemeinsam mit dem M. semimembranosus wesentlich zur Stabilisierung im postero-medialen Bereich des Kniegelenks bei (Tillmann 1987). Das **Ligamentum collaterale fibulare** überkreuzt die Sehne des M. popliteus.

Innere Strukturen des Kniegelenks Die **Ligamenta cruciata (Kreuzbänder)** sind 2 starke, sich überkreuzende Bänder, die Femur und Tibia miteinander verbinden und deren Dislokation verhindern (▪ Abb. 6.6). Wie schon oben erwähnt, liegen die Kreuzbänder extrakapsulär in Bezug auf die Membrana synovialis der Gelenkkapsel, jedoch intrakapsulär in Bezug auf die Membrana fibrosa. Das vordere Kreuzband, **Ligamen-**

tum cruciatum anterius, zieht von der Area intercondylaris anterior der Tibia zur Innenfläche des lateralen Femurkondylus. Das hintere Kreuzband, **Ligamentum cruciatum posterius**, zieht von der Area intercondylaris posterior der Tibia zur Innenfläche des medialen Femurkondylus und liegt – wie der Name sagt – hinter dem vorigen.

> ### Klinischer Tipp
>
> Für das Verständnis der Entstehung von Kreuzbandläsionen sind folgende anatomische Details wichtig: Das vordere Kreuzband ist in der Streckstellung des Kniegelenks angespannt und verhindert eine Hyperextension. Außerdem ist es bei Innenrotation angespannt. Das hintere Kreuzband ist in Beugestellung des Kniegelenks angespannt. Die Kreuzbänder rollen sich bei Außenrotation voneinander ab, bei Innenrotation rollen sie sich auf. **Das vordere Kreuzband ist schwächer entwickelt als das hintere**.

Die beiden **Menisci** sind zwischen die Gelenkflächen des Kniegelenks eingeschaltet und gleichen deren Inkongruenz aus (Abb. 6.6). Es sind halbmondförmige, faserknorpelige Scheiben mit konkaver Oberfläche und planer Unterfläche: plankonkave c-förmige Scheiben. Dadurch, dass sie am äußeren Rand dick sind, gegen die zentrale Aushöhlung des Halbmondes dagegen messerschneidenscharf werden, passt sich ihre proximale Fläche den Kondylen des Femur, ihre distale den Gelenkflächen der Tibia an. Der **Meniscus medialis** ist größer und halbkreisförmig, der **Meniscus lateralis** ist kleiner und nahezu dreiviertelkreisförmig. Die **Befestigung der Menisci** erfolgt durch folgende Strukturen: Die Vorderhörner beider Menisci sind durch ein variabel ausgeprägtes Band, **Ligamentum transversum genus**, miteinander verbunden. Zentral sind die Menisci an der Eminentia intercondylaris befestigt. Der mediale Meniscus ist über die Gelenkkapsel mit dem tiefen hinteren Anteil des Ligamentum collaterale tibiale verwachsen und stellt daher im Verhältnis zum lateralen Meniscus den unbeweglicheren und leichter verletzbareren dar. Der laterale Meniscus hat keine Verbindung zum lateralen Kollateralband, außerdem fehlt ihm über dem Recessus subpopliteus die Verankerung mit der Gelenkkapsel. Vom Hinterrand des lateralen Meniscus zieht regelhaft ein **Ligamentum meniscofemorale posterius** (Roberti) zur femoralen Ansatzzone des hinteren Kreuzbandes. Des Weiteren kann der hintere Teil des Meniscus lateralis durch ein in 70 % der Fälle vorkommendes Band, **Ligamentum meniscofemorale anterius** (Humphry), mit dem vorderen Kreuzband in Verbindung stehen. Schließlich lassen sich meniscopatellare Bänder in zwei Drittel aller Fälle nachweisen.

> Infolge der vielfältigen und variablen Verankerung der Menisci im Kniegelenk lässt sich vermuten, dass eine Läsion dieser Faserknorpelscheiben bei gleicher Gewalteinwirkung unterschiedlich schwer ausfallen kann.

Bis zu einem gewissen Grad vertiefen die Menisci das Gelenk zwischen den Femur- und Tibiakondylen und wirken wahrscheinlich auch als „Stoßdämpfer" bei Erschütterungen. Nach der operativen Entfernung der Menisci bleibt das Kniegelenk weiterhin funktionsfähig. Aus dem peripher zurückgelassenen Gewebesaum kann sich erneut ein schmaler Faserknorpelstreifen bilden.

In der Gelenkhöhle liegt unterhalb der Patella und hinter dem Ligamentum patellae ein Fettkörper, **Corpus adiposum genus**, auch **Hoffascher Fettkörper** genannt; er erstreckt sich nach zentral bis zur Fossa intercondylaris. Der Hoffasche Fettkörper bildet je eine seitliche Falte, **Plica alaris**, welche sich medial und lateral von der Kniescheibe in die Gelenkhöhle vorwölbt. Des Weiteren zieht eine mittlere, sagittal gestellte Falte, die **Plica synovialis infrapatellaris** (❏ Abb. 6.6), vom Fettkörper zur Fossa infracondylaris. Der Fettkörper stellt eine verformbare Füllmasse für den Raum dar, der durch die Stellungsänderung der gelenkig verbundenen Teile entsteht. Bei **gestrecktem Knie** treten seitlich neben dem distalen Ende der Patella die beiden Plicae alares hervor und sind dort deutlich zu fühlen. Da bei **Beugung** der Gelenkspalt weit klafft, drückt der Luftdruck den Fettkörper tief in das Gelenkinnere hinein, und die Haut sinkt beiderseits der Patella ein.

Bewegungsmöglichkeiten im Kniegelenk Die Hauptbewegungen im Kniegelenk umfassen die Extension und die Flexion. In Beugestellung des Gelenks sind allerdings auch Außenrotation und zu einem vergleichsweise geringeren Ausmaß Innenrotation möglich. Bei vollständiger Streckung werden Femur und Tibia durch Außenrotation gegeneinander „verschraubt", sodass eine maximale Stabilität erreicht wird. Hierbei schiebt sich der mediale Tibiakondylus, der größer als der Außenkondylus ist, auf dem medialen Femurkondylus nach vorn. Diese auch als **Schlussrotation** bezeichnete Bewegung wird auch durch den Zug des vorderen Kreuzbandes unterstützt. Bei vollständig gestrecktem Kniegelenk besteht der 1. Schritt zur Einleitung der Beugung in einer **Lösung der „Verschraubung" durch Innenrotation**. Die Innenrotation wird durch den M. popliteus ausgeführt, der seinen Ursprung an der Seite des lateralen Femurkondylus nimmt und von proximal-lateral nach distal-medial zur Hinterfläche der Tibia oberhalb des Ursprungs des M. soleus (Linea m. solei) zieht.

Muskeln mit Wirkung auf das Kniegelenk Folgende Muskeln bewegen das Kniegelenk (❏ Abb. 6.3a, b):
- Extensoren: M. quadriceps femoris.
- Flexoren: Mm. biceps femoris, semitendinosus und semimembranosus mit Un-

terstützung der Mm. sartorius, gracilis, popliteus und gastrocnemius.
- Außenrotatoren: M. biceps femoris.
- Innenrotatoren: Mm. semitendinosus, semimembranosus, popliteus, sartorius und gracilis.

Klinik

1. Die **Stabilität des Kniegelenks** hängt von der Stärke der benachbarten Muskeln und Bänder ab. Den bedeutenderen Beitrag leisten die Muskeln. Die Funktion des Kniegelenks bleibt auch im Falle einer Bandläsion erhalten, wenn der M. quadriceps stark entwickelt ist. Umgekehrt ausgedrückt: Bei einer schwach entwickelten Muskulatur ist auch die sorgfältigste operative Reparatur von zerrissenen Bändern vergebens. Ohne Unterstützung der Muskulatur besteht die Gefahr, dass wiederhergestellte Bänder lediglich noch einmal überdehnt werden.

2. Bei Weichteilverletzungen am Kniegelenk denke man immer an die 3 „Ks" (Ellis 1997): **Kollateralbänder, Kreuzbänder, Knorpel**.

3. Die Kollateralbänder sind bei voller Extension im Kniegelenk sowie bis zu einer Flexion von ca. 20° straff. In diesen Positionen sind die Kollateralbänder verletzbar. Eine heftige Abduktion kann zu einer teilweisen oder vollständigen Ruptur des medialen Kollateralbandes führen. Eine Adduktion hingegen kann das laterale Kollateralband beschädigen. Eine Ruptur der Kollateralbänder ist an der **Aufklappbarkeit** bei Ab- und Adduktionsprüfung in Streck- oder leichter Beugestellung zu erkennen.

4. Heftige Abduktions- oder Adduktionsunfälle können zu einer Ruptur beider Kreuzbänder – auch zusammen mit Kollateralbandver-

letzungen – führen. Das vordere Kreuzband ist in Streckstellung des Kniegelenks gespannt und kann bei einer Hyperextension oder bei einer Luxation der Tibia gegenüber dem Femur nach ventral reißen. Das hintere Kreuzband ist bei einer Luxation nach dorsal gefährdet. Im Rahmen einer Insuffizienz oder Ruptur der Kreuzbänder lässt sich die Tibia in der Sagittalebene gegenüber dem Femur verschieben **(Schubladenphänomen)**. Kann die Tibia schon in leichter Beugestellung **(Lachmann-Test)** nach vorn verlagert werden, so spricht dieser Befund für die Verletzung des vorderen Kreuzbandes.

5. Ein **Einriss der Menisken** tritt nur bei gebeugtem Knie auf, da nur diese Gelenkstellung Außen- und Innenrotation ermöglicht. Die Bewegung der Menisken bei Rotation kann man selbst fühlen, wenn man einen Finger beidseits des Ligamentum patellae in Höhe des Gelenkspalts legt und eine Außen- oder eine Innenrotation durchführt. Hierbei werden jeweils der laterale oder der mediale Meniskus nach innen gesaugt. Bei einem gebeugten, heftig abduzierten und außenrotierten Kniegelenk gerät der mediale Meniskus zwischen die medialen Kondylen von Tibia und Femur. Die Mahlbewegung der beiden Kondylen führt zu einem Einriss des Innenmeniskus. Eine derartige Bewegungsabfolge ist zum Beispiel von Fußballern bekannt, die beim Vorwärtsstürmen das gebeugte Knie verdrehen. Eine Verletzung des Außenmeniskus durch eine heftige Adduktion und Innenrotation kommt weit weniger häufig vor. Häufig sind Längsrisse im Meniskus, auch als **Korbhenkelrisse** bezeichnet; seltener sind Querrisse.

6. Ein Meniskusfragment klemmt sich zwischen den Kondylen ein und führt zu einer Blockade des Gelenks, sodass eine Streckung unmöglich wird. Die Außenrotation des Unterschenkels in Beugestellung führt zu Schmerzen am Innenmeniskus, eine Innenrotation zu Schmerzen am Außenmeniskus **(Steinmann-Zeichen I)**. Der Schmerz wandert bei Beugung im Kniegelenk von ventral nach dorsal **(Steinmann-Zeichen II)**. Als **„Unhappy-Triad-Verletzung"** (unglückliche Dreifachverletzung) wird die mediale Seitenbandzerreißung mit vorderer Kreuzbandruptur und medialer Meniskusläsion bezeichnet (Müller und Mitarbeiter 2020).

7. Unter einem **Plicasyndrom** versteht man Beschwerden im Kniegelenk, die meistens von einer Plica mediopatellaris ausgehen. Durch unphysiologisches Gleiten der Plica mediopatellaris über die Kante des Femur kann es zu Druckschäden des Knorpels im Bereich der medialen Kniegelenkswalze kommen (Tillmann 2017).

8. Eine **Poplitealzyste** oder **Baker-Zyste** stellt eine Aussackung der Kniegelenkskapsel im hinteren medialen Bereich dar. Diese Zyste geht meistens auf eine Erweiterung der miteinander verschmolzenen Schleimbeutel des M. semimembranosus und des medialen Gastroknemiuskopfes, auch **Bursa gastrocnemiosemimembranosa** genannt, zurück (Tillmann 2017). Eine Baker-Zyste führt zu Schmerzen und zur Instabilität im Kniegelenk.

9. Die Kniegelenksverrenkung ist eine seltene Verletzung. Da bei jeder **Kniegelenksluxation** Verletzungen der A. poplitea auftreten können, die unbehandelt in 8 bis 12 h zur Gangrän des Unterschenkels führen, ist

eine sorgfältige gefäßdiagnostische Überwachung entscheidend (Jelinek und Sellner 1977).
10. Achsenfehlstellungen führen zu asymmetrischer Druckverteilung im Kniegelenk und dadurch zu **Gonarthrosen**. Asymmetrische Gonarthrosen können Achsenabweichungen hervorrufen und damit die Gonarthrose verstärken – ein häufiger, schmerzhafter Circulus vitiosus (Schiebler und Korf 2007).

6.7.3 Gelenke zwischen Tibia und Fibula

Tibia und Fibula stehen an ihren proximalen Enden durch die Articulatio tibiofibularis, im Schaftbereich durch die Membrana interossea cruris und an den distalen Enden durch die Syndesmosis tibiofibularis in Verbindung (◘ Abb. 6.7). Die Membrana interossea ist eine feste Sehnenplatte, welche zur Verbindung der beiden Unterschenkelknochen beiträgt und Muskeln als Ursprung dient. Außerdem wird die Membran kranial von der A. tibialis anterior und distal vom Ramus perforans der A. peronaea durchbohrt.

6.7.4 Gelenke des Fußes

Die Hauptgelenke des Fußes (◘ Tab. 6.1) lassen sich einteilen in:
- Oberes und unteres Sprunggelenk
- Übrige Fußwurzelgelenke
- Fußwurzel-Mittelfuß-Gelenke
- Großzehengrundgelenk und Zehengrundgelenke
- Zehengelenke

Oberes und unteres Sprunggelenk Im **oberen Sprunggelenk**, **Articulatio talocruralis**, ist der proximale Teil des Fußes (Talus) gelenkig mit den Unterschenkelknochen (Ossa cruris) verbunden (◘ Abb. 6.7). Der Ge-

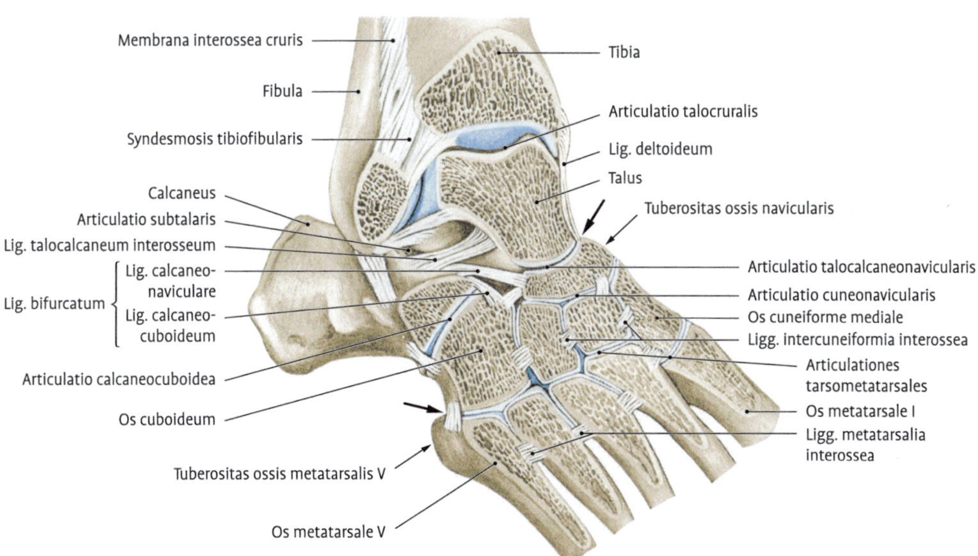

◘ **Abb. 6.7** Gelenke und Bänder eines rechten Fußes in der Ansicht von dorsal und lateral. Der oberflächliche Teil der Knochen wurde abgetragen. Die schwarzen Pfeile am medialen und lateralen Fußrand zeigen den Zugang zur Chopartschen Gelenklinie (Landmarke: Tuberositas ossis navicularis) bzw. zur Lisfrancschen Gelenklinie (Landmarke: Tuberositas ossis metatarsalis V). (Aus Anderhuber et al. 2012)

Tab. 6.1 Gelenke des Fußes. (Art. = Articulatio, Artt. = Articulationes, Facies art. = Facies articularis, MFK = Mittelfußknochen)

Gelenkname	Artikulierende Skelettelemente	Gelenktyp	Funktion	Sonstiges
Art. talocruralis (oberes Sprunggelenk)	Tibia und Fibula (verbunden in der Syndesmosis tibiofibularis) mit Talus	Scharniergelenk	Plantarflexion und Dorsalextension um transversale Achse	
Art. talotarsalis (unteres Sprunggelenk), besteht aus a) Art. subtalaris und b) Art. talocalcaneonavicularis	a) Talus mit Facies art. post. calcanei b) Talus mit Facies art. ant. u. med. calcanei + Talus mit Os naviculare und Pfannenband	Kombiniertes Zapfen-Kugel-Gelenk	Eversion und Inversion um schräge, von lateral-kaudal nach medial-kranial ansteigende Achse	
Art. calcaneocuboidea (Fersenbein-Würfelbein-Gelenk)	Vorderfläche des Calcaneus mit Facies art. cuboidea	Federnde Amphiarthrose	Drehbewegungen, geringe Plantarflexion und Dorsalextension	Bildet zusammen mit der Art. talonavicularis das Chopartsche Gelenk (Art. tarsi transversa)
Art. tarsi transversa (Chopartsches Gelenk)	Zusammenschluss der Artt. talonavicularis und calcaneocuboidea	Amphiarthrose	Drehbewegungen des Vorfußes gegenüber dem Rückfuß	Bestimmt die Höhe des Längsgewölbes
Art. cuneonavicularis (Keilbein-Kahnbein-Gelenk)	Os naviculare mit den 3 Ossa cuneiformia	Amphiarthrose	Drehbewegungen sowie geringe Plantarflexion und Dorsalextension	
Art. cuneocuboidea (Keilbein-Würfelbein-Gelenk)	Os cuboideum mit Os cuneiforme laterale	Amphiarthrose		

Artt. tarsometatarseae (Fußwurzel-Mittelfuß-Gelenke)	3 Gelenke: 1. Os cuneiforme mediale mit Os metatarsale I, 2. Ossa cuneiformia intermedium und laterale mit Ossa metatarsalia II und III, 3. Os cuboideum mit Ossa metatarsalia IV und V	Amphiarthrosen	Beteiligung an der Verdrehung des Fußes bei Supination und Pronation	Bilden die Lisfrancsche Gelenklinie
Artt. intermetatarseae (Intermetatarsalgelenke)	Einander zugekehrte Seiten der Metatarsalbasen II–V	Amphiarthrosen	„Verwringung" des Fußes im Rahmen der Pronations- und Supinationsbewegung	
Art. metatarsophalangea I (Großzehengrundgelenk)	Kopf des MFK I mit Gelenkpfanne der Großzehengrundphalanx	Scharniergelenk	Flexion, Extension	Gelenkpfanne wird plantar durch Faserknorpelplatte erweitert. Mediales und laterales Sesambein eingelagert, durch Faserknorpelplatte miteinander verbunden
Artt. metatarsophalangeae (Zehengrundgelenke)	Köpfe der MFK II–V mit Gelenkpfannen der Grundphalangen	Scharniergelenke	Flexion, Extension	Gelenkpfannen werden plantar durch Faserknorpelplatten erweitert
Art. interphalangea hallucis (Zehenendgelenk)	Zehengrundphalanx mit Zehenendphalanx	Scharniergelenk	Flexion, Extension	
Artt. interphalangeae (Zehenmittel- und Zehenendgelenke)	Köpfchen der Grund- und Mittelphalangen mit Basen der Mittel- und Endphalangen	Scharniergelenke	Flexion, Extension,	Distales Interphalangealgelenk der Kleinzehe fehlt häufig

lenkkopf setzt sich aus der Trochlea tali mit ihren 3 Gelenkflächen, einer oberen und 2 seitlichen, zusammen. Die Gelenkpfanne umfasst die von Tibia und Fibula gebildete Malleolengabel; sie umschließt die Trochlea tali von 3 Seiten. Das Gelenk ist ein Scharniergelenk (Ginglymus) und gestattet eine Dorsalextension, Heben der Fußspitze sowie eine Plantarflexion, Senken der Fußspitze. Das Corpus tali ist ventral etwas breiter als dorsal und wird daher bei Dorsalextension vollständig in die Malleolengabel eingeklemmt. Bei der Plantarflexion ist das Gelenk instabiler und es sind geringe Seitwärtsbewegungen möglich.

Muskeln mit Wirkung auf das obere Sprunggelenk Folgende Muskeln wirken auf das obere Sprunggelenk (◙ Abb. 6.3a, b):
- Plantarflexion: alle Flexoren am Unterschenkel. Im Einzelnen die Mm. triceps surae, tibialis posterior, flexor digitorum longus und flexor hallucis longus sowie die Mm. peronaeus longus und brevis.
- Dorsalextension: alle Extensoren am Unterschenkel. In einzelnen die Mm. tibialis anterior, extensor digitorum longus und extensor hallucis longus.

Im **unteren Sprunggelenk, Articulatio talotarsalis**, hat der Talus mit den angrenzenden Tarsalknochen Calcaneus und Os naviculare Kontakt (◙ Abb. 6.7). Das Gelenk wird durch den Sinus tarsi und durch das in diesem gelegene Ligamentum talocalcaneum interosseum, in eine hintere Kammer, **Articulatio subtalaris**, und eine vordere Kammer, **Articulatio talocalcaneonavicularis**, geteilt. Die Gelenkpfanne der Articulatio subtalaris besitzt eine kaudal und dorsal gelegene Gelenkfläche am Talus. Der Gelenkkopf weist eine kranial und dorsal gelegene Gelenkfläche am Calcaneus auf. Der Gelenkkopf der Articulatio talocalcaneonavicularis besitzt 3 Gelenkflächen am Talus; hierbei handelt es sich um den Taluskopf sowie 2 kaudal und ventral gelegene Gelenkflächen am Talus. Die Gelenkpfanne hat

entsprechende Gelenkflächen am Calcaneus und am Os naviculare. An der Bildung der Pfanne ist außerdem noch ein Band, das **Ligamentum calcaneonaviculare plantare**, beteiligt. Es zieht vom Calcaneus zum Os naviculare und hilft, den Taluskopf zu tragen. Da es mit seiner dem Gelenk zugekehrten, überknorpelten Seite die Gelenkpfanne ergänzt, wird es auch als **„Pfannenband"** bezeichnet.

Beide Kammern des unteren Sprunggelenks haben eine eigene Gelenkkapsel und -höhle. Funktionell bilden beide eine Einheit. Es handelt sich um ein einachsiges, kombiniertes **Zapfen-Kugel-Gelenk**. Die Achse verläuft von hinten-unten-lateral schräg durch das Collum tali nach vorneoben-medial. Um diese Achse herum erfolgen zusammen mit den Kombinationsbewegungen des gesamten Fußes einschließlich der Zehen **Pronation** und **Supination** (Tillmann 1987). Als **Eversion** und **Inversion** werden Bewegungen bezeichnet, die sich isoliert nur auf das untere Sprunggelenk beschränken. Eine Supination bedeutet das Heben des medialen und Senken des lateralen Fußrandes; eine Pronation bedeutet das Heben des lateralen und Senken des medialen Fußrandes. Mit diesen Bewegungen sind zwangsläufig noch andere verknüpft, und zwar mit der Supination eine Tibialadduktion und Plantarflexion, mit der Pronation eine Tibialabduktion und Dorsalextension. Daher sind Pro- und Supination des Fußes von den gleichnamigen Umwendebewegungen der Hand, die in den Radioulnargelenken erfolgen, grundsätzlich verschieden.

Muskeln mit Wirkung auf das untere Sprunggelenk Die Pronation wird durch Muskeln ausgeführt, die distal der Gelenkachse ansetzen, die Supination hingegen mit Muskeln, die proximal der Gelenkachse ansetzen. Bei einer Beeinträchtigung des unteren Sprunggelenks nach einem Unfall oder durch eine Arthrose, ist das Gehen auf glattem oder unebenem Untergrund einge-

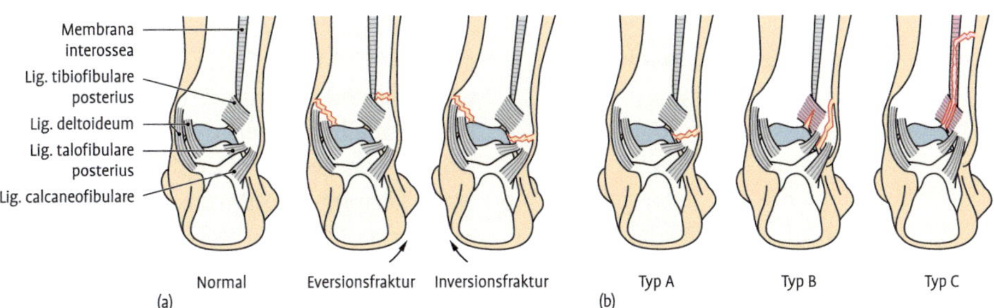

◨ **Abb. 6.8** **a**, **b** Sprunggelenke in normalem und verletztem Zustand. **a** Bänder der Sprunggelenke mit Verletzungsmöglichkeiten bei Knöchelfrakturen. **b** Einteilung der Außenknöchelfrakturen nach Weber. (Aus Anderhuber et al. 2012)

schränkt. Grund hierfür ist, dass der Fuß sich den Unebenheiten des Bodens durch Supinations- und Pronationsbewegungen nicht mehr anpassen kann. Folgende Muskeln wirken auf das untere Sprunggelenk (◨ Abb. 6.3a, b):

- Pronation: Aus der Muskelgruppe der Extensoren unterstützt der M. extensor digitorum longus die Pronationsbewegung. Darüber hinaus wirken ganz besonders auch die Mm. peronaeus longus und brevis pronatorisch.
- Supination: alle Flexoren am Unterschenkel. Im Einzelnen die Mm. flexor digitorum longus, flexor hallucis longus, tibialis posterior und triceps surae. Aus der Muskelgruppe der Extensoren wirkt der M. tibialis anterior als Supinator.

Klinik

1. Die Kollateralbänder des oberen Sprunggelenks können leicht gezerrt werden (◨ Abb. 6.8a). Bei heftiger Abduktion oder Adduktion kommt es zur Bandruptur. Hiervon ist der äußere Bandapparat häufiger betroffen. Wenn es zu einer vollständigen **Ruptur der Bänder des Außenknöchels** gekommen ist, lässt sich der Talus in der Malleolengabel kippen. Die Diagnose wird durch eine Magnetresonanztomografie (MRT) erhärtet. Eine in Inversionsstellung gehaltene, anterior-posteriore Röntgenaufnahme des oberen Sprunggelenks ist sehr schmerzhaft und wird heutzutage allenfalls bei einer chronischen Instabilität des oberen Sprunggelenks angefertigt.

2. **Die häufigste Fraktur des oberen Sprunggelenks entsteht durch ein Abduktions-Außenrotations-Trauma** (◨ Abb. 6.8a). Der Patient ist beispielsweise mit seinem Fuß in einem Erdloch hängen geblieben. Hierbei werden Körper und Schienbein nach innen rotiert. Zuerst kommt es zu einer **Torsionsfraktur des Außenknöchels**, gefolgt von einer **Ruptur des Ligamentum deltoideum** mit oder ohne **Abrissfraktur des Innenknöchels**. Wenn schließlich die Tibia nach vorn gleitet, droht eine Abscherfraktur an der dorsalen Tibiakante (hinterer Teil des Innenknöchels). Durch die beim Kontakt mit dem Talus entstehenden Scherkräfte kann es zur Absprengung eines sogenannte **hinteren Volkmann-Dreiecks** kommen (Müller und Mitarbeiter 2020); hierunter ist ein knöcherner Bandausriss der hinteren Syndesmose zu verstehen.

6

3. Die **Außenknöchelfrakturen** werden nach Weber (◘ Abb. 6.8b) in ihrem Verhältnis zur Syndesmose eingeteilt (Müller und Mitarbeiter 2020).
   — **Weber A**: Fraktur unterhalb der Syndesmose, Syndesmose intakt.
   — **Weber B**: Fraktur in Höhe der Syndesmose, Syndesmose kann rupturiert sein.
   — **Weber C**: Fraktur oberhalb der Syndesmose, Syndesmose immer zerrissen, Membrana interossea bis zur Fraktur rupturiert.
4. Bei der **Maissoneuve-Fraktur** handelt es sich um eine Sonderform der Weber-C-Fraktur (Müller und Mitarbeiter 2020). Charakteristisch ist die hohe Fibulafraktur. Wie bei der Weber-C-Fraktur liegt ein Längsriss der Membrana interossea und eine Ruptur der Syndesmosen sowie eine Innenknöchelfraktur vor. Infolge der Bänderrisse luxiert die Tibia auf dem Talus nach vorne, sodass die Ferse abnorm hervortritt. Der aktuelle Trend geht zu einer operativen Versorgung dieser komplizierten Verletzung.
5. **Achillessehnenrupturen** entstehen durch plötzliche Überbeanspruchung, oft als Folge von Sportverletzungen, vor allem bei degenerativ vorgeschädigter Sehne. Die Ruptur ist oft von einem **Peitschenknall-Phänomen** begleitet. Eine Durchblutungsminderung der Sehne ab dem 20. Lebensjahr begünstigt die Degeneration und senkt die Belastbarkeit noch im Leistungsalter. Typisch für diese Verletzung ist das Unvermögen des aktiven Zehenstandes (Schumacher und Aumüller 2004).

Übrige Fußwurzelgelenke Das **Fersenbein-Würfelbein-Gelenk**, Articulatio calcaneocuboidea, liegt lateral von der Articulatio talo-

calcaneonavicularis des unteren Sprunggelenks (◘ Abb. 6.7). Das Gelenk wird häufig als „federnde Amphiarthrose" bezeichnet. Funktionell erlauben die sattelförmigen Gelenkflächen jedoch Drehbewegungen sowie eine geringe Plantarflexion und Dorsalextension (Tillmann 1987).

Im **queren Fußwurzelgelenk**, Articulatio tarsi transversa (Chopartsches Gelenk) werden die Articulationes talonavicularis und calcaneocuboidea zu einem Gelenk zusammengeschlossen (◘ Abb. 6.7).

❯ Das Ligamentum bifurcatum ist das „Schlüsselband" des Chopartschen Gelenks am Rückfuß.

Das Chopartsche Gelenk ist im strengen Sinn keine Amphiarthrose, da Drehbewegungen des Vorfußes gegenüber dem Rückfuß möglich sind. Von der Lage der Fußwurzelknochen des Chopartschen Gelenks wird die Höhe des Längsgewölbes am inneren Fuß und damit die Neigung zu einem **„Plattfuß"** bestimmt.

Im **Keilbein-Kahnbein-Gelenk**, Articulatio cuneonavicularis, stehen die distalen Gelenkflächen des Os naviculare mit den 3 Ossa cuneiformia in gelenkiger Verbindung (◘ Abb. 6.7); es handelt sich um eine Amphiarthrose. Die Gelenkhöhle dehnt sich distal in die Zwischenknochenräume der Keilbeine aus.

Das **Keilbein-Würfelbein-Gelenk**, Articulatio cuneocuboidea, zwischen dem lateralen Keilbein und dem Würfelbein ist inkonstant. Durch kräftige Bänder sind Kahnbein, Keilbeine und Würfelbein in Form von Amphiarthrosen miteinander verbunden. Die Bänder verklammern die **Querwölbung des Fußes**.

Fußwurzel-Mittelfuß-Gelenke Die **Fußwurzel-Mittelfuß-Gelenke**, Articulationes tarsometatarseae, bestehen aus **3, von einer eigenen Kapsel umgebenen Gelenken** (◘ Abb. 6.7). Im 1. Tarsometatarsalgelenk sind das Os cuneiforme mediale und der 1. Mittelfußknochen miteinander gelenkig verbunden. Im 2. Tarsometatarsalgelenk stehen die Ossa cuneiformia intermedium und laterale mit dem 2. und 3. Mittelfußknochen in Kontakt. Im 3. Tarsometatarsalgelenk artikuliert das Os cuboideum mit dem 4. und 5. Metatarsalknochen. Die Spalten der 3 nebeneinander liegenden Gelenke bilden die **Lisfrancsche Gelenklinie**. Die Fußwurzel-Mittelfuß-Gelenke sind zwar Amphiarthrosen, dennoch sind vor allem am 1. und 5. Strahl Bewegungen von geringem Ausmaß möglich. Des Weiteren sind diese Gelenke an der Verdrehung des Fußes bei Supination und Pronation beteiligt. Das 1. Tarsometatarsalgelenk ist zwar nicht mit dem Daumensattelgelenk vergleichbar, dennoch sind geringgradig Flexion, Extension und Abduktion möglich.

Intermetatarsalgelenke In den **Intermetatarsalgelenken**, Articulationes intermetatarseae, sind die einander zugekehrten Seiten der Basen der Mittelfußknochen 2 bis 5 gelenkig miteinander verbunden (Abb. 6.7). Die Gelenke unterstützen die Verwringung des Fußes bei Pronations- und Supinationsbewegungen.

Großzehengrundgelenk und Zehengrundgelenke Das **Großzehengrundgelenk**, Articulatio metatarsophalangea 1, unterscheidet sich von den übrigen Zehengrundgelenken durch die Form der beteiligten Gelenkflächen (Abb. 6.2). Der eiförmige Kopf des 1. Mittelfußknochens weist an seiner Plantarseite 2 Rinnen auf, in denen das mediale und das laterale Sesambein gleiten.

> Die beiden Sesambeine an der Plantarseite des 1. Mittelfußknochens sind durch eine an der Basis der Großzehengrundphalanx entspringende Faserknorpelplatte verbunden.

In einer tiefen Rinne zwischen den beiden Sesambeinen verläuft die Sehne des M. flexor hallucis longus. Das mediale Sesambein ist in die Sehnen des Caput mediale m. flexoris hallucis brevis und des M. abductor hallucis eingelagert. Zum lateralen Sesambein ziehen des Caput laterale m. flexoris hallucis brevis und der M. adductor hallucis. Das Großzehengrundgelenk ist ein Scharniergelenk.

In den **Zehengrundgelenken**, Articulationes metatarsophalangeae 2 bis 5, treten die walzenförmigen Köpfe der Mittelfußknochen mit den ovalen Basen der Zehengrundglieder in Kontakt (Abb. 6.1). Die ovalen Gelenkpfannen der Grundphalanxbasen werden plantar durch Faserknorpelplatten erweitert und unterstützt. Die Zehengrundgelenke 2 bis 5 sind Scharniergelenke mit der Möglichkeit zur Plantarflexion und zur Dorsalextension.

Zehenmittel- und -endgelenke sowie Großzehenendgelenk In den **Zehenmittel- und Endgelenken**, Articulationes interphalangeae proximales et distales, artikulieren die rollenförmigen Gelenköpfe der Grund- und Mittelphalangen mit den keilförmigen Basen der Mittel- und Endphalangen (Abb. 6.1). Die Großzehe hat nur ein Interphalangealgelenk. An der Kleinzehe fehlt das distale Interphalangealgelenk häufig. Auf der Plantarseite liegen den Zehenmittel- und Endgelenken kleine Faserknorpelplatten an.

Muskeln mit Wirkung auf den Fuß Folgende Muskeln bewegen den Fuß (Abb. 6.3a, b, 6.11, 6.12, 6.13 und 6.14):
- Die **langen Flexoren der Zehen**: Der M. flexor digitorum brevis setzt jeweils mit 2 Zipfeln an der Seite der Zehenmittelglieder an. Der M. flexor digitorum longus setzt an den Basen der Zehenendglieder an. Die Sehne des langen Zehenbeugers durchbohrt die auseinanderweichenden Sehnenzipfel des kurzen Zehenbeugers in Höhe des Grundgliedes. Der M. flexor digitorum brevis beugt das Zehenmittelglied, der M. flexor digitorum longus das Zehenendglied. Die Zehengelenke werden bei gemeinsamer Aktion beider Muskeln gebeugt. Der M. flexor digitorum longus überkreuzt in seinem Verlauf proximal

vom Malleolus medialis die Sehne des M. tibialis posterior im sogenannten **Chiasma tendinum crurale**; distal vom Malleolus medialis überkreuzt dieser Muskel die Sehne des M. flexor hallucis longus im sogenannten **Chiasma tendinum plantare**.

- Die **langen Extensoren der Zehen**: Der M. extensor digitorum longus wird durch den M. extensor digitorum brevis unterstützt. Die Sehnen beider Muskeln enden an jeder Zehe in der Dorsalaponeurose.

- Die **Muskeln der Fußmitte (intrinsische Fußmuskeln)**: Der **M. quadratus plantae** kommt vom Calcaneus und setzt am lateralen Rand der Ansatzsehne des langen Zehenbeugers an. Er lenkt die schräg verlaufende Sehne des M. flexor digitorum longus in eine longitudinale Zugrichtung um und verstärkt die Wirkung dieses Muskels an den Zehengelenken. Die **3 Mm. interossei plantares** entspringen einköpfig an der medialen, zur Großzehe gerichteten Seite der Mittelfußknochen III, IV und V. Ihre Endsehnen strahlen von medial in die Dorsalaponeurosen der 3., 4. und 5. Zehe ein.

- Die **4 Mm. interossei dorsales** entspringen zweiköpfig an den einander zugekehrten Seiten der Mittelfußknochen I bis V. Ihre Endsehnen strahlen in die Dorsalaponeurose der 2. Zehe (von medial und lateral), der 3. Zehe (von lateral) und der 4. Zehe (von lateral) ein.

- Die Mm. interossei verhalten sich wie an der Hand. Im Gegensatz zur Hand ist jedoch die Symmetrieachse, um die sie sich gruppieren, die 2. Zehe. An der Hand ist es der 3. Finger. Die plantaren Interossei adduzieren, die dorsalen abduzieren die Zehen. Alle Mm. interossei inserieren zusätzlich an den Ligamenta plantaria sowie am Kapsel-Band-Apparat der Zehengrundgelenke und beugen die 2. bis 5. Zehe im Grundgelenk. Über ihre Insertion an den Ligamenta plantaria sorgen die Mm. interossei für einen korrekten Sitz der Faserknorpelplatten unterhalb der Mittelfußköpfe. Im Ge-

gensatz zu den Mm. interossei der Hand, ist ihre Streckwirkung auf das Zehenmittel- und Endgelenk allenfalls schwach ausgeprägt.

- Die **4 Mm. lumbricales** entspringen von den 4 Sehnen des M. flexor digitorum longus, der M. lumbricalis I einköpfig vom medialen Rand der Sehne für die 2. Zehe, die Mm. lumbricales II bis IV zweiköpfig von den einander zugekehrten Seiten der Sehnen III bis V. Die Mm. lumbricales setzen an der Gelenkkapsel des Grundgelenks und an der medialen Seite der Grundphalanxbasis an. Ein Teil der Ansatzsehne kann in die Dorsalaponeurose einstrahlen. Sie unterstützen die Beugung in den Zehengrundgelenken 2 bis 5. Im Gegensatz zu den Mm. lumbricales an der Hand, ist ihre Streckwirkung auf die Zehenmittel- und -endgelenke schwach.

- **Großzehenballen**: Die **6 auf die Großzehe einwirkenden Muskeln** können in lange Muskeln mit Ursprung am Unterschenkel und kurze, intrinsische Muskeln untergliedert werden.

- Zu den langen Großzehenmuskeln gehören die Mm. flexor hallucis longus mit Ansatz an der Großzehenendphalanx und der M. extensor hallucis longus mit Ansatz an der Dorsalaponeurose der Großzehe.

- Zu den kurzen Großzehenmuskeln gehören der M. extensor hallucis brevis mit Ansatz an der Dorsalaponeurose der Großzehe sowie **3 Muskeln, die an der Großzehengrundphalanx inserieren**, nämlich die Mm. abductor hallucis, adductor hallucis (mit Caput obliquum und Caput transversum) und flexor hallucis brevis (mit Caput mediale und Caput laterale). Ein **M. opponens fehlt der Großzehe**, was mit ihrer Unfähigkeit zur Opposition zusammenhängt.

- **Kleinzehenballen**: Zu den kurzen Kleinzehenmuskeln gehören **3 Muskeln, die am lateralen Rand der Grundphalanxbasis der Kleinzehe ansetzen**, nämlich die Mm. abductor digiti minimi, flexor digiti minimi brevis und opponens digiti minimi.

Die Muskeln der Fußsohle sind wesentlich stärker ausgeprägt als diejenigen des Fußrückens. Sie lassen eine ähnliche Anordnung wie an der Hand erkennen, ohne dass jedoch eine so vielseitige Beweglichkeit wie dort erreicht wird. Die Hauptfunktion der plantaren Muskeln besteht in einer **aktiven Verspannung des Fußgewölbes**.

Klinik

1. Zu Fehlstellungen des Fußes kommt es, wenn sich die Verspannung durch erhöhte Belastung ändert, zum Beispiel nach Lähmungen oder anderen Ursachen: 1. **Pes valgus (Knickfuß)**: Der Talus verschiebt sich gegen den Calcaneus nach medial und das Fersenbein steht in Valgusstellung, übersteigerte Pronationsstellung. Beim Kind, das Laufen lernt, ist eine Valgusstellung physiologisch. 2. **Pes planus (Plattfuß)**: Der Fußlängsbogen flacht ab, weil die Bänder nachgeben oder der M. tibialis posterior gelähmt ist. 3. **Pes transversus (Spreizfuß)**: Der Querbogen des Fußgewölbes flacht sich ab. Dadurch vergrößern sich die Abstände zwischen den Mittelfußköpfen. Oft ist er mit einem Hallux valgus kombiniert (Schiebler und Korf 2007).

2. Der **angeborene Klumpfuß** ist die häufigste Extremitätenfehlbildung. Der Fuß befindet sich in plantarflektierter und supinierter Stellung. Der Rückfuß ist nach medial gekippt (Varusstellung). Der laterale Fußrand zeigt nach unten und die Fußsohle nach medial. Die aus dieser Fehlstellung resultierende Fehlbelastung führt zu einem fehlerhaften Wachstum der Fußknochen, sodass eine knöchern fixierte Fehlform entsteht. Die Frühbehandlung in den ersten Lebenstagen und Lebenswochen ist für die Heilungsaussichten entscheidend, da der Klumpfuß nur in den ersten Lebenstagen weich und verformbar ist. Durch Gipsverbände und Schienung wird der Fuß in Normalstellung fixiert und umgeformt (Drenckhahn und Eckstein 2003).

3. Der **Hallux valgus** entsteht meistens sekundär als Folge eines **Spreizfußes**. Die Erkrankung wird durch das Tragen spitz zulaufender Schuhe gefördert. Durch die Abweichung des Os metatarsale I nach medial und der Großzehe nach lateral kommt zu einer Störung des muskulären Gleichgewichts, das heißt zu einer Änderung der Zugrichtung der Sehnen (Drenckhahn und Eckstein 2003). Man beobachtet eine Verschiebung der Ansatzsehnen der Mm. flexor hallucis longus und brevis sowie des M. adductor hallucis nach fibular. Aufgrund seiner plantaren Lage wird der M. abductor hallucis zum kräftigen Flexor (Tillmann et al. 1986).

4. Im Falle der **Krallenzehen** geraten die Zehen in den Metatarsophalangealgelenken in eine Hyperextensionsstellung, wobei die gebeugten Mittel- und Endglieder keinen Kontakt zum Boden haben. Ursache kann eine Insuffizienz oder Lähmung der Mm. interossei sein. Aufgrund der mangelhaften Stabilisierung der Grundgelenke durch die beugende Wirkung der Mm. interossei kommen die Zehen durch den Zug der Zehenstrecker in eine Hyperextensionsstellung. Eine Kontraktur im proximalen Zehengelenk bei nach dorsal extendierter Grundphalanx wird als **Hammerzehe** bezeichnet (Tillmann 1987).

Varianten Gelegentlich ist an den Mm. flexor digitorum brevis und/oder flexor digitorum longus die **zur Kleinzehe ziehende Sehne nicht ausgeprägt** (Claassen und Wree 2003). Als Ersatz kann dann ein isolierter Muskel mit Ursprung am Calcaneus oder am M.

quadratus plantae auftreten, dessen Sehne an der Kleinzehenendphalanx ansetzt.

6.7.5 Gewölbe des Fußes

Im Stand stellen die Ferse und die Köpfe der Mittelfußknochen die wichtigsten das Körpergewicht tragenden Punkte am Fuß dar. Darüber hinaus bemerkt man beim Stehen im weichen Sand, dass auch der laterale Fußrand und die Zehenspitzen Kontakt mit dem Boden haben. Die Knochen des Fußes sind in Form eines Längs- und eines Quergewölbes angeordnet. Am **Längsgewölbe** kann man einen medialen, hoch gewölbten Teil von einem lateralen, niedrigen Teil unterscheiden. Der mediale Teil besteht aus dem Calcaneus, dem Talus, dem Os naviculare, den 3 Ossa cuneiformia und den Mittelfußknochen I bis III. Der laterale Teil wird durch den Calcaneus, das Os cuboideum sowie die Mittelfußknochen IV und V gebildet. Das **Quergewölbe** entsteht durch die Lage von Calcaneus, Talus und Os naviculare sowie der keilförmigen Anordnung der Ossa cuneiformia und des Os cuboideum.

Der Fuß erfüllt eine doppelte Rolle: Beim Stehen dient er als feste Unterstützung für das Körpergewicht. Beim Gehen und Laufen verhält er sich wie ein Sprungbrett. Stehen führt zu einer geringgradigen Verminderung der Gewölbehöhe unter dem Gewicht des Körpers. Gleichzeitig rücken die einzelnen Fußknochen zusammen, die verbindenden Bänder sind maximal gespannt und der Fuß wird zu einem festen Podest. Beim Übergang zum Laufen wird das Gewicht vom Fußgewölbe genommen, die Fußknochen entfernen sich etwas voneinander und gewährleisten in den sprungartigen Phasen der Fortbewegung ein bewegliches Hebelsystem.

Die Fußgewölbe werden durch die Form der miteinander in Verbindung tretenden Knochen, durch Bänder und durch Muskeln aufrechterhalten. Folgende Bänder sind beteiligt: 1. Die dorsalen und plantaren Zwischenknochenbänder des Vorfußes. 2.

Das **Ligamentum calcaneonaviculare plantare (Pfannenband)**, das vom Sustentaculum tali des Calcaneus zur Tuberositas ossis navicularis zieht und die Unterseite des Taluskopfes trägt. 3. Das **Ligamentum calcaneocuboideum plantare**, das sich von der Plantarfläche des Calcaneus zum Os cuboideum erstreckt. 4. Das **Ligamentum plantare longum**, das an der Plantarfläche des Calcaneus entspringt, bedeckt das Ligamentum calcaneocuboideum plantare. Es formt zusammen mit dem Os cuboideum einen Tunnel für die Sehne des M. peronaeus longus und setzt an den Basen der Mittelfußknochen II bis IV an.

Die Bänder werden in ihrer Funktion durch die **Plantaraponeurose**, **Aponeurosis plantaris**, unterstützt. Die Plantaraponeurose entspringt am Tuber calcanei und spaltet sich, breiter werdend, in 5 Zipfel, Fasciculi longitudinales zu den Zehen auf. Diese Längszüge werden wie bei der Palmaraponeurose der Hand durch quere Faserzüge, Fasciculi transversi, miteinander verbunden.

An der **Erhaltung der Fußgewölbe** sind kurze und lange Fußmuskeln beteiligt. Die Mm. abductor hallucis, flexor hallucis brevis, flexor digitorum brevis und abductor digiti minimi wirken auf die Erhaltung des Längsgewölbes. Das Caput transversum des M. adductor hallucis wirkt gemeinsam mit dem Ligamentum metatarsale transversum profundum auf die Verspannung des Quergewölbes. Auch der M. peronaeus longus trägt zur Verspannung des Quergewölbes bei. Seine schräg über die Fußsohle, in einer Grube des Os cuboideum verlaufende Sehne setzt an der Basis des 1. Mittelfußknochens und am Os cuneiforme mediale an.

der Tuberositas ossis navicularis und den Ossa cuneiformia ansetzt, verspannt sowohl Längs- als auch Querwölbung. **Die Mm. peronaeus longus und tibialis posterior bilden zusammen eine tendinöse Verklammerung an der Planta pedis.**

6.7.6 Anatomie des Laufens

Im **Verlauf des Gehens** wird die Ferse vom Boden abgehoben. Die Flexion der Metatarsophalangealgelenke ermöglicht dem Fuß ein Abstoßen. Im weiteren Verlauf löst sich der Fuß vollständig vom Boden. Schließlich erfolgt eine Dorsalextension, um die Zehen in Neutralstellung zurückzuführen. Kurz bevor die Zehen des einen Fußes den Kontakt mit dem Untergrund verlieren, setzt die Ferse des anderen Fußes auf dem Boden auf. Zur Vorwärtsbewegung tragen bei: das Abheben der Zehen vom Boden, die kräftige Plantarflexion im oberen Sprunggelenk und das Vorwärtsschwingen der Hüften in Begleitung von Schwingbewegungen des Beckens. Patienten mit einer **Paraplegie** abwärts der Taille können das Gehen allein durch das Schwingen des Beckens wieder erlernen.

Berührt beim Gehen auf der einen Seite der Fuß den Boden, so wird ein Absinken des Beckens auf der anderen Seite durch die Hüftgelenksabduktoren, die Mm. glutaeus medius, glutaeus minimus und tensor fasciae latae, verhindert. Die Lähmung der Hüftgelenksabduktoren stellt eine Ursache für das Auftreten eines „Watschelgangs" mit positivem **Trendelenburg-Zeichen** dar.

6.8 Topografisch wichtige Regionen und Strukturen

Zu den topografisch wichtigen Regionen der unteren Extremität gehören das Trigonum femorale, die Fossa iliopectinea, der Adduktorenkanal und die Fossa poplitea.

6.8.1 Trigonum femorale

Das Trigonum femorale, das Schenkeldreieck, wird folgendermaßen begrenzt (■ Abb. 6.9):
- Kranial: Ligamentum inguinale
- Medial: mediale Kante des M. adductor longus
- Lateral: mediale Kante des M. sartorius

Der Boden des Schenkeldreiecks wird vom M. iliacus, von der Sehne des M. psoas major und von den Mm. pectineus und adductor longus gebildet. Das Dach bilden die oberflächliche Beinfaszie mit den Nodi lymphoidei inguinales superficiales und der V. saphena magna sowie die tiefe Beinfaszie, Fascia lata, die am **Hiatus saphenus** von der V. saphena magna durchbrochen wird.

Der Inhalt des Schenkeldreiecks besteht aus: V. femoralis, A. femoralis, N. femoralis, Nodi lymphoidei inguinales. Einige dieser Strukturen sollen nachfolgend genauer besprochen werden.

Fascia lata

Die **Fascia lata** umhüllt die gesamte Muskulatur des Oberschenkels. Nur am Hiatus saphenus ist die Faszie für den Eintritt der V. saphena magna unterbrochen. Sie bildet für den M. sartorius und den M. tensor fasciae latae eine eigene Faszienscheide. Kranial ist die Fascia lata an folgenden Strukturen befestigt: Ligamentum inguinale, Os pubis, Os ischii, Ligamentum sacrotuberale, Os sacrum, Os coccygis, Crista iliaca. Distal heftet sie sich an den Condyli tibiae und an der Basis der Patella an. Die tiefe Oberschenkelfaszie weist besonders lateral, wo der M. tensor fasciae latae in den **Tractus iliotibialis** (Maissiatscher Streifen) eingelagert ist, eine große Festigkeit auf (■ Abb. 6.9 und 6.10). Auch im Bereich der Insertion des M. glutaeus maximus ist die Faszie derb. Der Tractus iliotibialis trägt zur Stabilisierung der Hüfte und des gestreckten Kniegelenks bei, wenn er durch die mit ihm verbundene Muskulatur in einen gespannten Zustand versetzt wird. Die Fascia lata geht kontinuierlich

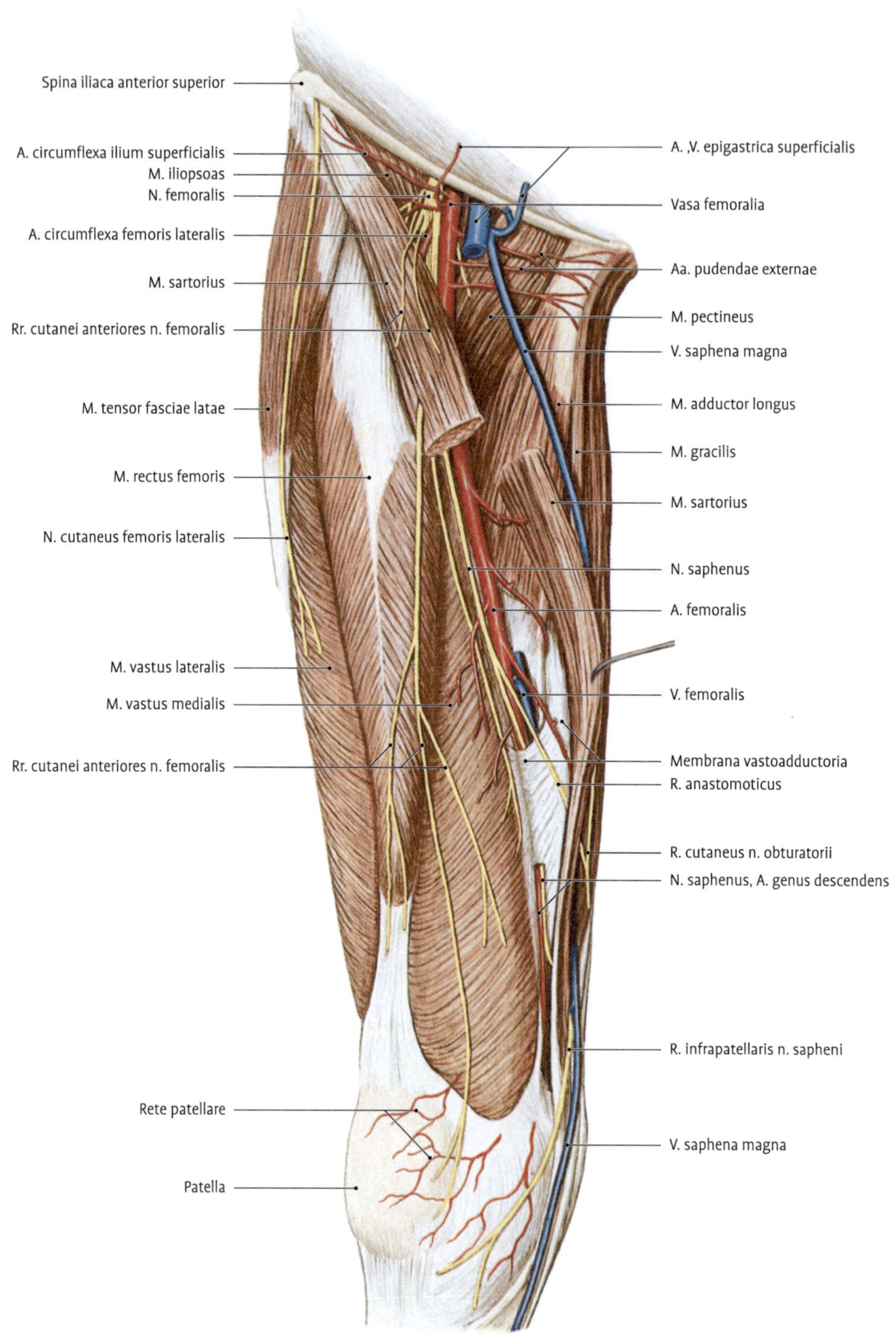

Abb. 6.9 Leitungsbahnen der Oberschenkelvorderseite von vorne und medial gesehen. M. sartorius durchtrennt und im mittleren Drittel etwas nach medial gezogen. (Aus Anderhuber et al. 2012)

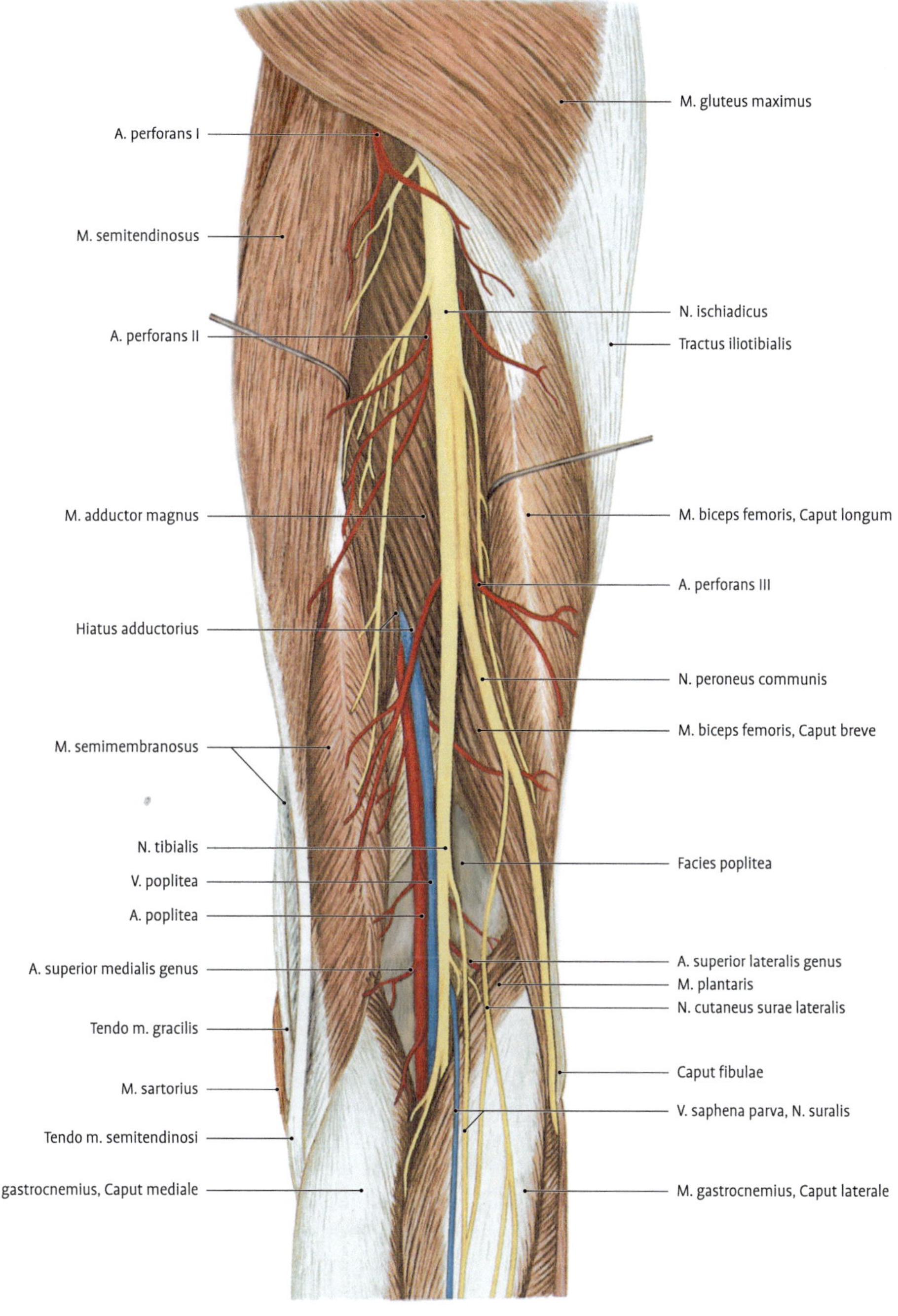

■ Abb. 6.10 Leitungsbahnen der Oberschenkelrückseite und der Fossa poplitea. Die Aa. perforantes versorgen die Adduktoren und die ischiokrurale Muskulatur. Man beachte, dass die A. poplitea unter den Leitungsbahnen der Kniekehle am tiefsten liegt. (Aus Anderhuber et al. 2012)

kranial-dorsal in die Fascia glutaea und distal in die Fascia cruris über. Das feste Material der seitlichen Fascia lata eignet sich gut zum **Verschluss von Hernien** und zur **Reparatur von Defekten der Dura mater**.

Canalis femoralis

Die vom Ligamentum inguinale und dem Beckenrand begrenzte Öffnung wird durch den Arcus iliopectineus, an dessen Aufbau die Endsehne des M. psoas minor beteiligt ist, in eine laterale **Lacuna musculorum** und eine mediale **Lacuna vasorum** topografisch gegliedert (Abb. 6.9). A. und V. femoralis betreten das Trigonum femorale in einer unter dem Ligamentum inguinale verlaufenden Gefäßscheide über die Lacuna vasorum. Der Ramus femoralis des N. genitofemoralis verlässt das Becken lateral-kranial von der Schenkelarterie. Durch die Lacuna musculorum treten der M. iliopsoas, der N. femoralis und der N. cutaneus femoris lateralis. Die Auskleidung der unter dem Ligamentum inguinale gelegenen Lacuna vasorum stammt von der extraperitoneal gelegenen, intra-abdominellen Faszie ab und wird ventral von der Fascia transversalis und dorsal von der Fascia iliaca geliefert. Der mediale Teil der Lacuna vasorum weist eine schmale, vertikal orientierte Lücke, den **Schenkelkanal, Canalis femoralis**, auf. Der Kanal ist ca. 12 mm lang und lässt Raum für die Spitze eines kleinen Fingers. Infolge der stärkeren Breitenentwicklung des weiblichen Beckens, ist der Schenkelkanal bei Frauen etwas größer.

> Aufgrund der stärkeren Breitenentwicklung des weiblichen Beckens und der damit verbundenen Größe des Schenkelkanals bei Frauen, treten Schenkelbrüche, Herniae femorales, beim weiblichen Geschlecht häufiger auf.

Der Canalis femoralis hat folgende Begrenzungen:
- Ventral: Ligamentum inguinale
- Medial: scharfer Rand des Ligamentum lacunare (Gimbernati)
- Lateral: V. femoralis
- Dorsal: Ligamentum pectineum (Coopersches Band)

Der Schenkelkanal enthält medial von der V. femoralis lockeres Bindegewebe, das Septum femorale (Cloqueti) und den **Rosenmüllerschen Lymphknoten**. Der Kanal hat eine doppelte Funktion: 1. Ausbreitungsraum für die V. femoralis, 2. Abflussweg der Lymphe der unteren Extremität zu den Nodi lymphoidei iliaci externi im kleinen Becken.

Schenkelbrüche (Herniae femorales)

Der Canalis femoralis stellt eine Schwachstelle der Bauchwand dar; hier kann sich eine **Schenkelhernie** entwickeln. Im Gegensatz zur indirekten Leistenhernie entsteht hier niemals eine kongenitale Ausstülpung. Selten gibt es Fälle von Schenkelhernien bei Kindern, bei Neugeborenen kommen sie jedoch nicht vor.

Wenn der Bruchsack sich vergrößert, dehnt er sich in Richtung Hiatus saphenus aus und gelangt nach kranial zu dem Weg, den die Vasa epigastrica superficialia und circumflexa ilium superficialia nehmen. So kann der Bruchsack über dem Ligamentum inguinale zu liegen kommen.

Klinischer Tipp

Folgende topografische Nachbarschaftsbeziehungen ermöglichen eine Unterscheidung zwischen nicht reponierbaren Schenkelhernien und Leistenhernien. **Bei der Schenkelhernie liegt der Hals des Bruchsacks immer kaudal und lateral vom Tuberculum pubicum. Der Bruchsack der indirekten Leistenhernie tritt kranial und medial von dieser Landmarke zutage.**

Der Hals des Canalis femoralis ist eng und weist eine scharfe mediale Kante auf. Daher kann die Hernie oft nicht zurückgeschoben werden. Des Weiteren kann es gerade hier zu einer Abschnürung des Bruchsacks kommen. Man kann das Ligamentum lacunare einschneiden, um den Kanal im Falle einer eingeklemmten Hernie zu vergrößern. Allerdings besteht hierbei ein geringes Risiko, einen variant ausgeprägten **Ramus pubicus der A. obturatoria** zu verletzen.

In diesem Fall bildet der Ramus pubicus der A. obturatoria eine starke Anastomose mit dem Ramus pubicus der A. epigastrica inferior, die in etwa einem Viertel der Fälle zu einer A. obturatoria accessoria wird. Eine Variante der Gefäßversorgung wird als **Corona mortis** bezeichnet (siehe „Klinischer Tipp").

> **Klinischer Tipp**
>
> Für gewöhnlich passiert die variante Arterie der **Corona mortis** den lateralen Rand des Canalis femoralis. Selten verläuft sie in der Nähe des Ligamentum lacunare (Gimbernati) und stellt dann für den Chirurgen eine Gefahrenstelle dar. Eine sicherere Vergrößerung der Öffnung kann durch die Anbringung einiger Kerben im Ligamentum lacunare erreicht werden. Alternativ kann das Ligamentum inguinale durchschnitten werden, was eine spätere Reparatur erfordert.

Lymphknoten der Leistengegend

Bei den Lymphknoten der Leistengegend werden eine oberflächliche und eine tiefe Gruppe unterschieden. Die **Nodi lymphoidei inguinales superficiales** sind in 2 Ketten angeordnet: Eine längs orientierte Kette begleitet die V. saphena magna und drainiert den überwiegenden Teil der oberflächlichen Lymphe der unteren Extremität. Eine horizontal angeordnete Kette verläuft parallel zum Ligamentum inguinale und erhält Lymphe aus der Haut und von folgenden Geweben und Organen des Unterbauches, des Beckens und der unteren Extremität: untere

Rumpfwand abwärts vom Nabel, Gesäßgegend, Damm, Skrotum, Penis, unterer Teil der Vagina, Vulva, Analkanal unterhalb der Linea dentata (Übergang der kolorektalen Schleimhaut in mehrschichtig unverhorntes Plattenepithel). Darüber hinaus ziehen Lymphgefäße aus dem Fundus uteri im Ligamentum teres zur horizontal orientierten Lymphknotenkette.

> **Klinischer Tipp**
>
> Bei einem Patienten mit **vergrößerten Leistenlymphknoten** müssen alle oben aufgelisteten Regionen (männliche und weibliche Geschlechtsorgane sowie der Analkanal) und das gesamte Bein untersucht werden.

Die beiden oberflächlichen Lymphknotengruppen leiten ihre Lymphe durch den Hiatus saphenus der Fascia lata zu den **Nodi lymphoidei inguinales profundi**, die an der medialen Seite der V. femoralis liegen, ab. Ein kleiner Bezirk an der Ferse und am lateralen Fußrand schickt Lymphgefäße entlang der V. saphena parva zu den **Nodi lymphoidei poplitei** in der Kniekehle. Von hier ziehen Lymphgefäße entlang der Vasa femoralia zu den Nodi lymphoidei inguinales profundi. Die tiefen Leistenlymphknoten drainieren zu den Nodi lymphoidei iliaci externi im kleinen Becken; dabei wird teils der Weg entlang der Vasa femoralia, teils der Weg durch den Canalis femoralis genutzt.

6.8.2 Fossa iliopectinea

In der tiefen Schicht des Trigonum femorale ist zwischen dem extrapelvinen Teil des M. iliopsoas lateral, dem M. pectineus medial und dem Pecten ossis pubis kranial eine v-förmige Grube, **Fossa iliopectinea**, ausgeprägt (◘ Abb. 6.9). In der Fossa iliopectinea ziehen die Vasa femoralia nach distal. Nach eigenen präparatorischen Erfahrungen ist die Grube zwischen den oben beschriebenen Strukturen oftmals nur schwach ausgeprägt.

6.8.3 Adduktorenkanal

Der Adduktorenkannal, **Canalis adductorius (Hunteri)**, beginnt an der kaudalen Ecke des Trigonum femorale und weist folgende Begrenzungen auf (O Abb. 6.9):
- Dorsal: Mm. adductor longus und adductor magnus
- Ventral-lateral: M. vastus medialis
- Ventral-medial: M. sartorius, liegt in einer Faszienhülle und bildet das Dach des Kanals

Der Adduktorenkanal enthält die A. femoralis, die V. femoralis dorsal der Arterie und den N. saphenus. Der Chirurg John Hunter beschrieb diesen Kanal anlässlich der Freilegung und Unterbindung der A. femoralis zur Ausschaltung eines Aneurysmas der A. poplitea. Die zur Unterbindung gewählte Stelle hat den Vorteil, dass die Arterie hier nicht pathologisch verändert ist. Bei einer Unterbindung direkt oberhalb des Aneurysmas könnte es zur Zerreißung der Arterie kommen.

6.8.4 Fossa poplitea

Der Adduktorenkanal setzt sich nach distal in die **Fossa poplitea** fort (O Abb. 6.10). Die Kniekehle stellt einen dicht von Leitungsbahnen und Bindegewebe erfüllten Raum dar. Ihr rautenförmiger Umriss wird erst bei der tieferen Präparation oder anlässlich einer Operation sichtbar. Die Kniekehle hat folgende Begrenzungen:
- Kranial-lateral: Sehne des M. biceps femoris
- Kranial-medial: M. semimembranosus überlagert vom M. semitendinosus
- Kaudal-lateral und kaudal-medial: lateraler und medialer Kopf des M. gastrocnemius

Das Dach der Fossa poplitea wird von der tiefen Beinfaszie, hier Fascia poplitea genannt, gebildet. Bei ihrem Eintritt in die V. poplitea durchbricht die V. saphena parva diese Faszie. Der Boden wird in kranial-kaudaler Richtung von folgenden Strukturen gebildet:
- Facies poplitea femoris,
- Hinterfläche des Kniegelenks,
- M. popliteus, die kranial-dorsale Fläche der Tibia bedeckend.

Die Kniekehle enthält von außen nach innen Nerven, Venen und Arterien. Der N. peronaeus communis zieht außerhalb der Fossa poplitea an der medialen Kante der Sehne des M. biceps femoris vorbei. Der N. tibialis liegt unter allen Leitungsbahnen der Kniekehle zunächst ganz lateral, er überkreuzt dann die Leitungsbahnen und kommt auf ihrer medialen Seite zu liegen.

> Die V. poplitea liegt direkt oberhalb der A. poplitea, welche die tiefste Struktur der Kniekehle bildet.

Zusätzlich zu den Nodi lymphoidei poplitei trifft man in der Kniekehle noch Fettgewebe an.

Klinik
1. Die A. femoralis kann anhand ihrer Pulsationen im **Trigonum femorale** aufgesucht werden. Bei lebensbedrohlichen Blutungen aus der A. femoralis muss man mit dem Daumen oder der Faust mit großer Kraft die A. femoralis gegen den oberen Schambeinast drücken.
2. Die typische Schenkelhernie ist eine Bauchfellausstülpung mit großem Netz oder Darmschlingen als Bruchinhalt, die in den **Schenkelkanal** vordringt (Schiebler und Korf 2007).
3. Bei der Differenzialdiagnose einer **Geschwulst im Trigonum femorale**

müssen folgende Verdachtsdiagnosen in Betracht gezogen werden (Ellis 1997): 1. Haut und Weichteile: Lipome, Talgzysten, Sarkome, 2. Arterien: Aneurysma der A. femoralis, 3. Venen: Varikosis der V. saphena magna, 4. Nerven: Neurinom des N. femoralis oder eines seiner Äste, 5. Canalis femoralis: Schenkelhernie, 6. Faszienhülle des M psoas major: Psoasabszess, 7. Lymphknoten: Alle für eine Lymphknotenvergrößerung infrage kommenden Ursachen.

4. Kleine, verunreinigte Wunden und Abrasionen treten am Bein häufig auf, sodass sich **Leistenlymphknoten** auch bei völlig gesunden Personen tasten lassen.

5. Eine **sekundäre Beteiligung der Leistenlymphknoten**, verursacht durch die Aussaat eines malignen Tumors, erfordert eine Blockentnahme von Gewebe der Leistengegend. Dies beinhaltet die Entfernung folgender Strukturen: oberflächliche und tiefe Faszienbedeckung des Trigonum femorale, V. saphena und Zuflüsse sowie Fettgewebe und Lymphgefäße des Trigonum femorale. An Ort und Stelle bleiben nur A., V. und N. femoralis. Darüber hinaus wird das Leistenband abgelöst, sodass eine Entfernung der Nodi lymphoidei iliaci externi ohne Eröffnung der Peritonealhöhle möglich ist.

6. Bei der Differenzialdiagnose einer **Geschwulst in der Fossa poplitea** sollten folgende Verdachtsdiagnosen in Betracht gezogen werden (Ellis 1997): 1. Haut und Weichteile: Talgzysten, Lipome, Sarkome, 2. Venen: Varikosis der V. saphena parva in der Fascia poplitea, 3. Arterien: Aneurysma der A. poplitea, 4. Lymphknoten: Sekundäre Lymphadenopathie bei eitriger Entzündung am Fuß, 5. Kniegelenk:

Erguss, 6. Sehnen: Entzündete Schleimbeutel, besonders in Nachbarschaft des M. semimembranosus und der Gastroknemiusköpfe, 6. Knochen: Tumoren am unteren Femur- oder oberen Tibiaende.

6.9 Arterien

Die untere Extremität wird aus der Aorta abdominalis versorgt. Die Aorta teilt sich in Höhe des 4. Lendenwirbels in die Aa. iliacae communes (Bifurcatio aortae, ▶ Abb. 3.21). Vor der Articulatio sacroiliaca gabelt sich die A. iliaca communis in die A. iliaca interna zur Versorgung von Beckeneingeweiden, Gesäßgegend und Damm sowie in die A. iliaca externa für die freie untere Extremität auf. Die A. iliaca externa geht unter dem Leistenband in die A. femoralis über, welche die A. profunda femoris als Hauptgefäß des Oberschenkels abgibt, anschließend durch den Adduktorenkanal zieht und sich in der Fossa poplitea in die A. poplitea fortsetzt. Aus der A. poplitea entspringen am Unterrand des M. popliteus die Aa. tibialis anterior und tibialis posterior; letztere Arterie gibt nach kurzem Verlauf noch die A. peronaea (fibularis) ab.

6.9.1 A. femoralis

Die **A. femoralis** setzt die A. iliaca externa unterhalb des Leistenbands fort (◘ Abb. 6.9). durchzieht das Trigonum femorale sowie den Canalis adductorius und endet eine Handbreit über dem Tuberculum adductorium, wo sie durch den vom M. adductor magnus gebildeten **Hiatus adductorius** tritt. Distal von dieser Landmarke beginnt die A. poplitea. Auf ihrem gesamten Verlauf wird die Oberschenkelarterie von der V. femoralis begleitet. Die Vene liegt zunächst medial von der Arterie. An der kaudalen Ecke des Schenkeldreiecks tritt sie an die Hinterseite der A. femoralis.

> **Klinischer Tipp**
>
> In der Leiste besitzt die A. femoralis 3 arterielle Astfolgen: 1. A. circumflexa ilium superficialis, 2. A. epigastrica superficialis, 3. Aa. pudendae externae. Diesen 3 Arterien begegnet man bei einem Leistenschnitt im Verlauf der Operation einer **Leistenhernie**. Die zu den 3 Arterien gehörigen Venen drainieren in die V. saphena magna.

Die A. profunda femoris entspringt dorsolateral aus der A. femoralis, ungefähr 3 bis 5 cm unterhalb des Ligamentum inguinale. Im klinischen Jargon nennt man die Schenkelarterie oberhalb des Abgangs der A. profunda femoris auch **A. femoralis communis** und unterhalb dieser Landmarke **A. femoralis superficialis**. Die A. profunda femoris zieht tief unter dem M. adductor longus entlang und gibt hier die **Aa. circumflexa femoris medialis und lateralis** ab (◘ Abb. 6.9).

Die A. circumflexa femoris medialis entlässt folgende Äste:

- Ramus profundus: zieht zwischen den Mm. iliopsoas und pectineus (Fossa iliopectinea) hindurch und verläuft dann unter dem Trochanter minor zur Dorsalseite des Schenkelhalses; anastomosiert mit der A. glutaea inferior.
- Ramus ascendens: steigt hinter dem Femurhals zur Fossa trochanterica auf und bildet mit den Ramus ascendens der A. circumflexa femoris lateralis einen Arterienring.
- Ramus transversus: verzweigt sich in der Adduktorenmuskulatur.
- Ramus acetabularis: zum Hüftgelenk; tritt durch die Incisura acetabularis in das Ligamentum capitis femoris ein.

Die A. circumflexa femoris lateralis hat folgende Äste:

- Ramus ascendens: verläuft unter dem M. tensor fasciae latae über den Schenkelhals aufwärts zur Fossa trochanterica und gibt Äste zu Muskeln und zur Gelenkkapsel ab; verbindet sich am Trochanter major mit dem Ramus ascendens der A. circumflexa femoris medialis zum Arterienring, aus dem Collum und Caput ossis femoris ernährt werden.
- Ramus descendens: dringt, im M. rectus femoris absteigend, bis zum Rete articularis genus vor.
- Ramus transversus: meist aus dem Ramus descendens hervorgehend, verzweigt sich im M. vastus lateralis.

Schließlich gibt die A. profunda femoris **4 Aa. perforantes** ab (◘ Abb. 6.10); sie ziehen durch die Adduktoren hindurch und versorgen die Adduktoren, den M. vastus medialis und die ischiokrurale Muskulatur. Die am weitesten kaudal entspringende A. perforans ist gleichzeitig das Endstück des Stammes der A. profunda femoris. Als Kollateralgefäße verbinden sie die gut ausgeprägten Anastomosen um Hüfte und Knie.

> **Klinik**
>
> 1. Die A. femoralis wird aufgrund ihrer oberflächlichen, gut lokalisierbaren Lage im Trigonum femorale und ihrer Größe am häufigsten zur diagnostischen oder therapeutischen Arterienpunktion ausgewählt. Zur **Punktion der A. femoralis** liegt der Patient in Rückenlage auf einer harten Unterlage. Durch Unterschieben eines Sandsacks wird das Becken leicht angehoben. In leichter Abduktions- und Außenrotationsstellung des Beins ist die A. femoralis in der Regel gut tastbar. Die eigentliche Punktionsstelle ist der Ort maximaler Pulsation in der Mitte der Leistenbeuge, unmittelbar

unterhalb des Leistenbandes (Benner und Snell 1995). Nach Punktion der A. femoralis kann ein **Seldinger-Katheter** zur selektiven Arteriografie der Aorta, der A. renalis, der Aa. mesenterica superior und inferior, des Truncus coeliacus sowie der Herzkranzarterien eingeführt werden. Bei schlecht palpablen Leistenpulsen kann man sich die **IVAN-Regel (von innen nach außen: Vene, Arterie, Nerv)** zunutze machen.

2. Arteriosklerotische Veränderungen, die zu einem **thrombotischen Verschluss der Schenkelarterie** führen können, beginnen oft am kaudalen Ende der A. femoralis. Ein arterieller Verschluss an dieser Stelle wird vermutlich durch wiederholte Kompression der schon vorgeschädigten Arterie an den Kanten des M. adductor magnus im Hiatus adductorius gefördert. Ein Kollateralkreislauf wird durch Anastomosen zwischen den Ästen der A. profunda femoris und der A. poplitea aufrechterhalten. Wenn sich in der Arteriografie ein offenes Gefäß distal der Unterbrechung der Blutzufuhr findet, kann ein Bypass zwischen der A. femoralis vor Abgabe der A. profunda femoris und der A. poplitea gelegt werden.

Varianten **Die A. profunda femoris entspringt in unterschiedlicher Entfernung vom Leistenband aus der A. femoralis** (Claassen et al. 2021): An den Beinen (n = 107) von Körperspendern lag in 39,3 % ein hoher Ursprung (1 bis 2 cm kaudal vom Leistenband), in 41,1 % ein mittelhoher Ursprung (3 bis 5 cm kaudal vom Leistenband) und in 19,6 % ein tiefer Ursprung (6 bis 10 cm kaudal vom Leistenband) vor.

6.9.2 A. poplitea

Die **A. poplitea** setzt den Verlauf der A. femoralis bei ihrem Austritt aus dem **Hiatus adductorius** fort und endet an der Unterkante des M. popliteus (◘ Abb. 6.11). Die Arterie befindet sich in der Tiefe der Fossa poplitea, wird zunächst von der V. poplitea bedeckt und weiter in Richtung Oberfläche vom N. tibialis überkreuzt. Die Kniekehlenarterie gibt zunächst Muskeläste, die Aa. surales zum M. gastrocnemius, ab; weiterhin entlässt sie Äste zum Kniegelenk, die A. superior medialis und lateralis genus sowie die A. inferior medialis und lateralis genus. Danach teilt sie sich in ihre Endäste, die Aa. tibialis anterior und tibialis posterior auf.

Klinik

1. Da das Rete articulare genus für die Bildung eines Kollateralkreislaufes nicht ausreicht, ist die **Unterbindung der A. poplitea für den Unterschenkel risikoreich** (Schumacher und Aumüller 2004).

2. Aneurysmen der Gliedmaßenarterien sind selten. Das **Aneurysma der A. poplitea** ist das mit Abstand häufigste periphere Aneurysma, gefolgt vom Femoralarterienaneurysma (Ritter 2008). Popliteaaneurysmen wurden früher häufig durch wiederholte Traumata beim Reiten und durch das Tragen hoher Reitstiefel verursacht. Der Druck des Aneurysmas auf die benachbarte Vene kann eine venöse Thrombose und ein peripheres Ödem nach sich ziehen. Der Druck auf den N. tibialis kann zu in den Unterschenkel ausstrahlenden Schmerzen führen. Zu beachten ist, dass das **Popliteaaneurysma mit dem Auftreten wei-**

6

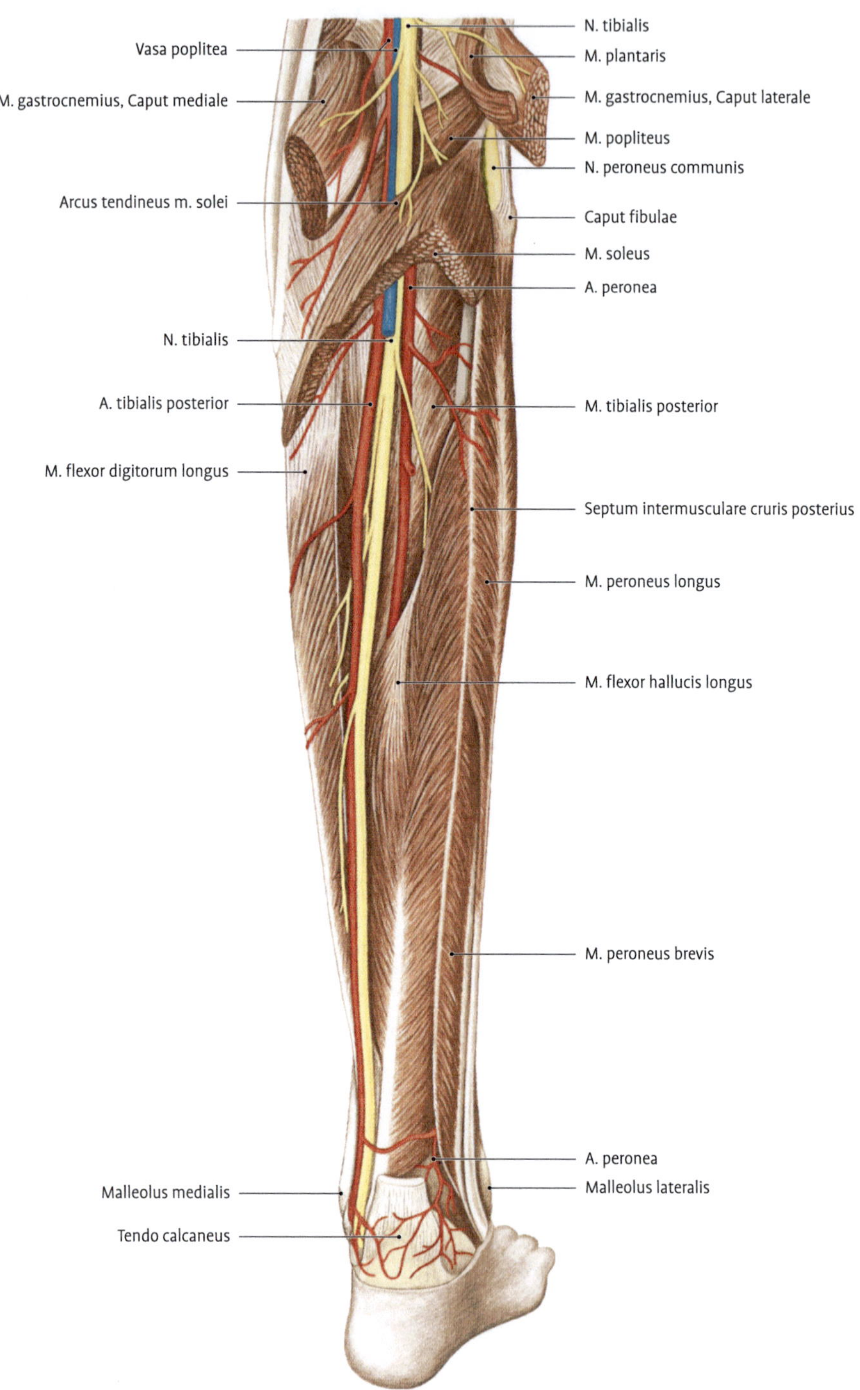

◘ Abb. 6.11   Leitungsbahnen der Unterschenkelrückseite. Der M. triceps sureae wurde ursprungs- und ansatznah durchtrennt und abgetragen. (Aus Anderhuber et al. 2012)

terer **Aneurysmata verbunden sein kann**. Hierbei sollte insbesondere ein Aortenaneurysma ausgeschlossen werden.

3. Die **Freilegung der A. poplitea** erfolgt durch einen tiefen, durch die Mitte der Fossa poplitea gelegten Schnitt. Hierbei muss auf die oberflächlich verlaufende V. poplitea und auf den N. tibialis geachtet werden. Die Arterie kann auch über einen medialen Zugang erreicht werden. Hierzu wird der M. adductor longus an seinem Ansatz am Labium mediale der Linea aspera durchtrennt und der Ursprung des Caput mediale musculi gastrocnemii von der Tibia abgelöst.

6.9.3 A. tibialis posterior

Die A. tibialis posterior ist der größere Endast der A. poplitea (◘ Abb. 6.11). In ihrem Verlauf nach kaudal dringt die Arterie tief in den M. soleus ein. In dieser Region kann die A. tibialis posterior durch einen tiefen, in der Mittellinie verlaufenden Schnitt durch die Mm. gastrocnemius und soleus freigelegt werden. Im unteren Drittel des Unterschenkels verläuft die Arterie oberflächlich und zieht dann hinter dem Innenknöchel zwischen den Sehnen der Mm. flexor digitorum longus und flexor hallucis longus vorbei. Hier wird sie von 2 Vv. tibiales posteriores und vom N. tibialis begleitet.

> Kaudal vom Innenknöchel teilt sich die A. tibialis posterior in die Aa. plantaris medialis und lateralis (◘ Abb. 6.12).

Die Arterie gibt Zweige zur Haut, zur Muskulatur des dorsalen Unterschenkels sowie eine stark entwickelte A. nutricia für die Tibia ab.

Die **A. peronaea (fibularis)** entspringt aus dem Anfangsstück der A. tibialis posterior, ungefähr 4 cm distal der Aufteilung der A. poplitea (◘ Abb. 6.11). Bedeckt von den Fasern des M. flexor hallucis longus nimmt die Arterie an der Rückfläche der Fibula, nahe des Margo medialis fibulae, ihren weiteren Verlauf nach kaudal. Sie gibt dabei Äste zur benachbarten Muskulatur, insbesondere zu den Muskeln der Peronaeusloge, und eine A. nutricia für die Fibula ab. Oberhalb der Malleolengabel zweigt ein Ramus perforans ab, welcher die Membrana interossea durchbricht, zum Malleolus lateralis zieht und mit den Arterien des Fußrückens anastomosiert.

Die **A. plantaris medialis** gibt einen oberflächlichen Ast nach vorn zur Großzehe ab, ein tiefer Ast mündet in den **Arcus plantaris profundus**. Die **A. plantaris lateralis** ist stärker als die A. plantaris medialis. Sie zieht zwischen den Mm. flexor digiti minimmi und quadratus plantae zur Basis des Os metatarsale V, biegt dort nach medial um und bildet den Arcus plantaris profundus. Der Arcus plantaris profundus anastomosiert mit dem Ramus plantaris profundus der A. dorsalis pedis.

Der **Arcus plantaris profundus** liegt an der Basis der Metatarsalknochen. Er entspricht dem Arcus palmaris profundus der Hand. Aus ihm entspringen 4 Aa. metatarsales plantares, die sich in die Aa. digitales plantares communes fortsetzen, aus denen wiederum jeweils 2 Aa. digitales plantares propriae zu den einander zugekehrten Seitenflächen zweier Zehen entspringen.

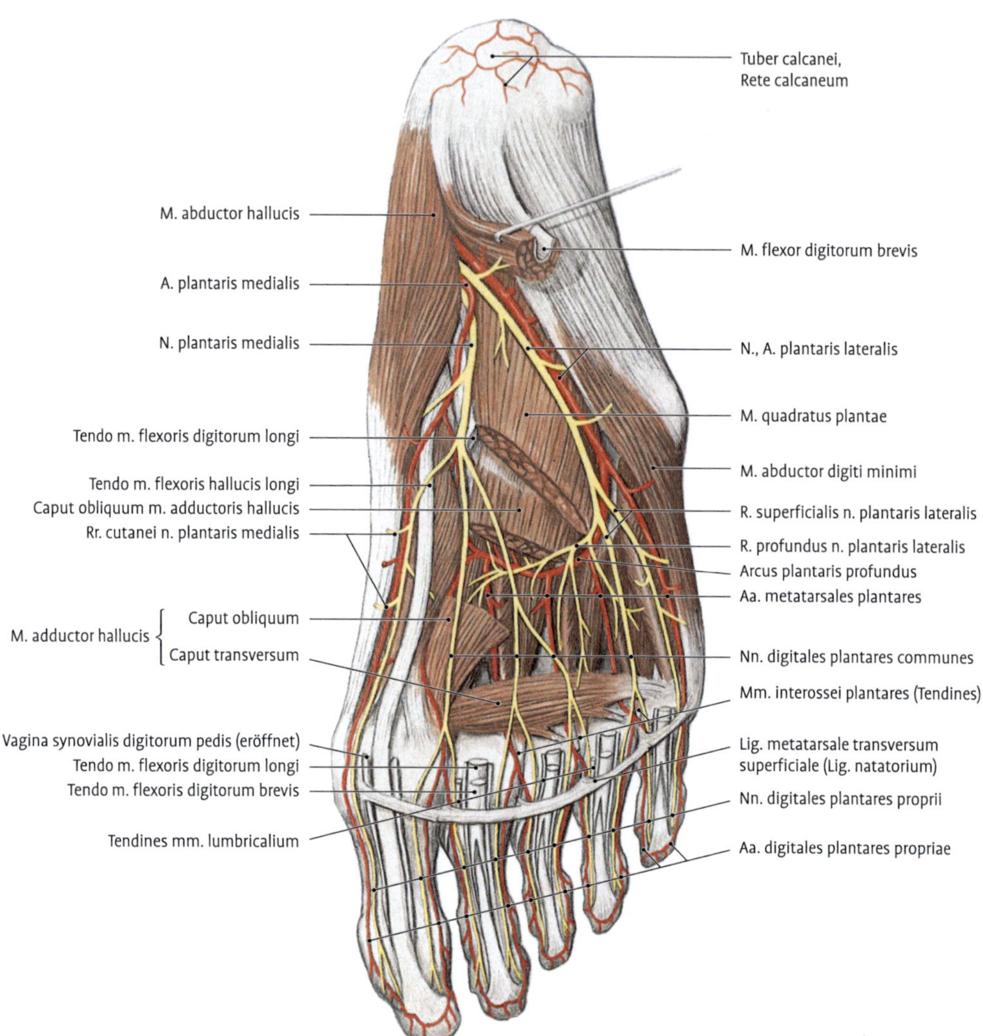

◘ **Abb. 6.12**   Leitungsbahnen der tiefen Fußsohle. Der distale Teil des M. quadratus plantae mit seinem Ansatz an der lateralen Ansatzsehne des M. flexor digitorum longus wurde reseziert. Die Endsehnen der Mm. flexor digitorum brevis und flexor digitorum longus wurden in Höhe der Zehengrundgelenke 2 bis 5 durchschnitten. Das Caput obliquum des M. adductor hallucis wurde gefenstert, um den Arcus plantaris profundus sichtbar zu machen. (Aus Anderhuber et al. 2012)

6.9.4 A. tibialis anterior

Die A. tibialis anterior entspringt an der Bifurkation der A. poplitea und verläuft zwischen Tibia und Fibula über den Oberrand der Membrana interossea nach ventral in die Extensorenloge des Unterschenkels (◘ Abb. 6.13). Ein rückläufiger Ast, A. recurrens tibialis anterior, zieht aufwärts zum Rete articulare genus. Die Arterie ist zunächst tief zwischen den Muskeln der Streckerloge verborgen. Kranial der Malleolengabel tritt das Gefäß an die Oberfläche und verläuft zwischen den Sehnen der Mm. tibialis anterior und extensor hallucis longus.

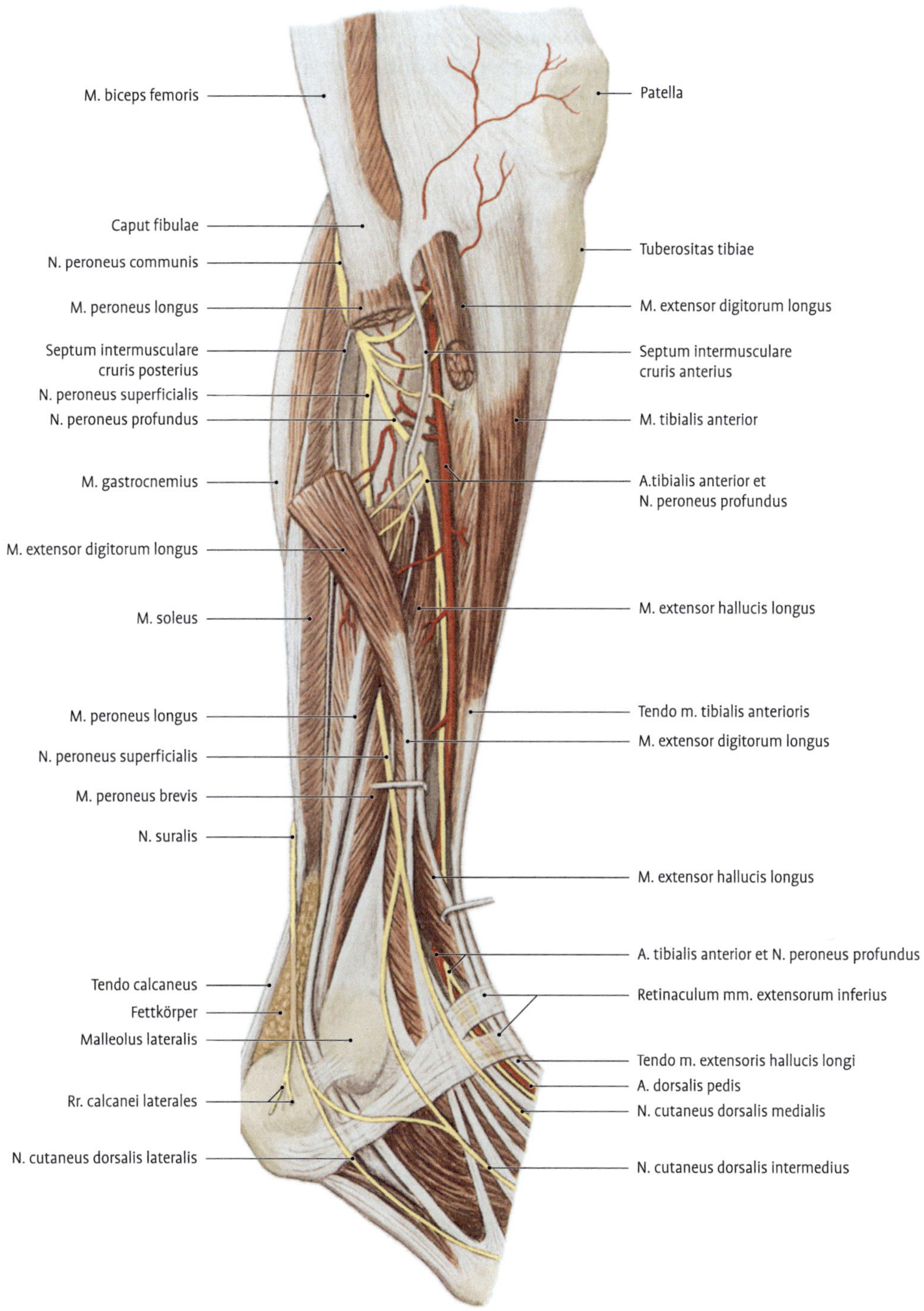

◘ Abb. 6.13 Leitungsbahnen der Unterschenkelvorder- und -außenseite. Der M. extensor digitorum longus wurde durchtrennt. Der M. peronaeus longus wurde in seinem oberen Drittel gefenstert, um den Verlauf der Nn. peronaeus superficialis und peronaeus profundus sichtbar zu machen. (Aus Anderhuber et al. 2012)

Die A. tibialis anterior setzt sich als **A. dorsalis pedis, deren Puls lateral von der Sehne des M. extensor hallucis longus tastbar ist**, auf den Fußrücken fort (Abb. 6.14). Die A. dorsalis pedis zieht auf den Fußwurzelknochen nach distal und teilt sich dort in ihre beiden Endäste: 1. A. metatarsea dorsalis I zieht zur Großzehe; 2. Ramus plantaris profundus tritt durch das Spatium interosseum I zur Planta pedis und anastomosiert mit dem Arcus plantaris profundus. Vor ihrer Endaufteilung gibt die A. dorsalis pedis in Höhe der Basen der Mittelfußknochen die **A. arcuata**, aus der 3 Aa. metatarsales dorsales entspringen, ab. Die insgesamt 4 Aa. metatarsales dorsales – 3 aus der A. arcuata und einer als Endast der A. dorsalis pedis – teilen sich in je 2 Aa. digitales dorsales zu den einander zugekehrten Seitenflächen der Zehen.

> Aus dem Arterienbauplan des Fußes wird klar, dass die Großzehe und die Zehen 2 bis 5 jeweils von 4 Arterien, 2 dorsalen und 2 plantaren, versorgt werden.

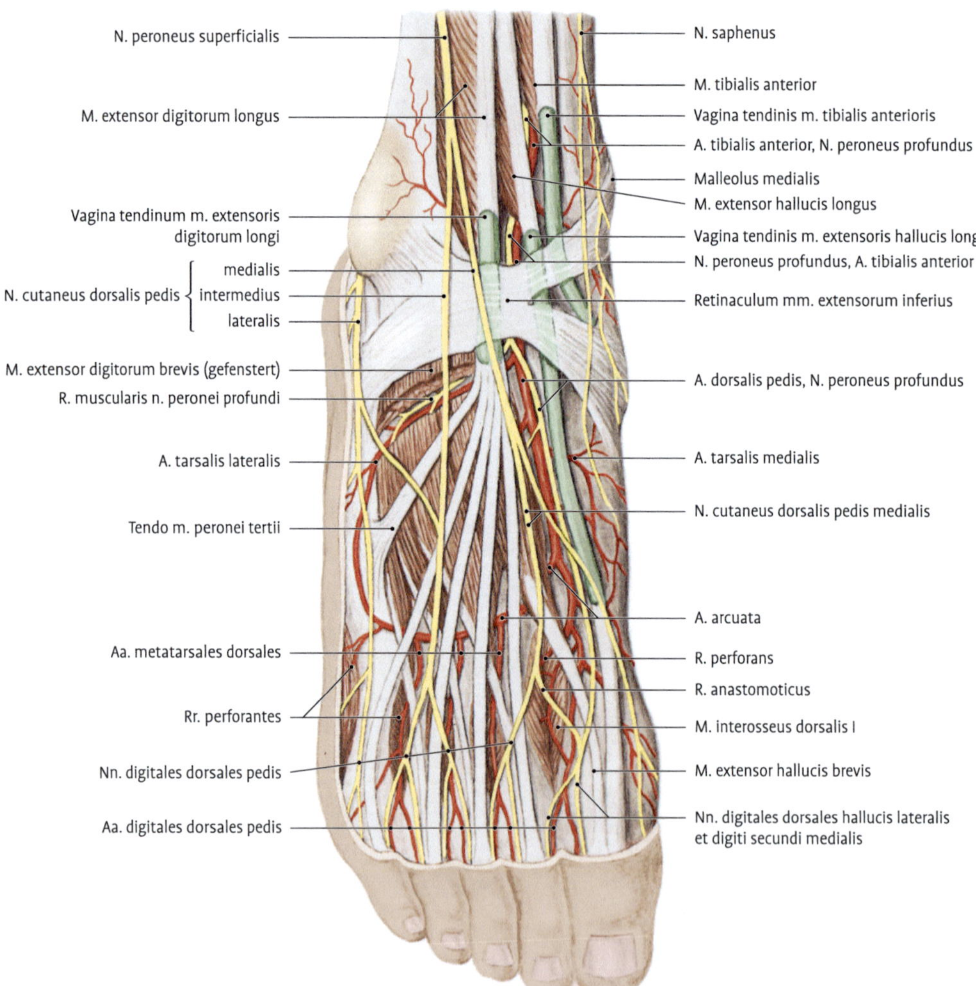

Abb. 6.14   Leitungsbahnen des Fußrückens. (Aus Anderhuber et al. 2012)

Klinik

1. **Unterbindungen einer der 3 Unterschenkelarterien** (Aa. tibialis anterior, tibialis posterior, peronaea) können beim Erwachsenen vorgenommen werden, da es ausreichend Kollateralkreisläufe gibt und die Perfusion des Unterschenkels ausreichend ist. Kollateralkreisläufe sind über das Rete malleolare mediale und laterale, das Rete calcaneum und die Rami perforantes der Fußarterien möglich (Schumacher und Aumüller 2004).
2. Bei der chronischen obliterierenden Arteriopathie unterscheidet man: a) den **Arterienverschluss vom Beckentyp** mit Befall der Bifurcatio aortae oder der Aa. iliacae communes; dieser tritt mit einer Häufigkeit von 20 bis 30 % aller Beinarterienverschlüsse überwiegend bei über 50 Jahre alten Männern auf; b) den **Arterienverschluss vom Oberschenkeltyp** mit Befall der Aa. femoralis oder poplitea; dieser tritt mit einer Häufigkeit von ca. 40 % aller Beinarterienverschlüsse vornehmlich bei Männern im Alter von 40 bis 70 Jahren auf; c) den **Arterienverschluss vom Unterschenkeltyp**; dieser tritt mit einer Häufigkeit von ca. 20 % aller Beinarterienverschlüsse vorwiegend bei Männern unter 50 Jahren auf (Benner und Snell 1995).

Varianten Mitunter treten **hypoplastische Unterschenkelarterien** (A. tibialis anterior, A. tibialis posterior) auf. Bei einer schwach entwickelten A. tibialis anterior kann der Ramus perforans der A. peronaea die Versorgung des Fußrückens übernehmen. Bei einer schwach entwickelten A. tibialis posterior werden Unterschenkelrückseite und Fußsohle ausreichend von der A. peronaea versorgt (Claassen et al. 2006).

6.10 Venen

Die Venen der unteren Extremität lassen sich in Bezug auf ihre Lage zur tiefen Beinfaszie, der Fascia lata, in folgende Gruppen gliedern:
1. Oberflächliche, epifasziale Venen
2. Tiefe, subfasziale Venen
3. Perforansvenen

Bei den oberflächlichen Venen handelt es sich um die Vv. saphena magna und saphena parva mitsamt den zuleitenden Venen. Die tiefen Venen (Vv. comitantes) begleiten die großen Arterien des Beins und sind meistens doppelt angelegt. Vv. perforantes oder comunicantes befinden sich zumeist in der Nähe größerer epifaszialer Venen und stellen eine Verbindung zu subfaszialen Venen und Muskelvenen her. **Venenklappen** verhindern einen Rückstrom des venösen Bluts aus den tiefen in die oberflächlichen Venen.

6.10.1 Oberflächliche Venen

Die **V. saphena parva** (■ Abb. 6.10) verläuft hinter dem Malleolus lateralis und drainiert venöses Blut aus dem seitlichen Bereich des Rete venosum dorsale pedis. Die Vene verläuft an der Dorsalseite des Unterschenkels, durchbricht die tiefe Faszie in der Fossa poplitea und mündet in die V. poplitea. Einige Zweige der V. saphena parva ziehen an der Beininnenseite weiter nach kranial und verbinden sich mit der V. saphena magna.

Die **V. saphena magna** (■ Abb. 6.9) nimmt venöses Blut von der medialen Seite des Rete venosum dorsale pedis auf und zieht unmittelbar vor dem Malleolus medialis nach kranial. Ventral und dorsal der Vene verlaufen Äste des sensiblen N. saphenus. Die V. saphena magna steigt über den hinteren Bereich der Condyli medialis tibiae und medialis femoris nach kranial zur Leistengegend auf. Am **Hiatus saphenus**, der ungefähr 2,5 cm unterhalb des Leistenbands liegt, durchbricht sie die Fascia lata und mündet in die V. femoralis. Für gewöhnlich sind die beiden Vv. saphenae durch Äste miteinander verbunden. Zur Verbindung dient auch die **V. saphena accessoria**, die von der V. saphena parva kommend, ungefähr in der Mitte des medialen Oberschenkels in die V. saphena magna einmündet.

> **Klinischer Tipp**
>
> Die Vena saphena magna wird sowohl in der Gefäßchirurgie als auch in der Herzchirurgie als **Graft für Bypassoperationen** genutzt. Durch das Vorhandensein des tiefen Venensystems kann diese oberflächliche Vene ohne Konsequenzen entnommen werden.

In der Leiste bekommt die V. saphena magna Zuflüsse aus der unteren Bauchgegend, vom Oberschenkel und aus dem Bereich des Hodens. Im Einzelnen handelt es sich um folgende Venen:

1. V. epigastrica superficialis
2. V. circumflexa ilium superficialis
3. Vv. pudendae externae

Die V. epigastrica superficialis ist über die V. thoracoepigastrica mit dem Drainagegebiet der seitlichen Rumpfwand, dessen Abfluss über die V. axillaris erfolgt, verbunden. Eine Passagebehinderung in der V. cava inferior führt zu einer Erweiterung der V. thoracoepigastrica, die dann an der seitlichen Rumpfwand deutlich hervortritt. Die V. saphena magna ist mit den tiefen Venen nicht nur durch ihre Einmündung in die V. femoralis in der Leistengegend, sondern auch durch Vv. perforantes, verbunden.

6.10.2 Tiefe Venen

Tiefe Venen begleiten, **häufig gedoppelt**, die Arterien von Unter- und Oberschenkel. **Vv. tibiales anteriores** verlaufen zusammen mit der A. tibialis anterior und nehmen einen Teil des venösen Blutes aus dem Rete venosum dorsalis pedis auf. **Vv. tibiales posteriores** begleiten die A. tibialis posterior; sie nehmen Blut aus den **Vv. peronaeae (fibulares)** und dem Rete venosum plantare pedis auf. Aus beiden Venen geht in der Knieregion die V. poplitea hervor. Die V. poplitea stellt eine Sammelvene für Blut aus dem Unterschenkel, Vv. surales, und für Blut aus der Kniegegend, Vv. geniculares, dar.

Die V. profunda femoris begleitet die gleichnamige Arterie. Sie erhält Blut aus den Vv. circumflexa femoris medialis und lateralis sowie den Vv. perforantes.

Die großen Venen des Beins münden in die **V. femoralis**. Sie entsteht im Adduktorenschlitz aus der V. poplitea und zieht medial von der A. femoralis durch die Lacuna vasorum. Proximal vom Leistenband geht sie in die **V. iliaca externa** über.

Folgende Venen leiten Blut in die **V. iliaca interna**: Vv. glutaeae superiores und inferiores, Vv. obturatoriae und sacrales laterales. Die V. iliolumbalis geht direkt in die V. iliaca communis über.

6.10.3 Perforansvenen

Das venöse Drainagegebiet der Haut an der Beininnenseite hat Anschluss an **Perforansvenen**, welche dorsal von der V. saphena magna die tiefe Beinfaszie durchbrechen und in die tiefen Venen münden. Es handelt sich um folgende Vv. perforantes:

1. **Dodd-Venen** in Höhe des Adduktorenkanals
2. **Boyd-Venen** auf der Innenseite des proximalen Unterschenkels
3. **Cockett-Venen I bis III** oberhalb des Innenknöchels.

Klinik

1. Die **V. saphena magna** zieht relativ konstant vor dem Innenknöchel nach kranial. Auch bei korpulenten Personen sowie im Fall eines Kreislaufkollapses lässt sie sich in der Regel punktieren und für eine Infusion nutzen. Die Nähe des sensiblen N. saphenus muss allerdings beachtet werden.
2. Durch ungenügenden Schluss der Venenklappen in den Vv. saphena magna und saphena parva kann es zu einer Umkehr der Blutstromrichtung und infolge der Rückstauung zu Erweiterungen und Verlagerungen der oberflächlichen Beinvenen kommen, ein Geschehen, das unter dem Begriff **Varikose** (Krampfadern) bekannt ist. Dabei können **Thrombosen** (wandständige Blutgerinnsel) entstehen (Schiebler und Korf 2007).
3. Als **Varizen oder Krampfadern** werden unregelmäßig erweiterte, geschlängelte oberflächliche Venen bezeichnet; sie entstehen durch Wandschwäche, intravasale Druckerhöhung oder Venenklappeninsuffizienz, aber auch infolge von defekten Venae perforantes. Es treten oberflächliche und tiefe Varizen mit Stauungserscheinungen auf. Der erhöhte Venendruck kann auf proximal verlegte Venen, beispielsweise beim Vorliegen eines Tumors im kleinen Becken oder bei Vorliegen einer Schwangerschaft auf den vergrößerten Uterus, zurückgehen. Des Weiteren führt auch eine **Thrombose** der tiefen Venen zu einer Druckerhöhung im oberflächlichen Venensystem (Streicher und Pretterklieber 2012).
4. In den tiefen Beinvenen können Thrombosen entstehen, besonders wenn strenge Bettruhe eingehalten werden muss. Dabei können sich Thromben lösen und zu **Lungenembolien** führen (Schiebler und Korf 2007).
5. Eine Stagnation des Blutes in der Haut der unteren Extremität kann auf eine **venöse Thrombose** oder eine **Klappeninsuffizienz** zurückgehen. In der Folge kommt es zur mangelhaften Blutversorgung der Haut. Aus der kleinsten Hautverletzung kann eine **variköse Ulzeration** entstehen. Ein **Ulcus cruris** tritt besonders an der ventral-medialen Fläche der Tibia auf, da hier die Blutversorgung auch unter normalen Bedingungen nicht übermäßig stark ausgeprägt ist.
6. Bei der Operation einer **Stammvarikose der V. saphena magna** ist es wichtig, dass alle zufließenden Venen ebenso wie der Hauptstamm der Vene unterbunden werden. Sobald eine Zuflussvene übersehen wird, kommt es erneut zu Varizen. Über Grundsätze zur operativen Therapie von Krampfadern informiert die Monografie von Stritecky (2004).

6.11 Lymphgefäße und Lymphknoten

Beim Bein unterscheidet man epifasziale, oberflächliche und subfasziale, tiefe Lymphgefäße. Die Lymphe aus beiden Systemen strömt über inguinale Lymphknotenstationen zu den prä-, para- und retroaortalen Lymphknoten.

6.11.1 Vasa lymphatica superficialia

Die Lymphbahnen aus Fußrücken und Fußsohle folgen den beiden großen Hautvenen. Lymphkollektoren, die mit der V. saphena magna verlaufen, erhalten weitere Zuflüsse von der Streckseite des Beines. Sie ziehen zu den **Nodi lymphoidei inguinales superficiales**, die sich in 2 Strängen organisieren. Ein vertikaler Trakt verläuft entlang des Endabschnittes der V. saphena magna. Ein horizontaler Trakt liegt parallel und kaudal zum Leistenband. Aus ihnen treten Lymphbahnen durch die Fascia lata hindurch in die **Nodi lymphoidei inguinales profundi** über.

Lymphgefäße, welche die V. saphena parva begleiten, ziehen in die Kniekehle. Hier gehen sie entweder in die **Nodi lymphoidei poplitei** über oder treten in Sammelgefäße ein, welche mit der V. saphena magna verlaufen.

> **Klinischer Tipp**
>
> Bei entzündlichen Prozessen am Bein oder Genitale kann es zur **Lymphangitis**, erkennbar an einem rötlichen Streifen, sowie zur Schwellung der regionalen Lymphknoten, kommen (Schiebler und Korf 2007).

6.11.2 Vasa lymphatica profunda

Tiefe Lymphbahnen, welche die Lymphe aus Knochen, Gelenken und Muskeln aufnehmen, ziehen in den großen Gefäß-/Nervenscheiden des Beins mit. Am Unterschenkel begleiten sie die Vasa tibialia anteriora und posteriora sowie die Vasa peronaea (fibularia). Bei den vor der Membrana interossea cruris entlang ziehenden Lymphgefäßen kann im proximalen Drittel des Unterschenkels ein **Nodus lymphoideus tibialis anterior** zwischengeschaltet sein. Die hinter der Membrana interossea cruris aufsteigenden Lymphgefäße erreichen ohne Unterbrechung die **Nodi lymphoidei poplitei**. Sie folgen nach kranial den Vasa poplitea bzw. femoralia und gehen in die **Nodi lymphoidei inguinales profundi** über. Diese liegen unterhalb des Leistenbands neben der A. und V. femoralis.

6.11.3 Lymphknoten der Leistenregion

Der Abstrom von den oberflächlichen und tiefen Lymphknoten erfolgt in den großen, in der Lacuna vasorum liegenden **Nodus lymphoideus inguinalis profundus (Rosenmüller-Lymphknoten)**. Nach kranial folgen die Lymphbahnen und Lymphknoten, welche die Vasa iliaca umgeben. Der weitere Transport der Lymphe aus Bein und Becken geht über die lumbalen Lymphknoten zu den **prä-, para- und retroaortalen Lymphknoten**.

6.12 Verlauf und Innervationsgebiet der Hauptnerven

6.12.1 Plexus lumbalis

Der Plexus lumbalis entsteht aus den ventralen Ästen der Spinalnerven L1 bis L3 sowie unter Beteiligung der Rami ventrales des 12. Thorakalnervs und des 4. Lumbalnervs (◘ Abb. 6.15). Die Äste des Plexus

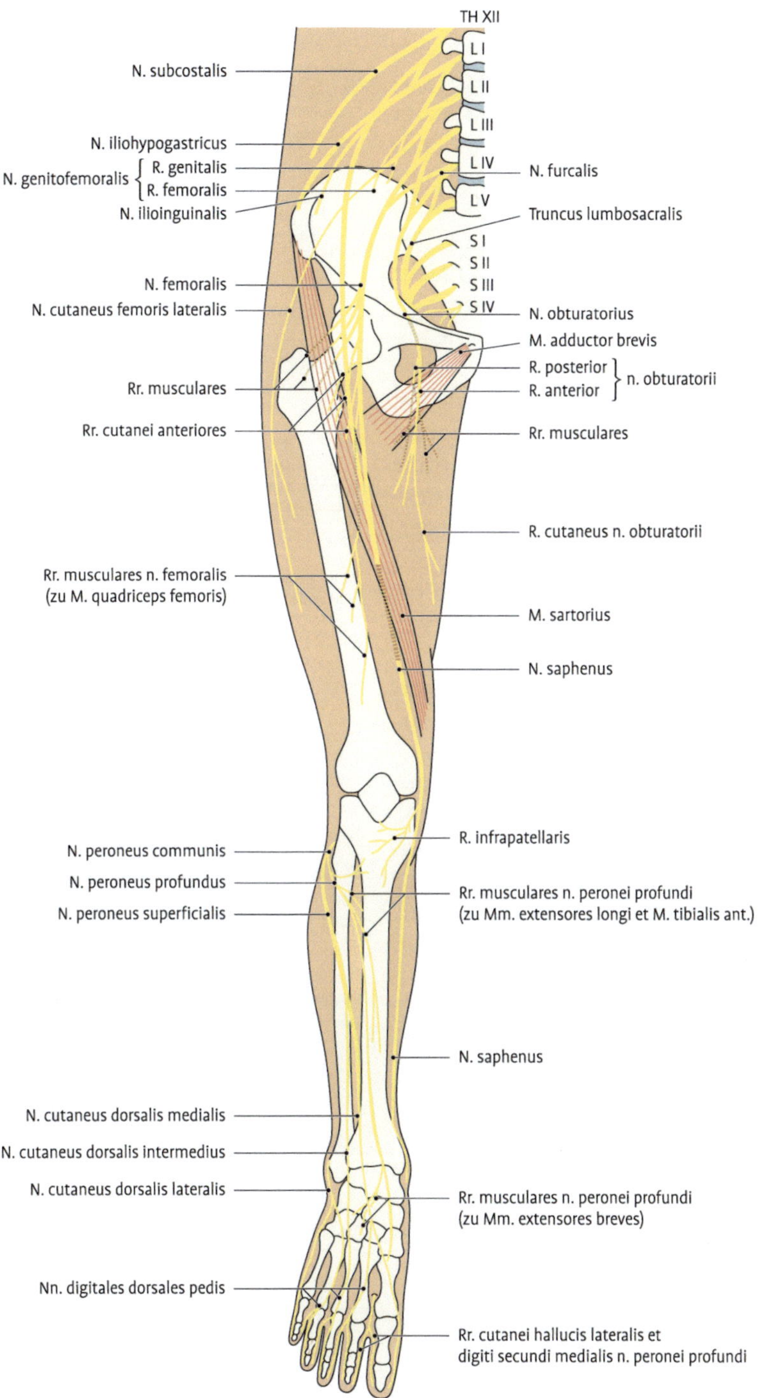

◻ Abb. 6.15 Aufbau des Plexus lumbosacralis und Nerven der unteren Extremität in der Ansicht von ventral. (Aus Anderhuber et al. 2012)

lumbalis – die Nn. iliohypogastricus, ilioinguinalis, genitofemoralis, cutaneus femoris lateralis, femoralis und obturatorius – verlaufen zunächst hinter dem M. psoas major und treten dann an seiner lateralen Seite hervor. 2 Nerven machen hiervon eine Ausnahme: 1. Der N. obturatorius erscheint an der medialen Kante der Psoassehne. 2. Der N. genitofemoralis tritt aus der Vorderfläche des M. psoas heraus. Die wesentlichen Nerven des Plexus lumbalis sind die Nn. femoralis und obturatorius.

Der **N. femoralis (L2–L4)** liegt zunächst unter dem M. psoas major, wird dann an seiner lateralen Kante sichtbar, passiert die **Lacuna musculorum** unter dem Leistenband, und liegt anschließend eine Fingerbreite lateral von der A. femoralis (■ Abb. 6.9). In einer Entfernung von ca. 5 cm vom Leistenband teilt sich der Nerv in seine Endäste auf:

— Muskeläste zur Ventralseite des Oberschenkels: Mm. quadriceps femoris, sartorius und pectineus.
— Hautäste: Rami cutanei anteriores zur Vorderseite des Oberschenkels. N. saphenus, durchzieht den Adduktorenkanal und versorgt die mediale Beinseite bis zur Knöchelgegend sowie die mediale Fußseite bis zur Großzehe (■ Abb. 6.16 und 6.17).
— Gelenkäste: zur sensiblen Versorgung von Hüft- und Kniegelenk.

Der N. femoralis versorgt mit den Rami cutanei anteriores die Vorderseite des Oberschenkels sensibel. Die sensible Versorgung der seitlichen Oberschenkelgegend übernimmt der N. cutaneus femoris lateralis. Als direkter Ast aus dem Plexus lumbalis zieht dieser Nerv durch die unter dem Ligamentum inguinale gelegene Lacuna musculorum.

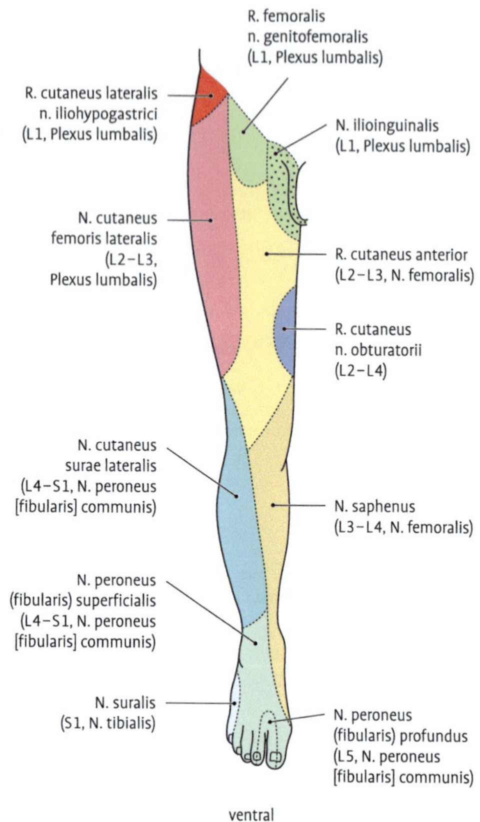

■ **Abb. 6.16**   Überblick über die Innervationsgebiete der Hautnerven auf der ventralen Beinseite. (Aus Anderhuber et al. 2012)

Klinischer Tipp

Gelegentlich durchbohrt der N. cutaneus femoris lateralis das Leistenband und verursacht Schmerzen und Parästhesien, **Meralgia paraesthetica** oder **Inguinaltunnel-Syndrom**, in der kraniallateralen Oberschenkelgegend. Dieser Zustand kann durch eine Inzision des Leistenbands gebessert werden.

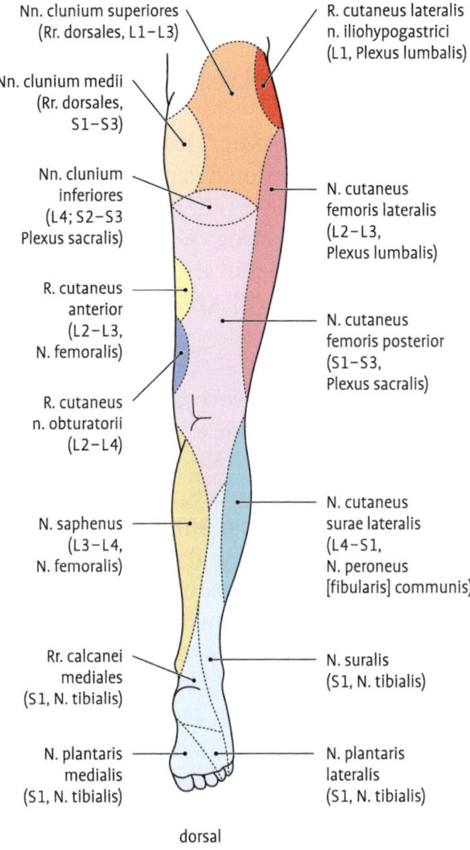

◘ Abb. 6.17 Überblick über die Innervationsgebiete der Hautnerven auf der dorsalen Beinseite. (Aus Anderhuber et al. 2012)

Der **N. obturatorius (L2–L4)** wird an der medialen Kante des M. psoas major sichtbar, verläuft in der Nähe der Vasa iliaca interna nach ventral-kaudal und erreicht den oberen Teil des **Foramen obturatum** (◘ Abb. 6.15). Zusammen mit den Vasa obturatoria durchquert der Nerv das Foramen obturatum und gelangt zum Oberschenkel. Der N. obturatorius hat folgende Äste:

▬ Muskeläste: Mm. pectineus (zusammen mit dem N. femoralis), gracilis, adductor longus, adductor brevis, adductor ma-

gnus (zusammen mit der Pars tibialis des N. ischiadicus) und obturatorius externus.

▬ Hautäste: zur Haut an der medialen Oberschenkelseite (◘ Abb. 6.16 und 6.17).

▬ Gelenkäste: zur sensiblen Versorgung von Hüft- und Kniegelenk.

Klinik

1. Einem Krampf der Adduktorenmuskulatur des Oberschenkels bei einer **spastischen Paraplegie** kann durch eine Unterbrechung des N. obturatorius, **Neurektomie des N. obturatorius**, begegnet werden. Dies kann durch eine mediane Inzision im unteren Bauchbereich geschehen. Hierbei wird der Nerv beidseits extraperitoneal an der Stelle seines Durchtritts durch das Foramen obturatum freigelegt (Ellis 1997).

2. Selten durchsetzt eine **Hernia obturatoria** den Canalis obturatorius, dort, wo der N. obturatorius und die Vasa obturatoria die Membrana obturatoria durchbrechen. Der Druck der eingeklemmten Hernie auf den N. obturatorius führt zu Schmerzen im entsprechenden Hautgebiet. Die Diagnose ergibt sich bei Vorliegen eines **Ileus** verbunden mit **Schmerzen an der medialen Oberschenkelseite**.

3. Die Nn. femoralis und obturatorius sowie der N. ischiadicus mitsamt seinen Ästen übernehmen die sensible Versorgung von Hüft- und Kniegelenk. **Nicht selten macht sich eine Erkrankung des Hüftgelenks durch Schmerzen im Bereich des Kniegelenks bemerkbar.**

Varianten Die Äste des N. femoralis nehmen in Bezug auf die A. circumflexa femoris lateralis eine unterschiedliche Lage ein (Claassen et al. 2021): An den Beinen (n = 69) von Körperspendern verliefen die Femoralisäste in 46,4 % ventral, in 5,8 % dorsal sowie in 47,8 % ventral und dorsal von der A. circumflexa femoris lateralis.

6.12.2 Plexus sacralis

Der **Plexus sacralis** entsteht aus den Rami ventrales der Spinalnerven L5–S3 unter Beteiligung der Rami ventrales des 4. Lumbalnervs und des 4. Sakralnervs (◘ Abb. 6.18).

❯ Man beachte, dass der 4. Lumbalnerv einen Beitrag zu beiden Nervengeflechten, den Plexus lumbalis und sacralis, leistet.

Ein Ast des 4. Lumbalnervs verbindet sich mit dem 5. Lumbalnerven und lässt so den Plexus lumbosacralis entstehen. Die Rami ventrales der Sakralnerven verlassen die Foramina sacralia anteriora, verbinden sich vor dem M. piriformis miteinander und sind dort zum Plexus sacralis zusammengeschlossen. Die Äste des Plexus sacralis versorgen (◘ Abb. 6.5):

- Beckenmuskeln: M. piriformis durch Äste des Plexus sacralis. Mm. obturatorius internus, gemellus superior, gemellus inferior durch Äste des Plexus sacralis oder durch den N. glutaeus inferior (L5, S1, S2), gelegentlich auch durch den N. pudendus. M. quadratus femoris durch N. glutaeus inferior sowie zusätzlich aus Ästen des tibialen Anteils des N. ischiadicus.
- Hüftmuskeln: Mm. glutaeus medius, glutaeus minimus, tensor fasciae latae durch den N. glutaeus superior (L4, L5, S1), der durch das Foramen suprapiri-

forme zieht. M. glutaeus maximus durch den N. glutaeus inferior (L5, S1, S2), der durch das Foramen infrapiriforme tritt.
- Hautäste: Rückseite des Oberschenkels und Kniekehle durch den N. cutaneus femoris posterior (S1–S3), der mit dem N. ischiadicus durch das Foramen infrapiriforme zieht. Gesäß durch die Nn. clunium inferiores (◘ Abb. 6.17).

Der Plexus sacralis endet in den **Nn. ischiadicus, pudendus und coccygeus**. Der N. pudendus (S2–S4) gewährleistet die Innervation des Damms. Der Nerv hat einen komplizierten Verlauf: Er tritt aus dem Becken aus, verläuft auf einem kurzen Stück durch die Glutaealregion, liegt dann in der Seitenwand der Fossa ischioanalis, betritt das Spatium perinei profundum und versorgt auf seiner Endstrecke die äußeren Geschlechtsorgane sensibel.

An seiner kaudalen Hauptaufzweigung teilt sich der Plexus sacralis in den mächtigen N. ischiadicus und den relativ dünnen N. pudendus (◘ Abb. 6.5 und 6.18). Der **N. pudendus (S2–S4)** verlässt das Becken durch das Foramen infrapiriforme des Foramen ischiadicum majus, kreuzt die Spina ischiadica und verschwindet sogleich im Foramen ischiadicum minus auf seinem weiteren Weg zum Damm. Hier durchzieht der Nerv in Begleitung der Vasa pudenda interna die Seitenwand der **Fossa ischioanalis** (▸ Abb. 4.3, 4.4 und 4.6), wo er in einer Faszienduplikatur des M. obturatorius internus liegt. Dieser vom M. obturatorius internus und einer Duplikatur der Fascia obturatoria gebildete Kanal wird als Canalis pudendalis oder auch als **Alcock-Kanal** bezeichnet. Im Alcock-Kanal gibt der N. pudendus zunächst die Nn. rectales inferiores, welche die Fossa ischioanalis durchqueren und den M. sphincter ani externus motorisch sowie die perianale Haut sensibel innervie-

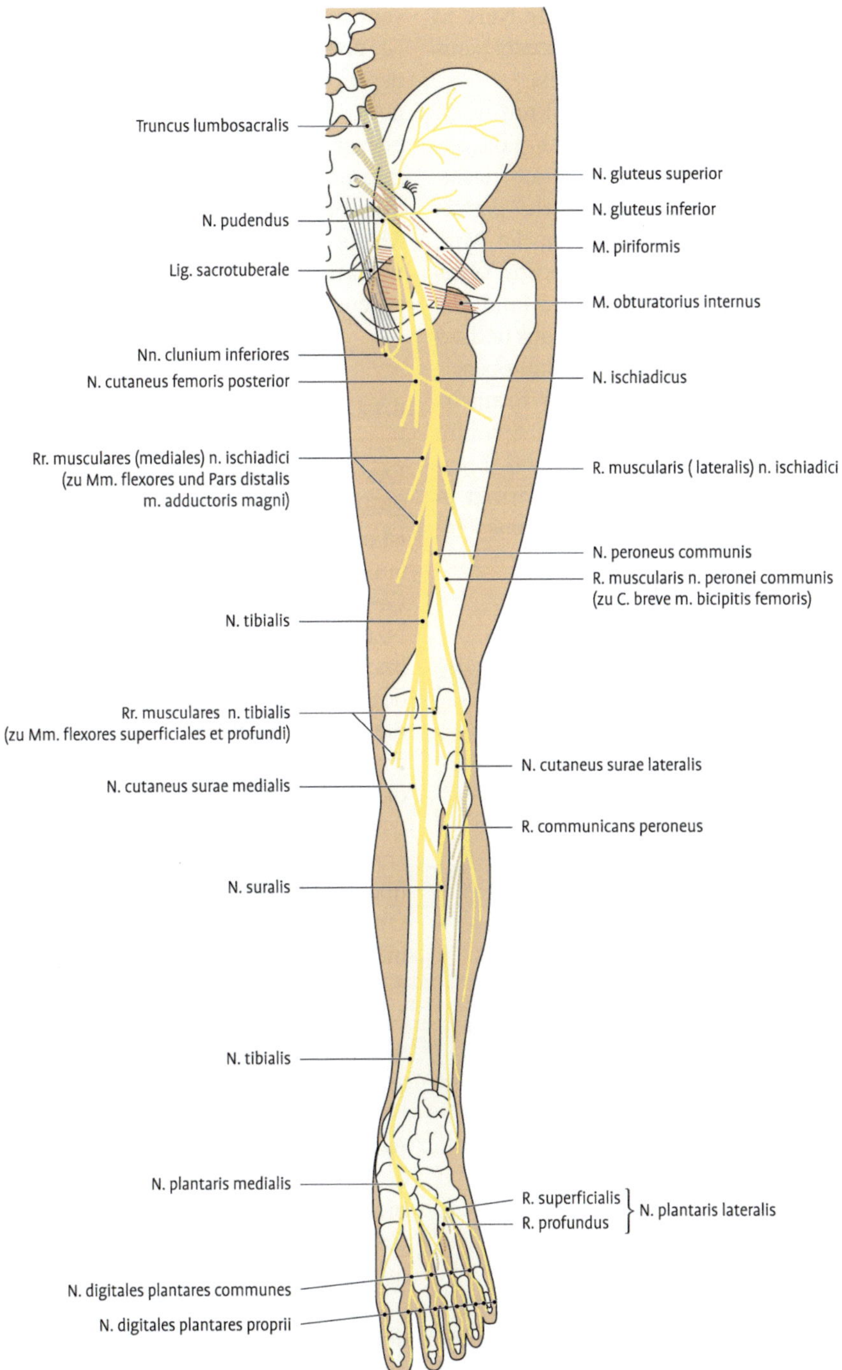

Abb. 6.18 Aufbau des Plexus lumbosacralis und Nerven der unteren Extremität in der Ansicht von dorsal. (Aus Anderhuber et al. 2012)

ren, ab. Anschließend teilt sich der Nerv in die Nn. perineales und den N. dorsalis penis (bei der Frau: N. dorsalis clitoridis).

Die Nn. perineales innervieren mit tiefen Ästen den M. sphincter urethrae und die anderen Muskeln des vorderen Dammbereichs, im Einzelnen die Mm. transversus perinei superficialis und profundus sowie die Mm. bulbospongiosus und ischiocavernosus; oberflächliche Äste versorgen beim Mann die Haut an der Dorsalseite des Skrotums und bei der Frau die Haut der großen Schamlippen.

Der N. dorsalis penis (bei der Frau: N. dorsalis clitoridis) durchquert das Spatium perinei profundum, durchbricht das Ligamentum transversum perinei und dringt in das Ligamentum suspensorium penis ein, um den Penisrücken (bei der Frau die Klitoris) sensibel zu innervieren.

> **Klinischer Tipp**
>
> In der Geburtshilfe kann der N. pudendus vor Durchführung einer **Zangengeburt** mithilfe des sogenannten **Pudendusblocks** anästhesiert werden. Hierzu wird eine lange Nadel in die Vagina eingeführt und unter Fingerkontrolle bis zur Spina ischiadica vorgeschoben, wo das Lokalanästhetikum deponiert wird. Bei beidseitiger Durchführung des Pudendusblocks kommt es zum Ausfall des Analreflexes, was als Kontrolle für die erfolgreiche Anästhesie genutzt werden kann. Gleichzeitig treten eine Relaxation der Beckenbodenmuskulatur sowie eine Anästhesie der Vulva und des unteren Drittels der Scheide ein. Allerdings wird die Zangengeburt heutzutage nur noch selten angewandt, da dieses Verfahren zugunsten der **Vakuum-Saugglocke** in den Hintergrund getreten ist.

Der **N. coccygeus**, der letzte Spinalnerv, tritt zwischen Kreuzbein und Steißbein aus. Sein ventraler Ast bildet auf der Vorderfläche des M. coccygeus mit Fasern der ventralen Äste des 4. und 5. Sakralnervs den Plexus coccygeus. Aus ihm gehen die Nn. anococcygei hervor, die um das Ligamentum sacrotuberale herumlaufen und die Haut über dem Steißbein bis zum After sensibel versorgen. Motorische Fasern beteiligen sich an der Innervation des M. levator ani und des M. coccygeus.

6.12.3   N. ischiadicus

Der **N. ischiadicus (L4, L5, S1–S3)** ist der größte Nerv des Körpers; an seinem Beginn ist er breit und flach, in seinem weiteren Verlauf nach distal nimmt er mehr eine rundliche Gestalt an (◘ Abb. 6.5, 6.10 und 6.18). Der N. ischiadicus tritt, bedeckt vom M. glutaeus maximus, aus dem Foramen infrapiriforme des Foramen ischiadicum majus aus, kreuzt die dorsale Fläche des Os ischii und zieht auf dem M. adductor magnus nach kaudal. In diesem Bereich verläuft der Nerv in der Tiefe der ischiokruralen Muskulatur und wird nur vom Caput longum des M. biceps femoris überkreuzt. Der N. ischiadicus teilt sich am Oberschenkel in variabler Höhe in die Nn. tibialis und peronaeus (fibularis) communis; diese Aufteilung erfolgt gewöhnlich in der Mitte des Oberschenkels, kann jedoch auch schon proximal nahe am Ursprungsgebiet aus dem Plexus sacralis erfolgen.

Der N. ischiadicus versorgt vor seiner Aufteilung folgende Muskeln: Die Gruppe der ischiokruralen Muskulatur mit den Mm. biceps femoris (nur Caput longum, das Caput breve wird vom N. peronaeus communis innerviert), semimembranosus und semitendinosus. Des Weiteren innerviert er den M. adductor magnus zusammen mit dem N. obturatorius. Alle Muskeläste des N. ischiadicus entspringen auf seiner medialen Seite. Die laterale Seite des Nervs ist daher für einen operativen Zugang geeignet.

Klinik

1. **Lasègue-Zeichen**: Dehnung des N. ischiadicus durch passives Hochheben des gestreckten Beines beim liegenden Patienten löst radikuläre Schmerzen auf der erkrankten Seite, nämlich am Rücken sowie im Ober- oder Unterschenkel, aus (Streicher und Pretterklieber 2012). Da die ischiokrurale Muskulatur bei vielen Menschen durch eine überwiegend sitzende Tätigkeit verspannt sein kann, ist im ärztlichen Alltag Folgendes zu beachten: Ein positiver Lasègue ist nur dann vorhanden, wenn beim Hochheben des Beines bis 45° ein scharfer Schmerz vom Rücken aus ins Bein einschießt. Hiervon zu unterscheiden ist der Pseudolasègue, bei welchem ab einem Hochheben des Beines um 60 bis 70° ein Dehnungsschmerz der ischokruralen Muskulatur auftritt, der vom Patienten als nicht einschießend empfunden wird. Eine bessere Erkennung des Pseudolasègue gelingt, wenn man das betreffende Bein leicht innenrotiert.

2. Als **Piriformis-Syndrom** wird eine Kompression des N. ischiadicus beim Durchtritt durch das Foramen infrapiriforme zwischen Beckenknochen und M. piriformis bezeichnet; es ist mit starken Schmerzen in der Glutaealregion verbunden.

3. Der N. ischiadicus kann bei penetrierenden Verletzungen am Oberschenkel oder bei der **dorsalen Hüftluxation**, verbunden mit einer Fraktur des Limbus acetabuli, in Mitleidenschaft gezogen werden. Zum dorsalen Bereich des Limbus acetabuli hat der Nerv eine enge topografische Beziehung.

4. Bei einer Verletzung des N. ischiadicus ist mit Ausnahme der Adduktoren (N. obturatorius) und der Strecker (N. femoralis) das gesamte Bein gelähmt. Besonders auffällig ist die charakteristische **Deformität des Fallfußes**. Mit Ausnahme der Beininnenseite und des Innenknöchels bis zur Großzehe (N. saphenus als Ast des N. femoralis) kommt es unterhalb des Knies zu einem völligen Sensibilitätsverlust.

5. Der N. ischiadicus wird von der A. comitans nervi ischiadici, einem Ast der A. glutaea inferior, begleitet. Bei einer **Beinamputation** oberhalb des Knies kann es zu einer starken Blutung aus dieser der Ernährung des Nervs dienenden Arterie kommen. Daher muss diese Arterie sorgfältig und ohne Ligatur von benachbarten Nervenfasern unterbunden werden; ansonsten treten Schmerzen im Amputationsstumpf auf. Unabhängig hiervon können nach einer Beinamputation **Phantomschmerzen** im abgetrennten Teil des Beins auftreten.

6.12.4 N. tibialis

Der **N. tibialis (L4, L5, S1–S3)** ist der größere der beiden Endäste des N. ischiadicus (◘ Abb. 6.11 und 6.18). In der Fossa poplitea liegt er in Bezug auf die Vasa poplitea oberflächlich und kreuzt beide Gefäße von lateral nach medial. Die in der Kniekehle abgegebenen Muskeläste versorgen die Mm. gastrocnemius, soleus und popliteus. Als Hautast zieht der N. cutaneus surae medialis in der Rinne zwischen den beiden Gastroknemiusköpfen zusammen mit der V. saphena parva nach kaudal. Nach seiner Vereinigung mit dem Ramus communicans peronaeus wird er **N. suralis** (◘ Abb. 6.17 und 6.18) genannt und versorgt die laterale Seite des Unterschenkels, den lateralen Fußrand und die 5. Zehe sensibel. Des Weiteren versorgen sensible Äste das Kniegelenk.

Der N. tibialis verschwindet dann in Begleitung der Vasa tibialia posteriora zwischen den beiden Gastroknemiusköpfen unter dem Sehnenbogen des M. soleus in der Beugerloge des Unterschenkels. Hier innerviert der N. tibialis die Mm. flexor hallucis longus, flexor digitorum longus und tibialis posterior. Immer lateral der A. tibialis posterior anliegend, verläuft er zum Innenknöchel und spaltet sich hinter ihm in seine beiden Endäste, die Nn. plantaris medialis und plantaris lateralis (◘ Abb. 6.12), auf.

Der **N. plantaris medialis** ist etwas stärker als der N. plantaris lateralis und entspricht dem N. medianus der Hand. Er innerviert motorisch die Muskeln der Großzehenloge mit Ausnahme des lateralen Kopfs des M. flexor hallucis brevis, die Mm. lumbricales I und II, den M. flexor digitorum brevis sowie sensibel die Haut der Großzehe, der 2. und 3. Zehe sowie der medialen Hälfte der 4. Zehe der Planta pedis (◘ Abb. 6.17).

Der **N. plantaris lateralis** entspricht in Verlauf und Innervationsmuster weitgehend dem N. ulnaris der Hand. Im Fersenbereich gibt er Äste zu den Mm. abductor digiti minimi und quadratus plantae ab. Dann teilt sich der Nerv in einen oberflächlichen und einen tiefen Ast. Der Ramus superficialis versorgt die Haut der Kleinzehe und der lateralen Hälfte der 4. Zehe der Planta pedis (◘ Abb. 6.17). Der Ramus profundus innerviert den lateralen Kopf des M. flexor hallucis brevis, den M. adductor hallucis, die Mm. lumbricales III und IV, alle Mm. interossei sowie die Mm. abductor, flexor und opponens digiti minimi.

6.12.5 N. peronaeus communis

Der **N. peronaeus communis (L4, L5, S1, S2)** ist der dünnere der beiden Endäste des N. ischiadicus (◘ Abb. 6.10 und 6.18). Der Nerv betritt den oberen Teil der Fossa poplitea, zieht an der medialen Seite der Ansatzsehne des M. biceps femoris vorbei und schlingt sich, schon in der Muskelmasse des M. peronaeus longus liegend, um das Collum fibulae (◘ Abb. 6.11). Im M. peronaeus longus teilt sich der Nerv in seine beiden Endäste, die Nn. peronaeus superficialis und peronaeus profundus. In der Kniekehle gibt der N. peronaeus communis außer einem Ast zur Kapsel des Kniegelenks noch den N. cutaneus surae lateralis zur sensiblen Versorgung des seitlichen Unterschenkels ab.

Der **N. peronaeus profundus** durchbohrt den M. extensor digitorum longus, tritt weit kranial aus der Peronaeusloge aus und in die Loge der Extensoren ein (◘ Abb. 6.13). Hier zieht er auf der Membrana interossea zwischen den Mm. tibialis anterior und extensor digitorum longus, im unteren Unterschenkeldrittel zwischen den Mm. extensor digitorum longus und extensor hallucis longus bis zum Fuß. Seine motorischen Äste versorgen die Mm. extensor digitorum longus, extensor hallucis longus, tibialis anterior, extensor digitorum brevis und extensor hallucis brevis. Mit 2 sensiblen Ästen werden die einander zugekehrten Seiten der 1. und 2. Zehe innerviert (■ Abb. 6.14 und 6.16).

Der **N. peronaeus superficialis** zieht zunächst zwischen den beiden Mm. peronaei und dann auf dem M. peronaeus brevis nach distal. Mit motorischen Ästen innerviert er die Mm. peronaeus longus und peronaeus brevis. Mit seinen beiden sensiblen Endästen versorgt er die Haut am Fußrücken und an der dorsalen Seite der Zehen mit Ausnahme des vom N. peronaeus profundus versorgten Bereiches zwischen der 1. und 2. Zehe (■ Abb. 6.14 und 6.16).

Klinik

1. Der N. peronaeus communis hat in seinem Verlauf um das Collum fibulae eine besonders exponierte Lage. Er kann hier durch einen zu straff sitzenden Verband, falsche Lagerung im Operationssaal oder durch ein Adduktionstrauma im Kniegelenk geschädigt werden. Bei einer Schädigung des Nervs hängt der Fuß durch den Ausfall der Extensoren herunter. Darüber hinaus fällt durch den Ausfall der Pronatoren, verbunden mit einem Überwiegen der Supinatoren, eine Inversion des Fußes aus. Es entsteht das Bild eines **Spitzklumpfußes** und das Gangbild des **Steppergangs**. Gleichzeitig fällt die Sensibilität an der ventralen und lateralen Seite des Unterschenkels und Fußes aus. Nur die mediale Unterschenkelseite ist davon ausgenommen, da sie vom N. saphenus, einem Ast des N. femoralis, sensibel versorgt wird.
2. Ein **Kompartmentsyndrom der Extensorenloge** kann durch Blutungen aus den Vasa tibialia anteriora als Folge eines stumpfen Traumas, bei Antikoagulantientherapie oder zu engen Verbänden entstehen. Durch die Kompression der Arteriolen kann es zu ischämischen Muskelnekrosen kommen. Mit betroffen von der Kompression ist auch der N. peronaeus profundus, was zur Ausprägung eines **Spitzfußes**, **Pes equinus**, führen kann (Tillmann 2017).
3. Ein **vorderes Tarsaltunnelsyndrom** kommt durch Kompression des N. peronaeus profundus am Übergang zum Fußrücken unter dem Ligamentum cruciforme des Retinaculum mm. extensorum inferius zustande. Es treten Sensibilitätsstörungen im Bereich der einander zugekehrten Seiten von Großzehe und 2. Zehe auf (Tillmann 2017).

6.12.6 Segmentale Hautinnervation der unteren Extremität

Die Dermatome der unteren Extremität reichen von L1 bis S5 (▶ Abb. 5.16) und sind topografisch folgendermaßen angeordnet (Lang und Wachsmuth 1972):

Ventralseite
- L1, bedeckt die Gegend des Ligamentum inguinale.
- L2, zieht im kranialen Drittel des Oberschenkels schräg von lateral-kranial nach medial-kaudal.
- L3, bedeckt die distalen 2/3 des Oberschenkels und das proximale 1/4 des Unterschenkels, verläuft schräg von lateral-kranial nach medial-kaudal.
- L4, verläuft schräg von der Außenseite des Unterschenkels in Höhe der Kniescheibe zu seiner Innenseite unter Einschluss des Innenknöchels.
- L5, beginnt lateral-kranial eine Handbreit unter dem Kniegelenk und zieht als schmaler Streifen schräg nach medial-kaudal zur 1. bis 3. Zehe.

- S1, beginnt an der Unterschenkelaußenseite etwa eine Handbreit unter dem Kniegelenk und zieht als schmaler Streifen zur 4. und 5. Zehe.
- S2, bedeckt den Außenknöchel und die Außenkante des Fußes.

Dorsalseite
- L1, verläuft schräg als schmaler Streifen vom Dornfortsatz L1 bis zum lateralen Beckenkamm.
- L2, verläuft schräg als schmaler Streifen vom Dornfortsatz L2 bis zur Gegend des Trochanter major.
- L3, verläuft schräg vom Dornfortsatz L3 über die Gesäßgegend zur Außenseite des Oberschenkels.
- L4, beginnt als schmaler Streifen an der Innenseite des Unterschenkels unterhalb der Kniekehle und zieht zum Innenknöchel.
- L5, beginnt als schmaler Streifen in der Mitte des medialen Unterschenkels und zieht zur 1. bis 3. Zehe.
- S1, beginnt an der medialen Unterschenkelseite in Höhe der Kniekehle und verläuft schräg als schmaler Streifen zur 4. und 5. Zehe.
- S2, verläuft über die Mitte der Gesäßgegend, dann breitflächig über den Oberschenkel, zieht schräg zur Außenseite des Unterschenkels und endet an der seitlichen Fußkante.
- S3, zieht über die mediale Gesäßgegend in Nachbarschaft zum After.
- S4, liegt am Rande des Afters.
- S5, liegt im Zentrum des Afters.

Man beachte, dass S3 den hinteren Teil des Skrotums (bei der Frau den hinteren Teil der Vulva), L1 über den N. ilioinguinalis hingegen den vorderen Teil des Skrotums (bei der Frau den vorderen Teil der Vulva) versorgt.

6.13 Entwicklung der unteren Extremität

Die Entwicklung der unteren Extremität läuft nach dem schon bei der oberen Extremität ausführlich geschilderten Schema ab. Allerdings sind die Entwicklungsprozesse gegenüber der oberen Extremität um etwa 2 Tage zurück. So sind die Knospen der unteren Extremitäten erst am 28. und 29. Tag zu erkennen. Die unteren Extremitäten rotieren ebenfalls, jedoch in etwas geringerem Ausmaß und in eine andere Richtung als die oberen Extremitäten. Am Ende des Lagewandels zeigt das spätere Knie nach ventral und die Streckmuskeln kommen auf der Ventralseite zu liegen. Wichtige Fehlbildungen sind der **angeborene Klumpfuß** mit einer Häufigkeit von 1:1000 Geburten und die **kongenitale Hüftdysplasie** – bei Mädchen häufiger als bei Jungen – mit einer Häufigkeit von 1:1000 Geburten (Moore et al. 2013).

6.14 Zusammenfassung

- Tastbare Pulse: Der Puls der A. femoralis kann in der Mitte des Ligamentum inguinale getastet werden. Der Puls der A. dorsalis pedis liegt am Fußrücken zwischen den Sehnen der Mm. extensor hallucis longus und extensor digitorum longus. Der Puls der A. tibialis posterior wird kaudal-dorsal vom Innenknöchel gefühlt.
- Der Oberschenkelhals kann an 4 Stellen brechen: subkapital (unterhalb des Caput femoris), zervikal (durch die Mitte des Oberschenkelhalses), basal (in Nachbarschaft von Trochanter major und minor), pertrochanter (durch Trochanter major und minor).

- Der Klassifikation der Patellaformen nach Wiberg folgend, geht eine Reduzierung der medialen Gelenkfacette mit einer Verkleinerung der kraftaufnehmenden Fläche einher und führt zu einer Erhöhung des Gelenkdrucks im Femoropatellargelenk.
- Durch Knochenbildung im Ansatzbereich der Achillessehne kann sich ein oberer Fersensporn ausbilden.
- Im Falle der Haglundschen Exostose kann sich die Apophyse des Tuber calcanei während der Entwicklung stark vorwölben und unter dem Schuhdruck Schmerzen hervorrufen.
- Am Längenwachstum der Tibia ist überwiegend die proximale Tibiaepiphysenfuge beteiligt. Als Regel kann gelten, dass die Epiphysenfuge am wachsenden Ende eines Extremitätenknochens als erste erscheint und sich als letzte verschließt.
- Knochenverlust aufgrund einer unexakten Aneinanderfügung der Fragmente einer Oberschenkelfraktur kann zu einer wirklichen Beinverkürzung führen. Eine scheinbare Beinverkürzung kann ihre Ursache in einer fixierten Fehlstellung eines Teils der unteren Extremität haben.
- Zu den häufiger auftretenden akzessorischen Skelettelementen am Fuß gehören das Os tibiale externum und das Os peronaeum (jeweils 10 %).
- Die pelvitrochanteren Muskeln konvergieren von einem Ursprungsfeld auf der Außen- und Innenfläche des Beckens zum oder zur näheren Umgebung des Trochanter major. Zu den 3 großen pelvitrochanteren Muskeln gehören die Mm. glutaeus maximus, glutaeus medius und glutaeus minimus. Zu den 6 kleinen pelvi-

trochanteren Muskeln werden die Mm. piriformis, obturatorius internus und externus, gemellus superior und inferior sowie quadratus femoris gerechnet.
- Sind nach Schädigung des N. glutaeus superior (L4, L5, S1), beispielsweise nach fehlerhafter intramuskulärer Injektion, die Mm. glutaeus medius und minimus insuffizient, tritt das Phänomen des Watschelgangs auf, d. h. das Becken kippt bei jedem Schritt auf die Seite des Spielbeins (Trendelenburg-Zeichen).
- Die 4 Mm. lumbricales beugen im Zehengrundgelenk und strecken im Zehenmittel- und -endgelenk.
- die 3 Mm. interossei plantares adduzieren, die 4 Mm. interossei dorsales abduzieren die Zehen.
- Als „Unhappy-Triad-Verletzung" am Kniegelenk wird die mediale Seitenbandzerreißung mit vorderer Kreuzbandruptur und medialer Meniskusläsion bezeichnet.
- Eine Poplitealzyste oder Baker-Zyste geht meistens auf eine Erweiterung der miteinander verschmolzenen Schleimbeutel des M. semimembranosus und des medialen Gastroknemiuskopfes zurück. Es kommt zu Schmerzen und Instabilität im Kniegelenk.
- Die Außenknöchelfrakturen werden nach Weber in ihrem Verhältnis zur Syndesmose eingeteilt: Weber A: Fraktur unterhalb der Syndesmose, Weber B: Fraktur in Höhe der Syndesmose, die rupturiert sein kann, Weber C: Fraktur oberhalb der Syndesmose, welche immer zerrissen ist.
- Beim Hallux valgus kommt es zur Abweichung des 1. Metatarsalknochens nach medial und der Großzehe nach lateral. Das muskuläre Gleichgewicht ist

- gestört: Der M. abductor hallucis wird zum kräftigen Flexor.
- An der Aufrechterhaltung der Fußgewölbe sind folgende Bänder und Muskeln beteiligt: Ligamenta calcaneonaviculare plantare (Pfannenband), calcaneocuboideum plantare und plantare longum. Die Bänder werden in ihrer Funktion durch die Plantaraponeurose unterstützt. Die Mm. peronaeus longus und tibialis posterior bilden zusammen eine tendinöse Verklammerung an der Planta pedis.
- Das Trigonum femorale wird vom Ligamentum inguinale sowie von den Mm. sartorius und adductor longus begrenzt. Es enthält die Vasa femoralia und den N. femoralis sowie die Nodi lymphoidei inguinales.
- Bei der Schenkelhernie liegt der Hals des Bruchsacks immer kaudal und lateral vom Tuberculum pubicum. Der Bruchsack der indirekten Leistenhernie tritt kranial und medial von dieser Landmarke zu Tage.
- Bei einem Patienten mit vergrößerten Leistenlymphknoten müssen die äußeren und inneren Geschlechtsorgane sowie der Analkanal und das gesamte Bein untersucht werden.
- Der Adduktorenkanal weist folgende Begrenzungen auf: Dorsal: Mm. adductor longus und adductor magnus. Ventral-lateral: M. vastus medialis. Ventral-medial: M. sartorius. Er enthält die Vasa femoralia und den N. saphenus.
- Die Fossa poplitea hat folgende Begrenzungen:
  - kranial-lateral: Sehne des M. biceps femoris
  - kranial-medial: M. semimembranosus überlagert vom M. semitendinosus
  - kaudal-lateral und kaudal-medial: lateraler und medialer Kopf des M. gastrocnemius.
- Die Kniekehle enthält von außen nach innen: N. tibialis, V. poplitea und A. poplitea.

- Bei der chronisch obliterierenden Arteriopathie unterscheidet man Arterienverschlüsse vom Becken-, Oberschenkel- und Unterschenkeltyp. Betroffen sind vornehmlich Männer. Der Beginn liegt im mittleren Lebensalter.
- In den tiefen Beinvenen können Thromben entstehen, besonders wenn strenge Bettruhe eingehalten werden muss. Dabei können sich Thromben lösen und zu Lungenembolien führen.
- Das venöse Drainagegebiet der Haut an der Beininnenseite hat Anschluss an Perforansvenen, welche die Beinfaszie durchbrechen und in die tiefen Venen einmünden: 1. Dodd-Venen in Höhe des Adduktorenkanals, 2. Boyd-Venen auf der Innenseite des proximalen Unterschenkels, 3. Cockett-Venen I bis III oberhalb des Innenknöchels.
- Der Abstrom der oberflächlichen und tiefen Lymphknoten der unteren Extremität erfolgt in den großen, in der Lacuna vasorum liegenden Nodus lymphoideus inguinalis profundus (Rosenmüller-Lymphknoten) und von dort zusammen mit der Lymphe des Beckens entlang der Lymphknotenketten an den Vasa iliaca zu den prä-, para- und retroaortalen Lymphknoten.
- Der Plexus lumbalis entsteht aus den ventralen Ästen der Spinalnerven L1-L3 sowie unter Beteiligung der Rami ventrales des 12. Thorakalnervs und des 4. Lumbalnervs. Aus ihm gehen folgende Nerven hervor: Nn. iliohypogastricus, ilioinguinalis, genitofemoralis, cutaneus femoris lateralis, femoralis und obturatorius.
- Der N. femoralis (L2–L4) zieht durch die Lacuna musculorum und innerviert die Strecker am Oberschenkel. Die Hautäste versorgen die Vorderseite des Oberschenkels und die Beininnenseite bis zur Großzehe.
- Der N. obturatorius (L2–L4) durchquert das Foramen obturatum und innerviert die Adduktoren am Oberschenkel. Hautäste gehen zur medialen Oberschenkel-

seite, Gelenkäste zu Hüft- und Kniegelenk.

- Der Plexus sacralis entsteht aus den Rami ventralis der Spinalnerven L5–S3 unter Beteiligung der Rami ventrales des 4. Lumbalnervs und des 4. Sakralnervs. Er endet in den Nn. ischiadicus, pudendus und coccygeus.
- Der N. pudendus (S2–S4) durchquert den Alcock-Kanal in der Fossa ischioanalis. Er versorgt die Mm. sphincter ani externus, sphincter urethrae, transversus perinei superficialis und profundus, bulbospongiosus und ischiocavernosus. Sensible Äste ziehen zur perianalen Haut, zum Damm, zur Hinterfläche des Skrotums, zu den großen Schamlippen, zum Penisrücken und zur Klitoris.
- Der N. pudendus kann bei einer Zangengeburt mithilfe des Pudendusblocks anästhesiert werden, woraufhin unter anderem eine Relaxation der Beckenbodenmuskulatur eintritt.
- Der N. ischiadicus (L4, L5, S1–S3), der größte Nerv des Körpers, innerviert vor seiner Aufteilung (in die Nn. tibialis und peronaeus communis) die ischiokruralen Muskeln: M. adductor magnus (zusammen mit dem N. obturatorius) sowie die Mm. biceps femoris mit Ausnahme des Caput breve (N. peronaeus communis), semimembranosus und semitendinosus.
- Bei der Überprüfung des N. ischiadicus ist ein positives Lasègue-Zeichen nur dann vorhanden, wenn beim Hochheben des Beines bei 45° ein scharfer Schmerz vom Rücken aus ins Bein einschießt.
- Der N. tibialis (L4, L5, S1–S3), der stärkere Endast des N. ischiadicus, innerviert die Beuger am Unterschenkel und mit dem N. suralis die Haut an der lateralen Unterschenkelseite. Seine Endäste, die Nn. plantaris medialis und lateralis, entsprechen hinsichtlich ihrer Versorgungsgebiete am Fuß den Mm. medianus und ulnaris an der Hand.
- Bei einem Kompartmentsyndrom der tiefen Flexorenloge am Unterschenkel kommt es durch Kompression des N. tibialis zum Ausfall der Flexoren. Es entsteht ein Hackenfuß (Pes calcaneus) mit nach oben weisender Fußspitze und nach unten gerichteter Ferse. Zehenstand ist nicht möglich.
- Der N. peronaeus communis (L4, L5, S1, S1), der dünnere Endast des N. ischiadicus, teilt sich in den N. peronaeus superficialis für die Muskeln der Peronaeusgruppe (sensible Äste zum Fußrücken sowie zur Dorsalseite der Zehen mit Ausnahme des Bereichs zwischen der 1. und 2. Zehe) und den N. peronaeus profundus für die Strecker am Unterschenkel (sensible Äste für die einander zugekehrten Seiten der 1. und 2. Zehe).
- Bei einem Ausfall des N. peronaeus communis (Gefährdung bei falscher Lagerung bzw. mangelhafter Polsterung des Collum fibulae auf dem Operationstisch) fallen Extensoren und Pronatoren am Unterschenkel aus. Da die Supinatoren überwiegen, entsteht das Bild eines Spitzklumpfußes und das Gangbild des Steppergangs.
- Die Entwicklung der unteren Extremität ist gegenüber der oberen Extremität um etwa 2 Tage zurück.
- Wichtige Fehlbildungen an der unteren Extremität sind der angeborene Klumpfuß (1:1000 Geburten) und die kongenitale Hüftdysplasie (1:1000 Geburten, bei Mädchen häufiger als bei Jungen).

Literatur

Anderhuber F, Pera F, Streicher J. Waldeyer – Anatomie des Menschen. Berlin/Boston: De Gruyter; 2012. S. 333, 336, 378, 379, 380, 384, 385, 388, 390, 401, 402, 409, 412.

Benner KU, Snell RS. Klinische Anatomie, Bd. 439. Augsburg: Weltbild Verlag GmbH; 1995. S. 443.

Birkner R. Das typische Röntgenbild des Skeletts. München, Wien, Baltimore: Urban & Schwarzenberg, 1977, 334–349.

Claassen H, Wree A. Isolated flexor muscles of the little toe in the feet of an individual with atrophied or lacking 4th head of the M. extensor digitorum brevis and lacking the 4th tendon of the M. extensor digitorum longus. Ann Anat. 2003; 185:81–4.

Claassen H, Schmitt O, Wree A. Variations of the A. axillaris and the crural arteries in the same human individual – multiple repetitions of the mammalian plesiomorphic condition of the arteries. Ann Anat. 2006;188:39–48.

Claassen H, Schmitt O, Schulze M, Wree A. Deep femoral artery: a new point of view based on cadaveric study. Ann Anat. 2021;237. https://doi.org/10.1016/j.aanat.2021.151730.

Drenckhahn D, Eckstein F. Untere Extremität. In: Drenckhahn D, Herausgeber. Benninghoff – Drenckhahn, Anatomie, Bd. 1. München: Urban & Fischer/Elsevier; 2003. S. 358, 374, 394.

Ellis H. Clinical anatomy. Oxford: Blackwell Science Ltd; 1997. S. 224, 242, 250, 260, 263, 270.

Elsen A, Eppinger M, Müller M. Orthopädie und Unfallchirurgie für Studium und Praxis. Breisach: Medizinische Verlags- und Informationsdienste; 2020. S. 85–6.

Jelinek R, Sellner F. Die Verletzung der Arteria poplitea bei Kniegelenksverrenkungen. Acta Chir Austriaca. 1977;4:94–9.

Lang J, Wachsmuth W. Bein und Statik. In: Lang J, Wachsmuth W, Herausgeber. Praktische Anatomie, Bd. 1/Teil 4. Berlin/Heidelberg/New York: Springer; 1972. S. 25–36.

Lanz T, Wachsmuth W. Praktische Anatomie. Erster Band/Vierter Teil. Bein und Statik, Bd. 169. Berlin/Heidelberg: Springer; 2004. S. 250.

Liem T, Tsolodimos C. Osteopathie. Stuttart: Trias Verlag in Georg Thieme Verlag KG; 2016. S. 80–2.

Moore KL, Persaud TVN, Torchia MG. Embryologie. München: Elsevier/Urban & Fischer; 2013. S. 447–63.

Müller M, Mitarbeiter. Chirurgie für Studium und Praxis. Breisach: Medizinische Verlags- und Informationsdienste; 2020. S. 403–410, 414–417.

Müller-Färber J. Azetabulumfrakturen. In: Kinzl L, Herausgeber. Breitner, Chirurgische Operationslehre, Bd. IX, Traumatologie 2. München/Wien/Baltimore: Urban & Schwarzenberg; 2014. S. 72–81.

Nieswand C. Wertigkeit der Magnetresonanzangiographie der Fußgefäße unter Verwendung eines intravaskulären Kontrastmittels – Vergleich mit der selektiven intraarteriellen DSA. Inauguraldissertation des Fachbereichs Medizin der Johannes Gutenberg-Universität Mainz; 2005. S. 8–11.

Pfitzner W. Die Variationen im Aufbau des Fußskelettes. Schwalbes Morphol Arb (Jena). 1896;6:245.

Ritter RG. Klinik und Therapie der Aneurysmen der Gliedmaßenarterien. Z Gefässmed. 2008;5:6–9.

Saegesser M. Spezielle chirurgische Therapie. Stuttgart/Wien: Hans Huber; 1972. S. 1323.

Schiebler TH, Korf HW. Anatomie. Heidelberg: Steinkopff-Verlag; 2007. S. 519, 533, 537, 561, 568, 569, 576.

Schumacher GH, Aumüller G. Topographische Anatomie des Menschen. München/Jena: Urban & Schwarzenberg; 2004. S. 344, 345, 358, 365, 378.

Schünke M, Schulte E, Schumacher U. Prometheus. Allgemeine Anatomie und Bewegungssystem. Stuttgart/New York: Thieme; 2005. S. 416–7.

Streicher J, Pretterklieber ML. Bewegungsapparat. In: Anderhuber F, Pera F, Streicher J, Herausgeber. Waldeyer, Anatomie des Menschen. Berlin/Boston: De Gruyter; 2012. S. 362–367, 375, 389.

Stritecky T. Diagnostik und Therapie von Krampfadern. Stuttgart: Thieme; 2004.

Tillmann B. Untere Extremität. In: Leonhard H, Tillmann B, Töndury G, Zilles K, Herausgeber. Rauber-Kopsch, Anatomie des Menschen, Bd. I, Bewegungsapparat. Stuttgart/New York: Thieme; 1987. S. 471, 482–484, 485, 491–492, 495–508, 546–571, 594–648.

Tillmann B, Tichy P, Schleicher A. Biomechanik der Vorfußes unter besonderer Berücksichtigung des Hallux valgus. In: Blauth W, Herausgeber. Der Hallux valgus. Berlin/Heidelberg/New York/Tokyo: Springer; 1986. S. 27–36.

Tillmann BN. Atlas der Anatomie. Heidelberg: Springer; 2017. S. 480, 501, 505, 534, 542, 543, 545, 547.

Tillmann BN, Hirt B. Präpkurs Anatomie. Berlin: Springer; 2022. S. 279–353.

Tillmann BN, Schünke M. Taschenatlas zum Präparierkurs. Stuttgart/New York: Thieme; 1993. S. 150–95.

Vogt B, Gosheger G, Wirth T, Horn J, Rödl J. Beinlängendifferenz – Therapieindikationen und -strategien. Dtsch Ärztebl. 2020;24:405–11.

Zilles K, Tillmann BN. Anatomie. Berlin/Heidelberg: Springer; 2010. S. 270.

Hals und Kopf (Collum et Caput)

Inhaltsverzeichnis

7.1   Oberflächenanatomie und Landmarken des Halses – 362

7.2   Halsfaszien – 363

7.3   Muskulatur des Halses – 365
7.3.1   Oberflächliche Schicht der Halsmuskulatur – 365
7.3.2   Suprahyale Muskulatur – 366
7.3.3   Infrahyale Muskulatur – 367
7.3.4   Skalenus-Gruppe – 367
7.3.5   Praevertebrale Gruppe – 368

7.4   Schilddrüse (Glandula thyroidea) – 368

7.5   Nebenschilddrüsen (Glandulae parathyroideae) – 372

7.6   Gaumen (Palatum) – 373

7.7   Entwicklung von Gesicht, Lippen und Gaumen – 374
7.7.1   Störungen der Gesichtsentwicklung: Lippen-, Kiefer- und Gaumenspalten – 375

7.8   Zunge und Mundboden – 376
7.8.1   Zunge – 376
7.8.2   Mundboden – 379

7.9   Pharynx – 380
7.9.1   Nasopharynx – 380
7.9.2   Oropharynx – 383
7.9.3   Laryngopharynx – 385

© Der/die Autor(en), exklusiv lizenziert an Springer-Verlag GmbH, DE, ein Teil von Springer Nature 2026
H. Claassen, *Anatomie*, https://doi.org/10.1007/978-3-662-72765-2_7

7.9.4	Aufbau des Pharynx	385
7.9.5	Blut- und Nervenversorgung des Pharynx	385

7.10 Larynx (Kehlkopf) – 386
7.10.1	Aufbau des Kehlkopfs	386
7.10.2	Verknöcherung der Kehlkopfknorpel	388
7.10.3	Gelenke und Muskeln des Kehlkopfs	388
7.10.4	Blut- und Lymphgefäßversorgung sowie Innervation	391
7.10.5	Entwicklung des Kehlkopfs	392

7.11 Schluckakt – 394

7.12 Speicheldrüsen – 396
7.12.1	Glandula parotidea (Ohrspeicheldrüse)	397
7.12.2	Glandula submandibularis (Unterkieferdrüse)	399
7.12.3	Glandula sublingualis (Unterzungendrüse)	400
7.12.4	Kleine Speicheldrüsen der Mundhöhle	400

7.13 Große Arterien an Hals und Kopf – 400
7.13.1	A. carotis communis	400
7.13.2	A. carotis externa	402
7.13.3	A. carotis interna	405
7.13.4	A. subclavia	408

7.14 Venen an Hals und Kopf – 411
7.14.1	Venen des Gehirns	411
7.14.2	Sinus durae matris	412
7.14.3	V. jugularis interna	415
7.14.4	V. jugularis externa und oberflächliche Venen	415
7.14.5	V. subclavia	416

7.15 Lymphknoten an Hals und Kopf – 417

7.16 Nerven an Hals und Kopf – 419
7.16.1	Hautnerven des Plexus cervicalis	419
7.16.2	Muskeläste des Plexus cervicalis	419
7.16.3	Dorsale Äste der Nn. cervicales 1 bis 3	420
7.16.4	Nn. trigeminus und facialis	420

7.17 **Halsgrenzstrang – 420**

7.18 **Entwicklung der Kiemenbogenderivate – 422**

7.19 **Oberflächenanatomie und Landmarken des Kopfes – 426**

7.20 **Kopfhaut, Galea aponeurotica und knöcherne Schädeldecke – 428**

7.21 **Schädel – 430**
7.21.1 Gesamtansichten, Einzelknochen, Foramina und Landmarken – 430
7.21.2 Entwicklung des Schädels – 441

7.22 **Gesichtsmuskulatur – 444**

7.23 **Mundhöhle und Zähne – 448**
7.23.1 Aufbau der Mundhöhle – 448
7.23.2 Zähne und Gebiss – 449

7.24 **Unterkiefer (Mandibula) – 461**

7.25 **Kiefergelenk und Kaumuskulatur – 462**
7.25.1 Aufbau des Kiefergelenks – 462
7.25.2 Muskeln mit Wirkung auf das Kiefergelenk – 464
7.25.3 Funktion des Kiefergelenks – 466
7.25.4 Entwicklung des Kiefergelenks – 467

7.26 **Nase und Nasennebenhöhlen – 469**
7.26.1 Aufbau der Nasenhöhle – 469
7.26.2 Blut- und Lymphgefäßversorgung sowie Innervation – 471
7.26.3 Nasennebenhöhlen – 472

7.27 **Zusammenfassung – 476**

Literatur – 481

In diesem Kapitel werden die anatomischen Grundlagen für alle in den Regionen von Hals und Kopf tätigen Fachärzte rekapituliert: HNO-Heilkunde, Mund-, Kiefer- und Gesichtschirurgie, Augenheilkunde, Neurologie und Neurochirurgie. Im Rückblick auf den Präparierkurs stand die Darstellung des Platysmas und der Nerven des Erbschen Punktes am Anfang der Halspräparation (Tillmann und Schünke 1993; Tillmann und Hirt 2022). Viele spätere Kolleginnen und Kollegen waren einigermaßen enttäuscht, dass ihnen beides nur recht unvollkommen gelang. Am Anfang der Kopfpräparation standen die Darstellung der Ausgänge der Nasennebenhöhlen, die Präparation der aufgesägten Orbita und beim Situs cavi cranii die Ablösung der Dura mater encephali zur Darstellung der knöchernen Austrittsstellen der Hirnnerven (Tillmann und Schünke 1993; Tillmann und Hirt 2022). An den im Vergleich zum Hals großflächigeren Strukturen des Kopfes fielen die Präparationsergebnisse im Allgemeinen besser aus.

Der Hals (Collum, Cervix) stellt die Verbindung zwischen Kopf und Rumpf her. Er ist aus Skelettelementen, Muskeln und den Halseingeweiden aufgebaut (Claassen 2018). Zum Halsskelett gehören 7 Halswirbel und das Zungenbein. Das Eingeweidesystem besteht aus lebenswichtigen Leitungsbahnen zwischen Hals und Kopf. Weiterhin sind hier Schlund, Tonsillen, Kehlkopf, oberer Teil von Luft- und Speiseröhre sowie Schilddrüse und Nebenschilddrüsen untergebracht. Der Kopf nimmt als Sitz des Gehirns und der Sinnesorgane (Gehör-, Gleichgewichts-, Seh-, Geruchs- und Geschmacksorgan) und als Eingangspforte zum Luft- und Speiseweg eine morphologische Sonderstellung ein (Weiglein 2012). Die knöcherne Grundlage des Kopfes ist der Schädel (Cranium). Der Gehirnschädel, Neurocranium, bildet eine Schutzkapsel für das Gehirn (Encephalon).

Der Gesichtsschädel, Viscerocranium, beherbergt die Sinnesorgane sowie den Beginn des Luft- und Speisewegs. Das Geruchs- und Geschmackssystem, das visuelle System sowie das Hör- und Gleichgewichtssystem werden im Schlusskapitel „Sinnesorgane" dargestellt.

In diesem Kapitel wird zum Teil auf die Darstellung von Claassen (2018) in „Kompaktwissen Kopf- und Halsanatomie für Zahnmedizinstudierende, Zahnärzte, Kiefer-, Oral-, Kopf- und Halschirurgen, Kieferorthopäden, Zahntechniker" zurückgegriffen. Die Konzeption ist jedoch nicht so detailliert wie dort angelegt. Es sollen stattdessen Human- und Zahnmediziner gleichermaßen sowie auch Pharmazeuten, Physiotherapeuten, Osteopathen und human- und zahnmedizinische Assistenzberufe angesprochen werden. Entsprechend dem Titel des Buches liegt der Schwerpunkt auf der klinischen Anwendbarkeit anatomischen Wissens.

7.1 Oberflächenanatomie und Landmarken des Halses

Am Hals gibt es eine Reihe von gut auffindbaren Landmarken, die eine schnelle Orientierung über die Lage von Organen und Leitungsbahnen erlauben (▶ Abb. 1.1 und 3.1). In der Mittellinie des Halses kann die Topografie wichtiger Strukturen folgenden Landmarken der Halswirbel zugeordnet werden:

- C3: Zungenbein
- C4: Unterhalb der Incisura thyroidea ist beim Mann der sogenannte Adamsapfel tastbar
- C6: Ringknorpel (Cartilago cricoidea), unterhalb des Ringknorpels beginnt die Trachea
- Trachealknorpel 2–3: Wird vom Isthmus der Schilddrüse überlagert
- Drosselgrube: Darunter liegt die Incisura jugularis des Manubrium sterni

Der Halswirbel C6 gibt nicht nur die Lage des Ringknorpels an, sondern markiert auch folgende Strukturen:
1. Übergang des Larynx in die Trachea,
2. Übergang des Pharynx in den Oesophagus,
3. Eintritt der A. thyroidea inferior in die Schilddrüse und Austritt der V. thyroidea media,
4. Eintritt der A. vertebralis in das Foramen transversarium des 6. Halswirbels,
5. Überkreuzung der Karotisscheide durch den Venter superior des M. omohyoideus,
6. Lage des Ganglion cervicale medium,
7. Lage des Tuberculum caroticum des 6. Halswirbels, gegen welches die A. carotis communis im Notfall gepresst werden kann.

Zur Erkennung des sich kontrahierenden M. sternocleidomastoideus presst man Ober- und Unterkiefer einer Körperseite gegen die Hand; der M. sternocleidomastoideus der Gegenseite spannt sich fühlbar an. Dieser Muskel trennt das **vordere Halsdreieck**, definiert durch M. sternocleidomastoideus, Mandibula und Mittellinie, vom **seitlichen Halsdreieck**, begrenzt durch M. sternocleidomastoideus, M. trapezius und Klavikula.

Heftiges Aufeinanderpressen von Ober- und Unterkiefer lässt das Platysma hervortreten, das sich als Muskelplatte vom Unterkiefer nach kaudal bis über die Schlüsselbeine erstreckt. Der Muskel besitzt keine eigene Faszie, er ist fest mit der Haut verbunden. Das oberflächliche Blatt der Halsfaszie liegt unter dem Platysma. Die V. jugularis externa zieht unter dem Platysma entlang, überkreuzt im seitlichen Halsdreieck den M. sternocleidomastoideus, durchbricht oberhalb der Klavikula die Lamina superficialis der Fascia cervicalis und mündet in die V. subclavia. Das Platysma ist bei dünnen Menschen für Momente einer angespannten Mimik gut zu sehen. Deutlich tritt dieser Hautmuskel auch bei Kammersängern, wenn ein Ton gehalten werden muss, hervor.

Der Puls der A. carotis communis kann palpiert werden, wenn man die Arterie **gegen das Tuberculum anterius des Processus transversus von C6 drückt**. Aus dem halbierten Abstand zwischen der Spitze des Processus mastoideus und dem Angulus mandibulae und der Verbindung dieses Punktes mit dem Sternoklavikulargelenk, ergibt sich ein topografischer Anhaltspunkt für den Verlauf der Karotisscheide. Auf dieser Linie und im Niveau des Schildknorpeloberrandes teilt sich die A. carotis communis in die Aa. carotis externa und interna. In dieser Gegend kann die Arterie unter der Lamina cervicalis media gut palpiert werden; oft ist der Puls der A. carotis communis oder ihrer beiden Äste dort auch sichtbar.

7.2 Halsfaszien

Die Halsfaszien sind von großer chirurgischer Bedeutung. Sie definieren Schnittlinien, durch welche der Chirurg bei Eingriffen am Hals Geweberäume voneinander trennen und eröffnen kann. Bei Infektionen am Hals geben die Halsfaszien den Weg der Ausbreitung von Eiter vor. Man unterscheidet 3 Halsfaszien.

Fascia cervicalis superficialis (oberflächliches Blatt der Halsfaszie) Das oberflächliche Blatt der Halsfaszie liegt unter dem Platysma und umhüllt den gesamten Hals und Nacken (☐ Abb. 7.14). Es hat am oberen Hals folgende knöchernen Ansatzpunkte: Mandibula, Arcus zygomaticus, Processus mastoideus und Linea nuchae superior. Am unteren Hals sind es folgende knöcherne Ansatzpunkte: Manubrium sterni, Klavikula, Acromion und Spina scapulae. Die Faszie spaltet sich auf, um die Mm. trapezius und sternocleidomastoideus sowie die Glandulae parotideae und submandibulares einzuhüllen. Die Lamina superficialis der Halsfaszie überspannt das seitliche Halsdreieck.

Klinischer Tipp

Die V. jugularis externa durchbricht das Faszienblatt oberhalb der Klavikula. Wird die Vene hier durchschnitten, so wird ihr Lumen durch den Zug der an ihren Rändern befestigten Faszie offengehalten. Während der Einatmung kann Luft angesaugt werden, wobei sich das Risiko einer **Luftembolie** ergibt. Des Weiteren kann die V. jugularis externa durch Lagerungsprüfung in der klinischen Untersuchung genutzt werden, um den **zentralen Venendruck (ZVD)** zu messen.

Fascia cervicalis media (mittleres Blatt der Halsfaszie) Das mittlere Blatt der Halsfaszie wird wegen seiner Lage vor der Trachea auch als Lamina praetrachealis bezeichnet, es umschließt die Eingeweide des Halses (Abb. 7.1). Die Fascia cervicalis media erstreckt sich in kranio-kaudaler Richtung vom Zungenbein bis zum Herzbeutel und bedeckt mit ihren Ausläufern Larynx, Trachea, Schilddrüse, Pharynx und Oesophagus. Weiterhin umhüllt diese Faszie die infrahyale Muskulatur und reicht seitlich bis zu den beiden Bäuchen des M. omohyoideus. Von der Lamina praetrachealis leitet sich auch die Vagina carotica, welche die A. carotis communis, die V. jugularis interna und den N. vagus enthält, ab.

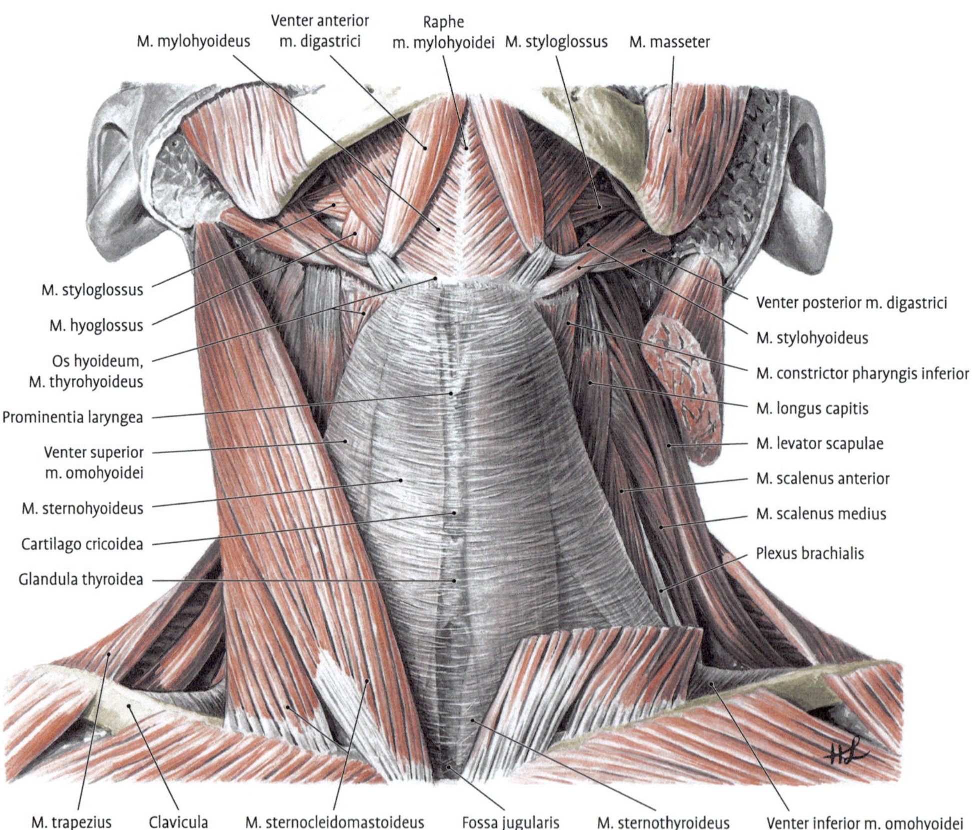

Abb. 7.1 Halsmuskulatur von vorn. Der linke M. sternocleidomastoideus wurde in seinem mittleren Bereich reseziert. Die infrahyale Muskulatur wird von der Fascia cervicalis media (Lamina praetrachealis, mittleres Blatt der Halsfaszie) bedeckt. (Aus Anderhuber et al. 2012)

> In der vorderen Halsregion ist die mittlere Halsfaszie in ihrem kranialen Anteil bis oberhalb des Isthmus der Schilddrüse mit der oberflächlichen Halsfaszie verwachsen.

Fascia cervicalis profunda (tiefes Blatt der Halsfaszie) Das tiefe Blatt der Halsfaszie, die Lamina praevertebralis, liegt hinter den Halseingeweiden und vor den Halswirbeln. Die Fascia cervicalis profunda bedeckt die prävertebrale Muskulatur. Sie liegt hinter Pharynx, Oesophagus und den großen Gefäßen. Kranial beginnt sie an der Schädelbasis, überzieht lateral die Mm. scaleni, den M. levator scapulae, die autochthonen Nackenmuskeln, den Ursprung des Plexus brachialis sowie den Beginn der V. subclavia und bildet hier die Bindegewebsscheide für die axillären Leitungsbahnen. Kaudal geht sie an der hinteren Brustwand in die Fascia endothoracica über.

Eine von manchen Autoren vernachlässigte Bindegewebsplatte, **Fascia intercarotica**, verbindet die beiden Karotisscheiden. Zwischen Fascia intercarotica und Fascia cervicalis profunda liegt das **Spatium praevertebrale interfasciale**, auch als „**Danger Space**" bezeichnet.

> **Klinischer Tipp**
>
> Das **Spatium praevertebrale interfasciale**, das zwischen der Fascia intercarotica und der Fascia cervicalis profunda liegt, erstreckt sich von der Schädelbasis bis zum Zwerchfell. Entzündungen können sich in ihm ungehindert nach kaudal ausbreiten und damit die Mediastinalorgane und im Falle eines Durchbruchs durch das Zwerchfell sogar die Bauchorgane gefährden (Weiglein 2012).

Das **Spatium retropharyngeum** liegt zwischen der Fascia cervicalis profunda und den Halseingeweiden und ist als ein Teil des Spatium praevertebrale interfasciale aufzufassen. Dieser Raum ist von lockerem Bindegewebe erfüllt und ermöglicht als Verschiebeschicht die Auf- und Abbewegungen der Halseingeweide. Der Truncus sympathicus liegt der tiefen Halsfaszie eng an.

> Am Vorderrand des M. trapezius sind das tiefe und das oberflächliche Blatt der Halsfaszie miteinander verbunden.

7.3 Muskulatur des Halses

Die Halsmuskulatur wird in folgende Gruppen unterteilt: Oberflächliche Schicht, suprahyale Muskulatur, infrahyale Muskulatur, Skalenus-Gruppe und praevertebrale Muskulatur (□ Abb. 7.1).

7.3.1 Oberflächliche Schicht der Halsmuskulatur

Das **Platysma** ist eine sehr dünne, direkt unter der Halshaut gelegene Muskelplatte, die sich vom Unterkieferrand bis in Höhe der 2. Rippe ausbreitet. Das Platysma stellt den im Halsbereich verbliebenen Anteil der oberflächlichen, vom N. facialis innervierten Muskulatur dar, die aus dem Muskelmaterial des **2. Kiemenbogens** hervorgegangen ist, und wird durch die **Ansa cervicalis superficialis** innerviert. Die gesamte übrige, vom N. facialis innervierte oberflächliche Muskulatur ist vollständig in die Kopfregion verlagert worden und bildet die mimische Muskulatur. Die Kontraktion des Platysmas führt zu einem Herabziehen von Unterkiefer, Mundwinkel und Unterlippe. Bei fixiertem Unterkiefer wird die Halshaut gespannt.

Der **M. sternocleidomastoideus** entspringt am Manubrium sterni sowie am sternalen Ende der Klavikula und setzt am Processus mastoideus an (□ Abb. 7.1). Die Innervation erfolgt durch den N. accessorius und Äste des Plexus cervicalis. Bei einer einseitigen Wirkung dreht der M. sternocleidomastoideus den Kopf zur entgegengesetzten Seite. Bei einer beidseitigen Innervation wird der Kopf nach hinten gekippt. Zusammen mit dem Venter superior des M. omohyoideus und dem Venter posterior des M. digastricus bildet der M. sternocleidomastoideus das **Trigonum caroticum**, in dem sich der Gefäß-Nerven-Strang des Halses mit der Karotisgabel befindet.

Die **vordere Halsregion (Regio cervicalis anterior)** wird von den Mm. sternocleidomastoidei beider Seiten, vom Oberrand des Manubrium sterni sowie vom Unterrand der Mandibula begrenzt (■ Abb. 7.1). In ihr liegen das Zungenbein, die Halseingeweide, der Gefäß-Nerven-Strang sowie die Glandula submandibularis.

Die **seitliche Halsregion (Regio cervicalis lateralis)** wird vorn vom M. sternocleidomastoideus, hinten vom M. trapezius und unten vom Schlüsselbein begrenzt (■ Abb. 7.1). Der Boden wird durch die Mm. scaleni, levator scapulae, splenius capitis und durch das tiefe Blatt der Halsfaszie gebildet. Nach unten geht die seitliche Halsregion zwischen 1. Rippe, Schlüsselbein und Schulterblatt in die **Achselhöhle** über. Durch den Venter posterior des M. omohyoideus kann sie in ein größeres **Trigonum omotrapezium** und ein kleineres **Trigonum omoclaviculare** unterteilt werden.

Klinik

1. In der Mitte des Hinterrandes des M. sternocleidomastoideus liegt der **Erbsche Punkt**. Hier treten die sensiblen Äste des Plexus cervicalis durch die oberflächliche Halsfaszie und strahlen zur Nacken-, Hals- und Schulterregion aus. Durch Applikation eines Lokalanästhetikums am Erbschen Punkt kann eine Anästhesie der gesamten seitlichen Halsregion erreicht werden.
2. Beim angeborenen muskulären Schiefhals, **Torticollis**, führt die einseitige Verkürzung des M. sternocleidomastoideus zu einer Neigung des Kopfes zur betroffenen Seite bei gleichzeitiger Drehung zur Gegenseite. Als Folge der Fehlhaltung kommt es zu Skelettveränderungen an der Halswirbelsäule und dem Schädel. Da die Schädelknochen auf der betroffenen Seite unterentwickelt sind, erscheint das Gesicht asymmetrisch, was Gesichtsskoliose genannt wird (Tillmann 1987).

7.3.2 Suprahyale Muskulatur

Die suprahyale Muskulatur bildet die **Grundlage des Mundbodens**; sie setzt sich aus den Mm. digastricus, stylohyoideus, mylohyoideus und geniohyoideus zusammen (■ Abb. 7.1). Diese Muskeln sind teilweise Derivate des 1. Kiemenbogens und werden deshalb vom N. trigeminus innerviert (M. mylohyoideus und Venter anterior des M. digastricus); teilweise stammen sie von der Muskulatur des 2. Kiemenbogens ab und werden deshalb vom N. facialis innerviert (Venter posterior des M. digastricus und M. stylohyoideus). Der M. geniohyoideus wird vom N. hypoglossus innerviert.

Klinischer Tipp

Die suprahyalen Muskeln unterstützen die Kieferöffnung bei der **Nahrungsaufnahme** und dienen dem **Schluckakt** und dem **Sprechvorgang**. Da das Zungenbein allseitig durch Muskeln aufgehängt ist, muss es bei der Kieferöffnung fixiert werden. Dies bewirken der M. stylohyoideus und der Venter posterior des M. digastricus, indem sie es nach oben fixieren, andererseits die infrahyalen Muskeln, indem sie es nach unten fixieren. In der Anästhesiologie nutzt man den **thyreomentalen Abstand** (Abstand zwischen der Incisura superior des Schildknorpels und der Spitze der Mandibula bei rekliniertem Kopf, Patil-Test) um abzuschätzen, ob die Intubationsbedingungen gut sind. Ist der Abstand größer als 6,5 cm, ist wahrscheinlich eine **erschwerte Intubation** zu befürchten.

Venter anterior und posterior des M. digastricus begrenzen zusammen mit dem Unterrand des Corpus mandibulae das **Trigonum submandibulare**. Hierin befinden sich folgende Strukturen: Glandula submandibularis, A. und V. facialis, N. hypoglossus und Nodi lymphoidei submandibulares.

7.3.3 Infrahyale Muskulatur

Zur Gruppe der infrahyalen Muskulatur gehören die Mm. sternohyoideus, sternothyroideus, thyrohyoideus und omohyoideus (◘ Abb. 7.1). Sie setzen entweder am Zungenbein oder am Schildknorpel des Kehlkopfskeletts an und werden alle von der Ansa cervicalis profunda innerviert. Diese Muskeln arbeiten synergistisch oder antagonistisch mit den suprahyalen Muskeln zusammen. Da das Zungenbein zwischen den supra- und infrahyalen Muskeln aufgehängt ist, muss die Zusammenarbeit zwischen beiden Muskelgruppen sehr präzise ablaufen.

Klinischer Tipp

Die infrahyalen Muskeln können das Zungenbein senken oder es in seiner Lage fixieren, wodurch das Öffnen des Kiefers und Heben des Kehlkopfes möglich werden. Sie sind dadurch direkt oder indirekt an der **Nahrungsaufnahme,** dem **Kauakt,** der **Phonation** und dem **Schluckakt** beteiligt.

Das **Trigonum omotrapezium** wird vom Vorderrand des M. trapezius, vom unteren Bauch des M. omohyoideus und vom Hinterrand des M. sternocleidomastoideus begrenzt und enthält folgende Nerven: Nn. accessorius, dorsalis scapulae, suprascapularis und thoracicus longus. Das **Trigonum omoclaviculare** wird vom Hinterrand des M. sternocleidomastoideus, vom unteren Bauch des M. omohyoideus und von der Klavikula begrenzt. Hierin findet man: A. subclavia in der hinteren Skalenuslücke, Plexus brachialis oberhalb der A. subclavia in der hinteren Skalenuslücke, Nodus lymphoideus juguloomohyoideus (Virchow-Drüse) sowie Nodi lymphoidei supraclaviculares und cervicales laterales.

7.3.4 Skalenus-Gruppe

Zur Skalenus-Gruppe (Mm. scaleni bedeutet „Treppenmuskeln") gehören die Mm. scalenus anterior, medius und posterior (◘ Abb. 7.1). Die 3 Muskeln entspringen an den Querfortsätzen der Halswirbel und inserieren an der 1. und 2. Rippe; sie werden vorn vom M. sternocleidomastoideus und hinten vom M. trapezius bedeckt. Aufgrund der ausgeprägt guten nervalen Versorgung aus den Nn. cervicales C2 bis C8 ist eine vollständige Lähmung der Mm. scaleni selten. Die Mm. scaleni gehören zu den Muskeln mit inspiratorischer Wirkung, da sie bei einer beidseitigen Kontraktion die oberen Rippen heben. Sie arbeiten eng mit den

Interkostalmuskeln zusammen und sind auch im Schlaf aktiv.

Vor und hinter der Insertion des M. scalenus anterior befindet sich eine dreieckige Muskellücke, deren Basis von der 1. Rippe gebildet wird. Diese Lücken werden Skalenuslücken genannt.

Klinischer Tipp

Die **vordere Skalenuslücke** liegt zwischen den Mm. sternocleidomastoideus und scalenus anterior; sie wird von der V. subclavia durchzogen. Die **hintere Skalenuslücke** liegt zwischen den Mm. scalenus anterior und medius; sie wird von der A. subclavia sowie vom Plexus brachialis durchzogen. In der hinteren Skalenuslücke kann die A. subclavia aufgesucht werden, um sie im Rahmen von herzchirurgischen Operationen zur **arteriellen Kanülierung der Herz-Lungen-Maschine** zu verwenden.

Klinik

1. In der hinteren Skalenuslücke kann eine **Anästhesie des Plexus brachialis** für Operationen am Arm durchgeführt werden.

2. Die ausgeprägt gute nervale Versorgung der Mm. scaleni kann bei Motoneuronerkrankungen, beispielsweise bei der amyotrophen Lateralsklerose, von Bedeutung sein. Die **amyotrophe Lateralsklerose** ist durch einen Untergang von Motoneuronen mit nachfolgender Lähmung der den jeweiligen Nervenzellen entsprechenden Muskeln gekennzeichnet. Geistige und psychische Fähigkeiten bleiben ebenso wie Sensorik (Augen und Gehör) und Sensibilität (Berührungs-, Schmerz- und Temperatursinn) erhal-

ten. Der Erhalt der Motoneurone der inspiratorischen Muskeln ist für das Überleben von entscheidender Bedeutung. Insofern werden die inspiratorischen Mm. scaleni mit ihrer reichen Versorgung aus den Motoneuronen der Zervikalnerven 2 bis 8 je nach Ausprägung der Erkrankung mehr oder weniger lange funktionstüchtig bleiben.

7.3.5 Praevertebrale Gruppe

Zu den praevertebralen Muskeln gehören die Mm. rectus capitis anterior, longus capitis und longus colli. Die 3 Muskeln liegen unmittelbar vor der Halswirbelsäule und werden wie die Skalenus-Gruppe von Ästen des Plexus cervicalis innerviert. Ihre Funktion besteht in der Beugung und Seitwärtsneigung der Halswirbelsäule. Weiterhin schützen die Muskeln den unmittelbar ventral gelegenen Pharynx während seiner Aktion. Ansonsten würde der Schlund auf den Körpern der Halswirbel reiben. Darüber hinaus gleichen die Muskeln der praevertebralen Gruppe die Lordose der Halswirbelsäule für den mehr vertikal orientierten Pharynx aus.

7.4 Schilddrüse (Glandula thyroidea)

Die Schilddrüse ist aus 2 Lappen, die sich beidseits von den Seitenflächen des Schildknorpels nach kaudal bis zum 6. Trachealknorpel ausdehnen, aufgebaut (■ Abb. 7.2). Der Isthmus der Schilddrüse, welcher beide Lappen verbindet, überlagert den 2. und 3. Trachealknorpel. Ein inkonstanter Lobus pyramidalis kann sich vom Isthmus nach kranial erstrecken. Der Lobus pyramidalis liegt gewöhnlich auf der

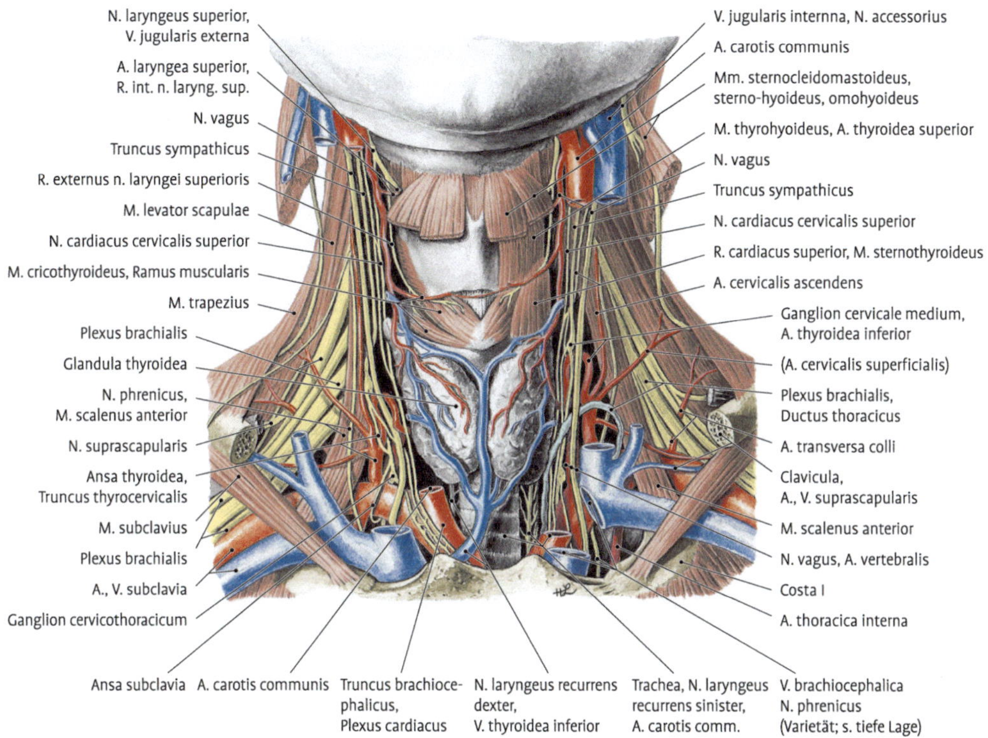

▫ Abb. 7.2 Topografie der Eingeweide und Leitungsbahnen am Hals von vorn. (Aus Anderhuber et al. 2012)

linken Seite und gibt Zeugnis von der Abwärtsbewegung der Schilddrüse während ihrer fetalen Entwicklung.

Topografie der Schilddrüse Die Schilddrüse ist in eine doppelte bindegewebige Struktur eingeschlossen. Die innere Hülle (Capsula interna) schließt das Drüsengewebe ein. Die äußere Hülle (Capsula externa) stammt vom mittleren Blatt der Halsfaszie ab und verbindet als Lamina praetrachealis die Drüse mit der Trachea. Die Mm. sternohyoideus und sternothyroideus ziehen über die Drüse hinweg. Oberhalb dieser beiden infrahyalen Muskeln wird die Drüse vom M. sternocleidomastoideus überkreuzt. Die Vv. jugulares anteriores verlaufen über den Isthmus der Schilddrüse.

Bei einer Vergrößerung der Schilddrüse werden die Mm. sternohyoideus und der M. sternothyroideus gedehnt. Beide haften scheinbar an der Drüse. Anlässlich einer **Schilddrüsenoperation** können dann die beiden Muskeln fälschlicherweise fast für Bestandteile der Schilddrüsenkapsel gehalten werden.

Die Hinterfläche der Schilddrüse umfasst Kehlkopf und Trachea und hat dorsal Bezug zum Pharynx, zum Oesophagus sowie beidseits zur Vagina carotica. 2 Nerven haben einen engen Bezug zur Drüse:

1. Der N. laryngeus recurrens liegt in der Rinne zwischen Trachea und Oesophagus.
2. Der Ramus externus des N. laryngeus superior zieht dorsal am Oberpol des Seitenlappens zum M. cricothyroideus.

Blutversorgung der Schilddrüse   Die Schilddrüse wird von 3 Arterien und 3 Venen versorgt (◘ Abb. 7.2):

- A. thyroidea superior: entspringt aus der A. carotis externa und zieht zum Oberpol des Seitenlappens.
- A. thyroidea inferior: entspringt aus dem Truncus thyrocervicalis des 1. Abschnitts der A. subclavia und zieht hinter der Vagina carotica zur Hinterfläche des Seitenlappens.
- A. thyroidea ima: eine inkonstante Arterie mit Ursprung aus dem Arcus aortae oder dem Truncus brachiocephalicus.
- V. thyroidea superior: drainiert Blut aus dem Oberpol des Seitenlappens zur V. jugularis interna.
- V. thyroidea media: drainiert Blut aus dem Seitenbereich der Drüse zur V. jugularis interna.
- V. thyroidea inferior: drainiert Blut aus dem Unterpol des Seitenlappens zur V. brachiocephalica.

Zusätzlich zu den oben aufgeführten Hauptgefäßen gibt es noch zahlreiche kleine Gefäße, welche von Pharynx und Trachea kommend zur Schilddrüse ziehen. Bei einer **partiellen Thyroidektomie** blutet es daher nach Unterbindung der Hauptgefäße noch weiter (Ellis 1997).

Entwicklung der Schilddrüse   Die Entwicklung der Schilddrüse beginnt in der 4. Woche und geht von einem Zellkonglomerat am Übergang des Zungenkörpers in die Zungenwurzel aus. Eine Epithelverdickung unterhalb des zum 1. Kiemenbogen gehörenden Tuberculum impar wird zur endodermalen Schilddrüsenknospe. Die Knospe entwickelt sich bald zu einem Schlauch,

Ductus thyroglossus, dessen Wachstum vor dem Zungenbein und vor dem Kehlkopf nach unten fortschreitet. In der 7. Woche erreicht die Anlage der Schilddrüse ihre endgültige Lage vor dem 3. Trachealknorpel. Das **Foramen caecum**, das sich am Übergang des mittleren zum hinteren Drittel der Zunge befindet, gibt noch den Ursprung des Abstiegs der Schilddrüse während ihrer embryonalen Entwicklung an.

Klinik

1. Bei der **Regulation der Schilddrüse** wirken Schilddrüse, Hypothalamus und Adenohypophyse zusammen. Das Schilddrüsenhormon hat eine hemmende Wirkung auf die zentralen Steuerorgane, die ihrerseits die Schilddrüsentätigkeit fördern. Ferner wirken die Geschlechtshormone über das Hypothalamus-Hypophysen-System auf die Schilddrüse und nervöse Reize können die Schilddrüsenfunktion direkt beeinflussen (Schiebler und Korf 2007).
2. Als Überbleibsel von der Schilddrüsenentwicklung kann endokrin aktives Schilddrüsengewebe an der Zungenbasis in der Gegend des Foramen caecum erhalten bleiben. Eine derartige „Zungenschilddrüse" wurde bei 10 % der Autopsien entdeckt (Moore et al. 2013) und kann sich zu einer **Zungenstruma** entwickeln. Aus einem nicht vollständig zurückgebildeten Ductus thyroglossus können sich **Thyreoglossuszysten** entwickeln oder es bleiben Gangreste als **Thyreoglossusfisteln** bestehen (Synonym: mediane Halszysten bzw. Halsfisteln). Zur Entfernung derartiger Thyreoglossusfisteln dringt man in der Halsmittellinie auf Höhe des Zungenbeins zu den Zungenmuskeln bis zum Foramen caecum vor. Reste des Ductus thyroglossus haben oftmals einen so engen Kontakt zum Zungenbein,

dass eine Exzision eines zentralen Bezirks aus dem Corpus ossis hyoidei notwendig wird. Ansonsten kann es zu Rezidiven bzw. persistierenden Beschwerden kommen.

3. Eine gutartige Vergrößerung der Schilddrüse kann zu einer Verdrängung der Nachbarorgane führen. Trachea und Oesophagus können eingeengt werden, was Behinderungen bei der Atmung und Schluckstörungen nach sich zieht. Die Einengung der Trachea ist unter dem Begriff **„Säbelscheidentrachea"** bekannt. Die Karotisscheide kann nach dorsal verlagert werden. Ein **Schilddrüsenkarzinom** führt eher zu einer Beteiligung der Nachbarorgane als zu einer Verdrängung derselben. In der Folge treten Erosionen an Trachea oder Oesophagus sowie Inkarzerierungen der Vagina carotica auf; hierbei kommt es gelegentlich auch zu ernsten Hämorrhagien. Der N. laryngeus recurrens und der Halsgrenzstrang können beteiligt sein. **Heiserkeit** und ein **Horner-Syndrom** (Trias aus Ptosis, Miosis und Enophthalmus) geben hiervon Zeugnis.

4. Die Schilddrüse wird vom mittleren Blatt der Halsfaszie (Lamina praetrachealis) umschlossen. Die Schilddrüsenkapsel ist vorne wesentlich dicker als hinten. Im Falle einer Vergrößerung wird sich daher die Schilddrüse nach hinten ausdehnen und Trachea und Oesophagus ummanteln. Bedingt durch die Topografie der Fascia cervicalis media, wird sich eine große **Struma** in Richtung auf das obere Mediastinum ausdehnen.

5. Bei einer **Strumektomie** wird, einer natürlichen Halsfalte folgend, ein kragenförmiger Hautschnitt, ca. 2 Fingerbreit oberhalb der Drosselgrube, gelegt. Anschließend wird ein Haut-Platysma-Lappen präpariert und die Fascia cervicalis superficialis in der Mittellinie zwischen den Mm. sternohyoideus und sternothyroideus sowie den Vv. jugulares anteriores beider Seiten der Länge nach eröffnet. Falls bei einer großen Struma mehr Platz benötigt wird, können die Mm. sternohyoideus und sternothyroideus durchtrennt werden. Beide Muskeln werden an ihrem proximalen Ende durchtrennt, um die Innervation durch die in das distale Ende eintretenden Äste der Ansa cervicalis profunda zu schonen.

   Zur Freilegung der Drüse wird die Lamina praetrachealis gespaltet. Das mittlere Blatt der Halsfaszie sollte grundsätzlich aufgesucht werden, da sich sonst die Strumektomie schwierig gestaltet und stärkere Blutungen auftreten. Die Schilddrüse wird mobilisiert, alle Hauptgefäße werden der Reihe nach unterbunden. Im weiteren Verlauf der Operation sind auf beiden Seiten die Nn. laryngei recurrentes und laryngei superiores in Gefahr und müssen geschont werden. Hierbei ist auch zu beachten, dass der N. laryngeus recurrens gewöhnlich unter der A. thyroidea inferior entlangzieht; er kann jedoch auch die Arterie überkreuzen oder zwischen den Aufzweigungen der unteren Schilddrüsenarterie verlaufen.

7.5 Nebenschilddrüsen (Glandulae parathyroideae)

In der Regel sind 4 Nebenschilddrüsen (Epithelkörperchen, Glandulae parathyroideae) vorhanden, nämlich beidseits eine obere und eine untere (◨ Abb. 7.7). Allerdings variiert die Anzahl der Nebenschilddrüsen zwischen 2 und 6. In 90 % der Fälle liegen die Glandulae parathyroideae in enger Beziehung zur Glandula thyroidea. In 10 % der Fälle liegt eine vom Regelfall abweichende Lage, die besonders die unteren Nebenschilddrüsen betrifft, vor.

Die Nebenschilddrüsen sind linsenförmige, rotbraune Körperchen, die an der Rückfläche der Schilddrüsenlappen zwischen der dünnen Organkapsel (Capsula interna) und der kräftigeren Lamina praetrachealis (Capsula externa, mittleres Blatt der Halsfaszie) liegen. Die Glandula parathyroidea ist 5 bis 9 mm lang, 3 bis 4 mm breit und 1 bis 2 mm dick, sie wiegt 20 bis 50 mg (Leonhardt 1987).

> Die oberen Nebenschilddrüsen haben im Vergleich zu den unteren eine konstantere Lage.

Die oberen Nebenschilddrüsen liegen gewöhnlich in der Mitte der Hinterkante des Schilddrüsenseitenlappens, etwas oberhalb vom Kreuzungspunkt der A. thyroidea inferior mit dem N. laryngeus recurrens. Die unteren Nebenschilddrüsen werden unterhalb der A. thyreoidea inferior in Nachbarschaft vom Unterpol des Schilddrüsenseitenlappens angetroffen; nächsthäufig liegen die Glandulae parathyroideae inferiores ca. 1 cm kaudal vom Unterpol des Seitenlappens. Aberrante untere Nebenschilddrüsen steigen entlang der Vv. thyroideae inferiores nach kaudal, können vor der Trachea zu liegen kommen oder finden gar zusammen mit Thymusgewebe einen Weg ins obere Mediastinum; letzteres hat einen embryologischen Hintergrund, da die unteren Nebenschilddrüsen und der Thymus der

3. Kiementasche (Schlundtasche) entstammen und sich gemeinsam nach kaudal bewegen. Weniger häufig können die unteren Epithelkörperchen hinter oder außerhalb der doppelten Faszienhülle der Schilddrüse liegen; manchmal werden sie sogar hinter dem Oesophagus oder im hinteren unteren Mediastinum angetroffen. Sehr selten werden Nebenschilddrüsen beobachtet, die völlig von Schilddrüsengewebe umgeben sind.

Entwicklung der Nebenschilddrüsen Die oberen Epithelkörperchen entwickeln sich aus der 4. Kiementasche (Schlundtasche), die unteren zusammen mit dem Thymus aus der 3. Kiementasche (Schlundtasche). Beim Abstieg des Thymus ins obere Mediastinum werden die unteren Nebenschilddrüsen einen Teil des Weges mitgezogen (◨ Abb. 7.16).

Aufgrund der embryologischen Entwicklung ist es daher verständlich, dass die unteren Nebenschilddrüsen über das Niveau der Schilddrüse hinaus weiter nach kaudal ins obere Mediastinum gezogen werden können; es erklärt auch, warum selten Gewebe der Nebenschilddrüse im Thymus angetroffen wird.

Klinik

1. Bei einer **Überfunktion der Nebenschilddrüsen** treten Knochenerweichungsherde durch vermehrte Kalziummobilisation aus dem Knochen sowie Kalkabscheidungen im Nierenparenchym auf. Eine Unterfunktion führt durch Absinken des Kaliumspiegels im Blut zu einer Übererregbarkeit des Nervensystems bis zur Tetanie (Schiebler und Korf 2007).

2. Die große Variabilität bezüglich Anzahl und Lage der Nebenschilddrüsen ist bei der Suche nach einem **Nebenschilddrüsenadenom**, beispielsweise bei **Hyperparathyroidismus**, von großer klinischer Bedeutung.

3. Bei einer **subtotalen Strumektomie** besteht für die Nebenschilddrüsen normalerweise keine Gefahr, da der Operateur dorsal einen Rest der Schilddrüse stehen lässt. Trotzdem können die Epithelkörperchen versehentlich entfernt oder verletzt werden. Aufgrund des herabgesetzten Serumkalziumspiegels resultiert eine **Tetanie**.

7.6 Gaumen (Palatum)

Der Gaumen trennt die Nasenhöhlen von der Mundhöhle; er setzt sich aus dem harten und dem weichen Gaumen zusammen (● Abb. 7.6). Der **harte Gaumen (Palatum durum)** ist gewölbt und wird überwiegend vom Processus palatinus der Maxilla gebildet; dorsal wird er von der Lamina horizontalis des Os palatinum vervollständigt. Vorne und seitlich wird der harte Gaumen vom Processus alveolaris der Maxilla begrenzt. Nach dorsal geht der harte in den weichen Gaumen über. Der **weiche Gaumen (Palatum molle)** hängt wie eine „Gardine" zwischen dem Nasopharynx und dem Oropharynx. Am Unterrand des weichen Gaumens befindet sich mittig die **Uvula (Zäpfchen)**. Seitlich geht der weiche Gaumen in den vorderen und hinteren Gaumenbogen (Arcus palatoglossus et palatopharyngeus) des **Isthmus faucium (Schlundenge)** über. Die Schleimhaut der **Arcus palatoglossus et palatopharyngeus** wird von den **Mm. palatoglossus et palatopharyngeus** unterfüttert.

Der harte Gaumen besitzt eine knöcherne Grundlage und wird von einem meist orthokeratinisierten Plattenepithel, in das kleine, überwiegend muköse Drüsen (Glandulae palatinae) eingelagert sind, überzogen (Lüllmann-Rauch 2003).

Der weiche Gaumen enthält als Grundgerüst eine **Sehnenplatte (Gaumenaponeurose, Aponeurosis palatina)**, die vom M. tensor veli palatini gebildet wird und an der Hinterkante des harten Gaumens fixiert ist. Die Muskeln des Gaumensegels stehen in Verbindung mit dieser Sehnenplatte. Folgende Muskeln sind am Aufbau des weichen Gaumens beteiligt (● Abb. 7.6):

— M. tensor veli palatini: zieht von der Lamina medialis des Processus pterygoideus und vom membranösen Teil der Tuba auditiva – unter rechtwinkliger Umlenkung seiner Sehne am Hamulus pterygoideus – zur Gaumenaponeurose.

— M. levator veli palatini: liegt dorsal vom M. tensor veli palatini und zieht von der Unterseite der Felsenbeinpyramide sowie vom knorpeligen Teil der Tuba auditiva zur Gaumenaponeurose.

— M. palatoglossus: verläuft von der Gaumenaponeurose zum Seitenrand der Zungenwurzel.

— M. palatopharyngeus: verläuft von der Gaumenaponeurose zur seitlichen Pharynxwand und zum Schildknorpeloberrand.

— M. uvulae: zieht von der Gaumenaponeurose zur Schleimhaut der Uvula.

Die Schleimhaut des Gaumensegels besteht auf der oralen Seite aus unverhorntem Plattenepithel der Mundschleimhaut und auf der nasopharyngealen Seite aus respiratorischem Epithel. Die sensible Versorgung des Gaumens erfolgt in weiten Bereichen aus Ästen des N. maxillaris, jedoch sind auf der Oberseite auch Fasern des N. glossopharyngeus beteiligt.

Klinischer Tipp

Bei **Schluckstörungen,** wie sie in höherem Lebensalter und bei verschiedenen Erkrankungen (M. Alzheimer, M. Parkinson) auftreten können, ist zu beachten, dass die motorische Innervation der Gaumenmuskulatur über mehrere Nerven erfolgt. Der M. levator veli palatini und der M. uvulae erhalten ihre Innervation aus dem Plexus pharyngeus (Nn. glossopharyngeus und vagus), eventuell unter Beteiligung des N. facialis. Den M. tensor veli palatini versorgt ein Ast des N. mandibularis. Die Mm. palatoglossus und palatopharyngeus werden vom N. glossopharyngeus innerviert. Durch die Innervation aus mehreren Hirnnerven werden die lebenswichtigen Vorgänge beim Schluckakt mehrfach gesichert (Leonhardt 1987).

Beim Sprechen, beim Pfeifen sowie beim Schlucken und Blasen dichtet der weiche Gaumen den Nasopharynx gegen die Mundhöhle ab. Ist das Gaumensegel gelähmt, wie es beispielsweise im Falle einer Diphtherie vorkommen kann, so ist die Stimme (Phonation) beeinträchtigt und beim Trinken kann Flüssigkeit in die Nasenhöhlen übertreten.

7.7 Entwicklung von Gesicht, Lippen und Gaumen

In der 4. Woche der embryonalen Entwicklung wird ein kurzer ektodermaler Abschnitt, das Stomatodeum (Mundbucht), dem endodermalen Darmrohr angefügt. Die Umgebung der äußeren Mundbucht wird von mehreren Weichteilwülsten gebildet, nämlich vom unpaaren Stirnfortsatz sowie von den paarigen seitlichen Unter- und Oberkieferfortsätzen als Derivaten des 1. Kiemenbogens (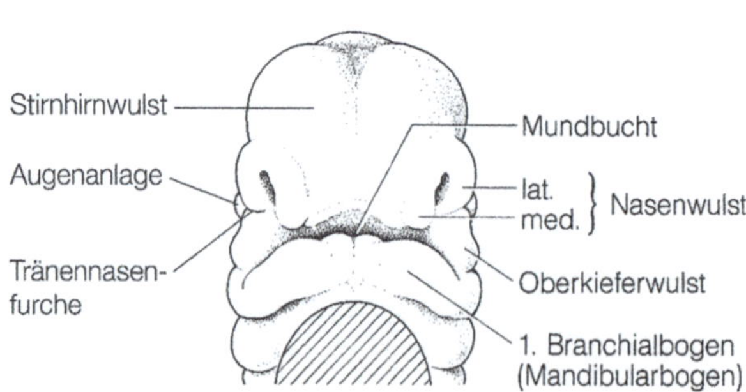 Abb. 7.3):

1. Der **Stirnfortsatz** zieht vom Schädel nach kaudal. Durch das Auftreten der beiden Riechplakoden (Riechgruben) wird der Stirnfortsatz beidseits jeweils in einen **medialen und einen lateralen Nasenfortsatz** geteilt (Abb. 7.3). Die Riechgruben sind zunächst gegenüber der Mundhöhle durch die **Membrana oronasalis** getrennt. Am Ende der 6. Woche reißt diese Membran ein, sodass Mund- und Nasenhöhle miteinander in Verbindung treten. Die verbindenden Öffnungen zwischen Nase und Mundhöhle sind die primären inneren Nasenöffnungen, die **primitiven Choanen** (Moore et al. 2013). Aus dem Stirnfortsatz entstehen: Stirn, Nasenwurzel sowie medialer und lateraler Nasenwulst. Aus

Abb. 7.3 Entwicklung des Gesichts. 4.–5. Entwicklungswoche. (Aus Schiebler und Korf 2007)

dem medialen Nasenwulst gehen Philtrum (schmaler, eingekerbter Bereich der Oberlippe), Nasenspitze und Nasenrücken hervor. Der laterale Nasenfortsatz entwickelt sich zum Nasenflügel. In der Medianebene entwickelt sich von ventral nach dorsal das Nasenseptum, das vom inneren Abschnitt der miteinander verschmolzenen medialen Nasenfortsätze ausgeht. Das **Zwischenkieferfragment (Os praemaxillare)** entwickelt sich aus den beiden medialen Nasenwülsten. Das v-förmige Os praemaxillare bildet den vorderen Teil der Maxilla und nimmt in der Regel die 4 Milchschneidezähne beziehungsweise später die 4 bleibenden Schneidezähne des Oberkiefers auf.

2. Am Übergang der 6. zur 7. Woche verbinden sich die **Oberkieferfortsätze** beidseits mit den medialen Nasenfortsätzen (◘ Abb. 7.3). Hieraus entstehen die seitlichen Teile der Oberlippe, die obere Wangenregion sowie Oberkiefer und Gaumen mit Ausnahme des Zwischenkiefersegments.

3. Der **primäre Gaumen** umfasst das Zwischenkieferfragment. Der **sekundäre Gaumen** liefert das Anlagematerial für den hinteren Abschnitt des harten Gaumens und für den weichen Gaumen. Zu Beginn der 6. Woche entstehen 2 Fortsätze, die sich von der Innenseite der Oberkieferfortsätze nach medial erstrecken. Diese Gaumenplatten nähern sich einander und verschmelzen in der Medianebene miteinander. Danach beginnen sie, vorne mit dem Hinterrand des primären Gaumens und oben mit dem Nasenseptum zu verschmelzen. Dieser Prozess ist etwa in der 12. Woche abgeschlossen. Der hintere Teil der lateralen Gaumenfortsätze verknöchert nicht, sondern bildet den **weichen Gaumen** (Moore et al. 2013).

4. Die **Unterkieferfortsätze** treffen sich in der Mittellinie und führen zur Bildung der unteren Wangenregion sowie zur Entwicklung der Unterlippe und des Unterkiefers (◘ Abb. 7.3).

> **Klinischer Tipp**
>
> Störungen der vielfältigen Verwachsungs- und Entwicklungsvorgänge bei der Entstehung von Gesicht, Lippen und Gaumen sind nicht ganz selten und stellen insgesamt als **Lippen-** oder **Gaumenspalten** die häufigsten kongenitalen Fehlbildungen dar. Mitunter sind Störungen der Gesichtsentwicklung mit anderen Fehlbildungen, wie **Spina bifida** oder **Syndaktylie** (Verschmelzung von Fingern oder Zehen), verbunden. Bei Störungen der Gesichtsentwicklung sollte man daher nach begleitenden Fehlbildungen am übrigen Körper suchen.

7.7.1 Störungen der Gesichtsentwicklung: Lippen-, Kiefer- und Gaumenspalten

Die folgenden Fehlbildungen sind mit Störungen in der Verwachsung und Entwicklung der 5 Gesichtsfortsätze verbunden:

1. Eine **Makro-** bzw. eine **Mikrostomie** resultiert aus einem zu weit oder zu eng ausfallenden Verschluss des Stomatodeums.

2. **Mittlere Lippenspalten** sind selten und entstehen bei Verschmelzungsdefekten des medialen Nasenfortsatzes.

3. **Seitliche Oberlippenspalten**, im Volksmund despektierlich als **Hasenscharten** bezeichnet, machen ca. 15 %s aller Missbildungen aus und entstehen infolge eines Verschmelzungsdefekts des medialen Nasenfortsatzes und des Oberkieferfortsatzes. Da die Verschmelzung auch beidseitig ausbleiben kann, können **einseitige** oder **doppelseitige Lippenspalten**

resultieren. Oberlippenspalten können als Minorform, im Sinne von **Lippenkerben** vorkommen. Sie treten aber auch mit **Kiefer- und Gaumenspalten** vergesellschaftet auf. Die **unilaterale Lippen-, Kiefer-, Gaumenspalte** stellt die häufigste Form der Spaltbildungen dar. **Oberlippenspalten mit und ohne Gaumenspalte** kommen in einer **Häufigkeit von 1:1000 Neugeborenen** vor. **60 % bis 80 % der betroffenen Neugeborenen sind männlich**.

4. Bei der **Gaumenspalte**, im Volksmund auch abfällig als **Wolfsrachen** bezeichnet, unterbleibt die Verwachsung der Gaumenfortsätze untereinander oder mit dem Nasenseptum. Sie beginnt hinter dem Foramen incisivum. Diese Missbildung tritt mit und ohne Lippenspalte in einer **Häufigkeit von 1: 2500** auf und **betrifft überwiegend Mädchen**.
Die Gaumenspalte kann in verschiedenen – leichten und schweren Ausprägungen – auftreten: Die **gespaltene Uvula** ist als eine leichte Fehlbildung einzustufen. Eine **unvollständige Gaumenspalte** kann den weichen Gaumen oder nur den hinteren Abschnitt des harten Gaumens betreffen. Eine **komplette, unilaterale Gaumenspalte** verläuft durch das Os palatinum und die Maxilla, sie zieht rostral seitlich am Os praemaxillare vorbei. Eine **komplette, bilaterale Gaumenspalte** verläuft mitten durch die Region der Gaumennaht hindurch, zieht rostral beidseits am Os praemaxillare vorbei und führt so zu einer v-förmigen Isolierung des Zwischenkiefersegmentes.

5. Die **Kieferspalte** verläuft zwischen dem primären Gaumenfortsatz und den Gaumenwülsten und ist auf ein Nichtverwachsen des primären Gaumens mit den sekundären Gaumenwülsten zurückzuführen. Die Spalte verläuft distal vom oberen 2. Schneidezahn zum Foramen incisivum.

6. Die **Unterlippenspalte** ist sehr selten und kann mit einer Unterkieferspalte oder einer gespaltenen Zunge (Glossoschisis) vergesellschaftet sein.

7. Bei einer **schrägen Gesichtsspalte (orbitofaciale Spalte)** sind Oberkieferfortsätze und laterale Nasenfortsätze nicht miteinander verschmolzen.

8. **Quere Gesichtsspalten** sind größere Defekte zwischen Oberkiefer- und Unterkieferfortsatz. Sie verlaufen in Verlängerung des Mundwinkels zwischen Ober- und Unterkiefer.

9. Entlang der Verwachsungslinien der Gesichtsfortsätze können sich **Dermoidzysten** bilden; es handelt sich um ein **zystisches Teratom**, das Gewebe aller 3 Keimblätter enthalten kann. Die **periorbitale Dermoidzyste**, welche bei Säuglingen und Kleinkindern als Knotenbildung in Augenbrauenhöhe im Bereich der gesamten Schädelkonvexität in Erscheinung tritt, kommt am häufigsten vor. Gelegentlich durchbricht eine Dermoidzyste die Schädeldecke und haftet der darunterliegenden Dura mater an.

7.8 Zunge und Mundboden

7.8.1 Zunge

Die Zunge besteht aus einem zur Mundhöhle und einem zum Rachen gehörigen Teil (■ Abb. 7.4). Bei geöffnetem Mund sind nur etwa die vorderen zwei Drittel der Zungenoberfläche im Bereich der Zungenspitze, **Apex linguae**, und im Bereich des Zungenrückens, **Dorsum linguae**, zu überblicken. Das hintere Zungendrittel liegt hinter dem **Sulcus terminalis**. Die Oberfläche des hinter dem Sulcus terminalis beginnenden Zungengrundes, **Radix linguae**, weist nach dorsal und damit zum Rachen hin; sie ist nur mit einem Spiegel oder einem Endo-

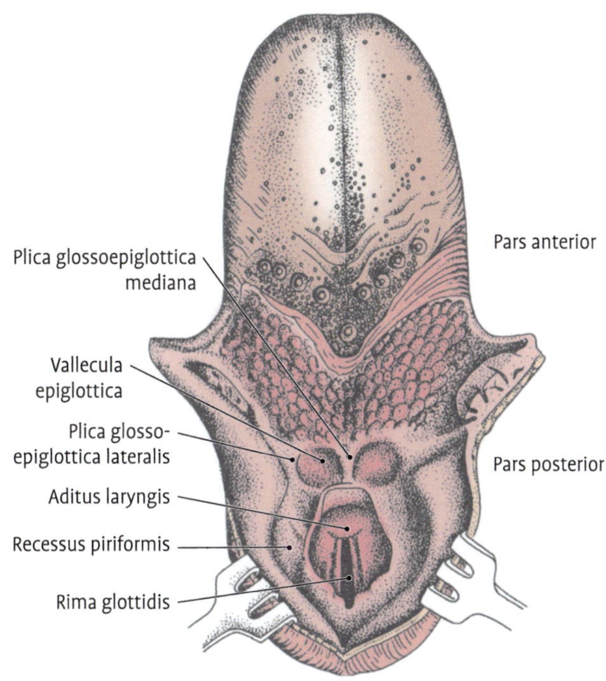

◘ Abb. 7.4 Ansicht von Zunge und Laryngopharynx von dorsal. (Nach G.-H. Schumacher; aus Anderhuber et al. 2012)

skop sichtbar. Der Zungengrund reicht bis zur Epiglottis herab und steht mit dieser durch Falten, der **Plica glossoepiglottica mediana** und den beiden **Plicae glossoepiglotticae laterales** sowie den beiden **Valleculae epiglotticae** in verschieblicher Verbindung (Voss und Herrlinger 1975).

An der Unterfläche der Zunge spannt sich mittig das **Zungenbändchen (Frenulum linguae)** aus. Die Schleimhaut der Zungenunterfläche ist dünn. Daher scheinen auf beiden Seiten des Zungenbändchens die Vv. linguales durch. Der N. lingualis und die A. lingualis liegen medial von der V. lingualis und sind nicht sichtbar. Zur Seite hin sieht man eine von Fransen umsäumte Schleimhautfalte, die Plica fimbricata. An der Basis des Frenulum linguae münden beidseits auf den dort ausgeprägten **Carunculae sublinguales** die **Ductus submandibulares**. Bei Betrachtung mit einem Zahnarztspiegel kann man an dieser Stelle den Austritt von Speichel beobachten.

Oberflächenbeschaffenheit und Aufbau der Zunge In Gegensatz zur glatten Zungenunterfläche hat die Zungenschleimhaut im Bereich des Zungenrückens und der Zungenränder eine raue Oberfläche, die durch warzen- und dornförmige Zungenpapillen zustande kommt (◘ Abb. 7.4). Diese besetzen die Zungenoberfläche bis zu dem den Zungengrund abgrenzenden **Sulcus terminalis**. Besonders zahlreich sind die **Papillae filiformes**. Die **Papillae fungiformes** sind weniger zahlreich und bevorzugt im Bereich von Zungenspitze und Zungenrand zu finden. Die **Papillae foliatae** sind beidseits im hinteren Bereich des Zungenrandes angeordnet. Etwa 10 **Papillae vallatae** befinden sich in einer v-förmigen Reihe vor dem Sulcus terminalis. Die Papillae fungiformes, foliatae und insbesondere die Papillae vallatae tragen Geschmacksknospen, die Papillae filiformes nicht.

Der **v-förmige Sulcus terminalis** bildet die Grenze zur Zungenwurzel, **Radix lin-**

guae (◘ Abb. 7.4). Im Bereich der Zungenwurzel werden Lymphfollikel (Zungenbälge) angetroffen, die in ihrer Gesamtheit die **Tonsilla lingualis** darstellen. Die Tonsilla lingualis bildet zusammen mit den Tonsillae palatinae, der Tonsilla pharyngea und den Tonsillae salpingopharyngeae den **Waldeyerschen Rachenring**. Kleine Drüsen sind in der Submukosa des Zungenrückens verstreut; sie sind im vorderen Teil überwiegend serös, im hinteren hingegen mukös.

Die Zunge wird durch ein medianes, vertikal orientiertes Bindegewebsseptum, **Septum linguae**, in 2 Hälften geteilt. Eine seichte Grube auf dem Zungenrücken gibt die Lage des Septums an. Auf jeder Seite des Septum linguae gibt es **innere und äußere Zungenmuskeln**. Die inneren Zungenmuskeln ändern die Gestalt der Zunge und werden in vertikale, longitudinale und transversale Muskelbündel gegliedert. Die äußeren Zungenmuskeln bewegen die Zunge als Ganzes. Die Ursprungsgebiete dieser Muskeln liegen an der Unterkiefersymphyse, am Zungenbein, am Processus styloideus und am weichen Gaumen: Mm. genioglossus, hyoglossus, styloglossus und palatoglossus. Die Funktion dieser Muskeln kann – wie auch sonst am Körper – aus Ursprung und Ansatz erschlossen werden. Der M. genioglossus dient dem Herausstrecken der Zunge, der M. styloglossus zieht die Zunge zurück und der M. hyoglossus bewegt sie nach unten. Der M. palatoglossus – eigentlich ein Muskel des weichen Gaumens – hilft bei der Verengung des Oropharynx während des Schluckvorgangs.

Blut- und Lymphgefäße der Zunge Die arterielle Versorgung der Zunge übernimmt die A. lingualis, ein Ast der A. carotis externa. Das Septum linguae wird von den Ästen der A. lingualis nicht überschritten. In unmittelbarer Nachbarschaft des Septum gibt es daher nur wenige Gefäße. Die Lymphdrainage der Zungenschleimhaut kann in 3 Zonen gegliedert werden:

1. Die Lymphe der Zungenspitze fließt zu den **Nodi lymphoidei submentales**.
2. Die vorderen zwei Drittel der Zunge drainieren zu den **Nodi lymphoidei submentales und submandibulares**. Von hier aus fließt die Lymphe zu den kaudalen **Nodi lymphoidei cervicales profundi** entlang der Karotisscheide.
3. Das hintere Zungendrittel drainiert zu den kranialen **Nodi lymphoidei cervicales profundi**. Im hinteren Zungendrittel bestehen vielfältige Anastomosen zwischen den Lymphgefäßen beider Zungenhälften.

Innervation der Zunge An der Innervation der Zunge sind die nachfolgend aufgeführten Nerven beteiligt. **Die vorderen zwei Drittel der Zungenschleimhaut** mit der Zungenspitze und dem vorderen Teil des Zungenrückens werden durch den **N. trigeminus (V. Hirnnerv)** sensibel innerviert. Die aus gemischten Fasern bestehende **Chorda tympani (VII. Hirnnerv)** versorgt mit sensorischen Geschmacksfasern die Papillae fungiformes und mit parasympathischen Fasern die Zungendrüsen. Der gemischte **N. glossopharyngeus (IX. Hirnnerv)** versorgt **das hintere Drittel der Zungenschleimhaut** mit dem hinteren Teil des Zungenrückens sensibel, die Papillae foliatae und vallatae sensorisch sowie die Zungendrüsen parasympathisch. Der gemischte **N. vagus (X. Hirnnerv)** versorgt den **Übergangsbereich der Zungenwurzel zur Epiglottis** mit der Zungenbasis, den Valleculae epiglotticae, der Epiglottis und dem Pharynx sensibel und parasympathisch sowie die vereinzelten Geschmacksknospen sensorisch. Alle Zungenmuskeln werden vom **N. hypoglossus (XII. Hirnnerv)** versorgt. Lediglich der M. palatoglossus wird als Muskel des weichen Gaumens vom **N. glossopharyngeus (IX. Hirnnerv)** innerviert.

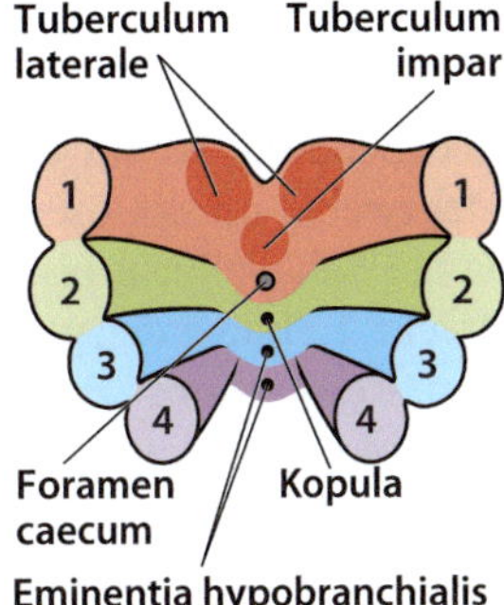

Abb. 7.5 Schematische Darstellung der Zungenentwicklung. Man blickt von dorsal auf einen Frontalschnitt durch den Kiemendarm. (Quelle: eigene Darstellung)

Entwicklung der Zunge Das **Tuberculum impar**, ein kleines Knötchen am Boden des späteren Pharynx, repräsentiert die erste Struktur der sich entwickelnden Zunge (**Abb. 7.5**). Dieses Höckerchen wird bald von 2 beidseits auftretenden Wülsten, den **Tubercula lateralia**, die vom 1. Kiemenbogen abstammen, überdeckt. Die Tubercula lateralia, aus denen Zungenspitze und Zungenrücken entstehen, verschmelzen in der Mittellinie. Hierbei stellt der Sulcus medianus die Nahtstelle dar. Dorsal wachsen die Derivate der späteren Zunge auf die **Copula** und die **Eminentia hypobranchialis**, eine zentrale Erhebung am Boden des späteren Pharynx, zu. Die Copula stammt vom 2., die Eminentia hypobranchialis vom 3. und 4. Kiemenbogen ab. Die obere Knospe der Eminentia hypobranchialis trägt am meisten zur Bildung des Zungengrunds bei. Die Zungenmuskeln entwickeln sich aus den **okzipitalen Myotomen**, die nach ventral wandern und ihren Nerv, den **N. hypoglossus (XII. Hirnnerv)**, hinter sich herziehen.

> **Klinik**
> 1. Eine einseitige **Lähmung des N. hypoglossus** erkennt man klinisch an einer halbseitigen Atrophie der Zunge und einer Abweichung der herausgestreckten Zunge nach der gelähmten Seite.
> 2. Wenn ein bewusstloser oder in tiefer Narkose befindlicher Patient auf den Rücken gelegt wird, fällt die Zungenwurzel nach dorsal und verursacht einen Verschluss des Kehlkopfs. Dies kann durch 2 Manöver verhindert werden: 1. Man legt den Patienten auf die Seite mit dem Kopf nach unten; hierdurch gleitet die Zunge durch ihr Eigengewicht nach vorn. 2. Man bewegt den Unterkiefer nach vorn, indem man auf beide Kieferwinkel Druck ausübt; da der M. genioglossus an der Spina mentalis ansetzt, bewegt er die Zunge gemeinsam mit dem Unterkiefer nach ventral.
> 3. Ausbreitungen von **Phlegmonen der Zunge** von einer zur anderen Seite werden durch das Septum linguae behindert (Schumacher und Aumüller 2004).
> 4. Die Lymphbahnen des Zungengrunds zeigen eine sehr starke Tendenz zur Seitenkreuzung. **Zungenkrebs** neigt daher zur kontralateralen Metastasierung (Schumacher und Aumüller 2004). In den vorderen zwei Dritteln gibt es kaum die Mittellinie überschreitende Lymphgefäße. Ein Tumor, der mehr als 1,2 cm von der Mittellinie entfernt ist, metastasiert hier bis zum Endstadium nicht in den gegenseitigen Hals.

7.8.2 Mundboden

Der Mundboden, das **Diaphragma oris**, wird im Wesentlichen vom **M. mylohyoideus** gebildet (**Abb. 7.1**). Dieser Muskel besteht aus 2 Hälften, die jeweils an der Linea mylohyoidea der Unterkieferinnenseite ihren Ursprung haben. Die Muskelteile vereinigen sich in der Mittellinie in Form einer Raphe. Der Muskel setzt am Zungenbein an. Der M. mylohyoideus bildet eine Art Tragegurt für die Zunge.

Unterhalb des Diaphragma oris befinden sich beidseits folgende Strukturen, die von der Fascia colli superficialis und vom Platysma bedeckt werden: Venter anterior des M. digastricus, oberflächlicher Teil der Glandula sublingualis, Nodi lymphoidei submandibulares.

Oberhalb des M. mylohyoideus trifft man die äußeren Zungenmuskeln an. Außerdem sind hier die Glandula sublingualis und der tiefe Teil der Glandula submandibularis untergebracht. Der Ausführungsgang der Glandula submandibularis, der Ductus submandibularis (Wharton-Gang), liegt auf beiden Seiten an der medialen Seite der Glandula sublingualis unterhalb der Mundbodenschleimhaut.

> **Klinischer Tipp**
>
> **Halsphlegmonen** gehen häufig von Zahngranulomen, Lymphknotenabszessen, Eiterherden im Gesichtsbereich oder Abszessen der Speicheldrüsen aus. Die Krankheitsherde breiten sich entlang der faszienbegrenzten Logen aus und können bis zum Mediastinum vordringen. So kann beispielsweise eine **Mundbodenphlegmone**, eine Streptokokkeninfektion im Trigonum submandibulare, auch **Angina Ludovici** genannt, zunächst auf die Regio submentalis oberhalb des Zungenbeins beschränkt bleiben und die Zunge durch Ödembildung nach vorn oben verdrängen. Bei unzureichender Behandlung dehnt sich die Phlegmone auf den Kehlkopfbereich (Glottisödem) und auf das Mediastinum aus (Benner und Snell 1995).

7.9 Pharynx

Der Pharynx (Schlund) ist ein 11 bis 12 cm langer bindegewebig-muskulöser Schlauch, der sich von der Schädelbasis bis zum Oesophagus erstreckt. Er bildet den gemeinsamen Eingang zum Respirations- und zum Verdauungstrakt. In kranio-kaudaler Richtung besteht der Pharynx aus 3 Abteilungen (□ Abb. 7.6 und 7.7):

1. Nasopharynx (Epipharynx): liegt hinter den Nasenhöhlen und oberhalb des weichen Gaumens.
2. Oropharynx (Mesopharynx): liegt hinter den vorderen Gaumenbögen des Isthmus faucium.
3. Laryngopharynx (Hypopharynx): liegt hinter dem Larynx.

7.9.1 Nasopharynx

Der Nasopharynx befindet sich oberhalb des weichen Gaumens (□ Abb. 7.6 und 7.7). Der weiche Gaumen, auch als Gaumensegel bezeichnet, schließt den Nasopharynx während des Schuckakts von den darunter liegenden Anteilen des Pharynx ab und verhindert ein Zurückfließen der Nahrung in die Nasenhöhlen. In dieser Abteilung des Pharynx befinden sich 2 wichtige Strukturen. Im Rachendach liegt die Tonsilla pharyngea. Zusammen mit den Tonsillae palatinae, den Tonsillae tubariae und der Tonsilla lingualis ist sie an der Bildung des lymphatischen **Waldeyerschen Rachenrings** beteiligt. Die **Tuba auditiva (Eustachii)** öffnet sich in die seitliche Pharynxwand und liegt auf demselben Niveau wie der untere Nasengang. Die hintere Umrandung der Tubenöffnung wird vom Tubenknorpel gebildet und wölbt sich als Torus tubarius vor. Dorsal vom Tubenwulst befindet sich der **Recessus pharyngeus**, eine ziemlich tiefe Bucht, die auch als **Rosenmüller-Grube** bezeichnet wird.

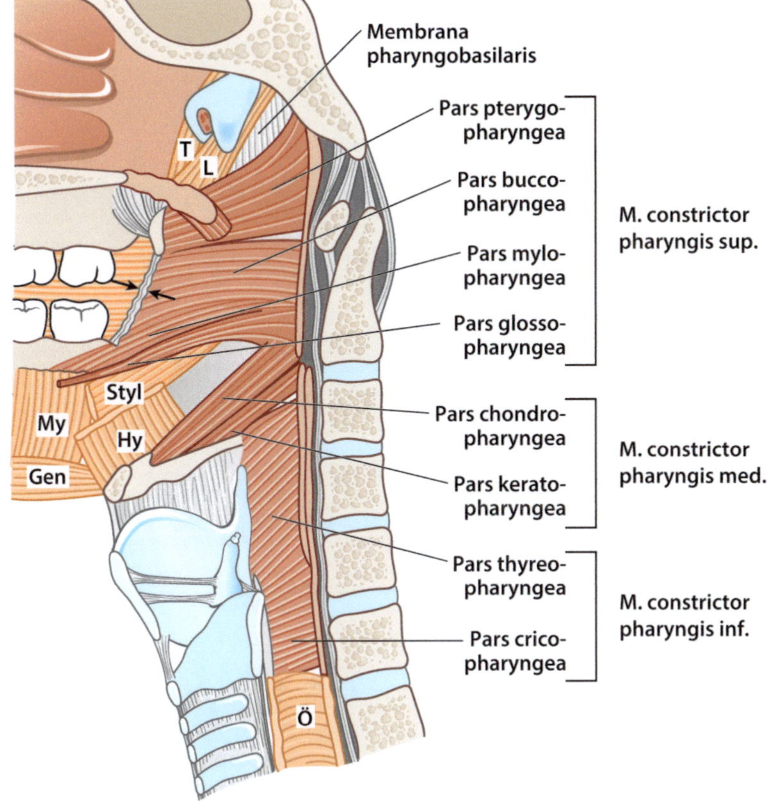

◘ Abb. 7.6 Aufbau des Pharynx. Zeichnerische Darstellung an einem Mediansagittalschnitt. Blick von innen auf die rechte Pharynxhälfte. (Gen = M. geniohyoideus, Hy = M. hyoglossus, L = M. levator veli palatini, My = M. mylohyoideus, Ö = Oesophagus, Styl = M. styloglossus, T = M. tensor veli palatini). (Quelle: eigene Darstellung, Vorlesungsfolie)

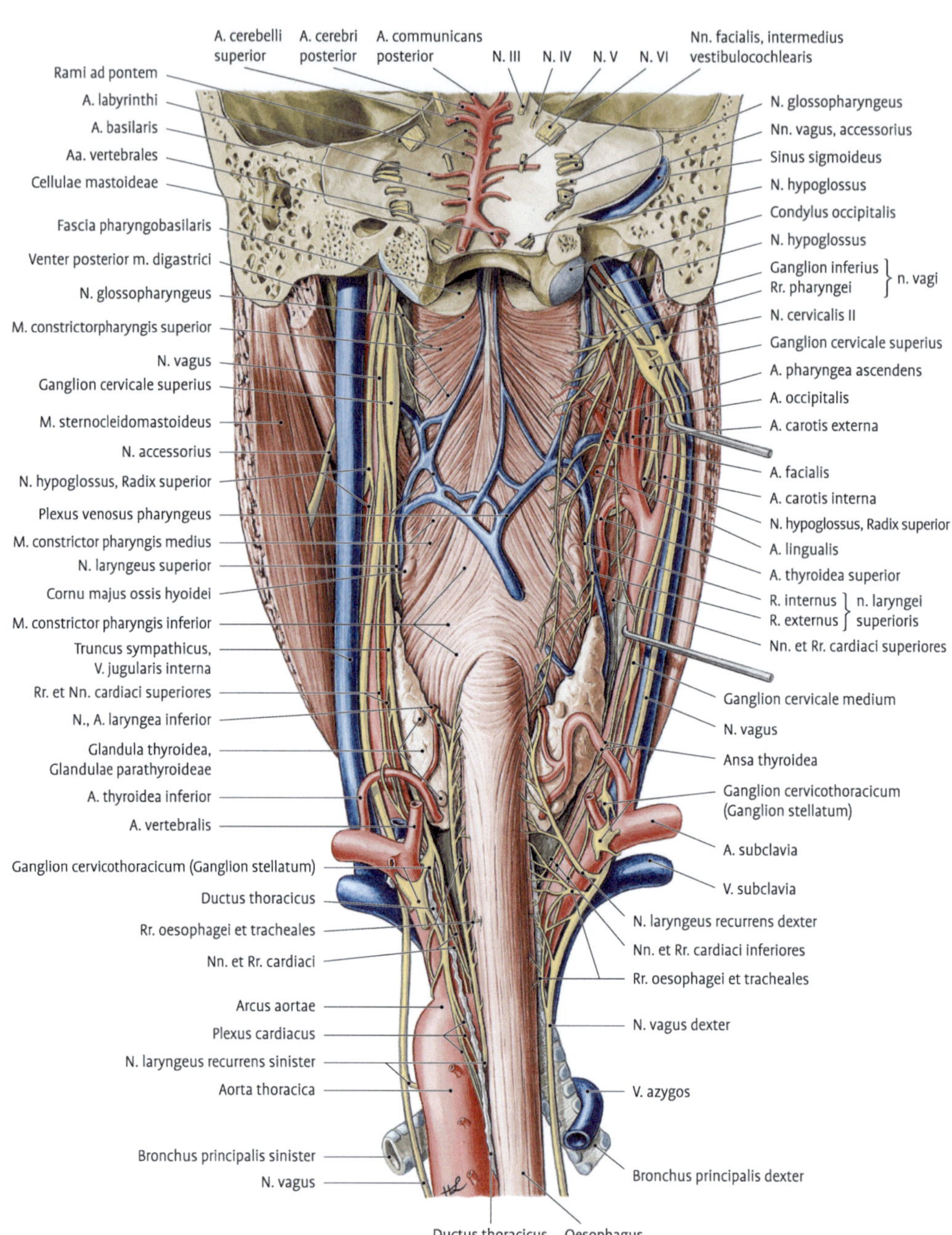

◻ **Abb. 7.7** Pharynx, Oesophagus und Gefäß-Nerven-Strang (Spatium parapharyngeum) des Halses in der Ansicht von dorsal. Der hintere Teil des Schädels und die Wirbelsäule wurden entfernt. (Aus Anderhuber et al. 2012)

Klinik

1. Durch das Verfahren der **posterioren Rhinoskopie** kann der Nasopharynx mithilfe eines über die Mundhöhle eingeführten und hinter dem Gaumensegel positionierten Spiegels inspiziert werden; dies ist auch mit einem **Endoskop**, das im unteren Nasengang vorgeschoben wird, möglich. Unter Allgemeinnarkose kann der Epipharynx mit einem hinter das Gaumensegel eingeführten Finger ausgetastet werden.

2. Die Tonsilla pharyngea ist bei Kindern in der Regel sehr prominent, fällt aber nach der Pubertät der Atrophie anheim. Eine chronisch entzündete Rachenmandel kann den gesamten Nasopharynx verlegen und zur alleinigen Atmung durch den Mund führen. Eine Blockierung der Tuba auditiva kann eine **Schwerhörigkeit** oder eine **Otitis media** bzw. einen **Paukenerguss** nach sich ziehen.

3. Die Tuba auditiva stellt einen Weg dar, über den sich Entzündungen des Pharynx ins Mittelohr ausbreiten können. Diese Verbindung ist dafür verantwortlich, dass eine **Pharyngitis** in eine **Otitis media** übergehen kann.

4. Eine **chronische Otitis media** kann insbesondere bei Kindern mit einem **Paukenröhrchen**, das in das Trommelfell eingesetzt wird, behandelt werden (Leuwer 2021). So sind der Sekretabfluss und der Druckausgleich gewährleistet.

5. Eine **Exploration der Tuba auditiva** kann, zum Beispiel bei der Durchführung einer Ballondilatation oder einer Endoskopie, erforderlich sein. Hierzu wird bei der **Ballondilatation der Tuba auditiva** die Einführhilfe über den unteren Nasengang oder die Nasenhaupthöhle bis zur Hinterwand des Nasopharynx vorgeschoben. Die gebogene Spitze der Einführhilfe wird dann zur Seite gedreht, sodass sie im Recessus pharyngeus zu liegen kommt. Anschließend wird die Spitze der Einführhilfe über den Torus tubarius zurückgezogen, wobei sie in die Tuba auditiva gleitet. Darüber kann anschließend ein Katheter zur Dilatation der Tuba auditiva eingeführt werden.

7.9.2 Oropharynx

Der Oropharynx (Mesopharynx) liegt hinter Mund und Zunge (◧ Abb. 7.6 und 7.7). Seine vordere Begrenzung bildet der Arcus palatoglossus des Isthmus faucium. Er erstreckt sich von der Uvula des Gaumensegels bis zur Spitze der Epiglottis. Die wichtigsten Strukturen des Oropharynx sind die Tonsillae palatinae, die sich embryonal aus der 2. Kiementasche entwickeln.

Tonsillae palatinae

Die **Gaumenmandeln, Tonsillae palatinae**, liegen in der **Fossa tonsillaris** zwischen den **Arcus palatoglossus und palatopharyngeus** des Isthmus faucium. Die vordere Begrenzung der Fossa tonsillaris, der Arcus palatoglossus, grenzt die Mundhöhle vom Oropharynx ab; er geht in den seitlichen Wall der Zunge über und enthält den M. palatoglossus. Die hintere Begrenzung der Tonsillarbucht, der Arcus palatopharyngeus, läuft in der Wand des Pharynx aus und enthält den M. palatopharyngeus. Der Boden der Fossa tonsillaris wird vom M. constrictor pharyngis superior des Nasopharynx gebildet. Eine bindegewebige Kapsel trennt den Muskel von der Gaumenmandel. Zwischen Organkapsel und oberem Schlundschnürer befindet sich eine Schicht lockeren Bindegewebes.

Die Tonsilla palatina ist aus Lymphfollikeln, die von einem mehrschichtig unverhornten Plattenepithel bedeckt werden, aufgebaut. Bei Untersuchungen der Mundhöhle ist sie leicht aufzufinden. Das Epithel wird von **Krypten** durchzogen. Dort, wo Antigene in Kontakt mit Lymphozyten treten, ist das Epithel zu einer **„Durchdringungszone"** aufgelockert. Das lymphatische Gewebe kann sich nach kranial bis in den weichen Gaumen, kaudal bis zur Zunge und nach ventral bis in den Arcus palatoglossus ausdehnen. Vom Ende der Pubertät an tritt zunehmend eine Atrophie des lymphatischen Gewebes ein.

Klinischer Tipp

Bei einer **Tonsillektomie** der Gaumenmandel muss die Möglichkeit einer Nachblutung (Sitzwache) im Auge behalten werden. Grund hierfür ist unter anderem, dass die Tonsilla palatina aus insgesamt 4 Arterien versorgt wird: Aa. pharyngea ascendens (A. carotis externa), palatina descendens (A. maxillaris), palatina ascendens (A. facialis) und Rami tonsillares (A. lingualis). Die Venen drainieren zum Plexus venosus pharyngeus. Von Bedeutung ist eine konstant in Nachbarschaft der Gaumenmandel verlaufende Vene; sie steigt vom weichen Gaumen zum Tonsillarbett herab. Diese Vene wird bei einer Tonsillektomie nahezu immer durchtrennt und kann eine größere Blutung verursachen. Eine **Tonsillektomienachblutung** ist ein bedrohliches, besonders vom Anästhesisten gefürchtetes Krankheitsbild und kann im schlimmsten Fall tödlich enden.

Die Lymphbahnen durchbrechen den M. constrictor pharyngis superior und verlaufen zu Lymphknoten, welche die V. jugularis interna begleiten, insbesondere zum Nodus lymphoideus jugulodigastricus am Kieferwinkel. Da eine Tonsillitis besonders häufig im Kindesalter auftritt, ist dieser Lymphknoten oftmals vergrößert.

Klinik

1. Bei der **Tonsillektomie** wird zunächst die Schleimhaut im Bereich des vorderen Gaumenbogens (Arcus palatoglossus) durchtrennt. Dann wird die Tonsillenkapsel aufgesucht und die Tonsille längs der Kapsel mit einem gezähnten Raspatorium und gegebenenfalls bei Vernarbungen scharf mit der Schere ausgeschält. Das Abtrennen der Tonsille am unteren Pol erfolgt meist mit einem Tonsillenschnürer.

2. Lockeres Bindegewebe trennt den M. constrictor pharyngis superior in der Regel von der Tonsilla palatina und ihrer Kapsel. Daher gerät die Pharynxwand bei einer Tonsillektomie nicht in die Gefahr, durchtrennt zu werden. Wenn es allerdings wiederholt zu Entzündungen im Tonsillargebiet gekommen ist, muss eine mögliche Verletzung der Pharynxwand vermieden werden.

   Für gewöhnlich besteht keine Gefahr, die A. carotis interna zu verletzen, obwohl diese in einem Abstand von nur ca. 2,5 cm dorsal vom Tonsillenbett entlangläuft. Die Arterie ist von der Pharynxwand durch Fettgewebe, das die Karotisscheide umgibt, getrennt. Anders ist die Situation, wenn eine sogenannte **variable Schleife der A. carotis interna** vorliegt (Tillmann und Christofides 1995). Da hier die A. carotis interna in eine gefährliche Nähe zum Tonsillenbett kommt, muss mit der Gefahr tödlicher Blutungen bei einer Tonsillektomie gerechnet werden.

3. Bei **Tonsillektomien** auftretende stärkere Blutungen kommen meistens aus peritonsillären Geflechten des Plexus venosus pharyngeus, seltener aus der A. palatina ascendens (Schumacher und Aumüller 2004).

4. In letzter Zeit wird statt einer Tonsillektomie sehr häufig eine **Tonsillotomie** durchgeführt. Hierbei wird ein Teil der Gaumenmandel entfernt. Vorteile sind: Belassen von lymphatischem Gewebe, vermindertes Auftreten von Schmerzen und Nachblutungen.
5. Ein **Peritonsillarabszess** ist eine eitrige Durchdringung des peritonsillären Gewebes als Begleiterscheinung einer Tonsillitis. Durch einen Schnitt an der prominenten Stelle des Abszesses wird der Eiter abgeleitet.

7.9.3 Laryngopharynx

Der Laryngopharynx (Hypopharynx) erstreckt sich von der Spitze der Epiglottis bis zum Übergang des Schlundes in den Oesophagus auf der Höhe von C6 (◼ Abb. 7.6 und 7.7). Der Eingang in den Kehlkopf, umgeben von der Epiglottis, den Plicae aryepiglotticae und den Cartilagines arytenoideae, liegt ventral. Der Kehlkopf wölbt sich nach dorsal in den Laryngopharynx vor. Dadurch entsteht beidseits eine Vertiefung, der **Recessus piriformis**. Im Recessus piriformis können verschluckte Fremdkörper, beispielsweise Fischgräten, hängen bleiben.

7.9.4 Aufbau des Pharynx

Der Pharynx ist über die **Membrana pharyngobasilaris** an der Schädelbasis fixiert (◼ Abb. 7.6 und 7.7) und besteht von innen nach außen aus folgenden Schichten: Tunica mucosa, Tela submucosa, Tunica muscularis, Adventitia. Die Schleimhaut des Naso-

pharynx ist ein mehrreihiges Flimmerepithel, im Oro- und Laryngopharynx liegt mehrschichtig unverhorntes Plattenepithel vor. Die darunter folgende Submukosa besteht aus einer bindegewebigen Schicht, der Fascia pharyngobasilaris. Diese Faszie baut auch die Kapsel der Tonsilla palatina auf. Die 3 Schlundschnürer überlappen sich derart, dass der Oberrand des jeweilig unteren Muskels geringfügig den Unterrand des nach oben folgenden Muskels dorsal bedeckt. Der M. constrictor pharyngis superior entspringt von Skelettelementen des Kopfes. Der M. constrictor pharyngis medius kommt vom Zungenbein, der M. constrictor pharyngis inferior vom Kehlkopf. Die Muskeln setzen dorsal an der Raphe pharyngis an, die am Tuberculum pharyngeum der Schädelbasis angeheftet ist. Der Muskelschlauch ist nach ventral in Richtung der Choanen, des Isthmus faucium und des Kehlkopfeingangs offen. Die Schlundschnürer werden dorsal von der Fascia buccopharyngea bedeckt. Diese Faszie stellt eine dorsale Verlängerung der Faszie des M. buccinator dar und geht kaudal in die Adventitia der Speiseröhre über.

7.9.5 Blut- und Nervenversorgung des Pharynx

Der Pharynx erhält seine arterielle Versorgung überwiegend aus Ästen der A. carotis externa: Aa. thyroidea superior und pharyngea ascendens. Die Venen drainieren in den Plexus venosus pharyngeus, der sich in der Adventitia auf der dorsalen Seite des Pharynx befindet. Von hier aus verlaufen Venen zur V. jugularis interna.

Die Nn. glossopharyngeus und vagus innervieren den Pharynx motorisch und sensibel. Darüber hinaus wird der Nasopharynx sensibel durch den Ramus pharyngeus des N. maxillaris (< N. trigeminus) innerviert.

7.10   Larynx (Kehlkopf)

Der Kehlkopf (Larynx) erfüllt 3 Funktionen:

1. Während der Atmung verhält er sich wie ein geöffnetes Ventil.
2. Während der Phonation kann die Öffnung des Ventils verändert werden.
3. Zum Schutz von Trachea und Bronchialbaum kann das Ventil während des Schluckaktes verschlossen werden.

Husten ist nur möglich, wenn der Kehlkopf wirksam verschlossen werden kann.

7.10.1   Aufbau des Kehlkopfs

Das Kehlkopfskelett besteht aus folgenden knorpeligen Einzelteilen (◘ Abb. 7.8): **Kehldeckel (Epiglottis), Schildknorpel (Cartilago thyroidea), Ringknorpel (Cartilago cricoidea)** und 2 **Stellknorpel (Cartilagines arytenoideae)**. Der Kehlkopf ist am huf-

eisenförmigen Zungenbein (Os hyoideum) durch die Membrana thyrohyoidea und den M. thyrohyoideus aufgehängt. Das Os hyoideum ist an Unterkiefer und Zunge über die Mm. hyoglossus, mylohyoideus, geniohyoideus und digastricus befestigt. Der Processus styloideus geht über den M. stylohyoideus und das Ligamentum stylohyoideum eine Verbindung mit dem Zungenbein ein. Der Pharynx ist mit dem Zungenbein über den M. constrictor pharyngis medius verbunden. 3 der 4 streifenförmigen Halsmuskeln setzen am Zungenbein an oder haben Kontakt zu ihm: Mm. sternohyoideus, thyrohyoideus und omohyoideus. Der M. sternothyroideus reicht nur bis zum Schildknorpel.

Die Epiglottis besteht aus einem blattförmigen elastischen Knorpel und liegt hinter der Zungenwurzel. Vorne ist die Epiglottis über das Ligamentum hyoepiglotticum mit dem Körper des Zungenbeins verbunden. Unmittelbar oberhalb der Stimmlippen ist der Kehldeckel über das Ligamentum

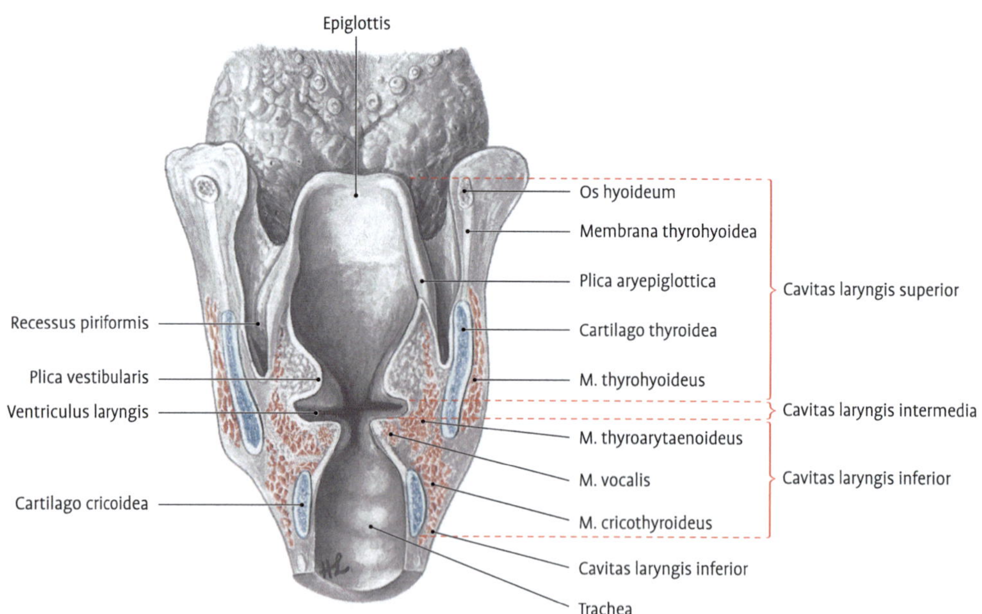

◘ **Abb. 7.8**   Die 3 Etagen des Kehlkopfs. Blick von dorsal auf die ventrale Hälfte eines Frontalschnitts. (Aus Anderhuber et al. 2012)

thyroepiglotticum an der Innenfläche des Schildknorpels befestigt. Beide Seiten der Epiglottis stehen über die **Plicae aryepiglotticae** mit den Stellknorpeln in Kontakt. Die aryepiglottischen Falten verlaufen nach dorsal und bilden den Kehlkopfeingang, Aditus laryngis. Die Oberseite des Kehldeckels erstreckt sich über das Niveau des Zungenbeins nach kranial. Die Schleimhaut erreicht die Zungenbasis, wobei sich 3 Schleimhautfalten abheben: Medial entsteht die **Plica glossoepiglottica mediana**, lateral erheben sich die **Plicae glossoepiglotticae laterales**. Die beidseitigen Vertiefungen zwischen diesen Falten werden **Valleculae epiglotticae** genannt.

Die **Cartilago thyroidea** hat die Form eines Schildes; sie besteht aus 2 Platten, die beim Mann in einem spitzen Winkel, bei der Frau hingegen in einem stumpfen Winkel zusammentreffen. Dort, wo die beiden Schildknorpelplatten unterhalb der Incisura thyroidea superior miteinander verbunden sind, entsteht beim Mann während der Pubertät der **Adamsapfel** (Pomus adami). Dorsal geht aus jeder Schildknorpelplatte ein langes oberes Horn (Cornu superius) und ein kurzes unteres Horn (Cornu inferius) hervor. Die **Cartilago cricoidea** hat die Form eines Siegelrings, wobei die Platte des Rings nach dorsal weist. Im gesamten Atemtrakt ist dies der einzige Knorpel, der eine komplette Ringform aufweist. Der Ringknorpel ist mit der Luftröhre durch das **Ligamentum cricotracheale** verbunden. Die Cartilagines arytenoideae haben die Form einer dreiseitigen Pyramide. Sie sitzen beidseits auf der Oberkante der Ringknorpelplatte. Schließlich gibt es noch 2 kleinere Knorpelstückchen, die beide dem elastischen Knorpeltyp angehören. Die **Cartilago corniculata** (Santorini-Knorpel) befindet sich auf beiden Seiten oberhalb der Spitze des Stellknorpels. Die **Cartilago cuneiforme** (Wrisberg-Knorpel) hat ihren Platz beidseits in der Plica aryepiglottica.

Der **Conus elasticus**, eine elastische Membran, verbindet Schild-, Ring- und Stellknorpel miteinander. Diese Membran ist vorne an der Innenfläche des Schildknorpels, hinten am Processus vocalis des Stellknorpels und kaudal am Ringknorpeloberrand befestigt. Der kraniale freie Rand des Conus elasticus wird als Stimmband, **Ligamentum vocale**, bezeichnet. Der Conus elasticus wird vorne median zwischen Schildknorpelunterrand und Arcus des Ringknorpels durch das Ligamentum cricothyroideum verstärkt. Die **Membrana quadrangularis**, ebenfalls eine elastische Membran, verbindet beidseitig den Seitenrand der Epiglottis mit dem Stellknorpel. Der kaudale freie Rand verläuft von der Ansatzstelle der Epiglottis am Schildknorpel auf beiden Seiten zu den Stellknorpeln und wird als Taschenband, **Ligamentum vestibulare**, bezeichnet.

Vom Stellknorpel zur Hinterfläche des Schildknorpels ziehen 2 Schleimhautfalten. Die obere Falte, die **Plica vestibularis** (Taschenfalte), enthält neben dem Ligamentum vestibulare vor allem Drüsengewebe. Die untere Falte, die **Plica vocalis** (Stimmfalte), enthält neben dem Ligamentum vocale den M. vocalis.

Bei der Notwendigkeit einer mehrwöchigen orotrachealen Intubation kann es vor allem bei Intensivpatienten zur Ausbildung von **Stimmbandgranulomen** kommen. Auch deswegen sollte bei einer längerfristigen Beatmung an eine frühzeitige Tracheotomie gedacht werden.

Der Raum zwischen den Plicae vocales ist die Stimmritze, **Rima glottidis**. Die Stimmlippen erscheinen infolge der Überkleidung mit mehrschichtigem unverhornten Plattenepithel weiß, während die Umgebung und auch die Taschenfalten die normale rötliche Schleimhautfarbe aufweisen und von respiratorischem Epithel bedeckt werden.

Basierend auf der Lage der Stimm- und Taschenfalten kann der Kehlkopf in 3 Etagen gegliedert werden (◘ Abb. 7.8):
1. Obere Etage (Vestibulum laryngis): Liegt oberhalb der Ligamenta vestibularia.
2. Mittlere Etage: Liegt zwischen den Ligamenta vestibularia und vocalia. Die Seitenwand ist taschenförmig zum **Ventriculus laryngis, Morgagni'sche Tasche**, ausgebuchtet.
3. Untere Etage (Cavum infraglotticum): Liegt zwischen den Ligamenta vocalia und dem 1. Trachealknorpel.

Auf jeder Seite des Kehlkopfs bildet der Pharynx eine Nische, **Recessus piriformis**, aus; hier bleiben verschluckte Fremdkörper, beispielsweise Fischgräten, leicht hängen.

7.10.2 Verknöcherung der Kehlkopfknorpel

Alle hyalinen Kehlkopfknorpel, mit Ausnahme des aus elastischem Knorpel bestehenden Kehldeckels, beginnen jenseits des 20. Lebensjahrs zu verknöchern (◘ Abb. 7.9). Als größter Knorpel des Kehlkopfskeletts beginnt der Schildknorpel am Ende der Pubertät **geschlechtsdifferent und**

protrahiert nach dem Modus der chondralen Osteogenese zu verknöchern (Claassen et al. 2014). Beim Mann verknöchert er bis ins hohe Lebensalter nahezu vollständig (Claassen und Klaws 1992). Bei der Frau bleibt die ventrale Schildknorpelhälfte, etwa von der Incisura thyroidea bis nahe an die Linea obliqua, in der Regel unverknöchert.

> **Klinischer Tipp**
>
> Im Rahmen der Altersveränderungen an den Geweben des Kehlkopfs beeinflusst die zunehmende Verknöcherung der vormals biegsamen hyalinen Knorpel den **Stimmklang**. Hiervon ist vor allem der Schildknorpel, Cartilago thyroidea, betroffen.

7.10.3 Gelenke und Muskeln des Kehlkopfs

In der **Articulatio cricothyroidea** artikulieren die Cornua inferiora des Schildknorpels mit den Seitenflächen des Ringknorpels. Wird der Schildknorpel nach hinten gekippt, so nähert er sich den Stellknorpeln und die Stimmbänder erschlaffen; wird er hingegen nach vorne gekippt, so entfernt er sich von den Stellknorpeln und die Stimmbänder werden gespannt.

In der **Articulatio cricoarytenoidea** steht die Basis des Stellknorpels mit dem Oberrand des Ringknorpels in gelenkiger Verbindung. Es handelt sich um ein kombiniertes Drehgelenk: Zum einen drehen sich die Stellknorpel um eine vertikale Achse, wobei die Processus vocales nach medial oder lateral bewegt werden. Zum anderen gleiten die Stellknorpel längs des oberen Schildknorpelrandes. Gleiten beide Stellknorpel aufeinander zu, so legen sich die medialen Flächen der Stellknorpel ebenso wie die Stimmlippen aneinander.

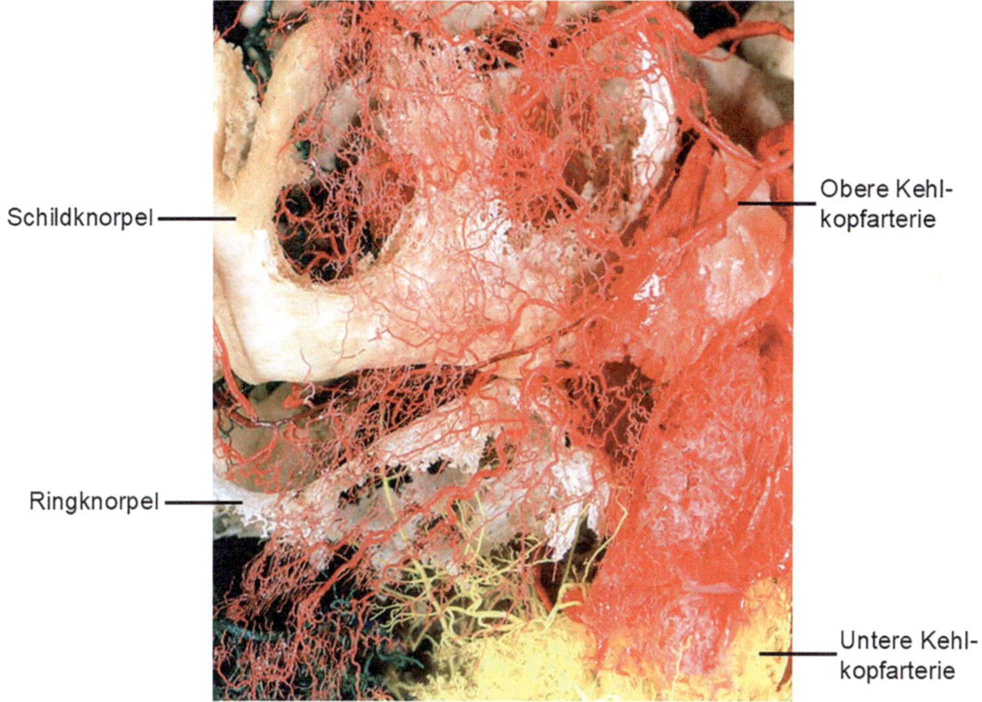

Abb. 7.9 Arterielles Korrosionspräparat der Halsgefäße, vierfarbige Methacrylatinjektion, unter Erhaltung des verknöcherten Kehlkopfskeletts bei einem männlichen Körperspender höheren Lebensalters (Claassen und Klaws 1992). Sichtbar sind Schild- und Ringknorpel, die größtenteils verknöchert sind. Blick von außen auf die linke Kehlkopfhälfte. Obere Kehlkopfarterie: rechts = grün, links = rot. Untere Kehlkopfarterie: rechts = blau, links = gelb. Das Versorgungsgebiet der oberen Kehlkopfarterie (rot) ist im Vergleich zur unteren Kehlkopfarterie (gelb) größer. Man beachte den für Männer typischen Adamsapfel sowie die von dorsal-kaudal nach ventral-kranial aufsteigende Knochenspange des Schildknorpels. (Quelle: Foto aus eigener Forschung)

Muskeln mit Wirkung auf die Kehlkopfgelenke Die Muskeln des Kehlkopfs öffnen die Stimmritze während der Atmung, sie verschließen den Kehlkopfeingang im Verlauf des Schluckakts und verändern die Spannung der Stimmlippe und damit die Frequenz des erzeugten Tons bei der **Phonation**. Der M. cricothyroideus ist ein äußerer Kehlkopfmuskel und wird durch den Ramus externus des N. laryngeus superior versorgt. Die übrigen Kehlkopfmuskeln sind mehr oder weniger ringförmig um die Stimmritze angeordnet und werden durch den N. laryngeus inferior innerviert. Mit Ausnahme des M. cricoarytenoideus posterior dienen die inneren Kehlkopfmuskeln dem teilweisen oder völligen Verschluss der Stimmritze. Folgende Muskeln wirken auf die Kehlkopfgelenke (**Abb. 7.10**):

- M. cricothyroideus („Anticus"): Bei seiner Kontraktion wird der Schildknorpel nach vorne gekippt. Verhindert der M. cricoarytenoideus posterior gleichzeitig das Vornüberkippen der Stellknorpel, so werden die Stimmlippen gespannt.
- M. cricoarytenoideus posterior („Posticus"): öffnet als einziger Kehlkopfmuskel die gesamte Stimmritze.
- M. cricoarytenoideus lateralis („Lateralis"): Er ist Antagonist des Posticus und schließt die vorderen zwei Drittel der Stimmritze (Pars intermembranacea). Das hintere Drittel (Pars intercartilagi-

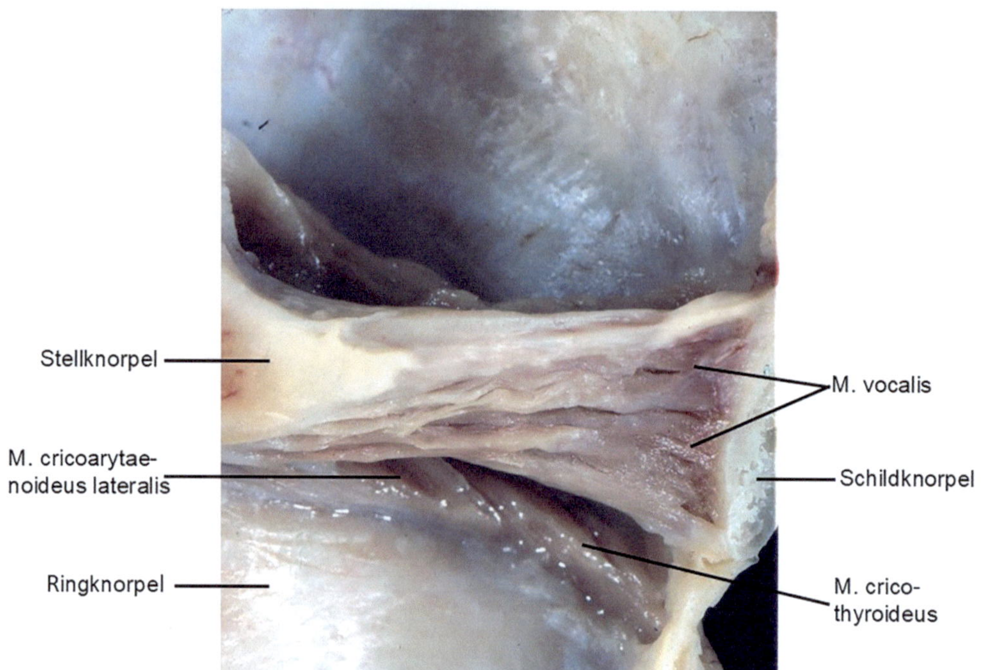

Abb. 7.10 Präparatorische Darstellung der Kehlkopfmuskeln am Kehlkopf eines männlichen Körperspenders. Ansicht der linken Kehlkopfhälfte von innen. Der M. vocalis dient als Feinspanner, der M. cricothyroideus als Grobspanner der Stimmlippe. Der M. cricoarytaenoideus lateralis schließt die vorderen zwei Drittel der Stimmritze. (Quelle: Foto aus eigener Forschung; Präparat aus dem Präparierkurs des Anatomischen Instituts der Christian-Albrechts-Universität Kiel)

nea) öffnet er zum „Flüsterdreieck" und ist an der Einstellung der Stimmritze zur Flüstersprache beteiligt.

- M. arytenoideus transversus (unpaar): Bei Kontraktion nähern sich die beiden Stellknorpel einander. Somit wird der hintere, dreieckige, zwischen den Aryknorpeln gelegene Spalt der Stimmritze (Pars intercartilaginea) verschlossen.
- M. arytenoideus obliquus (paarig): ist zusammen mit dem M. arytenoideus transversus am Verschluss der Stimmritze beteiligt. Einige seiner Fasern ziehen als M. aryepiglotticus in der Plica aryepiglottica bis zum Kehldeckel.

- M. thyroarytenoideus („Externus"): Ein Teil seiner Fasern geht in die Muskelmasse des M. arytenoideus über. Der Muskel hilft beim Schluss der Pars intermembranacea der Stimmritze. Eine Abspaltung dieses Muskels, der M. thyroepiglotticus, kann den Kehldeckel senken.
- M. vocalis („Internus"): ist als innerer Teil des M. thyroarytenoideus aufzufassen (Kutta et al. 2007). Seine Fasern sind nach Art eines dreidimensionalen Netzes miteinander verbunden (Claassen 1979). Der Muskel regelt die Feineinstellung der Stimmlippe im Hinblick auf die Spannung der schwingenden Masse.

Klinischer Tipp

Bei der **Phonation (Tonerzeugung)** kommt es zur Schwingung der Stimmlippen. Die Tonerzeugung (nicht die Bildung von Sprachlauten) selbst beginnt, sobald die Stimmlippen in Schwingung geraten. Ändert sich die Spannung des Stimmlippe – dadurch, dass sich der Tonus der Mm. vocalis und cricothyroideus ändert – ändert sich auch die Schwingungszahl (Tonhöhe). Die Sprache wird dann durch das Ansatzrohr, das heißt durch den dem Kehlkopf kranial aufsitzenden Teil, gestaltet (Schiebler und Korf 2007).

7.10.4 Blut- und Lymphgefäßversorgung sowie Innervation

Die arterielle Blutversorgung übernimmt die A. laryngea superior, ein Ast der A. thyroidea superior aus der A. carotis externa sowie die A. laryngea inferior, ein Ast des Truncus thyrocervicalis aus der A. subclavia (◘ Abb. 7.2 und 7.7). Das Versorgungsgebiet der A. laryngea superior ist im Vergleich zu demjenigen der A. laryngea inferior größer (◘ Abb. 7.9) (Claassen und Klaws 1992). Der venöse Abfluss erfolgt über einen Venenplexus an der Rückwand des Ringknorpels, der wiederum mit dem **Plexus venosus pharyngeus** eine Verbindung hat. Von hier aus fließt das venöse Blut in die V. jugularis interna ab.

Die Lymphe wird oberhalb der Stimmbänder zur oberen Abteilung der **Nodi lymphoidei cervicales profundi** und von dort zu den **Nodi lymphoidei mediastinales** abgeleitet. Einige Lymphgefäße verlaufen auch zu kleineren Lymphknoten in der Membrana thyrohyoidea. Unterhalb der Stimmbänder fließt die Lymphe zur unteren Abteilung der Nodi lymphoidei cervicales profundi. Als Zwischenstationen werden teilweise vor dem Kehlkopf oder vor der Trachea liegende Lymphknoten, **Nodi lymphoidei tracheobronchiales**, benutzt.

Somit trennen die Stimmbänder das obere und untere lymphatische Verbreitungsgebiet. Im dorsalen Bereich des Kehlkopfs besteht eine derartige Trennung der lymphatischen Areale nicht. Hier kommunizieren Lymphgefäße aus der oberen und unteren Kehlkopfetage.

Die Innervation des Kehlkopfs ist von großer klinischer Bedeutung und umfasst den N. laryngeus superior und den N. laryngeus inferior als Endast des N. laryngeus recurrens (◘ Abb. 7.2 und 7.7). Beide Kehlkopfnerven sind Äste des N. vagus.

Der **N. laryngeus superior** zieht in der Tiefe unter den Aa. carotides externa und interna vorbei und teilt sich in 2 Äste. Der Ramus internus durchbricht zusammen mit den Vasa laryngea superiora die Membrana thyrohyoidea und versorgt die Schleimhaut der oberen Kehlkopfetage bis zu den Stimmbändern sensibel. Der Ramus externus verläuft in der Tiefe unter der A. thyroidea superior nach kaudal und innerviert den M. cricothyroideus.

Der **N. laryngeus recurrens**, welcher den **N. laryngeus inferior** abgibt, nimmt auf der rechten und linken Körperseite einen unterschiedlichen Weg. Der **N. vagus dexter** überkreuzt ventral die A. subclavia. An dieser Stelle liegt der Ursprung des rechten N. laryngeus recurrens, der hier eine Schleife um die A. subclavia bildet und hinter der A. carotis communis nach kranial zieht. Im weiteren Verlauf liegt der Nerv in der Rinne zwischen Oesophagus und Trachea und zieht zusammen mit den Vasa laryngea inferiora zum Kehlkopf. Der starke Endast des N. laryngeus recurrens, der N. laryngeus inferior, durchbohrt den M. constrictor pharyngis inferior und tritt hinter der Articulatio cricothyroidea in den Kehlkopf ein.

Der **N. vagus sinister** überkreuzt ventral den Aortenbogen. Hier geht der linke N. laryngeus recurrens ab und zieht schleifenförmig unter dem Ligamentum arteriosum hindurch nach dorsal und kranial. Der N. laryngeus inferior liegt bis zu seinem Eintritt in den Kehlkopf ebenfalls in der Rinne zwischen Oesophagus und Trachea.

Der N. laryngeus recurrens innerviert über den N. laryngeus inferior **alle inneren Kehlkopfmuskeln**. Darüber hinaus versorgt er die Schleimhaut der unteren Kehlkopfetage, den Abschnitt kaudal der Stimmbänder, sensibel. Nur der M. cricothyroideus wird vom N. laryngeus superior innerviert.

7.10.5 Entwicklung des Kehlkopfs

Die Entwicklung des Kehlkopfs beginnt um den 26. Tag mit dem Erscheinen der **Laryngotrachealrinne**. Mit 6 Wochen sind die Arytenoidwülste ausgebildet. Die Kehlkopfknorpel entwickeln sich aus dem 4. und 6. Kiemenbogen. Die Epiglottis geht aus dem unteren Teil des Hypobranchialwulstes hervor. Das schnelle Wachstum der Arytenoidwülste verwandelt die schlitzförmige Mündung des Laryngotrachealschlauchs bis zur 12. Woche in den t-förmigen Kehlkopfeingang. Aus dem endodermalen Epithel der Laryngotrachealrinne entstehen die Epithelien und Drüsen des Kehlkopfs.

Klinik

1. Säuglinge haben einen sehr hohen Kehlkopfstand, sodass die Nahrung beiderseits in den Schlund gleiten kann (Schumacher und Aumüller 2004).
2. Ab dem 18. Lebensjahr beginnt die Verknöcherung des Schildknorpels. Durch Gewalteinwirkung oder Unfälle kann ein **Schildknorpelbruch** verursacht werden. Heftige Schluckbeschwerden sind die Folge, da der M. constrictor pharyngis inferior seinen festen Halt verloren hat (Weiglein 2012).
3. Bei Entzündungen und bei allergischer Disposition kann die Kehlkopfschleimhaut, insbesondere im Bereich des Vestibulum laryngis, große Mengen an Gewebeflüssigkeit einlagern. Hierdurch entsteht ein sogenanntes **Glottisödem**, das die Atemwege versperren und schwere Erstickungsanfälle herbeiführen kann.
4. Subepithelial ist das Bindegewebe über dem Ligamentum vocale locker und verschieblich (Reinke-Raum). Flüssigkeitsansammlungen in diesem Bereich rufen an den Stimmlippen eine Schwellung, **Reinke-Ödem** genannt, hervor. Das Reinke-Ödem ragt in die Stimmritze hinein und geht mit Heiserkeit bis hin zur Atemnot einher. Es muss von dem oben erwähnten Glottisödem abgegrenzt werden.
5. Die Nähe der Kehlkopfnerven zu den Schilddrüsenarterien ist bei der **Thyreoidektomie** von Bedeutung. Der Ramus externus des N. laryngeus superior kann aufgrund seiner Lage unter der A. thyroidea superior bei einer Unterbindung der oberen Schilddrüsenarterie verletzt werden.

   In der Rinne zwischen Oesophagus und Trachea unterkreuzt der N. laryngeus recurrens für gewöhnlich die Endäste der A. thyroidea inferior. Gelegentlich überkreuzt der Nerv die Äste der unteren Schilddrüsenarterie oder er verläuft zwischen den Ästen hindurch. Der N. laryngeus recurrens kommt in zusätzliche Gefahr, wenn die Schilddrüse bei einer **Strumektomie** nach ventral gezogen wird. Um eine Beschädigung des Nervens zu vermeiden, sollte die A. thyroidea inferior möglichst weit lateral und nahe der Stelle, an der sie nach Unterkreuzung der Karotisscheide auf ihrem Weg zum unteren Pol der Schilddrüse wieder hervortritt, unterbunden werden. Keinesfalls sollte die A. thyroidea inferior in ihrem Endbereich, wo sie in enge Beziehung zum N. laryngeus recurrens tritt, unterbunden werden.

6. Eine **Schwächung der Stimmbildung (Phonation)** tritt auf, wenn der N. laryngeus superior beschädigt wird. Es fällt dann die grobe Vorspannung der Stimmbänder durch den M. cricothyroideus weg. Der Stimmlippenschluss ist unvollkommen und die Stimme bekommt einen heiseren Klang.

7. Rekurrensparesen führen zu Stimm- und Atemstörungen. Bei einer **einseitigen Rekurrensparese** kommt es zum Ausfall des M. cricoarytenoideus posterior (Postikus-Abduktorenlähmung) mit Paramedianstellung der Stimmlippe, Heiserkeit, Phonationsschwäche und pfeifendem Atemgeräusch (Stridor) bei der Inspiration. Eine **doppelseitige Rekurrensparese** kann durch den Ausfall sämtlicher innerer Kehlkopfmuskeln zum **Stimmverlust (Aphonie)** führen (Schumacher und Aumüller 2004).

8. Bei einer **teilweisen Beschädigung oder einer Quetschung des N. laryngeus recurrens** ist der M. cricoarytenoideus posterior als einziger Öffner der Stimmritze stärker betroffen als die übrigen, mehr dem Stimmritzenverschluss dienenden inneren Kehlkopfmuskeln. Die betroffene Stimmlippe nimmt eine Mittelstellung ein. Bei einer beidseitigen, unvollständigen Lähmung kommt es zu einer Annäherung der Stimmlippen. Es tritt ein **Stridor** auf und es sind

eine **Tracheotomie**, eine **temporäre Laterofixation der Stimmlippen** oder eine **chirurgische Glottiserweiterung** erforderlich.

9. Auf seinem Weg durch den Brustraum kann der N. laryngeus sinister durch ein **Bronchial-** oder **Oesophaguskarzinom** sowie durch **vergrößerte mediastinale Lymphknoten** geschädigt werden. Ein **Aneurysma des Aortenbogens** kann Zug auf den Nerv ausüben. Eine fortgeschrittene **Mitralstenose** geht mit einer Vergrößerung des linken Vorhofs einher. Hierbei kann die A. pulmonalis sinistra nach kranial verdrängt werden und den N. laryngeus recurrens – mit der Folge einer Lähmung – an den Aortenbogen pressen.

10. Beide Nn. laryngei recurrentes können am Hals durch ein ausgedehntes Karzinom der Schilddrüse oder durch bösartig veränderte Lymphknoten in Mitleidenschaft gezogen werden. **Deshalb müssen jeder Stimmverlust oder eine länger als 14 Tage dauernde Heiserkeit vom HNO-Arzt durch eine Laryngoskopie abgeklärt werden**.

11. Der Larynx kann direkt mithilfe eines **Laryngoskops** bzw. eines **Endoskops** oder indirekt mit einem **Kehlkopfspiegel** eingesehen werden. Folgende Strukturen können erkannt werden: Zungengrund, Valleculae epiglotticae, Epiglottis, Plicae aryepiglotticae, Eingänge der Recessus piriformes. In der Tiefe liegen lateral die rötlichen Taschenfalten und darunter sowie mehr medial die weiß hervortretenden Stimmfalten. Für die Einführung eines Laryngoskops, eines Endotrachealtubus oder eines Bronchoskops müssen Mundhöhle,

Oropharynx und Kehlkopfeingang ungefähr in eine Achse gebracht werden. Hierzu muss der Kopf des relaxierten bzw. sedierten Patienten nach vorne gebracht und gleichzeitig der Kopf im Atlantookzipitalgelenk überstreckt werden.

7.11 Schluckakt

Durch den **Schluckakt** wird nicht nur die Nahrung in die Speiseröhre befördert, sondern es findet auch ein Transport von Schleim, beladen mit Staub und Bakterien, aus Nase und Nasopharynx statt. **Des Weiteren wird bei jedem Schlucken die Tuba auditiva geöffnet**, um den Luftdruck zu beiden Seiten des Trommelfells anzugleichen. Der Schluckakt besteht aus einer komplexen Abfolge von Reflexen und wird in 3 Phasen eingeteilt:
1. Vorbereitende orale Phase
2. Pharyngeale Phase
3. Oesophageale Phase

Der Schluckvorgang wird zwar willentlich in Gang gesetzt, der weitere Verlauf unterliegt einer Serie von Reflexen, die infolge der Berührung der Pharynxschleimhaut ablaufen. Der normale Schluckakt kann nicht ablaufen, wenn der Pharynx anaesthesiert ist. Die Schluckreflexe werden durch das **Schluckzentrum** in der Medulla oblongata koordiniert. In seiner Nachbarschaft befinden sich das **Kerngebiet des N. vagus** und das **Atemzentrum**.

Im Verlauf des Kauvorgangs wird die Nahrung zunächst zerkleinert und durch den Speichel gleitfähig gemacht. Der Bissen wird durch den Druck der Zunge gegen den Gaumen in die Schlundenge (Isthmus faucium) gepresst; hierbei wird der Mundboden durch die Mundbodenmuskulatur angehoben.

Während des Schluckens müssen die Öffnungen zur Nasenhöhle (Choanen), zur Mundhöhle (Isthmus faucium) und zum Kehlkopf verschlossen gehalten werden, um ein Zurückfließen von Nahrung oder Flüssigkeit bzw. Aspiration zu verhindern. An jeder dieser Öffnung ist daher eine wirkungsvolle Verschlussmuskulatur ausgeprägt.

Zum Verschluss des Nasopharynx wird zunächst das Gaumensegel angehoben. Gleichzeitig bildet der M. constrictor pharyngis superior durch seine Kontraktion an der hinteren Pharynxwand den **Passavantschen Ringwulst**, der sich dem Gaumensegel entgegenwölbt (◖ Abb. 7.6). Während dieses Vorgangs öffnet der M. tensor veli palatini die Tuba auditiva. Durch eine beidseitige Kontraktion des M. palatoglossus werden die beiden Pfeiler des Arcus palatoglossus zur Mitte geführt und somit der Isthmus faucium verengt. Die noch verbliebene Lücke wird vom Zungenrücken, der sich zwischen die beiden einander genäherten Pfeiler des Arcus palatoglossus schiebt, verschlossen.

Die Sicherung des Kehlkopfeingangs ist ein komplexer Vorgang, bei dem folgende Prozesse ablaufen:
1. Der Kehlkopfeingang wird muskulär verschlossen.
2. Der Kehlkopf wird nach ventral unter die Zunge gezogen.
3. Die Epiglottis muss in eine Position gebracht werden, in der sie den Kehlkopfeingang verschließt und gleichzeitig als Leitschiene für die herabgleitende Nahrung dient.

Klinischer Tipp

Zur Unterdrückung der zentralnervösen Komponente des Schluckvorgangs tragen bei: 1. Betäubungsmittel, 2. Narkose, 3. Schädel-Hirn-Trauma. Unter diesen Umständen können Fremdkörper in den Atemtrakt aspiriert werden, was durch die Rückenlage des Patienten begünstigt wird.

Die muskulären Sphinkter des Kehlkopfs sind in 3 Ebenen angeordnet (Abb. 7.8):

1. Die **Plicae aryepiglotticae**, welche den Kehlkopfeingang begrenzen. Unterstützend wirken die paarig ausgeprägten Mm. aryepiglotticus und arytenoideus obliquus.
2. Die **Wände des Kehlkopfeingangs**, welche unter der Wirkung der Mm. thyroepiglottici einander genähert werden können.
3. Der **Verschluss der Stimmritze (Rima glottidis)**, der von den Mm. cricoarytenoideus lateralis, arytenoideus transversus und arytenoideus obliquus bewirkt wird.

Unter der Kontraktion der Mm. thyrohyoideus, stylohyoideus, stylopharyngeus, digastricus und mylohyoideus wird der Kehlkopf angehoben und nach vorne gezogen. Hierbei kommt der Kehlkopf in die Nachbarschaft der Zungenbasis. Die Zunge selbst wölbt sich in diesem Abschnitt des Schluckvorgangs nach dorsal. Anhebung und Verschluss des Kehlkopfes werden von einer **reflektorischen Hemmung der Atmung** begleitet.

Der Verschluss des Kehlkopfs durch die Epiglottis läuft folgendermaßen ab. Das **Corpus adiposum preepiglotticum**, das zwischen Kehldeckel, Zungenbein, Schildknorpel, Membrana thyrohyoidea und dem Ligamentum hyoepiglotticum liegt, wird durch das Hochtreten des Kehlkopfes komprimiert. In der Folge wird der untere Teil der Epiglottis gegen das **Vestibulum laryngis** vorgebuchtet und die Seitenwände des Vestibulums nach medial gedrängt.

> Die Verengung des Kehlkopfeingangs durch die nach medial tretenden Seitenwände des Vestibulum laryngis wird durch die Kontraktion der beiderseitigen Mm. thyroarytenoidei, aryepiglottici und arytenoidei obliqui unterstützt.

Schließlich wird der obere Abschnitt der Epiglottis mit dem sich nach dorsal bewegenden Zungengrund nach abwärts geklappt, wobei der **Aditus laryngis** vollständig verschlossen wird.

Der Rachen, dessen Lumen sonst einen quergestellten Spalt bildet, entfaltet sich beim Heben des Kehlkopfs nach vorn und oben. Der Bissen gleitet größtenteils durch die **Recessus piriformes**, zum Teil auch über die Epiglottis hinweg. Durch die Verkürzung des M. constrictor pharyngis inferior entsteht eine dorsale Ausbuchtung der hinteren Pharynxwand, die – durch Kontraktion der Mm. palatopharyngei angehoben – den Sack bildet, der den Bissen aufnimmt. Die Kontraktion der Schlundschnürer oberhalb des Bissens befördert diesen in die Speiseröhre.

Klinischer Tipp

Im Hinblick auf **Motilitätsstörungen des Oesophagus**, beispielsweise Achalasie, sei an folgende anatomische Details erinnert: Der Transport durch den Oesophagus kann bei Flüssigkeiten allein durch eine ruckartige Kontraktion des Mundbodens und des M. constrictor pharnygis superior als Spritzschluck oder bei festen Bissen durch fortlaufende Kontraktionswellen (Peristaltik) des Oesophagus bewirkt werden. Die peristaltische Kontraktionswelle läuft im oberen Drittel des Oesophagus in 2 bis 5 s ab, in den unteren zwei Dritteln der Speiseröhre tritt eine Verlangsamung der Geschwindigkeit ein, sodass der Transport des Bissens hier bis zu 25 s dauern kann. Die unterschiedliche Geschwindigkeit der Peristaltik in den beiden Oesophagusabschnitten steht in Einklang mit dem Aufbau der Speiseröhre aus quergestreifter Muskulatur im oberen Drittel und glatter Muskulatur in den unteren zwei Dritteln (Leonhardt 1987).

Klinik

1. Der Hypopharynx hat in seinem unteren Abschnitt eine Schwachstelle. Hier sind die beidseitigen Muskelabschnitte nicht durch eine Raphe miteinander verbunden. Zwischen der Pars obliqua und der Pars fundiformis des M. constrictor pharyngis inferior liegt das **Killian-Dreieck**. An dieser Stelle können Aussackungen, die man als **Zenker-Divertikel** bezeichnet, auftreten. Sammelt sich Speisebrei in diesem sich vergrößernden **Hypopharynxdivertikel**, kann es zur Regurgitation unverdauter Nahrung kommen. Des Weiteren können **Schluckbeschwerden** auftreten. Eine Ruptur kann mit einer Infektion im Peripharyngealraum, einem **Peripharyngealabszess**, einhergehen, der sich bis in das Mediastinum ausbreiten kann.

2. Am Übergang des Pharynx in den Oesophagus tritt im sogenannten **Laimer-Dreieck** ebenfalls eine Schwachstelle auf. Da sich der Verlauf der Muskelfasern umordnet, besteht die Oesophaguswand im Laimer-Dreieck nur aus Ringmuskulatur. Hier können ebenfalls **Divertikel** entstehen.

7.12 Speicheldrüsen

Zu den großen Kopfspeicheldrüsen gehören die Glandulae parotidea, submandibularis und sublingualis. Darüber hinaus gibt es kleine Speicheldrüsen, die überall in der Schleimhaut der Mundhöhle lokalisiert sind. Man unterscheidet Glandulae labiales, buccales, palatinae, linguales und molares (◘ Abb. 7.11).

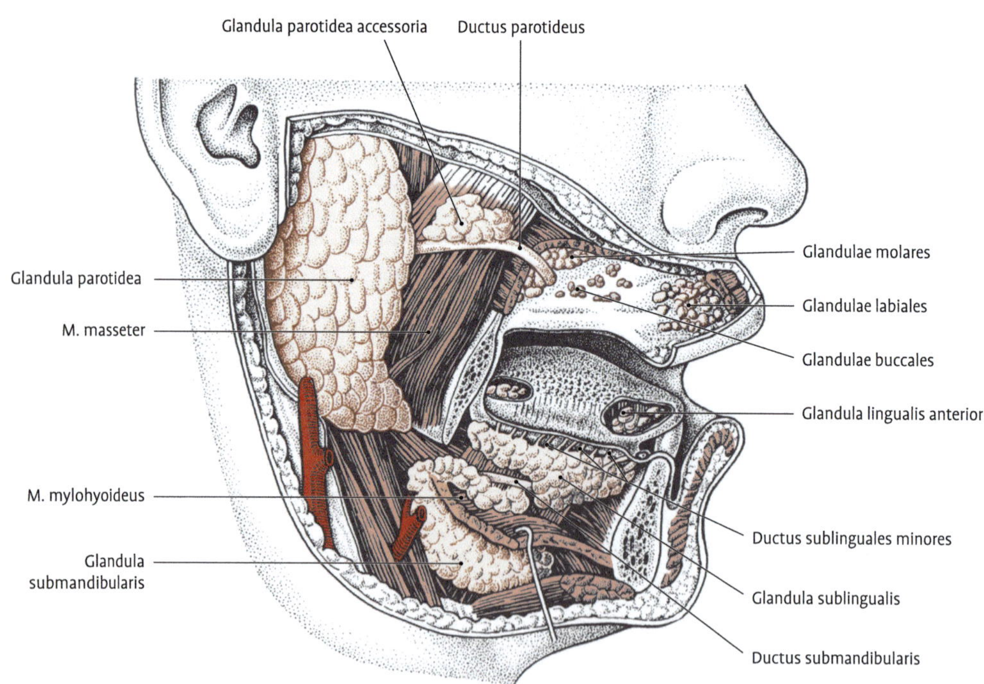

◘ **Abb. 7.11** Lage der Kopfspeicheldrüsen. (Nach G.-H. Schumacher, aus Anderhuber et al. 2012)

7.12.1 Glandula parotidea (Ohrspeicheldrüse)

Die **rein seröse Ohrspeicheldrüse** ist die größte Speicheldrüse. Sie produziert ein dünnflüssiges, eiweißreiches Sekret, das reich an Stärke spaltender Amylase ist. Etwa 70 % der Speichelamylase stammen aus der Ohrspeicheldrüse. Die Drüse liegt „eingeklemmt" zwischen dem Unterkiefer und dem Ansatzbereich des M. sternocleidomastoideus am Processus mastoideus (◻ Abb. 7.11). Der größere Teil der Glandula parotidea schiebt sich hinter den Unterkieferast in die **Fossa retromandibularis** und in die Tiefe des parapharyngealen Raums.

Topografie der Glandula parotidea im Verhältnis zu den Nachbarstrukturen Die Glandula parotidea hat folgende Beziehungen zu nachbarschaftlichen Strukturen:
- Kranial: Äußerer Gehörgang, Kiefergelenk.
- Kaudal: Drüse überragt den Venter posterior des M. digastricus.
- Ventral: Drüse überragt den Unterkieferast und bedeckt den M. masseter.
- Medial: Processus styloideus mit den hier entspringenden Mm. stylopharyngeus, stylohyoideus und styloglossus. Diese Muskelgruppe trennt die Drüse von der V. jugularis interna, der A. carotis interna, den Zervikalnerven C1 bis C4 sowie der Seitenwand des Pharynx.

Klinischer Tipp

Die **Parotisloge** besteht aus einem Fasziensack, der teils mit der Fascia masseterica in Verbindung steht und dessen tiefes Blatt sich in die Fossa retromandibularis fortsetzt. Das oberflächliche Faszienblatt ist eine Fortsetzung des oberflächlichen Blatts der Halsfaszie und geht an der Vorderwand des Meatus acusticus externus in das tiefe Blatt, welches die Fossa retromandibularis auskleidet, über. Das tiefe Faszienblatt überzieht den Processus styloideus mit den hier entspringenden Muskeln und geht dann in die Fascia pharyngobasilaris über.

Die Glandula parotidea wird von folgenden Leitungsbahnen durchzogen:
- Äste des N. facialis.
- Äste des N. auriculotemporalis (aus Hirnnerv V/3).
- V. retromandibularis, entsteht vor dem Ohr aus dem Zusammenfluss der Vv. maxillares und der Vv. temporales superficiales.
- A. carotis externa, teilt sich am Collum mandibulae in ihre beiden Endäste, die Aa. maxillaris und temporalis superficialis.

Der ca. 6 cm lange **Ductus parotideus (Stenon-Gang)** entspringt aus dem Vorderteil der Glandula parotidea und zieht im Abstand von einer Fingerbreite unter dem Jochbogen auf dem M. masseter entlang. Er durchbricht den M. buccinator und mündet in Höhe des 2. oberen Molaren in das Vestibulum oris.

Topografie des N. facialis im Verhältnis zur Glandula parotis Ein einzigartiges Merkmal des N. facialis besteht darin, dass sein Verlauf durch eine Drüse führt. Dies ist insbesondere für den operativ tätigen HNO-Arzt bei der Therapie von Tumoren der Ohrspeicheldrüse von Bedeutung. Die enge Beziehung zwischen Ohrspeicheldrüse und N. facialis ist embryologischen Ursprungs. Die Drüse hat sich an der Gabelung von 2 Hauptästen des N. facialis entwickelt. Im Verlauf des weiteren Wachstums wurden die beiden Äste von Drüsengewebe eingeschlossen. Der N. facialis kam zwischen einem oberflächlichen und einem tiefen Teil der Ohrspeicheldrüse zu liegen.

7

Klinischer Tipp

Im Hinblick auf die **operative Freilegung des N. facialis** bei Tumoren der Ohrspeicheldrüse können folgende topografische Details von Hilfe sein: Der N. facialis tritt aus dem Foramen stylomastoideum aus, windet sich lateral um den Processus styloideus und kann operativ im Bereich der **Fissura tympanomastoidea** zwischen dem knöchernen Teil des äußeren Gehörgangs und dem Processus mastoideus freigelegt werden. Eine wertvolle Landmarke zur Auffindung des Nervens ist die **Incisura intertragica** am äußeren Gehörgang, die unmittelbar über dem N. facialis liegt. Der Stamm des Nervens erstreckt sich vom tiefsten Punkt der Incisura intertragica bis zur Mitte des Unterkieferasts (Töndury 1981).

Unterhalb der Incisura intertragica betritt der Nerv den Drüsenkörper und teilt sich sofort in 2 Hauptäste; manchmal entstehen die beiden Hauptäste auch schon vor Eintritt in das Drüsengewebe. Vom oberen Stamm gehen die Rami temporalis und zygomaticus ab. Der untere Stamm gibt die Rami buccalis, marginalis mandibulae und den Ramus colli ab. Auf ihrem Weg durch die Drüse bleiben die beiden Hauptstämme voneinander getrennt, können jedoch durch zwischengeschaltete Verbindungen einen **Plexus parotideus** aufbauen. Die Nerven für die mimischen Muskeln gehen aus dem Vorderrand der Glandula parotidea hervor, durchstoßen die Fascia masseterica und verlaufen in der Bindegewebsschicht unterhalb der mimischen Muskeln zu diesen.

Klinik

1. Die **Sialendoskopie** (Synonyme: Sialoskopie, Speichelgangsendoskopie) ist eine Methode zur direkten Visualisierung des Stenon-Ganges. Man unterscheidet eine diagnostische von einer therapeutischen (interventionellen) Sialendoskopie.

2. **Eitrige Entzündungen der Ohrspeicheldrüse** können auf der medialen Seite, wo die Parotisfaszie relativ dünn ist, auf das Spatium lateropharyngeum übergreifen (Schumacher und Aumüller 2004).

3. Ein bösartiger **Tumor der Glandula parotidea**, zum Beispiel das **adenoidzystische Karzinom**, kann auf die Äste des N. facialis übergreifen und zu einer Lähmung der mimischen Muskeln führen.

4. Es gibt verschiedene Arten der **Parotidektomie**, so beispielsweise die laterale, die subtotale und die totale Parotidektomie. Zur Exstirpation eines gutartigen Parotistumors, zum Beispiel des **pleomorphen Adenoms als dem häufigsten Parotistumor**, wird der Nerv in der Mitte zwischen dem ausladenden medialen Ende des knorpeligen Gehörgangs („Pointer") und der Spitze des Warzenfortsatzes des Schläfenbeins freigelegt. Die allgemeine **Verlaufsrichtung der Äste des N. facialis** geht von hinten nach vorne, sodass sie überall in der Drüse gefunden werden können. Hierbei sind senkrechte Schnitte zu vermeiden, um Nervenäste zu schonen. Als besonders wertvoll müssen die oberen Äste des N. facialis angesehen werden, denn sie innervieren den M. orbicularis oculi und sind daher für die normale Funktion des Auges unbedingt notwendig (Hafferl 1953).

5. Bei der operativen Behandlung eines Parotistumors werden sympathische und parasympathische Nervenfasern innerhalb der Drüse durchtrennt. Beim anschließenden Heilungsvorgang können parasympathische Nervenfasern mit ehemals sympathisch innervierten Schweißdrüsen

oberhalb der Ohrspeicheldrüse in Kontakt kommen und zum **gustatorischen Schwitzen**, als **Frey-Syndrom** bezeichnet, führen. Auf neuroanatomischer Basis ist dies dadurch erklärbar, dass die postganglionären Neurone von Sympathikus und Parasympathikus jeweils Azetylcholin als Transmitter benutzen. Wenn nun der Patient Hunger verspürt und der Parasympathikus aktiviert wird, kommt es zur Aktivierung der Schweißdrüsen mit Schweißbildung auf der Wange.

7.12.2 Glandula submandibularis (Unterkieferdrüse)

Die Glandula submandibularis, eine **seromuköse Drüse**, hat die Größe und Form einer Olive und wird von einer Duplikatur der Fascia colli superficialis eingescheidet. Der große oberflächliche Teil der Drüse liegt im **Trigonum submandibulare**, welches durch den Unterkieferkörper sowie durch die beiden Bäuche des M. digastricus begrenzt wird (◘ Abb. 7.11). Den Boden des Trigonum submandibulare bildet der M. mylohyoideus. Der kleine tiefe Teil schlingt sich um den Hinterrand des M. mylohyoideus und liegt unter der Schleimhaut des Mundbodens. Dorsal kommt der oberflächliche Lappen in Kontakt mit der Glandula parotidea, von der er durch das Ligamentum stylomandibulare getrennt wird.

Die Glandula submandibularis wird vom Platysma bedeckt. **Der Ramus colli des N. facialis und die V. facialis überkreuzen die Drüse**. Die Unterkieferdrüse liegt größtenteils auf dem M. mylohyoideus, nur dorsal ruht sie auf dem M. hyoglossus; **hier tritt sie mit den Nn. lingualis und hypoglossus in Kontakt.** Auf ihrem Weg zur Zunge liegen diese beiden Nerven dem M. hyoglossus an. **Auch die A. facialis ist der Drüse benachbart**; sie tritt medial vom hinteren Bauch des M. digastricus unter die Glandula submandibularis und zieht über ihren Oberrand, den sie manchmal grubenförmig einkerbt. Anschließend überkreuzt die A. facialis das Corpus mandibulae, wo ihr Puls fühlbar ist, und steigt vor dem M. masseter zur Nasolabialfalte auf.

Der **Ductus submandibularis (Wharton-Gang)** geht vom tiefen, hakenförmig um den Hinterrand des M. mylohyoideus umbiegenden Fortsatz der Drüse aus; er zieht unter der Mundbodenschleimhaut neben der Zunge entlang und öffnet sich an der **Caruncula sublingualis**, die lateral vom Zungenbändchen (Frenulum linguae) liegt. Die **Glandula sublingualis** befindet sich lateral vom Ductus submandibularis. Der **N. lingualis** verläuft von lateral nach medial zur Zunge und **unterkreuzt dabei den Ductus submandibularis**.

Die **Nodi lymphoidei submandibulares** sind zu einem Teil in die Drüse eingebettet, zum anderen Teil liegen sie zwischen Drüse und Unterkieferkörper.

Klinik

1. Nicht ganz selten kommt es wegen eines Tumors zu einer **Entfernung der Glandula submandibularis**. Hierbei müssen die zahlreichen, der Drüse benachbarten Strukturen beachtet werden. Ungefähr 2,5 cm vom Kieferwinkel entfernt läuft dorsal der Ramus marginalis mandibulae des N. facialis vorbei, biegt dann nach kranial ab, zieht bogenförmig über den Unterkieferkörper und innerviert den M. depressor labii inferioris. Zur Schonung dieses Fazialisasts muss der Hautschnitt ca. 2,5 cm unterhalb des Kieferwinkels erfolgen. Zusätzlich wird der Ramus marginalis mandibulae durch das temporäre Nachobenschlagen der ligierten bzw. durchtrennten Fazialisgefäße geschützt.

2. Bei einer **Neck Dissection** aufgrund einer Kopf-Hals-Malignom-Erkrankung, zum Beispiel aufgrund eines **Mundhöhlenkarzinoms** werden je nach Krankheitsstadium und Metastasierung verschiedene Lymphknotenstationen des Halses ausgeräumt. Aus Gründen der Tumorhygiene wird dabei das Drüsengewebe der Glandula submandibularis mit entfernt.

3. Die Glandula submandibularis ist unter allen Speicheldrüsen am häufigsten von einer **Sialolithiasis** betroffen. Hierbei ist die Drüse geschwollen und druckschmerzhaft. Die Differenzialdiagnose zwischen einer geschwollenen Drüse und einer Ansammlung von vergrößerten Nodi lymphoidei submandibulares ist mitunter schwierig. Da die Glandula submandibularis um den Hinterrand ded M. mylohyoideus in Richtung Mundboden umbiegt, kann sie sowohl unterhalb des Unterkieferkörpers, als auch unterhalb der Mundhöhlenschleimhaut getastet werden. Hierzu wird die Drüse zwischen einem in die Mundhöhle eingeführten Finger und einem am Kieferwinkel gegenhaltenden Finger bimanuell untersucht. Vergrößerte Lymphknoten werden nur außen am Kieferwinkel getastet.

7.12.3 Glandula sublingualis (Unterzungendrüse)

Die Glandula sublingualis, eine **muköse Drüse**, hat die Größe und Form eines Mandelkerns und liegt direkt unter der Mundbodenschleimhaut, ventral vom tiefen Teil der Glandula submandibularis (◻ Abb. 7.11). Lateral liegt die Drüse in der Fovea sublingualis der Unterkieferinnen-

seite. Medial wird sie durch den Ductus submandibularis und den N. lingualis von der Zungenbasis getrennt.

Die Unterzungendrüse besteht aus den **Glandulae sublinguales minores** mit 10 bis 20 Ductus sublinguales minores und der **Glandula sublingualis major**. Der Ductus sublingualis major mündet zusammen mit dem Ductus submandibularis auf der Caruncula sublingualis. Die Ductus sublinguales minores münden separat.

7.12.4 Kleine Speicheldrüsen der Mundhöhle

Zu den kleinen Speicheldrüsen der Mundhöhle gehören (◻ Abb. 7.11): Glandulae linguales (Zungendrüsen, je nach Lage serös, mukös und gemischt), Glandulae labiales (Lippendrüsen, gemischt), Glandulae buccales (Wangendrüsen, gemischt), Glandulae molares (Mahlzahndrüsen, gemischt), Glandulae palatinae (Gaumendrüsen, gemischt). Auch von den kleinen Speicheldrüsen können Tumore ausgehen.

7.13 Große Arterien an Hals und Kopf

Die Arterien von Hals und Kopf nehmen ihren Ursprung aus der A. subclavia sowie aus den Aa. carotis externa und carotis interna (◻ Abb. 7.12).

7.13.1 A. carotis communis

Die **A. carotis communis sinistra** entspringt aus dem Aortenbogen, ventral und rechts von der A. subclavia sinistra. Sie zieht unter dem linken Sternoklavikulargelenk hindurch und liegt während ihres Verlaufs im Brustraum zuerst vor und dann an der linken Seite der Trachea. In Nachbarschaft der A. carotis communis sinistra befinden sich

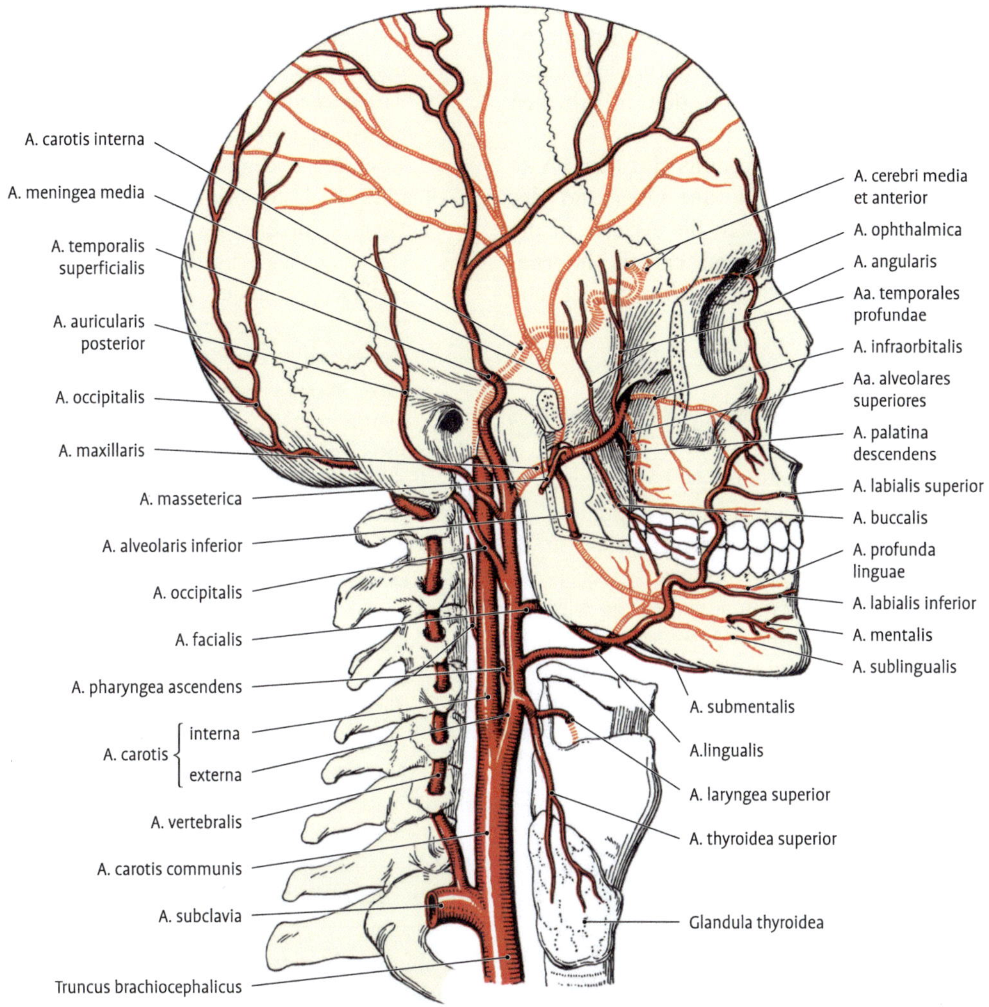

◘ Abb. 7.12　Übersicht über die Arterien von Hals und Kopf. (Aus Anderhuber et al. 2012)

lateral die linke Lunge mit der Pleura pulmonalis sowie die Nn. vagus und phrenicus. Die **A. carotis communis dextra** geht hinter dem rechten Sternoklavikulargelenk aus dem Truncus brachiocephalicus hervor (◘ Abb. 7.12).

Am Hals sind Verlauf und begleitende Leitungsbahnen bei beiden Aa. carotides communes ähnlich. Beide Arterien verlaufen in der **Karotisscheide** nach kranial. Lateral von der A. carotis communis enthält die Karotischeide die V. jugularis interna und dorsal sowie in der Mitte zwischen beiden

Gefäßen den N. vagus. Unmittelbar dorsal von der Karotisscheide steigt der Halsgrenzstrang nach kranial auf. Die Lage dieser 4 Strukturen zueinander – **A. carotis communis, V. jugularis interna, N. vagus und Truncus sympathicus** – ist von topografischer Bedeutung (◘ Abb. 7.2).

Beide Aa. carotides communes liegen den Processus transversi der Halswirbel auf und werden nur durch die prävertebrale Muskulatur von den Querfortsätzen getrennt. An der medialen Seite der Arterie befinden sich Larynx, Trachea, Pharynx und

Oesophagus; ventral wird sie von der Schilddrüse überdeckt. Oberflächlich wird die A. carotis communis vom M. sternocleidomastoideus und kaudal von den infrahyalen Muskeln bedeckt.

Die A. carotis communis gibt keine Äste ab. In Höhe von C4, am Oberrand des Schildknorpels, teilt sich die Arterie in die **Aa. carotis externa und carotis interna**. Beide Arterien haben ungefähr das gleiche Kaliber.

> **Klinischer Tipp**
>
> Einen Anhaltspunkt für die Lokalisation der Aufteilung der A. carotis communis gibt auch das **Trigonum caroticum**, in dessen Zentrum sich die **Karotisgabel** befindet. Das Trigonum caroticum wird hinten vom Vorderrand des M. sternocleidomastoideus, oben vom Venter posterior des M. digastricus und vorn vom Venter superior des M. omohyoideus begrenzt (◘ Abb. 7.14).

> **Klinik**
>
> 1. In etwa 13 % der Fälle entspringt die A. carotis communis sinistra nicht direkt aus dem Aortenbogen, sondern geht vom Truncus brachiocephalicus ab (Layton et al. 2006).
> 2. Üblicherweise erfolgt die **Freilegung der A. carotis communis** durch einen Hautschnitt entlang des Vorderrandes des M. sternocleidomastoideus; hierbei ist zu beachten, dass die V. facialis quer über die Karotisgabel verläuft. Möglich ist auch eine quere Schnittführung oberhalb des Sternoklavikulargelenks, wobei der oberflächliche, sensible Plexus cervicalis geschont wird. Die Karotisscheide liegt tief unter dem Sternoklavikulargelenk zwischen dem sternalen und dem klavikulären Ursprungskopf des M. sternocleidomastoideus. Der Muskel wird entweder mit einem Haken nach lateral gezogen oder man dringt zwischen den beiden Köpfen des M. sternocleidomastoideus in die Tiefe vor. Nach Eröffnung der Karotisscheide sieht man die A. carotis interna an der medialen Seite der **V. jugularis interna**.
> 3. Zur operativen **Freilegung der Aa. carotis externa und interna** mitsamt dem terminalen Abschnitt der A. carotis communis legt man unterhalb des Kieferwinkels an der Vorderkante des M. sternocleidomastoideus eine Inzision. Nach Retraktion des M. sternocleidomastoideus kann der Stamm der V. facialis durchtrennt werden. Der N. hypoglossus, der unterhalb des Venter posterior des M. digastricus über die Aa. carotis interna und carotis externa hinwegläuft, muss sorgfältig geschont werden.

7.13.2   A. carotis externa

Die **A. carotis externa** liegt zunächst unter der Vorderkante des M. sternocleidomastoideus. Im Zentrum des **Trigonum caroticum** nimmt die Arterie zunehmend eine oberflächliche Lage ein; hier ist ihr Puls für gewöhnlich sichtbar und tastbar. Im Verhältnis zur A. carotis interna liegt die äußere Halsschlagader zunächst mehr in der Tiefe, tritt dann aber nach ventral und kommt gegenüber der inneren Halsschlagader in eine seitliche Position (◘ Abb. 7.7). Die **V. jugularis interna** verläuft zunächst lateral, dann dorsal von der A. carotis externa. Gegenüber der A. carotis interna kommt die V. jugularis interna in eine seitliche Position. Der Pharynx befindet sich medial von der A. carotis externa.

> Die A. carotis externa verläuft medial vom N. hypoglossus und vom Venter posterior des M. digastricus nach kranial und tritt in die Glandula parotidea ein. Sie liegt dort in der Tiefe der Drüse und medial von den Ästen des N. facialis und der V. retromandibularis.

Im Gewebe der Ohrspeicheldrüse endet die A. carotis externa auf Höhe des Collum mandibulae und teilt sich dort in ihre Endäste, die Aa. maxillaris und temporalis superficialis.

Äste der A. carotis externa

Die A. carotis externa versorgt die Organe des Halses, die Mundhöhle mit Zähnen und Kauapparat, die Speicheldrüsen, den hinteren Teil der Nasenhöhle, das Gesicht, den knöchernen Schädel, die Weichteile von Stirn-, Scheitel- und Schläfengegend sowie die harte Hirnhaut. Die Arterie hat folgende Hauptäste (Abb. 7.2, 7.7 und 7.12):
- **A. thyroidea superior**: Versorgt den oberen Pol der Schilddrüse und mit der A. laryngea superior den Kehlkopf.
- **A. pharyngea ascendens**: Entspringt als einziger Ast aus der medialen Wand der A. carotis externa, meistens oberhalb des Abgangs der A. thyroidea superior, und verläuft an der seitlichen Pharynxwand medial vom M. stylohyoideus und vom Venter posterior des M. digastricus, aufwärts. Oberhalb des großen Zungenbeinhorns wird die Arterie auf der Hinterwand des Pharynx angetroffen. Zum Versorgungsgebiet der Arterie gehören: Rachenwand, prävertebrale Halsmuskulatur, Paukenhöhle und Dura mater der hinteren Schädelgrube.
- **A. lingualis**: Zieht unter dem M. hyoglossus zur Zunge. Das Versorgungsgebiet umfasst Zunge, Mundboden, Glandula sublingualis und Tonsilla palatina.
- **A. facialis**: Die Arterie zieht medial vom hinteren Bauch des M. digastricus unter die Glandula submandibularis und vor dem Ansatz des M. masseter über den

Unterrand der Mandibula, **wo ihr Puls zu tasten ist**, ins Gesicht. Die A. facialis versorgt die Mundbodenmuskeln, die Glandula submandibularis sowie die Weichteile des Gesichts in Bereich des Ober- und Unterkiefers. Mit der A. palatina ascendens ist sie an der Versorgung der Tonsilla palatina beteiligt.
- **A. occipitalis**: Entspringt dorsal in Höhe der A. facialis aus der A. carotis externa und zieht unterhalb des Venter posterior des M. digastricus zur Hinterhauptsgegend. **Der Puls der Arterie ist im Seitenbereich des Os occipitale dorsal vom Processus mastoideus tastbar**. Die A. occipitalis versorgt den M. sternocleidomastoideus, die Cellulae mastoideae im Antrum mastoideum des Schläfenbeins sowie Weichteile des Kopfes im Bereich des Hinterhaupts.
- **A. auricularis posterior**: Entspringt wie die A. occipitalis dorsal aus der A. carotis externa, zieht unter der Glandula parotidea hindurch, überkreuzt den M. stylohyoideus und wird dann am Oberrand des Venter posterior des M. digastricus angetroffen. Im weiteren Verlauf zieht die Arterie auf dem Processus mastoideus zur Gegend hinter der Ohrmuschel. Die A. auricularis posterior ist an der Versorgung von Ohrmuschel, Trommelfell, Paukenhöhle und Cellulae mastoideae beteiligt. Auch der M. stapedius wird von ihr versorgt.

In der Fossa retromandibularis und innerhalb der Glandula parotidea teilt sich die A. carotis externa in ihre beiden Endäste, die Aa. maxillaris und temporalis superficialis (Abb. 7.26):
- **A. maxillaris**, der starke Endast der A. carotis externa, entspringt hinter dem Ramus mandibulae in Höhe des Collum mandibulae: Man unterteilt die Arterie, die aus der Fossa retromandibularis in die Fossa infratemporalis und schließlich in die Fossa pterygopalatina übertritt, in 3 Abschnitte.

1. **Pars mandibularis (retromandibularis)** mit einem ausgedehnten Versorgungsgebiet: Kiefergelenk, äußerer Gehörgang, Trommelfell, Paukenhöhle, Zähne und Zahnfleisch des Unterkiefers, Haut des Kinns und der Unterlippe. Hinzu kommt als Ast die A. meningea media, die durch das Foramen spinosum zieht, die Dura mater der mittleren Schädelgrube versorgt und bei einer Schädelverletzung für die **epidurale Blutung** verantwortlich ist.
2. **Pars pterygoidea** mit einem einheitlichen Versorgungsgebiet: Kaumuskeln.
3. **Pars pterygopalatina** mit einem ausgedehnten Versorgungsgebiet: Zähne und Zahnfleisch des Oberkiefers, Schleimhäute von Nase, Kieferhöhle, Stirnhöhle, Siebbeinzellen und Gaumen.

— **A. temporalis superficialis**, der schwache Endast der A. carotis externa, entspringt hinter dem Kiefergelenk: Die Arterie zieht zwischen Ohr und Kiefergelenk zur Schläfenregion. Zum Versorgungsgebiet gehören: Kiefergelenk, Ohrmuschel, äußerer Gehörgang, Glandula parotidea, Wange, seitliche Stirngegend und seitlicher Augenwinkel sowie seitliche Kopfschwarte, Schläfe und der Schläfenmuskel, M. temporalis.

> Der Puls der A. temporalis superficialis ist auf dem Jochbogen tastbar.

Klinik

1. Die Karotisgabel hat eine variable Lage. Mit 66 % aller Fälle liegt die Aufteilung der A. carotis communis in die Aa. carotis externa und interna in Höhe des 4. Halswirbels, in jeweils 16 % in Höhe des 3. oder des 5. Halswirbels und in jeweils weniger als 1 % in Höhe des 2. oder 6. Halswirbels (von Lanz und Wachsmuth 1955). Bei Blutungen kann die A. carotis communis an der Innenseite des M. sternocleidomastoideus in Höhe des Kehlkopfs gegen den Querfortsatz des 6. Halswirbels, **Tuberculum caroticum**, gepresst werden.
2. Die **Lage der Aa. carotides** zueinander variiert erheblich. In etwa 50 % der Fälle steigt die A. carotis externa zunächst vor und medial von der A. carotis interna senkrecht aufwärts. Nach Adolf Faller verläuft die A. carotis interna in 21 % der Fälle dorsal, in 18 % dorsomedial, in 5 % medial und in 9 % ventromedial von der A. carotis externa (Weiglein 2012).
3. Die A. temporalis superficialis, ein Endast der A. carotis externa, kann von einer entzündlichen Autoimmunerkrankung, der **Arteriitis temporalis Horton (Riesenzellarteriitis)**, betroffen sein. Diese Erkrankung mittlerer und kleiner Arterienäste befällt am Auge bevorzugt die kurzen hinteren Ziliararterien (Aa. ciliares posteriores breves als Äste der A. ophthalmica). Häufig kommt es zu einem **Infarkt der Papilla nervi optici**, seltener zu einem Verschluss der A. centralis retinae mit nachfolgender Erblindung. Bei unklaren Kopf- und Nackenschmerzen muss daher immer an eine Arteriitis temporalis gedacht werden (Grehn 2012).
4. Um eine **Blutung aus der A. occipitalis** zu stillen, führt man die digitale Kompression durch, indem man hinter dem Processus mastoideus auf den Knochen drückt (Schumacher und Aumüller 2004).

7.13.3　A. carotis interna

Die A. carotis interna beginnt an der Bifurkation der A. carotis communis (◼ Abb. 7.7 und 7.12). Die Karotisgabel und der Anfangsteil der A. carotis interna sind hier zum **Sinus caroticus** erweitert. In diesem etwas verdünnten Bereich der Gefäßwand befindet sich das vom N. glossopharyngeus innervierte **Pressorezeptorfeld**, das Schwankungen des Blutdrucks registriert. Bei einem Anstieg des Blutdrucks erfolgt eine reflektorische Erniedrigung der Herzfrequenz und eine periphere Vasodilatation. An der Teilungsstelle liegt weiterhin zwischen den Aa. carotis externa und interna ein kleiner platter Körper von rötlicher Farbe, das **Glomus caroticum**. Es handelt sich um ein Paraganglion, dessen Zellen Chemorezeptoren zur **Messung des Sauerstoffpartialdrucks, des pH-Werts und des CO_2-Partialdrucks** des Blutes besitzen. Über den N. glossopharyngeus werden die Messwerte dem Kreislaufzentrum in der Medulla oblongata zugeleitet. Bei einem Anstieg des CO_2-Partialdruck oder einem Abfall des Sauerstoffpartialdrucks wird reflektorisch die Atemfrequenz gesteigert. An der A. carotis interna werden folgende Abschnitte unterschieden:

- Pars cervicalis
- Pars petrosa
- Pars cavernosa
- Pars cerebralis

Die A. carotis interna wird klinisch in 4 Abschnitte unterteilt; ihr Verlauf ist durch **6 Biegungen**, die auf seitlichen Karotisangiogrammen erkennbar sind, gekennzeichnet. Die innere Halsschlagader versorgt das Großhirn, die Hypophyse, den Inhalt der Orbita, die Stirn sowie die Schleimhaut der Stirnhöhle, der Siebbeinzellen und der vorderen Nasenhöhle.

Pars cervicalis: Im Halsabschnitt gehen keine Äste von der A. carotis interna ab (◼ Abb. 7.7 und 7.12). Die Arterie liegt zunächst lateral von der A. carotis externa; sie ändert dann ihren Verlauf und nimmt im Verhältnis zur äußeren Halsschlagader eine mediale und dorsale Lage ein. Die nachbarschaftlichen Beziehungen zur V. jugularis interna, zum N. vagus und zum Halsgrenzstrang bleiben dieselben wie zuvor schon bei der A. carotis communis beschrieben. An ihrem Beginn wird die A. carotis interna oberflächlich nur vom M. sternocleidomastoideus, vom N. hypoglossus und vom Stamm der V. facialis bedeckt. Anschließend verläuft die Arterie medial vom Venter posterior des M. digastricus und medial von der Glandula parotidea zur Schädelbasis. Von der äußeren Halsschlagader wird die innere Halsschlagader nicht nur durch die Ohrspeicheldrüse, sondern auch durch folgende Strukturen topografisch getrennt: Processus styloideus mitsamt den hier entspringenden Muskeln, N. glossopharyngeus, Rami pharyngeales des N. vagus.

An der Schädelbasis tritt die A. carotis interna in den Canalis caroticus ein und die V. jugularis interna verliert ihre enge seitliche Lage im Verhältnis zur A. carotis interna. Die Vene verläuft jetzt dorsal von der A. carotis interna durch das Foramen jugulare. In dieser Gegend werden die A. carotis interna und die V. jugularis interna durch die aus dem Foramen jugulare austretenden Nn. glossopharyngeus, vagus und accessorius sowie durch den aus dem Canalis n. hypoglossi austretenden N. hypoglossus getrennt.

Pars petrosa: Unmittelbar vor Eintritt in den Canalis caroticus der Pars petrosa des Schläfenbeins beschreibt die A. carotis interna einen nach medial konvexen Bogen. Innerhalb des Felsenbeins verläuft die Arterie nach ventral und nach medial. Im Felsenbeinabschnitt werden Äste für die Paukenhöhle abgegeben.

Pars cavernosa: Nach Austritt aus dem Felsenbein zieht die A. carotis interna über das mit Faserknorpel verschlossene Foramen lacerum in die mittlere Schädelgrube.

Anschließend steigt sie im Sulcus caroticus am seitlichen Keilbeinkörper nach kranial auf und betritt den Sinus cavernosus, wo sie von venösem Blut umgeben ist. Innerhalb des Sinus macht die Arterie eine s-förmige Biegung, die als „Karotissiphon" bezeichnet wird. Ein wichtiger Ast der Pars cavernosa ist die A. hypophysialis inferior.

Pars cerebralis: Auf ihrem weiteren Weg steigt die Arterie nach kranial auf, durchbricht die Dura mater und liegt jetzt medial vom Processus clinoideus anterior des Türkensattels. Oberhalb des Sinus cavernosus wendet sich die A. carotis interna nach dorsal, liegt dann lateral vom Chiasma opticum und teilt sich in ihre Endäste, die **Aa. cerebri anterior und media** (◘ Abb. 7.12). Wichtige Äste der Pars cerebralis sind die Aa. hypophysialis superior und ophthalmica.

A. cerebri anterior

An der A. cerebri anterior werden 2 Abschnitte unterschieden: Die an der Hirnbasis verlaufende **Pars praecommunicalis (A1-Segment)** und die hinter der A. communicans anterior beginnende **Pars postcommunicalis (A2-Segment)**. Das Versorgungsgebiet des A1-Segments umfasst den vorderen Hypothalamus, Teile der Basalganglien und den vorderen Schenkel der Capsula interna. Das A2-Segment windet sich mit den Aa. pericallosa und callosomarginalis um den Balken zur medialen Hemisphärenfläche des Großhirns. Die kortikalen Äste des A2-Segments versorgen außerdem noch einen schmalen Streifen des Cortex an der lateralen Hemisphärenfläche.

A. cerebri media

An der A. cerebri media unterscheidet man 2 Segmente: die parallel zum kleinen Keilbeinflügel und vor dem Pol des Temporallappens verlaufende **Pars sphenoidalis (M1-Segment)** und die im Sulcus lateralis auf-

steigende **Pars insularis (M2-Segment)**. Äste des M1-Segments, die **Aa. centrales anterolaterales (Aa. lenticulostriatae)** steigen nach kranial auf und versorgen Putamen, Capsula interna sowie Caput und Corpus nuclei caudati.

> **Klinischer Tipp**
>
> Die zahlreichen Äste des M2-Segments der A. cerebri media ziehen zu wichtigen Zentren im Frontal-, Temporal- und Parietallappen: motorisches Sprachzentrum (Broca-Sprachzentrum), primäres Hörzentrum, sensorisches Sprachzentrum (Wernicke-Zentrum), Windungen des motorischen und sensiblen Cortex.

Circulus arteriosus (Willisii)

Das Gehirn wird aus 2 arteriellen Stromgebieten versorgt, nämlich aus der A. carotis interna und der A. vertebralis (◘ Abb. 7.13). **Das vordere Stromgebiet wird von der A. carotis interna aufgebaut**. Aus ihr entspringen als Endäste die Aa. cerebri anterior und cerebri media. Beide Aa. cerebri anteriores sind über die A. communicans anterior an der Hirnbasis miteinander verbunden. **Das hintere Stromgebiet geht aus der A. vertebralis hervor**. Beide Aa. vertebrales vereinigen sich zur A. basilaris. Die A. basilaris gabelt sich in die beiden Aa. cerebri posteriores. Die A. communicans posterior, ein Ast der Pars cerebralis der A. carotis interna, tritt beidseits mit der A. cerebri posterior in Kontakt. Auf diese Weise werden vorderes Karotisstromgebiet und hinteres Vertebralisstromgebiet miteinander verbunden. Es entsteht ein Arterienring, der **Circulus arteriosus cerebri (Willisii)**, der in ventral-dorsaler Richtung folgende Strukturen der Hirnbasis einfasst: Chiasma opticum, Stiel der Hypophyse, Corpora mamillaria.

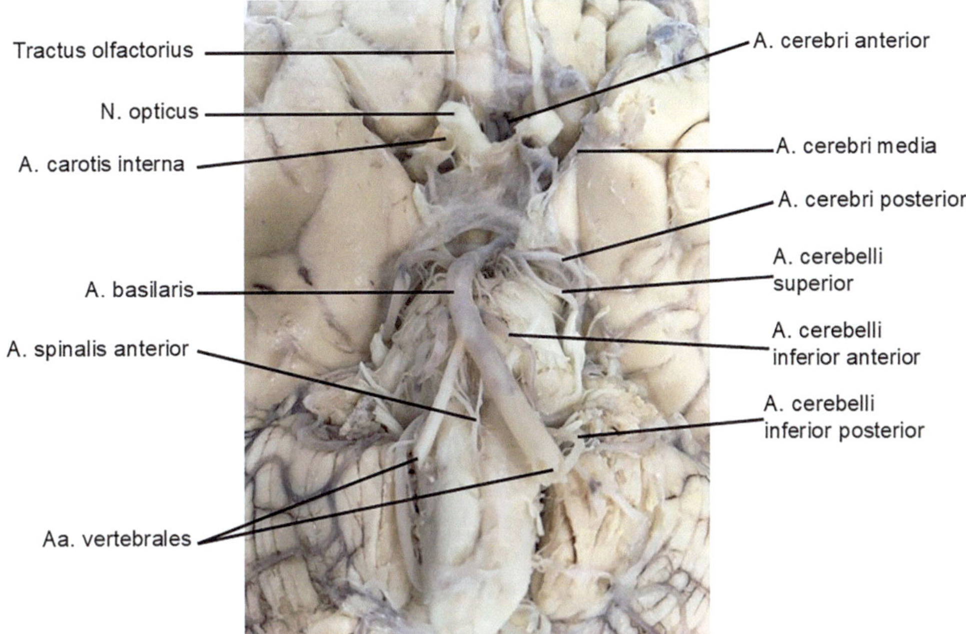

Abb. 7.13 Präparatorische Darstellung des Circulus arteriosus cerebri am Gehirn eines Körperspenders. Vorderes (A. carotis interna) und hinteres (A. vertebralis) Stromgebiet sind über Kommunikansarterien miteinander verbunden. Man beachte das unterschiedliche Kaliber der beiden Aa. vertebrales. (Quelle: Foto aus eigener Forschung; Präparat aus dem Neuroanatomiekurs des Instituts für Anatomie und Zellbiologie der Martin-Luther-Universität Halle-Wittenberg)

Klinischer Tipp

Hinsichtlich der arteriellen Versorgung des Gehirns denke man bei Sprachstörungen an das **vordere Stromgebiet** der A. carotis interna, bei Hör- und Gleichgewichtsstörungen (zum Beispiel: Brummen im Ohr, Schwindel) an das **hintere Stromgebiet** der A. vertebralis.

Klinik

1. **Schädelfrakturen** im Bereich der Pars petrosa des Schläfenbeins können zu Verletzungen des Felsenbeinsegmentes (Pars petrosa) und des intrakavernösen Segmentes (Pars cavernosa) der A. carotis interna führen. Frakturen im Bereich der ethmoidalen Lamina cribrosa und des Processus clinoideus anterior ziehen Verletzungen am supraclinoidalen Abschnitt (Pars cerebralis) dieser Arterie nach sich.

2. Durch Stürze kommt es oft zu **Felsenbeinfrakturen**, die posttraumatische Meningitiden hervorrufen können. Dies gilt insbesondere bei gleichzeitigem Liquor-/Blutaustritt aus dem Ohr, der auf eine Fistel vom Schädelinneren zur Außenwelt hinweist (Bechmann und Nitsch 2012).

3. Das **hypersensitive Karotissinus-Syndrom** zeigt sich durch anfallsartige Bewusstlosigkeit. Pathophysiologisch liegt meistens eine Arteriosklerose der Karotisgabel vor. Die daraus resultierende Überempfind-

lichkeit der Pressorezeptoren führt bei einer Reizung über vagale Efferenzen zu einer Verminderung der Reizbildungstätigkeit am Herz. In einem Viertel der Fälle sind Menschen jenseits des 65. Lebensjahres betroffen (Benner und Snell 1995).

4. Durch Druck oder Schlag auf die Karotis kann ein **Karotissinusreflex** ausgelöst werden (Knock-out), der durch Absinken von Herzfrequenz und Blutdruck, augenblicklich zur Bewusstlosigkeit und eventuell zu lebensbedrohlichem Herzstillstand führt (Schumacher und Aumüller 2004).

7.13.4 A. subclavia

Die **A. subclavia sinistra** entspringt unmittelbar lateral vom Abgang der A. carotis communis aus dem Aortenbogen. Während ihres Aufstiegs durch das obere Mediastinum liegen die linke Lunge und die Pleura mediastinalis an ihrer lateralen Seite. Medial grenzt die Arterie an Trachea und Oesophagus. Kranial erreicht die Arterie das linke Sternoklavikulargelenk.

Die **A. subclavia dextra** zweigt hinter dem rechten Sternoklavikulargelenk aus dem Truncus brachiocephalicus ab (◘ Abb. 7.2 und 7.12). Danach ist der Verlauf der gleiche wie bei der A. subclavia sinistra.

> Der Verlauf der A. subclavia wird, unter Berücksichtigung des M. scalenus anterior als Landmarke, in 3 Teile untergliedert.

Im **1. Abschnitt** zieht die Arterie bogenförmig über die Pleurakuppel und liegt dabei in der Tiefe unter dem M. sternocleidomastoideus und den Mm. sternohyoideus und sternothy-

roideus. Die A. subclavia wird vom Ursprung der Karotisscheide und weiter lateral zuerst vom N. vagus und dann vom N. phrenicus überkreuzt. In dieser Gegend gibt der N. vagus auf der rechten Körperseite den **N. laryngeus recurrens**, der einen nach dorsal gerichteten Bogen um die A. subclavia dextra beschreibt, ab. Auf der linken Körperseite zieht der **Ductus thoracicus** bogenförmig, medial vom Truncus thyrocervicalis, über den 1. Abschnitt der A. subclavia hinweg und mündet in den linken Venenwinkel, zwischen V. subclavia sinistra und V. jugularis interna.

Der **2. Abschnitt** der A. subclavia wird durch den M. scalenus anterior verdeckt. Die A. subclavia zieht hier zusammen mit den Trunci des Plexus brachialis durch die **Skalenuslücke**, welche von den Mm. scalenus anterior und medius begrenzt wird. Vor dem M. scalenus anterior verläuft die V. subclavia. In der Skalenuslücke liegen die Trunci superior, medius und inferior des Plexus brachialis kranial und dorsal von der Arterie.

Der **3. Abschnitt** der A. subclavia erstreckt sich bis zur Seitenkante der 1. Rippe. Hier kann der Puls der Arterie getastet werden. Im Notfall kann die A. subclavia zur Blutstillung gegen die 1. Rippe gedrückt werden. Unmittelbar dorsal der Arterie trifft man den Truncus inferior des Plexus brachialis an.

Durch kräftigen Zug am Arm nach hinten unten kann die A. subclavia zwischen 1. Rippe und Klavikula bei lebensbedrohlichen Blutungen komprimiert werden (Schiebler und Korf 2007). Im Rahmen eines **Subclavian-Steal-Syndroms** kann es bei Armarbeit zu Schwindel und Synkopen kommen. Diesem Geschehen liegt oft eine arteriosklerotische Gefäßverengung des proximalen Segmentes der A. subclavia (linksseitig) oder des Truncus brachiocephalicus (rechtsseitig) zugrunde.

Äste der A. subclavia

Die A. subclavia weist in ihrem 1. und 2. Verlaufsabschnitt die nachfolgend aufgeführten Äste auf (◉ Abb. 7.2 und 7.7). Aus dem 3. Verlaufsabschnitt gehen keine Äste hervor.

1. Verlaufsabschnitt

— **A. vertebralis**: Das Versorgungsgebiet umfasst den Hirnstamm, das Kleinhirn, das Gehör- und Gleichgewichtsorgan sowie die basalen Gyri des Temporallappens und den Okzipitallappen.

— **Truncus thyrocervicalis**: Die **A. thyroidea inferior** ist der stärkste Ast des Truncus thyrocervicalis. Die Arterie tritt hinter der A. carotis communis hindurch und entsendet Äste für Schilddrüse, Nebenschilddrüse, Pharynx, Luftröhre und Speiseröhre sowie die **A. laryngea inferior** für den unteren Teil des Kehlkopfs und die **A. cervicalis ascendens** für den M. scalenus anterior.
Die **A. transversa cervicis** (auch A. transversa colli genannt) zieht vor dem M. scalenus anterior zur Seite, überkreuzt oder durchbohrt den Plexus brachialis, teilt sich in der Nähe des oberen medialen Schulterblattwinkels in einen Ramus superficialis (kann selbstständig als A. cervicalis superficialis aus dem Truncus thyrocervicalis hervorgehen), der die langen Nackenmuskeln und den M. trapezius versorgt, sowie einen Ramus profundus (als A. scapularis dorsalis in ca. 67 % direkt aus der A. subclavia entspringend), der zu den Mm. rhomboidei zieht.

— Die **A. suprascapularis** tritt vor dem M. scalenus anterior zur Seite, überquert den Plexus brachialis und läuft entlang der Klavikula nach dorsal über das Ligamentum transversum scapulae superius hinweg zum M. supraspinatus. In der **Schulterblattarkade** anastomosiert die A. suprascapularis mit der A. circumflexa scapulae, einem Ast der A. subscapularis aus der A. axillaris.

— **A. thoracica interna**: Entspringt aus der Unterseite der A. subclavia. Die **A. pericardiacophrenica** gibt Äste für den Herzbeutel ab.

2. Verlaufsabschnitt

— **Truncus costocervicalis**: Der Arterienstamm geht dorsal aus der A. subclavia ab und teilt sich in 2 Äste. Die **A. cervicalis profunda** versorgt die tiefe Nackenmuskulatur. Die **A. intercostalis suprema** gibt die Aa. intercostales posteriores I und II für die entsprechenden Interkostalräume ab.

3. Verlaufsabschnitt

— Aus dem Endabschnitt der A. subclavia gehen in der Regel keine Äste ab.

Äste der A. vertebralis

Das hintere Stromgebiet zur arteriellen Versorgung des Gehirns geht aus den Ästen der A. vertebralis hervor (◉ Abb. 7.12**)**. Die Arterie wird in **4 Verlaufsabschnitte** eingeteilt. Die **Pars praevertebralis** erstreckt sich vom Ursprung der Arterie bis zu ihrem Eintritt in das Foramen transversarium des 6. Halswirbels. In der **Pars transversaria** steigt die A. vertebralis innerhalb der Halswirbelsäule auf. Die **Pars atlantis** beginnt nach Verlassen des Foramen transversarium von C2. Die Arterie beschreibt einen nach außen konvexen Bogen, tritt in das Foramen transversarium atlantis ein, biegt im rechten Winkel nach hinten um und zieht entlang der Massa lateralis nach dorsal. Hier wird die A. vertebralis in der Tiefe des **Trigonum suboccipitale** in Beziehung zum N. suboccipitalis und zur Kapsel des Atlantookzipitalgelenks gesehen. Um den Rand der Membrana atlantooccipitalis posterior herum zieht die Arterie nach vorne, durchbricht Dura mater und Arachnoidea oberhalb des 1. Zervikalnerven und tritt durch das Foramen magnum in die Schädelhöhle ein. Die Arterie bildet also einen **Doppelsiphon**, der mit dem Karotissiphon vergleichbar ist. In der nun beginnenden **Pars intracranialis** liegt die A.

vertebralis auf dem Clivus der hinteren Schädelgrube. Am Unterrand der Brücke vereinigen sich beide Aa. vertebrales zur A. basilaris. Die Pars intracranialis der A. vertebralis hat folgende Äste (◘ Abb. 7.13):

- A. spinalis posterior: Versorgt als erster intrakranialer Ast die Hinterstrangbahnen und das Rückenmark.
- A. spinalis anterior: Entsteht kurz vor der Vereinigung der beiden Aa. vertebrales zur A. basilaris und ist an der Versorgung des Rückenmarks beteiligt.
- A. cerebelli inferior posterior: Versorgt als stärkster Ast der A. vertebralis den größten Teil der Hemisphärenunterfläche des Kleinhirns, den unteren Wurmanteil und Kerngebiete der Medulla oblongata. Der terminale Abschnitt bildet den Plexus choroideus des IV. Ventrikels. Die Aa. sulci lateralis posterioris versorgen Teile der Medulla oblongata mit dem Nucleus spinalis n. trigemini sowie die Nuclei solitarius, ambiguus und dorsalis n. vagi sowie den Nucleus n. hypoglossi.
- A. basilaris: Das Versorgungsgebiet umfasst die Nuclei pontis, den Tractus corticospinalis, den Fasciculus longitudinalis medialis sowie die Lemnisci medialis, lateralis und trigeminalis. Die Arterie für das Hör- und Gleichgewichtsorgan, A. labyrinthi, ist in nur 15 % ein Ast der A. basilaris.
- A. cerebelli inferior anterior: Die Aa. cerebelli inferiores anteriores gehen am Unterrand der Brücke aus der A. basilaris hervor. Die Arterie versorgt den Flocculus und Nodulus des Kleinhirns und gibt in 85 % die A. labyrinthi ab.
- A. cerebelli superior: Die Aa. cerebelli superiores gehen am Oberrand der Brücke aus der A. basilaris hervor. Die stärkste der 3 Kleinhirnarterien versorgt die ganze obere Hemisphärenfläche des Kleinhirns und den oberen Teil des Wurms. Im Bereich der Vierhügelplatte anastomosiert die A. cerebelli superior mit der A. cerebri posterior.

- A. cerebri posterior: Nach Abgabe der Aa. cerebellares superiores am Brückenoberrand gabelt sich die A. basilaris in die Aa. cerebri posteriores. Die A. cerebri posterior wird in 4 Abschnitte unterteilt. Die **Pars praecommunicalis (P1-Segment)** liegt vor der A. communicans posterior, die **Pars postcommunicalis (P2-Segment)** dahinter. Die **Pars quadrigemina (P3-Segment)** zieht zur Vierhügelplatte. Die **Pars terminalis (P4-Segment)** wendet sich zum Lobus occipitalis. Das Versorgungsgebiet des P1-Segments umfasst den hinteren Schenkel der Capsula interna, den Thalamus und Hypothalamus sowie Teile des Mittelhirns mit dem Nucleus n. oculomotorii. Das P2-Segment versorgt den posterolateralen Teil des Thalamus und die basalen Gyri des Temporallappens mit Teilen des limbischen Systems. Äste des P3-Segments durchbluten den Plexus choroideus des III. Ventrikels. Das P4-Segment wendet sich zum basalen Okzipitallappen mit der Sehrinde.

Klinik

1. Im Fall einer **A. lusoria** (Häufigkeit: 2 %) entspringt die rechte A. subclavia statt aus dem Truncus brachiocephalicus ganz links als letzter Ast aus dem Aortenbogen und verläuft hinter der Speiseröhre zu ihrem Versorgungsgebiet. Bemerkbar macht sich diese Varietät als **Schluckstörung**, **Dysphagia lusoria**.
2. Bei hochgradiger Stenose der A. subclavia sinistra (selten der A. subclavia dextra) im 1. Verlaufsabschnitt entsteht bei starker körperlicher Belastung des Armes zur Deckung des Blutbedarfs eine Strömungsumkehr in der A. vertebralis der betroffenen Seite. Dieses Phänomen ist als **Subclavian-Steal-Syndrom** bekannt. Durch

„Anzapfen" des für die Blutversorgung des Gehirns bestimmten Blutes kann Schwindel auftreten (Tillmann 2017).

3. **Aneurysmen der A. subclavia** sind selten und treten bevorzugt im 3. Verlaufsabschnitt (Endabschnitt) der Arterie auf. Enthält das Aneurysma Blutgerinnsel, so können Embolien in den Arm- und Fingerarterien auftreten. Aufgrund der engen Beziehung zwischen A. subclavia und Plexus brachialis kann es zu Schmerzen im Arm, Muskelschwäche und Taubheitsgefühl kommen. Der Druck auf die V. subclavia kann ein Ödem am Arm hervorrufen.

4. Durch eine **Halsrippe** wird der Abstand zwischen Schlüsselbein und 1. Rippe verkleinert. Der Druck auf die A. subclavia kann im Rahmen eines arteriell verursachten **Thoracic-Outlet-Syndroms** zu Durchblutungsstörungen im Arm oder zu einem Aneurysma der Arterie führen und zur Thrombusbildung beitragen.

5. Der **Durchmesser der A. vertebralis** ist in 45,1 % der Fälle rechts und links gleich, in 35,3 % links größer als rechts sowie in 19,6 % rechts größer als links.

6. Ein- oder beidseitiger akuter **Verschluss der A. vertebralis** führt zu einer Bewusstseinseintrübung. Der Ersatzkreislauf über den Circulus arteriosus cerebri reicht in diesen Fällen nicht aus (Benner und Snell 1995).

7. Nicht selten führen Veränderungen der Halswirbelsäule zu Durchblutungsstörungen im vertebrobasilären Gebiet. Dieser als **vertebrobasilärer Symptomenkomplex (VBI)** bezeichnete Symptomenkomplex besteht aus Hörstörungen, Ohrgeräuschen (Tinnitus), Drehschwindel (Vertigo) und mitunter auch Sehstörungen (Weiglein 2012).

7.14 Venen an Hals und Kopf

Das venöse Blut der Hals-Kopf-Region wird größtenteils über das Jugularissystem abgeführt; dieses besteht aus den Vv. jugularis interna, jugularis externa und jugularis anterior (◉ Abb. 7.14).

7.14.1 Venen des Gehirns

Die dünnwandigen, klappenlosen **Großhirnvenen** verlaufen unabhängig von den Arterien und münden in die venösen Blutleiter, **Sinus durae matris**. Dabei werden 2 Wege beschritten: 1. Die oberflächlichen Hirnvenen, **Vv. cerebri superficiales**, empfangen ihr Blut aus kortikalen Venen der Rinde und medullären Venen des Marklagers; sie drainieren in die benachbarten Sinus durae matris. 2. Die tiefen Hirnvenen, **Vv. cerebri profundae**, die Vv. septi pellucidi, thalamostriata superior und choroidea superior drainieren die Stammganglien, die Capsula interna, den überwiegenden Teil des Marklagers und die Plexus choroidei des I. und II. Ventrikels (Seitenventrikel) sowie des III. Ventrikels. Die tiefen Venen vereinigen sich am Hinterrand des Foramen interventriculare, im Confluens venosus anterior, auf beiden Seiten zur **V. cerebri interna**.

Die unpaare **V. cerebri magna (Galeni)** entsteht aus dem Zusammenfluss der Vv. cerebri internae und der Vv. basales. Die Vereinigungsstelle liegt zwischen dem Splenium corporis callosi und der Glandula pinealis. Die V. cerebri magna mündet unmittelbar hinter der Einmündung des Sinus sagittalis inferior in den Sinus rectus.

Die **Kleinhirnvenen** verlaufen ähnlich wie die Großhirnvenen unabhängig von den Arterien. Man unterscheidet eine mediale und 2 laterale Gruppen. Die medialen Venen entsorgen das Blut des Kleinhirnwurms, die lateralen Venen führen das Blut aus den Kleinhirnhemisphären. Auch die Kleinhirnvenen münden in den nächstgelegenen Sinus durae matris.

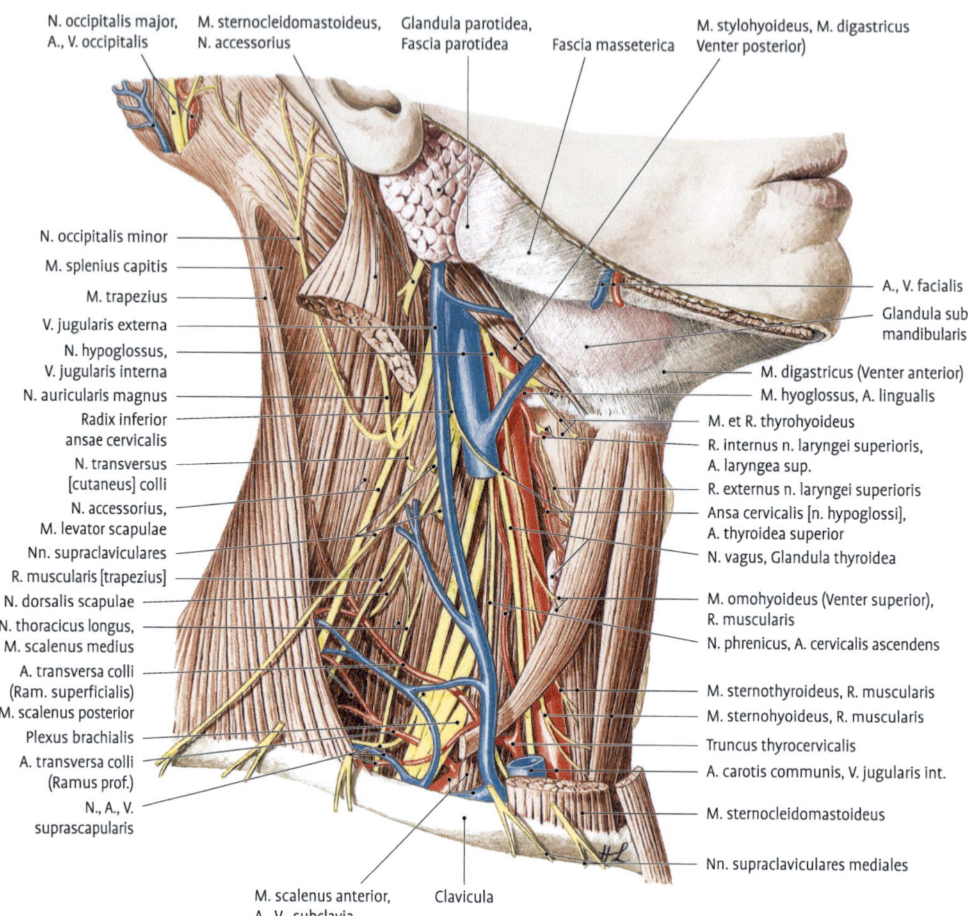

Abb. 7.14 Leitungsbahnen der rechten Halsseite unter besonderer Berücksichtigung der Hautnerven des Erbschen Punktes (Punctum nervosum). Die Fascia cervicalis superficialis (oberflächliches Blatt der Halsfaszie) blieb im Bereich des Trigonum submandibulare unberührt. Mm. sternocleidomastodeus und omohyoideus sowie V. jugularis interna zum Teil entfernt. (Aus Anderhuber et al. 2012)

> Der Hauptfluss der Hirnvenen erfolgt unter Zwischenschaltung der Sinus durae matris in die V. jugularis interna.

7.14.2 Sinus durae matris

Die **Sinus durae matris** sind vom Endothel ausgekleidete, klappenlose Blutleiter zwischen Periost und Dura mater. Ausschließlich die Sinus sagittalis inferior und rectus werden nur von Dura begrenzt. Die Sinus empfangen venöses Blut aus dem Gehirn sowie über die **Vv. diploicae** aus der Schädeldecke und leiten es zur V. jugularis interna ab; über die **Vv. emissariae**, welche kleine Löcher in der Schädeldecke passieren, bestehen auch Verbindungen zu Venen der Kopfhaut, des Gesichts und des Nackens. Die Vv. diploicae stehen sowohl mit den äußeren Venen des Kopfes, als auch über die Emissarvenen mit den Sinus durae matris in Verbindung. So können sich Infektionen von außen auf das Gehirn ausbreiten.

> **Klinischer Tipp**
>
> Über Diploevenen und Emissarvenen können Entzündungen der äußeren Haut in die Sinus durae matris **(Sinuscavernosus-Thrombose)** und in die Meningen **(Meningitis)** fortgeleitet werden. Voraussetzung ist, dass es zu einer Umkehr der Blutströmung kommt: In der Regel strömt das Blut zur V. facialis, bei Umkehr aber zentripetal (Schiebler und Korf 2007).

Sinus sagittalis superior   Der **Sinus sagittalis superior** ist in die Oberkante der Falx cerebri eingelassen (▶ Abb. 8.6). Er beginnt am Foramen caecum, folgt der Ansatzlinie der Falx nach dorsal, liegt zwischen Bregma und Lambda unter der Pfeilnaht und geht an der Protuberantia occipitalis in den **Confluens sinuum** über. Häufig mündet er auch in den rechtsseitigen Sinus tranversus. Im Bereich der Scheitelbeine liegen beidseits die Lacunae laterales. In den Sinus sagittalis superior und in seine Lacunae laterales buchten sich knopfartige Aussackungen der Arachnoidea, **Granulationes arachnoideae (Pacchionische Granulationen)** vor, wölben die obere Sinuswand aus und graben sich in die Foveolae granulares der Kalotte ein. Über die Pacchionischen Granulationen erfolgt die **Rückresorption des Liquor cerebrospinalis** in den venösen Kreislauf.

In den Sinus sagittalis superior münden die Venen der oberen, lateralen Hemisphärenseite ein. Hierunter fallen auch die Venen des motorischen und sensiblen Kortex, die Dreiergruppe der **Vv. frontoparietales (Vv. Rolandicae)**, welche die Vv. praecentrales, centrales und postcentrales umfassen.

Sinus sagittalis inferior   Der kleinkalibrige **Sinus sagittalis inferior** verläuft in der freien Unterkante der Falx cerebri und mündet am Vorderrand des Tentorium cerebelli in den Sinus rectus. Er nimmt kleine Venen aus der Falx, dem Balken und aus dem Gyrus cinguli auf.

Sinus rectus   Der **Sinus rectus** zieht in der Mitte des Tentorium cerebelli, dort wo die Falx cerebri ansetzt, nach dorsal und mündet in den Confluens sinuum; er entsteht aus dem Zusammenschluss der V. cerebi magna mit dem Sinus sagittalis inferior. Manchmal geht der Sinus y-förmig gegabelt in beide Sinus tranversi über oder er setzt sich einseitig in den linken Sinus transversus fort. Es werden kleine Venen aus der Falx, dem Tentorium und manchmal die V. cerebelli lateralis superior aufgenommen.

Sinus transversus   Die **Sinus transversi** verlaufen bogenförmig am seitlichen Tentoriumrand, in den Sulcus sinus transversi des Hinterhauptsbeins eingebettet, vom Confluens sinuum bis zur Basis des Felsenbeins. Hier gehen sie in den Sinus sigmoideus, der nach kaudal-ventral und medial zum **Foramen jugulare** und der hier beginnenden V. jugularis interna zieht, über. In den Sinus transversus münden die Vv. cerebri inferiores der unteren, lateralen Hemisphärenseite ein. Hierunter fallen Venen aus den Gyri occipitales inferiores, temporalis medius und inferior sowie Venen aus der basalen Randzone von Temporal- und Okzipitallappen. Weiterhin nimmt der Sinus laterale Kleinhirnvenen, okzipitale Diploevenen und Vv. meningeales (Duravenen) auf.

Sinus cavernosus   Der paarige **Sinus cavernosus** liegt lateral vom Türkensattel und vom Keilbeinkörper (▶ Abb. 8.6); er erstreckt sich von der Fissura orbitalis superior bis zur Felsenbeinspitze. Rechter und linker Sinus stehen über die **Sinus intercavernosus anterior und posterior** miteinander in Verbindung. Im rückwärtigen Abschnitt liegt lateral vom Sinus cavernosus eine durale Tasche, das **Cavum Meckeli**, für das Ganglion semilunare des N. trigeminus.

Klinischer Tipp

In Bezug auf eine **Thrombose des Sinus cavernosus** sind folgende topografische Details wichtig: Die A. carotis interna durchzieht den Sinus s-förmig gekrümmt, wobei die kaudale Anfangskrümmung einen nach ventral konvexen Bogen beschreibt. An der lateralen Seite der A. carotis interna durchquert der N. abducens den Sinus. In der Seitenwand des Sinus verlaufen, in der Reihenfolge von oben nach unten, die Nn. oculomotorius, trochlearis und ophthalmicus. Der Sinus cavernosus steht in nachbarschaftlicher Beziehung zu folgenden Strukturen: Tractus opticus, Uncus des Gyrus parahippocampalis, A. carotis interna.

Die **V. ophthamica superior** mündet ventral in den Sinus ein und stellt Kontakt mit den Gesichtsvenen her. Die **V. ophthalmica inferior** betritt den Sinus von kaudal, ist mit dem Plexus pterygoideus in der Fossa infratemporalis verbunden und stellt Verbindungen zu den Gesichtsvenen sowie zu den Venen des Kiefergelenks und des äußeren Gehörgangs her. Der Sinus cavernosus erhält weiterhin Zuflüsse von der V. cerebri media superficialis, vom Sinus sphenoparietalis und den Vv. cerebri inferiores. Die Hauptabflusswege des Sinus cavernosus sind beidseits die **Sinus petrosus superior und petrosus inferior**.

Klinik

1. Die Hirnvenen haben umschriebene Quellgebiete, in denen es bei **Hirnvenen- oder Sinusthrombosen** zu venösen Abflussstauungen und schließlich zu hämorrhagischen Infarkten in Rinde oder Mark sowie zu Begleitödemen kommen kann. Ausgelöst werden kann eine Sinusthrombose durch zahlreiche Faktoren. Am häufigsten treten sie im Wochenbett und nach Aborten auf. Beschrieben sind weiterhin Gerinnungsstörungen, orale Antikonzeptiva und Rauchen (Bähr und Frotscher 2014).

   Die Thrombosierung führt zu einer intrakraniellen Drucksteigerung, im Extremfall zu einer Tentoriumeinklemmung. Häufig tritt als Erstsymptom ein **epileptischer Anfall** auf. Weitere Symptome sind **Kopfschmerzen, Übelkeit, Erbrechen, Bewusstseinsstörung** sowie in Abhängigkeit von der Lokalisation des pathologischen Geschehens motorische und sensible Störungen. Bei einer Thrombose der Vv. cerebri superiores kann es zu einem hämorrhagischen Infarkt, zumeist mit einer **kontralateralen Hemiparese oder Hemiplegie** kommen. Eine Thrombose der Vv. cerebri inferiores führt zu einem Infarkt im Bereich des Schläfen- oder des basalen Okzipitallappens. Entsprechende Symptome sind eine **Aphasie** oder eine **kontralaterale homonyme Hemianopsie**. Bei einer Thrombose der Vv. cerebri profundae entwickelt sich eine rasch zunehmende **Bewusstseinstrübung**, die in ein Koma münden kann.

2. Der Sinus cavernosus liegt im Bereich der bei einem Unfall durch die Schädelbasis bevorzugt verlaufenden Bruchlinien. Bei Verletzungen kann es selten zu einem Einreißen der Wand der A. carotis interna kommen. Es tritt dann eine **arteriovenöse Fistel** auf, die sich klinisch durch ein Hervortreten und Pulsieren des Augapfels sowie durch eine konjunktivale Gefäßinjektion zu erkennen gibt.

3. Entzündungen aus dem Gesichts- und Augenhöhlenbereich können sich über die V. ophthalmica superior, aus dem Bereich von Kiefergelenk und

Ohr über den Plexus pterygoideus und die V. ophthalmica inferior in den Sinus cavernosus ausbreiten und zu einer **Kavernosusthrombose** führen. Zu den Symptomen einer Unterbrechung der venösen Drainage der Orbita gehören Exophthalmus, Ophthalmoplegie, Papillenödem und Netzhauteinblutungen.

4. Venöse Verbindungen zwischen dem Äußeren und Inneren des Schädels kommen durch die **Emissarvenen** zustande und stellen **Infektionspforten** dar. Sie dienen normalerweise dem Druck- und Temperaturausgleich zwischen inneren und äußeren Gefäßen (Weiglein 2012).

5. Im Verlauf einer Mittelohrentzündung, **Otitis media**, kann es zu einer **Thrombose des Sinus transversus** kommen; diese Gefahr droht insbesondere bei einer Ausbreitung der Entzündung in das Antrum mastoideum. Infektionen im Bereich von Schädel, Kopfhaut, Gesicht und Nase können über die **Vv. diploicae und emissariae** ebenfalls eine Thrombose des Sinus sagittalis superior hervorrufen. Eine **Thrombose des Sinus sagittalis superior** kann auf die Granulationes arachnoideae übergreifen, die Liquorresorption beeinträchtigen und in der Folge zu einem **Hydrocephalus** führen.

7.14.3 V. jugularis interna

Die **V. jugularis interna** setzt in der hinteren Abteilung des Foramen jugulare den Verlauf des Sinus sigmoideus fort (◘ Abb. 7.7). Sie beginnt mit einer Anschwellung, Bulbus superior v. jugularis internae und endet am sternalen Ende der Klavikula, wo sie sich mit der V. subclavia zur V. brachiocephalica vereinigt. Der kaudale Abschnitt ist zum Bulbus inferior v. jugularis internae erweitert, wobei hier eine **Venenklappe** ausgeprägt ist.

Die V. jugularis interna liegt zunächst lateral von der A. carotis interna. In der Karotisscheide nimmt sie eine laterale Position im Verhältnis zur A. carotis communis ein. Die tiefe Gruppe der Nodi lymphoidei cervicales laterales besitzt ein enges Verhältnis zur V. jugularis interna. Bei bösartigen Erkrankungen oder Entzündungen können diese Lymphknoten mit der Vene verbacken sein. Im Rahmen einer Neck Dissection kann die Resektion der V. jugularis interna notwendig werden. Die Vene hat folgende Zuflüsse:

- Vv. pharyngeales aus dem Plexus pharyngeus
- V. facialis
- V. retromandibularis
- V. lingualis
- V. thyroidea superior
- V. thyroidea media
- V. sternocleidomastoidea

7.14.4 V. jugularis externa und oberflächliche Venen

Die **V. retromandibularis** (◘ Abb. 7.26) entsteht aus dem Zusammenfluss der Vv. temporales superficiales der Schläfengegend und der Vv. maxillares, die den Plexus pterygoideus in der Fossa infratemporalis drainieren. Die dorsale Aufzweigung der V. retromandibularis nimmt die V. auricularis posterior auf und lässt die **V. jugularis externa** entstehen. Die ventrale Aufzweigung geht in die V. facialis, welche in die V. jugularis interna mündet, über.

Die **V. jugularis externa** liegt auf dem oberflächlichen Blatt der Halsfaszie und überkreuzt den M. sternocleidomastoideus (◘ Abb. 7.14). Danach betritt die Vene das Trigonum omoclaviculare des lateralen Halsdreiecks, durchbohrt ca. 2,5 cm oberhalb der Klavikula das oberflächliche und mittlere Halsfaszienblatt und mündet in die V. subclavia sowie gelegentlich in die V. jugularis interna.

Die **V. jugularis anterior** entsteht vor dem Zungenbeinkörper, zieht absteigend am Vorderrand des M. sternocleidomastoideus entlang. Im weiteren Verlauf tritt die Vene unter den M. sternocleidomastoideus, durchbohrt das mittlere Blatt der Halsfaszie und mündet in die V. jugularis externa oder in die V. subclavia.

7.14.5 V. subclavia

Die **V. subclavia** setzt den Verlauf der V. axillaris nach proximal fort und reicht von der Seitenkante der 1. Rippe bis zur medialen Seite des M. scalenus anterior; hier vereinigt sie sich mit der V. jugularis interna zur V. brachiocephalica (□ Abb. 7.2). Die V. subclavia überkreuzt die 1. Rippe und hinterlässt hier den **Sulcus v. subclaviae**. Zunächst verläuft die Vene bogenförmig nach kranial, dann nach medial und endet, jetzt nach kaudal-ventral ziehend, hinter dem Sternoklavikulargelenk. Auf der linken Körperseite mündet der **Ductus thoracicus** in ihren Endabschnitt ein. Ventral hat die V. subclavia Beziehung zur Klavikula und zum M. subclavius. Der M. subclavius spannt die **Fascia clavipectoralis**, die mit der V. subclavia verwachsen ist, und bewirkt dadurch ein Offenbleiben der Vene.

Klinischer Tipp

Die V. subclavia wird auch bei niedrigem Volumenstatus offengehalten und ist selten von Katheterinfektionen betroffen. Über die V. subclavia kann ein **zentraler Venenkatheter** appliziert werden. Hierdurch kann eine Messung des zentralvenösen Drucks, insbesondere auch die Bestimmung des Drucks im rechten Vorhof, erfolgen. Des Weiteren können über diesen Zugang hoch konzentrierte Elektrolyt- und Nährstofflösungen zugeführt werden. Eine relevante Komplikation stellt der Pneumothorax dar.

Klinik

1. Die Punktion der V. jugularis interna erfolgt unter Zuhilfenahme des Ultraschalls. Zur Applikation eines **Jugularis-Katheters** kann die V. jugularis interna in der dreieckigen Lücke zwischen dem Caput sternale und dem Caput claviculare des M. sternocleidomastoideus oberhalb der Klavikula punktiert werden. Die Nadel wird an der kranialen Spitze des Dreiecks in einem Winkel von 30 bis 40° zur Hautoberfläche eingestochen und nach kaudal bis zur Innenkante der 1. Rippe an ihrem vorderen Ende hinter der Klavikula vorgeschoben. Der Reflux von dunkelrotem Blut bestätigt die Venenpunktion.

2. Auch die Punktion der V. subclavia erfolgt ultraschallgestützt. Zur Applikation eines **Subklaviakatheters** wird bevorzugt der infraklavikuläre Zugang gewählt. Die Kanüle wird unterhalb der Klavikula am Übergang des mittleren in das innere Drittel eingestochen sowie nach medial und kranial hinter der Klavikula in Richtung auf das Sternoklavikulargelenk vorgeschoben. Auf diese Weise wird die Stelle der Vereinigung zwischen V. subclavia und V. jugularis interna erreicht. Sobald venöses Blut aspiriert werden kann, wird ein strahlendichter Plastikkatheter durch die Nadelkanüle in die V. brachiocephalica vorgeschoben.

3. Im Rahmen einer radikalen Neck Dissection tritt als Komplikation in 1 % bis 2,5 % der Fälle eine **Chylusfistel** auf (Genden et al. 2003). Dabei kommt es im linksseitigen supraklavikulären Bereich zur iatrogenen Verletzung des Ductus thoracicus. Rechts kann eine Verletzung des Ductus lymphaticus dexter ebenfalls zu einer Fistel führen.

7.15　Lymphknoten an Hals und Kopf

Die Lymphknoten an Hals und Kopf können in eine horizontal und eine vertikal orientierte Gruppe unterteilt werden. Zur **horizontalen Gruppe** gehören Lymphknoten, die nach ihrer Lage benannt sind:

- Nodi lymphoidei submentales, 2 bis 3 Lymphknoten in der Submentalloge medial vom Venter anterior des M. digastricus. Sie dienen der Lymphentsorgung von Mundboden, Unterlippe und Frontzähnen sowie Zungenspitze.
- Nodi lymphoidei submandibulares, 3 Lymphknoten in der Submandibularisloge. Sie dienen der Lymphentsorgung von Oberlippe, Wange, Gaumen, Zähnen und vorderer Zunge.
- Nodi lymphoidei parotidei, 1 bis 2 Lymphknoten auf der Glandula parotidea vor dem äußeren Gehörgang. Sie dienen der Lymphentsorgung von Stirn, Schläfe, lateralem Augenlid, Nasenwurzel, Vorderseite der Ohrmuschel, äußerem Gehörgang, Trommelfell, Paukenhöhle und Glandula parotidea.
- Nodi lymphoidei mastoidei (auch retroauriculares genannt), 2 bis 3 Lymphknoten auf der Ansatzsehne des M. sternocleidomastoideus am Processus mastoideus für die Rückseite der Ohrmuschel, das Mittelohr und die Cellulae mastoideae.
- Nodi lymphoidei occipitales, 1 bis 3 Lymphknoten auf dem Trapeziusursprung und in Nachbarschaft der Linea nuchae suprema für die Scheitel- und Hinterhauptsgegend sowie für die Nackenregion.

Die oben aufgeführten Lymphknoten leiten die Lymphe aus der oberflächlichen Kopfregion ab und drainieren zu den Nodi lymphoidei cervicales profundi. Einige Lymphgefäße verlaufen auch direkt – ohne Zwischenstation in den horizontalen Lymphknoten – zu den tiefen Halslymphknoten. Zur **vertikalen Gruppe** der Lymphknoten gehören:

- Nodi lymphoidei cervicales profundi, leiten die Lymphe aus Tonsillen, Kehlkopf und Schilddrüse ab. Von hier fließt die Lymphe über den Truncus jugularis zum Venenwinkel, welchen die V. jugularis interna und die V. subclavia bilden.
- Nodi lymphoidei cervicales superficiales, begleiten die V. jugularis externa und empfangen Lymphe aus der Ohrspeicheldrüse und den unteren Anteilen der Ohrmuschel.
- Nodi lymphoidei infrahyoidei, liegen auf der Membrana thyrohyoidea, drainieren Lymphe aus der oberen Kehlkopfhälfte, oberhalb der Stimmbänder.
- Nodi lymphoidei praelaryngeales, liegen auf dem Ligamentum cricothyroideum und empfangen Lymphe aus der unteren Kehlkopfhälfte, unterhalb der Stimmbänder.
- Nodi lymphoidei praetracheales und paratracheales, werden vor und neben der Trachea angetroffen, leiten Lymphe aus der Trachea, der Glandula thyroidea und zum Teil aus dem Pharynx.
- Nodi lymphoidei retropharyngeales, zwischen Hinterwand des Nasopharynx und Lamina praetrachealis der Halsfaszie gelegen, drainieren Lymphe aus der hinteren Nasenhöhle, aus Naso- und Oropharynx sowie aus Tuba auditiva und Paukenhöhle.

Die oben aufgeführten Lymphknoten leiten die Lymphe aus den tiefen Regionen von Hals und Kopf zu den Nodi lymphoidei cervicales profundi ab.

❯ Zusammengefasst fließt die Lymphe von Hals und Kopf entweder direkt oder unter Zwischenschaltung regionaler Lymphknoten zu den tiefen Halslymphknoten.

Klinik

1. Im Falle einer Tumorbesiedlung der tiefen Halslymphknoten, zum Beispiel bei einem fortgeschrittenen **Larynxkarzinom**, müssen diese im Rahmen einer „**Neck Dissection**" entfernt werden. Zu diesem Zweck hat man die tiefen Lymphknoten entsprechend der Klassifikation der „American Academy of Otolaryngology, Head and Neck Surgery" in 6 Regionen unterteilt (Robbins et al. 2008):
   - Region I: Nodi lymphoidei submentales und submandibulares
   - Region II: Nodi lymphoidei cervicales profundi der oberen lateralen Gruppe
   - Region III: Nodi lymphoidei cervicales profundi der mittleren lateralen Gruppe
   - Region IV: Nodi lymphoidei cervicales profundi der unteren lateralen Gruppe
   - Region V: Nodi lymphoidei trigoni cervicalis posterioris
   - Region VI: Nodi lymphoidei cervicales anteriores der vorderen Halslymphknotengruppe

2. Die **Neck Dissection** wird bei malignen Erkrankungen in der Mundhöhle sowie im Hals- und Kopfbereich durchgeführt. Die radikale Neck Dissection wurde aufgrund der funktionellen Einschränkungen für den Patienten bei keinem nachweisbaren Prognosevorteil weitgehend verlassen. Heutige Formen der funktionellen bzw. selektiven Neck Dissection richten sich nach dem Ort des Tumors und der Region (Level) der befallenen Lymphknoten (Kesting 2014). Bei einem **Mundhöhlenkarzinom** wird eine **supraomohyoidale Neck Dissection (Level I–III)** durchgeführt. Bei einem Mundhöhlenkarzinom mit Lymphknotenmetastasen im Level II und III kann eine modifiziert radikale Neck Dissection, gegebenenfalls mit Opferung des M. sternocleidomastoideus, des N. accessorius oder der V. jugularis interna – falls diese Strukturen mit den Lymphknotenmetastasen verbacken sind – zur Anwendung kommen. Nachfolgend werden mögliche Schnittführungen geschildert.
   Schnittführung bei Lymphknotenmetastasen im Level I–III: Zur Schonung des Ramus marginalis mandibulae des N. facialis erfolgt die Schnittführung 2,5 cm unterhalb des Unterkieferrandes. Dabei startet man distal auf dem M. sternocleidomastoideus und wählt als distale Landmarke den N. auricularis magnus. Im anterioren, submentalen Bereich steigt die Schnittführung an und endet etwa 1,5 cm unterhalb des Kinns.
   Schnittführung bei Lymphknotenmetastasen im Level IV–V: Wenn zusätzlich im Rahmen einer modifiziert radikalen Neck Dissection Lymphknotenmetastasen im Level IV und V ausgeräumt werden sollen, erfolgt ein Schnitt lotrecht auf dem oben geschilderten 1. Schnitt, welcher auf dem M. sternocleidomastoideus wellenförmig in Richtung des Schlüsselbeins verläuft. Zur Identifikation des N. accessorius, der zum M. trapezius führt, dient das Verfolgen des N. auricularis magnus zum Erbschen Punkt. Etwa 1 cm kranial der Überkreuzungsstelle des N. auricularis magnus mit dem posterioren Ende des M. sternocleidomastoideus ist der N. accessorius aufzufinden.

3. Der **Nodus lymphoideus jugulodigastricus** liegt an der V. jugularis interna, etwa in Höhe des großen Zungenbeinhorns. Er ist einer der oberen tiefen Halslymphknoten, der häufig beim **Zungenkarzinom** erfasst wird (Weiglein 2012).

7.16 Nerven an Hals und Kopf

Die nervöse Versorgung des Halses erfolgt aus dem Plexus cervicalis, der aus den Rami ventrales der Rückenmarksegmente C1 bis C4 gebildet wird. Der Plexus liegt in der Tiefe des seitlichen Halsdreieckes.

7.16.1 Hautnerven des Plexus cervicalis

Die 4 Hautnerven des Plexus cervicalis treten etwa in der Mitte des M. sternocleidomastoideus an seinem dorsalen Rand an die Oberfläche. Diese Gegend wird als **Erbscher Punkt (Punctum nervosum)** bezeichnet. Von dort strahlen die Nerven radiär nach kranial-dorsal, kranial, ventral und kaudal aus (■ Abb. 7.14):

- N. occipitalis minor: steigt am dorsalen Rand des M. sternocleidomastoideus aufwärts und versorgt die Haut der seitlichen Okzipitalgegend hinter dem Ohr.
- N. auricularis magnus: zieht auf dem M. sternocleidomastoideus aufwärts und versorgt mit seinen beiden Ästen die Haut über dem Kieferwinkel, auf der Vorder- und Hinterseite der Ohrmuschel sowie einen Hautstreifen unmittelbar hinter der Ohrmuschel.
- N. transversus colli: zieht quer über den M. sternocleidomastoideus nach ventral, unterkreuzt dabei meistens die V. jugularis externa, durchbohrt das Platysma und versorgt die Haut ober- und unterhalb des Zungenbeins.
- Nn. supraclaviculares: treten als einheitlicher Stamm aus und teilen sich alsbald fächerförmig in die Nn. supraclaviculares anteriores, medii und posteriores auf. Die Äste versorgen die Haut ober- und unterhalb der Klavikula sowie am Acromion.

7.16.2 Muskeläste des Plexus cervicalis

- Muskeläste der Rami ventrales von C1 bis C4 ziehen zu den Mm. longus colli und longus capitis, Mm. rectus capitis anterior und rectus capitis lateralis sowie den Mm. scalenus anterior und medius. Der M. scalenus posterior wird aus den Rami ventrales von C6 bis C8 innerviert.
- N. phrenicus (■ Abb. 7.14): setzt sich hauptsächlich aus Fasern des Rückenmarksegments C4 zusammen, verläuft auf dem M. scalenus anterior abwärts in die Brusthöhle und innerviert das Zwerchfell motorisch. Zusätzlich besitzt der N. phrenicus sensible Fasern aus dem Herzbeutel (Ramus pericardiacus), der Pleura mediastinalis und dem Peritoneum des Oberbauches (Rami phrenico-abdominales).
- Ansa cervicalis superficialis: Der Ramus colli n. facialis verläuft am Vorderrand des M. sternocleidomastoideus nach kaudal, verbindet sich mit dem N. transversus colli und innerviert das Platysma.
- Ansa cervicalis profunda (■ Abb. 7.14): Rami ventrales aus C1 und C3 ziehen vor der V. jugularis interna in der Vagina carotica abwärts und bildet 2 Wurzeln. Die **Radix superior (C1, C2)** schließt sich vorübergehend dem N. hypoglossus an, verlässt den Nerven in Höhe der Zwischensehne des M. omohyoideus und geht schleifenförmig in die Radix inferior über. Die **Radix inferior (C2, C3)** läuft medial vom N. phrenicus schräg von oben-lateral nach unten-medial über die V. jugularis interna hinweg und verbindet sich mit der Radix superior. Aus dem Zusammentritt der beiden Wurzeln zur Schleife entspringen die Äste für die Mm. sternohyoideus, omohyoideus und sternothyroideus. Der Ramus thyrohyoideus

löst sich als einziger Ast für die infrahyale Muskulatur erst später, hinter dem großen Zungenbeinhorn, vom N. hypoglossus, um zum M. thyrohyoideus zu ziehen.

7.16.3 Dorsale Äste der Nn. cervicales 1 bis 3

Die Rami dorsales der Nn. cervicales teilen sich jeweils in einen medialen und einen lateralen Ast. Der Ramus medialis ist gemischt sensibel und motorisch. Der Ramus lateralis hingegen ist rein motorisch. Die Äste versorgen den M. erector spinae und die Haut segmental. Ausnahmen von diesem Aufteilungsschema machen die Rami dorsales der 1. 3 Zervikalnerven (▶ Abb. 1.5):

- N. suboccipitalis: Der Ramus dorsalis von C1 ist **überwiegend motorisch** und tritt zwischen A. vertebralis und dorsalem Atlasbogen zu den kurzen Nackenmuskeln. Sensible Fasern besitzt er nur für die Kopfgelenke.
- N. occipitalis major: Der Ramus dorsalis von C2 ist **rein sensibel**, tritt zwischen Axis und M. obliquus capitis inferior hindurch, durchbohrt den M. semispinalis capitis sowie den M. trapezius nahe der Protuberantia occipitalis externa und versorgt die Haut des Hinterhauptes.
- N. occipitalis tertius: Der Ramus dorsalis von C3 ist **rein sensibel**, verläuft in Nachbarschaft des Ligamentum nuchae aufwärts und versorgt die Haut am Hinterhaupt oberhalb der Protuberantia occipitalis externa.

7.16.4 Nn. trigeminus und facialis

Für die sensible Versorgung am Kopf, speziell im Gesicht, ist der **N. trigeminus** mit seinen 3 Hauptästen zuständig. Alle mimischen Muskeln am Kopf, insbesondere die Gesichtsmuskulatur, werden vom **N. facialis** innerviert. Äste und Versorgungsgebiet dieser beiden Hirnnerven werden im ▶ Kap. 8 geschildert.

7.17 Halsgrenzstrang

Der Truncus sympathicus setzt sich oberhalb des Brustraums als **Halsgrenzstrang** nach kranial fort und überkreuzt hierbei zunächst den Hals der 1. Rippe. Die Pars cervicalis des Grenzstrangs liegt im tiefen Blatt der Halsfaszie und besteht aus 3 Ganglien (◘ Abb. 7.2 und 7.7). Man beachte, dass diese Ganglien ihre Rami communicantes albi nicht aus dem Halsmark, sondern aus dem oberen Brustmark erhalten (Neuhuber 2004). Diese präganglionären Rami communicantes albi steigen im Grenzstrang zu den Ganglien des Halsgrenzstrangs auf.

> **Klinischer Tipp**
>
> Die **vegetative Innervation der Armarterien** wird allein über den Sympathikus geregelt. Die Rami communicantes grisei des oberen Brustmarks (Sympathikusganglien T2 bis T4) führen allen 8 Zervikalnerven postganglionäre sympathische Fasern zu. Diese regulieren die Gefäßweite der Armarterien und innervieren die Hautdrüsen sowie die Mm. arrectores pilorum am Arm.

Das oberste der 3 Halsganglien, das **Ganglion cervicale superius**, ist das größte, hat eine Länge von ca. 3 cm und liegt vor den Querfortsätzen des 2. und 3. Halswirbels. Es entlässt folgende Äste:

- Rami communicantes grisei zu den Spinalnerven, die aus den Rückenmarksegmenten C1–C4 hervorgehen.

- N. jugularis, zum Ganglion inferius des N. glossopharyngeus und zum Ganglion superius des N. vagus.
- N. caroticus internus, bildet den Plexus caroticus internus, aus dem der **N. petrosus profundus** (sympathische Innervation der Tränendrüse, der Nasen- und Gaumendrüsen, der Mm. dilatator pupillae, tarsalis superior und orbitalis sowie der Aa. cerebri anterior und cerebri media) und der **Plexus tympanicus** (sympathische Innervation der Paukenhöhle) hervorgehen.
- Nn. carotici externi, bilden den **Plexus caroticus externus und den Plexus caroticus communis**, die unter anderem für die sympathische Innervation der Speicheldrüsen verantwortlich sind.
- Rami laryngopharyngei, zum **Plexus pharyngeus**, sind für die sympathische Innervation von Kehlkopf und Pharynx zuständig.
- N. cardiacus cervicalis superior, zieht zum **Plexus cardiacus**, welcher das Herz mit sympathischen Efferenzen versorgt.

Das mittlere Halsganglion, das **Ganglion cervicale medium**, liegt in Höhe des 6. Halswirbels und entlässt folgende Äste:
- Rami communicantes grisei zu den Spinalnerven, die aus den Rückenmarksegmenten C5 und C6 hervorgehen.
- N. cardiacus cervicalis medius zum **Plexus cardiacus**.

Das untere Halsganglion, **Ganglion cervicale inferius**, ist oft mit dem 1. Brustganglion zum **Ganglion cervicothoracicum (Ganglion stellatum)** verschmolzen. Es liegt auf der Höhe des 7. Halswirbels, vor dem Köpfchen der 1. Rippe und entsendet folgende Äste:
- Rami communicantes grisei zu den Spinalnerven, die aus den Rückenmarksegmenten C7 und C8 hervorgehen.

- Ansa subclavia (Ansa Vieussenii), umschlingt die A. subclavia von ventral, verbindet das Ganglion stellatum mit dem Ganglion cervicale medium und bildet den **Plexus subclavius**. Der Plexus subclavius setzt sich auf den Ästen der A. subclavia fort und bringt sympathische Efferenzen zur Schilddrüse und zu den Nebenschilddrüsen.
- N. cardiacus cervicalis inferior, tritt zum **Plexus cardiacus**.
- N. vertebralis, umspinnt die A. vertebralis und bildet den **Plexus vertebralis**, der sympathische Efferenzen bis in die hintere Schädelgrube bringt und somit die A. cerebri posterior und die 3 Kleinhirnarterien innerviert.

Klinik

1. Eine **obere thorakale Sympathektomie** kann beim **Raynaud-Syndrom (Morbus Raynaud)** erwogen werden. Bei diesem Syndrom treten attackenartig Durchblutungsstörungen auf, die vor allem die Finger betreffen; diese werden dann blass und kalt, können sich taub anfühlen oder sogar schmerzen. Für die Innervation der Hand sind die Sympathikusganglien T2 bis T4 verantwortlich. Durch einen transthorakalen und -pleuralen Zugang im 2. Interkostalraum in der Gegend der medialen Achselhöhlenwand wird der sympathische Grenzstrang unterhalb des 3. thorakalen Sympathikusganglions durchtrennt. Ebenso werden die Rami communicantes albi und grisei zum 2. und 3. Sympathikusganglion unterbunden. Die Verbindungen zum Ganglion stellatum werden geschont. Der Erfolg der Sympathektomie ist an einer warmen und trockenen Hand erkennbar. Der Eingriff kann

unter Umgehung einer Thorakotomie auch endoskopisch durchgeführt werden.

2. Das **Horner-Syndrom** geht auf eine Schädigung des Ganglion stellatum zurück und ist durch folgende Symptomentrias gekennzeichnet: 1. Miosis (Ausfall des M. dilatator pupillae), 2. Ptosis (Lähmung des glatten M. tarsalis superior), 3. Enophthalmus (Ausfall des in Nachbarschaft der Fissura orbitalis superior lokalisierten, glatten M. orbitalis). Pathogenetisch kommen mehrere Ursachen infrage: Tumor oder Syringomyelie des Rückenmarksegments T1, geschlossene und offene Verletzungen sowie intraoperative Beschädigungen des Ganglion stellatum oder des Halsgrenzstrangs, Druck auf das Ganglion durch vergrößerte Halslymphknoten, oberer Mediastinaltumor, Aneurysma oder Dissektion der A. carotis communis, maligner Halstumor.

7.18 Entwicklung der Kiemenbogenderivate

Beim Menschen treten während der embryonalen Entwicklung **6 Kiemenbögen** auf, wobei der 5. Kiemenbogen größtenteils zurückgebildet wird (◙ Tab. 7.1).

An einem Kiemenbogen unterscheidet man generell folgende Teile (◙ Abb. 7.15): den eigentlichen **Kiemenbogen** (Schlundbogen), die **Kiemenfurche** (außen zwischen den Kiemenbögen), die **Kiementasche** (Schlundtasche; innen zwischen den Kiemenbögen) sowie die **Kiemenmembran** (zwischen Kiemenfurche und Kiementasche). Die Kiemenbögen sind außen von Ektoderm und innen von Entoderm überzogen. Der Kiemenbogen wird im Inneren von Mesoderm ausgefüllt. Jeder Kiemenbogen ist ge-

kennzeichnet durch eine **Kiemenbogenarterie** und einen **Kiemenbogennerv** sowie eine **Knorpelspange** und ein **Muskelelement**.

Für den klinischen Alltag, insbesondere des HNO-Facharztes und des MKG-Chirurgen, ist es von Interesse, dass folgende wichtige Strukturen und Leitungsbahnen aus den Kiemenbögen entstanden sind (◙ Abb. 7.16):

— Mandibula, Maxilla, Os zygomaticum, Squama temporalis
— Unter- und Oberkieferfortsatz tragen zur Gesichtsentwicklung bei
— Kaumuskulatur
— Mimische Muskulatur
— Pharynxmuskulatur
— Os hyoideum
— Meatus acusticus externus, Trommelfell, Paukenhöhle, Gehörknöchelchen und Tuba auditiva Eustachii
— Zunge
— Tonsilla palatina
— Glandula thyroidea einschließlich der C-Zellen
— Glandulae parathyroideae
— Thymus
— Kehlkopfskelett mit äußeren und inneren Kehlkopfmuskeln
— Aa. carotis communis, carotis externa, carotis interna, subclavia dextra, pulmonalis dextra sowie Arcus aortae, Truncus pulmonalis und Ductus arteriosus Botalli

Entwicklungsstörungen der Kiemenbögen Anomalien der Kopf- und Halsorgane haben ihre Ursache häufig in einer fehlerhaften Entwicklung des Kiemenbogenapparates. Die meisten dieser Fehlbildungen sind selten. Sie bestehen aus Überresten des Kiemenbogenapparates, die sich normalerweise im Laufe der Entwicklung zurückbilden.

◘ Tab. 7.1 Derivate der Kiemenbögen (Schlundbögen)

Kiemenbogen	Nerv	Muskel	Skelettelement, Knorpelspange	Band	Arterie	Kiemen-furche	Kiemen-tasche	Verschluss-membran	Boden
I Mandibular-bogen (Meckel-Knorpel)	N. man-dibula-ris (Hirn-nerv V/3)	Kaumuskulatur, Mm. tensor veli palatini, tensor tympani, mylo-hyoideus, digast-ricus (Venter anterior)	Mandibula, Ma-xilla, Os zygomati-cum, Squama tem-poralis, Malleus und Incus mit pri-märem Kiefer-gelenk, Unterkiefer- und Oberkieferfort-satz mit Gesichtsent-wicklung	Liga-menta spheno-mandibu-lare, ante-rius mallei	Zurückbil-dung bis auf A. maxilla-ris, an Bil-dung A. ca-rotis externa beteiligt	Meatus acustisti-cus exter-nus	Tuba audi-tiva, Pauken-höhle	Trommelfell	Tubercula lateralia, Tuberculum impar: Vor-dere 2/3 Zunge
II Hyoidbogen (Reichert-Knorpel)	N. fa-cialis (Hirn-nerv VII)	Mimische Mus-kulatur, Mm. di-gastricus (Venter posterior), stylo-hyoideus	Obere 1/2 Zungen-bein + Cornu minus, Stapes, Pro-cessus styloideus	Ligamen-tum stylo-hyoideum	Zurückbil-dung bis auf A. stapedia		Fossa tonsil-laris, Ton-silla palatina		Copula, Foramen caecum für Ent-wicklung Schilddrüse
III	N. glosso-pharyn-geus (Hirn-nerv IX)	Mm. constrictor pharyngis supe-rior und medius, Mm. stylopha-ryngeus, palatog-lossus, palato-pharyngeus, uvu-lae, salpingopharyn-geus	Untere 1/2 Zungen-bein + Cornu majus		Aa. carotis communis und carotis interna		Glandulae parathyroi-dae inferio-res, Thymus		Eminentia hypobran-chialis (oberer Teil): Hin-teres 1/3 der Zunge

(Fortsetzung)

Tab. 7.1 (Fortsetzung)

Kiemenbogen	Nerv	Muskel	Skelettelement, Knorpelspange	Band	Arterie	Kiemen-furche	Kiemen-tasche	Verschluss-membran	Boden
IV	N. vagus (Hirnnerv X) mit N. laryngeus superior	Mm. constrictor pharyngis medius und inferior, Mm. levator veli palatini, cricothyroideus	Cartilago thyroidea (obere 1/2)		Rechts: A. subclavia/ Links: Arcus aortae		Glandulae parathyroideae superiores, Ultimobranchialkörper (C-Zellen der Schilddrüse)		Eminentia hypobranchialis (unterer Teil)
V	-	-	-	-	Wird in 50 % der Fälle nicht angelegt	-	--	-	-
VI	N. vagus (Hirnnerv X) mit Nn. laryngeus recurrens und N. laryngeus inferior	M. constrictor pharyngis inferior, innere Kehlkopfmuskeln, oberes 1/3 des Oesophagus	Cartilago thyroidea (untere Hälfte), Cartilagines cricoidea und arytenoidea		Rechts: A. pulmonalis dextra/ Links: Truncus pulmonalis, Ductus arteriosus Botallli				

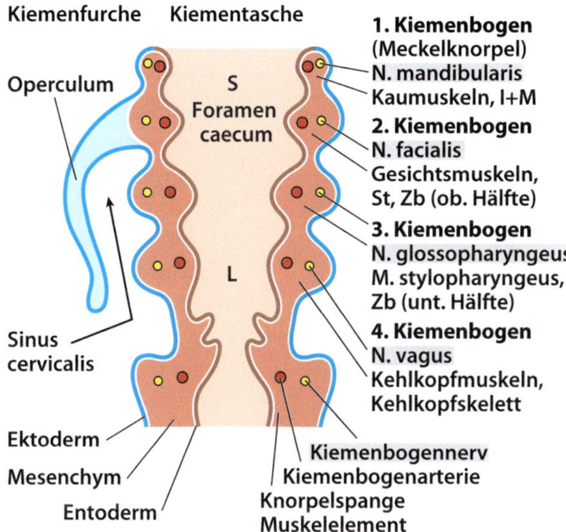

Abb. 7.15 Zeichnerische Darstellung zum Aufbau des Kiemendarms. Frontalschnitt in der Ansicht von hinten. (I = Incus, L = Entstehungsort des Larynx, M = Malleus, S = Entstehungsort der Schilddrüse, St = Stapes, Zb = Zungenbein). (Quelle: eigene Abbildung)

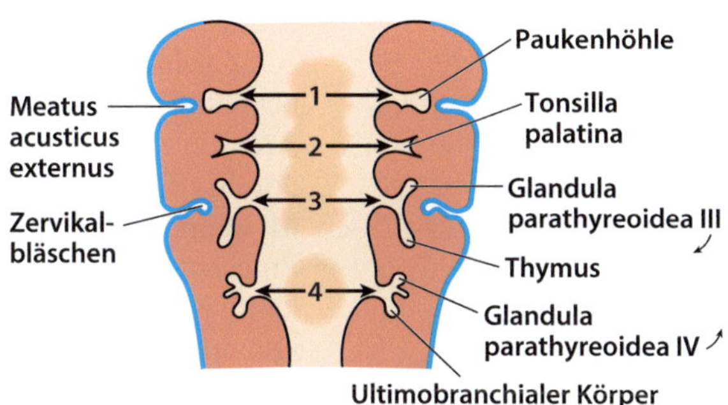

Abb. 7.16 Zeichnerische Darstellung zur Entwicklung der Kiemenfurchen und Kiementaschen an einem Frontalschnitt durch den Kiemendarm. Pfeile: Wanderung der oberen und unteren Nebenschilddrüsen. (Quelle: eigene Abbildung)

Bei Auffälligkeiten am Hals, insbesondere **Zysten und Fisteln**, ziehe man auch Entwicklungsstörungen des Kiemenbogenapparates in Betracht. Folgende Entwicklungsstörungen können auftreten:

- Laterale Halsfisteln: Die 2. Kiemenfurche obliteriert nicht vollständig. Im unteren Halsdrittel kann vor dem M. sternocleidomastoideus eine Öffnung beobachtet werden. Man spricht von einer **branchiogenen Fistel**. Fisteln, die in den Pharynx, meistens in die Fossa tonsillaris münden, sind selten. Man spricht von **inneren branchiogenen Fisteln**.
- Durchgehende branchiogene Fisteln: Teile der 2. Kiemenfurche und der 2. Kiementasche bleiben erhalten. Diese Fisteln haben sowohl mit dem Hals als auch mit dem Pharynx Verbindung.
- Laterale branchiogene Halszysten: Es handelt sich um **Überreste des Sinus cervicalis** der 2. Kiemenfurche oder der 2. Kiementasche. Die Entdeckung erfolgt in der späten Kindheit oder im frühen Erwachsenenalter.

7.19 Oberflächenanatomie und Landmarken des Kopfes

Wie in kaum einer anderen Region des Körpers gibt es am Kopf eine Vielzahl von tastbaren Landmarken, die zu einer schnellen Orientierung über die Lage von Organen, Strukturen und Leitungsbahnen geeignet sind. Dabei handelt es sich überwiegend um besondere Vorsprünge an den Schädelknochen oder um anthropologische Messpunkte (◘ Abb. 7.17 und 7.18):

- Protuberantia occipitalis externa: Der am weitesten nach dorsal vorspringende Punkt auf der Außenseite des Os occipitale.
- Nasion: Schnittpunkt der Nasofrontalnaht mit der Medianebene.
- Glabella: Der zwischen den Arcus superciliares am weitesten nach vorn vorragende Punkt in der Medianebene. Das Opisthokranion ist der am weitesten von der Glabella entfernteste Punkt in der Medianebene und wird zur Messung der größten Schädellänge benötigt.
- Processus frontalis des Os zygomaticum: Bildet die scharfe Kante am Margo lateralis der Orbita.
- Arcus zygomaticus: Wird vom Processus zygomaticus des Os temporale und vom Processus temporalis des Os zygmaticum gebildet. Das dorsale Ende des Jochbogens wird von der A. temporalis superficalis, deren Puls hier tastbar ist, überquert.
- Tuberculum marginale ossis zygomatici: Kann als Vorsprung an der dorsalen Kante des Processus frontalis des Jochbeins getastet werden. Hinter dem Tuberculum marginale und oberhalb des Arcus zygomaticus liegt die Fossa temporalis, die hier vom kranialen Teil des M. temporalis ausgefüllt wird.
- Processus mastoideus: Seine Vorderkante ist gut tastbar. Die Spitze und die Hinterkante werden von dem dort ansetzenden M. sternocleidomastoideus überdeckt.
- Caput mandibulae: Kann gefühlt werden, wenn man den Zeigefinger in den Meatus acusticus externus einführt und wechselweise die Mandibula abduziert und adduziert. Ansonsten sind Corpus und Ramus mandibulae mit Ausnahme des Processus coronoideus tastbar.
- Mm. temporalis und masseter: Beim Zusammenpressen der Zähne wölben sich beide Muskeln über dem Jochbogen beziehungsweise über dem Ramus mandibulae hervor.
- Ductus parotideus: Kann auf dem M. masseter hin- und hergeschoben werden.

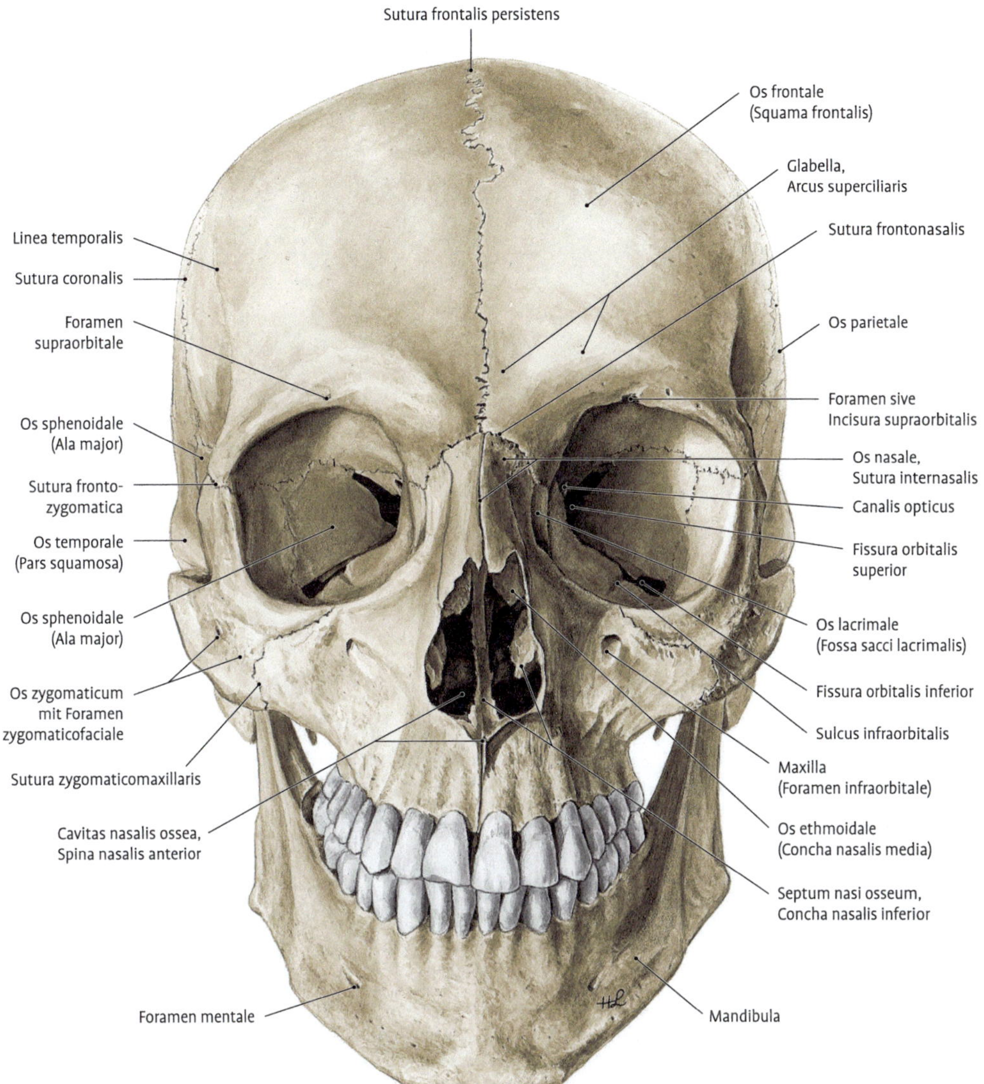

◘ Abb. 7.17 Schädel in frontaler Ansicht. Als Besonderheit ist im Os frontale eine persistierende Stirnnaht (Sutura metopica, Häufigkeit von ca. 8 %) zu erkennen. (Aus Anderhuber et al. 2012)

Die Mündung kann in der Mundhöhle auf Höhe des 2. Molaren gesehen werden.

— A. facialis: Der Puls der Arterie kann bei der Überquerung des Corpus mandibulae ventral vom M. masseter getastet werden. Zwischen dem Daumen, aufgelegt auf die Gesichtshaut, und dem Zeigefinger, aufgelegt auf die Mundschleimhaut, kann der Puls ebenfalls unter dem Zeigefinger auf der Schleimhaut ca. 1 cm vom Mundwinkel entfernt gefühlt werden.

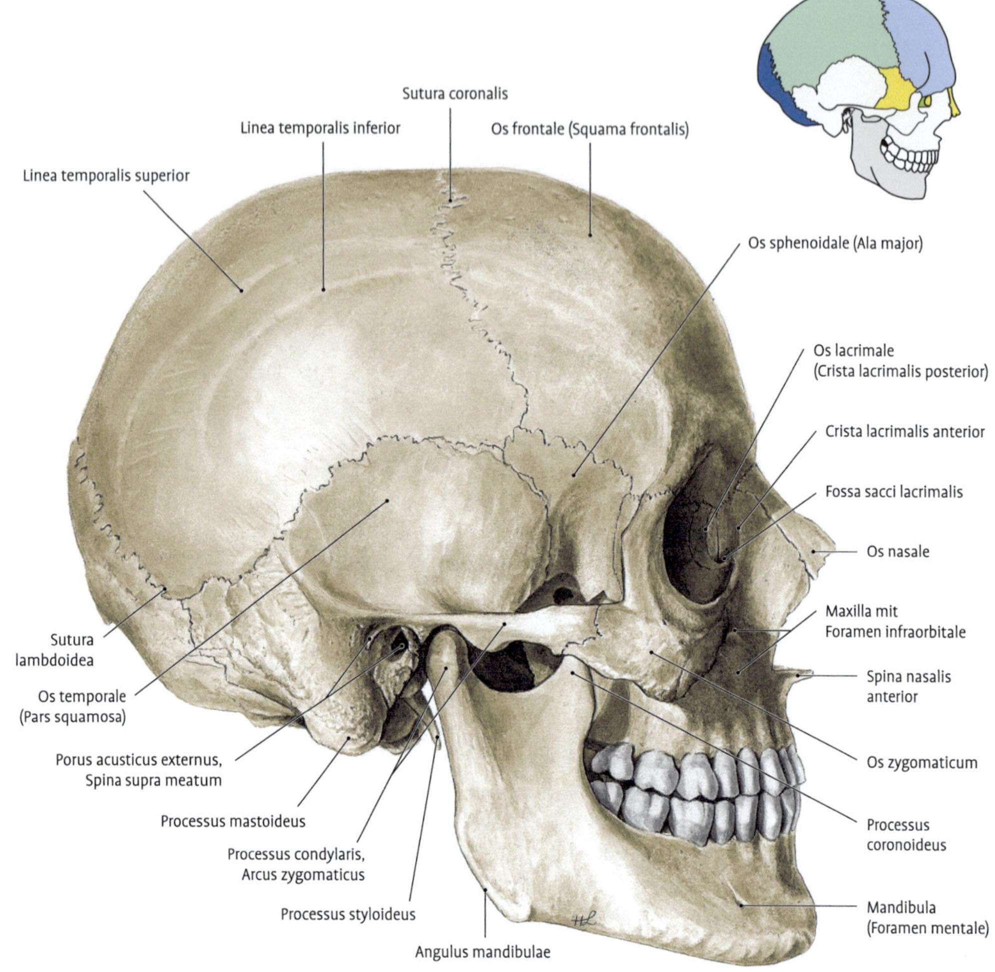

Abb. 7.18 Schädel in seitlicher Ansicht. Das rechts oben eingefügte Inset zeigt einzelne Knochen des Neurocraniums in verschiedenen Farben. Os occipitale: dunkelblau, Os parietale: grün, Os temporale: weiß, Os sphenoidale: gelb, Os frontale: hellblau. (Aus Anderhuber et al. 2012)

7.20 Kopfhaut, Galea aponeurotica und knöcherne Schädeldecke

Klinischer Tipp

In der chirurgischen Unfallambulanz müssen häufig **Schnitt- und Schlagverletzungen der Kopfhaut** versorgt werden. Hierzu ist die Kenntnis der Weichteile, welche die Schädeldecke (Calvaria) bedecken, von großer Bedeutung. Diese werden von kranial nach kaudal in folgende 5 Schichten gegliedert:

1. Haut (Cutis), bestehend aus Epidermis und Dermis (Corium, Lederhaut)
2. Subkutanes Bindegewebe
3. Galea aponeurotica
4. Subaponeurotisches lockeres Bindegewebe
5. Periost

In der **Kopfhaut** befinden sich zahlreiche Talgdrüsen, die mit Haarfollikeln assoziiert sind. Das **subkutane Bindegewebe** enthält in kleinen Kammern untergebrachtes Fettgewebe. Die Kammerwände bestehen aus straffem Bindegewebe. Die Anordnung des Fettgewebes ähnelt derjenigen in den Fettpolstern der Palma manus und der Planta pedis. Auch die Blutgefäße der Kopfhaut liegen in dieser Schicht.

> **Klinischer Tipp**
>
> Im Hinblick auf die Häufigkeit von Kopfverletzungen in der chirurgischen Unfallambulanz mache man sich noch einmal die **arterielle Versorgung der Kopfhaut** klar. Folgende Arterien versorgen die Kopfhaut (◨ Abb. 7.12):
> - Aa. supraorbitalis und supratrochlearis: Stirnbereich
> - A. temporalis superficialis: Schläfen- und Scheitelbereich
> - A. auricularis posterior: Hinterer Ohrbereich
> - A. occipitalis: Hinterhauptsbereich

Die Venen der Kopfhaut stehen über die zahlreichen Vv. emissariae, welche die Schädelknochen durchbohren, mit den Sinus durae matris in Verbindung. Über die Emissarvenen sind die Venen der Kopfhaut und die Sinus durae matris auch an die Vv. diploicae in der Diploe der Schädeldecke angeschlossen. Folgende Venen drainieren das Blut der Kopfhaut:
- Vv. supraorbitalis und supratrochlearis: Abfluss zur V. ophthalmica superior mit Anschluss an den Sinus cavernosus.
- V. temporalis superficialis: Abfluss zur V. retromandibularis.
- V. auricularis posterior: Abfluss zur V. retromandibularis.
- V. occipitalis: Abfluss zur V. jugularis externa.

> **Klinischer Tipp**
>
> Bei Kopfverletzungen ist häufig auch die **Galea aponeurotica**, eine straffe Sehnenplatte, welche die beiden Bäuche des M. occipitofrontalis verbindet, beteiligt. Der Venter frontalis des M. occipitofrontalis entspringt an den Augenbrauen sowie der Glabella und strahlt in die Sehnenplatte ein. Der Venter occipitalis m. occipitofrontalis hat seinen Ursprung an der Linea nuchae suprema und setzt dorsal an der Sehnenplatte an. Der M. temporoparietalis entspringt an der Sehnenplatte und setzt an der oberen Wurzel der Ohrmuschel an. Darüber hinaus ist die Galea aponeurotica noch am Jochbogen befestigt.

Klinik

1. Ist der Ausführungsgang einer Talgdrüse der Kopfhaut verstopft, kann sich eine **Talgzyste (Atherom)** entwickeln. Aufgrund der zahlreichen Talgdrüsen neigt die Kopfhaut zur Bildung von Atheromen.
2. Bei **Schnittverletzungen** der Kopfhaut ziehen sich die durchtrennten Arterien zwischen die Bindegewebssepten zurück und können zur Blutstillung nicht ohne Weiteres mit einer Pinzette gefasst werden. Eine bessere Blutstillung kann durch Kompression auf den beiden Längsseiten einer Schnittverletzung erreicht werden. Nach Stillstand der Blutung wird die Wunde durch Vernähen von Haut und Aponeurose verschlossen. Bei **Skalpierungsverletzungen** kommt es zu einer Ablederung der Kopfhaut. Aufgrund der guten Blutversorgung können abgederte Hautteile wieder anheilen, wenn noch eine Verbindung zur intakten Kopfhaut besteht.

3. Da die Sehnenplatte der Galea aponeurotica unter der Spannung der beiden Muskelbäuche des M. occipitofrontalis steht, wird sie insbesondere bei **tieferen Schnittverletzungen der Kopfhaut** klaffen.

4. Aufgrund der Verbindungen zwischen Kopfhautvenen und Sinus durae matris kann sich eine **oberflächliche Infektion der Kopfhaut** zu einer Osteitis, einer Meningitis oder einer Sinusthrombose entwickeln.

5. **Vereiterungen der Kopfschwarte** dringen nicht in die Fossa temporalis ein (Schiebler und Korf 2007).

6. Zu den geburtstraumatischen Schäden bei der vaginalen Entbindung zählen: Caput succedaneum, subgaleale Blutung und Kephalhämatom. Als **Geburtsgeschwulst oder Caput succedaneum** bezeichnet man ein hämorrhagisches Ödem zwischen Kopfhaut und Galea aponeurotica im Bereich des den Geburtskanal in der Regel zuerst überwindenden Kopfes. Bei der **subgalealen Blutung** sammelt sich Blut zwischen Galea aponeurotica und Pericranium an. Durch Abscherung des Pericraniums im knöchernen Geburtskanal kann es zur Blutung zwischen Knochen und Pericranium kommen, **Kephalhämatom** genannt. Charakteristischerweise überschreitet ein Kephalhämatom die Schädelnähte nicht; es kann auch mit einer **Schädelfraktur** vergesellschaftet sein (Rohen 1975; Schumacher und Aumüller 2004; Tillmann 2017).

7.21   Schädel

Die Schädelknochen, zu denen auch die Gehörknöchelchen und das Zungenbein gehören, ossifizieren chondral, desmal oder gemischt chondral/desmal. Am Aufbau des Schädels sind folgende **30 Einzelknochen**, von welchen die meisten paarig angelegt sind, beteiligt.

- Os frontale: Stirnbein, desmal
- Os parietale: Scheitelbein, desmal
- Os temporale: Schläfenbein, chondral/desmal
- Os sphenoidale: Keilbein, chondral/desmal
- Os occipitale: Hinterhauptsbein, chondral/desmal
- Os ethmoidale: Siebbein, chondral
- Os nasale: Nasenbein, desmal
- Os lacrimale: Tränenbein, desmal
- Concha nasalis inferior: untere Muschel, chondral
- Vomer: Pflugscharbein, desmal
- Os zygomaticum: Jochbein, desmal
- Os palatinum: Gaumenbein, desmal
- Maxilla: Oberkiefer, desmal
- Mandibula: Unterkiefer, desmal/chondral
- Malleus: Hammer, chondral
- Incus: Amboss, chondral
- Stapes: Steigbügel, chondral
- Os hyoideum: Zungenbein, chondral

7.21.1   Gesamtansichten, Einzelknochen, Foramina und Landmarken

An den einzelnen Schädelknochen sind zahlreiche Löcher (Foramina), Öffnungen (Aperturae), Kanäle (Canales), Kanälchen (Canaliculi), Spalten (Fissurae, Hiatus), Einschnitte (Incisurae), Gruben (Fossae) und Furchen (Sulci) ausgeprägt. Diese dienen dem Durchtritt von Arterien, Venen und Nerven sowie der Aufnahme von Strukturen (◼ Tab. 7.2).

Frontalansicht des Schädels   In der Frontalansicht wird das Aussehen des Schädels vom Os frontale, von der Maxilla und der Mandibula bestimmt (◼ Abb. 7.17). Das viereckige Os zygomaticum verbindet das Os frontale mit der Maxilla. Das Stirnbein ist

Tab. 7.2 Foramina des Schädels mit durchtretenden Leitungsbahnen

Schädelknochen	Foramen/Struktur	Struktur/Verbindung zwischen	Nerv	Arterie/Vene
Os frontale	Foramen supraorbitale		Ramus lat. der N. supraorbitalis	
Os frontale	Incisura frontalis		Ramus med. des N. supraorbitalis	
Os frontale	Foramen caecum	Nasenvenen – Sinus sagittalis sup. (nur beim Kind)		V. emissaria
Os parietale	Foramen parietale			V. emissaria parietalis
Os occipitale	Canalis nervi hypoglossi		N. hypoglossus	
Os occipitale (zusammen mit Os temporale)	Foramen jugulare	Hintere Schädelgrube – Fossa jugularis	Nn. glossopharyngeus, vagus, accessorius	A. meningea post. (< A. pharyngea ascendens), Sinus petrosus inf.
Os occipitale	Canalis condylaris			V. emissaria condylaris
Os occipitale	Foramen magnum		Medulla oblongata, Radices spinales des N. accessorius	Aa. vertebrales, A. spinalis ant., Aa. spinales post., V. emissaria occipitalis
Os temporale	Foramen stylomastoideum		N. facialis (Austritt)	A. stylomastoidea (< A. auricularis post.)
Os temporale	Foramen lacerum	Mittlere Schädelgrube – Canalis pterygoideus	N. petrosus major, N. petrosus profundus	
Os temporale	Fissura petrotympanica (Glaser-Spalte)		Chorda tympani	
Os temporale	Apertura externa aqaeductus vestibuli (Apertura canaliculi vestibuli)	Darunter liegt der Saccus endolymphaticus		

(Fortsetzung)

Tab. 7.2 (Fortsetzung)

Schädelknochen	Foramen/Struktur	Struktur/Verbindung zwischen	Nerv	Arterie/Vene
Os temporale	Fossa subarcuata	Canalis petromastoideus – Cellulae mastoideae		A. subarcuata (< A. labyrinthi)
Os temporale	Canalis caroticus			A. carotis int.
Os temporale	Canaliculus tympanicus (Fossula petrosa)		N. tympanicus (> Gl. parotidea)	A. tympanica inf. (< A. pharyngea ascendens)
Os temporale	Apertura externa canaliculi cochleae	Hier mündet der Ductus perilymphaticus		
Os temporale	Eminentia arcuata	Darunter liegt der vordere Bogengang		
Os temporale	Canalis caroticus		A. carotis int., Plexus caroticus int.	
Os temporale	Foramen mastoideum			R. mastoideus (< A. occipitalis), V. emissaria mastoidea
Os temporale	Canaliculus mastoideus		R. auricularis n. vagi	
Os temporale	Canalis musculotubarius	M. tensor tympani (kranial), Tuba auditiva (kaudal)		
Os temporale	Meatus acusticus int.		N. facialis (Eintritt), N. vestibulocochlearis	A. stylomastoidea (< A. auricularis post.)
Os temporale	Canaliculi caroticotympanici		Sympathische Nn. caroticotympanici	
Os sphenoidale	Foramen rotundum		N. maxillaris	

Os sphenoidale	Foramen ovale		N. mandibularis,	Plexus venosus foraminis ovalis
Os sphenoidale	Canalis opticus		N. opticus	A. ophthalmica
Os sphenoidale	Canalis pterygoideus		N. petrosus major, N. petrosus profundus	
Os sphenoidale	Fossa scaphoidea	Hier lagert sich der knorpelige Teil der Tube an		
Os sphenoidale	Foramen spinosum		Ramus meningeus aus V/3	A. meningea med.
Os sphenoidale	Fissura orbitalis sup.		N. oculomotorius, N. trochlearis, N. ophthalmicus, N. abducens	V. ophthalmica sup.
Os sphenoidale	Fissura orbitalis inf.		N. infraorbitalis, N. zygomaticus	A./V. infraorbitalis, V. ophthalmica inf.,
Os ethmoidale	Lamina cribrosa		Fila olfactoria	
Os ethmoidale	Foramen ethmoidale ant.		N. ethmoidalis ant.	
Vomer	Sulcus vomeris		N. nasopalatinus (V/2)	
Concha nasalis inf.				
Os nasale	Foramen nasale		Ramus nasalis ext. (< N. ethmoidalis ant.)	
Os lacrimale	Sulcus lacrimalis	Enthält den Saccus lacrimalis		
Maxilla	Foramen infraorbitale		N. infraorbitalis	A./V. infraorbitalis
Maxilla	Foramina alveolaria		Rami alveolares sup. post. (V/2)	Aa./Vv. alveolares sup. post.

(Fortsetzung)

Tab. 7.2   (Fortsetzung)

Schädelknochen	Foramen/Struktur	Struktur/Verbindung zwischen	Nerv	Arterie/Vene
Maxilla	Hiatus maxillaris, wird durch die Bulla ethmoidalis und den Processus uncinatus zum Hiatus semilunaris eingeengt	Ausgang der Kieferhöhle		
Maxilla	Foramen incisivum	Nn. nasopalatini (V/2)		
Os zygomaticum	Foramen zygomaticofaciale		Ramus zygomaticofacialis (< N. zygo-maticus)	
Os zygomaticum	Foramen zygomaticotemporale		Ramus zygomaticotemporalis (< N. zygomaticus)	
Os zygomaticum	Foramen zygomaticoorbitale		N. zygomaticus	
Os palatinum	Foramen sphenopalatinum		Rami nasales post. sup. lat., Rami nasales post. sup. med. Rami nasales post. inf. (< V/2)	Aa. nasales post. lat., Rami septales post.
Os palatinum	Canalis palatinus major			A. palatina descendens
Os palatinum	Canalis palatovaginalis			Ramus pharyngeus der A. palatina descendens
Os palatinum	Foramen palatinum majus			A. palatina major
Os palatinum	Foramina palatina minora			Aa. palatinae minores
Mandibula	Foramen und Canalis mandibulae		N. alveolaris inf.	A./V. alveolaris inf.
Mandibula	Foramen mentale		N. mentalis	

oberhalb der Orbita durch die **Arcus superciliares** gekennzeichnet. Zwischen den Arcus superciliares liegt die **Glabella**. Arcus superciliares und Glabella sind im Durchschnitt bei Männern stärker ausgeprägt als bei Frauen. Beide Merkmale erlauben eine Einschätzung des Geschlechts eines Schädels. Am oberen Orbitarand sind lateral das **Foramen supraorbitale** und medial die **Incisura frontalis** zu erkennen. Hier treten die Endäste des N. ophthalmicus (Hirnnerv V/1), die Rami lateralis und medialis des N. supraorbitalis aus. Die Augenhöhle hat die Form einer Pyramide und nimmt den Augapfel auf. **Die Beschreibung des Auges erfolgt im ▶ Kap.** 9.

Die **Augenhöhle**, Orbita, besteht aus **7 Knochen** unterschiedlicher Dicke. Gegen den Uhrzeigersinn aufgezählt sind es: Os frontale, Os sphenoidale, Os zygomaticum, Maxilla, Os lacrimale, Os ethmoidale, Os palatinum (Abb. 7.17). Das Dach der Orbita wird vom Stirnbein und im hintersten Teil von der Ala minor ossis sphenoidalis, der Boden vom Jochbein, von der Maxilla und ganz hinten vom Processus orbitalis des Os palatinum gebildet. Jochbein und Ala major ossis sphenoidalis bauen die Seitenwand der Orbita auf, die Innenwand setzt sich aus dem Os lacrimale, dem Os ethmoidale und ganz hinten aus der Ala minor ossis sphenoidalis zusammen. In der Tiefe der Augenhöhle begrenzen Ala minor und Ala major ossis sphenoidalis die **Fissura orbitalis superior**. Durch diese Spalte treten folgende Hirnnerven aus der mittleren Schädelgrube in die Orbita über: Nn. ophthalmicus, oculomotorius, trochlearis und abducens. Am Unterrand der Orbita erkennt man das **Foramen infraorbitale** der Maxilla. Hier verlässt der Endast des N. maxillaris (Hirnnerv V/2), der N. infraorbitalis, den Canalis infraorbitalis. Der **Processus alveolaris der Maxilla** trägt die Oberkieferzähne. Die knöchernen Nasenhöhlen sind paarig und wer-

den durch die Nasenscheidewand (Septum nasi) voneinander getrennt. Gemeinsam ist jedoch der Zugang von vorne durch die **Apertura piriformis**, welche die beiden Maxillahälften und die Ossa nasalia begrenzen. In der Apertura piriformis erblickt man an der lateralen Wand jeder Nasenhöhle die Conchae nasales inferior und media. Von der Mandibula sind das Corpus und die nach dorsal aufsteigenden Rami mandibulae zu sehen. Die **Pars alveolaris** trägt die Unterkieferzähne. Aus dem **Foramen mentale** tritt der Endast des N. mandibularis (Hirnnerv V/3), der N. mentalis, aus.

Die Wände der Nasenhöhle Die **laterale Wand der Nasenhöhle** setzt sich aus verschiedenen Knochen zusammen: Maxilla, Os lacrimale, Conchae nasalis superior und media des Sieb-beins, Concha nasalis inferior, Lamina perpendicularis des Gaumenbeins. Die knöcherne Nasenscheidewand, die sich aus der Lamina perpendicularis des Siebbeins und dem Vomer zusammensetzt, bildet die **mediale Wand**. Das **Dach der Nasenhöhle** wird von den Ossa nasale, frontale und ethmoidale, der **Boden** von der Maxilla und von der Lamina horizontalis des Os palatinum gebildet. An der **Hinterwand der Nasenhöhle** liegt das Os sphenoidale mit dem Sinus sphenoidalis (Keilbeinhöhle). Oberhalb der Keilbeinhöhle befindet sich die Fossa hypophysialis. **Die 3 Nasenmuscheln unterteilen die Nasenhöhle in einen oberen, mittleren und unteren Nasengang.** Im unteren Nasengang und unterhalb der Concha nasalis inferior mündet der **Ductus nasolacrimalis** als Ausführungsgang des Tränenapparates. Im mittleren Nasengang und unterhalb der Concha nasalis media, wird der große **Hiatus maxillaris der Maxilla** durch Fortsätze des Siebbeins, Processus uncinatus und Bulla ethmoidalis, zum schmalen halbmondförmigen **Hiatus semilunaris** eingeengt.

Klinischer Tipp

Im Hinblick auf die Häufigkeit von **Erkrankungen der Nasennebenhöhlen** sei an die Ausgänge dieser Strukturen erinnert: Kieferhöhle, Stirnhöhle (unter Vorschaltung von Ductus nasofrontalis und Infundibulum ethmoidale) und vordere Siebbeinzellen (unter Vorschaltung des Infundibulum ethmoidale) münden im mittleren Nasengang in den Hiatus semilunaris. Die hinteren Siebbeinzellen, Cellulae ethmoidales posteriores, münden unterhalb der Concha nasalis superior in den oberen Nasengang. Im Winkel zwischen Os ethmodiale und der Vorderwand der Keilbeinhöhle befindet sich der **Recessus sphenoethmoidalis**; hier mündet die Keilbeinhöhle, Sinus sphenoidalis. Die Keilbeinhöhle kann im Rahmen von neurochirurgischen **Operationen an der Hypophyse** als Zugangsweg genutzt werden (transsphenoidaler Zugang).

Das Schädeldach An der kranialen Ansicht des Schädeldachs, **Calvaria**, fallen die **Suturae coronalis, sagittalis und lambdoidea** ins Auge. Die Verknöcherung dieser 3 Hauptschädelnähte kann zur Abschätzung des Lebensalters benutzt werden. Dort, wo Kranz- und Pfeilnaht zusammentreffen, befindet sich der drachenförmige **Fonticulus anterior**. Die vordere Fontanelle verschließt sich um den 36. Lebensmonat. Dort, wo Pfeil- und Lambdanaht zusammenstoßen, liegt der dreieckige **Fonticulus posterior**. Der Verschluss der hinteren Fontanelle erfolgt um den 3. Lebensmonat. In der Nähe des hinteren Abschnitts der Pfeilnaht kann ein- oder beidseitig ein **Foramen parietale** ausgeprägt sein, das einer Emissarvene zum Durchtritt dient.

Die kaudale Ansicht des Schädeldachs ist median durch den Sulcus sinus sagittalis superioris geprägt. In Nachbarschaft dieses Sulcus erkennt man beidseits die **Foveolae granulares**.

Klinischer Tipp

Im Hinblick auf **Rückresorptionsstörungen des Liquors** und auf **epidurale Blutungen** sei an folgende anatomische Details an der Innenseite des Schädeldachs erinnert: In die Foveolae granulares senken sich Ausstülpungen der Arachnoidea, die **Pacchionischen Granulationen**, ein; hier findet eine Rückresorption des Liquor cerebrospinalis in den Sinus sagittalis superior oder in die Vv. diploicae statt. Seitlich erkennt man an der Innenseite von Stirn- und Scheitelbein die **Sulci arteriosi der A. meningea media**. Eine Verletzung der A. meningea media zieht eine epidurale Blutung nach sich, wobei diese Blutung sich im Bereich der Pars squamosa ossis temporalis zwischen Periost und Dura mater ausbreitet.

Klinik

Prämature Kraniosynostosen: Eine vorzeitige „prämature" (vor der Reife) erfolgende Verknöcherung einer oder mehrerer Schädelnähte führt zu einem veränderten Wachstumsmuster. Als häufigste Form unter den Kraniosynostosen imponiert dabei der **„Kahnschädel", Skaphozephalus**, mit einem verstärkten Schädelwachstum in anterior-posteriorer Richtung. Grund hierfür ist ein frühzeitiger Verschluss der Sagittalnaht. Vor allem bei einem prämaturen Verschluss mehrerer Schädelnähte besteht die **Gefahr eins erhöhten Hirndruckes**. In diesen Fällen ist eine operative Eröffnung der Nähte mit nachfolgender **Kranioplastik im Alter von 6 bis 8 Monaten** indiziert.

Seitenansicht des Schädels Die Seitenansicht des Schädels ist durch die Knochen der Schädelkalotte, die Ossa frontale, parietale und occipitale, durch die Pars squamosa des

Os temporale sowie durch die Mandibula geprägt (■ Abb. 7.18). Die Wölbung der Squama frontalis des Stirnbeins, auch als **Inclinatio frontalis** bezeichnet, schwankt von nahezu vertikal beim typisch weiblichen Schädel bis zu stark fliehend beim typisch männlichen Schädel. Os frontale und Ossa parietalia sind über die **Sutura coronalis** miteinander verbunden. Am Os parietale sind eine **Linea temporalis superior und inferior** ausgeprägt. An der Linea temporalis inferior entspringt der M. temporalis. Die **Sutura lambdoidea** stellt die Verbindung zwischen den beiden Scheitelbeinen und dem Os occipitale her. Dort, wo Os frontale, Os parietale, Ala major ossis sphenoidalis und die Pars squamosa des Os temporale zusammentreffen, befindet sich der **Fonticulus sphenoidalis**; er verschließt sich im 6. Lebensmonat. Dort, wo die Suturae lambdoidea, parietomastoidea und occipitomastoidea dorsal vom Processus mastoideus zusammentreffen, befindet sich der **Fonticulus mastoideus**; er verschließt sich im 18. Lebensmonat. Am **Processus mastoideus** des Schläfenbeins setzt der M. sternocleidomastoideus an. Die Processus temporalis (des Jochbeins) und zygomaticus (des Schläfenbeins) bilden den **Arcus zygomaticus**.

Oberhalb des Jochbogens befindet sich eine Grube, die **Fossa temporalis**. Die Fossa temporalis wird oben und hinten von den Lineae temporales superior und inferior, vorn vom Jochbein, lateral von der Innenfläche des Jochbogens und nach unten durch die Crista infratemporalis und den Unterrand des Jochbogens begrenzt. Diese Grube enthält den **M. temporalis**.

Unterhalb des Jochbogens geht die Fossa temporalis in die **Fossa infratemporalis**, die hinter dem Oberkiefer und medial vom Unterkieferast liegt, über. Das Dach der Fossa infratemporalis wird von der Facies infratemporalis des großen Keilbeinflügels und der Schläfenbeinschuppe gebildet. Die mediale Begrenzung liefert der Processus ptery-

goideus, die vordere Begrenzung bildet die Facies infratemporalis des Oberkiefers mit dem angrenzenden Processus alveolaris. Diese Grube enthält folgende Strukturen und Leitungsbahnen: Processus coronoideus mandibulae, Mm. pterygoidei, A. maxillaris, Plexus pterygoideus, Nn. mandibularis und lingualis.

Nach medial schließt sich an die Fossa infratemporalis die **Fossa pterygopalatina** an. Es handelt sich um einen schmalen, pyramidenförmigen Raum, der durch die Aneinanderlagerung von Oberkiefer und Gaumenbein sowie von Teilen des Keilbeins entsteht. Im Einzelnen wird diese Grube oben vom Keilbein, vorn vom Oberkiefer und Gaumenbein, hinten vom Processus pterygoideus des Keilbeins und der Facies maxilaris des großen Keilbeinflügels sowie medial von der Lamina perpendicularis des Gaumenbeins begrenzt. Durch verschiedene Kanäle bestehen Verbindungen zur Augenhöhle durch die **Fissura orbitalis inferior**, zur mittleren Schädelgrube durch das **Foramen rotundum**, zur Nasenhöhle durch das **Foramen sphenopalatinum**, zur Unterfläche der Schädelbasis durch den **Canalis pterygoideus** und zur Mundhöhle durch das **Foramen palatinum majus** sowie durch die **Foramina palatina minora**. In der Fossa pterygopalatina liegt das **Ganglion pterygopalatinum**.

Die Pars tympanica des Os temporale enthält den **Porus und Meatus acusticus externus. Die Beschreibung des Ohres erfolgt im ▶ Kap.** 9. Vor dem knöchernen Gehörgang liegt die Gelenkpfanne des Kiefergelenks, die **Fossa mandibularis**. In der **Articulatio temporomandibularis** nimmt die Fossa mandibularis das Caput mandibulae auf. Durch die Zwischenschaltung eines Discus articularis wird das Kiefergelenk zu einem zweikammerigen Gelenk. Ventral-kranial geht der Ramus mandibulae in den **Processus coronoideus** über, an dem der M. temporalis ansetzt. An der Außenfläche des Angulus mandibulae setzt der M. masseter an.

Basalansicht des Schädels Die Basalansicht des Schädels wird vom knöchernen Gaumen, den Jochbögen, dem Foramen magnum und dem Os occipitale beherrscht (■ Abb. 7.19). Der knöcherne Gaumen setzt sich aus dem **Processus palatinus der Maxilla** und der **Lamina horizontalis des Os palatinum** zusammen.

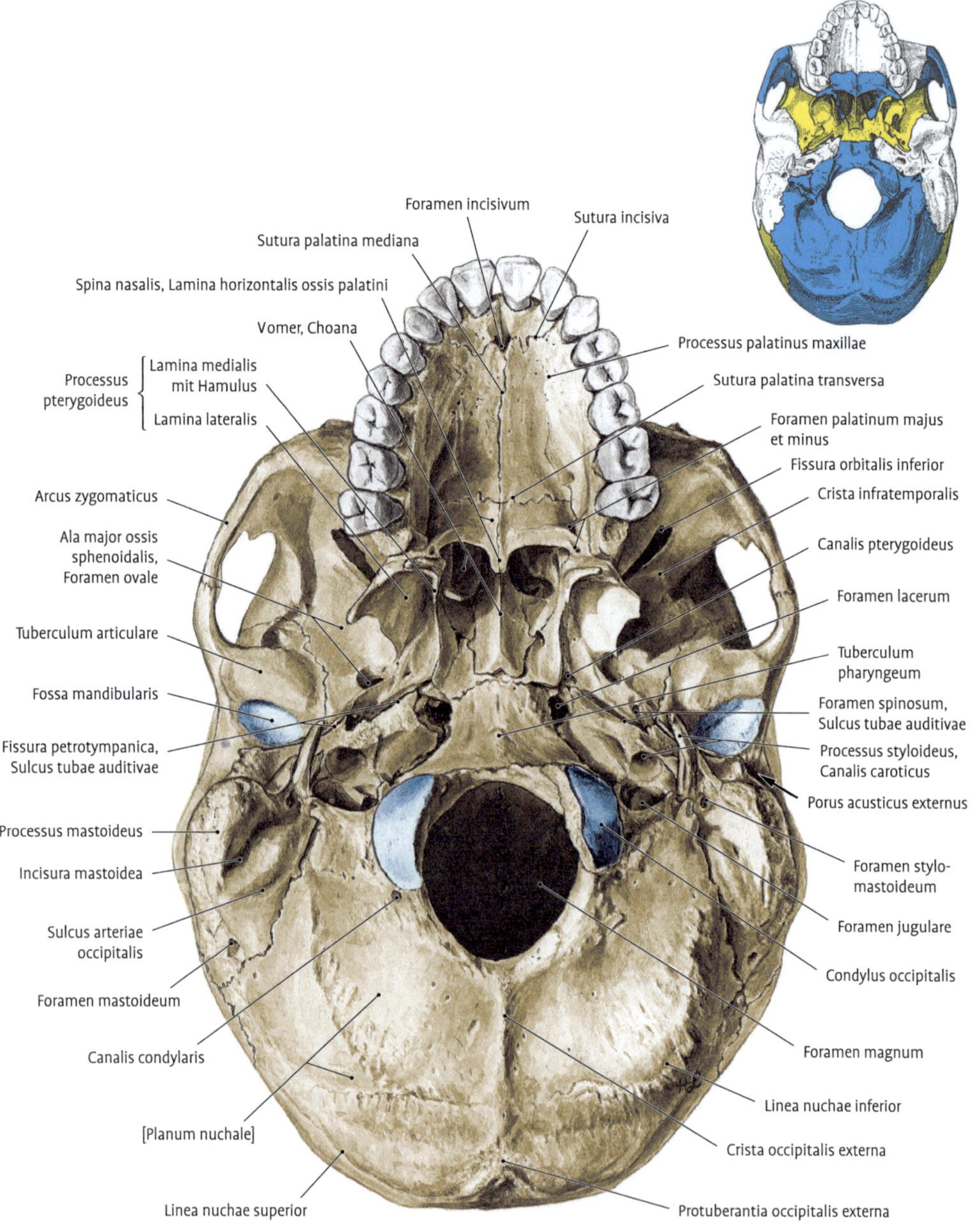

■ **Abb. 7.19** Schädel in basaler Ansicht. Das rechts oben eingefügte Inset zeigt einzelne Knochen der Schädelbasis in verschiedenen Farben. Os occipitale, Os palatinum und Os zygomaticum: dunkelblau, Os sphenoidale: gelb. (Aus Anderhuber et al. 2012)

> **Klinischer Tipp**
>
> Die **Sutura palatina mediana** spielt in der Kieferorthopädie eine wichtige Rolle. Die mediane Gaumennaht verbindet die beiden knöchernen Gaumenhälften und lässt sich ungefähr bis zum 20. Lebensjahr durch eine Apparatur zur **Gaumennahterweiterung** öffnen. Die Processus palatini maxillae und die Laminae horizontales ossis palatini sind jeweils über die **Sutura palatina transversa** miteinander verbunden.

Oberhalb des Gaumens erkennt man die hinteren Öffnungen der Nasenhöhlen, die **Choanen**, die durch den **Vomer** voneinander getrennt werden. Die **knöcherne Nasenscheidewand** besteht aus dem **Vomer** und der sich ventral anschließenden **Lamina perpendicularis des Siebbeins**. Die Laminae medialis und lateralis des **Processus pterygoideus** dienen den Mm. pterygoidei, die zur Kaumuskulatur gehören, als Ursprung. An der Wurzel der Lamina medialis des Processus pterygoideus liegt der Eingang zum **Canalis pterygoideus**, der parasympathischen Leitungsbahnen zum Ganglion pterygopalatinum in der Fossa pterygopalatina aufnimmt.

Am Hinterrand der Fossa mandibularis liegt die **Fissura petrotympanica (Glaser-Spalte)**; diese Spalte wird von der **Chorda tympani** auf ihrem Weg in die Paukenhöhle durchzogen. An der Unterfläche der Pars petrosa des Os temporale befindet sich die äußere Öffnung des **Canalis caroticus**, durch den die A. carotis interna das Schädelinnere betritt. Medial vom Processus mastoideus ragt der **Processus styloideus** hervor. Er dient folgenden 3 Muskeln als Ursprung: Mm. stylopharyngeus, styloglossus und stylohyoideus. Medial vom Processus styloideus öffnet sich das **Foramen jugulare**. Hier treten die V. jugularis interna sowie die Nn. glossopharyngeus, vagus und accessorius (Hirnnerven IX, X und XI) aus. An den Seitenrändern des Foramen magnus liegen die **Condyli occipitales**; sie treten mit den entsprechenden kranialen Gelenkflächen des Atlas in der Articulatio atlantooccipitalis in Verbindung. Hinter dem Processus mastoideus erkennt man das **Foramen mastoideum**, durch das eine Emissarvene verläuft. Zwischen dem hinteren Umfang des Foramen magnum und der Linea nuchae inferior breitet sich das **Planum nuchae**, an dem zahlreiche Nackenmuskeln ansetzen, aus. Die **Protuberantia occipitalis externa** stellt meistens die am weitesten nach dorsal hervorragende Stelle des Os occipitale dar.

> **Klinik**
>
> **Eagle-Syndrom:** Eine langstreckige Verknöcherung der Sehne des M. stylohyoideus kann zu einer Größenzunahme des Processus styloideus bis zum Zungenbein führen. Neben Bewegungseinschränkungen manifestieren sich Schmerzsensationen bei den betroffenen Patienten. Therapie der Wahl ist die operative Verkürzung des Griffelfortsatzes.

Innenfläche der Schädelbasis Die Innenfläche des Schädels wird lateral in die **3 Schädelgruben** gegliedert (■ Abb. 7.20). Die mittlere Region erstreckt sich von der Lamina cribrosa des Siebbeins bis zum Vorderrand des Foramen magnum. An die Lamina cribrosa schließt sich in der mittleren Region der inneren Schädelbasis **der Türkensattel (Sella turcica)** mit der **Fossa hypophysialis** an. Im **Clivus** sind Pars basilaris des Hinterhauptsbeins und Dorsum sellae des Keilbeinkörpers miteinander verbunden. Diese Verbindung besteht bis ungefähr zum 20. Lebensjahr aus einer knorpeligen Wachstumsfuge, der **Synchondrosis sphenooccipitalis**. Auf dem Clivus liegen der Pons cerebri und die Medulla oblongata. Die **Fossa cranii anterior** wird nach dorsal durch die kleinen Keilbeinflügel gegen die Fossa cranii media abgegrenzt. Die vordere Schädelgrube nimmt den Frontallappen des Gehirns auf. Die Abknickung der Schädelbasis, drückt sich im **Sphenobasilarwinkel** zwischen der Ebene der vorderen Schädel-

7

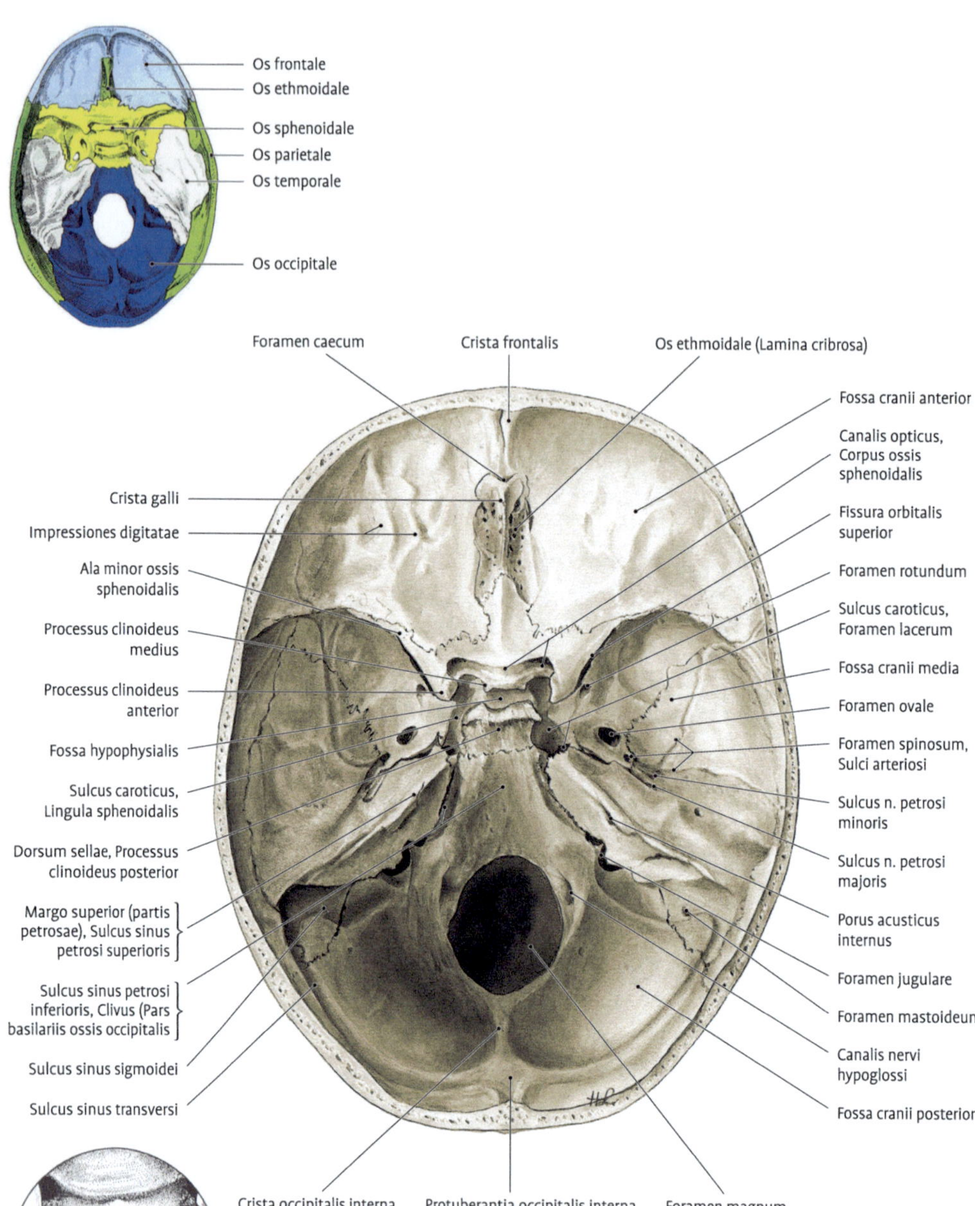

Abb. 7.20 Innenfläche der Schädelbasis. Das links oben eingefügte Inset zeigt einzelne Knochen der inneren Schädelbasis in verschiedenen Farben. Os occipitale: dunkelblau, Os parietale: grün, Os temporale: weiß, Os sphenoidale: gelb, Os frontale: hellblau. Das Inset links unten bildet den Bereich des Türkensattels bei stärkerer Vergrößerung ab. (Aus G. H. Schumacher; in Anderhuber et al. 2012)

grube und dem Clivus aus. Die **Fossa cranii media** erstreckt sich vom Hinterrand des kleinen Keilbeinflügels bis zur Oberkante der Felsenbeinpyramide. Die Grube nimmt den Temporallappen des Endhirns auf. Die **Fossa cranii posterior** wird durch die Pyramidenoberkante und den Sulcus sinus transversi des Hinterhauptsbeins begrenzt. Die Grube enthält das Kleinhirn, die Brücke sowie das verlängerte Mark und wird durch das **Tentorium cerebelli** vom Okzipitallappen des Endhirns getrennt.

An der Crista galli entspringt die **Falx cerebri**, eine Platte straffen Bindegewebes, die beide Großhirnhemisphären trennt und ihnen bei Bewegungen des Kopfes Halt gibt. Durch die Lamina cribrosa des Os ethmoidale verlaufen die Riechfäden des N. olfactorius (Hirnnerv I). Zu beiden Seiten des Siebbeins treten besonders am Os frontale **Impressiones digitatae** und **Juga cerebralia** als Abdrücke der Gyri und Sulci des Großhirns hervor. Die Fossa hypophysialis des Os sphenoidale nimmt die Hypophyse auf. Am Vorderrand des Türkensattels wird der kleine Keilbeinflügel (Ala minor) vom **Canalis opticus**, durch den die A. ophthalmica und der N. opticus (Hirnnerv II) zur Augenhöhle gelangen, durchbohrt. Lateral vom Dorsum sellae der Sella turcica verläuft beidseits der **Sulcus caroticus**. In dieser Grube ist die A. carotis interna nach Verlassen des Felsenbeinkanals untergebracht. Nach kurzem Verlauf durchbricht die Arterie die Dura mater und teilt sich in ihre Endäste, die Aa. cerebri anterior und media, auf. Der große Keilbeinflügel weist in der Reihenfolge von kranial nach kaudal folgende Öffnungen für durchtretende Leitungsbahnen auf: Durch das **Foramen rotundum** zieht der N. maxillaris als 2. Trigeminusast (Hirnnerv V/2), durch das **Foramen ovale** tritt der N. mandibularis als 3. Trigeminusast (Hirnnerv V/3), durch das **Foramen spinosum** gelangt die A. meningea media in den Schädel.

Das **Foramen lacerum** liegt vor der Felsenbeinspitze und enthält zu Lebzeiten Faserknorpel; es wird vom sympathischen N. petrosus profundus und vom parasympathischen N. petrosus minor durchzogen. Die höchste Erhebung auf der Vorderfläche des Felsenbeins wird von der **Eminentia arcuata** gebildet. Unter dieser Landmarke befindet sich der Ductus semicircularis anterior, einer der insgesamt 3 Bogengänge des Gleichgewichtsorgans. Parallel zur Basis der Hinterfläche der Felsenbeinpyramide verläuft der **Sulcus sinus sigmoidei**. Im Seitenbereich des Foramen magnum wird das Os occipitale vom **Canalis n. hypoglossi** durchbohrt. Hier verlässt der N. hypoglossus (Hirnnerv XII) den Schädel. Der **Sulcus sinus transversi** des Os occipitale setzt sich in den Sulcus sinus sigmoidei fort. An der **Protuberantia occipitalis interna** befindet sich der **Confluens sinuum**, an dem Sinus sagittalis superior, Sinus rectus und Sinus transversus zusammentreffen.

> **Klinik**
> 1. **Brüche der Schädelbasis** entstehen in Regel bei breitflächigen Gewalteinwirkungen (Sturz auf den Kopf, Berstungsbrüche). Sie können je nach Richtung der Gewalteinwirkung die Schädelgruben einzeln oder in Mehrzahl betreffen (Schiebler und Korf 2007).
> 2. **Leitsymptome von Frakturen**Schädel der vorderen Schädelgrube sind Blut- und Liquoraustritte aus der Nasenhöhle sowie ein auf Orbitaeinblutungen zurückgehendes Brillenhämatom. Bei Brüchen der mittleren Schädelgrube überwiegen Verletzungen der durch die Schädelforamina ziehenden Nerven. Bei Läsionen der hinteren Schädelgrube können subkutane Blutungen im Bereich des Processus mastoideus auftreten (Schiebler und Korf 2007).

7.21.2 Entwicklung des Schädels

Am Schädel werden ein **Hirnschädel (Neurocranium)** und ein **Gesichtsschädel (Viszerocranium)** unterschieden. Neurocranium und Viszerocranium werden zunächst bindegewebig angelegt. Im weiteren Verlauf entwickeln sich in beiden Abschnitten sowohl knorpelige (chondrale) als auch häutige (desmale) Zwischenstufen. Am Hirnschädel (Neurocranium) wird die Schädelbasis, also Teile des Keil-, Schläfen- und Hinterhauptsbeins, chondral gebildet. Das Schädeldach (Calvaria), also die Schuppenteile von Stirn- und Hinterhauptsbein sowie das Scheitelbein, entsteht hingegen desmal. Beide Teile bilden die das Gehirn umhüllende Hirnkapsel. Der **Gesichtsschädel (Viszerocranium)** entwickelt sich um die Eingänge zu den Atem- und Speisewegen. Er geht phylogenetisch auf das Kiemenbogenskelett der niederen Wirbeltiere zurück.

> Das knorpelige Neurocranium besteht aus parachordalen, prächordalen und okzipitalen sklerotomalen Elementen, die sich zur Schädelbasis verbinden, sowie aus 3 angelagerten Paaren von Knorpelkapseln (◻ Abb. 7.21a, b).

Neben der **Chorda dorsalis** entsteht ein Knorpelpaar, die **Parachordalia** (◻ Abb. 7.21a). Diese liegen im Bereich des vorderen Hinterhauptbeines und erstrecken sich bis zum hinteren Keilbein und bis zur hinteren Lehne des Türkensattels. Die Parachordalia verwachsen mit der Chorda dorsalis zu einer einheitlichen **Basalplatte**. Durch diese treten die Hirnnerven V, VII, VIII und X aus. Vor der Basalplatte und vor der Hypophyse entwickeln sich die bald miteinander verschmelzenden, paarigen **Trabeculae**. Hierdurch wird die Basalplatte nach kranial fortgesetzt. Aus dem prächordalen Abschnitt entstehen der Keilbeinkörper und seine beiden Flügel. Chordaler und prächordaler Abschnitt der Basalplatte grenzen im Bereich des Türkensattels aneinander. Knorpelige Kapseln für die Sinnesorgane treten in Kontakt zur Basalplatte (◻ Abb. 7.21b). Seitlich entwickeln sich die **Ohrkapseln** als Grundlage des späteren Felsenbeins, das die Organe des Hör- und Gleichgewichtsinns beherbergt. Im Bereich der Einstülpung der Riechgrube entwickelt sich die nach unten offene **Nasenkapsel**. Großer und kleiner Keilbeinflügel bilden die **Augenkapsel**, die das anfangs nach der Seite gerichtete Auge umfasst. Die Basalplatte wird nach kaudal durch die **Anlagerung okzipitaler Sklerotome**Schädelentwicklung erweitert. Diese entwickeln sich zur Unterschuppe des Hinterhauptbeins, das einem Wirbelbogen gleicht.

Das **häutige Neurocranium** liefert Deckknochen, welche die Hirnkapsel nach oben hin verschließen. Die Dura mater und das

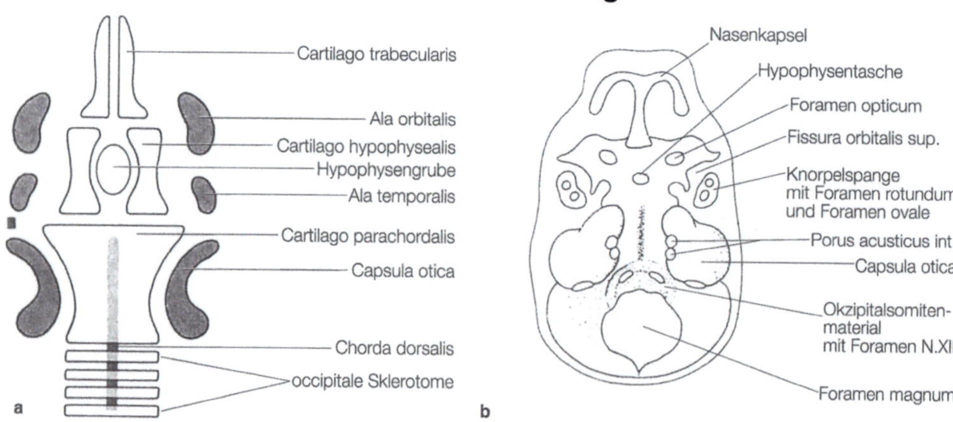

◻ **Abb. 7.21** (**a, b**) Entwicklung der Schädelbasis. (**a**) Anfang des 2. Entwicklungsmonats (nach Langman), (**b**) Mitte des 2. Entwicklungsmonats. (Aus Schiebler und Korf 2007)

Bindegewebe der Schädelschwarte entstammen ebenfalls dem häutigen Neurocranium. Auf der Grundlage von desmal ossifizierenden Deckknochen entstehen die Knochen des Schädeldachs (Kalotte), die Schädelseitenwände sowie der überwiegende Teil der Gesichtsknochen.

Grundlage des Viszerocraniums bilden paarige Knorpelspangen, die bei Fischen in der Wand des Kiemendarms zwischen 2 Kiemenspalten liegen. Beim Menschen werden Teile des 1. Kiemenbogens für Ober- und Unterkiefer sowie für den Schallleitungsapparat bzw. die Gehörknöchelchenkette verwandt (◻ Tab. 7.1). Aus den mesenchymalen Teilen des 1. Kiemenbogens entstehen Ober- und Unterkieferfortsatz. Die sich daraus entwickelnden Skelettelemente bilden das **primäre Kiefergelenk zwischen Hammer und Amboss**. Aus dem Gelenkende des Oberkieferfortsatzes geht der Amboss hervor. Das Gelenkende des Unterkieferfortsatzes liefert den Hammer. Das anfangs knorpelige Skelett des 1. Kiemenbogens wird durch den **Meckelschen Knorpel** repräsentiert. Auf der Matrize des Meckelschen Knorpels vollzieht sich die desmale Osteogenese des Unterkiefers. Aus dem desmalen Unterkiefer entwickelt sich ein sekundärer Unterkiefer, die Mandibula. Aus dem Mesenchym des Oberkieferfortsatzes gehen, neben der Maxilla, das Os zygomaticum und die Pars squamosa des Os temporale hervor. Aus dem 2. Kiemenbogen entstehen der Stapes und der Processus styloideus des Os temporale (◻ Tab. 7.1). Das Zungenbein, Os hyoideum, entsteht aus dem 2. und 3. Kiemenbogen.

> **Klinik**
>
> 1. Die **Gesichtsfraktur nach Le-Fort I** verläuft durch den Processus alveolaris der Maxilla in Höhe des Nasenhöhlenbodens. Der Oberkiefer ist als Folge dieser Fraktur frei beweglich. Die **Gesichtsfraktur nach Le-Fort II** durchzieht die Verbindungen zu den Jochbeinen (Processus zygomaticus), zum Stirnbein (Processus frontalis) und zu den Nasenbeinen (Sutura frontonasalis). Der abgesprengte Teil des knöchernen Mittelgesichts hat eine pyramidenförmige Gestalt. Die **Gesichtsfraktur nach Le-Fort III** verläuft horizontal durch die Jochbeine (Sutura sphenozygomatica) sowie beidseits durch das Siebbein, das Tränenbein, den Processus frontalis der Maxilla und das Nasenbein. Hierbei kommt es zu einem Abriss des Gesichtsschädels von der Schädelbasis. Aus einem Abriss der Riechfäden in der Lamina cribrosa des Siebbeins kann ein **Verlust des Geruchssinns** resultieren.
> 2. **Naso-orbito-ethmoidale Frakturen-Schädel (NOE-Frakturen)**: Durch den Abriss des medialen Lidbandes tritt nach NOE-Frakturen ein vergrößerter Abstand der Augenlider beziehungsweise der Lidspalten auf. Das mediale Lidband setzt mit seinem Bandapparat am Tränenbein sowie am Stirnfortsatz der Maxilla an. Bei NOE-Frakturen Typ I bricht ein größeres knöchernes Fragment aus, an welchem das mediale Lidband verankert bleibt, während es im Falle der NOE-Frakturen Typ II an gesplitterten zentralen Knochenfragmenten verankert bleibt. Charakteristisch für NOE-Frakturen Typ III ist der Abriss des Lidbandes von zersplitterten zentralen Knochenfragmenten (Markowitz et al. 1991).
> 3. Die **Nasenbeinfrakturen** lassen sich – zum Beispiel nach Wustrow – morphologisch in 5 Grundtypen einteilen. Typ I: Keine Dislokation der Knochenfragmente, Typ II: Ein- oder beidseitige Fraktur mit Dislokation ohne Abriss vom Stirnbein, Typ III: Fraktur mit Stirnbeinabriss, Typ IV: Fraktur mit Dislokation, Abriss der Fragmente vom Stirnbein und Lösung vom

Processus frontalis maxillae, V: Zertrümmerung von Nasenwandteilen und Nasendach (Os ethmoidale). Das Nasenseptum kann bei allen Frakturtypen mehr oder weniger mitbeteiligt sein (Benner und Snell 1995).

4. An einzelnen Stellen ist der Knochen der inneren Schädelbasis auffallend dünn. Schwachstellen, an denen es bei Gewalteinwirkung zu Frakturen kommen kann, treten in folgenden Regionen auf: **Lamina cribrosa des Siebbeins, Orbitadach, Boden der Sella turcica, Fossa mandibularis, Pars squamosa des Schläfenbeins, Dach der Paukenhöhle, tiefste Stelle der hinteren Schädelgrube**.

5. An **Frakturen der vorderen Schädelgrube** können die Stirnhöhle, die Siebbeinzellen und die Keilbeinhöhle beteiligt sein. Begleitend kann Blut aus den Nasenhöhlen oder der Mundhöhle austreten. Ein Austritt von Liquor cerebrospinalis weist auf eine Eröffnung des Subarachnoidalraums mit der Gefahr einer **Meningitis** hin. **Frakturen der vorderen Schädelbasis** können zum Abriss der Riechfäden in der Lamina cribrosa des Siebbeins mit **Anosmie** oder zur Beschädigung des N. opticus im Canalis opticus mit **Erblindung** führen.

6. **Frakturen der mittleren Schädelgrube** können bei einer Beteiligung des Keilbeins Blutungen aus der Mundhöhle oder bei Beteiligung der arteriell sehr gut versorgten Paukenhöhle Blutungen oder Liquoraustritt aus dem äußeren Gehörgang zur Folge haben. Der hintere Querbalken der Strebepfeiler der Schädelbasis wird von der Felsenbeinpyramide geliefert. Da die Umgebung des Labyrinths zeitlebens aus primitivem Faserknochen besteht, kann der hintere Querbalken brechen, wobei die Nn. facialis und vestibulocochlearis geschädigt werden können (Weiglein

2012). Läsionen der Pars cochlearis des N. vestibulocochlearis können mit **Hörverlust** einhergehen. Für die Empfindlichkeit des N. abducens bei Schädelfrakturen ist sein langer extraduraler Verlauf verantwortlich. Kennzeichnend ist das Auftreten von **Doppelbildern** infolge einer Parese des M. rectus lateralis.

7. Bei **Frakturen der hinteren Schädelgrube** treten Hirnnervenläsionen nur gelegentlich auf. Diese Verletzungen dehnen sich über den Processus mastoideus zum M. sternocleidomastoideus aus.

Varianten

1. Zu den **Varianten am kraniozervikalen Übergang** gehören 4 typische Manifestationen von okzipitalen Wirbeln: Der Processus basilaris, der Condylus tertius, der Processus paracondyloideus und der Arcus praebasioccipitalis. Alle Varianten haben Bezug zum Foramen occiptale und können eine **Kompression der A. vertebralis** verursachen oder die Beweglichkeit im oberen Kopfgelenk einschränken (Birkner 1977; Prescher et al. 1996).

2. Beim Os odontoideum handelt es sich um ein akzessorisches Knochenelement an der Spitze des Dens axis. Es kann zur **Bewegungseinschränkung im unteren Kopfgelenk** führen (Birkner 1977; Prescher 1990).

7.22 Gesichtsmuskulatur

Die mimischen Muskeln sind Hautmuskeln, das heißt, sie haben keine Faszie. Sie werden lediglich von einem zarten Epimysium bedeckt und bilden an ihren Enden nur mikroskopisch nachweisbare Sehnen. Die mimische Muskulatur stammt vom **2. Kiemenbogen, dem Hyoidbogen**, ab und wird einschließlich des Platysmas vom **N. facialis** (Hirnnerv VII) innerviert (◘ Tab. 7.3).

Tab. 7.3 Ursprung, Ansatz, Innervation und Funktion der mimischen Muskeln. Unter dem Terminus „Rami" sind die Äste des N. facialis zu verstehen

Muskel	Ursprung	Ansatz	Funktion	Innervation
M. occipitofrontalis, Venter frontalis (a) und occipitalis (b)	Stirnhaut (a), Linea nuchae suprema (b)	Galea aponeurotica	Stirnrunzeln (a), Glättung Nackenhaut (b)	Rami temporales (a), Ramus occipitalis (b)
M. temporoparietalis	Galea aponeurotica	Wurzel der Ohrmuschel	Hochziehen Ohrmuschel	Rami temporales, Ramus auricularis posterior
M. orbicularis oculi, Partes orbitalis (a), palpebralis (b), lacrimalis (c)	Crista lacrimalis anterior, Processus frontalis maxillae, Ligamentum palpebrale mediale (a), Ligamentum palpebrale mediale (b), Crista lacrimalis posterior (c)	Ligamentum palpebrale laterale (a), Ligamentum palpebrale laterale (b), Ligamentum palpebrale laterale (c)	Zukneifen der Lider (a), Lidschlag (b), Erweiterung Tränensack (c)	Rami temporales und zygomatici
M. corrugator supercilii	Os frontale, Glabella, Margo supraorbitalis	Haut Augenbraue	Augenbraue nach unten	Rami temporales
M. procerus	Os nasale, Glabella	Haut über Glabella	Haut Glabella nach unten	Rami zygomatici
M. orbicularis oris	Zwischensehne senkrecht zur Mundspalte	Haut der Lippe	Mundschluss, Mundspitzen, Pfeifen	Rami buccales und marginalis mandibulae
M. buccinator	Processus alveolaris maxillae, Raphe pterygomandibularis, Crista buccinatoria	Angulus oris	Pusten, Blasen, Saugen, Pfeifen (Trompetermuskel)	Rami buccales
M. zygomaticus major	Sutura zygomaticotemporalis	Mundwinkel, Nasolabialfalte	Hebt Mundwinkel (Lachmuskel)	Rami zygomatici
M. zygomaticus minor	Außenfläche Jochbein	Nasolabialfurche	Hebt Mundwinkel	Rami zygomatici
M. risorius	Fascia parotidea, Fascia masseterica	Mundwinkel	Zieht Mundwinkel nach lateral	Rami buccales
M. levator labii superioris	Margo infraorbitalis, Maxilla oberhalb Foramen infraorbitale	Nasolabialfurche, M. orbicularis oris	Hebt Oberlippe	Rami zygomatici
M. levator anguli oris	Fossa canina unterhalb Foramen infraorbitale	M. orbicularis oris	Mundwinkel nach oben	Rami zygomatici

(Fortsetzung)

Tab. 7.3 (Fortsetzung)

Muskel	Ursprung	Ansatz	Funktion	Innervation
M. depressor anguli oris	Unterrand Mandibula	Mundwinkel	Mundwinkel nach unten	Rami buccales
M. depressor labii inferioris	Mandibula unterhalb Foramen mentale	M. orbicularis oris	Unterlippe nach unten (Trinkmuskel)	Ramus marginalis mandibulae
M. mentalis	Jugum alveolare seitlicher Schneidezahn	Haut Kinnregion	Heben und Runzeln Kinnhaut	Ramus marginalis mandibulae
M. nasalis, Partes transversa (a), alaris (b)	Jugum alveolare Eckzahn (a), oberhalb seitlicher Schneidezahn (b)	Nasenflügel (a), Knorpel Nasenrücken (b)	Nase nach unten (a), Verengung Nasenlöcher (b)	Rami zygomatici
M. levator labii superioris alaeque nasi	Processus frontalis maxillae, Margo infraorbitalis	Nasenrücken, Nasolabialfalte	Naserümpfen	Rami zygomatici
Mm. auricularis anterior (a), auricularis superior (b), auricularis posterior (c)	Fascia temporalis (a), Galea aponeurotica (b), Processus mastoideus (c)	Vorderrand Ohrmuschelwurzel (a), Oberrand Ohrmuschelwurzel (b), Hinterrand Ohrmuschelwurzel (c)	Ohrmuschel nach vorne (a), Ohrmuschel nach oben (b), Ohrmuschel nach hinten (c)	Rami temporales (a), Ramus auricularis posterior (b, c)
Platysma	Haut von Unterkiefer, Wange und Kinn	Haut obere Brustgegend unterhalb Klavikula	Haut an Hals und oberem Brustkorb nach oben oder Haut von Unterlippe und Mundwinkel nach unten	Ansa cervicalis superficialis

Klinischer Tipp

Eine Überprüfung der Funktion der Äste des N. facialis kann am einfachsten dadurch durchgeführt werden, dass man den Patienten auffordert, folgende mimische Gesten auszuführen (◘ Abb. 7.22):

- Stirnrunzeln: M. occipitofrontalis, innerviert durch Rami temporales.
- Lidschluss: M. orbicularis oculi, innerviert durch Rami temporales und zygomatici.
- Naserümpfen: M. levator labii superioris alaeque nasi, innerviert durch Rami zygomatici.
- Mundwinkel heben, Lachen: Mm. zygomaticus major und minor, innerviert durch Rami zygomatici.
- Pusten, Blasen, Saugen: M. buccinator, innerviert durch Rami buccales.
- Mund spitzen, Pfeifen: M. orbicularis oris, innerviert durch Rami buccales und marginalis mandibulae.
- Mundwinkel nach unten ziehen: M. depressor anguli oris, Rami buccales.
- Unterlippe nach abwärts ziehen: M. depressor labii inferioris, Ramus marginalis mandibulae.

Klinik

1. Neben dem Zukneifen der Lider, dem Lidschlag, der Verteilung der Tränenflüssigkeit und der Erweiterung des Tränensacks ist der M. orbicularis oculi für einen Schutzreflex, den **Lidschlussreflex**, verantwortlich.
2. Bei den Gesichtslähmungen wird eine **periphere von einer zentralen Fazialislähmung** unterschieden. Nach peripherer Fazialisparese kommt es zu einer Lähmung der gesamten mimischen Muskulatur. Nach zentraler Fazialisparese, beispielsweise bei einem Schlaganfall auf einer Seite, ist Stirnrunzeln weiterhin möglich.

Grund dafür ist, dass die Stirnmuskulatur von Kerngebieten in beiden Großhirnhemisphären innerviert wird.

3. Bei der Mundöffnung ist das Gebiet des M. depressor anguli oris der engste Teil des Mundvorhofs. Nach abwärts gezogene Mundwinkel deuten auf eine **Hypertrophie des M. depressor anguli oris** hin. Dies ist in prothetischer Hinsicht als ungünstig zu betrachten (Kemeny 1955).
4. Bei der Aufstellung einer unteren Totalprothese muss die Muskeldynamik der mimischen Muskulatur im Bereich des sogenannten **Modiolus** beachtet werden (Jüde et al. 1997). Der Modiolus liegt neben dem Mundwinkel. Hier durchkreuzen sich Fasern des M. orbicularis oris und des M. buccinator im Bereich einer kleinen Sehnenplatte. In diesen Bereich münden auch Fasern der Mm. depressor anguli oris, risorius, zygomaticus major und levator anguli oris ein. Eine lebhafte Muskeltätigkeit im Bereich des Modiolus kann das **„Abheben" einer unteren Totalzahnprothese** begünstigen (Kemeny 1955).
5. In der plastischen Chirurgie bezeichnet man die Verbindung von Muskelzügen der mimischen Muskulatur mit dem subkutanen Bindegewebe einschließlich der Fasciae parotidea und masseterica als **„Superficial musculo-aponeurotic system" (SMAS)**. Ein Nachgeben dieses Systems in kaudale Richtung führt zu den bekannten Veränderungen des Gesichtsausdrucks älterer Menschen (Faltenbildungen, Verschärfung der Nasolabialfalten, Doppelkinn). Durch Verschiebeplastiken nach dorsolateral wird eine Straffung der Gesichtshaut erreicht (Schumacher und Aumüller 2004).

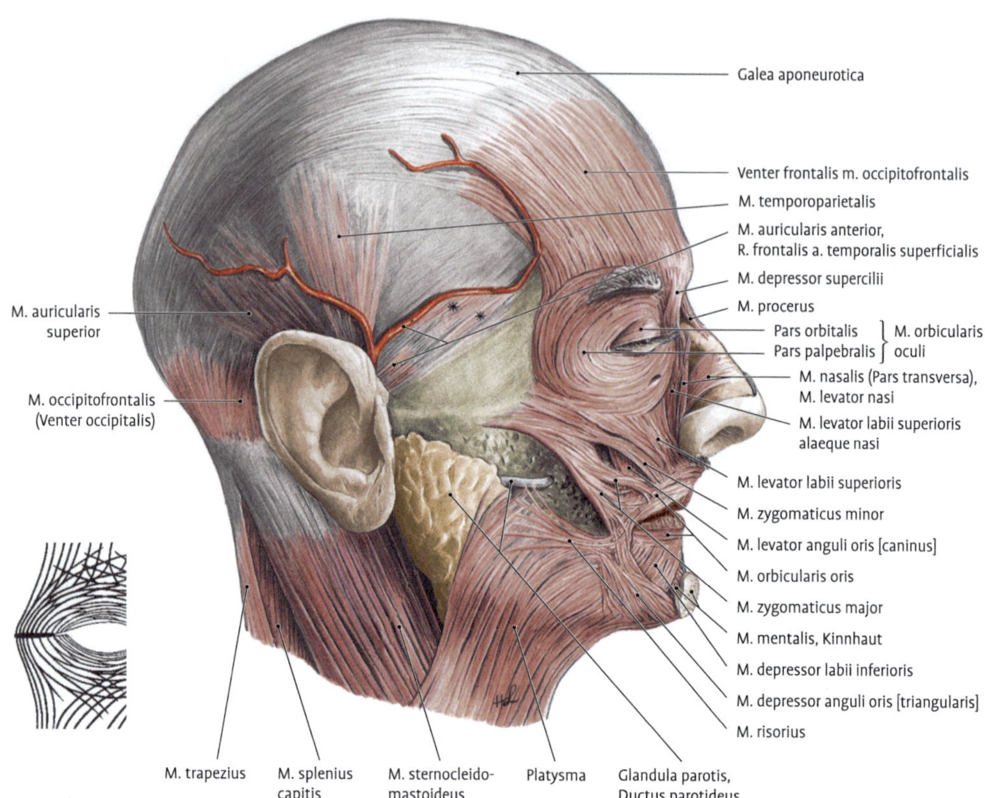

◘ Abb. 7.22 Oberflächliche Schicht der mimischen Muskulatur. Als Variante ist ein M. temporofrontalis** ausgeprägt. Im Inset links unten ist der Verlauf der Muskelfasern im M. orbicularis oculi schematisch dargestellt. (Nach J. Rohen; aus Anderhuber et al. 2012)

7.23   Mundhöhle und Zähne

7.23.1   Aufbau der Mundhöhle

Die **Mundhöhle (Cavitas oris)** wird vorn von den Lippen, hinten von der **Schlundenge (Isthmus faucium)** begrenzt. Sie wird bis auf die Zahnkronen von Mundschleimhaut überzogen. Der harte Gaumen (Palatum durum) bildet das Dach der Mundhöhle. Der Boden der Mundhöhle (Diaphragma oris) ist weich und wird im Wesentlichen vom M. mylohyoideus gebildet. Die vordere und seitliche Wand begrenzen die zahntragenden Teile des Unter- und Oberkiefers sowie die Zähne. Der hufeisenförmige Raum zwischen den Lippen und Wangen auf der einen Seite und den Zahnreihen auf der anderen Seite wird als **Vorhof (Vestibulum oris)** bezeichnet. Die **eigentliche Mundhöhle (Cavitas oris propria)** umfasst den von den Zahnreihen umschlossenen Raum. Nach hinten geht die Mundhöhle in den Isthmus faucium, welcher die Mundhöhle vom mittleren Teil des Pharynx (Mesopharynx, Oropharynx) abgrenzt, über. Die Enge des Isthmus faucium wird durch den vorderen und hinteren Gaumenbogen gebildet, kann durch torbogenartig angeordnete Muskeln verengt und muss beim Schluckakt passiert werden. Die Zunge ruht auf dem Mundboden und ist in ihrem hinteren Abschnitt mit ihm verwachsen. Der harte Gaumen setzt sich nach hinten in den weichen Gaumen (Palatum molle), der bereits zum Rachen gehört, fort.

7.23.2 Zähne und Gebiss

Das **Milchgebiss** besteht aus 4 × 5 Zähnen. Folgende Zahntypen kommen vor: Schneidezähne, Eckzähne und Molaren. Das **Dauergebiss** besteht aus 4 × 8 Zähnen. Zusätzlich zu den Typen des Milchzahngebisses kommen Praemolaren vor. Es gibt eine **Milchzahnleiste**, aus der zunächst die 5 Milchzähne einer jeden Kieferhälfte hervorgehen. Später entstehen aus der Milchzahnleiste auch die Dauermolaren des Erwachsenengebisses, die als Zuwachszähne bezeichnet werden. Des Weiteren gibt es eine **Ersatzzahnleiste**, aus der die beiden dauerhaften Schneidezähne, der dauerhafte Eckzahn und als neuer Zahntyp die beiden Praemolaren hervorgehen.

An einem Zahn unterscheidet man eine **Facies occlusalis** (Kaufläche), eine **Facies interdentalis** (Interdental- oder Approximalfläche), eine **Facies lingualis** (nach innen zur Zunge hin gerichtet), eine **Facies vestibularis** (zum Vestibulum oris hin gerichtet); letztere wird in eine **Facies labialis** (zu den Lippen hin gerichtet) und eine **Facies buccalis** (zu den Wangen hin gerichtet) untergliedert. Die Richtungsangaben **mesial und distal** verweisen nach vorne zu den Schneidezähnen bzw. nach hinten zu den Mahlzähnen.

Ein Zahn wird in **Krone** (Corona dentis), **Hals** (Cervix dentis) und **Wurzel** (Radix dentis) gegliedert (■ Abb. 7.23). Der Zahnhals wird von Zahnfleisch bedeckt. Die Hartgewebe des Zahnes sind: der **Schmelz**, er überzieht die Zahnkrone, das **Dentin**, es ist in allen Bereichen des Zahnes vorhanden, und das **Zement**, welches nur die Wurzel

überzieht. Durch das Foramen apicis dentis kommt man in den Wurzelkanal, der zur Pulpahöhle führt. Die **Zahnpulpa** enthält Blut- und Lymphgefäße, Nervenzellen, Odontoblasten als Dentinbildner, Fibroblasten und Abwehrzellen.

Der Zahnhalteapparat, **Parodontium**, besteht aus dem Wurzelzement, dem Alveolarknochen, dem Periodontium (Desmodont, Wurzelhaut) und der Gingiva (Zahnfleisch). Das **Periodontium**, enthält besondere Kollagenfasern (zementoalveoläre Faserbündel, Sharpey-Fasern), die zwischen Zement und alveolärem Knochen ausgespannt sind. Über diese Fasern ist der Zahn in der knöchernen Alveole befestigt. Das Zahnfleisch, **Gingiva**, ist am Zahnhals oder am Alveolarknochen befestigt. Die Befestigung wird durch dento-gingivale und periostal-gingivale Faserbündel vermittelt. Die freie Gingiva ist nur am Zahnhals befestigt. Von dort aus ragt sie in ihrem unbefestigten Teil ca. 1–2 mm nach oben, sodass eine **Zahnfleischtasche** gebildet wird.

Folgende Lagebezeichnungen sind für Zähne üblich: koronal (kronenwärts), apikal (wurzelspitzenwärts), zervikal (zahnhalswärts), gingival (zahnfleischwärts), palatinal (gaumenwärts), lingual (mundhöhlenwärts), vestibulär (vorhofwärts), okklusal (kauflächenwärts), inzisal (schneidekantenwärts), mesial (in Richtung auf die Schneidezähne), distal (in Richtung auf die Molaren).

Als **Zahndurchbruch** bezeichnet man den Prozess, welcher den sich entwickelnden Zahn aus seiner Lage im Alveolarknochen in die Okklusionsebene bewegt. Nach Schroeder (1992) sind die treibenden Kräfte für den Zahndurchbruch im Desmodontalgewebe zu suchen und werden wahrscheinlich von desmodontalen Fibroblasten bereitgestellt. Vergleichbar mit Myofibroblasten haben diese Zellen kontraktile Eigenschaften und können den Zahn mithilfe der dentogingivalen Fasern, die wie „Seile" fun-

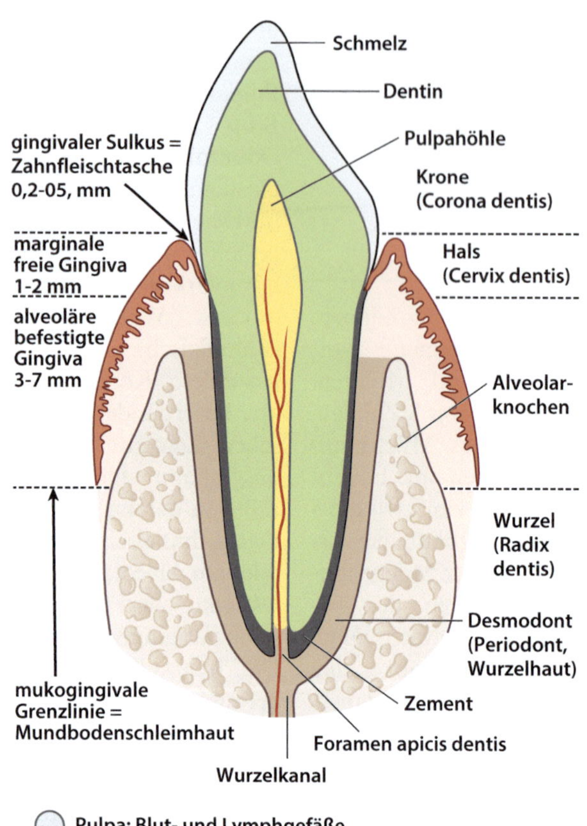

◘ Abb. 7.23   Schematische Darstellung zum Zahnaufbau an einem Frontalschnitt. Man beachte die Zahnfleischtasche (gingivaler Sulkus). (Quelle: eigene Darstellung, Vorlesungsfolie)

gieren, hochziehen. Der Durchbruch des Milchzahngebisses erfolgt vom 6. Monat bis zum 3. Lebensjahr. Die nach Zahntypen geordnete **Abfolge des Milchzahndurchbruches** lautet: **I1 > I2 > M1 > C > M2** (I = Incisius, C = Caninus, M = Molaren). Vor Durchbruch der Ersatzzähne müssen die Zahnwurzeln der Milchzähne resorbiert worden sein. Der Durchbruch des Dauergebisses erfolgt vom 6. bis zum 20. Lebensjahr. Im Mittel bricht der untere 1. Molar im 6. Lebensjahr, der untere 2. Molar im 12. Lebensjahr durch. Für gewöhnlich erscheinen die Unterkieferzähne etwas eher als die Ober-

kieferzähne. Die nach Zahntypen geordnete **Abfolge des Dauerzahndurchbruches** ist verschieden, im Oberkiefer würde sie in 12 % der Fälle folgendermaßen ablaufen: **M1 > I1 > I2 > P1 > C > P2 > M2 > M3** (I = Incisivus, C = Caninus, P = Praemolaren, M = Molaren).

Die Bewegungen der Zähne des Ober- und Unterkiefers, die mithilfe der Kaumuskulatur entsprechend den Freiheitsgraden des Kiefergelenks möglich sind, bezeichnet man als **Artikulation**. Unter **Okklusion** versteht man jeden Kontakt von Zähnen des Oberkiefers mit denen des

Unterkiefers. Da der obere Zahnbogen (ellipsenförmig) weiter und größer als der untere (parabelförmig) ist, stehen die antagonistischen Zähne bei Okklusion nicht genau aufeinander, sondern sind zueinander etwas verschoben. Die oberen Frontzähne überragen die unteren geringfügig. Bei den Seitenzähnen verdeckt der äußere Kaurand der oberen Zähne die entsprechende untere Höckerreihe, während der innere Kaurand des oberen Gebisses in die Furchen der Kaufläche der unteren Zähne trifft. Die Seitenzähne liegen gewöhnlich so dicht beieinander, dass sie eine durchgehende Kaufläche bilden. Ihre Längsfissuren setzen sich von Zahn zu Zahn in einer gebogenen Linie, die man als **Spee-Kurve** bezeichnet, fort (Spee 1890). Verbindet man die Höcker der Unterkieferseitenzähne in transversaler Richtung, so liegen die lingualen Höcker tiefer als die vestibulären. Dieses Verhalten kommt in der **Wilson-Kurve** zum Ausdruck.

Makroskopie der Milchzähne

Am Milchzahngebiss unterscheidet man 3 spezialisierte Zahntypen: Schneidezähne (Incisivi), Eckzähne (Canini) und Mahlzähne (Molares).

Die **oberen Milchschneidezähne** (Dentes incisivi decidui) besitzen eine annähernd quadratische oder rechteckige Meißelform mit einer horizontalen Schneidekante. Die palatinale Kronenfläche bildet eine flache, konkave Mulde, die an einem schwach ausgeprägten Tuberculum dentis endet. Der 2. Schneidezahn ist etwas kleiner und schmaler als der erste.

Die **oberen Milcheckzähne** (Dentes canini decidui) sind größer und stärker als die Schneidezähne.

Die **oberen 1. Milchmolaren** nehmen eine Zwischenstellung zwischen einem permanenten Praemolaren und einem permanenten Molaren ein. Man unterscheidet eine praemolare (häufigere) und eine molare (seltenere) Formvariante. Der praemolare Typ ist durch eine zweihöckrige Krone mit einem großen, bukkalen und einem kleineren, palatinalen Höcker sowie durch eine ausgeprägte Randleiste gekennzeichnet. Beide Höcker werden durch eine Längsfissur getrennt. Der bukkale Höcker wird vielfach durch Querfissuren weiter untergliedert (Nebenhöckerchen), wodurch sich eine Molarisation andeutet. Die molare Formvariante ist durch eine Vergrößerung der Kaufläche charakterisiert, wodurch sich ein rechteckiger Kronenumriss mit 4 Höckern ergibt. Palatinal kann man einen größeren, mesiopalatinalen Haupthöcker und einen kleineren, distopalatinalen Nebenhöcker sowie bukkal 2 kleinere Höcker, einen mesiobukkalen und einen distobukkalen, unterscheiden. Beim oberen 1. Milchmolaren sind 3 Wurzeln differenziert, 2 bukkale und eine palatinale.

Die Krone des oberen 2. Milchmolaren entspricht der des ersten bleibenden Mahlzahnes. Die Kronenform ist rhombisch mit 4 Höckern, die durch eine ausgeprägte, bogenförmige Randleiste miteinander verbunden sind. Die Kaufurche hat die Form eines „H". Ein **Tuberculum Carabelli** wird häufig beobachtet.

Die **unteren Milchschneidezähne** ähneln weitgehend denen des Erwachsenengebisses. Es handelt sich um schlanke, meißelförmige Zähne mit horizontaler Kaukante, von denen der 1. regelmäßig kleiner ist als der 2. Die Labialflächen der Kronen sind annähernd rechteckig, die Lingualflächen bilden ein flaches Tuberculum dentis aus. Die Wurzeln unterscheiden sich von denen des Dauergebisses durch ihre geringere seitliche Abplattung, sodass sie im Querschnitt oval erscheinen.

Die **unteren Milcheckzähne** sind größer und stärker als die Schneidezähne.

Für Form und Varianz des **unteren 1. Milchmolaren** gilt das schon beim oberen 1. Milchmolaren Gesagte. Er hat 2 Wurzeln, eine breitere, längere mesiale und eine kleinere, kürzere distale Wurzel.

Der **untere 2. Milchmolar** zeigt ähnlich wie der permanente untere 1. Molar eine rechteckige oder quadratische Krone mit 5 Höckern. Man unterscheidet eine mesiale und eine distale Wurzel.

Klinik

1. Die Milchzähne haben Platzhalterfunktionen für die 2. Dentition. Der frühzeitige Verlust eines Milchzahnes zu einem Zeitpunkt, zu dem entsprechende Ersatzzähne noch nicht weit genug entwickelt ist, um seinen Platz im Zahnbogen einzunehmen, kann zu Platzmangel für die Zähne der 2. Dentition mit auffallenden **Zahnfehlstellungen** führen (Rosenbauer et al. 1998).
2. **Vorzeitiger Verlust von Milchzähnen** wirkt wie eine Enthemmung auf den Ersatzzahn, der in die Lücke einrückt. So kann sich bei frühzeitigem Verlust des Milcheckzahns der 1. Praemolar nach vorn in die Lücke schieben. Wenn dann der später erscheinende Ersatzeckzahn, der einen größeren Weg hat, heranrückt, ist sein Platz besetzt, er wird hochgestellt und verschoben (Drenckhahn 2003).

Makroskopie der bleibenden Zähne

Am Dauerzahngebiss werden 4 spezialisierte Zahntypen unterschieden. Neben den vom Milchzahngebiss bekannten Zahntypen werden zusätzlich Backenzähne (Praemolares) ausgebildet.

Die oberen Schneidezähne (Dentes incisivi) sind schräg nach vorne unten gerichtet und treten bei Okklusion vor die unteren Schneidezähne. Sie haben eine meißelförmige Krone mit scharfer Kante, die in der Regel hinten abgeschliffen wird.

Der **obere 1. Schneidezahn** hat eine schaufelförmige Krone. Die labiale Kronenfläche ist konvex und viereckig. Die palatinale Kronenfläche ist konkav und dreieckig; sie wird distal und mesial durch eine Leiste verdickt. Die Leisten gehen in der Nähe des Zahnhalses in ein Höckerchen, Tuberculum dentis, über. Die seitlichen Flächen der Krone, die Approximalflächen, sind dreieckig. Der Zahn ist einwurzelig mit einem Wurzelkanal. Die Wurzel ist im Querschnitt rund.

Der **obere 2. Schneidezahn** gleicht in seiner Grundform dem 1. Schneidezahn des Oberkiefers, doch sind alle Maße kleiner. An der labialen Kronenfläche des Zahnes kann eine Längsteilung in 2 Facetten angedeutet sein. An der Vereinigungsstelle der beiden palatinalen Randleisten befindet sich häufig eine blind endende Einziehung, ein Foramen caecum Winkel- und Wurzelmerkmal sind deutlich ausgeprägt. Der Zahn ist einwurzelig, der Wurzelquerschnitt ist schwach oval. Es findet sich ein Wurzelkanal.

Die **oberen Eckzähne** (Dentes canini) legen sich bei Okklusion mit ihrer Spitze distal den unteren an. Als **längste Zähne des Erwachsenengebisses** sind sie durch eine lange Wurzel gegen Kippbelastung gesichert und zudem im Eckzahnpfeiler des Gesichtsskeletts verankert.

Die labiale Fläche des **oberen Eckzahns** ist konvex und rautenförmig; weiterhin ist sie in 2 Facetten längsgeteilt, wobei die Teilungslinie parallel zur mesialen Lateralkante der Krone verläuft. Die mesiale Kaukante ist kürzer als die distale Kaukante. Die palatinale Kronenfläche ist konkav und gleichfalls rautenförmig; sie trägt 2 gut ausgebildete Randleisten und eine Medianleiste, die ein kräftiges Tuberculum dentis bilden. Das Winkelmerkmal ist meistens deutlich ausgeprägt. Die Wurzel ist besonders lang, einfach und seitlich abgeplattet mit je einer seitlichen Längsfurche. Der Wurzelquerschnitt ist rund bis schwach oval. Es findet sich ein Wurzelkanal.

Die oberen Backenzähne (Dentes praemolares) besitzen eine Krone mit 2 Höckern und eine meist gespaltene Wurzel. Ein kleinerer palatinaler Höcker wird durch eine an den Randleisten gabelförmig gespaltene Furche von einem größeren bukkalen Höcker getrennt.

Der **obere 1. Praemolar** ist der kräftigste unter allen Backenzähnen. Er zeigt in der Aufsicht eine trapezförmige Kaufläche mit deutlich ausgeprägten Randleisten, in denen gelegentlich noch ein zusätzliches Höckerchen (Nebenhöckerchen) auftritt. Die Krone des oberen 1. Praemolaren ist ein wenig größer als die des 2. Bei Betrachtung der Krone von okklusal ist häufig eine Einziehung an der mesialen Approximalfläche zu bemerken.

❯ Der obere 1. Praemolar hat in der Regel 2 Wurzeln (60 %).

Die bukkale Wurzel ist immer kräftiger und länger als die palatinale Wurzel. Ist nur eine Wurzel vorhanden, hat sie einen ovalen Querschnitt, und man findet meistens 2 Wurzelkanäle. Da bei vielen Primaten 3 Wurzeln vorkommen, wird ein gelegentlich vorkommender dreiwurzeliger Praemolar als pithekoides Merkmal angesehen.

❯ Der **obere 2. Praemolar** ist insgesamt kleiner als der erste.

Er hat ebenfalls eine trapezförmige Kaufläche. Der bukkale Höcker überragt den palatinalen nur wenig. Die Kaufläche ist einfach gestaltet; ein distales Nebenhöckerchen kann vorkommen. Der mesialen Approximalfläche fehlt die für den oberen 1. Praemolaren typische Konkavität. Die Wurzel ist einfach und ungeteilt, zeigt aber häufig tiefe Längsfurchen. Der Wurzelquerschnitt ist oval. Bei knapp der Hälfte aller Zähne kommen 2 Wurzelkanäle vor, die sich zum Apex hin vereinigen können.

Die oberen Mahlzähne (Dentes molares) besitzen eine große, rhombenförmige Krone mit 4 Höckern: 2 bukkalen (mesiobukkal, distobukkal) und 2 palatinalen (mesiopalatinal, distopalatinal). Die bukkalen Höcker sind größer als die palatinalen. Die Höcker werden durch eine annähernd **H-förmige Fissur** abgegrenzt. Das H steht schräg, sein Querstrich trennt den mesiopalatinalen vom distobukkalen Höcker. Die oberen Mahlzähne haben 2 bukkale und eine palatinale Wurzel.

Der **obere 1. Molar** besitzt einen rhombenförmigen Kronenumriss. Der palatinale Kronenteil ist kleiner als der bukkale. Der kleinste der 4 Höcker ist der distopalatinale. Die Querverbindung der H-förmigen Fissur ist relativ flach und trennt den mesiopalatinalen vom distobukkalen Höcker. Dort, wo sie mit der mesiobukkalen und distopalatinalen Fissur zusammentrifft, entwickelt sich gelegentlich ein kleines Grübchen, das einen **Prädilektionsort für Karies** darstellt. Der mesiopalatinale Höcker des oberen 1. Molaren ist größer als der distopalatinale, die beiden bukkalen Höcker sind ungefähr gleich groß. Häufig wird ein **Tuberculum anomale Carabelli** beobachtet, das an der palatinalen Fläche des mesiopalatinalen Höckers sitzt und meist die Kauebene nicht erreicht. Die 3 Wurzeln des oberen 1. Molaren sind nach distal geneigt und divergieren. In jeder Wurzel befindet sich ein Wurzelkanal. Die beiden bukkalen Wurzeln besitzen einen ovalen, in mesiodistaler Richtung abgeflachten Querschnitt. Die mesiobukkale Wurzel kann von 2 Wurzelkanälen durchzogen werden. Die palatinale Wurzel ist die längste und kräftigste, sie hat einen runden Querschnitt.

Der **obere 2. Molar** ist kleiner als der erste. Durch die **Reduktionstendenz** des distopalatinalen Höckers entstehen **3 Formvarianten. Der 1. Typ (45 %) ist vierhöckrig** und ähnelt dem oberen 1. Molaren, wobei jedoch der distopalatinale Höcker kleiner und dadurch der palatinale Kronenanteil verschmälert erscheint. Die Krone nimmt eine trapezförmige oder dreieckige Form an. **Der 2. Typ (Reduktionsform, etwa 40 %) ist dreihöckrig.** Der distopalatinale Höcker ist hierbei rückgebildet, und der mesopalatinale Höcker hat sich distalwärts verschoben, sodass dieser genau gegenüber der Querfissur liegt, welche die beiden Bukkalhöcker voneinander trennt. Das Fissurensystem nimmt hierdurch die Form eines Y an. **Beim 3. und seltensten Typ (Kompressionsform, etwa 15 %) sind der distobukkale und mesopalatinale Höcker so dicht aneinandergedrückt**, dass eine mittlere verbindende Schmelzleiste entsteht und der Kronenumriss elipsenförmig wird. Ein **Tuberculum Carabelli** kann, wenngleich auch seltener als beim oberen 1. Molaren, vorkommen. Eine Verschmelzung der vestibulären (bukkalen) Wurzeln kommt häufiger vor als beim oberen 1. Molaren.

Der **obere 3. Molar** (Dens serotinus oder Weisheitszahn) ist **der variabelste Zahn des Erwachsenengebisses**. Am häufigsten wird eine dreihöckrige Krone mit 2 bukkalen und einem palatinalen Höcker beobachtet. Die Reduktionstendenz kann so stark werden, dass von den 4 molaren Höckern nur noch einer übrigbleibt. Verschmelzen auch die Wurzeln zu einer einzigen großen Pfahlwurzel, so nimmt der Zahn eine längliche Stift- oder Zapfenform an.

Der **untere 1. Schneidezahn** hat eine meißelförmige, schmale Krone. Die labiale Fläche der Krone ist ungeteilt. Die lingualen Randleisten sind nur geringfügig ausgeprägt. Das Tuberculum dentis ist hoch. Der Zahn ist in der Regel einwurzelig, selten zweiwurzelig. Manchmal tritt eine zweigeteilte Wurzelspitze auf. Die Wurzel hat einen ovalen Querschnitt. 2 Wurzelkanäle sind möglich.

Der **untere 2. Schneidezahn** gleicht in seiner Form weitgehend dem unteren 1. Schneidezahn. Er ist jedoch etwas breiter als sein mesialer Nachbar. 2 Wurzelkanäle sind möglich.

Die Grundform des **unteren Eckzahns** gleicht derjenigen des oberen Eckzahns, der untere Eckzahn ist jedoch schlanker. **Die Kauspitze ist häufig abgenutzt**, das Tuberculum dentis wenig ausgeprägt und das Wurzelmerkmal schwach ausgebildet. Häufig ist die Wurzel in einen vestibulären und einen oralen Ast gespalten. Der Wurzelquerschnitt ist oval. 2 Wurzelkanäle sind möglich.

Der **untere 1. Praemolar** trägt in 75 % der Fälle eine zweihöckerige, in 25 % eine dreihöckerige Krone mit kreisrunder Kaufläche. Die Achse der Zahnkrone zeigt im Vergleich zur Achse der Wurzel eine deutliche Neigung nach lingual **(Kronenflucht)**. Die Kaufläche des vestibulären Höckers trägt eine starke Mittelleiste. Der Zahn besitzt eine Wurzel mit rundem bis ovalem Querschnitt und einem Wurzelkanal. Die Wurzel ist selten gespalten. 2 Wurzelkanäle sind möglich.

Der **untere 2. Praemolar** ist wenig größer als der 1. und seine Krone variiert häufiger als die des 1. Backenzahns. Der Umriss der Krone ist wiederum rundlich. Der vestibuläre Teil der Krone ist stets einhöckrig, der orale Teil besitzt oft 2, manchmal sogar 3 Höcker. Die Wurzel ist einfach und seltener gefurcht als die der übrigen Praemolaren. Der Wurzelquerschnitt ist rund. Meistens tritt ein Wurzelkanal auf.

Die unteren Mahlzähne (Dentes molares) besitzen eine annähernd quadratische Krone mit 4 oder 5 Höckern. Die Höcker werden durch eine **kreuzförmige Fissur** abgegrenzt. Die unteren Molaren haben nur 2 Wurzeln, eine mesiale und eine distale. Die mesiale Wurzel ist breiter und länger als die distale.

Der **untere 1. Molar** ist der größte unter den unteren Molaren und hat **in 95 % 5 Höcker**. Dies sind: ein mesiolingualer, ein distolingualer, ein mesiobukkaler, ein distobukkaler sowie ein distaler Höcker. In 5 % der Fälle fehlt der distale Höcker, sodass die Krone vierhöckrig wird. Die bukkalen Höcker sind größer als die lingualen. Das

Furchenmuster ist kreuzförmig, wobei sich die mesiodistale Furche regelmäßig dichotom aufspaltet und auf diese Weise einen distalen Höcker abgrenzt. Die bukkolinguale Furche geht häufig auf die Außenfläche der Krone über, wo sie häufig in einem **Foramen caecum** endet. Der Zahn hat 2 starke Wurzeln, eine mesiale und eine distale, die an den einander zugekehrten Flächen längsgefurcht sind. Der Querschnitt der Wurzel ist oval. Die mesiale Wurzel besitzt meist 2 Wurzelkanäle, die distale Wurzel nur einen Kanal.

Der **untere 2. Molar** zeigt ein gröberes Kaurelief als der erste. In den meisten Fällen ist die Krone quadratisch und hat 4 Höcker, 2 bukkale und 2 linguale. In etwa 17 % der Fälle werden 5 Höcker beobachtet. Der distolinguale Höcker kann in 8 % bis 9 % der Fälle reduziert sein, wodurch die Kaufläche dreiseitig wird. Die Querfissur der kreuzförmigen Kaufurche tritt über den Kaurand auf die Lingual- und Bukkalfläche über und endet nicht selten in grübchenförmigen Vertiefungen.

Der **untere 3. Molar** (Dens serotinus oder Weisheitszahn) zeigt zwar auch zahlreiche Varianten, ist jedoch insgesamt formkonstanter als der obere Weisheitszahn. Im Allgemeinen ist dieser Zahn etwas kleiner als der untere 2. Molar, aber größer als der obere 3. Molar. In der Hälfte der Fälle ist die Krone vierhöckrig, in 4 % fünfhöckrig, in 10 % ein-, zwei- oder vielhöckrig. Seine Wurzeln sind häufig verkürzt und zu einem Kegel verschmolzen; des Weiteren können sie nach distal gebogen sein.

Klinik

1. Der mesiobukkale Höcker des oberen 1. Molaren ist eine wichtige Orientierungsmarke bei der sagittalen Verzahnung. Bereits Angle (1887) legt diesen Höcker für seine Einteilung der **Gebissanomalien** zugrunde (Schumacher und Gente 1995). Bei einem **Neutralbiss (Klasse I nach Angle)** greift der mesiobukkale Höcker des 1. oberen Molaren in die Furche zwischen dem mesiobukkalen und dem distobukkalen Höcker des unteren 1. Molaren ein. Bei einem **Distalbiss (Klasse II nach Angle)** ist diese Landmarke nach mesial in Richtung auf den unteren 2. Praemolaren verschoben. Hingegen ist sie bei einem **Mesialbiss (Klasse III nach Angle)** in Richtung auf den Interdentalraum zwischen dem unteren 1. und dem unteren 2. Molaren verschoben.

2. Der Verlust auch nur eines Zahnes, beispielsweise des Sechsjahresmolaren, bedingt eine Mesialwanderung des distal der Lücke stehenden Zahnes (Samandari und Mai 1995). Der Verlust der Seitenzähne im Unterkiefer, also der Praemolaren und Molaren, führt aufgrund der verloren gegangenen okklusalen Abstützung zur Einpressung des Caput mandibulae in die Gelenkpfanne des Kiefergelenks (Samandari und Mai 1995). Daraus ergibt sich, dass jeder Zahnverlust ersetzt werden sollte (Gerber 1973a; Jüde et al. 1997).

3. Die **Anästhesie des N. alveolaris inferior** am Foramen mandibulae wird genutzt, um alle Zähne einer Unterkieferhälfte zu betäuben. Orientierungspunkte sind zum einen die Plica pterygomandibularis, eine bei geöffnetem Mund gut sichtbare Schleimhautfalte, und zum anderen die Zahnreihen von Ober- und Unterkiefer. Der Einstichpunkt liegt lateral der Plica pterygomandibularis etwa in der Mitte zwischen den Zahnreihen von Ober- und Unterkiefer. Die Kanüle wird etwa parallel zur Okklusionsebene des Unterkiefers von der Eckzahnregion der Gegenseite geführt. Sie bildet also mit der Medianebne einen Winkel von etwa

30° bis 40°. Wird die Kanüle eingeführt, so trifft man in der Regel nach Einführen der halben Kanülenlänge (ca. 2 cm) auf Knochen. Ist die Kanüle exakt positioniert, wird sie nach Knochenkontakt etwas zurückgezogen und nach Aspiration die Injektion vorgenommen (Rahn 2003). **Zur völligen Schmerzausschaltung bei einer Zahnextraktion im Unterkiefer müssen auch noch die Nn. lingualis und buccalis ausgeschaltet werden.** Der N. buccalis kreuzt den Vorderrand des aufsteigenden Unterkieferastes etwa 1 cm oberhalb der Okklusionsebene. An dieser Stelle wird ein Depot der Anästhesielösung gesetzt (Rahn 2003). Zur Anästhesie des N. lingualis wird in ähnlicher Weise vorgegangen wie bei der Leitungsanästhesie des N. alveolaris inferior. Der Weg zu Injektion liegt in derselben Ebene, da der N. lingualis dicht vor dem N. alveolaris inferior verläuft (Samandari und Mai 1995).

4. Die **Lage der Zahnwurzeln** ist von klinischer Bedeutung: Die Wurzeln der oberen Schneidezähne projizieren sich auf den Boden der Nasenhöhle, sodass von ihnen ausgehende Zysten die Schleimhaut hier auftreiben können (Gerber-Wulst). Die Alveole des oberen Eckzahns liegt meist zwischen Kiefer- und Nasenhöhle, die Wurzeln der Praemolaren und Molaren befinden sich unter der Kieferhöhle, sodass es bei der Extraktion zur Eröffnung derselben kommen kann.

Zahnentwicklung

Ganz allgemein entsteht das Zahngewebe aus dem **Ektoderm** und dem **Mesoderm**. Das Mesoderm ist ein spezielles **Kopfmesoderm**, das aus der Prächordalplatte und der Neuralleiste stammt.

Die Zahnentwicklung beginnt mit einer leistenförmigen Verdickung des Mundbuchtektoderms am Anfang der 7. embryonalen Woche (◐ Abb. 7.24). Diese **Zahnleiste** enthält Anlagen für 4 × 5 Zähne. Das determinierte Kopfmesenchym entwickelt sich zur Zahnpapille. In der 8. Woche wird die **Ersatzzahnleiste** sichtbar; die Zahnanlagen der Zahnleiste haben sich bis zum Stadium der **Schmelzkappe** entwickelt.

In der 10. Woche entsteht die **Schmelzglocke**, die sich bis zur 14. Woche zum **Schmelzorgan** entwickelt. Die Schmelzglocke, welche die ungefähre Form der Zahnkrone hat, wird an ihrer Spitze und an ihren Seitenflächen vom äußeren und an ihrer Basis vom inneren Schmelzepithel umfasst. Beide Epithelien werden durch eine Basalmembran, **Membrana praeformativa**, vom umgebenden Bindegewebe des Zahnsäckchens getrennt. Das Innere der Glocke wird von der **Schmelzpulpa**, die in ein **Stratum reticulare und intermedium** untergliedert wird, ausgefüllt und stellt einen Platzhalter für die sich entwickelnde Zahnkrone dar. Aus dem inneren Schmelzepithel entwickeln sich Präameloblasten. Aus dem Gewebe der Zahnpapille entwickeln sich Odontoblasten.

In der 16. bis 20. Woche beginnen die **Odontoblasten** mit der Bildung von Prädentin. Daraufhin differenzieren sich die Präameloblasten zu **Ameloblasten**, die mit der Synthese von Schmelz beginnen. In die Zahnpapille sprossen Gefäße ein, die Membrana praeformativa wird aufgelöst (28. Woche). Aus dem Umschlagrand des inneren in das äußere Schmelzepithel entsteht die **Zahnwurzel**. Aus dem **Zahnsäckchen** entsteht der **Zahnhalteapparat**.

Bildung der Zahnwurzel Die Fertigstellung der endgültigen Kronenform erfolgt kurz vor dem Zahndurchbruch. Es folgt die **Bildung der Zahnwurzel** (◐ Abb. 7.24), die auch nach dem Zahndurchbruch noch lange nicht abgeschlossen ist. Die Umschlagfalte

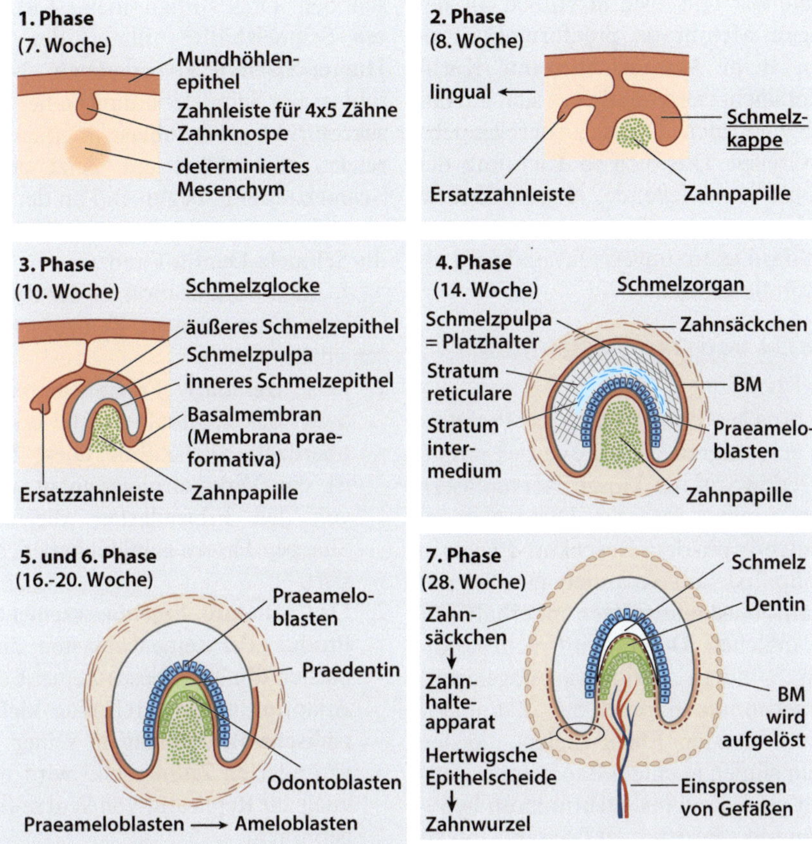

◘ Abb. 7.24 Die 7 Phasen der Zahnentwicklung. Wichtige Stationen sind: Schmelzkappe, Schmelzglocke und Schmelzorgan. Die Bildung von Dentin geht der Schmelzsynthese voraus. (Quelle: eigene Darstellung)

des äußeren in das innere Schmelzepithel wird auch als **zervikale Schlinge oder Hertwigsche Epithelscheide** bezeichnet. Die Hertwigsche Epithelscheide, verantwortlich für die Bildung der Zahnwurzel, wächst nach apikal und induziert weitere Odontoblasten zur Dentinbildung ohne Schmelz. Dort, wo das Dentin der Wurzel Kontakt mit den mesenchymalen Zellen des Zahnsäckchens bekommt, wird Zement gebildet.

Differenzierung des Zahnsäckchens Zahnglocke und Zahnpapille werden von einer Zell- und Faserverdichtung mesenchymalen Ursprungs, dem **Zahnsäckchen**, aus dem später der **Zahnhalteapparat** entsteht, umgeben (◘ Abb. 7.24). Das Zahnsäckchen differenziert sich in 3 Schichten, aus denen der Kieferknochen im Bereich der Zahnfächer, die Sharpey-Fasern und das Zement entstehen. Über die von der Alveolenwand zum Wurzelzement verlaufenden Sharpey-Fasern ist der Zahn in Form eines **federnden Gelenks**, **Gomphosis**, im Zahnfach aufgehängt.

Bildung der Zahngewebe **Ameloblasten** sind durch den **Tomes-Fortsatz** gekennzeichnet. Über diesen, am Apex der zylindrischen Zelle gelegenen Fortsatz, wird Schmelz abgeschieden. **Odontoblasten** sind durch **Tomes-Fasern** gekennzeichnet. Die Tomes-Faser ist eine Membrandifferenzierung der Zelle, über die das Dentin abgeschieden wird. Schmelz und Dentin stoßen an der ehemaligen Membrana praeformativa zusammen. Beim **Manteldentin** mit Korffschen Kollagenfasern handelt es sich um das zuerst abgeschiedene Dentin an der Schmelz-Dentin-Grenze. Das sich in Richtung der Pulpahöhle anschließende, jüngere Dentin wird **zirkumpulpales Dentin** genannt. Anfangs ist das Dentin unverkalkt und wird als Praedentin bezeichnet.

Histologie von Dentin, Schmelz und Zement

Nach Schroeder (1992) werden das **Praedentin** und eine angrenzende Zone des pulpanahen **Dentin** von marklosen Nervenfasern des N. trigeminus versorgt. Diese Nervenfasern entspringen dem **Raschkow-Plexus** in der Zahnpulpa und verlaufen parallel mit den Odontoblastenfortsätzen innerhalb der Dentinkanälchen. **Dentin** wird nicht kontinuierlich, sondern periodisch abgelagert. Davon geben die parallel zur Zahnoberfläche verlaufenden **Ebner-Linien**, die den Wachstumslinien in einem Baumstamm vergleichbar sind, Zeugnis. Dentin kann hypomineralisierte Bezirke aufweisen. Nicht regelrecht mineralisierte Bezirke im Kronendentin werden als **Owen-Linien**, im Wurzeldentin hingegen als **Tomes-Körnerschicht** bezeichnet. Zeitlebens kommt es zur Anlagerung von Sekundärdentin an der Grenze zur Pulpahöhle. Dadurch wird die Pulpahöhle im Laufe des Lebens immer enger.

Der Tomes-Fortsatz des Ameloblasten hat eine gerade ansteigende Kante, mit der **prismatischer Schmelz** und eine gekehlte Kante, mit der **interprismatischer Schmelz** abgelagert wird. Auch Schmelz kann hypomineralisierte Zonen, vergleichbar den Jahresringen der Baumstämme, aufweisen. Dieses Phänomen tritt in Form der **Retzius-Streifen**, die parallel zur Kronenoberfläche verlaufen, zu Tage. Bei der Ablagerung von Schmelz macht der Tomes-Fortsatz eine wellenförmige Bewegung. Die Prismenstäbe sind daher wellenförmig gegeneinander ver

schoben. Dieses Phänomen ist in der inneren Schmelzhälfte anhand der **Schreger-Hunter-Streifen** zu erkennen. Nach Abschluss der Schmelzbildung wandelt sich der **sekretorische Ameloblast** in einen **resorbierenden Ameloblast** um. Jetzt erfolgt die **Schmelzreifung**, beginnend an der Schmelzoberfläche, fortschreitend in Richtung auf die Schmelz-Dentin-Grenze.

Je nach Lokalisation an der Zahnwurzel werden **4 verschiedene Zementarten** unterschieden:

1. Das **azelluläre Fremdfaserzement** bedeckt das zervikale Drittel der Wurzeloberfläche aller Zähne. Diese Zementart ist ein Verankerungszement und wird von den Fibroblasten, die auch die Sharpey-Fasern gebildet haben, synthetisiert.
2. Das **zelluläre Eigenfaserzement** ist ein Produkt der Zementoblasten, die Osteoblasten ähneln. Dieses Zement dient der Adaption eines durch eine **kieferorthopädische Behandlung** in seiner Stellung veränderten Zahnes und wird weiterhin auch zur Reparatur von Wurzelfrakturen gebraucht.
3. Das **zelluläre Gemischtfaserzement** besteht aus Schichten von azellulärem Fremdfaserzement und zellulärem Eigenfaserzement. Diese Zementart bedeckt den mittleren und apikalen Wurzelabschnitt.
4. Das **azelluläre afibrilläre Zement** tritt hauptsächlich in Form von Zementinseln an der Schmelz-Dentin-Grenze am Zahnhals auf.

Pulpahöhle

Die von den Zahnhartsubstanzen umschlossene **Pulpahöhle** ist im Kronenbereich weit und verengt sich im Wurzelbereich zum Wurzelkanal (◨ Abb. 7.23). Die **Wurzelkanäle** stehen über eine oder mehrere Öffnungen an der Wurzelspitze sowie zusätzlich über seitliche Kanäle mit dem Desmodont in Verbindung. Folgende Leitungsbahnen sind in das Pulpagewebe eingebettet: Blut- und Lymphkapillaren, markhaltige und marklose Nervenfasern. Sensible Fasern sind für die Schmerzempfindung, sympathische Fasern sind für die vasomotorische Innervation der Gefäße zuständig. Von Blutkapillaren und Nervenfasern ziehen Zweige in die Dentinkanälchen. Unterhalb der Schicht der Odontoblasten bilden marklose Nervenfasern den **Raschkow-Nervenplexus**. Odontoblasten können durch Pulpazellen ersetzt werden. Das Pulpagewebe ist auch an entzündlichen und immunologischen Prozessen beteiligt.

Periodontium

Das **Periodontium (Desmodont, Wurzelhaut)** füllt den ca. 0,15 bis 0,22 mm schmalen Spalt zwischen der Zementoberfläche und dem Knochen der Alveole (◘ Abb. 7.23). Der Spalt wird von speziellen kollagenen Fasern, **Sharpey-Fasern**, durch die der Zahn in der Alveole fixiert ist, überbrückt. Zwischen den Sharpey-Fasern sind Blut- und Lymphgefäße sowie Nervenfasern eingelagert.

> **Klinischer Tipp**
>
> Die Nervenfasern des Periodontium leiten unter anderem **Druck- und Dehnungsimpulse** aus propriozeptiven Rezeptoren zum zentralen Nervensystem, insbesondere zum Mittelhirn, weiter. Propriozeptive Impulse sind in den afferenten Leitungsbogen zur reflektorischen Steuerung des Kauvorgangs, der Artikulation und der Okklusion integriert. Das desmodontale Gewebe ist stark durchblutet. Folgende Zellen lassen sich im Desmodont nachweisen: Fibroblasten, Osteoprogenitorzellen, Zementoprogenitorzellen, Osteoblasten, Osteoklasten, Zementoblasten und Leukozyten.

Parodontium

Das **Parodontium (Parodont, Zahnhalteapparat)** besteht aus folgenden 4 Schichten:
1. Wurzelzement,
2. Alveolarknochen,
3. Periodontium,
4. Gingiva (marginales Parodont).

Das **Saumepithel** hat eine äußere und eine innere Basalmembran. Mithilfe der inneren Basalmembran ist es am Zahnhals befestigt und verschließt den parodontalen Raum gegenüber der Außenwelt. Nach außen hin folgt das **orale Sulkusepithel**, das oft leicht parakeratinisiert ist. Zwischen Zahnhals und Basis der Zahnkrone einerseits und der freien Oberfläche des oralen Sulkusepithels andererseits, liegt die **Zahnfleischtasche**, **der gingivale Sulkus** (◘ Abb. 7.23). Die Zahnfleischtaschen sind normalerweise ungefähr 0,2 bis 0,5 mm tief. Weiter nach außen, also in Richtung das Vestibulum oris, folgt das **orale Gingivaepithel**, das fast immer parakeratinisiert ist.

> **Klinischer Tipp**
>
> Durch Schwund des Saumepithels kann es am Zahnhals zur Taschenbildung und in den Taschen zur Ansammlung von Speiseresten und Bakterien mit nachfolgender Entzündung, der sogenannten **Parodontose**, kommen (Schiebler und Korf 2007).

Das **Saumepithel**, an dem normalerweise keine Entzündung auftritt, ist der von außen nicht sichtbare Teil der freien Gingiva. Es umsäumt den Zahnhals und schließt den Periodontalspalt nach koronal ab. Schon vor Zahndurchbruch entsteht als Vorbereitung des späteren Saumepithels ein primärer Epithelansatz, der durch die Grenzfläche zwischen reduziertem Schmelzepithel und

Schmelz charakterisiert ist. Nach dem Ende der Schmelzbildung gehen äußeres Schmelzepithel und Stratum reticulare der Schmelzpulpa zugrunde. Der Raum der Schmelzpulpa ist durch die weitgehend fertiggestellte Zahnkrone aufgebraucht worden. Die resorbierenden Ameloblasten des inneren Schmelzepithels sitzen auf einer inneren, die Zellen des verbleibenden Stratum intermedium der ehemaligen Schmelzpulpa auf einer äußeren Basalmembran. Aus den resorbierenden Ameloblasten des inneren Schmelzepithels und dem Stratum intermedium entsteht das reduzierte Schmelzepithel des präeruptiven Zahnes. Über die innere Basalmembran und Halbdesmosomen sind die Zellen des reduzierten Schmelzepithels am Zahnhals befestigt; dies wird als **primärer Epithelansatz** bezeichnet.

Die Umwandlung des reduzierten Schmelzepithels in ein Saumepithel erfolgt während und nach Abschluss des Zahndurchbruchs. Aus den kuboiden reduzierten Ameloblasten werden langgestreckte Saumepithelzellen, die teilungsunfähig sind. Die Zellen des Stratum intermedium, die über Halbdesmosomen auf der äußeren Basalmembran befestigt sind, entwickeln sich zu den Basalzellen des Saumepithels, die teilungsfähig bleiben. Über die innere Basalmembran und Halbdesmosomen sind die oberflächlichen Saumepithelzellen am Zahnschmelz befestigt; dies wird als **sekundärer Epithelansatz** bezeichnet. Das Saumepithel besteht also aus einem Stratum basale und einem Stratum suprabasale. Der sekundäre Epithelansatz wird ständig erneuert. Hierbei wandern die Basalzellen in das Stratum suprabasale, wo sie sich entlang der inneren Basalmembran nach koronal bewegen. Dabei müssen sie ihre halbdesmosomalen Kontakte ständig lösen und neu etablieren.

> Das Saumepithel erneuert sich alle 4 bis 6 Tage.

Klinischer Tipp

Die Funktion des Parodonts kann folgendermaßen zusammengefasst werden:
- Verankerung des Zahnes in der Alveole
- Anpassung an Zahnstellungsveränderungen in der Kieferorthopädie
- Reparatur traumatischer Schäden, zum Beispiel bei Wurzelfrakturen
- Abdeckung von Alveolarknochen und Bindegewebe gegen die Mundhöhle
- Abwehrmechanismen der Gingiva

Klinik

1. Patienten, die infolge von Zahnverlust mit einer Totalprothese des Ober- und Unterkiefers versorgt wurden, fehlt das Desmodont mit seinen propriozeptiven Rezeptoren. Dies kann sich in einer suboptimalen Steuerung des Schlussbisses bemerkbar machen. Im Seitenzahnbereich werden möglicherweise Höcker und Fissuren nicht mehr so zielgerecht wie früher ineinandergreifen. Durch unexakt verlaufende Kaubewegungen kann die Prothese darüber hinaus seitliche Schubbewegungen erfahren. Im weiteren Verlauf können am Alveolarkamm **Entzündungen des Zahnfleisches (Gingivitis) oder Druckstellen** auftreten.

2. Eine Entzündung der Wurzelhaut (Desmodont), **Periodontitis**, führt oft zum Verlust eines Zahnes. Die Erkrankung des Zahnhalteapparates wird **marginale Parodontitis** genannt. Diese Erkrankung beginnt am Zahnhals, wo das Saumepithel den periodontalen, um die Zahnwurzel herum gelegenen Spaltraum gegen die Außenwelt abdichtet. In diesem Be-

reich, der durch die Zahnfleischtaschen charakterisiert ist, können zeitlebens Entzündungen auftreten, die oft auf mangelnde Zahnreinigung zurückgehen. Im späteren Erwachsenenalter begünstigt die **Ablagerung von Zahnstein** die Entstehung dieser Erkrankung.

7.24 Unterkiefer (Mandibula)

Die **Mandibula**, der einzige frei bewegliche Schädelknochen, ist mit dem Os temporale des Schädels über die beiden Kiefergelenke verbunden (◘ Abb. 7.18). Man unterscheidet das **parabolisch gekrümmte Corpus mandibulae** und die beiden Rami mandibulae. Der kraniale Abschnitt des Corpus mandibulae, die Pars alveolaris, trägt die Alveoli dentales zur Aufnahme der Zahnwurzeln. Der **Ramus mandibulae** besitzt einen Processus coronoideus, an welchem der M. temporalis ansetzt, und ein Collum mandibulae, welches als Gelenkfortsatz das Caput mandibulae trägt. Unterhalb des Caput mandibulae befindet sich die Fovea pterygoidea zum Ansatz des unteren Teiles des M. pterygoideus lateralis.

Der Übergang des Unterrandes des Corpus mandibulae in den Hinterrand des Ramus mandibulae wird als **Angulus mandibulae** bezeichnet. An der Außenseite des Angulus mandibulae setzt der M. masseter, an seiner Innenseite der M. pterygoideus medialis an. Die Größe des Angulus mandibulae wird durch die Funktion des Kauapparates beeinflusst. Beim Neugeborenen beträgt der Kieferwinkel 140° bis 150°. Nach dem Durchbruch des Dauerzahngebisses verkleinert sich der Winkel auf 120° bis 130°. Im Alter kann sich der Angulus mandibulae wieder vergrößern und Werte um 140° annehmen; dies hängt mit dem Verlust von Zähnen und der Atrophie der Pars alveolaris zusammen.

Innerhalb der Mandibula verläuft ein Gefäß-Nerven-Kanal, **Canalis mandibulae**. Dieser Kanal nimmt die Vasa alveolaria inferiora und den N. alveolaris inferior auf. Auf der Innenseite des Ramus mandibulae liegt zentral die Öffnung, **Foramen mandibulae**, zum Canalis mandibulae. Der Mandibularkanal liegt im unteren Bereich der Unterkieferbasis und mündet in Höhe des 2. Praemolaren mit dem **Foramen mentale** nach außen. Das Foramen mentale wird von den Vasa mentalia und dem N. mentalis durchzogen. Die Fortsetzung des Canalis mandibulae im anterioren Abschnitt des Unterkiefers wird als Canalis incisivus bezeichnet. Am zahnlosen Unterkiefer liegt das Foramen mentale nicht mehr in der Mitte des Unterkieferkörpers, sondern infolge der atrophierten Pars alveolaris frei am oberen Kieferrand. Der Eingang zum Mandibularkanal wird von einem Knochenplättchen, **Lingula mandibulae**, überdeckt.

> **Klinischer Tipp**
>
> Die Lage der Lingula mandibulae sowie des Foramen mandibulae stehen mit der wachstumsbedingten Form des Unterkiefers in Zusammenhang und spielen eine Rolle für die **Anästhesie des N. alveolaris inferior**. Nimmt man als Landmarke für die Bestimmung dieser beiden Parameter die Kauebene der unteren Molaren an, so liegt die Kauebene beim Säuglingskiefer oberhalb des Foramen mandibulae. Bei Kindern im Alter zwischen 4 und 5 Jahren befindet sich das Foramen mandibulae etwa in Höhe der Kauebene, bei 11- bis 12-jährigen Kindern liegt die Kauebene etwas tiefer als die Lingula mandibulae. Beim Erwachsenen beläuft sich der Abstand zwischen Lingula mandibulae und Kauebene etwa 1 cm.

An der Innenseite der Mandibula bildet die paarige **Fossa digastrica** einen Ursprung für die vorderen Bäuche des M. digastricus. Die beiden Gruben werden durch die **Spina mentalis** voneinander geschieden, die aus 4 kleinen Knochenvorsprüngen besteht. An den oberen Höckerchen entspringen die Mm. genioglossi, an den unteren die Mm. geniohyoidei. Die **Linea mylohyoidea** verläuft von hinten-oben nach vorne-unten und dient dem M. mylohyoideus – einem wesentlichen Bestandteil des Mundbodens – als Ursprung. Die **Fovea sublingualis** liegt im vorderen Abschnitt der Mandibula oberhalb der Linea mylohyoidea. Hier liegt die Glandula sublingualis dem Unterkieferkörper an. Eine weitere paarige Grube, die **Fovea submandibularis** befindet sich im hinteren Abschnitt des Corpus mandibulae unterhalb der Linea mylohyoidea.

Klinik

1. Eine Vergrößerung des Unterkiefers mit Vortreten des Kinns, **Progenie**, ist ein Kardinalsymptom der Akromegalie. Bei dieser Erkrankung wird trotz Abschluss der Wachstumsperiode vermehrt Wachstumshormon gebildet, beispielsweise bei einem Hypophysenvorderlappentumor (Schiebler und Korf 2007).
2. Als besonders exponierter Knochen ist der Unterkiefer oft traumatischen Schädigungen ausgesetzt. **Mandibulafrakturen** werden häufig bei Gesichtsverletzungen beobachtet, in etwa der Hälfte der Fälle ist der Unterkiefer isoliert verletzt (Benner und Snell 1995).
3. Unterkieferfrakturen treten an typischen Schwachstellen des Knochenrahmens auf und können folgendermaßen klassifiziert werden: 1. **Paramedianfrakturen** kommen im Bereich der Eckzahnwurzel und am Foramen mentale vor. 2. **Kieferwinkelfrakturen** können einen verlagerten Weisheitszahn beteiligen. 3. **Gelenkfortsatzfrakturen**.

7.25 Kiefergelenk und Kaumuskulatur

Das Kiefergelenk (Articulatio temporomandibularis) liegt vor dem äußeren Gehörgang. In ihm finden Bewegungsabläufe, die für die Phonation, die Nahrungsaufnahme sowie für die Kau- und Schlucktätigkeit wichtig sind, statt.

> Die Partner, mit denen das Kiefergelenk zeitlebens zusammenarbeiten muss, sind Zähne und Okklusion.

Zähne und Okklusion unterliegen einem ständigen Formwandel und bestimmen daher bis zum letzten Lebenstag Form und Funktion des Kiefergelenks.

7.25.1 Aufbau des Kiefergelenks

Der Gelenkkopf des Unterkiefers, das **Caput mandibulae**, artikuliert mit der Gelenkgrube des Schläfenbeins, **Fossa mandibularis ossis temporalis**, und mit dem Gelenkhöcker, **Tuberculum articulare** (◘ Abb. 7.25). Gelenkkopf, Gelenkgrube und Gelenkhöcker werden von der Gelenkkapsel umschlossen. Der vordere Teil der Gelenkgrube und das Tuberculum articulare werden von Faserknorpel bedeckt. Der hintere Teil der Fossa mandibularis liegt extrakapsulär und ist von derbem Bindegewebe überzogen. Die Gelenkfläche des Caput mandibulae ist hauptsächlich auf der Vorderseite mit Faserknorpel bedeckt. Die Rückfläche des Kiefergelenkkopfes liegt extrakapsulär und wird von straffem Bindegewebe überkleidet.

Das Kiefergelenk wird durch einen bindegewebigen **Discus articularis** von ovoider Gestalt in einen oberen, diskotemporalen und einen unteren diskomandibulären Teil untergliedert. Der dem Caput mandibulae aufliegende Teil des Discus besteht aus Faserknorpel. Der Discus ermöglicht den koordinierten Ablauf von Dreh- und Gleitbewegungen. Er ist vorne, medial und lateral mit der Gelenkkapsel verwachsen. Nach hinten löst er sich in ein bindegewebiges Balkenwerk auf, das Blutgefäße, insbesondere ein dichtes Venengeflecht, enthält. Am Discus articularis können 4 Abschnitte unterschieden werden: **vorderer Randwulst (vorderes Band), Intermediärzone, hinterer Randwulst (hinteres Band), bilaminäre Zone.** Das obere Band der bilaminären Zone ist kranial in den Fissurae petrotympanica und tympanosquamosa befestigt. Hierdurch besteht eine bindegewebige Verbindung zwischen dem Ligamentum mallei anterius der Paukenhöhle und dem Kiefergelenk. Das untere Band der bilaminären Zone ist dorsal am Unterkieferkondylus befestigt.

Die Gelenkkapsel des Kiefergelenks ist schwach und hat eine trichterförmige Gestalt. Die **Membrana fibrosa** ist kranial an der Pars squamosa des Os temporale befestigt. Ventral reicht sie bis zum Tuberculum articulare, dorsal bis vor die Fissura petrotympanica. Die **Membrana synovialis**, die den Gelenkraum des oberen (disko-

temporalen) Gelenkes gegen das retroaurikuläre Polster abgrenzt, entspringt im oberflächlichen Gewebe des hinteren Diskusabschnitts und zieht zum Os temporale; hier ist sie in der Fissura petrosquamosa befestigt. Wie beim oberen Kiefergelenk so grenzt auch im Bereich des unteren (diskomandibulären) Kiefergelenks eine synoviale Membran den Gelenkinnenraum vom retroartikulären Polster ab. Sie entspringt an der zur Mandibula hin gewandten, oberflächlichen Diskusschicht und umfasst das Caput mandibulae von kranial und dorsal. Der Ansatz findet in der Gegend des Übergangs des Caput in das Collum mandibulae, am Periost des Unterkiefers statt.

Folgende 3 Verstärkungsbänder sichern das Kiefergelenk gegen eine Dislokation:

1. **Ligamentum laterale**, zieht außen vom Jochbogen zum Collum mandibulae.
2. **Ligamentum sphenomandibulare**, zieht innen von der Fissura petrotympanica zur Lingula mandibulae,
3. **Ligamentum stylomandibulare**, zieht innen vom Processus styloideus zum Angulus mandibulae.

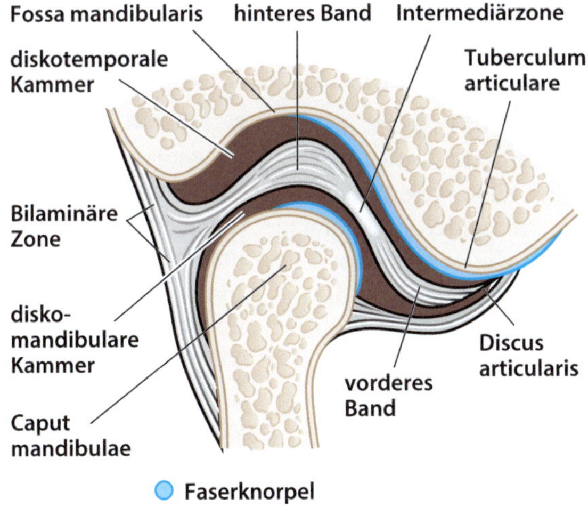

Abb. 7.25 Schematische Darstellung zum Aufbau des Kiefergelenks an einem Sagittalschnitt. Man beachte die beiden Kammern. In der oberen diskotemporalen Kammer finden Schiebebewegungen, in der unteren diskomandibularen Kammer Scharnierbewegungen statt. (Quelle: eigene Darstellung, Vorlesungsfolie)

Das dithalamische, das heißt zweikammerige Kiefergelenk ist ein **Scharnier-, Gleit- und Drehgelenk**. Die Mandibula hat im Kiefergelenk folgende Bewegungsmöglichkeiten:

1. **Scharnierbewegung**: Öffnen und Schließen (Abduktion/Adduktion) um eine transversale Achse.
2. **Schlittenbewegung**: Vor- und Zurückschieben (Protrusion/Retrusion) sowie Lateral- und Medialbewegung (Laterotrusion/Mediotrusion) des Unterkiefers in der Horizontalebene.
3. **Mahlbewegung**: Drehung des Unterkiefers (Rotation) um die vertikale Achse. Jeweils ein Kiefergelenkskopf gleitet nach vorn, der andere dreht sich lediglich um die durch ihn verlaufende vertikale Achse. Die beiden Kiefergelenke wechseln laufend mit Gleit- und Drehbewegungen ab.

Die Blutversorgung erfolgt über die **A. auricularis profunda**, einem Ast der A. maxillaris. Für die sensible Innervation ist der **N. auriculotemporalis**, der aus dem 3. Trigeminusast (Hirnnerv V/3) entspringt, zuständig.

7.25.2 Muskeln mit Wirkung auf das Kiefergelenk

Auf jeder Kopfseite gibt es 4 Muskeln, je 2 auf der Außen- bzw. Innenseite des Ramus mandibulae, die auf das Kiefergelenk einwirken (Abb. 7.26). Die beiden gut palpablen äußeren Muskeln, die Mm. temporalis und masseter, sind vorwiegend für die Kraftentfaltung beim Zubeißen verantwortlich. Die beiden inneren Muskeln, die Mm. pterygoideus medialis und pterygoideus lateralis, liegen medial vom Unterkieferast in der **Fossa infratemporalis** und entziehen sich weitgehend einer Palpation von außen; sie regeln die Lage des Gelenkkopfes in der Kiefergelenkspfanne. Der untere Teil des M. pterygoideus lateralis

zieht das Caput mandibulae bei beidseitiger Kontraktion nach vorne; bei einseitiger Kontraktion rotiert er es nach medial. Der M. pterygoideus medialis rotiert das Caput mandibulae nach medial und der M. masseter nach lateral. Aufbau, Ursprung, Ansatz und Funktion dieser 4 Kaumuskeln im engeren Sinn können folgendermaßen beschrieben werden:

- **M. temporalis**: Dieser fächerförmige Muskel entspringt von der Linea temporalis inferior und dem darunterliegenden Planum temporale. Oberflächliche Muskelfasern entspringen auch vom tiefen Blatt der Fascia temporalis. Die Muskelfasern konvergieren zum Unterkiefer hin und setzen am Processus coronoideus der Mandibula an. Infolge der Fächerform des Muskels verlaufen seine vorderen Fasern mehr senkrecht, die hinteren Fasern mehr waagrecht. Die Hauptfunktion des M. temporalis besteht in einer **Adduktion** der Mandibula (vertikale Faseranteile), seine Nebenfunktion in einer **Retrusion** (horizontale Faseranteile).

- **M. masseter**: Der Muskel besteht aus einer oberflächlich, schräg verlaufenden Pars superficialis und einer tiefer gelegenen, gerade verlaufenden Pars profunda. Beide Teile nehmen ihren Ursprung am Arcus zygomaticus und setzen außen am Angulus mandibulae an. In seinem hinteren Bereich wird der Muskel häufig von der Glandula parotidea bedeckt. Die Hauptfunktion des M. masseter besteht in einer **Adduktion** der Mandibula, die Nebenfunktionen umfassen **Protrusion und Laterotrusion**.

- **M. pterygoideus medialis**: Er besteht aus 2 Köpfen. Der kleine laterale Kopf nimmt seinen Ursprung an der Außenfläche der Lamina lateralis des Processus pterygoideus. Der große mediale Kopf entspringt in der Fossa pterygoidea. Beide Köpfe setzen innen am Angulus mandibulae an. Der Muskel bildet mit

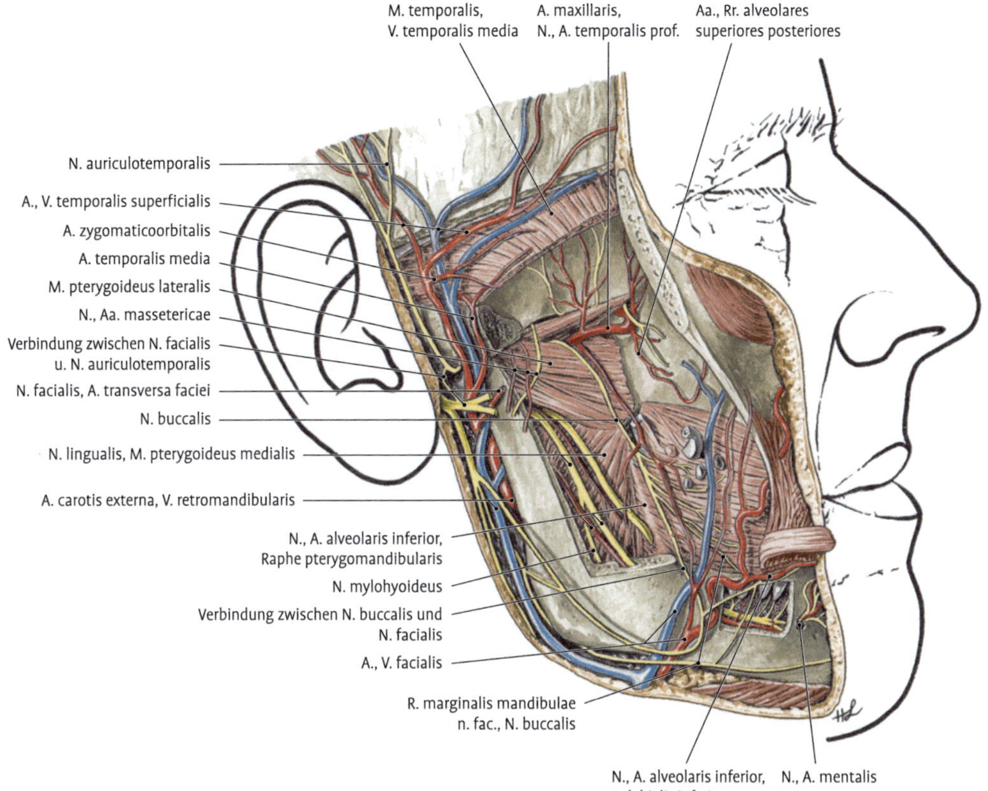

Abb. 7.26 Topografie der tiefen Gesichtsgegend mit der Fossa infratemporalis. Der Jochbogen wurde ganz, der M. temporalis und der Unterkieferast wurden zum Teil reseziert. Die A. maxillaris zieht zwischen dem oberen und unteren Teil des M. pterygoideus lateralis hindurch. (Aus Anderhuber et al. 2012)

dem außen am Angulus mandibulae ansetzenden M. masseter eine Muskelschlinge. Die Hauptfunktion des M. pterygoideus medialis besteht in einer **Adduktion der Mandibula**, die Nebenfunktionen umfassen **Protrusion und Mediotrusion**.

- **M. pterygoideus lateralis**: Er besteht aus 2 Teilen. Der kleine obere Teil entspringt an der Facies infratemporalis des Os sphenoidale und zieht zum Oberrand der Fovea pterygoidea der Mandibula sowie mit wenigen Fasern zum antero-medialen Abschnitt der Gelenkkapsel; hierbei ist zu beachten, dass der Discus articularis mit der Gelenkkapsel verwachsen ist und

bei Kontraktion des oberen Teils des M. pterygoideus lateralis mitbewegt wird. Der große untere Teil entspringt an der Außenfläche der Lamina lateralis des Processus pterygoideus und zieht zur Fovea pterygoidea unterhalb des Caput mandibulae. Die beiden Teile sind durch einen dünnen Spalt, durch den der N. buccalis zieht, getrennt. **Häufig zieht die A. maxillaris über den Muskel hinweg. Die Arterie kann aber auch hinter dem M. pterygoideus lateralis liegen oder zwischen seinem oberen und unteren Teil hindurchziehen.** Der M. pterygoideus lateralis hat die vielfältigsten Funktionen unter den 4 Kaumuskeln:

1. Bei beidseitiger Kontraktion kommt es zu einer Initiierung der Kieferöffnung, also **Abduktion**.
2. Bei beidseitiger Kontraktion kommt es außerdem zu einer **Protrusion**.
3. Bei einseitiger Kontraktion kommt es zu einer **Mediotrusion**, wobei während den mit dem Kauvorgang einhergehenden Mahlbewegungen auf der Gegenseite – der Arbeitsseite – eine Laterotrusion stattfindet.

7.25.3 Funktion des Kiefergelenks

Infolge der Unterteilung durch einen Diskus besteht die Besonderheit des dithalamischen Kiefergelenks in einer Kombination zweier Gelenke. Das obere diskotemporale Schiebegelenk und das untere diskomandibulare Scharniergelenk können getrennt und gemeinsam benutzt werden. Bei den durch die Kaumuskulatur gesteuerten Bewegungen des Kiefergelenks gleiten die Schneideflächen, Kauflächen und Kauhöcker der Zähne aneinander vorbei (Artikulation) oder nehmen Kontakt miteinander auf (Okklusion). Die 3 Bewegungsmöglichkeiten im Kiefergelenk können anhand der beteiligten Muskeln folgendermaßen näher beschrieben werden:

1. **Öffnungs- und Schließungsbewegungen, Ab- und Adduktion**, sind **Scharnierschiebebewegungen**. Die Öffnung beginnt mit einer reinen Scharnierbewegung, aus der bald eine Dreh-Gleit-Bewegung wird. Hierbei kommt der Gelenkkopf am unteren Abhang des Höckers zu liegen, er wird also verschoben. An der Öffnungsbewegung sind – bei beidseitiger Kontraktion – der untere Teil des M. pterygoideus lateralis in Zusammenarbeit mit der suprahyalen Muskelgruppe und der Mundbodenmuskulatur beteiligt. Bei der Schließungsbewegung sind die Mm. temporalis, masseter und pterygoideus medialis und lateralis (unterer Teil) tätig. Der obere Teil des M. pterygoideus lateralis ist vor allem beim Kauen, also überwiegend bei Schließungsbewegungen, aktiv. Da der obere Teil des Muskels am Oberrand der Fovea pterygoidea ansetzt und über seinen Ansatz an der Gelenkkapsel auch Einfluss auf den Discus articularis nimmt, stabilisiert er das Caput mandibulae und den Discus am Abhang des Tuberculum articulare. In der Kauphase erfolgt die Übertragung des Gelenkdrucks vom Caput mandibulae über den Discus articularis nicht in die Fossa articularis, sondern am Gelenkhöcker.

2. **Vor- und Rückschubbewegungen, Pro- und Retrusion** des Unterkiefers, finden besonders im oberen diskotemporalen Gelenk statt. Beim Vorschieben unter Führung der Zahnreihen, muss der Unterkiefer etwas gesenkt werden. Hierdurch können die unteren Frontzähne an den oberen vorbeigleiten. Protrusion erfolgt – bei beidseitiger Kontraktion – durch den unteren Kopf des M. pterygoideus lateralis, Retrusion durch die hinteren Fasern des M. temporalis.

3. **Mahl- oder Lateralbewegung** des Unterkiefers: Hierbei zeigen beide Kiefergelenke im Seitenwechsel einen unterschiedlichen Bewegungsablauf (Tillmann und Töndury 1987). Bei der Lateralbewegung wandert ein Kondylus, der sogenannte **Mediotrusions- oder Balancekondylus** nach vorn und unten, der 2. Kondylus, der sogenannte **Laterotrusions- oder Arbeitskondylus** bleibt in der Gelenkgrube und rotiert. Gleichzeitig bewegt sich der Mediotrusionkondylus einwärts. Den Winkel von ca. 10°, der zwischen der Mediotrusionsbahn und der Sagittalebene gebildet wird, bezeichnet man als **Bennett-Winkel**. Abhängig von der Einwärtsbewegung des Mediotrusionskondylus wird gleichzeitig der Arbeitskondylus nach außen versetzt. Diese nach lateral gerichtete Bewegung des zugleich rotierenden Kondylus

bezeichnet man als **Bennett-Bewegung** (Wieselmann-Penkner 2006). Folgende Muskeln sind an den Mahlbewegungen beteiligt:

- **Arbeitsseite**: Kontraktion des M. digastricus (Venter anterior), des M. mylohyoideus und des M. geniohyoideus führen zur Laterotrusion. Die hinteren Fasern des M. temporalis und der obere Teil des M. pterygoideus lateralis stabilisieren den „Arbeitskondylus". Die Mm. masseter und pterygoideus medialis ziehen von außen und von innen zum Angulus mandibulae, bilden dort eine Muskelschlinge und arbeiten synergistisch bei der Zerkleinerung der Nahrung.
- **Balanceseite**: Der M. temporalis, der M. pterygoideus medialis und der untere Teil des M. pterygoideus lateralis unterstützen die Verlagerung des „Balancekondylus" nach vorn. Zusätzlich ist der M. pterygoideus medialis an der Drehung des Unterkiefers zur kontralateralen Seite beteiligt.

> **Klinischer Tipp**
>
> Die **Steuerung des Kauvorgangs** ist auf einer „hohen zentralnervösen Ebene" angesiedelt. Die zahlreichen, insbesondere an der Mahlbewegung beteiligten Muskeln bedürfen einer zielgerichteten Steuerung. Im N. mandibularis verlaufen die propriozeptiven Fasern aus Kaumuskulatur, Kiefergelenk und Zähnen am Ganglion trigeminale vorbei zu Perikaryen des Nucleus mesencephalicus. Von diesem Kern wiederum ziehen efferente Fasern zum Nucleus motorius n. trigemini, der die Kaumuskulatur steuert. Man kann annehmen, dass jeder Mensch in Abhängigkeit von Gebiss und Kiefergelenk individuelle Kaubewegungen entwickelt.

7.25.4 Entwicklung des Kiefergelenks

Aus der Sicht der Phylogenese ist das menschliche Kiefergelenk als eine späte Entwicklung zu betrachten, bei der Deckknochenanteile von Unterkiefer und Schläfenbein miteinander in Kontakt treten und das **sekundäre Kiefergelenk** bilden. Das **primäre Kiefergelenk** der niederen Wirbeltiere entspricht beim Menschen dem Hammer-Amboss-Gelenk, einem Derivat des 1. Kiemenbogens (◘ Tab. 7.1). Ein **Funktionswandel** hat dazu geführt, dass das Hammer-Amboss-Gelenk beim Menschen der Schallleitung dient. Das sekundäre Kiefergelenk ist ein Anlagerungsgelenk, welches durch eine Umwandlung der Skelettelemente zwischen Mandibula und Os temporale entstanden ist. Aus den knorpeligen Skelettenden beider Schädelknochen bilden sich zwischen 10. und 12. Woche ein Gelenkkopf und eine Gelenkpfanne heraus. In der 12. bis 14. Woche entwickelt sich in der Nähe des Caput mandibulae eine Zellverdichtung, die sich später als Discus articularis zwischen Kopf und Pfanne des Kiefergelenks schiebt. Die Ausbildung des Gelenkhöckers, Tuberculum articulare, fällt in die postnatale Zeit. Erst nach Durchbruch des Milchgebisses tritt das Tuberculum articulare stärker hervor. Die bleibende Gelenkform entsteht in Abhängigkeit von der Entwicklung des Dauergebisses.

> **Klinik**
>
> 1. Beim übermäßigen Öffnen des Mundes, wie beispielsweise beim Gähnen oder gelegentlich auch bei der zahnärztlichen Behandlung, kann das Caput mandibulae über das Tuberculum articulare hinweg nach ventral luxieren und sich vor diesem verhaken. Die schlaffe Gelenkkapsel reißt dabei meistens nicht ein. Es ist eine **Kiefersperre** aufgetreten, bei welcher der

Mund nicht mehr geschlossen werden kann. Zusätzlich wird das Caput mandibulae durch die reflektorische Kontraktion der durch die Mm. masseter und pterygoideus medialis gebildeten Muskelschlinge in die Grube vor dem Gelenkhöcker eingepresst. Die gängige therapeutische Maßnahme besteht in der Reposition nach Hippokrates, bei der die Daumen des Arztes/Zahnarztes lateral neben der Zahnreihe und die restlichen Finger von außen am unteren Unterkiefer platziert werden. Anschließend wird ein Druck zuerst nach kaudal und dann nach dorsal ausgeübt. So wird das Kiefergelenkköpfchen über das Tuberculum articulare in die Pfanne zurückgeführt (Samandari und Mai 1995).

2. Das obere Band der bilaminären Zone des Discus articularis ist in den Fissurae petrotympanica und tympanosquamosa befestigt. Da hier auch das Ligamentum mallei anterius befestigt ist, besteht eine bindegewebige Verbindung zwischen Kiefergelenk und Mittelohr. Bedeutsam ist, dass für zahlreiche auf das Ohr bezogene Symptome, wie **Otalgie, Tinnitus, Hörverlust und Schwindel**, eine **Dysfunktion des Kiefergelenks** in Betracht gezogen wird (Anagnostopoulou et al. 2008).

3. Manche Patienten geben nach einer Versorgung mit einer Totalprothese oder einer Brücke neuralgiforme Beschwerden im Ober- und Unterkieferbereich an oder erkranken erstmalig an **Migräne**. Nach einigen Monaten bis Jahren können auch Schmerzen im Kiefergelenk sowie im Hinterhaupts- und Nackenbereich hinzutreten. Als Ursache der Beschwerden sind **Veränderungen im Kiefergelenk** in Erwägung zu ziehen. Möglicher-

weise kommt der Patient auch aufgrund von psychosomatischen Schwierigkeiten nicht mit der angefertigten Prothese oder Brücke zurecht (Gerber 1973b, c).

4. In der Behandlung von **Schmerzzuständen des Kiefergelenks** nimmt die Gelenkspülung, Arthrozentese, eine wichtige Stellung ein. Dabei werden in einer Doppelpunktionstechnik 2 Injektionsnadeln in den oberen Gelenkspalt – zwischen Gelenkpfanne und Diskus – eingeführt und die Spülung wird mit Ringerlösung vorgenommen. Als anatomische Landmarken zur Platzierung der Injektionsnadel dienen die von Murakami und Ono (1986) angegebenen Punkte. Dabei wird zwischen dem lateralen Augenwinkel und dem Zentrum des Tragus eine Strecke eingezeichnet. Nimmt man einen Punkt, der auf dieser Strecke 1 cm anterior des Tragus und 2 mm unterhalb der Verbindungslinie liegt, findet man die posteriore Punktionsstelle. Die anteriore Punktionsstelle befindet sich 2 cm anterior des Tragus und 1 mm unterhalb der Strecke.

5. Eine **Dysfunktion des stomatognathen Systems (Zähneknirschen, übermäßige Zungenarbeit)** hat nicht selten im psychosomatischen Bereich des Patienten ihre Ursache. Probleme aus dem Schul- und Berufsleben sowie dem zwischenmenschlichen Bereich werden insbesondere in der Nacht mit dem Kauapparat nachbearbeitet und so im übertragenen Sinn „durchgekaut". Funktionsstörungen des Kiefergelenks fallen oft nur durch eine Verkrampfung der Kaumuskeln auf. Andererseits kann eine Verspannung der Kaumuskeln auch Beschwerden im Kiefergelenk hervorrufen (Gerber und Steinhardt 1989).

6. Der **kraniomandibulären Dysfunktion (craniomandibular dysfunction, CMD)** liegt ein pathologisches Geschehen im Bereich der Okklusion, der Kiefergelenke oder der Kaumuskulatur zugrunde. Das mastikatorische System hat auch Auswirkungen auf benachbarte Strukturen, beispielsweise auf die Wirbelsäule („absteigende Kette"). Umgekehrt beeinflussen Störungen der Körperhaltung, beispielsweise der unteren Extremität („aufsteigende Kette"), auch die Funktion des Kauorgans mit seinem Kiefergelenk (Hahnel 2020).

7. **Vereiterungen in der Fossa temporalis** können sich in die Fossa infratemporalis ausdehnen und kommen erst am Vorderrand des M. masseter in die Subkutis (Schiebler und Korf 2007).

7.26 Nase und Nasennebenhöhlen

Die Nase bildet den Eingang zum respiratorischen System, zu dem im weiteren Verlauf die Luftröhre, der Kehlkopf und die Lungen gehören. Sie beherbergt das Riechepithel zur Geruchswahrnehmung, ist ein Resonanzorgan und beeinflusst die Vokalbildung sowie den Klang der Stimme. Die äußere Nase besteht aus einem knöchernen Anteil, zu dem die **Ossa nasalia** und die **Processus frontales maxillae** gehören. Ein knorpeliger Anteil, der durch die **Cartilagines nasi** repräsentiert wird, ergänzt die Nase nach vorn. Diese hyalinen Knorpel bleiben als unverknöcherte Anteile des Chondrokranium beim Erwachsenen erhalten und bilden auch einen Teil der Nasenscheidewand, Cartilago septi nasi. An das Nasenbein schließt sich die **Cartilago nasi lateralis** an. Die Nasenlöcher werden ringförmig von

Knorpeln, **Cartilagines alares majores**, umfasst. Kleinere Knorpel, **Cartilagines alares minores**, vervollständigen das Knorpelgerüst der Nase.

7.26.1 Aufbau der Nasenhöhle

Der Nasenraum, **Cavum nasi**, wird durch das Nasenseptum in 2 Nasenhöhlen geteilt. Das Nasenseptum, **Septum nasi**, weicht häufig nach einer Seite ab (Septumdeviation) und ist nicht so genau in der Sagittalebene angeordnet, dass es die Nasenhöhlen symmetrisch teilt. **3 Nasenmuscheln** nehmen von der lateralen Nasenwand ihren Ursprung und gliedern die Nasenhöhle in je **3 Nasengänge** (◘ Abb. 7.27). Die Nasenmuscheln vergrößern die Schleimhautoberfäche und regulieren den Luftstrom. An der Verteilung des Luftstroms ist weiterhin die **Intumescentia septi nasi anterior**, ein Schwellgewebsareal am vorderen, oberen Septum, beteiligt. Der überwiegende Teil der eingeatmeten Luft nimmt seinen Weg durch den unteren und mittleren Nasengang und gelangt zu den hinteren Öffnungen der Nasenhöhle, den **Choanen**. Ein Teil der Luft gelangt zu den **Riechzellen** unter der oberen Muschel. In der Klinik unterscheidet man an der lateralen Nasenwand 4 Grundlamellen (Tillmann 2017):

- I. Grundlamelle: Processus uncinatus
- II. Grundlamelle: Bulla ethmoidalis
- III. Grundlamelle: Knöcherne Anheftung der Concha nasalis media
- IV. Grundlamelle. Anheftung der Concha nasalis superior

Die Nasenhöhle wird von kaudal nach kranial in 3 übereinanderliegende Abschnitte mit verschiedenem Schleimhautcharakter gegliedert: **Regio cutanea, Regio respiratoria und Regio olfactoria**.

Die **Regio cutanea** liegt im Eingangsbereich der Nase und entspricht in etwa der Ausdehnung der Nasenflügel; sie ist mit ver-

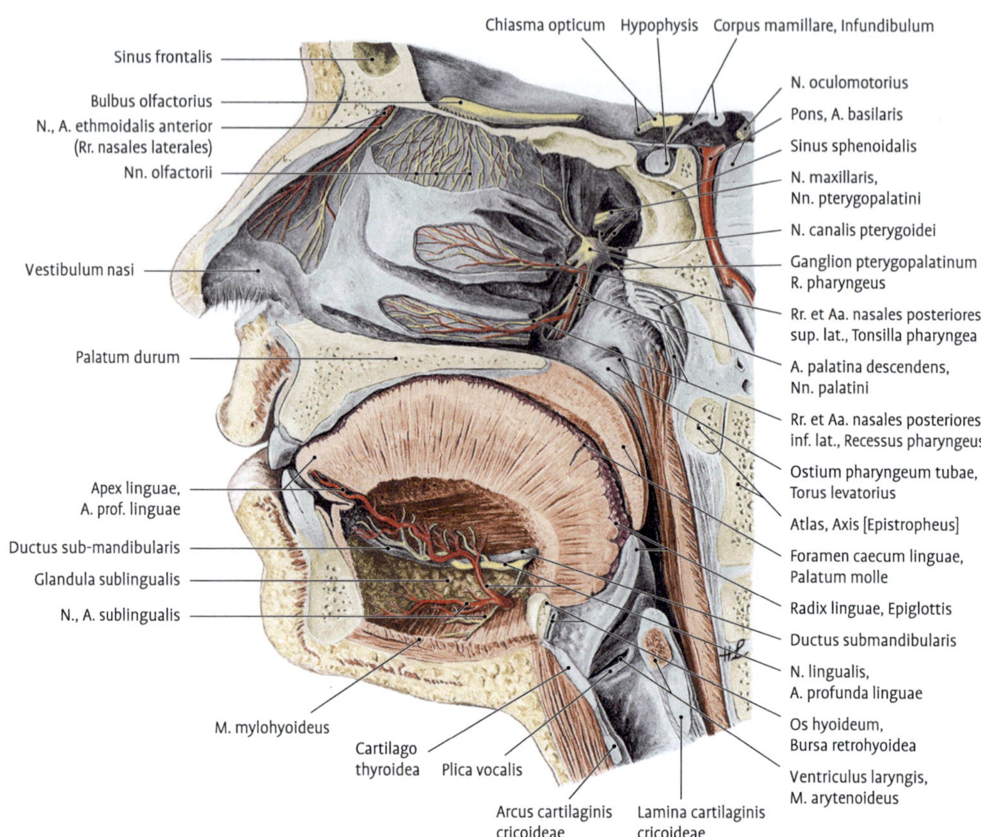

■ **Abb. 7.27** Leitungsbahnen an der lateralen Nasenwand. Der Canalis palatinus major ist bis zum Beginn der Fossa pterygopalatina eröffnet. Man beachte das Ganglion pterygopalatinum. Der tiefe Zungenkörper wurde von medial nach lateral reseziert, um die Zungenarterien, die Glandula sublingualis und die Überkreuzungsstelle des Ductus submandibularis mit dem N. lingualis sichtbar zu machen. (Aus Anderhuber et al. 2012)

horntem Plattenepithel ausgekleidet und besitzt Schweiß- und Talgdrüsen. In diesen auch als Nasenvorhof bezeichneten Bereich ragen kurze Haare, Vibrissae, hinein, die groben Fremdkörper der Atemluft festhalten. Der hyalinknorpelige Nasenscheidewandteil weist in seinem vorderen, unteren Abschnitt am Übergang zur Regio respiratoria eine leichte Anschwellung auf, die durch ein oberflächlich gelegenes Gefäßgeflecht (Locus Kiesselbachi) hervorgerufen wird. Der **Locus Kiesselbachi** stellt eine häufige Blutungsquelle bei Nasenblutungen dar (Probst et al. 2008; Behrbohm et al. 2012).

Die **Regio respiratoria** nimmt den größten Teil der Nasenhöhle ein. Die rötliche Schleimhaut besteht aus einem mehrreihigen Flimmerepithel, dessen Kinozilien zum Rachen hin schlagen. Im Epithel liegen zahlreiche Becherzellen. Die Lamina propria weist kleine seromuköse Glandulae nasales und weite, mit einem Muskelpolster versehene Venen auf. Hier fließt das Blut langsamer und kann daher die Atemluft vorwärmen. Die Gesamtheit der Venen bildet den sogenannten **Schwellkörper der Nase**, der zum Beispiel beim Schnupfen mit einer starken Erweiterung reagiert. Der **Niesreflex** wird durch Reizung der Regio respiratoria ausgelöst.

Die **Regio olfactoria** ist gewissermaßen das Geruchsorgan der Nasenhöhle. Diese Region ist auf ein etwa 3 cm^2 großes Feld, das auf der oberen Muschel und dem der oberen Muschel gegenüberliegenden Septumanteil liegt, beschränkt. **Die Beschreibung des Geruchssystems erfolgt im ▸ Kap.** 9.

7.26.2 Blut- und Lymphgefäßversorgung sowie Innervation

Das vordere Viertel der Nasenhöhle wird aus dem Stromgebiet der A. carotis interna über die A. ophthalmica versorgt, die hinteren drei Viertel aus dem Stromgebiet der A. carotis externa über die A. maxillaris (◘ Abb. 7.27). Die A. ophthalmica gibt in die Orbita die A. ethmoidalis anterior ab, die auf dem Umweg über Foramen ethmoidale anterius, vordere Schädelgrube und Lamina cribrosa von oben in die Nasenhöhle eintritt. Ihre Äste, die Rami nasales anteriores laterales und die Rami septales anteriores versorgen die seitliche Nasengegend und den vorderen Septumbereich.

Die **A. sphenopalatina** (aus der Pars pterygopalatina der A. maxillaris) gelangt über das Foramen sphenopalatinum in die hintere Nasenhöhle. Ihre Äste, die Rami nasales posteriores laterales und die Rami septales posteriores ziehen zur mittleren und unteren Muschel sowie zum hinteren Septumbereich.

Die Venen der Nasenhöhle bilden den **kavernösen Schwellkörper**. Sie kommunizieren mit den Venen der Wangen und des Gesichts (V. facialis), den Venen der Augenhöhle (Vv. orbitalis superior und inferior) sowie dem Sinus cavernosus. Beim Kind besteht eine zusätzliche **Verbindung zum Sinus sagittalis superior über das noch offene Foramen caecum**.

Die Lymphe aus dem vorderen und äußeren Bereich der Nase fließt über die **Nodi lymphoidei submandibulares** zu den oberflächlichen Halslymphknoten, den **Nodi lymphoidei cervicales superficiales**, ab. Die Lymphe aus der hinteren Nase nimmt ihren Weg über die **Nodi lymphoidei buccales** zu den tiefen Halslymphknoten, den **Nodi lymphoidei cervicales profundi**.

Das vordere Viertel der Nasenhöhle, das etwa dem Gebiet der äußeren Nase entspricht, wird aus Ästen des **N. ophthalmicus** (1. Trigeminusast) versorgt. Die sensible Innervation des Gebietes der hinteren drei Viertel, das entlang der 3 Nasenmuscheln bis zu den Choanen reicht, wird von Ästen des **N. maxillaris** (2. Trigeminusast) übernommen (◘ Abb. 7.27). Für die sensible Innervation des Nasenvorhofs sind Äste des N. infraorbitalis zuständig. Die parasympathischen Fasern zur sekretomotorischen Innervation der Nasendrüsen gelangen über den **N. petrosus major**, einem Ast des N. facialis, zur Nase. Die sympathischen Fasern, welche die Sekretion der Nasendrüsen hemmen und den Tonus der glatten Muskulatur regeln, verlaufen mit dem **N. petrosus profundus** aus dem Geflecht der A. carotis interna zur Nasenhöhle. Die sensorischen Fasern für das Riechepithel stammen aus dem **N. olfactorius**, dem 1. Hirnnerven.

Der N. ethmoidalis anterior (aus dem N. ophthalmicus) innerviert mit folgenden Ästen das vordere Viertel der Nasenhöhle: **Rami nasales laterales et medii** versorgen die Schleimhaut vor den Muscheln und den vorderen Septumbereich. Die Nervenäste zur Versorgung der hinteren drei Viertel der Nasenhöhle stammen überwiegend aus dem

Ganglion pterygopalatinum. Sie sind gemischt und besitzen sensible, sympathische und parasympathische Anteile. Die **Rami nasales posteriores superiores laterales et mediales** stammen direkt aus dem Ganglion pterygopalatinum und ziehen zur Schleimhaut der oberen und mittleren Muschel sowie zum hinteren Bereich der Nasenscheidewand. Der **N. nasopalatinus** ist ebenfalls ein direkter Ast aus dem Ganglion pterygopalatinum. Er verläuft in der Nasenscheidewand nach vorn und unten, tritt durch den Canalis incisivus und versorgt die Gaumenschleimhaut hinter den oberen Schneidezähnen sowie den unteren Septumbereich. Die untere Muschel wird von eigenen sensiblen Nerven versorgt, nämlich von den **Rami nasales posteriores inferiores**, die vom N. palatinus major abzweigen.

7.26.3 Nasennebenhöhlen

Die Nasennebenhöhlen sind mit respiratorischem Epithel überzogene, pneumatisierte Räume, die sich von der Nasenhöhle bis in die benachbarten Schädelknochen erstrecken (◘ Abb. 7.28). Sie sind paarig angelegt und kommunizieren mit der ihnen jeweils benachbarten Nasenhälfte. Obwohl sie bereits im 3. Embryonalmonat angelegt werden, erfahren sie erst mit dem Durchbruch der bleibenden Zähne ihre volle Entfaltung. Ihre Entwicklung wurde röntgenologisch untersucht (Birkner 1977).

> Auf jeder Seite werden 4 Nasennebenhöhlen unterschieden: Kieferhöhle (Sinus maxillaris), Stirnhöhle (Sinus frontalis), Siebbeinzellen (Cellulae ethmoidales) und Keilbeinhöhle (Sinus sphenoidalis).

Klinischer Tipp

Eine **Nasennebenhöhlenentzündung (Sinusitis)** entsteht in der Regel im Zusammenhang mit einer Rhinitis; deshalb wird heute der Terminus **Rhinosinusitis** für diese Erkrankung gewählt (Probst et al. 2008). Am häufigsten treten Entzündungen in der Kieferhöhle und im Siebbein, selten in der Stirnhöhle und noch seltener in der Keilbeinhöhle auf (Lenarz und Boenninghaus 2012). Das Siebbein nimmt eine Schlüsselstellung für die Belüftung aller anderen Nasennebenhöhlen ein. Daher steht die endonasale Siebbeinoperation bei der operativen Therapie von chronischen Nasennebenhöhlenentzündungen im Vordergrund (Lenarz und Boenninghaus 2012).

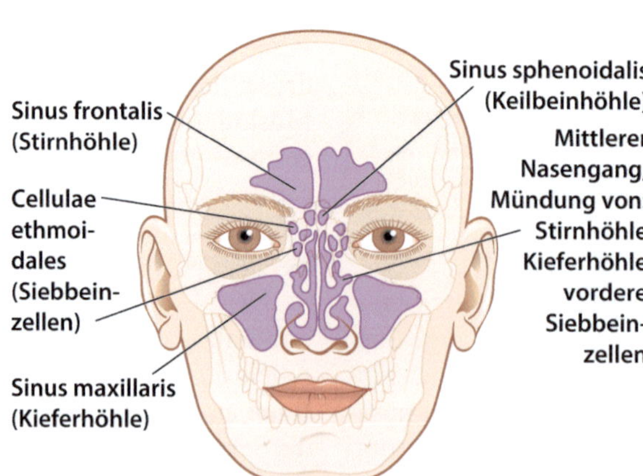

◘ **Abb. 7.28** Topografie der Nasennebenhöhlen. Man beachte die Mündung von Stirnhöhle, Kieferhöhle und vorderen Siebbeinzellen im mittleren Nasengang. (Quelle: eigene Darstellung, Vorlesungsfolie)

Kieferhöhle

Die **Kieferhöhle (Sinus maxillaris, Antrum Highmori)** ist die größte Nasennebenhöhle und füllt den Körper der Maxilla aus (■ Abb. 7.28). Sie ist bei Neugeborenen nur erbsengroß. Am Ende des 1. Lebensjahres kann sie röntgenologisch nachgewiesen werden. Bis zum 5. Lebensjahr schreitet ihre Entwicklung relativ schnell voran. Im 6. bis 7. Lebensjahr tritt die typische **Pyramidenform** auf, dann stagniert die Entwicklung etwas. Ihre maximale Breite erreicht sie im Alter von etwa 15 Jahren und hat dann ein Volumen von etwa 15 cm³. Die Kieferhöhle ist nur durch eine dünne Knochenplatte von den Zahnwurzeln des 2. Praemolaren sowie des 1. und 2. Molaren getrennt. Der Boden der Kieferhöhle, dessen Schleimhaut mit ihrem respiratorischen Epithel auch als

Schneider-Membran bezeichnet wird (Tillmann 2017), liegt im Vergleich zum Nasenhöhlenboden ca. 1 cm. tiefer. Die Kieferhöhle grenzt also unten an den Alveolarfortsatz, oben an den Orbitaboden. In der unteren Wand liegt der Plexus dentalis inferior, in der oberen Wand der N. infraorbitalis. An der hinteren Wand befindet sich das Tuber maxillare, durch dessen feine Löcher die Rami alveolares superiores posteriores des N. maxillaris an der seitlichen Kieferhöhlenwand unter der Schleimhaut zu den Molaren gelangen. Die Öffnung der Kieferhöhle mündet in einen sichelförmigen Spalt, **Hiatus semilunaris**, im mittleren Nasengang (■ Abb. 7.29).

Nerven- und Gefäßversorgung Die Kieferhöhle wird durch Äste aus dem 2. Trige-

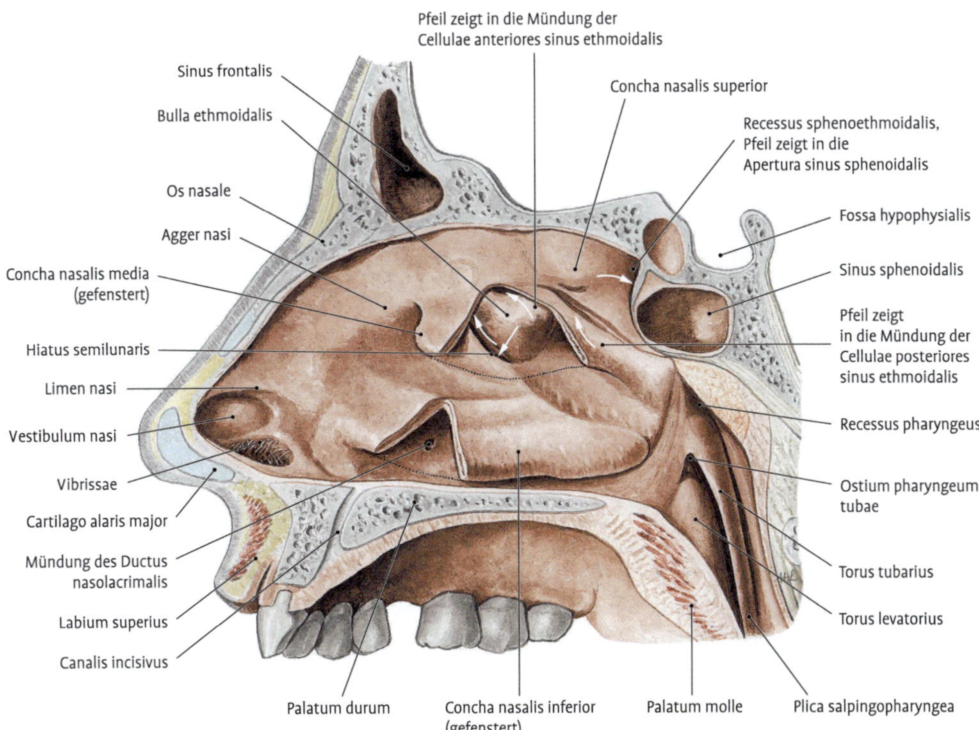

■ **Abb. 7.29** Ausgänge der Nasennebenhöhlen. Nach Resektion des Nasenseptums und Teilen der Conchae nasales inferior und media blickt man auf die laterale Nasenwand. Im Bereich des Hiatus semilunaris weist der weiße Pfeil auf das Infundibulum ethmoidale, der schwarze Pfeil auf die Öffnung der Kieferhöhle. (Aus Anderhuber et al. 2012)

minusast (Hirnnerv V/2), nämlich durch Rami alveolares superiores posteriores, durch den Ramus alveolaris medius und durch Rami alveolares superiores anteriores, sensibel versorgt. Für die Blutversorgung sind Äste der A. maxillaris zuständig.

Klinik

1. Durch die gemeinsame Mündung (Hiatus semilunaris) der meisten Nasennebenhöhlen sind oft auch alle Nebenhöhlen bis auf die Keilbeinhöhle im Rahmen einer **Pansinusitis** von einer Entzündung betroffen (Weiglein 2012).
2. Eine Infektion der Kieferhöhle nimmt häufig von der Nasenhöhle ihren Ausgang. Zu einer Infektübertragung kann es ebenfalls kommen, wenn die Wurzeln des 2. Praemolaren und des 1. Molaren ohne Knochenabdeckung in die Kieferhöhle hineinragen. Entzündungen an den Wurzeln der Molaren können zu einer Sinusitis führen. In diesen Fällen ist die **Sinusitis maxillaris** meistens nur einseitig ausgeprägt.
3. Im Rahmen einer **endonasalen Nasennebenhöhlenoperation** kann die Kieferhöhle über den mittleren Nasengang gefenstert bzw. drainiert und pathologische Veränderungen wie Schleimhaut oder Tumoren können entfernt werden.
4. Jede unilaterale nasale Symptomatik ist bis zum Beweis des Gegenteils eine Neoplasie. Eine **sinonasale Neoplasie des Sinus maxillaris** kann zu folgenden Symptomen führen (Ellis 1997): Ein Tumor der Nasenhöhle zieht eine Verlegung der Nasenatmung und eine blutige Rhinorrhoe nach sich. Eine Blockierung des Ductus nasolacrimalis führt zu **Epiphora**. Ein Eindringen in die Orbita verursacht visuelle Störungen und **Diplopie**. Ist der N. infraorbitalis betroffen, so treten Gesichts-

schmerzen und **Hypästhesie der Wange** über dem Nervenaustrittspunkt auf. Bei einer Beteiligung des Kieferhöhlenbodens kann es zu Ulzerationen am Gaumendach kommen. Eine nach lateral gerichtete Ausbreitung des Tumors führt zu einer Schwellung in der oberen gingivolabialen Umschlagsfalte des Mundvorhofs. Eine Tumorausbreitung nach dorsal beeinträchtigt die zu den Oberkieferzähnen und zum Gaumen ziehenden sensiblen Äste des N. maxillaris (Hirnnerv V/2) und führt zu Schmerzen in Zähnen und Gaumen.
5. Beim sogenannten **Sinuslift** beziehungsweise der **Sinusbodenelevation** erfolgt eine Augmentation im Falle einer Alveolarkammatrophie des Oberkiefers. Diese Operation dient der Erhöhung des Alveolarknochens, um dort später **Dentalimplantate** inserieren zu können. Im Rahmen dieses Eingriffs wird nach Schwächung der kaudalen und lateralen Kieferhöhlenwand ein Fenster in den Sinus präpariert. Unter Schonung der Schneider-Membran wird das Knochenfenster in den Sinus gedrückt und der entstehende Raum mit autologem Knochen oder Knochenersatzmaterial aufgefüllt.

Stirnhöhle

Die **Stirnhöhle (Sinus frontalis)** dehnt sich über der Nasenwurzel in die Schuppe des Stirnbeins aus (◘ Abb. 7.28). Ihre Vorderwand springt in Richtung von Glabella und Arcus superciliares hervor. Die hintere, obere Wand liegt in Nachbarschaft zur vorderen Schädelgrube mit dem Lobus frontalis des Gehirns. Der Boden grenzt an die Siebbeinzellen, das Dach der Nasenhöhle und an die Augenhöhle. Bei starker Ausbildung kann die Stirnhöhle bis ins Orbitadach reichen. Der Sinus frontalis wird durch ein nicht unbedingt mittig verlaufendes Septum in 2 Hälften, von denen jede eine annähernd dreieckige Form hat, unterteilt. Kleinere, unvollständige Septen führen zu einer weiteren Untergliederung. Der erste röntgenologische Nachweis der Stirnhöhle gelingt etwa im 4. bis 12. Lebensjahr. Höhe und Breite erreichen im Alter von 15 bis 20 Jahren ihre endgültigen Werte. Ihre volle Ausdehnung erreicht sie um das 40. Lebensjahr. Die Stirnhöhle mündet unter Vorschaltung von Ductus nasofrontalis und Infundibulum ethmoidale in den **Hiatus semilunaris** unter der mittleren Nasenmuschel (■ Abb. 7.29).

Nerven- und Gefäßversorgung Die Stirnhöhle erhält ihre sensible Versorgung aus Ästen des N. supraorbitalis (Hirnnerv V/1). Die Blutversorgung erfolgt aus Ästen der A. ophthalmica.

Klinik

1. Bei einer **chronischen Stirnhöhlenentzündungen** kann im Rahmen einer endonasalen Nasennebenhöhlenoperation eine Erweiterung des Ductus nasofrontalis vorgenommen werden. Dies geschieht durch Eröffnung von Siebbeinzellen und vor allem durch Wegstanzen von Knochen (Stirnhöhlendrainagen nach Draf I bis III). Oftmals liegt die Ursache für stetig wiederkehrende Nasennebenhöhlenentzündungen auch in ungünstigen anatomischen Verhältnissen, zum Beispiel in der engen Ausprägung von knöchern begrenzten Strukturen der Nasenhöhle oder in einer **Septumdeviation**.
2. Eine Schädelfraktur mit Beteiligung des Sinus frontalis kann zu einer Zerreißung von Dura mater und Arachnoidea führen. Eine Kommunikation zwischen dem Subarachoidalraum und der Nasenhöhle führt dann zu einer **Liquorrhoe**.

3. Die enge Beziehung zwischen Sinus frontalis und vorderer Schädelgrube erklärt, warum eine **Sinusitis frontalis** im Extremfall zu einem **Abszess im Frontallappen** führen kann.

Siebbeinzellen

Die **Siebbeinzellen (Cellulae ethmoidales)** werden durch 7 bis 10 hintereinander liegende, erbsengroße Kammern gebildet (■ Abb. 7.28). Sie liegen beidseits zwischen der lateralen Wand der Nasenhöhle und der medialen, dünnen Wand der Augenhöhle **(Lamina papyracea)**. Medial grenzt das Dach der Siebbeinzellen an die mittig gelegene Lamina cribrosa und hat Bezug zum Frontallappen des Großhirns. Man unterscheidet aufgrund unterschiedlicher Ausführungsgänge und Innervation vordere und hintere Siebbeinzellen. Manche Autoren unterscheiden zusätzlich mittlere Siebbeinzellen. Nach Ablauf des 1. Lebensjahres lassen sich die vorderen Siebbeinzellen röntgenologisch nachweisen, die hinteren erst im 3. bis 4. Lebensjahr. Die Entwicklung ist etwa im 16. Lebensjahr abgeschlossen. Eine größere, blasenförmige Siebbeinzelle liegt unter der mittleren Muschel und wird als Bulla ethmoidalis bezeichnet. Die vorderen Siebbeinzellen münden unter Vorschaltung des Infundibulum ethmoidale in den **Hiatus semilunaris** unter der mittleren Nasenmuschel. Der Ausgang der hinteren Siebbeinzellen befindet sich unter der oberen Nasenmuschel (■ Abb. 7.29).

Nerven- und Gefäßversorgung Die Siebbeinzellen werden vorne durch den N. ethmoidalis anterior und hinten durch den N. ethmoidalis posterior, beide aus dem 1. Trigeminusast (Hirnnerv V/1) entspringend, sensibel versorgt. Zu den hinteren Siebbeinzellen ziehen zusätzlich Rami orbitales aus dem 2. Trigeminusast (Hirnnerv V/2). Für die Blutversorgung sind Äste der A. ophthalmica zuständig.

Klinik
1. **Eitrige Entzündungen der Siebbein-zellen** können die hauchdünne La-mina papyracea in der Augenhöhle durchbrechen und orbitale Kompli-kationen auslösen.
2. Eine Entzündung der Siebbeinzellen kann im Extremfall zu einem **Abszess des Lobus frontalis** in der vorderen Schädelgrube führen. Des Weiteren ist bei einer Fraktur des Os ethmoi-dale mit Beteiligung der Schädelbasis eine Eröffnung des Liquorraums mit einer **Liquorrhoe in die Nasenhöhle** möglich.
3. Eine **Entzündung der Siebbeinzellen** wird entweder antiinflammatorisch oder, wenn erforderlich, operativ im Rahmen einer endonasalen Nasen-nebenhöhlenoperation behandelt. Operativ erreicht man einen breiten Zugang über den mittleren Nasen-gang mittels **Infundibulotomie** bis Wegnahme aller Zellsepten im Sinne einer **Ethmoidektomie**. Hierdurch er-folgt eine bessere Belüftung.
4. Eine **Ónodi-Grünwald-Zelle (spheno-ethmoidale Zelle)** grenzt an die me-diale Wand des Canalis opticus. Bei akuter Sinusitis kann es zum Durch-bruch in den Canalis opticus sowie zur Irritation des N. opticus mit der **Gefahr der Erblindung** kommen (Le-narz und Boenninghaus 2012).

Keilbeinhöhle

Die **Keilbeinhöhle (Sinus sphenoidalis)** liegt im Körper des Os sphenoidale und wird durch eine meist nicht mittig gelegene Scheidewand in 2 Hälften geteilt (◘ Abb. 7.28). Eine Hohlraumbildung ist bei der Keilbeinhöhle meistens erst um das 4. Lebensjahr röntgenologisch erfassbar. Um das 10. Lebensjahr erreicht sie ihre größte Ausdehnung und kann dann ein Vo-

lumen von 4–5 cm^3 erreichen. Allerdings kann sich die Keilbeinhöhle seitlich bis in den großen Keilbeinflügel oder dorsal bis in das basale Hinterhauptsbein erstrecken. Die obere Wand der Keilbeinhöhle bildet die Fossa hypophysialis, welche die Hypophyse beherbergt. An ihrer Seitenwand verlaufen der N. maxillaris und die A. carotis interna. Die Keilbeinhöhle mündet in den **Recessus sphenoethmoidalis**, der sich am hinteren Ende der oberen Nasenmuschel befindet (◘ Abb. 7.29).

Nerven- und Gefäßversorgung Die Keil-beinhöhle erhält sensible Zuflüsse aus allen 3 Trigeminusästen, aus dem N. ethmoidalis posterior (Hirnnerv V/1), den Rami orbita-les (Hirnnerv V/2) und dem Ramus menin-geus (Hirnnerv V/3). Sie wird von Ästen der A. ophthalmica versorgt.

Klinik
1. Ein **Hypophysentumor** kann operativ über die Keilbeinhöhle erreicht wer-den. Bei der operativen Eröffnung der Keilbeinhöhle ist zu beachten, dass die A. carotis interna sehr nahe an ihrer Seitenwand vorbeiläuft.
2. Bei **Schädelbasisfrakturen** kann die Keilbeinhöhle betroffen sein, wo-durch ein Liquorabfluss zur Nase auf-treten kann.

7.27 **Zusammenfassung**

- Das oberflächliche, mittlere und tiefe Blatt der Halsfaszie begrenzen Gewebe-räume (Logen), die bei Infektionen am Hals den Ausbreitungsweg von Eiter vor-geben.
- Im Spatium praevertebrale interfasciale, das zwischen den Fasciae intercarotica und cervicalis profunda liegt, können sich Entzündungen nach kaudal bis ins Mediastinum ausbreiten.

- Im Trigonum caroticum befindet sich der Gefäß-Nerven-Strang des Halses mit der Karotisgabel.
- Die Schilddrüse hat eine doppelte bindegewebige Hülle. Die Capsula externa stammt vom mittleren Blatt der Halsfaszie ab und verbindet die Drüse als Lamina praetrachealis mit der Trachea. Die Capsula interna überzieht das Drüsengewebe.
- Die Entwicklung der Schilddrüse beginnt in der 4. Woche und geht von einem Zellkonglomerat am Übergang des mittleren in das hintere Zungendrittel (Foramen caecum) aus.
- Die Nebenschilddrüsen (Epithelkörperchen, Glandulae parathyroideae) liegen an der Rückfläche der Schilddrüsenlappen, eingeschlossen zwischen Capsula interna und Capsula externa (Lamina praetrachealis der Halsfaszie).
- Die oberen Epithelkörperchen entwickeln sich aus der 4. Kiementasche, die unteren zusammen mit dem Thymus aus der 3. Kiementasche.
- Bei Schluckstörungen, wie sie in höherem Lebensalter bei verschiedenen Erkrankungen (M. Alzheimer, M. Parkinson) auftreten können, ist zu beachten, dass die am Schluckakt beteiligten Muskeln aus mehreren Hirnnerven (V/3, IX, X und eventuell zusätzlich VII) innerviert werden. Hierdurch werden die lebenswichtigen Vorgänge beim Schluckakt mehrfach gesichert.
- Seitliche Oberlippenspalten machen ca. 15 % aller Missbildungen aus und treten in einer Häufigkeit von 1:1000 Neugeborenen auf, wobei 60 bis 80 % der betroffenen Neugeborenen männlich sind.
- Gaumenspalten mit und ohne Lippenspalte treten in einer Häufigkeit von 1:2500 auf und betreffen überwiegend Mädchen.
- An der sensiblen und sensorischen Innervation der Zunge sind die Hirnnerven V, VII, IX und X beteiligt.

- Die Zunge entwickelt sich aus Gewebeanteilen des 1. (Tubercula lateralia), des 2. (Copula) und des 3. Kiemenbogens (obere Knospe der Eminentia hypobranchialis).
- Der Mundboden, das Diaphragma oris, wird im Wesentlichen vom M. mylohyoideus gebildet.
- Der Pharynx, ein bindegewebig-muskulöser Schlauch bildet den gemeinsamen Eingang zum Respirations- und Verdauungstrakt. Er ist über die Membrana pharyngobasilaris an der Schädelbasis aufgehängt und wird von kranial nach kaudal in 3 Abteilungen gegliedert: Nasopharynx (Epipharynx), Oropharynx (Mesopharynx), Laryngopharynx (Hypopharynx).
- Wichtigste Struktur des Oropharynx ist die Tonsilla palatina, welche sich zwischen den Arcus palatoglossus und palatopharyngeus in der Fossa tonsillaris, befindet. Die Gaumenmandel entwickelt sich aus der 2. Kiementasche.
- Die Tonsilla palatina wird aus 4 Arterien versorgt. Daher muss bei der operativen Entfernung der Gaumenmandel die Möglichkeit einer Nachblutung im Auge behalten werden (Sitzwache).
- In den Laryngopharynx wölbt sich nach dorsal der Kehlkopf vor. Dadurch entsteht beidseits eine Vertiefung, Recessus piriformis, in der verschluckte Fremdkörper vorzugsweise hängen bleiben können.
- Basierend auf der Lage der Stimm- und Taschenfalten kann der Kehlkopf in 3 Etagen gegliedert werden: 1. Obere Etage (Vestibulum laryngis), oberhalb der Ligamenta vestibularia, 2. Mittlere Etage, zwischen den Ligamenta vestibularia und vocalia, hier ist die Seitenwand zum Ventriculus laryngis ausgebuchtet, 3. Untere Etage (Cavum infraglotticum), zwischen Ligamenta vocalia und erstem Trachealknorpel.
- Folgende Begriffe müssen bei der Betrachtung der Stimmfalte mithilfe des

Kehlkopfspiegels voneinander abgegrenzt werden: 1. Stimmband entspricht Ligamentum vocale, 2. Stimmfalte entspricht Plica vocalis, zusammengesetzt aus Ligamentum vocale und M. vocalis, 3. Stimmlippe besteht aus Stimmfalte mit Epithel.

- Bei einseitiger Rekurrensparese kommt es durch den Ausfall des M. cricoarytenoideus posterior zur Paramedianstellung der Stimmlippe mit Heiserkeit und Phonationsschwäche. Eine doppelseitige Rekurrenzparese kann durch den Ausfall sämtlicher innerer Kehlkopfmuskeln zum Stimmverlust (Aphonie) führen. Jeder Stimmverlust oder eine länger als 14 Tage dauernde Heiserkeit müssen vom HNO-Arzt rasch abgeklärt werden.
- Die Entwicklung des Kehlkopfs beginnt um den 26. Tag mit dem Erscheinen der Laryngotrachealrinne.
- Der Schluckakt wird in 3 Phasen untergliedert:
  1. Vorbereitende orale Phase
  2. Pharyngeale Phase
  3. Oesophageale Phase

Wichtige Ereignisse im Verlauf der komplexen Abfolge von Reflexen des Schluckakts sind: Der Verschluss von Nasopharynx und Kehlkopfeingang sowie die Öffnung der Tuba auditiva.

- Zur Unterdrückung der zentralnervösen Komponente des Schluckvorgangs tragen bei: 1. Betäubungsmittel, 2. Narkose, 3. Schädel-Hirn-Trauma. Unter diesen Umständen können Fremdkörper in den Atemtrakt aspiriert werden, was durch Rückenlage des Patienten begünstigt wird.
- Im Hinblick auf Motilitätsstörungen des Oesophagus (beispielsweise bei Achalasie) sei an den Aufbau der Speiseröhre aus quergestreifter (oberes Drittel) und glatter Muskulatur (untere 2 Drittel) mit geschwindigkeitsdifferenten peristaltischen Kontraktionswellen erinnert.

- Die rein seröse Glandula parotidea dehnt sich bis in die Fossa retromandibularis und den parapharyngealen Raum aus. Die Drüse wird von den Ästen des N. facialis, von der V. retromandibularis und vom Endabschnitt der A. carotis externa durchzogen.
- Die seromuköse Glandula submandibularis liegt im Trigonum submandibulare. Ihr Ausführungsgang, Ductus submandibularis, überkreuzt den N. lingualis und mündet auf der Caruncula sublingualis.
- Die muköse Glandula sublingualis besteht aus den Glandulae sublinguales minores mit 10 bis 20 Ductus sublinguales minores und der Glandula sublingualis major. Der Ductus sublingualis major mündet zusammen mit dem Ductus submandibularis auf der Caruncula sublingualis.
- Die A. carotis externa entlässt vor ihrer Endaufteilung 6 Arterien, welche Schilddrüse, Kehlkopf, Pharynx, Zunge, Gesicht, Hinterhaupt und Ohrgegend versorgen. Innerhalb der Glandula parotidea teilt sich die Arterie in ihre Endäste, die Aa. maxillaris und temporalis superficialis. Die A. maxillaris durchzieht die Fossae retromandibularis, infratemporalis und pterygopalatina. Ihr ausgedehntes Versorgungsgebiet umfasst folgende Strukturen: Kiefergelenk, Unterkieferzähne, Kaumuskulatur, Oberkieferzähne, Kieferhöhle, hintere Nasenschleimhaut und Gaumen.
- Die A. carotis interna wird klinisch in 4 Abschnitte gegliedert: Pars cervicalis, Pars petrosa, Pars cavernosa und Pars cerebralis. Aus der Pars cerebralis gehen als Endäste die Aa. cerebri anterior und media hervor, welche das vordere Stromgebiet zur Versorgung des Großhirns bilden.
- Hinsichtlich der arteriellen Versorgung des Großhirns denke man bei Sprachstörungen an das vordere Stromgebiet der A. carotis interna, bei Hör- und Gleichgewichtsstörungen (zum Beispiel

Brummen im Ohr, Schwindel) an das hintere Stromgebiet der A. vertebralis.

- An der A. subclavia werden unter Berücksichtigung des M. scalenus anterior als Landmarke 3 Abschnitte, welche medial, kaudal, und lateral von diesem Muskel liegen, beschrieben. Die meisten Äste gibt der 1. Verlaufsabschnitt, medial vom M. scalenus anterior, ab: Wichtigster Ast ist die A. vertebralis, die das hintere Stromgebiet zur Versorgung von Großhirn und Hirnstamm aufbaut. Die restlichen Arterien versorgen Schilddrüse, Kehlkopf, Muskeln des Nackens und des oberen Rückens sowie der Rotatorenmanschette, die vordere Brustwand und den Herzbeutel.
Der Hauptabfluss der Hirnvenen erfolgt unter Zwischenschaltung der Sinus durae matris in die V. jugularis interna.

- Über die V. subclavia kann ein zentraler Venenkatheter appliziert werden. Hierdurch kann eine Messung des zentralvenösen Drucks, insbesondere auch die Bestimmung des Drucks im rechten Herzvorhof, erfolgen. Des Weiteren können über diesen Zugang hoch konzentrierte Elektrolyt- und Nährstofflösungen zugeführt werden.

- Die Lymphknoten an Hals und Kopf werden in eine horizontal und eine vertikal orientierte Gruppe gegliedert. Im Hinblick auf die „Neck Dissection" hat die American Academy of Otolarnygology, Head and Neck Surgery die Halslymphknoten in 6 Regionen unterteilt. I: Nodi lymphoidei submentales und submandibulares, II: Nodi lymphoidei cervicales profundi der oberen lateralen Gruppe, III: Nodi lymphoidei profundi der mittleren lateralen Gruppe, IV: Nodi lymphoidei der unteren lateralen Gruppe, V: Nodi lymphoidei trigoni cervicalis posterioris, VI: Nodi lymphoidei cervicales anteriores der vorderen Halslymphknotengruppe.

- Aus dem oberen Brustmark werden den Armnerven unter Zwischenschaltung der Ganglien des Halsgrenzstrangs sympathische Fasern zugeführt, welche die Gefäßweite der Armarterien regeln.

- Beim Raynaud-Syndrom (Morbus Raynaud) treten attackenartig Durchblutungsstörungen der Finger auf. Bei diesem Krankheitsbild kann eine obere thorakale Sympathektomie erwogen werden.

- Aus den Kiemenbögen entwickeln sich: Mandibula, Maxilla, Os zygomaticum, Squama temporalis, Unter- und Oberkieferfortsatz, Kau-, Gesichts- und Rachenmuskulatur, Zungenbein, äußerer Gehörgang, Trommelfell, Paukenhöhle, Tuba auditiva, Zunge, Gaumenmandeln, Schilddrüse einschließlich C-Zellen, Nebenschilddrüsen, Thymus, Kehlkopfskelett mit Kehlkopfmuskeln, Aa. carotis communis, carotis externa, carotis interna, subclavia dextra, pulmonalis dextra, Arcus aortae, Truncus pulmonalis, Ductus arteriosus Botalli.

- Bei Auffälligkeiten am Hals, insbesondere Zysten und Fisteln, ziehe man auch Entwicklungsstörungen des Kiemenbogenapparates in Betracht.

- Das subgaleale Caput succedaneum der Neugeborenen und das subperiostale Kephalhämatom sind typische Hämatome des Weichteilmantels des Schädeldachs.

- Der Schädel besteht aus 30 Einzelknochen, an denen wichtige Landmarken, Foramina, Fissurae und Caniculi zu finden sind, die klinisch vor allem in der Mund-, Kiefer- und Gesichtschirurgie, der HNO-Heilkunde, der Augenheilkunde und der Neurochirurgie von Bedeutung sind.

- Häufigste Form unter den Kraniostenosen ist der Kahnschädel (Skaphozephalus), bei dem es durch frühzeitigen Verschluss der Pfeilnaht zu verstärktem Schädelwachstum in anterior-posteriorer Richtung kommt.

- Leitsymptome von Schädelbasisfrakturen sind: Vordere Schädelgrube: Austritt von Blut und Liquor aus der Nasenhöhle, Brillenhämatom. Mittlere

Schädelgrube: Verletzung von Hirnnerven. Hintere Schädelgrube: Blutungen im Bereich des Processus mastoideus.

- Bei der Schädelentwicklung werden ein Hirnschädel (Neurocranium) und ein Gesichtsschädel (Viszerocranium) unterschieden. Das knorpelige Neurocranium besteht aus parachordalen, prächordalen und okzipitalen sklerotomalen Elementen, die sich zur Schädelbasis verbinden, sowie 3 angelagerten Paaren von Knorpelkapseln zur Aufnahme der Sinnesorgane. Grundlage des Viszerocraniums bilden paarige Knorpelspangen, die bei Fischen in der Wand des Kiemendarms zwischen 2 Kiemenspalten liegen.

- Zur Überprüfung der Gesichtsäste des N. facialis fordert man den Patienten auf, folgende mimische Reaktionen durchzuführen: Stirnrunzeln, Lidschluss, Naserümpfen, Öffnen und Schließen des Mundes, Mundwinkel heben und Lachen, Pusten und Mundspitzen, Mundwinkel und Unterlippe senken.

- Unter den 4 × 5 Zähnen des Milchzahngebisses ähneln die Kronen des oberen und unteren 2. Milchmolaren derjenigen des unteren 1. Dauermolaren hinsichtlich der rechteckigen Kronenform mit 5 Höckern.

- Unter den 4 × 8 Zähnen des Dauerzahngebisses treten beim oberen 2. Molar 3 Formvarianten auf: 1. Typ: Vierhöckrig, 2. Typ: Dreihöckrig (Reduktionsform), 3. Typ: Zweihöckrig (Kompressionsform). Der obere 3. Molar (Weisheitszahn) ist der variabelste Zahn des Erwachsenengebisses, er hat am häufigsten eine dreihöckrige Krone.

- Mithilfe der Landmarke des mesiobukkalen Höckers des oberen 1. Molaren werden Gebissanomalien nach Angle in Neutral-, Distal- und Mesialbiss eingeteilt.

- Die Zahnentwicklung beginnt in der 7. embryonalen Woche mit der Bildung einer Zahnleiste, aus der sich Schmelzglocken entwickeln. Distal der Schmelzglocken befinden sich die Zahnpapillen.

Die Schmelzglocken werden an Spitze und Seiten von äußerem Schmelzepithel, an der Basis von innerem Schmelzepithel umfasst. Aus dem inneren Schmelzepithel entwickeln sich Ameloblasten (Schmelzbildung). Aus der Zahnpapille gehen die Odontoblasten (Dentinbildung) hervor. Die Hertwigsche Epithelscheide – der Umschlagpunkt des inneren ins äußere Schmelzepithel – bildet die Zahnwurzel. Aus dem Zahnsäckchen, das außen die Schmelzglocke umgibt, geht der Zahnhalteapparat hervor.

- Das Parodontium besteht aus 4 Schichten: 1. Wurzelzement, 2. Alveolarknochen, 3. Periodontium (Desmodont, Wurzelhaut), 4. Gingiva.

- Der Schwund des Saumepithels kann zur Taschenbildung am Zahnhals mit der Gefahr von Bakterienbesiedlung und nachfolgender Entzündung (Parodontose) führen.

- Das Kiefergelenk wird durch einen Discus articularis in eine oberes diskotemporales Schiebegelenk und ein unteres diskomandibulares Scharniergelenk unterteilt.

- Das primäre Kiefergelenk der nicht zur Klasse der Säugetiere gehörenden Wirbeltiere (Fische, Amphibien, Reptilien, Vögel) entspricht beim Menschen dem Hammer-Amboss-Gelenk. Das sekundäre Kiefergelenk des Menschen ist als Anlagerungsgelenk eine späte phylogenetische Entwicklung.

- Der kraniomandibulären Dysfunktion (CMD) liegt ein pathologisches Geschehen im Bereich der Okklusion, der Kiefergelenke oder Kaumuskulatur zugrunde.

- Die Kieferhöhle erreicht ihre maximale Ausdehnung im Alter von etwa 15 Jahren. Sie mündet in den Hiatus semilunaris. Ihr Boden liegt über den Zahnwurzeln des 2. Praemolaren sowie des 1. und 2. Molaren.

- Die Stirnhöhle erreicht ihre volle Ausdehnung um das 40. Lebensjahr. Sie mündet über den Ductus nasofrontalis und das Infundibulum ethmoidale in den Hiatus semilunaris.

- Die Entwicklung der Siebbeinzellen ist etwa im 16. Lebensjahr abgeschlossen. Die vorderen Siebbeinzellen münden über das Infundibulum ethmoidale in den Hiatus semilunaris, der Ausgang der hinteren Siebeinzellen befindet sich unter der oberen Nasenmuschel.
- Die Keilbeinhöhle erreicht um das 10. Lebensjahr ihre größte Ausdehnung. Sie mündet in den Recessus sphenoethmoidalis.
- Eine Entzündung der Nasennebenhöhlen, Rhinosinusitis, tritt am häufigsten in der Kieferhöhle und im Siebbein, selten in der Stirnhöhle und noch seltener in der Keilbeinhöhle auf.
- Das Siebbein nimmt eine Schlüsselstellung für die Belüftung aller anderen Nasennebenhöhlen ein. Daher steht die endonasale Siebbeinoperation bei der operativen Therapie von chronischen Entzündungen der Nasennebenhöhlen im Vordergrund.

Literatur

Anagnostopoulou S, Venieratos D, Antonopoulou M. Temporomandibular joint and correlated fissures: anatomical and clinical consideration. Cranio. 2008;26:88–95.

Anderhuber F, Pera F, Streicher J. Waldeyer – Anatomie des Menschen. Berlin/Boston: De Gruyter; 2012. S. 698, 702, 704, 707, 711, 744, 755, 763, 790, 794, 799, 829, 835, 837, 852, 858.

Bähr M, Frotscher M. Neurologisch-topische Diagnostik. Stuttgart, New York: Thieme, 2014, 457–533.

Bechmann I, Nitsch R. Zentrales Nervensystem, Systema nervorum centrale, Gehirn, Encephalon und Rückenmark, Medulla spinalis. In: Anderhuber F, Pera F, Streicher J, Herausgeber. Waldeyer – Anatomie des Menschen. Berlin/Boston: De Gruyter; 2012. S. 945–1126.

Behrbohm H, Kaschke O, Nawka T. Hals-Nasen-Ohren-Heilkunde. Stuttgart/New York: Thieme; 2012. S. 275.

Benner KU, Snell RS. Klinische Anatomie. Augsburg: Weltbild Verlag GmbH; 1995. S. 587, 591, 631, 651, 655.

Birkner R. Das typische Röntgenbild des Skeletts. München/Wien/Baltimore: Urban & Schwarzenberg; 1977. S. 108, 140, 143, 146, 374–376.

Claassen H. Der konstruktive Bau des M. thyreoarytaenoideus beim Menschen und einigen Säugern. Medizinische Dissertation Friedrich-Alexander-Universität Erlangen-Nürnberg, 1979.

Claassen H. Kompaktwissen Kopf- und Halsanatomie für Zahnmedizinstudierende, Zahnärzte, Kiefer-, Oral-, Kopf- und Halschirurgen, Kieferorthopäden, Zahntechniker. Berlin/Boston: Walter de Gruyter GmbH; 2018.

Claassen H, Klaws GR. Preparation of four-color arterial corrosion casts of laryngeal arteries. Surg Radiol Anat. 1992;14:301–305.

Claassen H, Schicht M, Sel S, Paulsen F. Special pattern of endochondral ossification in human laryngeal cartilages: X-ray and light-microscopic studies on thyroid cartilage. Clin Anat. 2014;27:423–430.

Drenckhahn D. Mundhöhle. In: Drenckhahn D, Herausgeber. Benninghoff – Drenckhahn, Anatomie, Bd. 1. München: Urban & Fischer/Elsevier; 2003. S. 611.

Ellis H. Clinical anatomy, Bd. 331. Oxford: Blackwell Science Ltd; 1997. S. 345.

Genden EM, Ferlito A, Shaha AR, Talmi YP, Robbins KT, Rhys-Evans PH, Rinaldo A. Complications of neck dissection. Acta Otolaryngol. 2003;123:795–801.

Gerber A. Beiträge zur totalen Prothetik (I). Form, Funktion und Strukturprophylaxe. Die Quintessenz. 1973a;3:57–62.

Gerber A. Unsere Frage: Neuralgie infolge Okklusionsstörung, ja oder nein? Schweiz Med Wochenzeitschrift. 1973b;83:119–129.

Gerber A. Unsere Frage: Es geht um Gelenkschmerzen nach schöner neuer Brücke. Wo liegt die Ursache? Schweiz Med Wochenzeitschrift. 1973c;83:290–298.

Gerber A., Steinhardt G. Kiefergelenksstörungen – Diagnostik und Therapie. Berlin/Chicago/London: Quintessenz Verlags-GmbH; 1989. S. 21, 27, 40, 42, 85.

Grehn F. Augenheilkunde. Berlin, Heidelberg: Springer, 2012, 287–304.

Hafferl A. Lehrbuch der topographischen Anatomie. Berlin/Göttingen/Heidelberg: Springer; 1953. S. 190–195.

Hahnel S. Was sind kraniomandibuläre Dysfunktionen? In: Behr M, Fanghänel J, Herausgeber. Kraniomandibuläre Dysfunktionen. Stuttgart/New York: Thieme; 2020. S. 20–22.

Jüde HD, Kühl W, Roßbach A. Einführung in die zahnärztliche Prothetik. Köln: Deutscher Zahnärzteverlag; 1997. S. 18 ff, 182–184.

Kemeny I. Die klinischen Grundlagen der totalen Prothese. Leipzig: Johann Ambrosius Barth Verlag, 1955, 44, 46–49.

Kesting M. Oral cancer surgery. Stuttgart/New York: Thieme; 2014.

Kutta H, Knipping S, Claassen H, Paulsen F. Update Larynx: funktionelle Anatomie unter klinischen Gesichtspunkten. Teil I: Entwicklung, Kehlkopfskelett, Gelenke, Stimmlippenansatz, Muskulatur. HNO. 2007;55:583–598.

von Lanz T, Wachsmuth W. Praktische Anatomie. Erster Band/Zweiter Teil: Hals. Berlin/Göttingen/Heidelberg: Springer; 1955. S. 147.

Layton KF, Kallmes DF, Cloft HJ, Lindell EP, Cox VS. Bovine aortic arch variant in humans: clarification of a common misnomer. Am J Neuroradiol. 2006;27:1541–1542.

Lenarz T, Boenninghaus HG. Hals-Nasen-Ohren-Heilkunde. Berlin/Heidelberg: Springer; 2012. S. 172, 205–215.

Leonhardt H. Verdauungssystem. In: Leonhard H, Tillmann B, Töndury G, Zilles K, Herausgeber. Rauber-Kopsch, Anatomie des Menschen, Bd. II, Innere Organe. Stuttgart/New York: Thieme; 1987. S. 291–300.

Leuwer R. Paukenröhrchen und Mittelohrimplantate. In: Reiß M, Herausgeber. Facharztwissen HNO-Heilkunde, 2. Aufl. Berlin: Springer; 2021. S. 10007.

Lüllmann-Rauch R. Histologie. Stuttgart, New York: Thieme, 2003, 296.

Markowitz BL, Manson PN, Sargent L, van der Kolk CA, Yaremchuk M, Glassman D, Crawley WA. Management of the medial canthal tendon in nasoethmoid fractures: the importance of the central fragment in classification and treatment. Plast Reconstr Surg. 1991;87:843–853.

Moore KL, Persaud TVN, Torchia MG. Embryologie. München: Urban & Fischer, Elsevier, 2013, 241–262.

Murakami K, Ono T. Temporomandibular joint arthroscopy by inferolateral approach. Int J Oral Maxillofac Surg. 1986;15:410–417.

Neuhuber W. Autonomes Nervensystem. In: Drenckhahn D, Herausgeber. Benninghoff – Drenckhahn, Anatomie, Bd. 2. München: Urban & Fischer/Elsevier; 2004. S. 595–614.

Prescher A. The differential diagnosis of isolated ossicles in the region of the dens axis. Gegenbaurs Morphol Jahrb. 1990;136:139–154.

Prescher A, Brors D, Adam G. Anatomie and radiologic appearance of several variants of the craniocervical junction. Skull Base Surg. 1996;6:83–94.

Probst R, Grevers G, Iro H. Hals-Nasen-Ohren-Heilkunde, Bd. 27. Stuttgart/New York: Thieme; 2008. S. 49.

Rahn R. Zahnärztliche Lokalanästhesie. Aventis Pharma. 2003; 86–87.

Robbins KT, Shaha AR, Medina JE, Califano JA, Wolf GT, Ferlito A, Som PM, Day TA. Consensus statement on the classification and terminology of neck dissection. Arch Otolaryngol Head Neck Surg. 2008;134:536–638.

Rohen JW. Topographische Anatomie. Stuttgart/New York: Schattauer; 1975. S. 4.

Rosenbauer KA, Engelhardt JP, Koch H, Stüttgen U. Klinische Anatomie der Kopf- und Halsregion für Zahnmediziner. Stuttgart/New York: Thieme; 1998. S. 177.

Samandari F, Mai K. Funktionelle Anatomie für Zahnmediziner, Bd. I. Berlin/Chicago/London: Quintessenz; 1995. S. 150, 178, 201, 205–209.

Schiebler TH, Korf HW. Anatomie. Heidelberg: Steinkopff; 2007. S. 585, 599, 600, 601, 615, 629, 649, 652, 653, 657, 662.

Schroeder HE. Orale Strukturbiologie. Stuttgart/New York: Thieme; 1992. S. 293–312.

Schumacher GH, Aumüller G. Topographische Anatomie des Menschen. München/Jena: Urban & Schwarzenberg; 2004. S. 9, 11, 18, 82, 152, 154, 158, 120, 121, 124, 128, 129.

Schumacher GH, Gente M. Odontographie: Anatomie der Zähne und des Gebisses. 5. Aufl. Heidelberg: Hüthig; 1995. S. 35–117, 128 ff.

Spee F. Die Verschiebungsbahn des Unterkiefers am Schädel. Archiv für Anatomie und Entwickelungsgeschichte 1890, Jg. 1890, 285–294.

Tillmann BN. Atlas der Anatomie. Heidelberg: Springer. 2017;53(70):157.

Tillmann BN, Christofides C. Die „gefährliche Schleife" der Arteria carotis interna. HNO. 1995;43:601–604.

Tillmann BN, Hirt B. Präpkurs Anatomie. Berlin: Springer; 2022. S. 1–65, 91–128.

Tillmann BN, Schünke M. Taschenatlas zum Präparierkurs. Stuttgart/New York: Thieme; 1993. S. 12–35, 244–293.

Tillmann B. Hals. In: Leonhard H, Tillmann B, Zilles K (Hg.) Rauber-Kopsch, Anatomie des Menschen, Bd. I, Bewegungsapparat. Stuttgart, New York: Thieme, 1987, 662.

Töndury G. Angewandte und topographische Anatomie. Stuttgart/New York: Thieme; 1981. S. 343–347.

Voss H, Herrlinger R. Taschenbuch der Anatomie, Bd. II, Verdauungssystem, Atmungssystem, Urogenitalsystem, Gefäßsystem. Stuttgart: Gustav Fischer Verlag, 1975, 30–34.

Weiglein AH. Kopf, Cranium und Hals, Collum. In: Anderhuber F, Pera F, Streicher J, Herausgeber. Waldeyer, Anatomie des Menschen. Berlin, Boston: De Gruyter; 2012. S. 729, 769, 773, 774, 843, 845, 865.

Wieselmann-Penkner K. Normale und gestörte Funktionen des orofazialen Systems. In: Reitemeier B, Schwenzer N, Ehrenfeld M, Herausgeber. Einführung in die Zahnmedizin. Stuttgart/New York: Thieme; 2006. S. 98–102.

Zentrales Nervensystem (Systema nervosum centrale)

Inhaltsverzeichnis

8.1   Oberflächenanatomie und Landmarken – 485

8.2   Autonomes Nervensystem – 486
8.2.1   Afferenzen des autonomen Nervensystems – 489
8.2.2   Sympathisches Nervensystem – 490
8.2.3   Parasympathisches Nervensystem – 493

8.3   Rückenmark (Medulla spinalis) – 496
8.3.1   Altersunterschiede in der Länge des Rückenmarks – 496
8.3.2   Makroskopischer Aufbau – 496
8.3.3   Absteigende Bahnen – 499
8.3.4   Aufsteigende Bahnen – 500
8.3.5   Mikroskopischer Aufbau – 501
8.3.6   Funktionelle Betrachtung des Rückenmarks – 502
8.3.7   Blutversorgung des Rückenmarks – 503
8.3.8   Hüllen des Rückenmarks – 505
8.3.9   Entwicklung des Rückenmarks – 507

8.4   Gehirn (Cerebrum) – 507
8.4.1   Verlängertes Rückenmark (Medulla oblongata) – 509
8.4.2   Brücke (Pons) – 512
8.4.3   Kleinhirn (Cerebellum) – 515
8.4.4   Rautengrube (Fossa rhomboidea) – 521
8.4.5   Mittelhirn (Mesencephalon) – 522
8.4.6   Hirnstamm (Truncus encephali) – 525
8.4.7   Zwischenhirn (Diencephalon) – 528
8.4.8   Vorderhirn (Telencephalon) – 539
8.4.9   Lange aufsteigende Bahnen – 556

8.4.10 Lange absteigende Bahnen – 561

8.4.11 Hüllen des Gehirns – 569

8.4.12 Ventrikelsystem, Plexus choroidei und Liquor cerebrospinalis – 571

8.4.13 Zirkumventrikuläre Organe – 574

8.4.14 Hirnnerven – 576

8.4.15 Entwicklung des Gehirns – 595

8.5 Zusammenfassung – 598

Literatur – 602

Dieses Kapitel wendet sich vor allem an die später in den Fachdisziplinen Neurologie und Neurochirurgie sowie Psychiatrie tätigen Kolleginnen und Kollegen. Ein besseres Verständnis der komplexen Sachverhalte wurde durch die Hirnpräparation im Neuroanatomiekurs erreicht (Tillmann und Schünke 1993; Tillmann und Hirt 2022). Der Reihenfolge nach wurden hier zunächst die Hirnhäute und der Circulus arteriosus cerebri präpariert. Es folgte das Studium der an der Hirnbasis austretenden Hirnnerven. Von der Oberfläche des Endhirns her erfolgte die Darstellung des Ventrikelsystems. Horizontal- und Frontalschnitte dienten dem Studium der Basalganglien und der Capsula interna. Den Abschluss bildete die Zergliederung des Hirnstamms.

In diesem Kapitel wird zum Teil auf die Darstellung des zentralen Nervensystems von Claassen (2018) in „Kompaktwissen Kopf- und Halsanatomie für Zahnmedizinstudierende, Zahnärzte, Kiefer-, Oral-, Kopf- und Halschirurgen, Kieferorthopäden, Zahntechniker" zurückgegriffen. Die straffe Konzeption wurde beibehalten. Einer erstmalig von Johannes Rohen (1971) verwirklichten Idee folgend, schreitet die **Darstellung hier jedoch vom Einfachen zum Komplizierten voran und folgt nicht der beim Großhirn beginnenden Präparation im Neuroanatomiekurs**. Vorgezogen wird lediglich die Beschreibung des autonomen Nervensystems. Dementsprechend beginnt die Darstellung – nach einer kurzen Schilderung des autonomen Nervensystems – auf Rückenmarksebene; es folgt der Hirnstamm und am Ende steht das Großhirn.

8.1 Oberflächenanatomie und Landmarken

Für die Auffindung von Strukturen des zentralen Nervensystems gibt es einige, wenige Landmarken am Kopf (▶**Abb. 7.17 und 7.18)**:

- Trigeminus-Druckpunkte: Eine zwischen dem 1. und 2. Praemolaren errichtete Senkrechte trifft die **Austrittspunkte der 3 Hauptäste des N. trigeminus (Hirnnerv V)**, von kranial nach kaudal:
  1. Rami lateralis und medialis des N. supraorbitalis (Endäste der N. ophthalmicus, Hirnnerv V/1), austretend aus der Incisura supraorbitalis (oder dem Foramen supraorbitale) und der Incisura frontalis
  2. N. infraorbitalis (Endast des N. maxillaris, Hirnnerv V/2), austretend aus dem Foramen infraorbitale
  3. N. mentalis (Endast des N. mandibularis, Hirnnerv V/3), austretend aus dem Foramen mentale.
- Sulcus centralis (■ Abb. 8.16) des Telencephalon: Zur Orientierung über seine Lage verlegt man den Mittelpunkt der Messstrecke zwischen Nasion (▶ Abschn. 7.19, ▶ Abb. 7.17 und 7.18) und Protuberantia occipitalis externa nach kranial auf die Pfeilnaht. Der **Sulcus centralis** beginnt auf der Pfeilnaht etwa 1 cm dorsal von diesem Punkt und setzt sich beidseits auf einer nach ventral-kaudal gerichteten Linie bis zum Sulcus lateralis fort.
- A. meningea media: Der Verlauf des Ramus frontalis der **A. meningea media** (▶ Abb. 7.12) an der Schädelinnenfläche projiziert sich außen auf eine Region, die ca. 2 Fingerbreiten (ca. 3 cm) hinter dem Processus marginalis des Jochbeins (▶ Abschn. 7.19 und ▶ Abb. 7.18) liegt. Etwa eine Daumenbreite (2 cm) höher verläuft der Ramus parietalis parallel zum Jochbogen nach dorsal.
- Sinus transversus: Das **Asterion** (▶ Abschn. 7.21.1, Unterabschnitt „Seitenansicht des Schädels", ▶ Abb. 7.18), in dem sich die Suturae lambdoidea, occipitomastoidea und parietomastoidea treffen, ist am seitlichen Hinterkopf in Form einer seichten Grube tastbar. Diese Landmarke gibt einen Anhaltspunkt für den Übergang des Sinus transversus in den Sinus sigmoideus (■ Abb. 8.6D) an.

8.2 Autonomes Nervensystem

Das **autonome Nervensystem** (vegetatives Nervensystem) ist nicht dem Willen unterworfen und wird in Sympathikus, Parasympathikus sowie das intramurale Nervensystem gegliedert. Das autonome Nervensystem konnte systembedingt im Präparierkurs nicht so deutlich und einprägsam dargestellt werden, wie das dem Willen unterworfene zerebrospinale Nervensystem (zentrales oder animales Nervensystem); es ist daher Studierenden und Ärzten auch später eher nicht so geläufig. Um dieser Erfahrungstatsache entgegen zu wirken, wird mit der Beschreibung dieses Teils des Nervensystems begonnen.

Das unwillkürliche, autonome Nervensystem stimmt die Leistungen der inneren Organe aufeinander ab und passt sie wechselnden exogenen und endogenen Anforderungen an (Zilles und Rehkämper 1998). Es entfaltet an den Organen folgende Wirkungen:

- Innervation der Muskulatur von Herz, Blutgefäßen, Bronchialbaum und Verdauungstrakt,
- Innervation der Drüsen einschließlich der Drüsen des Verdauungstraktes,
- Innervation der Schweißdrüsen und des Nebennierenmarks.

Autonomes und zerebrospinales Nervensystem sollten als nicht getrennt voneinander angesehen werden, da sie anatomisch und funktionell miteinander verbunden sind. Auf anatomischer Basis werden alle peripheren Nerven und einige Hirnnerven von vegetativen Nervenfasern begleitet. Darüber hinaus befinden sich übergeordnete Zentren des autonomen Nervensystems im **Zwischenhirn**, und hier besonders im **Hypothalamus**, sowie in der **Seitensäule des Rückenmarks**.

In funktioneller Hinsicht sind willkürliches und unwillkürliches Nervensystem auf der Ebene von Gehirn und Rückenmark miteinander verbunden. Hirnnerven und periphere Nerven verlaufen ohne Unterbrechung zu ihren Erfolgsorganen. Die efferenten Fasern des unwillkürlichen Nervensystems

gehen, mit einer Markhülle versehen, von Gehirn und Rückenmark aus und werden an der Synapse eines peripheren Ganglions unterbrochen. Von hier aus erfolgt die Weiterleitung über dünne, **marklose Fasern**. Aus anatomischer, funktioneller und pharmakologischer Sicht wird das autonome Nervensystem in einen **sympathischen** und einen **parasympathischen Teil** gegliedert (■ Abb. 8.1a, b). Die ersten efferenten Neurone von Sympathikus und Parasympathikus befinden sich im Rückenmark und im Tegmentum; beide Teile des autonomen Nervensystems werden daher auch als **spinotegmentales System** bezeichnet.

> Anatomisch gesehen sind die motorischen Zellen des sympathischen Nervensystems in der Seitensäule der grauen Substanz des Rückenmarks, die von T1 bis L2 reicht, untergebracht. Das parasympathische Nervensystem ist nicht so übersichtlich aufgebaut. Ein Teil seiner efferenten Fasern verläuft mit den Hirnnerven III, VII, IX und X. Ein anderer Teil besteht aus dem sakralen Parasympathikus mit Ursprungszellen in den Rückenmarksegmenten S2 bis S4.

Funktionell unterstützt der Sympathikus den Körper in **Stresssituationen**. **Seine Aktivität ist an folgenden Reaktionen ablesbar** (■ Abb. 8.1a): Pupillenerweiterung, Kontraktion peripherer Blutgefäße, Anstieg der Herzfrequenz sowie der Kontraktionskraft und des Sauerstoffverbrauchs des Herzens, Erweiterung der Bronchien, Verminderung der Darmtätigkeit durch Drosselung der Peristaltik und Erhöhung des Sphinktertonus, Glykogenolyse in der Leber, Sekretion von Hormonen des Nebennierenmarks (Adrenalin und Noradrenalin), Erregung der Schweißdrüsen in der Haut sowie Aufrichtung der Haare. Der Sympathikus hemmt die Kontraktionen der Gallenblase und erhöht den Tonus des glatten M. sphincter vesicae. Darüber hinaus steigt die Durchblutung des Herzens an. Dies geschieht sowohl durch einen direkten sympathischen Effekt, als

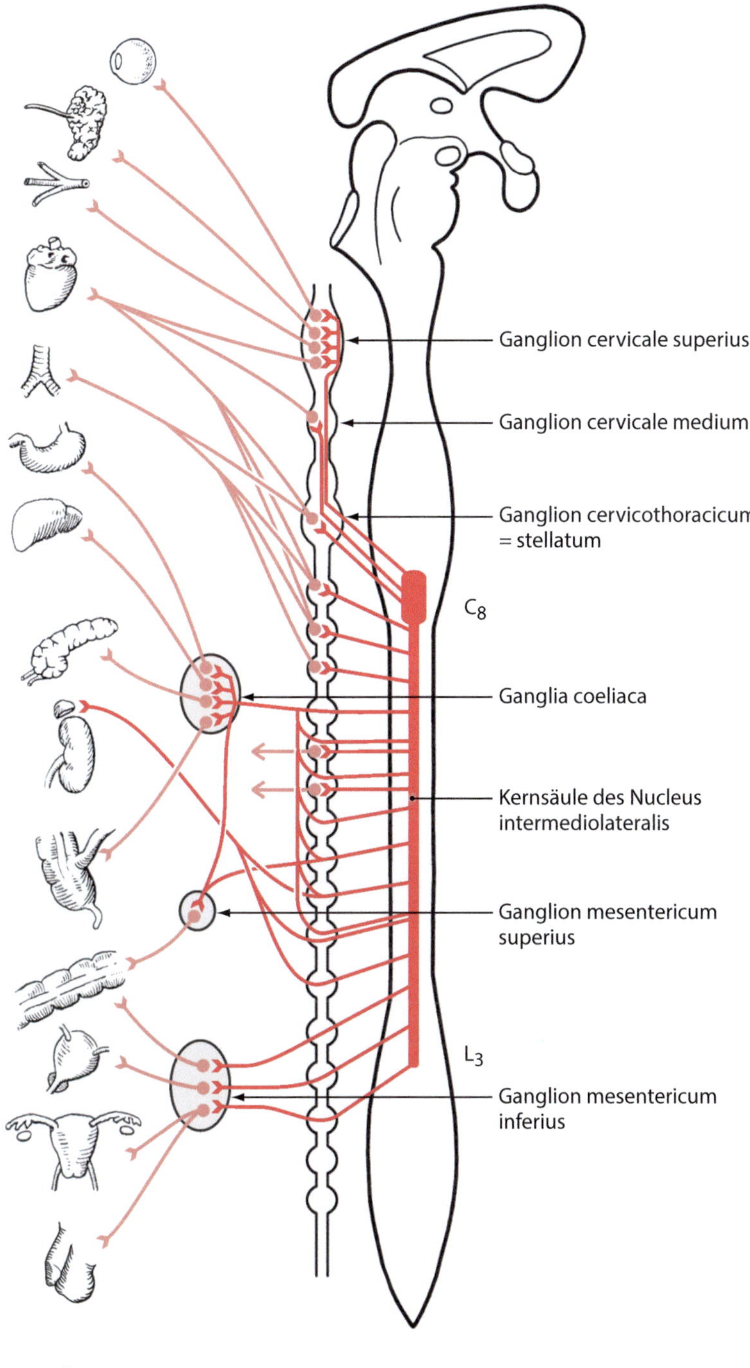

◘ Abb. 8.1 a, b Vegetatives Nervensystem (unwillkürliches oder autonomes Nervensystem). **a** Sympathisches Nervensystem. Dargestellt sind: Auge: M. dilatator pupillae > Mydriasis, Speicheldrüsen: Hemmung der Sekretion, Arterien und Venen: Vasokonstriktion, Herzmuskel: Zunahme der Herzfrequenz und der Kontraktionskraft, Tracheal- und Bronchialmuskulatur: Erschlaffung, Magen-Darmtrakt: Förderung der Wasserrückresorption, Pankreas (endokriner Teil): Abnahme der Insulinsekretion, Leber: Förderung der Glykogenolyse und der

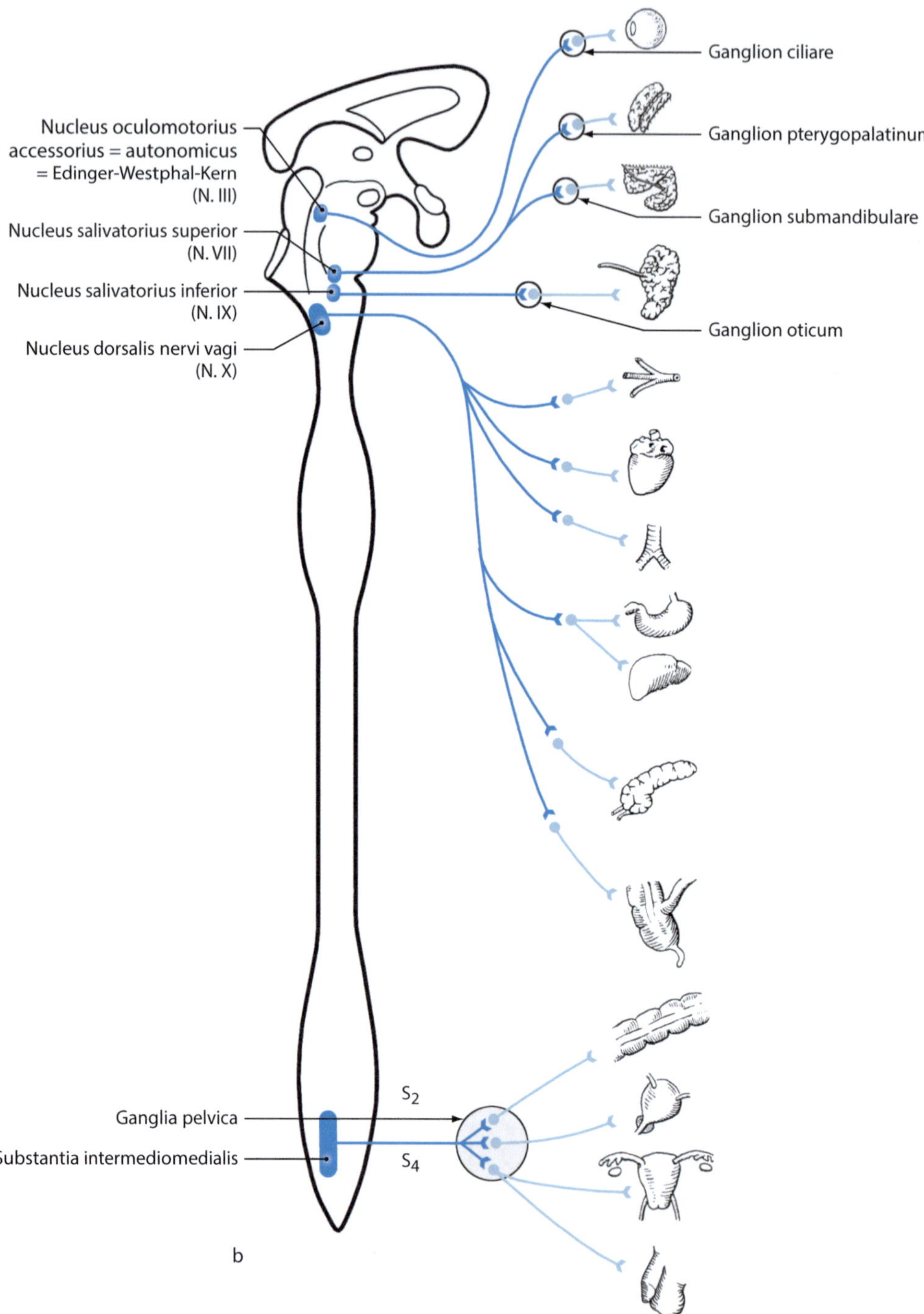

■ **Abb. 8.1** (Fortsetzung) Glukoneogenese, Harnblase: M. sphincter internus > Kontraktion, Genitale: weiblich: Kontraktion der Uterusmuskulatur, männlich: Kontraktion der glatten Muskulatur der Vesicula seminalis, der Prostata und des Ductus deferens, Milz: Kontraktion der Kapsel, Nebenniere: Sekretion von Adrenalin und Nor-adrenalin. **b** Parasympathisches Nervensystem. Man beachte, dass beim parasympathischen Nervensystem eine Pars cranialis und eine Pars pelvica (Beckenparasympathikus) unterschieden werden. **Pars cranialis**, dargestellt sind: Auge: N. oculomotorius, M. ciliaris > Nahakkomodation, M. sphincter pupillae > Miosis, N. facialis:

auch durch indirekte Effekte, wozu eine stärkere Herzmuskelkontraktion, eine verkürzte Systolen- und eine verlängerte Diastolendauer sowie eine erhöhte Konzentration an gefäßerweiternden Metaboliten beitragen.

Der Parasympathikus hat in Bezug auf den Sympathikus überwiegend antagonistische Effekte. **Aus einem erhöhten Parasympathikustonus ergeben sich folgende Reaktionen** (◘ Abb. 8.1b): Verengung der Pupille, Verminderung der Herzfrequenz sowie der Erregungsleitung und der Erregbarkeit des Herzmuskels, Erhöhung der Darmtätigkeit mit gesteigerter Peristaltik, Hemmung des Sphinktertonus und Sekretionssteigerung der Verdauungsdrüsen. Der Beckenparasympathikus gibt den M. sphincter vesicae „frei" und führt zur Kontraktion des M. detrusor vesicae.

> **Klinischer Tipp**
>
> Da Noradrenalin sehr viel langsamer abgebaut wird als der parasympathische Transmitter Acetylcholin, **hält die Wirkung des Sympathikus sehr viel länger an als diejenige des Parasympathikus**. Darüber hinaus führt die Erregung des Sympathikus zu einem breit gestreuten Effekt, die Erregung des Parasympathikus bleibt lokalisiert.

Bei aller Gegensätzlichkeit sollte man die **synergistische Aktivität von Sympathikus und Parasympathikus** nicht vergessen. Beispielsweise kommt die verminderte Herzaktivität teils durch einen erhöhten Vagustonus, teils durch eine gedrosselte Sympathikusaktivität zustande. Des Weiteren erhalten manche Organe nur von einem Teil des vegetativen Nervensystems Impulse. Das Nebennierenmark und die Arteriolen der Haut erhalten nur sympathische Efferenzen. Die Sekretion der Magendrüsen wird einzig und allein durch die parasympathischen Fasern des N. vagus stimuliert.

Auf der Basis pharmakologischer Forschungsergebnisse arbeiten die praeganglionären Neurone von Sympathikus und Parasympathikus mit dem Neurotransmitter Acetylcholin. Der funktionelle Unterschied zwischen den beiden Systemen offenbart sich erst durch die Transmitter der postganglionären Neurone:

> Noradrenalin ist der Transmitter beim Sympathikus und Acetylcholin der Transmitter beim Parasympathikus. Eine Ausnahme bilden lediglich die postganglionären sympathischen Neurone der Schweißdüsen, die Acetylcholin als Neurotransmitter benutzen.

8.2.1 Afferenzen des autonomen Nervensystems

In Analogie zum zerebrospinalen Nervensystem treten auch im autonomen Nervensystem nicht nur efferente, sondern auch afferente Leitungsbahnen auf. Diese Fasern leiten beispielsweise Schmerzsignale aus den Eingeweiden afferent zum Großhirn. Die Nervenzellen dieses afferenten Leitungsbogens haben

◘ **Abb. 8.1** (Fortsetzung) Anregung der Sekretion bei Tränendrüse, Nasendrüsen, Drüsen der Mundhöhle und Unterkieferdrüse, N. glossopharyngeus: Ohrspeicheldrüse > Anregung der Sekretion, N. vagus: Kopf/Gefäße: Vasodilatation, Herz/Vorhöfe: Abnahme der Herzfrequenz und der Kontraktionskraft der Vorhöfe, Tracheal- und Bronchialmuskulatur: Kontraktion, Anregung der Drüsensekretion, Magen-Darmtrakt: Stimulation der Motilität, Relaxation der Sphinkteren, Anregung der Drüsensekretion, Pankreas (exokriner Teil): Anregung der Sekretion. **Pars pelvica**, dargestellt sind: Darm: Stimulation der Motilität, Relaxation der Sphinkteren, Anregung der Sekretion, Förderung der Defäkation, Harnblase: M. detrusor vesicae > Kontraktion, Förderung der Miktion, weibliches Genitale: Steigerung der Transsudation des Vaginalepithels, Erektion der Clitoris, männliches Genitale: Erektion des Penis. (Aus Tillmann 2017)

ihren Platz im Spinalganglion oder in Ganglien von in vegetative Impulse integrierten Hirnnerven. Die afferenten Nervenfasern von den Organen des Brust- und Bauchraums steigen in den vegetativen Plexus auf, diejenigen aus der Rumpfwand und den Extremitäten benutzen die peripheren Spinalnerven als Leitschienen. Bei jedem autonom innervierten Organ benutzen afferente und efferente Leitungsbahnen dieselben Wege.

Klinischer Tipp

Die afferenten Nervenfasern des autonomen Nervensystems steigen zum Hypothalamus auf und ziehen von dort zu den Gyri frontales und orbitales des zum Endhirn gehörigen Frontallappens. **Normalerweise werden Afferenzen aus den Eingeweiden nur dann wahrgenommen, wenn der Impuls so groß ist, dass er die Schmerzschwelle überschreitet. Als Beispiel kann hier der Schmerz bei einem Herzinfarkt oder einer Darmkolik angeführt werden.**

Sympathische Afferenzen Schmerzen aus inneren Organen werden von afferenten sympathischen Fasern geleitet. Diese Fasern benutzen den von efferenten Fasern vorgegebenen Weg, gewinnen jedoch über das Spinalganglion einen Anschluss an das Rückenmark. Afferente Wahrnehmungen aus der Haut und den inneren Organen verlaufen im **Tractus spinothalamicus lateralis**, der im **Vorderseitenstrang des Rückenmarks** untergebracht ist, zum Gehirn.

Klinischer Tipp

Diese Besonderheit, dass afferente Wahrnehmungen aus Haut und inneren Organen gemeinsam im Tractus spinothalamicus lateralis geleitet werden, ist die Grundlage der klinisch wichtigen

Head-Zonen (◨ Abb. 8.2): Schmerzen aus inneren Organen werden in bestimmte Hautareale, **Dermatome**, übertragen und geben so dem Arzt Hinweise auf ein erkranktes Organ. Head-Zonen sind also Querverbindungen zwischen dem zerebrospinalen und dem autonomen Nervensystem. Beispielsweise befindet sich die Head-Zone für eine erkrankte Gallenblase in ringförmiger Ausdehnung ventral und dorsal unterhalb des rechten Rippenbogens und oberhalb der rechten Schulter.

Parasympathische Afferenzen Afferente parasympathische Fasern sind für die **Rezeption der Dehnung (Alveolen der Lunge) oder der Füllung eines Organs (Harnblase, Rektum)** verantwortlich. Parasympathische Afferenzen aus Herz, Lunge und Magen-Darm-Trakt benutzen den N. vagus als Leitschiene zum Gehirn. Afferenzen aus den Beckenorganen verlaufen auf dem durch die Nn. splanchnici pelvici vorgegebenen Weg zu den Reflexzentren des Rückenmarks.

8.2.2 Sympathisches Nervensystem

Die efferenten Nervenfasern des sympathischen Nervensystems entspringen in der Seitensäule der grauen Substanz des Rückenmarks aus den Segmenten T1 bis L2 (◨ Abb. 8.1a). Aus jedem dieser Segmente treten mit den Wurzelfäden der Radix ventralis dünne bemarkte Nervenfasern in den Ramus ventralis des Spinalnerven ein, den sie schon nahe an seinem Ursprung wieder verlassen, um sich im **Ramus communicans albus** in das nächstgelegene Ganglion sympathicum des Truncus sympathicus einzusenken (◨ Abb. 8.3).

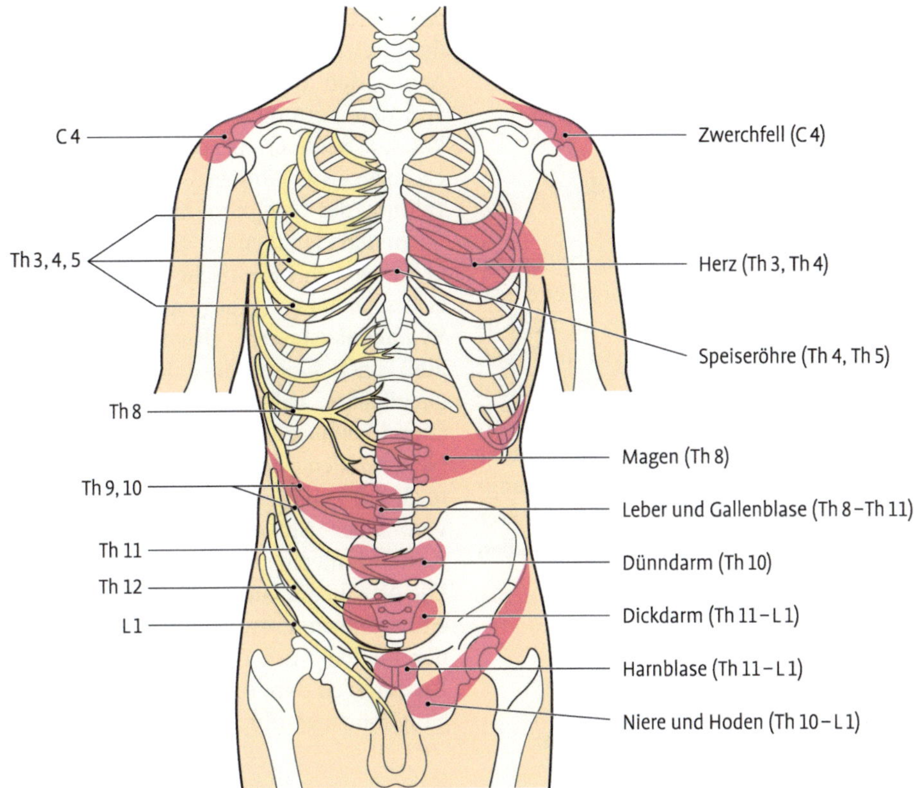

Abb. 8.2 Head-Zonen. Segmentale Versorgung einiger innerer Organe. Hautbezirke, in denen bei einer Erkrankung dieser Organe unter Vermittlung viszerokutaner Reflexe eine Hyperämie und eine Hyperalgesie auftreten können, sind rot markiert. (Schema, verändert nach Treves-Keith. Aus Anderhuber et al. 2012)

Folgende Rückenmarksegmente sind für die sympathische Innervation des Körpers verantwortlich:

- T1: Hals und Kopf
- T2–T5: obere Extremität
- T1–T4: Organe des Brustraums
- T4–L2: Organe des Bauchraums
- T10–L2: Organe des Beckens
- T11–L2: untere Extremität

Die Stimulation eines einzelnen Ramus communicans albus führt zu einer breit gestreuten Reaktion. So ist beispielsweise eine plötzlich einsetzende Erhöhung des Herzschlags (Herzklopfen) in Stresssituationen eine generalisierte Antwort des sympathischen Nervensystems.

Klinischer Tipp

Seelische Vorgänge, wie **Angst, Freude, Lust** und **Unlust**, rufen Veränderungen im sympathischen Teil des autonomen Nervensystems hervor. Dies zeigt sich beispielsweise an folgenden Reaktionen (Voss und Herrlinger 1973):

- Innervation der Gefäße der Gesichtshaut: Erröten und Erbleichen
- Innervation der Schweißdrüsen: Angstschweiß
- Innervation der glatten Hautmuskeln: Gänsehaut
- Innervation der Herztätigkeit: Herzklopfen

Man hat daher das sympathische Nervensystem auch als den „mitleidenden" Teil des Nervensystems bezeichnet.

Grenzstrang des Sympathikus (Truncus sympathicus)

Die Ganglien des Sympathikus bilden im Truncus sympathicus einen weitgehend einheitlichen Strang, der beiderseits an die Wirbelsäule grenzt („Grenzstrang") und von der Schädelbasis bis zum Steißbein reicht (◘ Abb. 8.1a und ▶ 2.9). Er besteht aus einer Reihe von Ganglien, die untereinander durch Nervenfaserbündel, Rami interganglionares, zu einer Kette verbunden sind. **Der Truncus sympathicus wird folgendermaßen gegliedert**:

- Halsteil: 3 Ganglien
- Brustteil: 12 Ganglien
- Lendenteil: 4–5 Ganglien
- Kreuzbeinteil: 4–5 Ganglien
- Steißbeinteil: 1 unpaares Ganglion

Der Grenzstrang nimmt mit dem Ganglion cervicale superius, das nahe der Schädelbasis liegt, seinen Anfang, verläuft dorsal von der Hinterwand der Karotisscheide nach kaudal und betritt die Brusthöhle vor dem Hals der 1. Rippe. Im weiteren Verlauf überquert die Ganglienkette die Köpfe der oberen Rippen und liegt anschließend an der Seitenfläche der letzten 4 Brustwirbelkörper.

> Der Eintritt der Ganglienkette des sympathischen Grenzstrangs in den Bauchraum erfolgt hinter dem Ligamentum arcuatum laterale (äußerer Hallerscher Bogen), zwischen dem Crus laterale und intermedium der Pars lumbalis des Zwerchfells (▶ Abb. 2.3).

In dieser Region verläuft der Truncus sympathicus in einer Vertiefung zwischen dem M. psoas major und den Seitenflächen der Lendenwirbelkörper; er wird hier links von der Aorta abdominalis, rechts von der V. cava inferior bedeckt. Anschließend betritt der Grenzstrang hinter den Vasa iliaca communia den Beckenraum und zieht medial von den Foramina sacralia anteriora nach kaudal. Beide Grenzstränge laufen vor dem Os coccygis zusammen und enden dort unter Bildung des Ganglion impar.

In den Ganglien des Truncus sympathicus befinden sich motorische Zellen. Mit diesen Zellen nehmen **praeganglionäre, bemarkte Sympathikusfasern (Rami communicantes albi)** einen synaptischen Kontakt auf. **Postganglionäre, unbemarkte Sympathikusfasern (Rami communicantes grisei)** gehen aus den Nervenzellen der Grenzstrangganglien – nach der Umschaltung in der Synapse – hervor. Jeder Spinalnerv hatte ursprünglich Kontakt mit einem sympathischen Ganglion. Die Anzahl der Ganglien wurde im Laufe der embryonalen Entwicklung reduziert, sodass nur im Falle des Brustraums jedem der 12 Brustnerven, Nn. thoracici, ein Grenzstrangganglion zugeordnet ist.

> Nur die sympathischen Ganglien, die den Rückenmarksegmenten T1 bis L2 zugeordnet sind, erhalten Rami communicantes albi auf direktem Weg.

Die kranial von T1 und kaudal von L2 gelegenen Grenzstrangganglien erhalten ihre praeganglionären Zuflüsse über bemarkte Nervenfasern, die im Grenzstrang über die Rami interganglionares zu ihren entsprechenden Ganglien auf- oder absteigen, ohne auf diesem Weg umgeschaltet zu werden. Darüber hinaus gibt es andere praeganglionäre Sympathikusfasern, die ohne Umschaltung in den Grenzstrangganglien zu peripheren Ganglien, beispielsweise zum Ganglion coeliacum als einem praevertebralen Ganglion, ziehen und erst dort umgeschaltet werden. **Zusammengefasst gibt es für die Rami communicantes albi 3 Möglichkeiten der Verschaltung**:

1. Eintritt in die Synapse in Höhe des zum entsprechenden Rückenmarksegment gehörigen Spinalganglions (T1 bis L2).

2. Auf- oder Abstieg im Grenzstrang verbunden mit Umschaltung in höher oder tiefer gelegenen Grenzstrangganglien.
3. Durchzug durch ein Grenzstrangganglion verbunden mit Umschaltung in einem peripheren Ganglion.

Die Äste der sympathischen Ganglien unterliegen einer somatischen und einer viszeralen Verteilung.

Sympathikusäste mit somatischer Verteilung
Jeder Spinalnerv erhält einen oder mehrere **Rami communicantes grisei** von einem sympathischen Ganglion, das die Verteilung von postganglionären unbemarkten Nervenfasern regelt.

> Diese unbemarkten Sympathikusfasern versorgen die Hautareale, die dem jeweiligen Spinalnerv zugeordnet sind. Dort innervieren sie die glatte Muskulatur in den Arteriolen der Haut, die Schweißdrüsen und die Mm. arrectores pilorum („Haaraufrichter") der Haarfollikel.

Sympathikusäste mit viszeraler Verteilung
Die postganglionären Fasern für Hals und Kopf sowie für die Organe des Brustraums entspringen von Ganglienzellen des sympathischen Grenzstrangs und sind **im Grenzstrangganglion umgeschaltet worden** (☐ Abb. 8.1a). Die Sympathikusfasern für den Kopf gelangen zu ihren Erfolgsorganen, indem sie die Aa. carotis interna und vertebralis umspinnen und dem Verlauf dieser Arterien folgen. Die Sympathikusfasern für die Organe des Brustraums sind auf die Plexus cardiacus und pulmonalis verteilt.

Anders verhält es sich mit dem Ort der Umschaltung bei den postganglionären Sympathikusfasern, welche die Organe des Bauch- und Beckenraums versorgen. Diese Sympathikusfasern **werden erst in den praevertebralen Plexus, beispielsweise in den Plexus coeliacus, mesentericus superior und inferior, sowie hypogastricus superior und inferior, umgeschaltet** (☐ Abb. 8.1a). Hier verlaufen die praeganglionären Fasern in den Nn. splanchnici.

Das Nebennierenmark wird durch praeganglionäre Fasern, welche den Plexus coeliacus ohne Umschaltung durchlaufen und sich in Nachbarschaft der Glandula suprarenalis zum Plexus suprarenalis formieren, innerviert. Diese Fasern enden in direktem Kontakt an den chromaffinen Zellen des Nebennierenmarkes und setzen dort den Transmitter Acetylcholin frei.

> Die chromaffinen Zellen des Nebennierenmarkes sezernieren nach Stimulation durch praeganglionäre sympathische Fasern Adrenalin und in kleineren Mengen Noradrenalin.

Nach Herkunft und Funktion sind die Markzellen des Nebennierenmarks zweite Neurone des Sympathikus (Lüllmann-Rauch 2019). Anhaltspunkte hierfür liefert auch die embryologische Entwicklung, denn Nebennierenmark und sympathische Nervenfasern entwickeln sich aus der Neuralleiste.

8.2.3 Parasympathisches Nervensystem

Das parasympathische Nervensystem besitzt einen kranialen und einen sakralen Teil (☐ Abb. 8.1b). Seine bemarkten praeganglionären Fasern verlaufen zu synaptischen Umschaltneuronen, die in der Nachbarschaft oder in der Wand der versorgten Organe liegen. Die postganglionären Fasern nehmen einen direkten, kurzen Weg zu ihren Zielzellen.

> Im Gegensatz zum Sympathikus ist der Effekt einer parasympathischen Stimulation diskret und lokal begrenzt.

Kranialer Teil des Parasympathikus Die Impulse des kranialen Parasympathikus werden von den Hirnnerven III, VII, IX und X übertragen (☐ Abb. 8.1b). Hierunter ist der X. Hirnnerv, N. vagus, besonders bedeutend, da seine parasympathischen Fasern weit verbreitet sind. **Die parasympathischen Effekte dieser Hirnnervengruppe können folgendermaßen zusammengefasst werden**:

- Auge: Verengung der Pupille, Miosis, durch Kontraktion des M. sphincter pupillae. Abrundung der Linse und Einstellung auf die Nähe, Akkommodation, durch Kontraktion des M. ciliaris.
- Speicheldrüsen: sekretomotorische Innervation.
- Tränendrüse: sekretomotorische Innvervation.
- Herz: hemmender Einfluss auf die Reizleitung, die Kontraktionskraft, die Erregbarkeit und die Impulsbildung, gefolgt von einer Verminderung der Pulsfrequenz, und einer Abschwächung der Kontraktionskraft.
- Lunge: Verengung der luftleitenden Wege durch Kontraktion der glatten Bronchialmuskulatur (pathologisch gesteigert beim Asthma bronchiale), sekretomotorischer Einfluss auf die Bronchialdrüsen.
- Verdauungstrakt: kontraktionsfördernder Effekt auf die glatte Muskulatur des Magen-Darm-Traktes, Peristaltik, bis zur Region der linken Kolonflexur (Cannon-Böhm-Punkt). Inhibitorischer, öffnender Einfluss auf den M. sphincter pylori. Sekretomotorischer Einfluss auf die Drüsen von Magen, Dünn- und Dickdarm bis zur Region der linken Kolonflexur. Stimulierender Einfluss auf den Gallefluss und die Freisetzung der Bauchspeicheldrüsensekrete.

> Die parasympathischen Effekte der Hirnnerven III, VII und IX werden in 4 Ganglien, von denen postganglionäre Fasern ausgehen, verschaltet (�“ Abb. 8.1b).

Diese Ganglien gewähren auch sympathischen und sensiblen Fasern – allerdings ohne Umschaltung – Durchlass; die Versorgungsgebiete dieser Fasern stimmen mit denjenigen der parasympathischen Fasern im Wesentlichen überein. Bei den Ganglien handelt es ich um die **Ganglia ciliare, pterygopalatinum, submandibulare und oticum**.

> Mit seinen weitverzweigten Fasern nimmt der N. vagus den größten Einfluss auf die Verteilung parasympathischer Efferenzen (�“ Abb. 8.1b).

Mit Ausnahme der Innervation der Muskeln zur Pupillenverengung und Akkommodation sowie der sekretomotorischen Innervation der Speicheldrüsen und der Tränendrüse vermittelt der X. Hirnnerv alle Effekte des kranialen Parasympathikus. Seine efferenten Fasern gehen vom Nucleus dorsalis n. vagi aus und verteilen sich weiträumig auf folgende Plexus im Brust- und Bauchraum: Plexus cardiacus, pulmonalis, coeliacus (Sonnengeflecht), mesentericus superior und inferior. Von kleinen Ganglien, die in Nachbarschaft oder in der Wand der versorgten Organe liegen, gehen nach Umschaltung postganglionäre Fasern aus. Diese Fasern bauen im Magen-Darm-Trakt den **Plexus submucosus, Meissner-Plexus**, und den **Plexus myentericus, Auerbach-Plexus**, auf. In beide Plexus münden auch sympathische Fasern ein.

Sakraler Teil des Parasympathikus

> Die Rami ventrales der Spinalnerven S2 bis S4 geben die Nn. splanchnici pelvici, auch Nn. erigentes genannt, ab und bilden den sakralen Teil des Parasympathikus (�“ Abb. 8.1b).

Diese Nervenfasern schließen sich den sympathischen Plexus des Beckenraums, den Plexus hypogastricus superior und inferior an, um zu ihren Erfolgsorganen zu gelangen. Die postganglionären Neurone des sakralen Parasympathikus gehen von kleinen Neuronen in Nachbarschaft oder in der Wand der Beckenorgane aus, nachdem sie dort umgeschaltet wurden.

> Der Beckenparasympathikus ist für die „Entleerungsfunktionen" von Rektum

und Harnblase, also für Defäkation und Miktion, zuständig (◘ Abb. 8.1b).

Am Rektum regen viszeromotorische Fasern die Kontraktion der glatten Muskulatur an, während inhibitorische Fasern den Tonus des M. sphincter ani internus vermindern. An der Harnblase wird der M. detrusor vesicae zu Kontraktionen angeregt, der Tonus des M. sphincter vesicae hingegen wird herabgesetzt.

> Vasodilatatorische Fasern des sakralen Teils des Parasympathikus erregen die kavernösen Schwellkörper von Penis und Klitoris, was an beiden Organen zur Erektion führt (◘ Abb. 8.1b).

Klinik

1. Die Synapsen des autonomen Nervensystems, sowohl an den Endigungen postganglionärer Neurone, als auch in peripheren Ganglien, spielen als **Zielorte für Pharmaka** eine bedeutende Rolle in der praktischen Medizin (Kuschinsky und Lüllmann 1974; Neuhuber 2004a). **Parasympatholytika**, als Beispiel sei **Atropin** genannt, werden beim Augenarzt zur Weitstellung der Pupille (Lähmung des M. sphincter pupillae) vor einer Untersuchung der Netzhaut und in der Notfallmedizin bei vagotoner Bradykardie angewandt. Der Sympathikus entfaltet seine Wirkung über α- und β-Rezeptoren. **Sympathomimetika**, beispielsweise Adrenalin, haben sich als Mittel zur Behandlung des **Asthmaanfalls** (Erweiterung der vorher kontrahierten Bronchialmuskulatur) bewährt. Darüber hinaus kommt Adrenalin auch als Notfallmedikament, beispielsweise beim anaphylaktischen Schock zur zusätzlichen Kreislaufstabilisierung (Vasokonstriktion) zum Einsatz. Zu den **Sympatholytika** gehören die β-Blocker,

die beim **hyperkinetischen Herzsyndrom** sowie bei einer **Tachykardie**, aber auch bei einer stressüberlagerten **Hypertonie** eingesetzt werden und den Einfluss des Sympathikus auf Herz und Gefäße vermindern.

2. Verletzungen der Rückenmarksegmente C8 bis T3 oder des Halsgrenzstrangs, insbesondere des Ganglion stellatum, führen zum **Horner-Syndrom**, das durch Miosis, Ptosis und Enophthalmus gekennzeichnet ist. Diese Symptome sind durch den Sympathikusausfall mit nachfolgender Lähmung des M. dilatator pupillae und der glatten Muskulatur der Orbita (Mm. tarsalis und orbitalis) erklärbar (Zilles und Rehkämper 1998). Hinsichtlich der Lokalisation der Schädigung unterscheidet man zwischen zentral (Hypothalamus, Hirnstamm oder Rückenmark), praeganglionär (Übergang Nucleus intermediolateralis/Radix anterior) und postganglionär (Ganglion cervicale superius oder Halsweichteile).

3. Zur **Differenzierung zwischen einem zentralen und einem peripheren (praeoder postganglionäres Neuron betroffen) Horner-Syndrom** tropft man Kokain in den Konjunktivalsack ein, was am gesunden Auge zu einer Pupillenerweiterung (Mydriasis) führt. Liegt eine periphere Läsion vor, bleibt dieser Effekt aus. Bei einem zentralen Horner-Syndrom findet man eine diskrete Pupillenerweiterung, da nicht alle sympathischen Fasern im Verlauf geschädigt sind.

4. Das **Adie-Syndrom** besteht aus Pupillotonie (verzögerte Pupillenreaktion), Akkommodotonie (verzögerte Akkommodation) und dem weitgehenden Fehlen der Beinreflexe. Die Ursache des Syndroms ist unklar, möglicherweise handelt es ich um eine Funktionsstörung des Ganglion ciliare.

5. Bei Boxkämpfen kann ein **Schlag auf den Solarplexus** (Ganglion coeliacum) Schwindel, Ohnmacht und selten sogar einen Reflextod (starke Reizung des N. vagus und der Nn. splanchnici) auslösen. Ursächlich ist dafür wohl eine akute Blutleere im Gehirn durch Erweiterung der Bauchgefäße (N. vagus) und eine daraus folgende extreme Hypotonie.

6. Beim **Morbus Hirschsprung** liegt eine erhebliche Beeinträchtigung der Darmmotorik vor; diese wird durch eine Verminderung oder das Fehlen des intramuralen Nervensystems im distalen Kolon verursacht. In der Darmwand fehlen Neurone, die Serotonin und Substanz P enthalten. Als Folge der Erkrankung kommt es zu einer starken Erweiterung des Darmlumens (Zilles und Rehkämper 1998).

8.3   Rückenmark (Medulla spinalis)

Das Rückenmark, **Medulla spinalis** liegt als zylindrischer, in ventral-dorsaler Richtung angeplatteter Strang von ca. 45 cm Länge innerhalb des Wirbelkanals. Kennzeichnend für die Medulla spinalis sind jeweils eine Anschwellung im Hals- und im Lendenbereich, die **Intumescentiae cervicalis** und **lumbalis**. Die Obergrenze des Rückenmarks liegt auf dem Niveau des Foramen magnum, wo es in das verlängerte Mark, **Medulla oblongata**, übergeht. Es endet auf Höhe des Unterrandes des 1. oder am Oberrand des 2. Lendenwirbelkörpers. Nach kaudal spitzt sich das Rückenmark zum **Conus medullaris** zu. Das Rückenmark läuft in einen nervenzellfreien, gliösen Endfaden von ca. 20 cm Länge, **Filum terminale**, aus. Das Filum terminale ist im **Filum durae matris spinalis** der harten Hirnhaut eingeschlossen; letzteres verlässt den Sakralkanal durch den Hiatus sacralis und ist fächerartig ausgebreitet am Periost des 2. Steißbeinwirbel befestigt.

Der Grenzstrang des Sympathikus, **Truncus sympathicus** (▶ Abb. 2.9), bildet beidseits der Wirbelsäule eine Kette von 21 bis 25 Ganglien. Der zum sympathischen Nervensystem gehörige Grenzstrang ist über den **Ramus communicans albus** mit dem Rückenmark verbunden.

Das Rückenmark stellt einen Durchgangsort für die langen Leitungsbahnen und eine Umschaltstation zwischen zentralem und peripherem Nervensystem dar. Es überwiegen die reflektorischen Leistungen. Die einlaufenden Afferenzen aus sensiblen Organen werden mehr oder weniger automatisch durch unmittelbare efferente Reaktionen, wie zum Beispiel der Kontraktion eines oder mehrerer Muskeln, beantwortet. **Der Reflex- oder Leitungsbogen beherrscht das Bild**.

8.3.1   Altersunterschiede in der Länge des Rückenmarks

Bis zum 3. Embryonalmonat füllt das Rückenmark den gesamten Wirbelkanal aus. Die Wirbelsäule überholt dann das Rückenmark mit der Schnelligkeit ihres Wachstums. So kommt es, dass das Rückenmark beim Neugeborenen nur noch bis zum 3. Lumbalwirbel reicht.

8.3.2   Makroskopischer Aufbau

Das Rückenmark weist folgende Einschnitte auf (◘ Abb. 8.3): Die beiden symmetrischen Hälften werden ventral durch eine tief einschneidende Spalte, **Fissura mediana anterior**, und dorsal durch eine seichtere Furche, **Sulcus medianus posterior**, abgegrenzt. Seitliche Einkerbungen sind der **Sulcus anterolateralis** und der **Sulcus posterolateralis**. Aus diesen Einkerbungen ziehen die Wurzelfäden, Fila radicularia anteriora und posteriora, heraus bzw. hinein. 10 bis 12 derartiger Wurzelfäden vereinigen sich zur Radix anterior oder posterior und bilden die **motorische Vorderwurzel** bzw. die **sensible Hinterwurzel**.

An einem Rückenmarksquerschnitt fällt zunächst der Zentralkanal, der von **grauer**

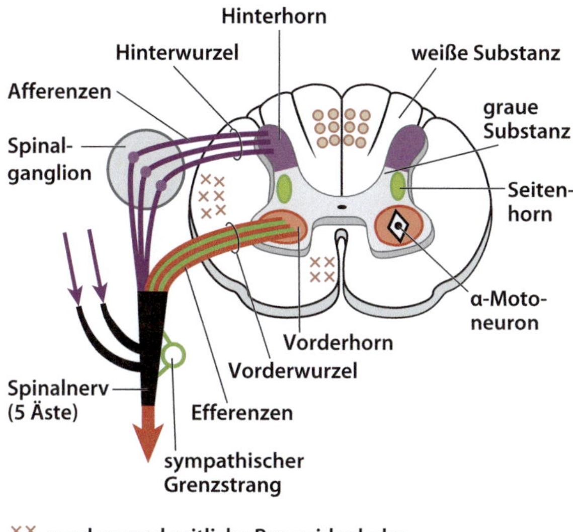

Abb. 8.3 Schematische Darstellung zum Aufbau des Rückenmarks an einem Horizontalschnitt. Man beachte, dass die sympathischen Wurzelfäden (grün) zusammen mit den motorischen Wurzelfäden (rot) aus der Vorderwurzel austreten. (Quelle: eigene Darstellung, Vorlesungsfolie)

Substanz umgeben wird, auf. Die graue Substanz, die Nervenzellen enthält, ist um den Zentralkanal in Art des Buchstabens „H" angeordnet. Die graue Substanz wird von der **weißen Substanz**, die bemarkte Nervenbahnen enthält, eingefasst. In der weißen Substanz verlaufen die langen ab- und aufsteigenden Bahnen. Die weiße Substanz ist gegliedert in (**Abb. 8.3**):

- **Vorderstrang** (Funiculus anterior): zwischen Fissura mediana anterior und der Vorderwurzel des Spinalnerven.
- **Seitenstrang** (Funiculus lateralis): zwischen Vorder- und Hinterwurzel der Spinalnerven.
- **Hinterstrang** (Funiculus posterior): zwischen Sulcus medianus posterior und der Hinterwurzel des Spinalnerven.

Im **Hinterhorn**, der grauen Substanz, dem die Substantia gelatinosa aufsitzt, enden viele der über die hinteren Wurzelfäden ins Rückenmark eintretenden sensiblen Fasern. Das große **Vorderhorn** beherbergt motorische Nervenzellen, die den Ursprung der vorderen Wurzelfäden bilden. Im Brust- und oberen Lendenbereich des Rückenmarks ist in der grauen Substanz ein **Seiten-** **horn** ausgeprägt. Es enthält die Ursprungszellen des sympathischen Nervensystems.

Aus den hinteren Wurzelfäden geht das Spinalganglion, Ganglion spinale, hervor. Es stellt die erste Zellstation der sensiblen Fasern dar. Die vorderen, motorischen Wurzelfäden entspringen beidseits ventrallateral aus den Segmenten des Rückenmarks. Im **Foramen intervertebrale** vereinigen sich die vorderen und hinteren Wurzelfäden zum Spinalnerv. Unmittelbar nach dem Austritt aus dem Foramen intervertebrale **teilt sich der Spinalnerv in 5 Äste** (**Abb. 8.3**):

1. Ramus ventralis: Im zervikalen und lumbosakralen Bereich bilden die Rami ventrales Geflechte. So dienen die Plexus cervicalis und brachialis der motorischen und sensiblen Innervation von Hals sowie Schulter und Arm. Der Plexus lumbosacralis entlässt Äste zur Innervation der Beckengürtel- und Beinmuskulatur. Im thorakalen Bereich bilden die Rami ventrales hingegen keine Geflechte, sondern bleiben isoliert; man spricht hier auch von einer metameren Gliederung der Nervenäste.
2. Ramus dorsalis: Die Rami dorsales bleiben segmental gegliedert, innervieren

die autochthone Rückenmuskulatur und übernehmen die sensible Versorgung der Rückenhaut.

3. Ramus meningeus: Dieser übernimmt die sensible Innervation der Häute des Rückenmarks und der Gelenkkapseln der Wirbelgelenke.

4. Ramus communicans albus: Er verbindet den Grenzstrang des Sympathikus mit dem Rückenmark.

5. Ramus communicans griseus: Dieser Ast verbindet den Grenzstrang des Sympathikus mit dem Spinalnerv.

Man unterscheidet am Rückenmark einen **Hals-, Brust-, Lenden-, Sakral-** und **Kokzygealteil** (Abb. 8.4). Diese Unterteilung erfolgt aber nicht nach der Lage im Wirbelkanal, sondern nach dem Abgang des entsprechenden segmentalen Spinalnerven. So entspringt der

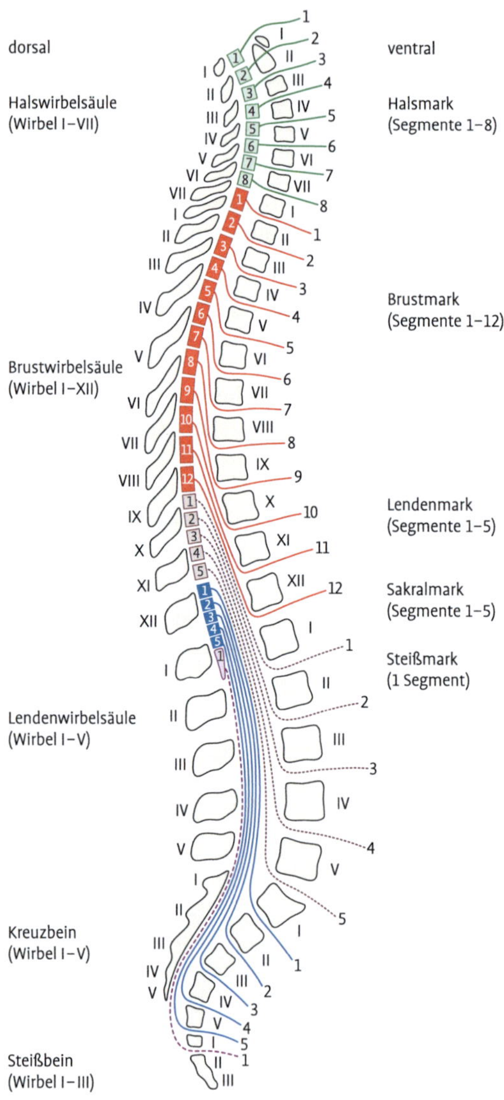

Abb. 8.4 Lage der Rückenmarkssegmente zur Wirbelsäule (Wirbel = römische Zahlen, Rückenmarkssegmente und Spinalnerven = arabische Zahlen). Man beachte die nach kaudal zunehmende Höhendifferenz zwischen Rückenmarkssegment und zugehörigem Wirbelkörper. Als Folge müssen die Wurzelfäden nach kaudal einen zunehmend längeren Weg zurücklegen, um zu ihrem Foramen intervertebrale zu gelangen. (Aus Anderhuber et al. 2012)

von den ventralen und dorsalen Wurzelfäden gebildete 12. Thorakalnerv in Höhe des 9. Brustwirbels, tritt aber zwischen dem 12. Brustwirbel und dem 1. Lendenwirbel aus. Dieses Phänomen beruht darauf, dass der Wirbelkanal zur Zeit des Wachstums schneller und mehr in die Länge wächst als das Rückenmark. Infolge dieses physiologischen **Ascensus medullae spinalis** reicht das Rückenmark nur bis zum 2. Lendenwirbel. Ab dem mittleren Brustmark müssen also die Wurzelfäden der entsprechenden Spinalnerven ein Stück im Wirbelkanal nach unten verlaufen, um zum passenden Foramen intervertebrale zu gelangen, wo sie den Spinalnerv bilden. Unterhalb des Rückenmarkendes bei L2 setzen sich die Wurzelfäden wie die Haare eines Pferdeschwanzes, **Cauda equina** genannt, nach kaudal bis zu ihrem Foramen intervertebrale fort. Mit anderen Worten ausgedrückt, sind die Wurzelfäden der oberen Spinalnerven kurz und verlaufen in transversaler Richtung auf das Foramen intervertebrale zu. Die Wurzelfäden der unteren Spinalnerven hingegen sind lang, bilden ab L2 die Cauda equina und verlaufen in vertikaler Richtung zu ihrem Foramen intervertebrale.

Unter Zugrundelegung der Regionen der Wirbelsäule werden 31 bis 33 Spinalnervenpaare entsprechend ihren Austrittsstellen aus dem Wirbelkanal eingeteilt (◘ Abb. 8.4):

- Nn. cervicales: 8 Paare aus den Rückenmarksegmenten C1 bis C8
- Nn. thoracales: 12 Paare aus den Rückenmarksegmenten T1 bis T12
- Nn. lumbales: 5 Paare aus den Rückenmarksegmenten L1 bi L5
- Nn. sacrales. 5 Paare aus den Rückenmarksegmenten S1 bis S5
- Nn. coccygei: 1 bis 3 Paare aus den Rückenmarksegmenten Co1 bis Co3

Die topografische Beziehung zwischen Rückenmarksegmenten und Wirbeln verhält sich folgendermaßen (◘ Abb. 8.4):

- Zervikalmark mit 8 Nn. cervicales: 1. bis 6. Halswirbel
- Thorakalmark mit 12 Nn. thoracici: 7. Halswirbel bis 9. Brustwirbel
- Lumbalmark mit 5 Nn. lumbales: 10. bis 12. Brustwirbel
- Sakralmark mit 5 Nn. sacrales: 1. bis 2. Lumbalwirbel
- Kokzygealmark mit 1 bis 3 Nn. coccygei: 2. Lumbalwirbel

8.3.3 Absteigende Bahnen

Die absteigenden Bahnen verteilen sich auf die Vorder- und Hinterstränge der weißen Substanz des Rückenmarks (◘ Abb. 8.5).

Im **medialen Abschnitt der Vorderstränge** verläuft der für die Willkürmotorik zuständige **Tractus corticospinalis anterior**, der seinen Ursprung im Großhirn (Gyrus praecentralis) nimmt. Diese Bahn repräsentiert den schmalen, kleinen Abschnitt der Pyramidenbahn, der nicht in der Medulla oblongata, sondern erst im entsprechenden Rückenmarksegment kreuzt. Seine Fasern treten in das kontralaterale Vorderhorn ein und verbinden sich mit den motorischen Vorderhornzellen. Weiterhin ist der **Tractus tectospinalis**, der als optische und akustische Fluchtreflexbahn zur extrapyramidalen Motorik gehört, enthalten.

Im **lateralen Abschnitt der Vorderstränge** verläuft der **Tractus reticulospinalis** mit Ursprung in der Pons und in der Medulla oblongata, der an der Steuerung der extrapyramidalen Motorik beteiligt ist. Weiterhin werden die lateralen Vorderstränge von den **Tractus vestibulospinalis medialis und lateralis sowie vom Tractus olivospinalis** durchzogen. Der mediale Anteil des Tractus vestibulospinalis geht vom Nucleus vestibularis medialis des Rhombencephalons aus und beeinflusst den Tonus der Halsmuskulatur. Der laterale Teil nimmt seinen Ursprung am Nucleus vestibularis lateralis (Deiters-Kern) und übernimmt eine wichtige Funktion im Rahmen der Gleichgewichtserhaltung. Der Tractus olivospinalis geht von der unteren Olive im Rhombencephon aus und ist für die Koordination der Halsmuskulatur bei Kopfbewegungen zuständig.

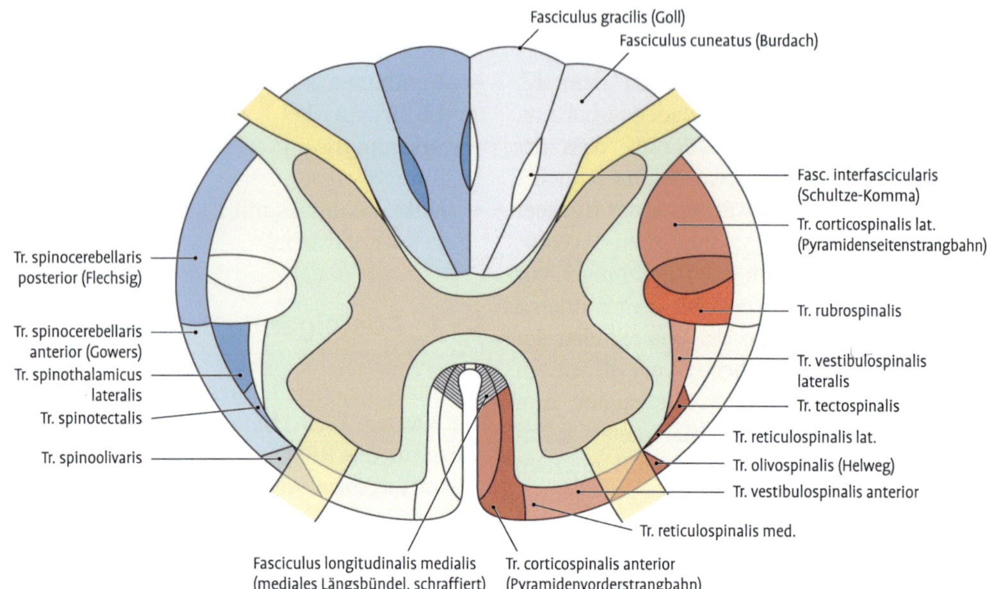

Abb. 8.5 Lage der großen Bahnen in der weißen Substanz des Rückenmarks (absteigende Bahnen = rot, aufsteigende Bahnen = blau, Grundbündel [Fasciculi proprii] = grün). Der Tractus spinothalamicus anterior ist im Vorderstrang in mehrere Gruppen gebündelt und deshalb nicht eingetragen. (Aus Anderhuber et al. 2012)

In den **Seitensträngen** findet man den Hauptteil der die Willkürmotorik steuernden Pyramidenbahn, den **Tractus corticospinalis lateralis**. Er beginnt im Großhirn (Gyrus praecentralis), kreuzt an den Pyramiden auf der Ventralseite der Medulla oblongata und verläuft auf der kontralateralen Seite des Rückenmarks nach kaudal. In jedem der 31 bis 33 Abschnitte des Rückenmarks treten Fasern ins Vorderhorn ein und verbinden sich dort mit den motorischen Vorderhornzellen. In ihrem Verlauf nach kaudal wird die Bahn daher immer schmaler. Der **Tractus rubrospinalis** beginnt am Nucleus ruber im Mesencephalon, kontrolliert den Tonus der Beugemuskelgruppen und ist somit an der Regelung der extrapyramidalen Motorik beteiligt.

8.3.4 Aufsteigende Bahnen

Die aufsteigenden Bahnen verlaufen in den Vorder-, Seiten- und Hintersträngen der weißen Substanz des Rückenmarks (Abb. 8.5).

Im **lateralen Bereich der Vorderstränge** verläuft der **Tractus spinoolivaris**, welcher der unteren Olive wichtige Afferenzen von Hautrezeptoren und propriozeptiven Rezeptoren, vor allem aus den Sehnenspindeln zuleitet.

In den **Seitensträngen** verläuft eine Vielzahl von aufsteigenden Bahnen. Die Fasern der **Tractus spinothalamicus anterior und lateralis** leiten Fasern für grobe Berührung bzw. Schmerz und Temperatur (protopathische Sensibilität). Die Fasern für Schmerz und Temperatur ziehen zum Hinterhorn, steigen einige Rückenmarksegmente auf und werden zur Substantia gelatinosa geleitet. Anschließend kreuzen die Fasern zur Gegenseite, steigen bis zum Thalamus auf und ziehen zum Großhirn (Gyrus postcentralis) weiter. Der **Tractus spinotectalis** steigt zum Mesencephalon auf und leitet Schmerzempfindungen (Pupillenreaktion bei Schmerzempfindung). Der **Tractus spinoreticularis** spielt für die Wahrnehmung von tiefen, dumpfen und anhaltenden

Schmerzen eine Rolle. Die **Tractus spinocerebellaris anterior und posterior**, die Kleinhirnseitenstrangbahnen, steigen beidseits im Rückenmark auf und betreten das Kleinhirn durch den oberen bzw. unteren Kleinhirnstiel. Sie gehören zu den schnellstleitenden Systemen des zentralen Nervensystems, leiten Impulse der Tiefensensibilität aus den Muskel- und Sehnenspindeln und sind für die Erhaltung des Gleichgewichts von Bedeutung.

Die **Hinterstränge** umfassen einen medialen und lateralen Trakt, die **Fasciculi gracilis (Goll-Strang) und cuneatus (Burdach-Strang)**. Beide Bahnen leiten eine epikritische Sensibilität (genau beschreibende Sensibilität) und Propriozeption (Lagesinn) auf ungekreuztem Weg zu den Nuclei gracilis und cuneatus der Medulla oblongata. Nach Umschaltung und Kreuzung verläuft das 2. Neuron zum Thalamus. Nach erneuter Umschaltung verläuft das 3. Neuron zum Großhirn (Gyrus postcentralis).

8.3.5 Mikroskopischer Aufbau

Vor dem Eintritt der hinteren Wurzelfäden ins Hinterhorn liegt die **Redlich-Obersteiner-Zone**, in welcher die Fasern marklos erscheinen. Distal davon wird die Markscheide von Schwann-Zellen, proximal davon von Oligodendrozyten gebildet. Die Redlich-Obersteiner-Zone markiert die Grenze zwischen peripherem und zentralem Nervensystem.

Dem Hinterhorn sitzt die **Substantia gelatinosa (Rolandi)** kappenförmig auf. Die Substantia gelatinosa spielt eine bedeutende Rolle bei der Umschaltung von Schmerzfasern aus der Hinterwurzel in den Tractus spinothalamicus lateralis. Sie ist eine neuronale Struktur, die unter der Steuerung rhombenzephaler Kerngebiete (Nucleus raphes magnus) die Schmerzleitung modifizieren kann.

Die graue Substanz des Rückenmarks weist verschiedene Arten von Zellen auf. Darüber hinaus lässt sich die graue Substanz nach Rexed – auf der Basis der spezifischen Zytoarchitektur – in insgesamt 10 Schichten, Laminae, die von dorsal nach ventral durchnummeriert werden, einteilen. Amunts und Zilles (2010) beschreiben die verschiedenen Zellarten anhand ihres Vorkommens in den **10 Rexed-Laminae** folgendermaßen:

Wurzelzellen sind Neurone, deren Axone in die Vorderwurzeln ziehen. Folgende Wurzelzellen sind wichtig: **α-Motoneurone** sind als große multipolare Neurone in der Rexed-Lamina IX angeordnet und innervieren die Skelettmuskulatur. In den Rückenmarksegmenten C3 bis C5 kommen Motoneurone vor, welche den Nucleus n. phrenici für die Innervation des Zwerchfells bilden. **γ-Motoneurone** liegen als kleine multipolare Neurone in der Rexed-Lamina IX und innervieren die Muskelspindeln. **Praeganglionäre sympathische Neurone** liegen im Seitenhorn (C8–L2) im lateralen Bereich der Lamina VII und enden in den Ganglien des Grenzstrangs. **Praeganglionäre parasympathische Neurone** liegen in den Segmenten S2–S4 im lateralen Bereich der Lamina VII und enden in den vegetativen Ganglien des Parasympathikus.

Strangzellen sind in den Kernen des Hinterhorns angeordnet und bilden Axone für die Leitungsbahnen des Eigenapparates oder liefern die 2. Neurone für afferente, sensible Leitungsbahnen (Projektionsbahnen). Sie erhalten ihre Afferenzen durch die zentralen Fortsätze der pseudounipolaren Ganglienzellen. Folgende **Projektionsneurone** sind wichtig: **Waldeyer-Zellen** der Lamina I senden nozizeptive Projektionen in die kontralaterale Formatio reticularis und den kontralateralen Thalamus. Projektionsneurone in den Laminae III–IV bilden den Nucleus proprius, dessen Axone im Tractus spinothalamicus zum Thalamus ziehen. Die Laminae II–IV enthalten die verschiedenen Zonen der **Substantia gelatinosa**. Projektionsneurone der Lamina V–VII senden Axone in die Tractus spinothalamicus und spinoreticularis. Projektionsneurone der

Im Rahmen einer neurologischen Untersuchung werden meistens folgende **Fremdreflexe** überprüft:

- Bauchhautreflex: Reflexbogen über die Rückenmarksegmente T6 bis T12. Das Bestreichen der seitlichen Bauchhaut löst eine Kontraktion der gleichseitigen Bauchwandmuskulatur aus.
- Kremasterreflex: Reflexbogen über die Rückenmarksegmente L1 bis L2. Das Bestreichen der Haut an der Oberschenkelinnenseite löst eine Kontraktion des M. cremaster aus.
- Analreflex: Reflexbogen über die Rückenmarksegmente S3 bis S5. Das Bestreichen der Analhaut löst eine Kontraktion des M. sphincter ani externus aus.

Des Weiteren gibt es im Rückenmark wichtige spinoviszerale Reflexzentren, über die **viszeroviszerale Reflexe** gesteuert werden. Für die **Blasen- und Mastdarmreflexe** befindet sich das sympathische Zentrum im oberen Lendenmark (T11 bis L2). Das parasympathische Zentrum liegt im Sakralmark (S2 bis S5). Das sympathische Sexualzentrum für den **Ejakulationsreflex** befindet sich in den Rückenmarksegmenten T12 bis L2. Das parasympathische Sexualzentrum für den **Erektionsreflex** liegt in den sakralen Rückenmarksegmenten S2 bis S5.

8.3.7 Blutversorgung des Rückenmarks

Für die arterielle Versorgung des Rückenmarks sind primär die **Aa. spinales anteriores und posteriores**, beides Äste des intrakranialen Abschnitts der A. vertebralis, zuständig (▶ Abb. 7.13). Die Aa. spinales anteriores vereinigen sich zum Truncus arteriosus spinalis anterior, der in der Fissura mediana anterior nach kaudal verläuft. Die Aa. spinales posteriores verlaufen getrennt als Trunci arteriosi spinales posteriores in den Sulci dorsolaterales nach kaudal. Im Halsbereich erfolgt eine unterstützende Versorgung durch die Rami spinales der **Truncus thyrocervicalis und costocervicalis**. Im Brustbereich sind die Äste der **Aa. intercostales posteriores** beteiligt. Im Lendenbereich unterstützt die **A. radicularis magna (Adamkiewicz)** die Blutversorgung des Rückenmarks.

In der Pia mater befindet sich das dichte Venennetz der Oberflächenvenen. 2 unpaare Längsvenen nehmen das Blut aus dem Rückenmark auf. Die **V. spinalis anterior** verläuft als große unpaare Längsvene in der Nähe der Fissura mediana anterior und liegt hierbei hinter der A. spinalis anterior. Die **V. spinalis posterior** ist eine hintere Längsvene, der keine Arterie entspricht. Sie verläuft ununterbrochen über die ganze Länge des Rückenmarks. Die Oberflächenvenen des Rückenmarks werden über die Wurzelvenen, Vv. radiculares anteriores und posteriores, entleert und münden danach in die **Plexus venosi vertebrales interni**. Diese sind in das Fettgewebe der Cavitas epiduralis, zwischen Dura mater und Periost, eingebaut und verlaufen an der Hinterfläche der Wirbelkörper sowie an der Innenseite der Wirbelbögen. Über die Vv. intervertebrales stehen die Plexus venosi vertebrales interni mit den **Plexus venosi vertebrales externi**, die sich ventral und dorsal auf der Außenseite der Wirbel ausbreiten, in Verbindung.

1. Bei der **Poliomyelitis** geht eine mehr oder weniger große Zahl von motorischen Vorderhornzellen akut zugrunde, vor allem im Lumbalbereich des Rückenmarks. Die Folge sind schlaffe Lähmungen der betroffenen Muskeln. Proximale Muskeln sind stärker betroffen als distale.

2. Bestimmte Gifte, zum Beispiel das **Tetanustoxin**, schalten im Rückenmark durch eine Störung der neuronalen Transmission die Wirkung der hemmenden Interneurone aus und erzeugen dadurch lang anhaltende Krämpfe (Schiebler und Korf 2007).

3. **Dorsolaterale Bandscheibenvorfälle** zwischen L4/L5 sowie L5/S1 betreffen meistens die Wurzeln von L5 bzw. S1. Eine Läsion der Wurzel L5 führt zu Parästhesien und Schmerzen im Dermatom L5 und zu einer Parese des M. extensor hallucis longus. Bei einer Läsion der Wurzel S1 treten Parästhesien und Schmerzen im Dermatom S1 sowie eine Parese der Mm. triceps surae und peronaei auf. Der **Achillessehnenreflex** ist abgeschwächt.

4. Alle **Querschnittslähmungen** oberhalb des 3. Halswirbels sind tödlich, da die Atmung sistiert (kompletter Ausfall des N. phrenicus sowie der Interkostalnerven). Eine Querschnittsläsion im unteren Bereich des Halsmarks verursacht eine **Tetraparese** unter Einbeziehung der Interkostalmuskulatur. Die Atmung ist unzureichend und der Zustand des Kranken ist bedrohlich.

5. Eine Querschnittslähmung im oberen Thorakalmark lässt die Arme frei, die Atmung ist jedoch gestört. Eine Schädigung im unteren Thorakalbereich verschont die Bauchmuskulatur, die Atmung ist ungestört.

6. Eine Querschnittslähmung auf Höhe des Lumbalmarks führt zu einer schlaffen **Paraplegie** der Beine, einer **Blasen- und Mastdarmlähmung** sowie zu einer Sensibilitätsstörung der Beine und des unteren Rumpfes. Die Fähigkeit zur reflektiven Entleerung von Blase und Rektum kehrt zurück, wenn die entsprechenden Rückenmarkszentren im Sakralmark nicht zerstört worden sind (Bähr und Frotscher 2014)

7. Die **Syringomyelie** ist eine Erkrankung, die durch Höhlenbildungen des Rückenmarks gekennzeichnet ist. Am häufigsten ist das Zervikalmark von der Syringomyelie befallen: Typischerweise tritt eine Aufhebung der Schmerz- und Temperaturempfindung im Bereich der Schultern und Arme auf. Bei einer zunehmenden Ausdehnung der Höhlenbildung kommt es im Verlauf der Erkrankung zur Schädigung der langen Rückenmarksbahnen. Es resultieren beinbetonte Paresen, eine Spastik und Störungen von Blasen-, Mastdarm- und Sexualfunktionen.

8. Bei einer halbseitigen Verletzung des Rückenmarks kommt es zu einer sogenannten dissoziierten Empfindungsstörung, auch **Brown-Sequard-Syndrom** genannt. Auf der Seite der Läsion fällt die epikritische Sensibilität, welche den Lagesinn und die taktile Diskrimination umfasst, aus; dies kann damit erklärt werden, dass die Hinterstrangbahnen noch nicht gekreuzt haben. Die protopathische Sensibilität, die grobe Berührung, Schmerz und Temperatur beinhaltet, ist intakt. Zusätzlich besteht auf Höhe der Läsion eine **schlaffe Lähmung**. Dies ist ein Zeichen dafür, dass das 2. Neuron der willkürmotorischen Pyramidenbahn, das von den motorischen Vorderhornzellen ausgeht, betroffen ist. Unterhalb der Läsion fällt eine **spastische Lähmung** auf. Dies ist immer der Fall, wenn das 1. Neuron der Pyramidenbahn, das im Tractus corticospinalis verläuft, geschädigt ist. Auf der Gegenseite ist die epikritische Sensibilität intakt. Die protopathische Sensibilität ist hingegen ausgefallen, da der für diese Art von

Empfindung verantwortliche Tractus spinothalamicus schon gekreuzt hat. Zusammengefasst lässt sich diese Lähmung daran erkennen, dass Schmerz- und Temperaturempfindung einerseits sowie Lageempfindung und taktile Diskrimination andererseits auf verschiedenen Körperseiten (dissoziiert) ausgefallen sind.

9. Bei einem **Infarkt der A. spinalis anterior** im oberen Halsmark kommt es zu einer Schädigung der Vorderhörner und der Vorderwurzeln. Folgen sind: Schlaffe Parese der Arme, Beschädigung der kreuzenden Fasern des Tractus spinothalamicus lateralis mit Analgesie und Thermanästhesie der oberen Extremitäten. Die Affektion der Pyramidenbahn hat eine spastische Parese zur Folge. Blasen- und Mastdarmstörungen sind häufig. Da die Hinterstränge außerhalb des Versorgungsgebietes der A. spinalis anterior liegen, tritt eine Störung der epikritischen und propriozeptiven Sensibilität nicht auf (Bähr und Frotscher 2014).

8.3.8 Hüllen des Rückenmarks

Wie beim Gehirn, so bildet auch beim Rückenmark die **Pia mater** die innerste der 3 Hüllen. Die Pia mater verdickt sich beidseits zwischen den Wurzelfäden zum Ligamentum denticulatum, das seitlich an der Dura mater ansetzt. Die **Arachnoidea** unterfüttert die Dura mater; sie bildet zwischen sich und der Pia mater den von Liquor cerebrospinalis erfüllten **Subarachnoidalraum**. Pia mater und Arachnoidea setzen sich auf die Nervenwurzeln fort.

Die **Dura mater** hat 2 Blätter. Das äußere stellt die Periostauskleidung des Wirbelkanals her und wird auch als Endorhachis bezeichnet. Das innere Blatt bildet die eigentliche Dura. Beide Blätter weichen im Rückenmarksbereich auseinander und begrenzen den epiduralen Raum. Das **Cavum epidurale** ist von Fettgewebe ausgepolstert und schützt das Rückenmark bei Bewegungen der Wirbelsäule. Weiterhin verlaufen hier Lymphgefäße, zusammen mit Arterien und großen dünnwandigen Venen, den **Plexus venosi vertebrales interni**; letztere kommunizieren mit den Plexus venosi externi an der Außenfläche der Wirbelkörper.

> ### Klinischer Tipp
>
> Bei der **Epidural-(Peridural)-Anästhesie** können Venen des epiduralen Venenplexus punktiert oder verletzt werden. Um eine systemische Gabe eines Lokalanästhetikums auszuschließen, muss vor der Gabe aspiriert werden, um die Gefahr einer Lokalanästhetikaintoxikation zu verhindern. Die Venen des Epiduralraums haben kranial eine Verbindung zu den Hirnvenen und kaudal zu den Beckenvenen, was die Ausbreitung von Bakterien und Tumorzellen begünstigt. Ein **Prostatakarzinom** kann sich daher leicht in Kreuzbein und Wirbelkörper ausbreiten.

Kranial ist die Dura mater am Foramen occipitale magnum befestigt und geht dort in die Dura mater encephali über. Kaudal reicht der Durasack bis zur Höhe des 2. Sakralwirbels und setzt sich dann in das **Filum terminale durae matris** fort. Die Dura mater erstreckt sich auch auf die Nervenwurzeln und verschmilzt mit der äußeren bindegewebigen Hülle der peripheren Nerven, dem Epineurium.

Klinik

1. Eine **Lumbalpunktion** zur Gewinnung von Liquor cerebrospinalis muss in einem ausreichenden Sicherheitsabstand zum Rückenmarksende vorgenommen werden. Eine beide Darmbeinkämme verbindende Linie durchquert den 4. Lumbalwirbel. Daher wird der Intervertebralraum über (3./4. Lumbalwirbel) oder unter dieser Landmarke (4./5. Lumbalwirbel) für die Punktion geeignet sein. Der Patient liegt entweder auf der Seite oder sitzt. Rücken und Wirbelsäule müssen nach ventral gebeugt werden. Dadurch wird eine maximale Öffnung der Interspinalräume erreicht. Die Nadel wird in der Mittellinie, einwärts, etwas nach kranial und rechtwinklig zur Wirbelsäule vorgeschoben. Der Reihe nach werden die Ligamenta supraspinalia und interspinalia passiert und schließlich die Dura mater mit einem merklichen Widerstand durchstochen. Gewöhnlich weichen die Wurzelfäden der Cauda equina der Nadel aus. Gelegentlich berührt die Nadel einen Wurzelfaden der Cauda equina, was zu einem Nervenwurzelschmerz führen kann.

2. Eine Lumbalpunktion kann zur Analyse des Liquor cerebrospinalis oder zur Einbringung von Antibiotika, Röntgenkontrastmitteln oder Anästhetika in den Subarachnoidalraum genutzt werden. Darüber hinaus kann – allerdings nur in Seitenlage – der **Liquordruck**, der normalerweise zwischen 80 und 180 mmHg liegt, gemessen werden.

3. Mit dem **Queckenstedt-Test** kann ein Passagehindernis, beispielsweise durch einen Rückenmarktumor ver-

ursacht, im Rückenmarkskanal oberhalb der Punktionsstelle festgestellt werden. Hierbei komprimiert man die Vv. jugulares, um so den venösen Abfluss aus dem Gehirn zu vermindern und den intrakraniellen Druck zu erhöhen. In der Folge verlagert sich der Liquor cerebrospinalis in den Subarachnoidalraum und der Liquordruck – gemessen durch die Manometrie während der Lumbalpunktion – steigt akut um bis zu 40 mmHg. Der Anstieg des Liquordrucks bleibt aus, wenn eine Obstruktion im Rückenmarkskanal vorliegt.

4. Über das Rückenmark lassen sich auch Anästhetika zur Schmerzausschaltung und zur motorischen Blockade bei einer Operationen an den Extremitäten sowie im Dammbereich applizieren. Ein Vorteil gegenüber der Intubationsnarkose ist, dass der Patient während des Eingriffs bei Bewusstsein ist. Man unterscheidet 2 Anästhesieformen: 1. Die **Epidural-(Peridural)-Anästhesie** wird zur selektiven Betäubung einzelner Spinalnerven angewandt. Das Anästhetikum wird in den Epiduralraum injiziert. Durch das hier vorhandene Fettgewebe kann sich das Anästhetikum nur wenig auf andere Rückenmarksegmente ausbreiten. 2. Im Gegensatz zur Epiduralanästhesie wird das Narkotikum bei der **Spinalanästhesie** in den Subarachnoidalraum appliziert. Das Medikament vermischt sich mit dem Liquor cerebrospinalis, allerdings, der Schwerkraft folgend, nur unterhalb der Einstichstelle (beim aufrecht sitzenden Patienten). Somit werden nur die unterhalb der Einstichstelle verlaufenden Nervenfortsätze betäubt.

8.3.9 Entwicklung des Rückenmarks

Schon in der 6. Woche weist das **Neuralrohr** eine deutliche Gliederung in motorische und sensible Bereiche auf. Die motorischen Funktionen des späteren Vorderhorns des Rückenmarks gehen aus der paarigen ventralen **Grundplatte**, die sensiblen Funktionen des späteren Hinterhorns aus der paarigen **Flügelplatte** hervor. Der noch sehr weite Neuralkanal wird ventral von der **Bodenplatte** und dorsal von der **Deckplatte** begrenzt. Außerhalb des embryonalen Rückenmarks sind lateral die aus der Neuralleiste hervorgegangenen paarigen, jeweils einem Rückenmarksegment zugeordneten **Spinalganglien** zu erkennen. Um die 9. Woche sind Vorder- und Hinterhorn deutlich ausgebildet und der ehemals weite Neuralkanal ist zum **Zentralkanal** eingeengt worden. Im Rückenmarksquerschnitt hat die graue Substanz durch Ausprägung breiter **Vorderhörner** und schmaler **Hinterhörner** eine schmetterlingsförmige Gestalt angenommen. Die graue Substanz wird von der weißen Substanz umhüllt. Die weiße Substanz wird ventral durch die breite **Fissura mediana** und dorsal durch den schmalen **Sulcus medianus** eingekerbt. Vordere Wurzelfäden (Fila radicularia anteriora) verlassen zur Leitung efferenter, motorischer und sympathischer Impulse das Vorderhorn. Hintere Wurzelfäden (Fila radicularia posteriora) treten zur Leitung afferenter, sensibler Impulse in das Hinterhorn ein.

Klinik

1. Die meisten Rückenmarksfehlbildungen werden durch Störungen des Neuralrohrschlusses während der 4. Embryonalwoche verursacht. Diese **Neuralrohrdefekte oder spinale Dysraphien** treten in unterschiedlichen Schweregraden auf und können neben dem Rückenmark selbst auch die darüberliegenden Gewebe wie Meningen, Wirbelbögen, Muskeln und Haut betreffen. Anomalien mit Beteiligung der Wirbelbögen fallen unter den Oberbegriff der **Spina bifida**.
2. In seltenen Fällen führt die Spina bifida zu einer krankhaften Anheftung der kaudalen Anteile des Rückenmarks, insbesondere des Filum terminale, im kaudalen Sakralkanal. Dies wird als **Tethered-Cord-Syndrom** (deutsch: angebundene Schnur; Elongation des Filum terminale) bezeichnet. Aufgrund des relativ stärkeren Längenwachstums der Wirbelsäule werden die Wurzeln der Cauda equina durch Zug geschädigt. Die Patienten klagen später über ziehende Schmerzen in den Beinen, oft auch über eine Sphinkterschwäche (Poeck und Hacke 2006).

8.4 Gehirn (Cerebrum)

Frontalschnitte durch die vordere (1), mittlere (2) und hintere (3) Schädelgrube erfassen wichtige Abschnitte, Strukturen und Leitungsbahnen des Gehirns (▪ Abb. 8.6A–D):

1. Stirnlappen des Endhirns (Telencephalon), Falx cerebri und Sinus sagittalis superior (▪ Abb. 8.6A).
2. Stirn- und Schläfenlappen des Endhirns, Balken, Seitenventrikel, Basalganglien sowie N. opticus und Zirbeldrüse als Bestandteile des Zwischenhirns (Diencephalon). Sinus cavernosus mit Nn. ophthalmicus, oculomotorius, trochlearis und abducens (▪ Abb. 8.6B, C).
3. Scheitel- und Schläfenlappen des Endhirns, Tentorium cerebelli, Kleinhirn (Cerebellum), 4. Ventrikel, verlängertes Mark (Medulla oblongata) und Sinus sigmoideus (▪ Abb. 8.6D).

Zum **Hirnstamm** gehören: verlängertes Mark (Medulla oblongata), Brücke (Pons)

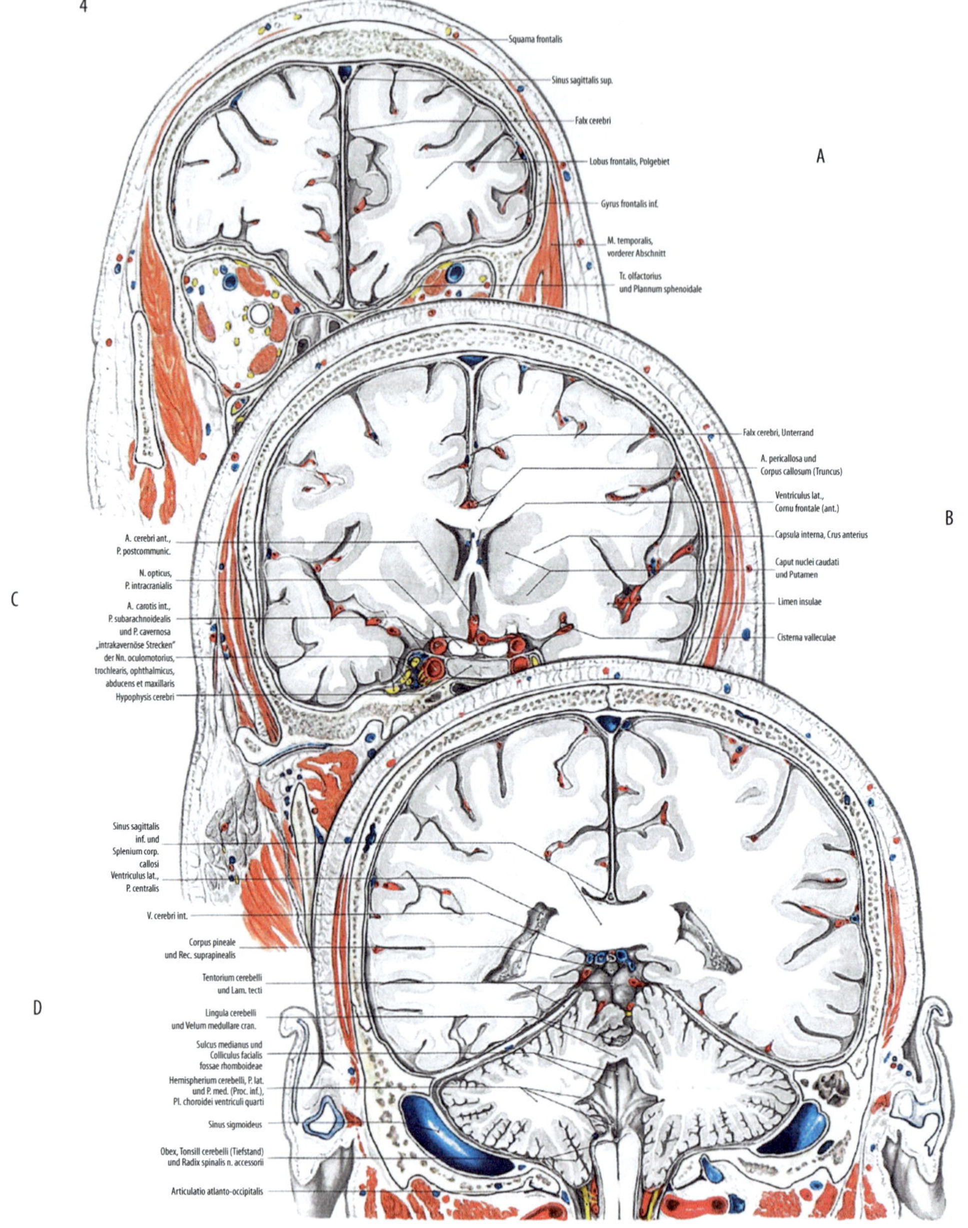

◘ Abb. 8.6   Frontalschnitte durch die Fossae craniales anterior, media und posterior an einem Kopfpräparat. **A**: Fossa cranialis anterior, in Höhe des Planum sphenoidale. **B**: Fossa cranialis media, in Höhe der Hypo-physe. **C**: Regio hypophysialis. **D**: Fossa cranialis posterior, in Höhe des Foramen magnum. (Aus Lanz-Wachs-muth, Praktische Anatomie, Kopf Teil B, Gehirn- und Augenschädel, herausgegeben von Lang 2004b)

und Mittelhirn (Mesencephalon). Unter dem Begriff **Rautenhirn** (Rhombencephalon) werden Brücke (Pons), Kleinhirn (Cerebellum) und verlängertes Mark (Medulla oblongata) zusammengefasst. Brücke und Kleinhirn wiederum werden auch als Hinterhirn (Metencephalon) bezeichnet.

8.4.1 Verlängertes Rückenmark (Medulla oblongata)

Die **Medulla oblongata** reicht von den Wurzelfäden des 1. Halsnervs ventral bis zum Unterrand der Brücke und dorsal bis zu den Striae medullares ventriculi quarti (Piccolomini). Sie ist die Fortsetzung des Rückenmarks und hat daher einen ähnlichen Aufbau. An der Ventralseite der Medulla oblongata fallen die beiden **Pyramiden** mit der **Pyramidenkreuzung (Decussatio pyramidum)** und lateral davon die beiden **unteren Oliven** auf. Zwischen Pyramide und Olive tritt der **N. hypoglossus** (XII. Hirnnerv) aus. Hinter der Olive verlassen von kranial nach kaudal die Wurzelfäden der **Nn. glossopharyngeus, vagus und accessorius** (IX.–XI. Hirnnerv) die Medulla oblongata. Auf der Dorsalseite sind ebenfalls auf jeder Seite 2 Anschwellungen ausgeprägt. Nahe der Mitte liegt das **Tuberculum gracile**, lateral daneben das **Tuberculum cuneatum**.

Kaudale geschlossene Hälfte der Medulla oblongata

Der untere, sozusagen geschlossene Abschnitt der Medulla oblongata enthält den **Zentralkanal**, der sich vom unteren Ende der **Rautengrube (Fossa rhomboidea)**, in ventrokaudaler Richtung ins Innere des verlängerten Marks einsenkt. Das Außenrelief dieses Abschnitts ist durch die Pyramiden, die unteren Oliven (Olivae inferiores) sowie durch die Nuclei gracilis und cuneatus gekennzeichnet. Die Fasern der **Pyramidenbahn**, der wichtigsten Bahn der Willkürmotorik, kreuzen an der Ventralseite der Medulla oblongata kaudal der **Pyramiden**.

Die **Nuclei gracilis und cuneatus** sind Umschaltstationen für die **Hinterstrangbahnen**, welche die epikritische Sensibilität zum Kortex leiten. Die aus den Hinterstrangkernen austretenden Fasern kreuzen in der Schleifenkreuzung, **Decussatio lemniscorum**, zur Gegenseite und bilden danach den **Lemniscus medialis**. Weitere Kerngebiete umfassen den **Nucleus n. hypoglossi**, der Fasern für den rein motorischen XII. Hirnnerv entlässt sowie den **Nucleus spinalis n. trigemini**, der für die protopathische Sensibilität im Gesichtsbereich zuständig ist. Der Nucleus spinalis nervi trigemini erstreckt sich bis ins Halsmark.

Die **Formatio reticularis** wird als ein Netzwerk von Neuronen beschrieben und ist am Aufbau wichtiger Zentren und Reflexe beteiligt. Ein **Kreislauf- und Atemzentrum** steht in Verbindung mit den aus dem Ramus sinus carotici (N. IX) eintreffenden Informationen. Diese Afferenzen stammen aus Pressorezeptoren (Blutdruck) im **Sinus caroticus** und aus Chemorezeptoren (Erhöhung des arteriellen pCO_2, Erniedrigung des arteriellen pO_2) im **Glomus caroticum**. Des Weiteren sind in der kaudalen Medulla oblongata ein Brechzentrum sowie Zentren für Schlucken, Husten und Niesen untergebracht.

Kraniale offene Hälfte der Medulla oblongata

Der obere, sozusagen offene Teil der Medulla oblongata bildet mit seiner Dorsalfläche die kaudale Hälfte der **Rautengrube (Fossa rhomboidea)** und enthält zahlreiche Kerngebiete (❑ Abb. 8.7).

Die **Nuclei cochleares ventralis und dorsalis** dienen als Umschaltstationen der Hörbahn. Die vom Nucleus cochlearis ventralis ausgehenden Fasern bilden das **Corpus trapezoideum**, kreuzen anschließend zur Gegenseite und ziehen als **Lemniscus lateralis** zu den Colliculi inferiores. Die **Nuclei vestibulares inferior (Roller) und medialis (Schwalbe)** sind in das Gleichgewichtssystem eingebunden. Beide Kerne empfangen Informationen über die Stellung des Kopfes aus den Bogengängen des Innenohrs sowie über Linearbewegungen des Körpers aus den Maculae von Utriculus (vor/zurück) und Sacculus (auf/ab). Der **Fasciculus longitudinalis medialis** (mediales Längsbündel), welcher beidseits unter dem Boden der Fossa rhomboidea verläuft, stellt eine Verbindung zwischen den Augenmuskeln und dem Gleichgewichtssystem her. Die unteren Kleinhirnstiele, **Pedunculi cerebellares inferiores**, verbinden das Kleinhirn mit der Medulla oblongata und dem Rückenmark.

Der **Nucleus solitarius**, der bis in die kaudale Hälfte der Medulla oblongata reicht, wird in eine rostrale Pars gustatoria und eine kaudale Pars cardiorespiratoria unterteilt. In der **Pars gustatoria** werden spezielle viszeroafferente Geschmacksfasern aus den Hirnnerven VII, IX und X umgeschaltet. Die **Pars cardiorespiratoria** erhält Informationen über allgemeine viszeroafferente Fasern aus der Zunge, der Tuba auditiva (N. VII), der Mittelohrschleimhaut, dem Rachen, der Speiseröhre (N. IX), den Atemwegen sowie aus dem Herzen (N. X).

Aus dem **Nucleus ambiguus**, der sich bis in die kaudale Hälfte der Medulla oblongata ausdehnt, gehen willkürmotorische Fasern der Nn. glossopharyngeus und vagus her-

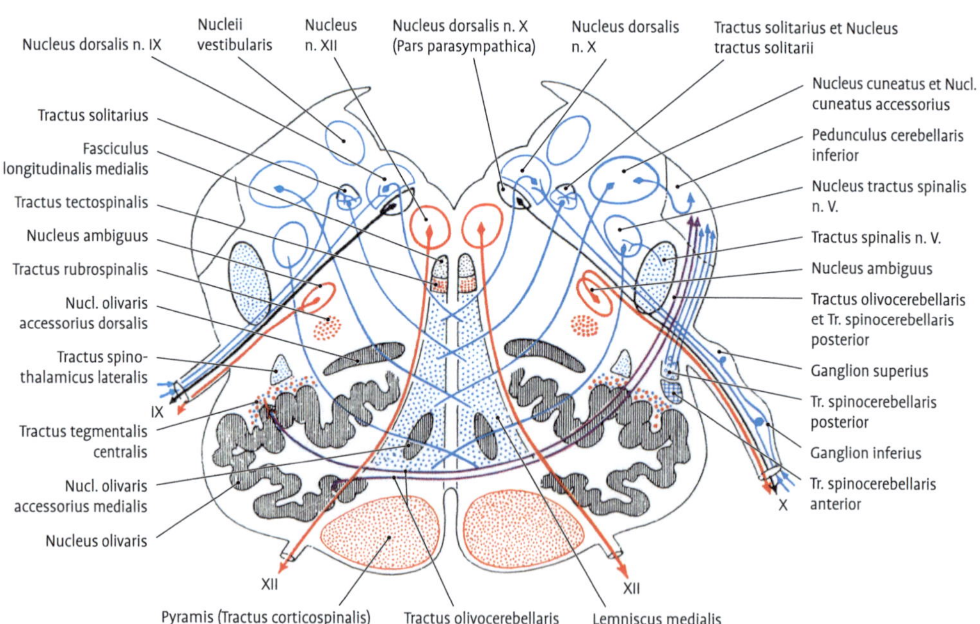

❑ **Abb. 8.7** Querschnitt durch die Medulla oblongata in Höhe der unteren Olive und des Austritts der Nn. glossopharyngeus und vagus. (Aus Anderhuber et al. 2012)

vor. Hierbei innervieren die Fasern des N. glossopharyngeus die Rachenmuskulatur, die Fasern des N. vagus die Kehlkopfmuskulatur. Der **Nucleus dorsalis n. vagi** entlässt viszeromotorische, praeganglionäre Fasern für die Peristaltik des Magen-Darmtrakts. Diese Fasern, welche den größten Faseranteil im N. vagus bilden, ziehen zu den vegetativen Ganglien im Brust- und Bauchraum. Aus den Ganglien gehen nach Umschaltung postganglionäre Fasern für die Eingeweideinnervation hervor.

Aus dem **Nucleus salivatorius superior** gehen praeganglionäre parasympathische Fasern für die Tränendrüse, die Nasen- und Gaumendrüsen sowie für die Unterzungen- und Unterkieferdrüse hervor. Der **Nucleus salivatorius inferior** entlässt praeganglionäre parasympathische Fasern für die Ohrspeicheldrüse.

Der **Hauptkern der unteren Olive, Nucleus olivaris principalis**, hat sich im Zusammenhang mit der Ausbildung des Neocerebellum entwickelt. Er ist beim Menschen stark ausgebildet und spielt für die Koordination von Präzisionsbewegungen eine Rolle (Leonhardt und Lange 1987). Ihre Hauptafferenzen erhält die untere Olive über den Tractus tegmentalis centralis vom Nucleus ruber des Mittelhirns. Sie bekommt aber auch Zuflüsse vom Striatum und von der Hirnrinde.

Die reziproken Verbindungen zwischen unterer Olive und Kleinhirn über den **Tractus olivocerebellaris und die Fibrae cerebellooolivares** bilden einen Hauptbestandteil des unteren Kleinhirnstiels.

Blutversorgung der Medulla oblongata

Der kaudale Teil der Medulla oblongata wird ventral aus der A. spinalis anterior, lateral und dorsal aus der A. cerebelli inferior posterior sowie aus der A. spinalis posterior versorgt (▶ Abb. 7.13). Die arterielle Versorgung des kranialen Teils erfolgt ventral

aus der A. spinalis anterior, lateral aus Ästen der A. cerebelli inferior posterior, den Aa. sulci lateralis posterioris. Die Äste der dorsalen Gefäßgruppe stammen ebenfalls aus der A. cerebelli inferior posterior.

Die Venen der Medulla oblongata gehören zum infratentoriellen System. Die Medulla oblongata ist von längs und quer verlaufenden Vv. medullares umgeben, welche in die Vv. petrosa superior und petrosa inferior einmünden und dadurch Anschluss an die Sinus petrosus superior und petrosus inferior gewinnen. Der Sinus petrosus superior mündet in den Sinus sigmoideus, der Sinus petrosus inferior in den Bulbus venae jugularis superior.

(Hemiataxie), welche auf die Unterbrechung des über den unteren Kleinhirnstiel verlaufenden Tractus spinocerebellaris posterior (Flechsig) zurückgehen. Kontralateral beobachtet man eine dissoziierte Hemianästhesie mit einem Ausfall der Schmerz- und Temperatursensibilität, verursacht durch eine Affektion des Tractus spinothalamicus lateralis (Krasnianski et al. 2003).

8.4.2 Brücke (Pons)

Die Brücke, ein etwa 2,5 cm langer und 3,8 cm breiter Querwulst des Hirnstamms, ist zwischen Mittelhirn und verlängertem Mark eingeschaltet. Die ventrale Seite der Brücke weist eine seichte mediane Einsenkung und zahlreiche Querwülste, die seitlich in die mittleren Kleinhirnstiele übergehen, auf. Die dorsale Seite der Brücke bildet den oberen Teil des Bodens für den IV. Ventrikel. Kleinhirn und Brücke bilden zusammen die obere Hälfte des Rhombencephalon, das **Metencephalon**.

Klinischer Tipp

Für die **Austrittsstellen der Hirnnerven III, V und VI** stellt die Brücke eine wichtige Landmarke dar. Am Oberrand der Brücke tritt der N. oculomotorius (III. Hirnnerv, Bewegung des Augapfels), am Seitenrand der N. trigeminus (V. Hirnnerv, Gefühl im Gesicht) und am Unterrand der N. abducens (VI. Hirnnerv, Bewegung des Augapfels) aus.

Im Kleinhirnbrückenwinkel findet man die Nn. facialis (VII. Hirnnerv) und vestibulocochlearis (VIII. Hirnnerv). An der Brücke unterscheidet man die Pars basilaris (Brückenfuß) und das Tegmentum pontis (Brückenhaube). Die Brückenhaube wird von der **Formatio reticularis** durchzogen.

> Es ist zu beachten, dass das Tegmentum pontis als dorsale Seite der Brücke zugleich die obere Hälfte der Rautengrube bildet.

Pars basilaris

Der **Brückenfuß** stellt einen queren Wulst dar, der zahlreiche Kerngebiete, **Nuclei pontis**, enthält (◘ Abb. 8.8). In Höhe der Nuclei faciales et trigemini geht der Brückenwulst in die mittleren Kleinhirnstiele, **Pedunculi cerebellares medii**, über. Die Pyramidenbahn, **Tractus corticospinalis**, als efferente Bahn für willkürliche Bewegungen, verläuft durch den Brückenfuß. An den Nuclei pontis endet der **Tractus corticopontinus**, der Afferenzen aus dem Großhirn führt, die nach Umschaltung und Kreuzung in der Raphe pontis über die **Fibrae pontocerebellares** zum Kleinhirn geleitet werden. Die Gesamtheit der Fibrae pontocerebellares bildet die mächtigste afferente, im Pedunculus cerebellaris medius verlaufende Kleinhirnbahn, den **Tractus pontocerebellaris**. Alle Erregungen, die von der Hirnrinde ausgehend, Willkürbewegungen auslösen, werden nach Umschaltung in den Brückenkernen in Kopie an das Kleinhirn weitergegeben. Von dort werden sie der Hirnrinde erneut zugeführt. Hierdurch werden die Willkürbewegungen präzisiert.

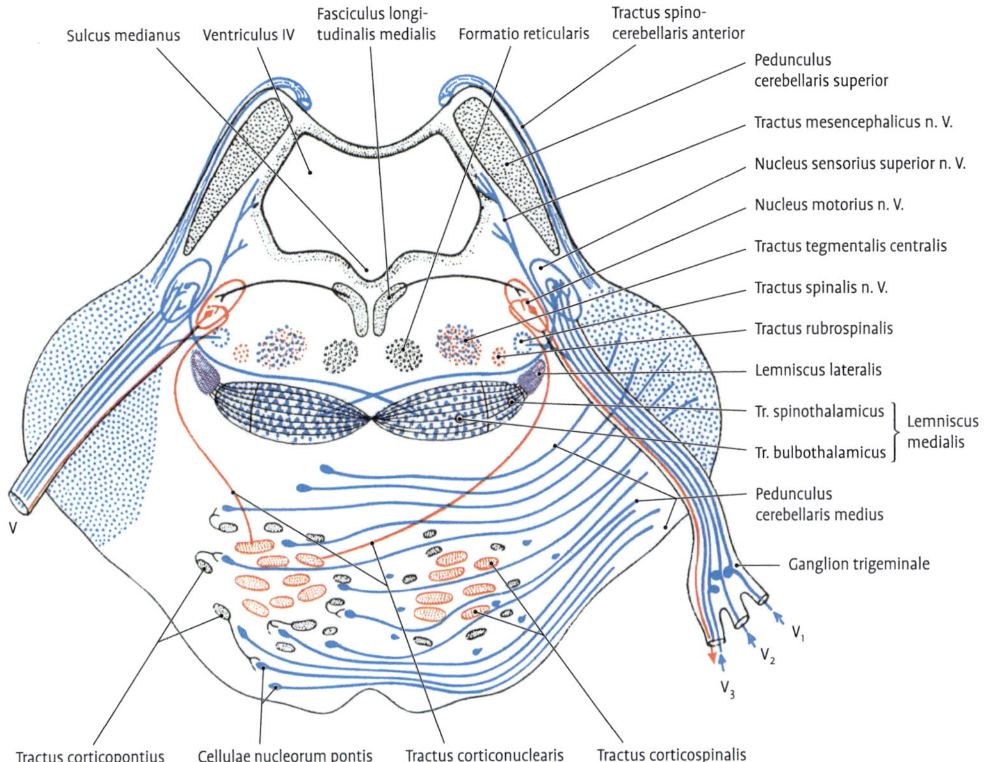

◘ Abb. 8.8 Querschnitt durch die Mitte des Pons in Höhe des Austritts des N. trigeminus. (Aus Anderhuber et al. 2012)

Tegmentum pontis

Im **kaudalen Teil der Brückenhaube** verlaufen im Lemniscus medialis die Hinterstrangbahnen, welche die epikritische Sensibilität leiten. Lateral schließt sich der Tractus spinothalamicus, eine Leitungsbahn der protopathischen Sensibilität, und der Lemniscus lateralis, in dem die Hörbahn verläuft, an. Das **Corpus trapezoideum**, in dem die Hauptkreuzung der Hörbahnfasern stattfindet, geht aus den Nuclei cochleares hervor und führt Hörimpulse zu den Colliculi inferiores des Mittelhirns. Wichtige Kerngebiete umfassen den **Abducens- und Fazialiskern**, von denen jeweils der VI. und

VII. Hirnnerv ausgehen. Des Weiteren sind **die Nuclei vestibulares superior (Bechterew) und lateralis (Deiters)** zu erwähnen. Vom Deiters'schen Kern geht der Tractus vestibulospinalis aus. Der **Nucleus spinalis n. trigemini** ist für die protopathische Sensibilität im Gesichtsbereich zuständig.

Der **kraniale (rostrale) Teil der Brückenhaube** enthält die **Nuclei motorius und principalis n. trigemini** (◘ Abb. 8.8). Der Nucleus principalis nervi trigemini ist für die epikritische Sensibilität im Gesichtsbereich zuständig. Der **Locus caeruleus** stellt das Hauptkerngebiet des **noradrenergen Systems** dar.

> **Klinischer Tipp**
>
> Im oberen Teil des Tegmentum pontis ist auch das pontine **Miktionszentrum** untergebracht, welches bei Blasenfüllung über aufsteigende spinoretikuläre Fasern informiert wird (Neuhuber 2004b). Es hemmt über absteigende retikulospinale Fasern den Kontinenzreflex und stimuliert den sakralen Parasympathikus. Dadurch kommt es zur Miktion.

Der **Pedunculus cerebellaris superior** (Brachium conjunctivum, oberer Kleinhirnstiel) verbindet das Kleinhirn mit dem Mesencephalon. Die **Nuclei parabrachialis medialis und lateralis** umgeben den oberen Kleinhirnstiel. Die Parabrachialkerne stellen aufgrund ihrer reziproken Verbindungen mit dem Rückenmark, der Medulla oblongata, dem Nucleus tractus solitarii, dem Hypothalamus, dem limbischen System sowie dem insulären und frontalen Kortex ein Integrationszentrum für Regulationsvorgänge dar und sollen darüberhinaus an der **Steuerung der Durchblutung des Gehirns** beteiligt sein.

Blutversorgung der Brücke

Die Aa. vertebrales beider Seiten vereinigen sich zur A. basilaris. Die A. basilaris gibt am Unterrand der Brücke die Aa. cerebellares inferiores anteriores ab. Nach Abgabe der Aa. cerebellares superiores am Brückenoberrand gabelt sich die Arterie in die beiden Aa. cerebri posteriores Die Arterien der Brücke stammen aus den Aa. basilaris, cerebelli inferior anterior und cerebelli superior (▶ Abb. 7.13).

Die Venen der Brücke gehören zum infratentoriellen System. Die Brücke ist von längs und quer verlaufenden Venen umgeben, die in die Vv. petrosae superior und inferior münden und dadurch Anschluss an die Sinus petrosi superior und inferior gewinnen. Der Sinus petrosus superior fließt in den Sinus sigmoideus, der Sinus petrosus inferior in den Bulbus venae jugularis superior ab.

Klinik

1. Beim **Syndrom des kaudalen Brückenfußes** (Millard-Gubler-Syndrom), hervorgerufen durch einen Verschluß von Ästen der A. basilaris oder durch einen Tumor, stehen eine **ipsilaterale Abduzens- und Fazialislähmung**, eine kontralaterale Hemiplegie und Analgesie sowie Thermanästhesie im Vordergrund. Ferner ist der Berührungs-, Lage- und Vibrationssinn herabgesetzt (Krasnianski et al. 2004; Bähr und Frotscher 2014).

2. Das **Syndrom der kaudalen Brückenhaube** (Raymond-Cestan-Syndrom), hervorgerufen durch einen Verschluß der A. basilaris, ist durch eine ipsilaterale Abducens- und Fazialisparese, **Nystagmus (Fasciculus longitudinalis medialis)**, ipsilaterale Hemiataxie (Pedunculus cerebellaris medius), kontralaterale Analgesie und Thermanästhesie (Tractus spinothalamicus lateralis) und Störung der Lage – und Vibrationsempfindung sowie Hypästhesie (Lemniscus medialis) gekennzeichnet (Krasnianski et al. 2004; Bähr und Frotscher 2014).

3. Beim **Syndrom der oralen Brückenhaube** (Gasperini-Syndrom), hervorgerufen durch einen Verschluß der A. basilaris sowie der A. cerebelli superior beherrschen eine **ipsilaterale Sensibilitätsstörung im Gesicht** (Unterbrechung der Trigeminusfasern) sowie eine Lähmung der Kaumuskulatur (motorischer Trigeminuskern), Hypakusis, Hemiataxie, Intentionstremor und Adiadochokinese (Pedunculus cerebellaris superior) das klinische Erscheinungsbild (Krasnianski et al. 2004; Bähr und Frotscher 2014).

4. **Aneurysmen der A. basilaris** treten mit einer Häufigkeit von 10 % (Bähr und Frotscher 2014) an der sogenannten

Basilarisspitze (Basilaris-Aneurysma), am Oberrand der Brücke, auf. Hier teilt sich die A. basilaris jeweils in die beiden Aa. cerebelli superiores und die beiden Aa. cerebri posteriores auf. In unmittelbarer Nähe dieses Aneurysmas liegen ventral die Corpora mamillaria, der Hypophysenstiel und der Boden des Hypothalamus. Dorsolateral hat das Aneurysma Kontakt zum N. oculomotorius und zu den feinen, die Capsula interna und den Thalamus versorgenden Arterien des P1-Segments der A. cerebri posterior. Ein Übertritt der Blutung in die Cisterna chiasmatis wird durch die Liliequist-Membran, eine zwischen beiden Temporallappen ausgespannte Lamelle, verhindert. Bei einem Aneurysma der Basilarisspitze handelt es sich um einen raumfordernden Prozess im Bereich der Incisura tentorii (Lang 2004a). Es ist daher mit Einklemmungserscheinungen von Seiten des N. oculomotorius zu rechnen (Claassen 2016).

8.4.3 Kleinhirn (Cerebellum)

Das Kleinhirn (◘ Abb. 8.6D) hat seinen Platz in der hinteren Schädelgrube, **Fossa cranii posterior**. Es besteht aus den beiden seitlich gelegenen Hemisphären und dem Wurm (Vermis), der beide Hemisphären verbindet. An seiner Unterseite hebt sich der Wurm deutlich von den Hemisphären ab. Er liegt am Grund einer tief einschneidenden Bucht, der **Vallecula cerebelli**. An der Oberseite des Kleinhirns hebt sich der Wurm von den Hemisphären nur in Form einer seichten Erhebung ab. Ein schmaler ventraler Teil der Hemisphäre, der dem mittleren Kleinhirnstiel aufliegt, ist von der restlichen Masse des Kleinhirns getrennt und repräsentiert den **Flocculus**. Die Oberfläche des Kleinhirns ist durch zahlreiche blattförmige Windungen, **Folia cerebelli**, geprägt. Sie werden durch tief einschneidende Furchen, Fissurae cerebelli, getrennt. Im Inneren des Kleinhirns liegt als Grundlage seines Oberflächenreliefs der Markkörper. Führt man einen Sagittalschnitt durch, so erscheint das Mark baumartig verästelt. Die Aufzweigung der weißen Substanz hat zur Bezeichnung **„Lebensbaum"**, **Arbor vitae**, geführt. Die 3 Kleinhirnstiele, **Pedunculi cerebellares**, verbinden das Kleinhirn mit anderen Hirnteilen (◘ Tab. 8.1). Hierbei enthalten die oberen und unteren Kleinhirnstiele efferente und afferente, der mittlere Kleinhirnstiel nur afferente Bahnen.

Ventral hat das Kleinhirn einen Bezug zum 4. Ventrikel, zur Medulla oblongata und zur Pons. Seitlich liegen der Sinus sigmoideus und das Antrum mastoideum mit den Cellulae mastoideae. Dorsal wird das Kleinhirn durch das Tentorium cerebelli von den Großhirnhemisphären getrennt.

Makroskopische Gliederung des Kleinhirns

Die Abgrenzung der Lobi und Lobuli cerebelli kann nur nach der Tiefe der einzelnen Furchen vorgenommen werden. Nachfolgend werden die Wurmteile den zugehörigen Läppchen gegenübergestellt. Ober- und Unterwurm werden durch die Fissura horizontalis getrennt.

▣ Tab. 8.1   Afferente und efferente Bahnen der Kleinhirnstiele. Die Bahnen sind, wo möglich, den 3 phylogenetisch definierten Kleinhirnteilen zugeordnet worden. (Archi = Archicerebellum, Paläo = Paläocerebellum, Neo = Neocerebellum)

Kleinhirnstiel	Afferenzen	Efferenzen
Pedunculi cerebellares superiores (Brachia conjunctiva) verlaufen zum Mesencephalon	Tractus spinocerebellaris anterior (Paläo)	Tractus cerebellorubralis (Paläo, Neo)
Pedunculi cerebellares medii (Brachia pontis) ziehen zu den Kleinhirnhemisphären	Tractus pontocerebellaris (Neo)	
Pedunculi cerebellares inferiores (Corpora restiformia, Strickkörper) ziehen zur Medulla oblongata	Tractus vestibulocerebellaris (Archi) Tractus olivocerebellaris Tractus reticulocerebellaris Tractus spinocerebellaris posterior (Paläo)	Tractus cerebellovestibularis, bestehend aus Fibrae fastigiobulbares rectae und Fasciculus uncinatus cerebelli (Archi) Tractus cerebelloreticularis (Archi)

8

Oberwurm

- Lingula cerebelli: -
- Lobulus centralis: Ala lobuli centralis
- Culmen: Lobulus quadrangularis anterior
- Fissura prima
- Declive: Lobulus simplex (Lobulus quadrangularis posterior)
- Folium vermis: Lobulus semilunaris superior
- Fissura horizontalis

Unterwurm

- Tuber vermis: Lobulus semilunaris inferior und Lobulus gracilis
- Pyramis vermis: Lobulus biventer
- Uvula vermis: Tonsilla
- Fissura posterolateralis
- Nodulus: Flocculus

Der alten klassischen Einteilung von Wurm und Hemisphären steht eine funktionelle Einteilung in 3 Lappen gegenüber. Hiernach werden die beiden Hauptanteile des Kleinhirns, das Corpus cerebelli und der kleine **Lobus flocculonodularis**, durch die Fissura posterolateralis voneinander getrennt. Die Fissura prima unterteilt das Corpus cerebelli wiederum in die **Lobi anterior und posterior**.

Im Inneren des Kleinhirns ist eine Gruppe von Kernen eingeschlossen, die Nuclei cerebelli. Der **Nucleus dentatus** ist der größte Kern des Kleinhirns. Er liegt am weitesten lateral und sieht wie ein gefalteter Beutel aus. Der Hilus des Nucleus dentatus ist nach medial oben zum oberen Kleinhirnstiel gerichtet. Der **Nucleus emboliformis** liegt medial dem Hilus des Nucleus dentatus an. Der **Nucleus fastigii** hat seinen Sitz nahe der Medianebene im Marklager des Wurmes. Die **Nuclei globosi** werden meist durch 2 bis 3 Kerne, die lateral vom Nucleus fastigii angetroffen werden, repräsentiert.

Histologische Gliederung der Kleinhirnrinde

An der Kleinhirnrinde können schon mit bloßem Auge 2 Schichten, eine äußere graue und eine innere gelbe bis rostbraune, erkannt werden. Beide Schichten werden durch eine erst unter dem Mikroskop erkennbare Schicht, das Stratum ganglionare, getrennt. Insgesamt ist die Kleinhirnrinde also dreischichtig (▣ Abb. 8.9):
1. Stratum moleculare (Molekularschicht): Es handelt sich um die oberflächliche Schicht der Kleinhirnrinde. Sie besteht

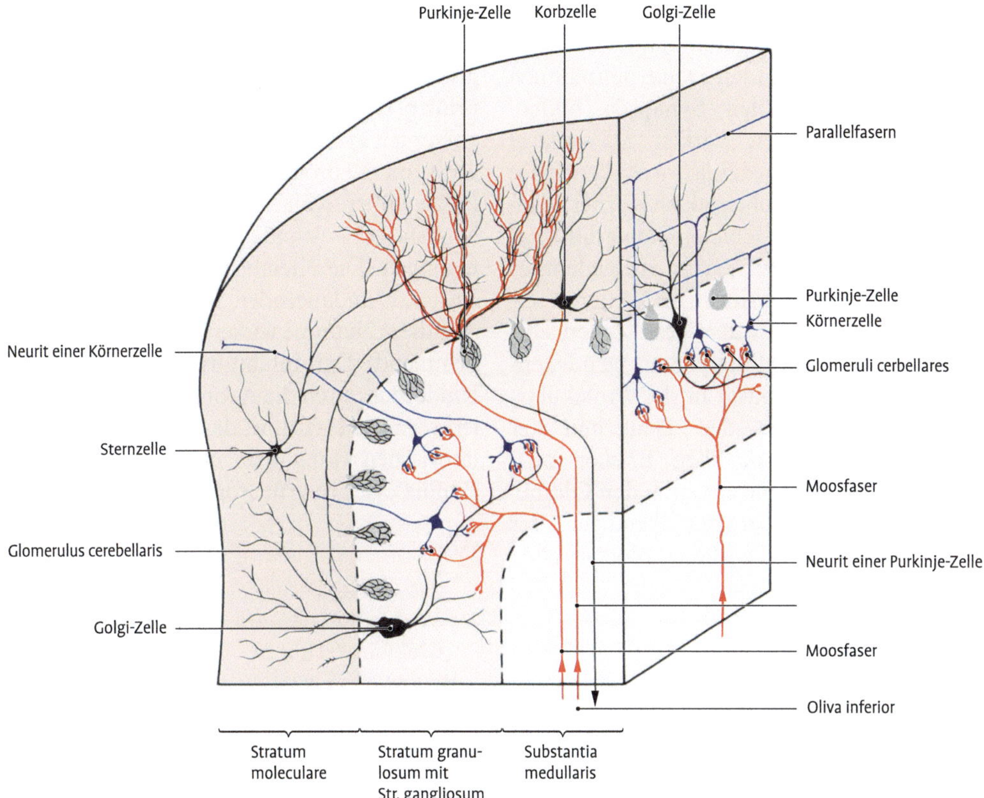

■ **Abb. 8.9** Innerer Kleinhirnaufbau. Die vordere Schnittfläche ist quer durch eine Windung gelegt, die seitliche verläuft in Längsrichtung (Moos- und Kletterfasern = rot, Neurit einer Purkinje-Zelle = schwarz, Körnerzelle = blau, Korb-, Stern- und Golgizellen = schwarz). Zu erkennen ist die Schichtengliederung, die sich einheitlich im Cerebellum findet. Der schmalen Schicht weißer Substanz (Substantia medullaris) folgt die dreischichtige Rinde mit der Körnerschicht (Stratum granulosum), der Purkinje-Schicht (Stratum gangliosum) und der Molekularschicht (Stratum moleculare). (Aus Anderhuber et al. 2012)

aus den Parallelfasern, welche von den Axonen der Körnerzellen gebildet werden und parallel zu den Kleinhirnwindungen verlaufen. Dazwischen sind einzelne Neurone, die Stern- und Korbzellen, eingestreut. Die **Sternzellen** bilden mit den Dendriten der Purkinje-Zellen inhibitorische Synapsen. Die Axone der ebenfalls inhibitorischen **Korbzellen** umspinnen „korbartig" die Perikarya der Purkinje-Zellen.

2. Stratum ganglionare (Schicht der Purkinje-Zellen): Die mächtigen Dendriten-

bäume der **Purkinje-Zellen** erstrecken sich nach außen in die Molekularschicht, wo sie sich senkrecht zum Verlauf der Kleinhirnwindungen ausbreiten. Purkinje-Zellen sind inhibitorische GABA-erge Neurone und die einzigen, deren Axone die Kleinhirnrinde verlassen. Ihre Nervenfasern ziehen zu den Kleinhirnkernen.

3. Stratum granulosum (Körnerschicht): Diese Zellart macht 95 % der Kleinhirnneurone aus. Die Axone der **Körnerzellen** richten sich zur Molekularschicht, wo sie

als Parallelfasern dem Verlauf der Kleinhirnwindungen folgen und mit den senkrecht dazu stehenden Dendritenbäumen der Purkinje-Zellen Synapsen bilden. Die Körnerzellen wirken als einzige Kleinhirnzellen exzitatorisch auf ihre Zielzellen. Zwischen den Körnerzellen gibt es zellfreie Gebiete, **Glomeruli cerebellares**, welche Orte ausgedehnter Synapsenbildung sind. Des Weiteren treten **Golgi-Zellen** auf. Diese Zellen entsenden einen umfangreichen Dendritenbaum, der sich basal in der Molekularschicht zwischen den Dendriten der Purkinje-Zellen in allen Ebenen ausbreitet. Ihre Axone enden in den Glomeruli cerebellares an den Dendriten der Körnerzellen und wirken inhibitorisch.

Funktionelle und phylogenetische Gliederung des Kleinhirns

Afferenzen des Kleinhirns Das Kleinhirn empfängt exzitatorische Afferenzen über 2 Fasersysteme (◘ Abb. 8.9):
1. Die **Kletterfasern** entspringen aus der kontralateralen unteren Olive. Die **Oliva inferior** ist ein dem Kleinhirn vorgelagerter Schaltkern, der vornehmlich Informationen aus den Kleinhirnkernen, aus dem Nucleus ruber und aus dem Rückenmark verarbeitet. Die Kletterfasern gelangen zu den Dendritenbäumen der Purkinje-Zellen, wo sie exzitatorische glutaminerge Synapsen bilden.
2. Die **Moosfasern** führen Afferenzen aus den Vestibulariskernen, dem Rückenmark, den Brückenkernen sowie aus den Kerngebieten der Vierhügelplatte und der Formatio reticularis. Die Moosfasern enden an Körnerzellen und an Golgizellen. Die Axone der Körnerzellen (Parallelfasern der Molekularschicht) geben die Impulse in modifizierter Form an die Dendriten der Purkinje-Zellen weiter.

Funktionsprinzip der Kleinhirnneurone Leonhardt und Lange (1987) haben einen grundlegenden Einblick in das Funktionsprinzip der Kleinhirnneurone gegeben. Die efferenten exzitatorischen Neurone des Kleinhirns, die Neurone der Kleinhirnkerne, empfangen über Kollateralen von Kletter- und Moosfasern ständig exzitatorische Erregungen. Die Kleinhirnkerne sind somit im Zustand andauernder tonischer Erregung. Auf diese Neurone wirken die Purkinje-Zellen hemmend. Der inhibitorische Ausgang der Rinde, der durch die Axone der Purkinje-Zellen vermittelt wird, ist das Ergebnis der exzitatorischen Eingänge und inhibitorischen Einflüsse der Interneurone der Rinde.

> Insgesamt bewirkt das Ausgangssystem der Kleinhirnrinde eine inhibitorische Modulation des Erregungsmusters der Kleinhirnkerne.

Bei einer starken Moosfasererregung werden Herde von Körnerzellen und damit zugleich streifenförmige Parallelfaserbündel aktiviert. Ein stark **aktiviertes Parallelfaserbündel** erregt in seinem Bereich viele Zehntausende von Purkinje-Zell-Dendriten sowie die Dendriten der inhibitorischen Stern- und Korbzellen. Von den erregten Stern- und Korbzellen werden die Purkinje-Zellen in Nachbarschaft des aktivierten Parallelfaserstreifens inhibitorisch beeinflusst. Die Golgi-Zellen kontrollieren mit ihrem Dendritenbaum das Ausmaß des erregten Parallelfaserbündels. Auf diese Weise huschen in rascher Folge ständig wechselnde Muster aus **aktivierten Parallelfaserstreifen** über die Kleinhirnrinde hin. Die Kletterfaserafferenzen dagegen, die streng lokalisiert an den Purkinje-Zellen endigen, führen immer nur zur Erregung einzelner Purkinje-Zellen. Das Ausmaß der von Kletterfaserafferenzen erzeugten Entladungsfrequenz hängt aber von dem jeweils aktuellen Ladungszustand der Purkinje-Zelle ab. Die

Entladungsfrequenz spiegelt mithin das Ergebnis der Verarbeitung der Moosfaserafferenzen wider.

Das Arrangement der Kleinhirnzellen ist so beschaffen, dass es **„Vorinformationen" über Bewegungsabläufe** ständig mit **„Rückinformationen" aus dem Bewegungsapparat und dem Gleichgewichtsorgan** vergleichen und korrigierend eingreifen kann. Durch die zahlreichen hemmenden Neurone werden afferente Erregungen schnell wieder gelöscht. Die einlaufenden Erregungen werden unmittelbar verarbeitet und beantwortet. Das ganze System ist immer zur Informationsverarbeitung bereit.

Vestibulocerebellum (Archicerebellum) Das Vestibulocerebellum ist der phylogenetisch älteste Teil des Kleinhirns. Es besteht aus dem Nodulus als Wurmteil und dem Flocculus als Hemisphärenteil (■ Abb. 8.10). Afferenzen aus dem Gleichgewichtsorgan gelangen über die Vestibulariskerne und von dort über den **Tractus vestibulocerebellaris** zur vestibulozerebellären Rinde und efferent zum Nucleus fastigii. Der Nucleus fastigii projiziert über den **Tractus cerebelloreticularis** auf die Formatio reticularis und über die im **Tractus cerebellovestibularis** verlaufenden fastigiobulbären Fasern (Fibrae fastigiobulbares rectae und Fasciculus uncinatus cerebelli) zurück zu den Vestibulariskernen. Über die Tractus vestibulospinalis und reticulospinalis sowie über den Fasciculus longitudinalis medialis nimmt das Archicerebellum Einfluss auf spinale Motoneurone und die Kerne der Augenmuskeln. Dadurch werden Stand und Gang sowie Augenstellung stabilisiert.

Spinocerebellum (Paläocerebellum) Das Spinocerebellum umfasst die Oberwurmanteile Lobulus centralis und Culmen, die zum Lobus anterior gehören, sowie die Unterwurmanteile Pyramis und Uvula (■ Abb. 8.10). Vereinfachend kann man sagen, dass sich das Spinocerebellum aus dem Hauptteil des Kleinhirnwurms und der paravermalen Zone zusammensetzt. Das Paläocerebellum bekommt über die **Tractus spinocerebellares anterior und posterior** Informationen aus den Muskelspindeln sowie aus den **Tractus reticulocerebellaris** und **olivospinalis** auch Impulse aus der Formatio reticularis und der unteren Olive. Diese

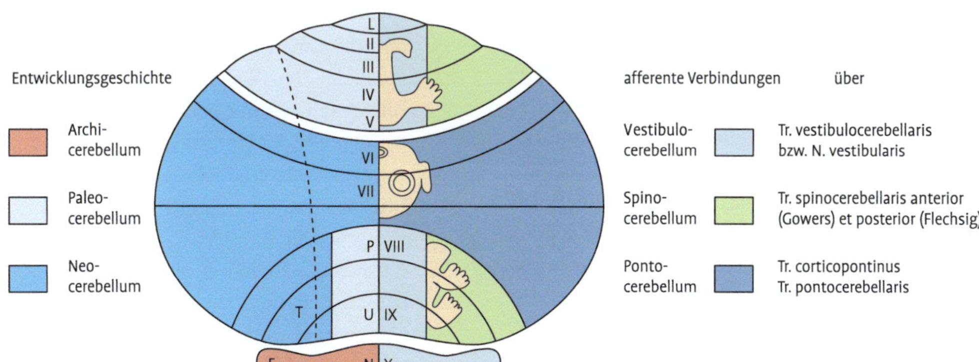

■ **Abb. 8.10** Schema der entfalteten Kleinhirnoberfläche mit Topografie der Projektionen auf Archi-, Paläo- und Neocerebellum sowie somatotopischer Organisation des Cortex cerebellaris (I–X = transversale Läppchengliederung nach Larsell. L = Lingula, P = Pyramis, U = Uncus, T = Tonsilla, N = Nodulus, F = Flocculus). (Aus Anderhuber et al. 2012)

Afferenzen werden zur spinocerebellären Rinde weitergeleitet und gelangen von dort efferent zu den Nuclei emboliformis und globosi. Beide Kerne projizieren zum Nucleus ruber **(Tractus cerebellorubralis)** und zum Thalamus. Afferenzen aus der Formatio reticularis werden im Nucleus fastigii verschaltet und gelangen über den **Tractus cerebelloreticularis** zur Formatio reticularis zurück. Über die Tractus rubrospinalis und reticulospinalis werden efferente Impulse zu den Motoneuronen im Rückenmark geleitet. Auf diese Weise ist das Spinocerebellum an das extrapyramidalmotorische System angeschlossen. Es kontrolliert den Muskeltonus und gewährleistet das Zusammenspiel antagonistischer Muskelgruppen.

Pontocerebellum (Neocerebellum) Das Pontocerebellum ist der jüngste Abschnitt des Kleinhirns und wird daher auch als Neocerebellum bezeichnet. Es umfasst die lateral an die paravermale Zone anschließenden Hemisphärengebiete (◘ Abb. 8.10). Das Pontocerebellum bekommt von der motorischen und praemotorischen Großhirnrinde (Areae 4 und 6) auf afferentem Weg Informationen über geplante Bewegungen. Die Impulse gelangen über die **Tractus corticopontinus und pontocerebellaris** zur neocerebellären Rinde. Des Weiteren treffen dort im **Tractus olivocerebellaris** geleitete Afferenzen aus der unteren Olive ein. Nach Verarbeitung gelangen efferente Impulse zum Nucleus dentatus und von dort nach Umschaltung über die **Tractus cerebellothalamicus und cerebellorubralis** zum Thalamus und zum Nucleus ruber. Über die thalamokortikale Bahn gibt das Kleinhirn der Großhirnrinde Rückmeldung. Über die Tractus corticospinalis und rubrospinalis werden efferente Impulse zu den Motoneuronen im Rückenmark geleitet. Auf diese Weise greift das Neocerebellum korrigierend und modifizierend in Bewegungsimpulse ein. Es gewährleistet einen präzisen und glatten Bewegungsablauf.

Blutversorgung des Kleinhirns

Die A. cerebelli superior ist die stärkste der 3 Kleinhirnarterien (▶ Abb. 7.13). Sie versorgt die ganze obere Hemisphärenfläche des Kleinhirns und den oberen Teil des Wurms. Die A. cerebelli inferior posterior versorgt den größten Teil der Hemisphärenunterfläche und den unteren Wurmanteil. Für Flocculus und Nodulus als Bestandteile des Vestibulocerebellum (Archicerebellum) ist die A. cerebelli inferior anterior zuständig.

Die Kleinhirnvenen gehören zum infratentoriellen System. Die V. cerebelli medialis superior führt Blut aus dem Oberteil des Kleinhirnwurms zur V. cerebri magna und damit zum Sinus rectus, die V. cerebelli medialis inferior führt Blut aus dem Unterwurm zum Sinus transversus. Die V. cerebelli lateralis superior nimmt das Blut der oberen Hemisphärenhälfte auf und leitet es zum Sinus transversus oder zum Sinus rectus. Die V. cerebelli lateralis inferior drainiert Blut aus der unteren Hemisphärenhälfte und bringt es zum Sinus transversus.

Klinik

1. Läsionen des Vestibulocerebellum (Archicerebellum) machen sich durch eine Unsicherheit beim Stehen und Gehen bemerkbar. Der Gang wird breitbeinig **(Rumpfataxie)**. Balancieren auf einem Baumstamm wird unmöglich. Des Weiteren ist auch die Blickstabilisierung bei Fixierung von bewegten oder unbewegten Gegenständen betroffen. Es entsteht ein **Blickrichtungsnystagmus** (Bähr und Frotscher 2014).

2. Bei einer Schädigung des Spinocerebellum (Paläocerebellum) ist die **Gangataxie** stärker ausgeprägt als die **Standataxie**. Es besteht eine Fallneigung. Der Finger-Nase-Versuch ist unsicher (Bähr und Frotscher 2014).

3. Störungen des Pontocerebellum machen sich in einer **Dysmetrie** bemerkbar. Darunter versteht man die Unfähigkeit, Zielbewegungen rechtzeitig zu stoppen. Beim Ausführen von Zielbewegungen bemerkt man einen **Intentionstremor**, der sich kurz vor dem Ende der Bewegung noch steigert. Die Feinmotorik, erkennbar beim Schreiben, ist gestört. Schließlich ist die Sprache skandierend, da auch das Zusammenspiel der Sprechmuskulatur gestört ist (Bähr und Frotscher 2014).

8.4.4 Rautengrube (Fossa rhomboidea)

Die drachenförmige **Rautengrube**, **Fossa rhomboidea**, bildet den Boden des IV. Ventrikels (Abb. 8.11). Ihre kaudale Hälfte wird vom kranialen Abschnitt der Medulla oblongata gebildet, die obere Hälfte gehört zur Dorsalfläche der Brücke (Brückenhaube). Unter dem Boden der Rautengrube befinden sich die Kerngebiete der Hirnnerven VI bis XII:

- **Kaudale Hälfte**: Nucleus spinalis n. trigemini, Nucleus und tractus solitarius (N. glossopharyngeus), Nucleus n. hypoglossi, Nucleus ambiguus (Nn. glossopharyngeus und vagus), Nucleus dorsalis n. vagi, Nuclei salivatorius inferior (N. glossopharyngeus) und salivatorius superior (N. facialis).
- **Laterale Ecken**: Nuclei cochlearis ventralis und dorsalis (N. vestibulocochlearis), Nuclei vestibularis inferior (Roller), vestibularis medialis (Schwalbe), vestibularis lateralis (Deiters), vestibularis superior (Bechterew) (N. vestibulocochlearis).
- **Kraniale Hälfte**: Nucleus n. abducentis, Nucleus n. facialis, Nucleus motorius n. trigemini, Nucleus principalis n. trigemini.

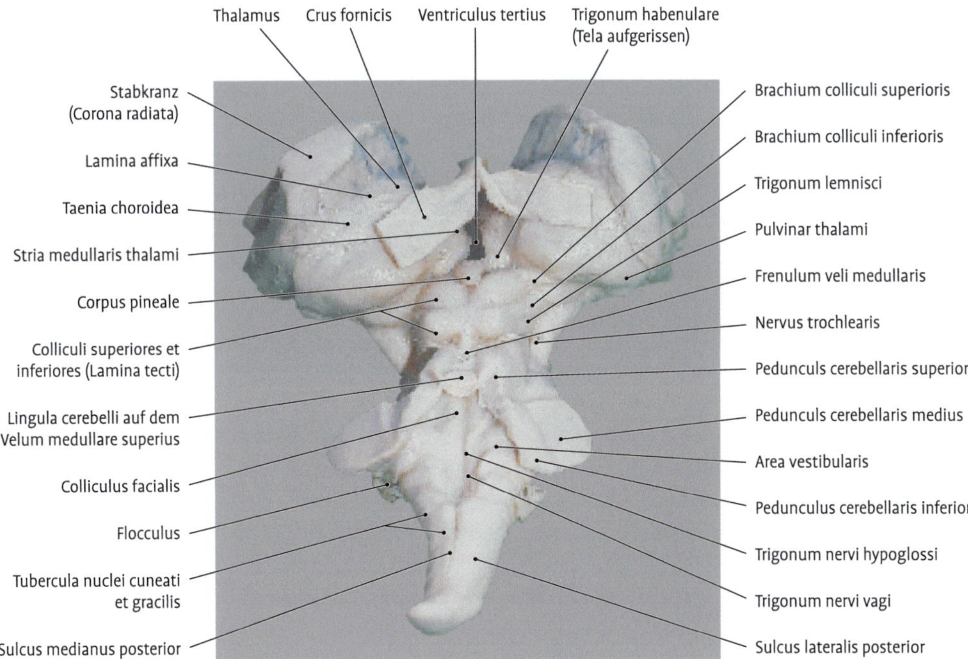

 Abb. 8.11 Diencephalon, Mesencephalon und Rhombencephalon nach Entfernung des Kleinhirns. Man blickt von dorsal auf die Rautengrube. (Aus Anderhuber et al. 2012)

8.4.5 Mittelhirn (Mesencephalon)

Das Mesencephalon ist mit einer Länge von ca. 2,5 cm der kürzeste Teil des Hirnstamms und verbindet Brücke und Kleinhirn mit dem Zwischenhirn (Abb. 8.6D). Es hat seinen Sitz im **Tentoriumschlitz (Incisura tentorii)** und ist durch die umliegenden Strukturen dem Blick von außen entzogen. Von ventral sieht man nur die Crura cerebri, die aus den Großhirnhemisphären herausragen, nach kaudal und medial absteigen, um Capsula interna und Pons miteinander zu verbinden. In der Seitenansicht besteht das Mittelhirn aus 3 übereinanderliegenden Abteilungen: 1. **Crura cerebri (Hirnschenkel)** rostral, 2. **Tegmentum (Haube)** zentral, 3. **Tectum (Dach)** mit der **Lamina quadrigemina (Vierhügelplatte)** dorsal. Die Crura cerebri werden durch die Substantia nigra vom Tegmentum getrennt. Der **Aquaeductus mesencephali (Sylvii)**, welcher den 3. mit dem 4. Ventrikel verbindet, liegt an der Grenze zwischen Tegmentum und Tectum.

Crura cerebri

In den Crura cerebri verlaufen efferente Bahnen mit kortikospinalen, kortikonukleären und kortikopontinen Fasern (Abb. 8.12). Die kortikospinalen und kortikonukleären Bahnen liegen im Zentrum der Hirnschenkel. Sie werden von den kortikopontinen Bahnen flankiert.

Der **Tractus corticospinalis** ist für die willkürliche Motorik (Pyramidenbahn) zu-

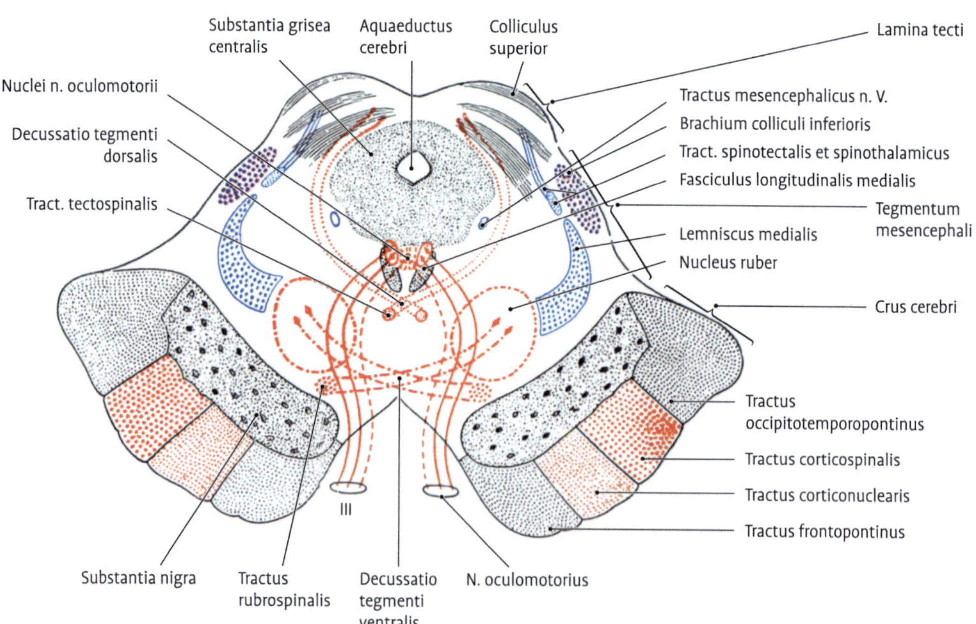

Abb. 8.12   Querschnitt durch das Mesencephalon in Höhe der Colliculi superiores. (Aus Anderhuber et al. 2012)

ständig und verläuft abwärts zum Rückenmark. Der **Tractus corticonuclearis** dient der willkürlichen Innervation der motorischen Hirnnervenkerne im Hirnstamm. Die **Tractus corticopontini** (Tractus frontopontinus und occipito-temporopontinus) kommen von der Rinde des Stirn-, Hinterhaupts- und Schläfenlappens und verlaufen zu den Kernen der Brücke. Hier erfolgt die Umschaltung auf die Tractus pontocerebellares, die unter Kreuzung zur Gegenseite ins Kleinhirn projizieren. Hierbei zieht der Tractus frontopontinus durch das Crus anterius der Capsula interna, der Tractus occipito-temporopontinus durch das Crus posterius.

Tegmentum

Das Tegmentum enthält zahlreiche Kerne, Kerngebiete sowie Areale und wird von der **Formatio reticularis** durchzogen (◨ Abb. 8.12). Der **Nucleus mesencephalicus n. trigemini** erhält über Muskelspindeln, Informationen über Längen- und Spannungsänderungen der Kaumuskeln. Die Impulse gelangen von dort in den **Nucleus motorius n. trigemini**. Über diesen monosynaptischen Reflexbogen werden die Bewegungen des Unterkiefers gesteuert. Des Weiteren erhält der Nucleus mesencephalicus n. trigemini Informationen über den Kaudruck aus den Rezeptoren des Desmodonts (Ruffinische Körperchen, Lamellenkörperchen). Diese Impulse werden an den Nucleus sensorius n. trigemini weitergegeben und erreichen nach Umschaltung ebenfalls den Nucleus motorius n. trigemini. Über diesen polysynaptischen Reflexbogen werden die Kaukraft beim Abbeißen und die Tastkontrolle beim Kauen kontrolliert. Es können selbst feinste Okklusionshindernisse beim Kauen aufgespürt werden.

Zum **Nucleus n. oculomotorii** des III. Hirnnerven gehören der paarige **Nucleus accessorius (Edinger-Westphal-Kern)** und der unpaare **Zentralkern (Perlia-Kern)**. Der Okulomotoriuskern liegt in Höhe der Colliculi craniales. Aus dem Nucleus n. oculo-

lomotorii geht der III. Hirnnerv hervor, der alle äußeren Augenmuskeln mit Ausnahme der Mm. rectus lateralis und obliquus superior innerviert. Lichtreize gelangen über die Netzhaut zur Sehrinde und von dort zur **Area praetectalis**. Die Area praetectalis leitet die Impulse weiter zum Perlia-Kern. Fasern des Perlia-Kerns projizieren zu den Kerngebieten der Mm. recti mediales und leiten bei der Akkommodation die **Konvergenzbewegung der Augen** ein. Ein anderer Teil der Fasern gelangt zu den Edinger-Westphal-Kernen, wo parasympathische Fasern des N. oculomotorius ihren Ursprung nehmen. Von hier aus wird das **Ganglion ciliare**, in welchem die parasympathischen Fasern des N. oculomotorius umgeschaltet werden, angesteuert. Nach Umschaltung sind diese Fasern für die **Akkommodation** (Einstellung der Linse auf die Nähe durch den M. ciliaris) sowie die **Pupillenverengung** (Miosis durch Kontraktion des M. sphincter pupillae) zuständig. Der **Nucleus n. trochlearis** liegt in Höhe der Colliculi caudales. Er ist allein für die Innervation der M. obliquus superior zuständig. Seine Fasern kreuzen zur Gegenseite und treten unmittelbar unter den kaudalen Zweihügeln aus.

Die in den Hinterstrangbahnen, **Tractus spinobulbares**, geleitete epikritische Sensibilität verläuft nach kranial im **Lemniscus medialis**. Die **Tractus spinothalamici**, welche die protopathische Sensibilität leiten, schließen sich lateral an den Lemniscus medialis an. Die Hörbahn verläuft im **Lemniscus lateralis**, lateral vom Lemniscus medialis, zu den Colliculi inferiores.

Der **Nucleus ruber** stellt eine zentrale Umschaltstelle im extrapyramidalmotorischen System dar. Der Kern ist mit dem Globus pallidus, dem Kortex und dem Kleinhirn verbunden. Er steuert Muskeltonus und Körperhaltung. Efferenzen des Nucleus ruber kreuzen in der **ventralen Haubenkreuzung (Decussatio tegmenti ventralis, Forelsche Haubenkreuzung)** und ziehen als **Tractus rubrospinalis (Monakow'sches Bün-**

Lamina VII bilden nur im Thorakalbereich den **Nucleus dorsalis (Stilling-Clark-Säule)** und senden ihre Axone in den Tractus spinocerebellaris posterior. Projektionsneurone der Lamina VIII erhalten retikulospinale und vestibulospinale Afferenzen, senden ihre Axone durch die Commissura alba zur Gegenseite und steigen im Tractus spinothalamicus zum Gehirn auf.

Binnen- oder Schaltzellen sind Interneurone des Eigenapparates, deren Axone in der grauen Substanz in gleichen, höheren oder tieferen Segmenten **(Assoziationszellen)** enden oder zur kontralateralen Seite **(Kommissurenzellen)** ziehen. Vertreter der Binnenzellen sind beispielsweise die **Renshaw-Zellen der Lamina IX**, welche die α-Motoneurone inhibitorisch innervieren.

8.3.6 Funktionelle Betrachtung des Rückenmarks

In Form des **Eigenreflexes** ist das einfachste sensomotorische System auf Rückenmarksebene verwirklicht. Hierbei geht eine afferente Erregung, beispielsweise die Dehnung einer Muskelspindel, über die Hinterwurzel ein. Nach Weiterleitung an die motorische Vorderhornzelle (α-Motoneuron) wird eine Efferenz an einen Muskel ausgegeben, die zu einer Veränderung des Muskeltonus oder zur Kontraktion des Muskels führt. Wie am Beispiel des **Patellarsehnenreflexes** gesehen werden kann, sind Reiz- und Erfolgsorgan identisch. Ein mit dem Reflexhammer applizierter Schlag auf die Quadrizepssehne führt über die Reizung von Sehnen- und Muskelspindeln im M. quadriceps zu einer Kontraktion dieses Muskels; dies ist an einer Streckung im Kniegelenk erkennbar. Der Eigenreflex ist monosynaptisch. Allgemein dienen Eigenreflexe der Anpassung des Muskeltonus an verschiedene Belastungen. Nimmt die Muskelspindel eine Belastungssteigerung des Muskels wahr, so werden über den Reflexbogen mehr α-Motoneurone zur Innervation des Muskels zugeschaltet.

Unter klinischen Gesichtspunkten dient die Untersuchung des Reflexstatus der Überprüfung eines Rückenmarksegmentes. Folgende **Eigenreflexe** sind wichtig:

- Bizepssehnenreflex: Reflexbogen über das Rückenmarksegment C6. Der Schlag auf die Bizepssehne löst eine Kontraktion des M. biceps brachii aus.
- Trizepssehnenreflex: Reflexbogen über das Rückenmarksegment C7. Der Schlag auf die Trizepssehne löst eine Kontraktion des M. triceps brachii aus.
- Trömner-Reflex: Der Schlag auf die Palmarseite des Mittelfingerendglieds (Endphalanx) löst eine Beugung der Fingerendglieder einschließlich des Daumens aus.
- Patellarsehnenreflex: Reflexbogen über das Rückenmarksegment L3. Der Schlag auf das Ligamentum patellae löst eine Kontraktion des M. quadriceps femoris aus.
- Achillessehnenreflex: Reflexbogen über das Rückenmarksegment S1. Der Schlag auf die Achillessehne löst eine Kontraktion des M. triceps surae aus.

Im Gegensatz zum Eigenreflex sind beim **Fremdreflex** Reiz- und Erfolgsorgan verschieden. Diese Art von Reflexen fallen unter die Kategorie der Schutz- und Fluchtreflexe. Beispielsweise wird die Hand beim Betasten einer heißen Herdplatte unter dem Zusammenwirken zahlreicher Muskeln blitzartig zurückgezogen. Hierbei werden die Wurzel- und Binnenzellen des Rückenmarks benutzt. Der Fremdreflex ist polysynaptisch. Ein bekanntes Beispiel für einen Schutzreflex ist der **Lidschlussreflex**, der dem Schutz des Augapfels dient. Weitere wichtige Schutzreflexe sind der **Nies-, Würge-, Schluck- und Hustenreflex.**

del) bis ins untere Halsmark. Bei Störungen im Nucleus ruber kommt es zu Ruhetremor und zu choreatisch-athetotischen Bewegungen. Des Weiteren ist der Muskeltonus gestört. Die **Substantia nigra** ist durch ihren Eisengehalt schwarz gefärbt. Sie ist im extrapyramidalmotorischen System an unwillkürlichen Mitbewegungen beteiligt.

> **Klinischer Tipp**
>
> Die Substantia nigra ist mit dem Striatum gegenläufig im Sinne eines Rückmeldekreises durch die Fibrae nigrostriatales (dopaminerge, efferente Fasern) und die Fibrae strionigrales (afferente Fasern) verbunden. Bei einer Schädigung der Substantia nigra kommt es zum **Parkinsonismus** mit folgenden Symptomen: **Ruhetremor, Rigor (Muskelstarre), Akinese (Mangel an Mitbewegungen), Maskengesicht**.

Das **Griseum centrale mesencephali (zentrales Höhlengrau)** besteht aus Nervenzellen, die sich um den Aquaeductus cerebri angeordnet haben. Dieses Gebiet steht mit dem Verlauf der Schmerzbahn und mit der Wahrnehmung von Schmerz in Verbindung.

Der **Nucleus interstitialis (Cajal)** und der **Nucleus Darkschewitsch** sind innerhalb der Formatio reticularis in vertikale und horizontale rotatorische Blickbewegungen einbezogen. Der **Fasciculus longitudinalis medialis** verbindet die Kerne der Augenmuskeln untereinander und hat Anschluss an die Nuclei vestibulares des Gleichgewichtsapparates. Er ist für konjugierte Blickbewegungen zuständig. Bei Reizung des Gleichgewichtsorgans in den Bogengängen, beispielsweise durch Drehung auf einem Drehstuhl, resultiert ein rhythmisches Zucken der Augäpfel, das als **Nystagmus** bezeichnet wird.

Im **Nucleus tegmentalis dorsalis (Gudden)** wird der **Fasciculus longitudinalis dorsalis (Schütz-Bündel)** als wichtigste efferente

Bahn des Hypothalamus umgeschaltet. Der **Nucleus interpeduncularis** liegt in der Medianebene am Boden des Tegmentum; er ist dem limbischen System zuzurechnen.

Tectum

Die **Colliculi craniales**, obere Zweihügel, bestehen aus 7 Schichten und sind über die Bindearme mit dem Corpus geniculatum laterale des Zwischenhirns verbunden. Sie erhalten Afferenzen aus dem N. opticus. Die efferente Bahn wird **Tractus tectospinalis** genannt und vermittelt reflektorische Bewegungen auf Lichtreize (Abb. 8.12). Der Tractus tectospinalis kreuzt im Mittelhirn in der **dorsalen Haubenkreuzung (Decussatio tegmenti dorsalis, Meynert-Haubenkreuzung)**. In der **Commissura posterior**, die für Augenbewegungen bedeutsam ist, kreuzen Verbindungen zwischen den **Nuclei praetectales** und verschiedenen Kerngebieten des rostralen Mesencephalon.

Die **Colliculi caudales**, untere Zweihügel, sind über Bindearme mit dem Corpus geniculatum mediale verbunden. Sie erhalten Afferenzen aus der Hörbahn. Die Efferenzen werden dem Tractus tectospinalis zugeleitet. Im Sinne einer akustischen Reflexbahn werden hier Körperbewegungen auf akustische Reize eingeleitet.

Blutversorgung des Mesencephalon

Das Mesencephalon wird von Ästen der A. cerebri posterior, an der 4 Abschn. (P1–P4) unterschieden werden, versorgt (▶ Abb. 7.13). Beteiligt ist zusätzlich auch die A. cerebelli superior. Das paramediane Gebiet mit den Kernen der Nn. oculomotorius und trochlearis, dem Fasciculus longitudinalis medialis und den medialen Anteilen der Nuclei ruber und niger erhält Blut aus den Aa. perforantes interpedunculares des P1-Abschnitts der A. cerebri posterior. Crura cerebri, Tegmentum mescencephali und Nucleus niger erhalten Blut aus den Rami perforantes der Aa. circumferentiales breves (P2), den Aa. quadrigemina und thalamogeniculata (P2), der A. choroidea posterior medialis (P3) sowie der A. cerebelli superior. Das Tectum mesencephali wird aus den Aa. quadrigemina (P2) und choroidea posterior medialis (P3) versorgt.

Die basalen Mittelhirnvenen, die Vv. pedunculares und interpedunculares, drainieren zur V. basalis (Rosenthal) und zum Circulus venosus cerebri (Hexagon von Trolard). Das Blut der V. basalis fließt über die V. cerebri magna in den Sinus rectus ab. Die dorsalen Venen münden ebenfalls in die V. basalis ein.

Klinik

1. Bei raumfordernden Prozessen, supra- wie infratentoriell, kann es, sei es durch einen Tumor, eine Blutung oder ein akutes Hirnödem, zu einer **Einklemmung des Mittelhirns** im Tentoriumschlitz kommen. Hierbei werden zunächst die parasympathischen Anteile des N. oculomotorius in Mitleidenschaft gezogen. Nach vorübergehender und zunächst einseitiger Miosis kommt es schließlich beiderseits zu weiten, lichtstarren Pupillen. Dies stellt ein ungünstiges Zeichen dar. Durch einen zunehmenden Hirndruck und eine weitere Einklemmung infolge der Aquaeduktstenose und Blockierung des Subarachnoidalraums im Tentoriumschlitz kommt es dann zur Bewusstlosigkeit, zu Augenmuskellähmungen, zunächst zur ipsilateralen Hemiplegie, danach zur Tetraparese und zu Streckkrämpfen (Duus 1995).
2. Der Ausfall des P1-Segmentes der A. cerebri posterior wird durch das **pedunkuläre Syndrom** beschrieben: homolaterale Parese der von den Nn. oculomotorius und trochlearis innervierten Augenmuskeln (Mm. rectus superior, medialis und inferior sowie M. obliquus superior), kontralaterale Hemianästhesie, Koordinationsstörungen der Augenbewegungen.

8.4.6 Hirnstamm (Truncus encephali)

Zum Hirnstamm gehören Medulla oblongata, Pons und Mesencephalon.

Klassifizierung der Hirnnervenkerngebiete im Hirnstamm

In den Spinalnerven sind nur 4 unterschiedliche Faserkomponenten vorhanden, nämlich somatoefferente, viszeroefferente, somatoafferente und viszeroafferente. Durch die Ausbildung von Sinnesorganen und die Expression der Kiemenbögen (Schlundbögen) kommen bei den Hirnnerven noch weitere Faserkomponenten hinzu. Insgesamt können in den Hirnnerven 7 Faserkomponenten, deren Kerngebiete im **Hirnstamm** liegen, unterschieden werden. Die Kerngebiete motorischer Faserkomponenten findet man nahe der Mittellinie des Hirnstamms, die Kerngebiete sensibler Faserkomponenten folgen nach lateral. Wie bei einem „aufgeschlagenen Buch" sind von medial nach lateral Kerngebiete motorischer und sensibler Fasern aufgereiht:

— **Somatoefferente Fasern**: Die Kerngebiete umfassen die Nuclei nn. oculomotorii, trochlearis, abducentis und hypoglossi. Die efferenten Fasern innervieren die quergestreiften äußeren Augenmuskeln (III., IV. und VI. Hirnnerv) und die Zungenmuskulatur (XII. Hirnnerv).
— **Allgemein viszeroefferente Fasern**: Die Kerngebiete sind dem Edinger-Westphal-Kern, den Nuclei salivatiorius superior und inferior sowie dem Nucleus dorsalis n. vagi zugeordnet. Es handelt sich um praeganglionäre parasympathische Fasern für den M. sphincter pupillae (III. Hirnnerv), für die Tränen-, Unterzungen- und Unterkieferdrüse (VII. Hirnnerv), für die Ohrspeicheldrüse (IX. Hirnnerv) sowie für die Innervation der glatten Muskulatur und der Drüsen

des Magen-Darm-Trakts mit Ausnahme von Becken- und Genitalorganen.

- **Speziell viszeroefferente Fasern**: Die Kerngebiete umfassen die Nuclei motorius n. trigemini, n. facialis, ambiguus und n. accessorii. Die efferenten Fasern innervieren die Kaumuskulatur (V. Hirnnerv), die mimische Muskulatur (VII. Hirnnerv) die Muskulatur des Rachens (IX. und X. Hirnnerv) und des Kehlkopfs (X. Hirnnerv) sowie die Mm. trapezius und sternocleidomastoideus.
- **Allgemein viszeroafferente Fasern**: Das Kerngebiet umfasst den Nucleus solitarius (Pars cardiorespiratoria). Die afferenten Fasern vermitteln Informationen über den Sauerstoffgehalt des Blutes (IX. Hirnnerv) sowie allgemeine Empfindungen aus den Eingeweiden, wie Schmerz, Spannung und Völlegefühl (X. Hirnnerv)
- **Speziell viszeroafferente Fasern**: Das Kerngebiet umfasst den Nucleus solitarius (Pars gustatoria). Die afferenten Fasern vermitteln Geschmacksempfindungen (VII, IX. und X. Hirnnerv).
- **Allgemein somatoafferente Fasern**: Das Kerngebiet umfasst die Nuclei principalis und spinalis n. trigemini. Die afferenten Fasern vermitteln Druck, Berührung, Schmerz, Temperatur sowie Propriozeption und sind vornehmlich im V. Hirnnerv vorhanden. In geringer Menge werden sie auch im VII., IX. und X. Hirnnerv angetroffen.
- **Speziell somatoafferente Fasern**: Das Kerngebiet umfasst die Nuclei cochleares und vestibulares. Die afferenten Fasern leiten Hör- und Gleichgewichtsempfindungen (VIII. Hirnnerv).

> Man beachte, dass die Hirnnerven zwar parasympathische Fasern, aber keine sympathischen Fasern enthalten. Die sympathischen Fasern beim Gehirn einschließlich der Sinnesorgane gelangen für gewöhnlich in Begleitung von Arterien zu ihren Zielorganen.

Transmitter der Neurone des Hirnstamms

Noradrenerge Zellgruppen Noradrenalin produzierende Neurone liegen in der ventrolateralen Medulla oblongata und erstrecken sich von der Pyramidenkreuzung bis zur Brücke. Eine Ansammlung noradrenerger Zellen befindet sich in Nachbarschaft des Fazialiskerns. Das bedeutendste System noradrenerger Efferenzen geht vom **Nucleus caeruleus**, der unter dem Boden der rostralen Rautengrube liegt, aus. Seine noradrenergen Fasern projizieren über das mediale Vorderhirnbündel ins limbische System und in den Kortex, wo sie einen modulierenden Einfluss ausüben und unter anderem die Ansprechbarkeit von Neuronen in Richtung einer **Aufmerksamkeitssteigerung** verändern (Neuhuber 2004b). Weiterhin wird den monoaminergen Neuronen, insbesondere jenen des Nucleus caeruleus und den Raphekernen, eine Rolle bei Regulation der **zerebralen Durchblutung** zugeschrieben (Neuhuber 2004b).

Dopaminerge Zellgruppen Dopamin synthetisierende Neurone kommen im Mesencephalon, zum Beispiel in der **Pars compacta der Substantia nigra**, vor. Dopamin wirkt auf die Neurone des Striatum und des Kortex erregend oder hemmend, je nachdem, welche Rezeptoren angesprochen werden.

Adrenerge Zellgruppen Adrenalin synthetisierende Neurone haben ihren Sitz in der ventrolateralen Medulla oblongata, zum Beispiel in Nachbarschaft des **Nucleus ambiguus**. Weitere adrenerge Zellgruppen befinden sich im **Tractus und Nucleus solitarius** sowie im **Nucleus dorsalis n. vagi**. Aufsteigende Projektionen dieser Zellgruppen ziehen zu den Kernen des vorderen Hypothalamus und zur Amygdala (Mandelkern). Absteigende Fasern projizieren zum Nucleus intermediolateralis des Thorakolumbalmarks und regeln den **Sympathikotonus**.

Serotoninerge Zellgruppen Eine Gruppe serotoninerger Neurone befindet sich im Bereich der Medulla oblongata und dem kaudalen Pons. Hierunter fallen beispielsweise die **Nuclei raphes pallidus und raphes magnus**. Eine weitere Gruppe liegt im rostralen Pons und im Mesencephalon. Hierbei handelt es sich um die **Nuclei raphes medius und raphes posterior**. Die serotoninergen Raphekerne sind mit dem Kortex, dem limbischen System und über das absteigende Retikularissystem mit dem Rückenmark verbunden. Die Projektionen in den Kortex und ins limbische System scheinen eine Rolle bei der Entstehung von **Gemütslagen** und bei der **Schlafregulation** zu spielen (Bechmann und Nitsch 2012). Serotoninerge Projektionen zum Kortex, insbesondere aus dem Nucleus raphes posterior, dürften die **Stimmungslage** beeinflussen (Neuhuber 2004b).

Cholinerge Zellgruppen Cholinerge Neurone kommen im **Nucleus tegmentalis posterior lateralis** der rostralen Brücke und im **Nucleus tegmentalis pedunculopontinus** des Mittelhirns vor.

Formatio reticularis

Die **Formatio reticularis** (◨ Abb. 8.8) reicht vom Mesencephalon über den Pons bis in die kaudale Medulla oblongata. Sie ist phylogenetisch sehr alt und wird von „alten" auf- und absteigenden Bahnen (Tractus spinothalamicus sowie Tractus tegmentalis centralis, tectospinalis und rubrospinalis) durchzogen, während „neue" Bahnen (Tractus corticospinalis) ihr angelagert erscheinen. Im Hirnstamm nimmt sie den Bereich des Tegmentum ein, wobei die Hirnnervenkerne in sie eingebettet sind.

Die Formatio reticularis besteht aus aszendierenden und deszendierenden Anteilen. Die **aszendierenden Anteile** erhalten Zuflüsse aus verschiedenen sensiblen Bahnen, aus dem Hör- und Gleichgewichtssystem sowie aus dem optischen und olfaktorischen System. Die Fasern des aufsteigenden Retikularissystems entspringen hauptsächlich im Locus caeruleus (noradrenerge Neurone) und im Nucleus raphes dorsalis (serotoninerge Neurone). Dieser Teil der Formatio reticularis ist für den Zustand des Bewusstseins und für den Wach-Schlaf-Rhythmus verantwortlich. Bei Aktivierung des **aszendierenden retikulären aktivierenden Systems (ARAS)** wird der Kortex in einen Zustand hellwachen Bewusstseins – zum Beispiel beim allmorgendlichen Aufwachen – versetzt.

Der **deszendierende Teil** der Formatio reticularis nimmt seinen Anfang in Kerngebieten, die einen aktivierenden oder hemmenden Einfluss auf die Motoneurone des Rückenmarks ausüben. Diese Kerngebiete werden wiederum von der Großhirnrinde, von den Basalganglien und vom Kleinhirn beeinflusst. Hierbei verlaufen die aktivierenden Impulse über den **Tractus reticulospinalis medialis** und den **Tractus vestibulospinalis**, die hemmenden Impulse über den **Tractus reticulospinalis lateralis** zum Rückenmark. Die Formatio reticularis spielt daher auch eine Rolle für den Muskeltonus beim Gehen und Stehen sowie für die Aufrechterhaltung des Gleichgewichts.

8

Klinik

1. Störungen der adrenergen und noradrenergen Projektionen zu praeganglionären sympathischen Neuronen werden als Teilursache der Hochdruckkrankheit (**Hypertonie**) diskutiert (Neuhuber 2004a, b).
2. Degeneration dopaminerger Neurone des Mesencephalon, insbesondere der Substantia nigra, wird als Hauptursache des Morbus Parkinson angesehen (Neuhuber 2004a, b). Der Morbus Parkinson, die Lewy-Körperchen-Demenz und die Multisystematrophie werden zu den α-Synnucleopathien gerechnet. α-Synnucleine sind Proteine, die normalerweise die Dopaminausschüttung regulieren. Bei den genannten Krankheiten bilden sie intrazelluläre Ablagerungen als unlösliche, falsch gefaltete Proteine.
3. Dopaminerge Systeme haben eine große klinische Bedeutung bei der **Schizophrenie**. Bei bestimmten Formen der Schizophrenie ist eine Überaktivität dopaminerger Projektionen aus dem Mesencephalon ins limbische System beteiligt (Gleixner et al. 2017). Damit in Übereinstimmung steht, dass man mit Dopaminantagonisten die Symptome dieser psychisch Kranken erheblich bessern kann. Werden die Dopaminantagonisten zu hoch dosiert, entsteht ein medikamenteninduziertes Parkinson-Syndrom (Trepel 2012).
4. Das serotoninerge System der vom Mittelhirn über die Brücke bis in das verlängerte Mark sich erstreckenden Raphekerne spielt bei der häufigsten psychiatrischen Erkrankung, der **Depression**, eine wichtige Rolle. Bei dieser Erkrankung werden erniedrigte Serotoninkonzentrationen im Liquor sowie Veränderungen der Serotoninrezeptoren und -transporter gefunden. Durch Antidepressiva vom Typ der Serotonin-Wiederaufnahmehemmer kann die Serotoninkonzentration an den Synapsen erhöht werden, wodurch die Symptome der Depression gebessert werden (Zilles 2010).
5. Serotoninergen Neuronen schreibt man auch eine wichtige Rolle bei der Entstehung der **Migräne** zu. Projektionen dieser Zellen zu Hirnarteriolen können zu einer maximalen Kontraktion dieser Gefäße führen. Infolge des Sauerstoffmangels an den Hirnhäuten mit einer anschließenden Überdurchblutung treten Kopfschmerzen auf. Serotoninantagonisten können die Krankheitssymptome vorbeugend lindern (Trepel 2012).

8.4.7 Zwischenhirn (Diencephalon)

Das Diencephalon ist dem Großhirn vorgeschaltet (◙ Abb. 8.11). Alle aus der Peripherie eintreffenden, afferenten Empfindungen werden im Thalamus (Thalamus dorsalis) als größtem Teil des Zwischenhirns gesammelt, bevor sie zum Großhirn weiterziehen. Der Thalamus filtert sozusagen alle diese Reize und lässt nur die wichtigsten hindurch, um das Großhirn vor einer Überlastung zu schützen. Daher wurde der Thalamus auch als **„Sekretär im Vorzimmer des Großhirns"** oder als **„Tor zum Bewusstsein"** bezeichnet.

Das Zwischenhirn wird bis auf ein kleines Areal an der Hirnbasis von den Großhirnhemisphären umschlossen. Es umschließt den 3. Ventrikel, wird vom Balken überdeckt und ist an den Seiten fest mit dem Großhirn verwachsen. Die Seitenwände des 3. Ventrikels werden dorsal vom Thalamus und ventral vom Hypothalamus gebildet. Der 3. Ventrikel wird von der Tela choroidea und dem Plexus choroideus ventriculi tertii überdacht. Die rostrale Begrenzung bilden die Lamina terminalis und die Commissura anterior. Die dorsale Begrenzung ist durch die Commissura posterior (Commissura epithalamica), die Commissura habenularum sowie durch die Zirbeldrüse (Epiphyse, Corpus pineale) gegeben. Zwischen rostralem Thalamus und Fornixknie befinden sich die **Foramina interventricularia (Monroi)**. Diese beiden Foramina stellen eine Verbindung zwischen den beiden Seitenventrikeln und dem 3. Ventrikel her.

An der Basis des Zwischenhirns erkennt man von rostral nach dorsal: Chiasma opticum, Tractus opticus, Infundibulum der Hypophyse und Corpora mamillaria. Dorsal von den Corpora mamillaria beginnt das Mittelhirn. Die beiden Thalami dorsales sind meistens durch eine Adhaesio interthalamica miteinander verbunden. Lateral wird das Zwischenhirn von der **Capsula interna** begrenzt. Der **Globus pallidus**, ursprünglich vom Zwischenhirn abstammend, wird durch die Capsula interna von diesem getrennt. Das Zwischenhirn setzt sich von rostal-kaudal nach dorsal-kranial aus folgenden Anteilen zusammen:

- **Hypophyse**: Über die Hypophyse kontrolliert der Hypothalamus wichtige hormonelle Systeme.
- **Hypothalamus**: Er wird durch den Sulcus hypothalamicus vom Thalamus abgegrenzt. Hier liegt das übergeordnete Zentrum des vegetativen Nervensystems.
- **Subthalamus**: Hier befindet sich der Nucleus subthalamicus (Corpus Luysi), der mit den Basalganglien verbunden ist und Einfluss auf Bewegungen hat. Er liegt unter dem Thalamus und dorsolateral vom Corpus mamillare.
- **Thalamus dorsalis**: Dieser Zellkomplex macht 4/5 der Masse des Zwischenhirns aus. Er stellt das wichtigste subkortikale, unbewusst arbeitende Integrationszentrum der Körperfühlsphäre dar und verarbeitet Tastempfindungen, Tiefen-

sensibilität, Temperatur- und Schmerzempfindungen sowie Seh- und Höreindrücke und Geruchswahrnehmungen. Ferner ist er eine Schaltstelle im extrapyramidalmotorischen System.

- **Epithalamus**: Hierzu gehört unter anderem die Epiphyse (Zirbeldrüse), welche Melatonin synthetisiert und den Schlaf einleitet.

Hirnanhangsdrüse (Hypophyse)

Die Hypophyse ist eine zentrale Steuereinheit der hormonellen Regelung (◘ Abb. 8.6C). Von ihr werden zahlreiche hormonproduzierende Organe beeinflusst. Die Hypophyse ist ein bohnenförmiges Gebilde von ca. 500 mg Gewicht. Sie hat ihren Sitz in der **Sella turcica** (Türkensattel) des Keilbeinkörpers und hängt mit einem trichterförmigen Stiel, Infundibulum, am Hypothalamus. Die Sella turcica wird von einer Duplikatur der Dura mater, **Diaphragma sellae**, überspannt. Durch eine zentrale Öffnung im Diaphragma sellae zieht der Hypophysenstiel hindurch. Der **Sinus cavernosus** umgibt die Hypophyse. Die beiden Lappen der Hypophyse haben eine unterschiedliche embryologische Herkunft.

Der Hypophysenhinterlappen, die **Neurohypophyse**, entwickelt sich aus dem Zwischenhirn. Die Axone der Nuclei supraopticus und paraventricularis der praeoptischen/chiasmatischen Region des Hypothalamus ziehen in den Hypophysenhinterlappen (◘ Abb. 8.13). In den Axonen der beiden Kerne werden die Hormone **Adiuretin (Vasopressin)** und **Oxytocin** gespeichert und bei Bedarf ins Blut abgegeben. Adiuretin ist für die Wasserrückresorption im distalen Tubulus der Niere zuständig. Oxyotocin bewirkt eine Kontraktion glatter Muskelfasern, es führt beispielsweise zur Kontraktion der Uterusmuskulatur beim Geburtsvorgang. Die Funktion von Oxytocin wird darüber hinaus im Zusammenhang mit dem Empfinden von Glück und Befriedigung gesehen.

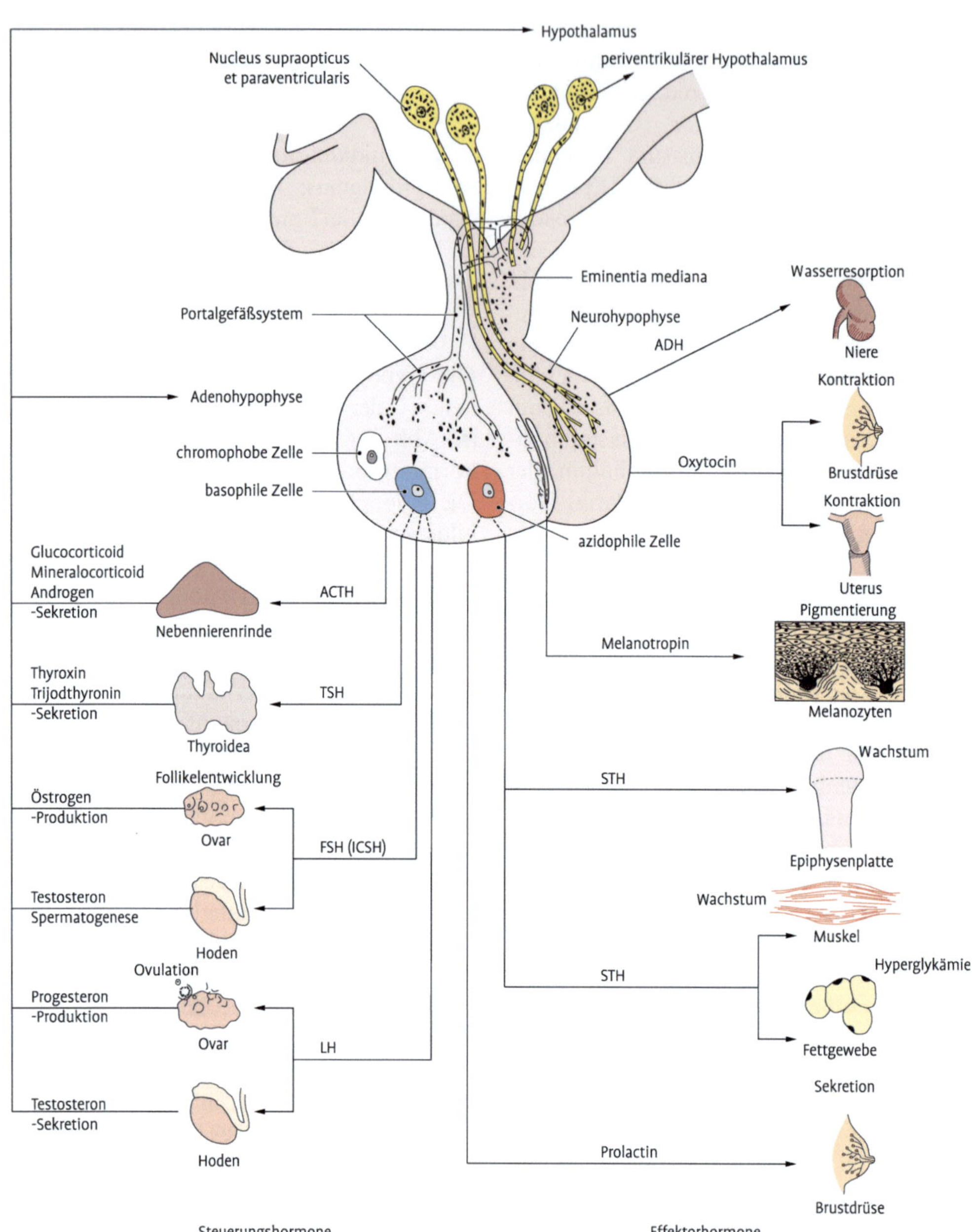

Abb. 8.13 Die physiologische Wirkung verschiedener Hypophysenhormone (nach Schiebler und Schmidt 1991). Die Hormone des Hypothalamus und der Hypophyse sind ihrer chemischen Struktur nach Peptide. Bei den Hormonen der Gonaden und der Nebennierenrinde handelt es sich um Steroide. (Aus Anderhuber et al. 2012)

Der Hypophysenvorderlappen, die **Adenohypophyse**, entwickelt sich aus der Rathke-Tasche des embryonalen Rachendaches. Die paraventrikulären Zellen des Hypothalamus produzieren **Steuerhormone (Releasing factors)**, die wiederum die Hormonbildung in den Zellen der Adenohypophyse beeinflussen. Die Steuerhormone gelangen über ein doppeltes Kapillarsystem, vergleichbar dem Portalvenensystem der Leber, zu den Zellen des Hypophysenvorderlappens. Folgende Steuerhormone sind bekannt:

- Somatoliberin (Growth Hormone Releasing Factor, GH-RF) mit Wirkung auf das Wachstumshormon STH.
- Prolactin releasing factor (PRF) mit Wirkung auf Prolaktin als ein die Brustdrüse stimulierendes Hormon.
- Folliberin (FSH-RF) mit Wirkung auf das follikelstimulierende Hormon FSH.
- Luliberin (LH-RF) mit Wirkung auf das luteinisierende Hormon LH.
- Corticoliberin (Corticotropin releasing factor, CRF) mit Wirkung auf das die Nebennierenrinde stimulierende Hormon ACTH.
- Thyroliberin (TRH) mit Wirkung auf das die Schilddrüse stimulierende Hormon TSH.

Für das Wachstumshormon STH und für das Prolaktin sind auch im Hypothalamus gebildete **Release inhibiting factors** bekannt: Somatotropin Release Inhibiting Hormone (SRIH, Somatostatin) und Prolactin Release Inhibiting Hormone (PIH). Die von den peripheren Drüsen, beispielsweise der Schilddrüse, freigesetzten Hormone beeinflussen wiederum die hypothalamischen Kerngebiete und die Zellen der Adenohypophyse im Sinne einer negativen Rückkopplung. Die Zellen der Adenohypophyse können durch eine Anfärbung in azidophile, basophile und chromophobe Zellen untergliedert werden (◘ Abb. 8.13):

Azidophile Zellen
- Zellen, die Wachstumshormon, STH (somatotropes Hormon), produzieren.
- Zellen, die Prolaktin produzieren.

Basophile Zellen
- Zellen, die follikelstimulierendes Hormon, FSH, produzieren. Bei der Frau ist dieses Hormon für die Follikelreifung, beim Mann für die Spermatogenese zuständig.
- Zellen, die luteinisierendes Hormon, LH, produzieren. Es bewirkt die Ovulation und die Luteinisierung des Follikels. Beim Mann ist dieses Hormon unter dem Namen ICSH (Interstitiell cell stimulating hormone) bekannt. Es stimuliert die Leydig-Zwischenzellen des Hodens zur Synthese von Testosteron.
- Zellen, die adrenokortikotropes Hormon, ACTH, produzieren. ACTH stimuliert die Zellen der Zona fasciculata der Nebennierenrinde zur Bildung von Cortisol.

— Zellen, die Hormone mit Wirkung auf die Schilddrüse, TSH (Thyroidea stimulating hormone), produzieren.

Chromophobe Zellen Diese kaum anfärbbaren Zellen entsprechen wahrscheinlich hormonentleerten Zellen. Möglicherweise verbergen sich unter ihnen auch undifferenzierte Stammzellen.

Klinik

1. Ein **Hypophysentumor**, der das Chiasma opticum der Sehbahn beeinträchtigt, führt zu einer **bitemporalen Hemianopsie**. Die im Chiasma opticum kreuzenden Fasern der Sehbahn stammen von den nasalen Netzhauthälften, die wiederum die temporalen Gesichtsfelder repräsentieren. Bei der bitemporalen Hemianopsie ist das Gesichtsfeld beidseits von außen (temporal) eingeschränkt.
2. Der häufigste Tumor des Hypophysenvorderlappens geht von den azidophilen, das Prolaktin produzierenden Zellen aus und wird **Prolaktinom** genannt. Bei der Frau führt dieser Tumor zu einer sekundären Amenorrhoe, beim Mann zu Impotenz und Gynäkomastie (Bähr und Frotscher 2014).
3. Wachstumshormon produzierende Adenome führen infolge der Überproduktion dieses Hormons zur **Akromegalie**. Es fällt ein gesteigertes Wachstum der Akren (Hände, Füße) auf. Des Weiteren kommt es zu einer Vergröberung der Gesichtszüge.
4. ACTH produzierende Adenome führen zum **Cushing-Syndrom**. Derartige Patienten sind durch eine Stammfettsucht und durch ein Vollmondgesicht gekennzeichnet. Hinzu treten Hypertonie und Diabetes mellitus.
5. Bei einer kompensierten **Unterfunktion der Schilddrüse** werden immer wieder auch Störungen des weiblichen Zyklus, einschließlich **Ovulationsstörungen** und **Mastopathien**, beobachtet. Bei einer kompensierten Hypothyreose steigt das TRH, das im Hypophysenvorderlappen TSH und Prolaktin stimuliert. Nach Hormonersatztherapie mit Schilddrüsenhormonen normalisieren sich Zyklusstörungen und Mastopathien oftmals von selbst, da der sinkende Prolaktinspiegel eine Mastopathie nicht mehr fördert.

Hypothalamus

Der Hypothalamus liegt oberhalb der Hypophyse. Er setzt sich aus der grauen Substanz in der Wand des 3. Ventrikels sowie aus dem Infundibulum der Hypophyse und den Corpora mamillaria zusammen. Der Hypothalamus wird von rostral nach dorsal in 3 Regionen untergliedert:

1. **Praeoptische/chiasmatische Region** liegt vor und über dem Chiasma opticum
2. **Intermediäre/tuberale Region** umgibt kegelförmig den Eingang in den Recessus infundibuli und reicht bis zur Neurohypophyse
3. **Posteriore/mamilläre Region**, wird von den Corpora mamillaria beherrscht und grenzt an das Tegmentum mesencephali.

Durch die zu den Corpora mamillaria ziehenden Fornixsäulen wird der Hypothalamus beidseits in einen medialen und einen lateralen Abschnitt unterteilt. Durch den lateralen Abschnitt zieht das **mediale Vorderhirnbündel**, das sich vom Rhinencephalon bis zum Mesencephalon erstreckt. Entsprechend den 3 Hauptabschnitten des Hypothalamus können folgende Kerngruppen unterschieden werden:

Praeoptische/chiasmatische Region
— Nucleus praeopticus
— Nucleus anterior
— Nucleus suprachiasmaticus

- Nucleus paraventricularis
- Nucleus supraopticus
- Nuclei interstitiales hypothalami anteriores

Intermediäre/tuberale Region
- Nucleus arcuatus (infundibularis)
- Nucleus ventromedialis
- Nucleus dorsomedialis
- Nuclei tuberales laterales
- Nucleus tuberomamillaris

Posteriore/mamilläre Region
- Nucleus periventricularis posterior (Nucleus posterior hypothalami)
- Nuclei mamillares medialis und lateralis

Zuordnung von Funktionen zu einzelnen Kerngebieten und Arealen Der ventrolaterale **Nucleus praeopticus** bewirkt **Schlafauslösung** wahrscheinlich durch inhibitorische Projektionen auf folgende Zentren der Aufmerksamkeitssteigerung: Nuclei tuberomammilaris (histaminerg), raphes (serotoninerg), caeruleus (noradrenerg), tegmentalis pedunculopontinus (cholinerg), tegmentalis posterior lateralis (cholinerg). Der **Nucleus suprachiasmaticus** erhält Afferenzen aus dem optischen System. Er ist an der **Synchronisaton zirkadianer und jahreszeitlicher Biorhythmen** beteiligt. Bekannt sind auch Einflüsse auf die zyklische Bildung von Folliberin (FSH-RF) und Luliberin (LH-RF), auf die zirkadiane Produktion von Corticoliberin (Corticotropin Releasing Factor, CRF) und auf die rhythmische Abgabe von Somatoliberin (Growth Hormone Releasing Factor, GH-RF) im 6,3-Stunden-Rhythmus. In den Neuronen des **Nucleus paraventricularis** werden Adiuretin (Vasopressin), Oxytocin, Somatotropin Release Inhibiting Hormone (SRIH, Somatostatin), Thyroliberin (TRH) und Corticoliberin (CRH) synthetisiert. Die CRH-Neurone des Nucleus paraventricularis bilden das übergeordnete Zentrum der **Hypothalamo-Hypophyseo-Adrenalen Stressachse** (Antwort auf Stress:

Erhöhung der CRH-Ausschüttung – Förderung der ACTH-Sekretion aus dem Hypophysenvorderlappen – Erhöhung der Abgabe von Glukokortikoiden aus der Nebennierenrinde). In den Neuronen des **Nucleus supraopticus** werden Adiuretin und Oxytocin produziert.

In den Neuronen des **Nucleus arcuatus** (infundibularis) konnte β-Endorphin, ein endogenes Opiod, nachgewiesen werden. Der Kern ist an der Synthese folgender Steuerhormone beteiligt: Luliberin (LH-RH), Somatotropin Release Inhibiting Hormone (SRIH), Prolactin Release Inhibiting Hormone (PIH). Des Weiteren besitzt der Nucleus arcuatus **Leptinrezeptoren**. **Leptin** ist ein von Fettzellen produziertes Sättigungshormon, das dem Gehirn eine Sättigung signalisiert. Als Gegenspieler signalisiert das Hormon **Ghrelin**, das unter anderem in der Magenschleimhaut freigesetzt wird, Hunger. Neurone des **Nucleus ventromedialis** reagieren auf Reizung im Ausbreitungsgebiet des N. vagus und der Nn. splanchnici, spielen bei der Nahrungsaufnahme eine Rolle und haben Leptinrezeptoren. Der Kern produziert Somatotropin Release Inhibiting Hormone (SRIH). Der **Nucleus dorsomedialis** bekommt über den Nucleus solitarius Afferenzen aus den Eingeweiden. Projektionen des histaminergen **Nucleus tuberomamillaris** haben eine Bedeutung für die Steuerung der Bewusstseinslage und sind maßgeblich an der Regulation des Schlaf-Wach-Rhythmus beteiligt.

Efferenzen aus dem **Nucleus periventricularis posterior** (Nucleus posterior hypothalami) ziehen im Tractus longitudinalis dorsalis (Schütz-Bündel) zu den autonomen Zentren im Hirnstamm (Nucleus accessorius n. oculomotorii, Nucleus dorsalis n. vagi) und im Rückenmark (Nucleus intermediolateralis). Der **Nucleus mamillaris medialis** ist Bestandteil des limbischen Systems. Über den Tractus mamillothalamicus ist er mit dem Nucleus anterior thalami verbunden.

> **Klinischer Tipp**
>
> Durch Reizung im vorderen und lateralen Hypothalamus (praeoptische/chiasmatische Region, Nucleus anterior) können **Parasympathikuseffekte** erzeugt werden: Blutdrucksenkung, Verminderung der Herzaktion, Gefäßerweiterung, Hemmung der Wärmeproduktion. Ferner wird durch die Verbindung mit dem Nucleus dorsalis n. vagi ein die Nahrungsaufnahme fördernder Einfluss ausgeübt. Durch Reizung eines medio-kaudalen Areals, das auch den Nucleus ventromedialis einschließt, können **Sympathikuseffekte** hervorgerufen werden: Blutdruckerhöhung, Steigerung der Herzaktion, Gefäßkonstriktion, Steigerung der Wärmeproduktion. In diesem Bezirk ist auch ein Sättigungszentrum angeordnet.

Faserverbindungen des Hypothalamus Der Hypothalamus ist als übergeordnete Steuereinheit vegetativer Funktionen anzusehen. Er muss Informationen aus allen Organen erhalten. Diese Nachrichten werden dem Hypothalamus über Verbindungen mit der Großhirnrinde, den Basalganglien, dem Thalamus und dem Hirnstamm zugeführt. Ein Großteil der Afferenzen nimmt den Weg über das limbische System, da hier alle neuen Ereignisse bewertet werden.

Das **mediale Vorderhirnbündel** (Fasciculus telencephalicus medialis) reicht vom Riechhirn bis zum Mittelhirn. Absteigende Fasern kommen vom Bulbus olfactorius, vom Tuberculum olfactorium, von der Septumregion, vom Nucleus caudatus und vom Corpus amygdaloideum. Die Fasern ziehen zum Nucleus tuberomamillaris des lateralen Hypothalamus, zum Mittelhirn und zur Formatio reticularis des Hirnstamms. Hierbei können die parasympathischen Kerne von Hirnnerven beeinflusst werden.

Die Fasern der **Stria terminalis** verbinden das Corpus amygdaloideum (Mandelkern) mit der medialen Zone des Hypothalamus. Hierdurch wird der Hypothalamus in das limbische System integriert.

Der **Fasciculus longitudinalis dorsalis** (Schütz-Bündel) zieht von der periventrikulären Zone des Hypothalamus bis ins Rückenmark und stellt die wichtigste efferente Bahn des Hypothalamus dar. Die ab- und aufsteigenden Bahnen werden im zentralen Grau (Griseum centrale) des Mittelhirns oder im Nucleus tegmentalis dorsalis (Gudden), ebenfalls im Mittelhirn gelegen, umgeschaltet. Direkte Efferenzen führen zu den vegetativen Anteilen der Hirnnerven sowie zum Nucleus intermediolateralis. Die intermediolaterale Zellgruppe des Rückenmarks stellt das Ursprungsgebiet des „peripheren Sympathikus" dar.

Der **Fasciculus mamillothalamicus** (Vicq d' Azur) führt Fasern vom Corpus mamillare zum Nucleus anterior thalami. Der Fornix verbindet Hippocampus und Corpus mamillare. Der **Fasciculus mamillotegmentalis** (Gudden) verbindet das Corpus mamillare mit den Haubenkernen, den Nuclei tegmentalis dorsalis und ventralis im Mittelhirn. Von dort bestehen Verbindungen zur Formatio reticularis und zu den motorischen Hirnnervenkernen.

> **Klinik**
>
> 1. Jahreszeitliche Aktivitätsschwankungen des Nucleus suprachiasmaticus könnten bei der Entwicklung saisonaler **Depressionen** eine Rolle spielen. Eine Besserung der Symptome dieser Erkrankungen kann oft durch **Lichttherapie** erreicht werden (Asan und Kugler 2004). Im Alter und besonders bei **Demenzerkrankungen** zeigt der Nucleus suprachiasmaticus degenerative Veränderungen, was möglicherweise Störungen des **Schlaf-Wach-Rhythmus** und anderer Biorhythmen erklärt (Asan und Kugler 2004).

2. Die Nuclei tuberales laterales, deren Funktion bislang unbekannt ist, zeigen bei verschiedenen, von **Demenz** begleiteten degenerativen Erkrankungen starke Degenerationserscheinungen.

3. Bei einem zentralen **Diabetes insipidus** ist die Ursache in fehlender oder unzureichender Produktion von antidiuretischem Hormon (ADH) zu sehen. Für den ADH-Mangel könnten Schädel-Hirn-Traumen mit Abriss des Hypophysenstiels, eine Operation, ein Infarkt oder Tumor im Hypothalamus bzw. der Hypophyse verantwortlich sein.

4. Läsionen der ventromedialen hypothalamischen Kerne können zu ausgeprägtem Übergewicht durch **exzessive Hyperphagie** und Bewegungsarmut führen (Bähr und Frotscher 2014).

Subthalamus

Der Subthalamus liegt unmittelbar unter dem Thalamus dorsalis. Er setzt sich aus dem **Nucleus subthalamicus** (Corpus Luysi) und einem Teil des Globus pallidus zusammen. Den Subthalamus durchqueren weiterhin verschiedene Faserzüge, die zum Thalamus verlaufen: Lemniscus medialis, Tractus spinothalamicus und Tractus trigeminothalamicus. Der Nucleus subthalamicus ist in die Basalganglienschleifen integriert und steht mit dem Globus pallidus in enger Beziehung.

Thalamus dorsalis

Die Bezeichnung der Thalamuskerngebiete ist in der Literatur uneinheitlich. Der nachfolgenden Beschreibung liegen die von Bechmann und Nitsch (2012) in „Waldeyer – Anatomie des Menschen" vorgeschlagenen Bezeichnungen zugrunde. Aus dem Verlauf der **Lamina medullaris interna**, einer Platte weißer Substanz innerhalb des Thalamus, ergibt sich eine innere Gliederung der thalamischen Kerngebiete (Abb. 8.14 und 8.24). Die Lamina medullaris interna ist eine annähernd sagittal gestellte Faserplatte, die sich an ihrem rostralen Ende y-förmig aufspaltet und am kaudalen Ende nach medial umbiegt. Die rostralen Kerngebiete zwischen den beiden Schenkeln des Y werden als **Nuclei anteriores**, die medial der Lamina medullaris interna gelegenen Kerngebiete als **Nuclei mediales** und die lateral gelegenen als **Nuclei ventrolaterales** bezeichnet. Die Nuclei ventrolaterales werden in eine ventrale und eine laterale Kerngruppe untergliedert. Schließlich gibt es noch **dorsale Kerne**. Innerhalb der Lamina medullaris interna liegen die **Nuclei intralaminares**, deren größter der **Nucleus centromedianus** ist. Die laterale Oberfläche des Thalamus wird von der Lamina medullaris externa überzogen. An sie gliedert sich in unmittelbarer Nähe zur Capsula interna der **Nucleus reticularis** an.

Der Thalamus ist mit der Hirnrinde über starke Fasermassen, die sogenannte **Stabkranzfaserung** (Radiatio thalami), verbunden. Sie ist aus Bahnen, die zur Hirnrinde aufsteigen (Fasciculi thalamocorticales) und aus solchen, die von der Hirnrinde absteigen (Fasciculi corticothalamici), zusammengesetzt. Die Fasern der Radiatio thalami werden in 4 Bündel, die **Thalamusstiele** (Pedunculi thalami), gegliedert (Abb. 8.19):

1. Pedunculus thalami anterior verbindet den Thalamus mit der Hirnrinde des Lobus frontalis und der zingulären Rinde.

2. Pedunculus thalami superior verbindet den Thalamus mit den Gyri praecentralis und postcentralis sowie den anschließenden Rindengebieten.

3. Pedunculus thalami posterior verbindet den Thalamus mit der Rinde des Lobus occipitalis.

4. Pedunculus thalami inferior verbindet den Thalamus mit der Rinde des Lobus temporalis und mit der Regio retrosplenialis.

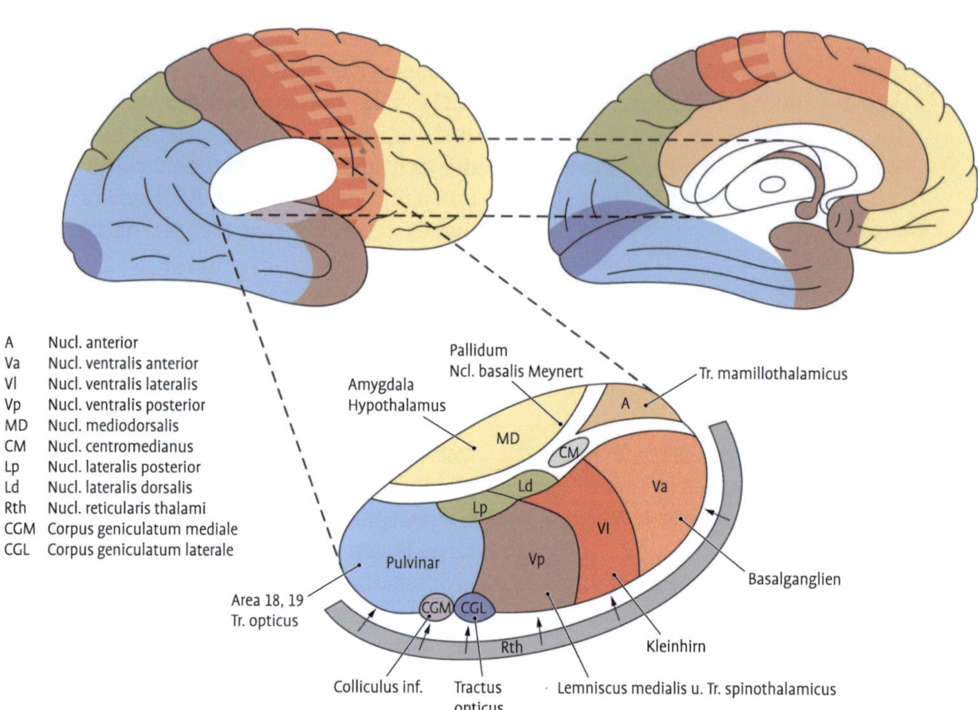

Abb. 8.14   Thalamuskerne mit Hauptafferenzen und mit den Projektionen in die Großhirnrinde. Herkunftsgebiete und Zielorte sind in gleicher Farbe dargestellt. (Aus Anderhuber et al. 2012)

Zusammengefasst ergeben sich folgende Kerngebiete des Thalamus (Abb. 8.14):

- Nucleus anterior
- Nucleus ventralis anterior
- Nucleus ventralis lateralis
- Nucleus ventralis posterior
- Nucleus mediodorsalis
- Nucleus centromedianus
- Nucleus lateralis posterior
- Nucleus lateralis dorsalis
- Nucleus reticularis thalami
- Pulvinar
- Corpus geniculatum mediale
- Corpus geniculatum laterale

Zuordnung von Funktionen zu einzelnen Kerngebieten Der **Nucleus anterior** erhält über den Tractus mamillothalamicus Afferenzen aus den Corpora mamillaria, aus dem Fornix und dem Subiculum. Über das Crus anterius der Capsula interna projiziert der Kernkomplex zum Gyrus cinguli und zur Area entorhinalis. Elektrische Reizungen dieses Kernes rufen vegetative, wohl vom Hypothalamus ausgehende Antworten, wie Veränderungen von **Blutdruck** und **Atemfrequenz** hervor. Aufgrund ihrer Einbindung ins limbische System sind die anterioren Kerne an der Regulation von **Aufmerksamkeit** (Wachsamkeit), **emotionalem Verhalten** und **Sammlung von Informationen** (Gedächtnisbildung) beteiligt.

Der **Nucleus ventralis anterior** erhält vorwiegend Afferenzen aus den Basalganglien, dem Globus pallidus medialis, der Pars reticularis der Substantia nigra, dem Nucleus subthalamicus und der Formatio reticularis. Efferente Fasern ziehen zum primärmotorischen und supplementmotorischen Kortex. Der Kern ist in die Steuerung der Motorik, insbesondere der **extrapyramidalen Motorik**, einbezogen. Der **Nucleus ventralis lateralis** erhält Afferenzen aus dem Kleinhirn über die gekreuzten Fasern des Pedunculus cerebellaris superior und projiziert in die Rinde des Gyrus praecentralis. Hierdurch gewinnt das Neocerebellum Einfluss auf die **Willkürmotorik**. Der **Nucleus ventralis posterior** besteht aus dem Nucleus ventralis posterolateralis, der den **sensiblen Afferenzen von Rumpf und Extremitäten** zugeordnet ist, sowie aus dem Nucleus ventralis posteromedialis, der **sensible Afferenzen aus dem Kopfbereich** aufnimmt. Im Nucleus ventralis posterolateralis enden gekreuzte sensible Fasern der Nuclei gracilis und cuneatus (Hinterstrangbahnen, epikritische Sensibilität) und der Tractus spinothalamici (protopathische Sensibilität, Schmerz und Temperatur). Im Nucleus ventralis posteromedialis enden gekreuzte sensible Fasern aus den Nuclei principalis (epikritische Sensibilität) und spinalis n. trigemini (protopathische Sensiblilität, Schmerz und Temperatur). Nach Umschaltung werden die Fasern in somatotopischer Ordnung an den Gyrus postcentralis weitergeleitet.

Die Afferenzen des **Nucleus mediodorsalis** stammen besonders aus dem Globus pallidus und dem Nucleus basalis (Meynert). Weiterhin erreichen den Kern Fasern aus der praeoptischen/chiasmatischen Region des Hypothalamus und aus dem Corpus amygdaloideum. Vom Nucleus basalis geht eine cholinerge Innervation von ausgedehnten Gebieten der Hirnrinde aus. Die Amygdala steht im Zusammenhang mit der Bewertung von Gefahrensituationen und einem situationsangepassten Handeln. Der Nucleus mediodorsalis projiziert überwiegend in den frontalen Kortex. Der Kern hat eine Bedeutung für die **affektive Grundstimmung**, seine Zerstörung führt zu einer **Abnahme von Angst, Anspannung und Aggression**.

Der **Nucleus centromedianus** erhält neben kortikalen Afferenzen Zuflüsse aus verschiedenen ZNS-Gebieten: Kleinhirnkerne, Rückenmark, Nucleus spinalis n. trigemini, Amygdala, Substantia nigra, Colliculus superior, praetektale Kerne, Gleichgewichtskerne, Formatio reticularis, Substantia grisea centralis des Mittelhirns

sowie serotoninerge und adrenerge Fasern von Hirnstammkernen. Der Kern projiziert in weite Bereiche des Kortex, in die Basalganglien und den Nucleus accumbens. Das Kerngebiet scheint über die mesenzephale Formatio reticularis aktiviert zu werden und spielt eine Rolle im Rahmen **gerichteter Aufmerksamkeit**. Die Hauptafferenzen des **Nucleus lateralis posterior** stammen aus visuell-motorischen Gebieten des Mittelhirns, speziell aus den Nuclei praetectales und dem Colliculus superior. Efferenzen ziehen in den Parietal-, Temporal- und Okzipitallappen des Großhirns. Der Kern spielt für **gerichtete Augenbewegungen** eine Rolle und ist für Verarbeitungsprozesse hinsichtlich **Wahrnehmung, Gedächtnis und Erkennungsvermögen** von Bedeutung. Der **Nucleus lateralis dorsalis** erhält kortikale Afferenzen aus dem retrosplenialen Kortex und dem Hippocampus. Er kann allgemein dem limbischen System zugeordnet werden.

Durch den **Nucleus reticularis thalami** verläuft, angegliedert an die mediale Seite der Capsula interna, die Radiatio thalami mit afferent-efferent thalamokortikalen Verbindungen (Pedunculi thalami). Das **Pulvinar thalami** unterhält Verbindungen zu somatosensiblen, akustischen und visuellen Feldern im Parietal- und Okzipitallappen. Im **Corpus geniculatum laterale** erfolgt die Umschaltung der Sehbahn. Das **Corpus geniculatum mediale** stellt eine Umschaltstation der Hörbahn dar.

Klinik

1. **Erkrankungen des Thalamus** können sich durch eine vielfältige Symptomatik zu erkennen geben: 1. **Kontralaterale Herabsetzung der Sensibilität**. Insbesondere ist die Tiefensensibilität gestört. Die Schwelle für die Perzeption von Berührung, Schmerz und Temperatur ist zumeist erhöht. Wird sie aber überschritten, dann verursachen selbst leichte Schmerzreize unangenehme

Sensationen in Form von heftigen brennenden, bohrenden oder reißenden Schmerzen. Auch optische und akustische Reize, beispielsweise angenehme Musik, können als unangenehm empfunden werden. Spontane Schmerzen oder quälende Parästhesien in der kontralateralen Körperhälfte sind nicht seltene Begleiterscheinungen. Alle diese Symptome weisen auf eine Störung in den basalen Anteilen der Nuclei ventralis posterolateralis und posteromedialis des Thalamus hin. 2. **Intentionstremor und Hemiataxie** mit choreatisch athetotischer Bewegungsunruhe, wohl infolge einer Schädigung der vom Kleinhirn, Nucleus ruber und Globus pallidus zum Thalamus ziehenden Fasern. 3. **Affektive Störungen im Sinne einer Affektlabilität** und Neigung zu Zwangsweinen oder Zwangslachen, vielleicht durch Schädigung des Nucleus anterior oder seiner Verbindung zum limbischen System. 4. **Kontralaterale Hemiparese**, die oft nur vorübergehend ist und auf einer Schädigung der inneren Kapsel beruht (Duus 1995).

2. **Isolierte ipsilaterale Läsionen intralaminärer Kerne**, wie des Nucleus centromedianus, können zu einer prolongierten **Somnolenz** führen. Der einseitige Ausfall vor allem posteriorer intralaminärer Kerne hat eine Unterbrechung der sensorischen Eindrücke aus der kontralateralen Körperhälfte oder ein kontralaterales motorisches Syndrom, erkennbar an der Abnahme spontaner Bewegungen, zur Folge. Der beidseitige Ausfall bedingt **Apathie** und **Motivationslosigkeit**. Ebenso sind die intralaminären Kerne an der **Schmerzverarbeitung** beteiligt (Asan und Kugler 2004).

3. Im Nucleus mediodorsalis wurde in Fällen von **Schizophrenie** ein 30 %iger Neuronenverlust nachgewiesen (Asan und Kugler 2004).

Epithalamus

Zum Epithalamus gehören die Habenulae mit den Nuclei habenulares, die Commissura habenularum und die Epiphyse (Corpus pineale, Zirbeldrüse). In den Zellen der **Zirbeldrüse** (◨ Abb. 8.11), den Pinealozyten, wird das Hormon **Melatonin** synthetisiert. Melatonin als Hormon der Dunkelheit wird nur während der Nacht gebildet. Zur Feststellung der Lichtverhältnisse arbeitet die Zirbeldrüse mit dem **Nucleus suprachiasmaticus** zusammen, der über den Tractus retinothalamicus des N. opticus über die zirkadianen Lichtverhältnisse informiert wird. Der Nucleus suprachiasmaticus wiederum sendet Informationen zum Nucleus paraventricularis. Von diesem Kern verlaufen Fasern zu praeganglionären sympathischen Neuronen in der Columna intermediolateralis des Thorakalmarks. Die Nervenfasern werden im Ganglion cervicale superius umgeschaltet und erreichen die Zirbeldrüse in Begleitung von Arterien.

Die nachts erhöhte Freisetzung von Noradrenalin aus den sympathischen Nervenendigungen in Nachbarschaft der Zirbeldrüse stimuliert die Biosynthese von Melatonin und **leitet den Schlaf ein**. Bei Helligkeit wird die Melatoninsynthese unterdrückt. Mit zunehmendem Alter lagern sich Kalzium- und Magnesiumsalze (Acervulus, Hirnsand) in der Zirbeldrüse ab. Ihre Funktion wird dadurch nicht beeinträchtigt.

Die **Habenula** ist eine wichtige Umschaltstation im olfaktorischen System. Sie bezieht olfaktorische Afferenzen über die Stria medullaris thalami, die zu den Nuclei habenulares ziehen. Die Nuclei habenulares beider Seiten stehen über die **Commissura habenularum** (Commissura epithalamica) miteinander in Verbindung. Efferente Bahnen gelangen zu vegetativen Kernen im Hirnstamm, beispielsweise den Speichelkernen, Nuclei salivatorii, in der Rautengrube. Somit spielen die Kerne der Habenula bei der **Nahrungsaufnahme** eine Rolle.

Blutversorgung des Zwischenhirns

Große Teile des Diencephalon werden von Ästen der A. cerebri posterior, an der 4 Abschn. (P1–P4) unterschieden werden, versorgt (► Abb. 7.13). Die Aa. hypophysialis superior und hypophysialis inferior (jeweils aus den Partes cerebralis bzw. cavernosa der A. carotis interna) versorgen die Hypophyse. An der Versorgung des Hypothalamus sind die Aa. hypophysialis inferior und perforantes interpedunculares (P1) beteiligt. Das venöse Blut aus Hypothalamus und Hypophyse fließt in den Sinus cavernosus (◘ Abb. 8.6C). Die Aa. perforantes interpedunculares (P1) übernehmen die Versorgung von vorderen und hinteren Teilen des Thalamus. Für den posterolateralen Thalamus sind die Aa. thalamogeniculatae (P2) zuständig. Das venöse Blut aus dem Thalamus fließt über die Vv. thalamicae in die V. cerebri interna und/oder in die V. basalis. Die Zirbeldrüse wird von Rami choroidei posteriores (P2, P3) versorgt. Das venöse Blut wird in die Vv. cerebri internae und die V. cerebri magna drainiert.

8.4.8 Vorderhirn (Telencephalon)

Die beiden Großhirnhälften (Hemisphären) mit der **grauen Rinde**, dem **Riechhirn** (Rhinencephalon) einschließlich des **basalen Vorderhirns** (basales Telencephalon), dem **limbischen System** und den **Basalganglien** sind die wichtigsten Abschnitte des Telencephalon (◘ Abb. 8.6). Man stellt es den übrigen, als Zwischenhirn und Hirnstamm bezeichneten Gehirnabschnitten als Hirnmantel (Pallium) gegenüber. An die intakte Struktur des Endhirns sind wichtige Funktionen wie **Bewusstsein, Intelligenz, Wille, Emotionalität und Gedächtnis** geknüpft. Es gibt phylogenetisch **alte (Paläokortex, Archikortex) und junge (Neokortex) Gebiete** der Großhirnrinde. Im Riechhirn des Paläokortex werden Riecheindrücke wahrgenommen. Im limbischen System des Archikortex werden Erlebnisinhalten emotionale Komponenten zugeordnet. Dies dient auch der Erinnerung an Erlerntes und dem Gedächtnis für Erlebtes. In den neokortikalen Rindengebieten des Großhirns sind verschiedene Zentren und Areale, wie das motorische und sensorische Sprachzentrum, das Hör- und Sehzentrum sowie der motorische und sensorische Kortex, untergebracht. Die graue Hirnsubstanz, welche nahezu die gesamte Oberfläche des Großhirns überzieht, wird auch als **Neokortex** bezeichnet und hat eine **sechsschichtige Rinde** mit folgenden Schichten (◘ Abb. 8.15):
1. Lamina molecularis
2. Lamina granularis externa
3. Lamina pyramidalis externa
4. Lamina granularis interna
5. Lamina pyramidalis interna
6. Lamina multiformis

Aufbau des Telencephalon Das Großhirn besteht aus den beiden Hemisphären, die durch die tiefe Fissura longitudinalis cerebri getrennt werden. An jeder Hemisphäre unterscheidet man eine laterale konvex gewölbte **Facies convexa**, eine mediale ebene **Facies medialis** und eine basale stufenartig gegliederte **Facies basalis**. Der Übergang der lateralen zur medialen Fläche ist durch eine deutliche Kante, die **Mantelkante**, gekennzeichnet.

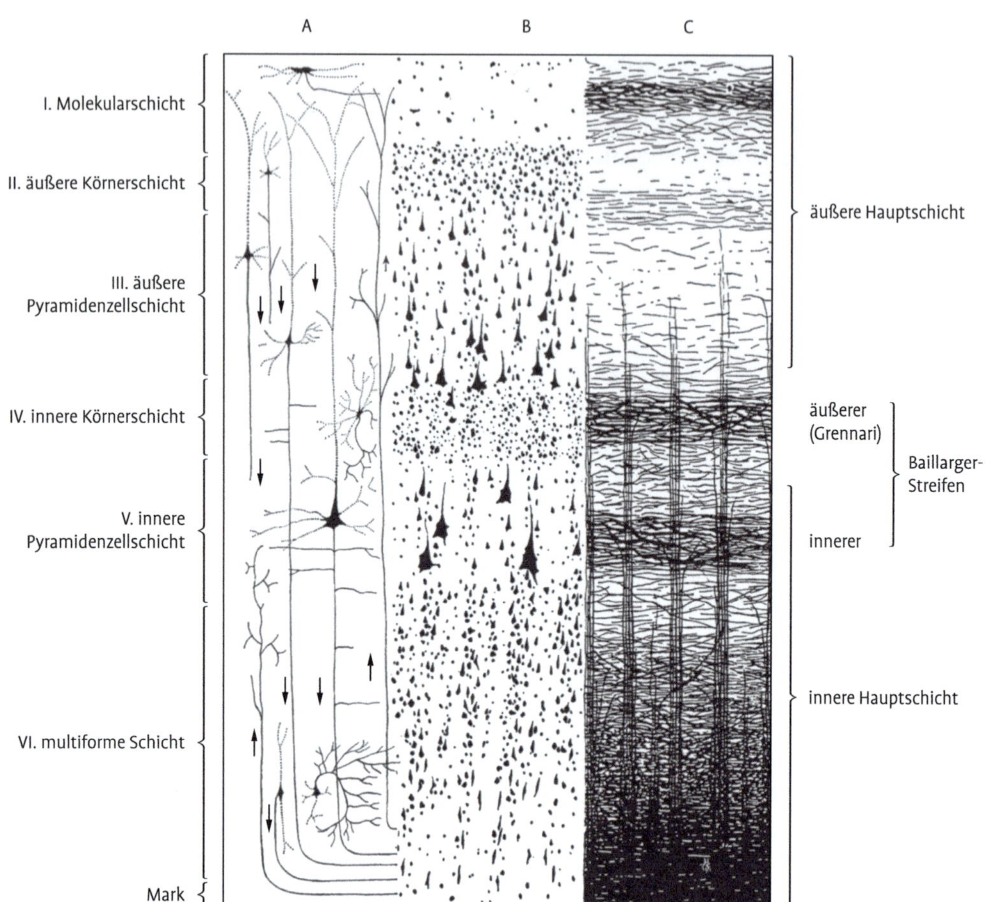

Abb. 8.15 Histologisches Schichtenbild der Zytoarchitektur des motorischen Kortex (nach K. Brodmann). **A**: Silberimprägnation. **B**: Zellfärbung (Nissl). **C**: Markscheidenfärbung. Der äußere Baillarger-Streifen entsteht durch die thalamokortikalen Afferenzen (im visuellen Kortex als Gennari-Streifen vom Corpus geniculatum laterale besonders ausgeprägt). Der innere Baillarger-Streifen stellt intrinsische und assoziative Fasern dar. (Aus Anderhuber et al. 2012)

In der **Facies convexa** (■ Abb. 8.16) überblickt man die Lobi cerebri (Hirnlappen), die Gyri cerebri (Hirnwindungen) und die Sulci (Furchen). Im Zentrum der **Facies medialis** (■ Abb. 8.17) liegt das **Corpus callosum**, das beide Hemisphären miteinander verbindet. Der Sulcus cinguli grenzt den oberhalb des Balkens liegenden Gyrus cinguli von den Windungen des Frontallappens ab. Direkt vor der Lamina terminalis erkennt man den Gyrus paraterminalis. Die unmittelbar vor dem Gyrus paraterminalis gelegene Gegend wird Area subcallosa genannt, da sie unterhalb des Genu corporis callosi liegt. Der Uncus liegt medial dem Gyrus parahippocampalis an. Die Gyri ambiens und semilunaris findet man vor dem Uncus. Sie sind sehr klein und oft nicht deutlich abgrenzbar. Das dorsale Ende des Gyrus parahippocampalis geht in den Gyrus lingularis über. Die **Facies basalis** (■ Abb. 8.18) ist durch die Austrittsstellen der 12 Hirnnerven gekennzeichnet. Der 1. Hirnnerv (N. olfactorius) wird dem Telencephalon zugerechnet. Wie an der inneren Schädelbasis eine vordere, mittlere und hintere Schädel-

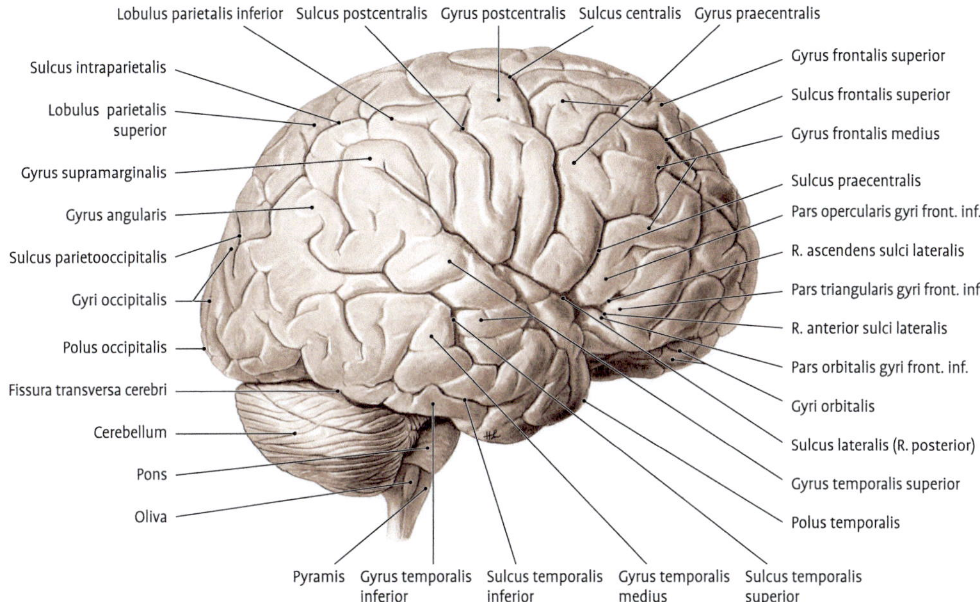

Abb. 8.16 Gehirn von der rechten Seite (Facies convexa, Lateralansicht). (Aus Anderhuber et al. 2012)

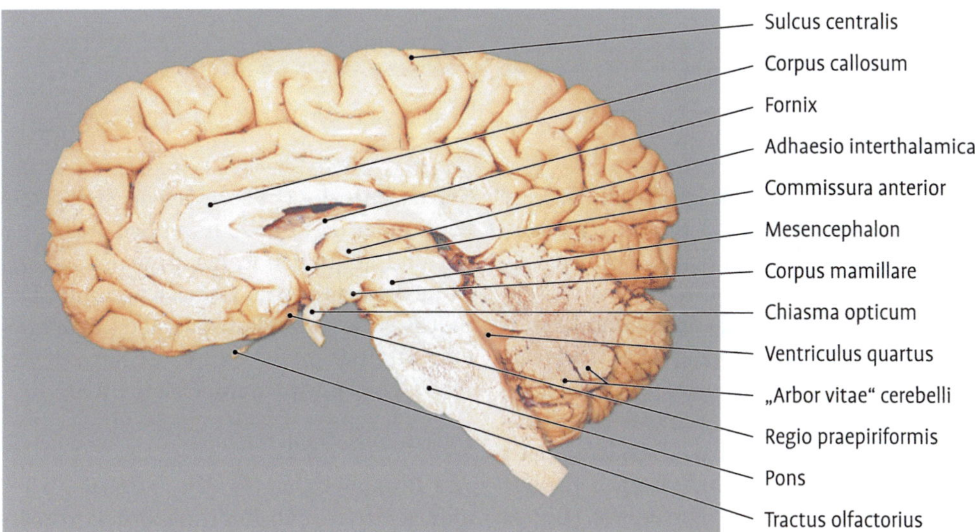

Abb. 8.17 Gehirn. Sagittalschnitt (Frischpräparat) in der Mediansagittalebene (Facies medialis). (Aus Anderhuber et al. 2012)

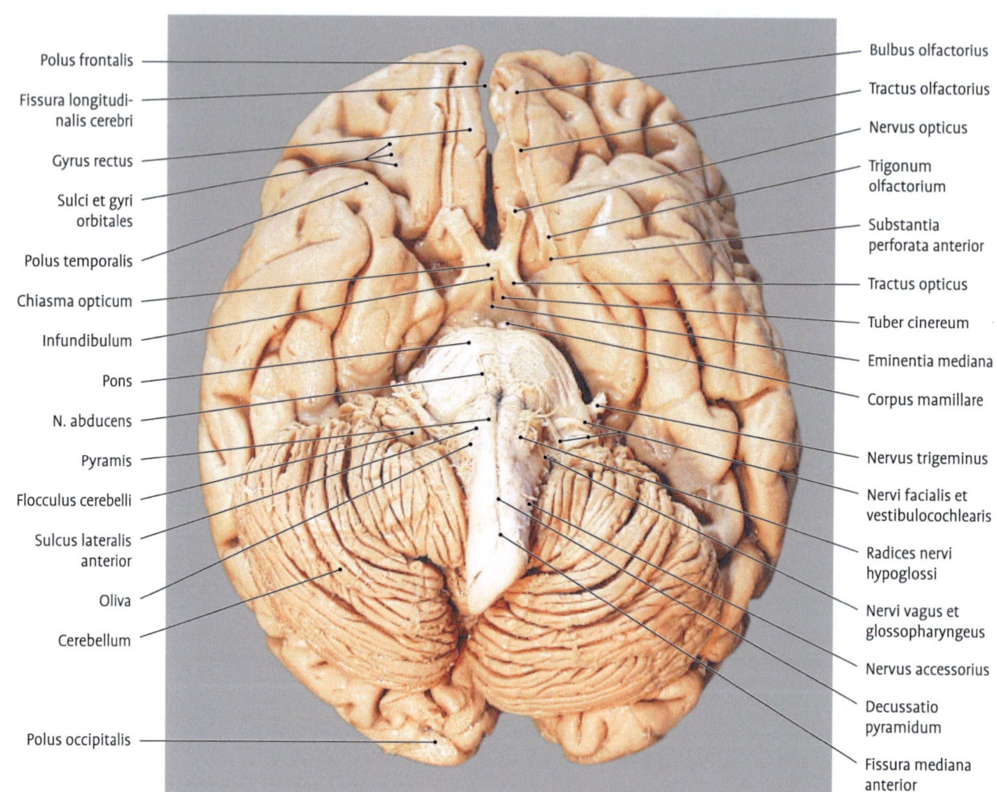

Abb. 8.18   Gehirn in basaler Ansicht (Facies basalis). Hypophyse entfernt. (Aus Anderhuber et al. 2012)

grube stufenartig aufeinanderfolgen, so lässt die Hirnbasis ebenfalls 3 Stufen erkennen, die den entsprechenden Schädelgruben aufliegen (□ Abb. 8.6A, B, D).

An den Großhirnhemisphären unterscheidet man 4 Lappen, **Lobi cerebri** (□ Abb. 8.16). Diese werden nach ihrer Lage zum knöchernen Schädel als **Stirnlappen** (Lobus frontalis), **Schläfenlappen** (Lobus temporalis), **Scheitellappen** (Lobus parietalis) und **Hinterhauptslappen** (Lobus occipitalis) bezeichnet. Hinzu kommt noch die **Insel** (Insula Reili), ein in die Tiefe verlagerter Mantelteil, der den Boden des Sulcus lateralis (Sylvii) bildet. Für die Abgrenzung der Lappen werden folgende Furchen, **Sulci**, benutzt: Der **Sulcus centralis** (Rolandi), zieht von der Mitte der Hemisphäre nach lateral und vorwärts; er trennt den Lobus frontalis vom Lobus parietalis. Der

Sulcus lateralis (Fissura Sylvii) steigt vom temporalen Pol in Richtung Scheitellappen auf und trennt den Lobus frontalis und den Lobus parietalis vom Lobus temporalis. Der **Sulcus parietooccipitalis**, der die Lobi parietalis und occipitalis trennt, ist nur auf der medialen Hemisphärenfläche sichtbar.

Lobus frontalis

Am Frontallappen (□ Abb. 8.16 und 8.17) unterscheidet man funktionell den **primärmotorischen Kortex** (Area 4), den **praemotorischen Kortex** (Areae 6, 8), das **frontale Augenfeld** (Area 8), den **supplementmotorischen Kortex** und die **anterioren frontalen Rindenfelder** (sogenannter praefrontaler Kortex oder frontaler Assoziationskortex, Areae 9, 10, 11, 12, 46, 47). Von der Seite gesehen fallen die Gyri praecentralis, frontalis superior, frontalis medius und frontalis inferior ins Auge. Die basalen Gyri des Frontallappens werden Gyri orbitales genannt, da sie direkt oberhalb der Orbita am Boden der vorderen Schädelgrube liegen. Nahe der Umschlagkante zur medialen Hemisphärenseite liegt der Gyrus rectus. Er wird durch den Sulcus olfactorius von den Gyri orbitales getrennt.

Der Gyrus praecentralis wird als **primärmotorischer Kortex** bezeichnet. Von den großen Pyramidenzellen der Schicht 5 seiner grauen Hirnrinde nimmt die **Pyramidenbahn** (Tractus corticospinalis), als wichtigste willkürmotorische Bahn, ihren Ursprung. Bezüglich der Repräsentation der Neurone für die verschiedenen Körperregionen ist der Mensch – dem sogenannten **Homunkulusschema** entsprechend – auf den Kopf gestellt. Das obere, in Nachbarschaft der Mantelkante der Hemisphäre gelegene Drittel des Gyrus praecentralis enthält das Zentrum für die Bewegungen der unteren Extremität und des Rumpfes. Im mittleren Drittel sind die Neurone für die Bewegung der oberen Extremität untergebracht. Das untere, nahe der Sylvischen Fissur gelegene Drittel enthält das Zentrum für die Bewegung der Kopfmuskeln. Die Neuronenfelder der Muskeln des Gesichtes und der Hand nehmen im Vergleich zu den Oberarm-, Rücken- und Beinmuskeln einen größeren Raum ein.

In den Partes triangularis und opercularis des Gyrus frontalis inferior liegt das **motorische Sprachzentrum** (Area 44), das von Paul Broca (1891) erstmalig beschrieben wurde. Bei Rechtshändern befindet es sich meistens in der linken Hemisphäre.

Im **praemotorischen Kortex** findet eine Planung und Selektion von Bewegungsprogrammen statt. In der praemotorischen Rinde können in Zusammenarbeit mit den Basalganglien und dem Kleinhirn **früher erlernte Bewegungsabläufe, zum Beispiel das Schreiben, abgespeichert werden.** Die praemotorische Rinde wird zum extrapyramidalmotorischen System gerechnet. Extrapyramidal werden bewusst mithilfe der Pyramidenbahn eingeübte Bewegungen in Nachbarschaft des primärmotorischen Kortex abgespeichert. Der praemotorische Kortex projiziert auch zur Formatio reticularis und ist so in die Stabilisation des aufrechten Gangs sowie die Kontrolle der Extremitätenmuskulatur eingebunden. Vom **frontalen Augenfeld** können konjugierte Augenbewegungen ausgelöst werden. Die **anterioren frontalen Rindenfelder** haben beim Menschen eine außerordentliche Vergrößerung erfahren. Man vermutet daher, dass hier der Sitz höherer psychischer Leistungen liegt. Hierbei scheint die laterale Seite des frontalen Assoziationskortex mehr mit **intellektueller Aktivität** zu tun zu haben, während die mediale, zur Orbita gewandte Seite **emotionalem Verhalten** zugeordnet ist.

> **Klinik**
>
> 1. Die Pyramidenbahn kann durch einen **Hirninfarkt**, durch einen **Tumor** oder durch eine **amyotrophe Lateralsklerose** geschädigt werden. Im weiteren Verlauf kommt es zu einer Spastik und zu gesteigerten Reflexen. Ferner tritt das Babinski-Zeichen auf.
>
> 2. Als **Babinski-Zeichen** bezeichnet man einen pathologischen Reflex, bei dem es auf Bestreichen des äußeren Fußrandes zu einer Dorsalextension der Großzehe kommt, während die übrigen Zehen eine Plantarflexion ausführen. Bei Säuglingen ist der Reflex physiologisch. Bei Erwachsenen weist das Babinski-Zeichen auf eine **Schädigung der Pyramidenbahn** hin.
>
> 3. Ein **Tumor der Falx cerebri** führt zum sogenannten **Mantelkantensyndrom**. Hierbei tritt eine beidseitige Lähmung der Beine auf.
>
> 4. Eine **Schädigung des motorischen Sprachzentrums** hat eine **motorische Aphasie** zur Folge. Ursache ist häufig ein Schlaganfall im Versorgungsgebiet der A. cerebri media. Der Kranke ver-

steht zwar, vermag aber nicht selbst zu sprechen. Charakteristisch ist auch die fehlerhafte Anordnung von Lauten innerhalb eines Wortes. Statt „Tasche" sagt der Patient „Schatte". Sehr häufig geht mit diesem Geschehen eine rechtsseitige **Hemiparese** einher (Bähr und Frotscher 2014).

5. Bei einer **Läsion des frontalen Augenfeldes** kommt es durch ein Überwiegen der Aktivität im kontralateralen Augenfeld zu einer konjugierten Blickwendung zur Herdseite, das heißt, der Kranke schaut zur erkrankten Seite, mit anderen Worten, er „schaut sich die Bescherung an" (Bähr und Frotscher 2014).

6. Bei einer **Läsion der Konvexität der Praefrontalregion** (praefrontaler Kortex) steht ein allgemeiner **Antriebsmangel** im Vordergrund. Der Kranke schaut beispielsweise aus dem Fenster, ohne wahrzunehmen, was sich draußen ereignet (Duus 1995). Bei einer Schädigung der basalen Orbitalhirnrinde (Gyri orbitales) dominieren eher **Persönlichkeitsveränderungen** mit Verlust intellektueller Fähigkeiten sowie ethischer und sozialer Normen. Derartige Kranke sind nicht mehr in der Lage, allgemein akzeptierte Verhaltensregeln zu befolgen.

Lobus temporalis mit Hippocampus, Amygdala und limbischem System

Der Lobus temporalis weist, von der Seite gesehen, 3 Windungen, die Gyri temporales superior, medius und inferior auf (◘ Abb. 8.16). In den Heschl-Querwindungen des Gyrus temporalis superior (Area 41) ist das **primäre Hörzentrum**Temporallappen untergebracht. Das auditorische Sekundärfeld umgibt hufeisenförmig das Primärfeld und liegt in der Area 42. Die Verarbeitung auditorischer In-

formationen wird im Wesentlichen nur von der oberen Temporalwindung übernommen, während die flächenmäßig ausgedehnten Areale des basalen Temporallappens einer weiteren Verarbeitung visueller Informationen dienen. Das **sensorische Sprachzentrum**, das sogenannte **Wernicke-Zentrum** (Wernicke 1874), befindet sich posterolateral der Heschl-Querwindungen. Seine Funktion beinhaltet das Verstehen von Wörtern, Sätzen und Sprache. An seiner basalen Seite weist der Lobus temporalis ebenfalls 3 Windungen, die Gyri occipitotemporales lateralis und medialis sowie den Gyrus parahippocampalis, auf (◘ Abb. 8.18). Der Gyrus parahippocampalis enthält wichtige Teile des **limbischen Systems**, unter anderem den **Hippocampus**. Die Sulci temporales superior, medius und inferior trennen jeweils die Gyri temporalis superior, medius, inferior und occipitotemporalis lateralis. Die Sulci occipitotemporalis und collateralis trennen jeweils die Gyri occipitotemporalis lateralis, occipitotemporalis medialis und parahippocampalis. Kurz hinter dem Vorderpol des Temporallappens befindet sich das **Corpus amygdaloideum** (Mandelkern), das zu den Basalganglien gehört.

Hippocampus Die basal medial lokalisierten, eingerollten Rindenanteile des Temporallappens werden als **Archikortex** bezeichnet. Hierzu zählen: **Hippocampus**, bestehend aus **Gyrus dentatus** und **Cornu ammonis** (Ammonshorn) sowie das **Subiculum**. Zum Periarchikortex rechnet man **Prae- und Parasubiculum** sowie die **Area entorhinalis**. Die durch die Fissura hippocampi hervorgerufene Wölbung im Unterhorn der Seitenventrikel hat zusammen mit dem Fornix die Gestalt des aus der griechischen Mythologie bekannten Seepferdchens (Hippocampus).

Der **Hippocampus** besteht aus der kompliziert gefalteten und widderhornförmig eingerollten Rinde des Ammonshorns und des Gyrus dentatus, die sich über das Subiculum, einer Übergangszone, in die Rinde des Gyrus parahippocampalis fortsetzt. Sein vorderes Ende ist zum **Pes hippocampi** verbreitert und weist häufig 3 bis 4 Einkerbungen, die Digitationes hippocampi, auf. Der **Gyrus dentatus** ist eine schmale, durch zahnartige Vorsprünge gekennzeichnete Windung. Sie befindet sich zwischen dem Sulcus hippocampi und der Fimbria hippocampi. Die Fimbria hippocampi setzt sich in das **Crus fornicis** fort. Der Gyrus dentatus geht unter Verlust seiner Zähnelung in den unter dem Splenium corporis callosi gelegenen **Gyrus fasciolaris** und von dort in das auf der Balkenoberfläche gelegene **Induseum griseum** über. Das Induseum griseum erreicht nach einem bogenförmigen Verlauf den vor der Vorderwand des 3. Ventrikels gelegenen **Gyrus paraterminalis**. Die bogenförmig ober- und unterhalb des Balkens verlaufenden Strukturen gehören zum **limbischen System**.

Auf Vertikalschnitten verlaufen die Zellbänder der sechsschichtigen neokortikalen **Area entorhinalis** (Area 28) über das Subiculum in die dreischichtige archikortikale Rindenregion des Cornu ammonis. Der dominierende Zelltyp des Cornu ammonis ist die **Pyramidenzelle**. Das Cornu ammonis wiederum gliedert sich in die 3 widderhornförmig eingerollten, nach innen aufeinander folgenden Abschnitte CA1, CA2 und CA3 (Cornu ammonis 1 bis 3). Manchmal schließt sich noch eine Region CA4 an. Das Zellband des Gyrus dentatus bildet eine cförmige Struktur, die sich um das Pyramidenzellband der CA3-Region legt. Die charakteristische Zelle des Gyrus dentatus ist die **Körnerzelle**. Die Axone der Körnerzellen führen ausschließlich zu den Zellen von CA3 und CA4 im Ammonshorn und bilden das glutaminerge **Moosfasersystem**. Die Moosfasern bilden Synapsen an den Dendriten von CA3-Pyramidenzellen. Die Axone der CA3-Pyramidenzellen verlaufen über den Alveus in den Fornix. Vorher geben sie die sogenannten **Schaffer-Kollateralen**, die CA3 mit CA1 verbinden, ab.

Die Regio entorhinalis erhält **Afferenzen** aus unterschiedlichen Teilen des Neokortex. Die Mehrheit dieser Fasern verläuft im **Tractus perforans**, der das Subiculum durchbohrt. Weitere Informationen aus kortikalen Arealen kommen aus den medialen Septumkernen, aus dem Corpus amygdaloideum, dem Hypothalamus sowie aus den monaminergen Zentren in Diencephalon und Hirnstamm. Die Besonderheit der Hippocampusformation liegt darin, dass die einlaufenden Informationen als **Gedächtnisinhalte** abgespeichert werden können. Unter den **efferenten Strukturen** des Hippocampus projizieren die Pyramidenzellen über den praekommissuralen Fornix in die Areae septalis und praeoptica sowie über den postkommissuralen Fornix in thalamische und hypothalamische Kerne, vor allem in das **Corpus mamillare**.

Corpus amygdaloideum Das Corpus amygdaloideum (Mandelkernkomplex) liegt vor dem anterioren Ende des Hippocampus im frontalen Pol des Temporallappens. Die **Stria terminalis** geht aus den hinteren Abschnitten des Mandelkerns hervor, zieht an der medialen Seite des Nucleus caudatus in einem großen Bogen nach rostral und strahlt vor und hinter der Commissura anterior in das basale Vorderhirn und den Hypothalamus ein. In der Pars centralis der Seitenventrikel ist die Stria terminalis zwischen Nucleus caudatus und Thalamus sichtbar. Die Amygdala weist bestimmten, insbesondere gefährlichen Situationen eine angemessene Bedeutung zu und kann situationsangepasste Reaktionen in Gang setzen.

Limbisches System Der Ring von Hirnwindungen, der Balken, Zwischenhirn und Basalganglien umrandet, wurde 1878 von P. Broca (1824–1880) als „Grand lobe limbique" zusammengefasst. Das limbische System steht mit der durch Emotionen geförderten Gedächtnisbildung in Zusammenhang. Zu ihm gehören (◘ Abb. 8.17 und 8.18):

- Teile des Gyrus parahippocampalis,
- Teile des Gyrus cinguli,
- Hippocampus,
- Gyrus fasciolaris,

- Induseum griseum mit den Striae longitudinales,
- Gyrus paraterminalis,
- Septumregion,
- Fornix.

In das limbische System sind ferner einbezogen:
- Corpus amygdaloideum
- Corpus mamillare
- Nuclei anteriores thalami
- Formatio reticularis des Mittelhirns

Die verschiedenen Regionen des limbischen Systems werden durch den von J. Papez (1883–1958) beschriebenen Neuronenkreis, den sogenannten **Papez-Kreis**, verbunden. Der Papez-Kreis beginnt im Hippocampus und leitet Erregungen über den Fornix zum Corpus mamillare. Hier beginnt der Tractus mamillothalamicus (Vicq' d' Azyr-Bündel), der zum Nucleus anterior des Thalamus führt. Nach Umschaltung auf den Gyrus cinguli gelangen die Erregungen zum Hippocampus zurück.

Zum limbischen System zählt auch das **Corpus amygdaloideum**. Bei einer experimentellen Reizung des Mandelkerns wurden emotionale Reaktionen wie **Wut, Aggressionen und Angst** beobachtet. Vegetative Reaktionen wie Blutdruckanstieg, Anstieg der Herz- und Atemfrequenz begleiten diese starken Gefühlsäußerungen.

Über die entorhinale Region erhält der Hippocampus ständig Informationen vom Neokortex. Es wird daher vermutet, dass der Hippocampus und das limbische System mit **Lernprozessen** und der **Gedächtnisbildung** zu tun haben. Man unterscheidet ein **Kurzzeitgedächtnis**, das man sich als eine kreisende Erregung in einem Zellverband vorstellt, von einem **Langzeitgedächtnis**, das durch strukturelle Veränderungen in Form synaptischer Verbindungen gekennzeichnet sein soll. Die Leistungen, die mit dem Langzeitgedächtnis in Zusammenhang stehen, lassen sich mit den Begriffen „semantisches, episodisches und prozedurales Gedächtnis" definieren. Das **semantische Gedächtnis** umfasst das All-

gemeinwissen, das **episodische Gedächtnis** ist durch die persönliche Vergangenheit, also den Lebenslauf, charakterisiert. Im **prozeduralen Gedächtnis** sind Fertigkeiten, zum Beispiel die Fähigkeit des Lesens, des Schreibens, des Fahrradfahrens und des Schwimmens, gespeichert. Das episodische Gedächtnis lässt im Alter relativ stark nach, semantisches und prozedurales Gedächtnis bleiben relativ lange erhalten. Die Merkfähigkeit nimmt ab der 8. Lebensdekade deutlich ab.

Klinischer Tipp

Die **Speicherorte für Gedächtnisinhalte** sind über die Hirnrinde verteilt und haben für verschiedene Gedächtnisformen unterschiedliche Lokalisationen: Für das episodische, das heißt autobiografische Gedächtnis, sind es Stirnhirn und Schläfenlappen der rechten Hirnseite, für das semantische (Faktengedächtnis) vor allem die Assoziationsgebiete des Kortex der linken Hirnhälfte, für das prozedurale Gedächtnis (erlernte Bewegungsabläufe) die Basalganglien, für das Wiedererkennen von Reizen und Sinneseindrücken Gebiete der primärsensorischen Felder. Der **Abruf von Gedächtnisinhalten** erfolgt durch eine gemeinsame Aktion von Gebieten im Stirnhirn und vorderem Schläfenlappen, die durch den Fasciculus uncinatus verbunden sind (Schiebler und Korf 2007).

Klinik

1. Eine Schädigung des sensorischen Sprachzentrums hat eine **sensorische Aphasie** zur Folge. Ursache ist häufig ein Schlaganfall im Versorgungsgebiet der A. cerebri media. Hierbei ist die spontane Sprache des Kranken normal, das Wortverständnis und die Wortwahl sind jedoch schwer gestört. Der Patient spricht ein Kauderwelsch und formu-

liert Wörter, die es im normalen Sprachgebrauch nicht gibt. Auf die Frage „Wie geht es Ihnen?" antwortet der Patient zum Beispiel „Eher mörge waren" (Bähr und Frotscher 2014).

2. Die **Schläfenlappenepilepsien** (Temporallappenepilepsien) machen bis zu 40 % der fokalen Epilepsien aus und sind damit die häufigste Form. Häufig finden sich atrophische Veränderungen des Hippocampus in Form der sogenannten **Hippocampussklerose** (Lerche und Weber 2011). Typische Temporallappenanfälle sind „komplex-partielle" Anfälle mit Bewusstseinsstörung (nicht Bewusstlosigkeit) und motorischen Automatismen (Schmatzen, Nesteln) ohne Krämpfe.

3. Menschen mit einer **beidseitig lädierten Amygdala** haben Schwierigkeiten, den Gesichtsausdruck anderer Menschen emotional und sozial relevante Informationen zu entnehmen. Sie können beispielsweise Furcht im Gesichtsausdruck nicht richtig interpretieren und halten fremde Menschen für vertrauenswürdiger und zugewandter, als Normalpersonen dies tun (Rager et al. 2004).

4. Nicht nur die afferente Area entorhinalis, sondern auch die CA1-Region und das Subiculum als efferente Strukturen des Hippocampus sind im Rahmen des **Morbus Alzheimer** frühzeitig und schwer von typischen neurofibrillären Veränderungen und extrazellulären Ablagerungen (Plaques) betroffen. Dieser Befall führt zur Isolierung des Hippocampus mit schweren Gedächtnisstörungen (Rager et al. 2004).

5. Auffallend ist beim **Morbus Alzheimer** zu Beginn die **Störung des Kurzzeitgedächtnisses**. Im weiteren Verlauf treten **Wortfindungsstörungen** (Aphasie) auf. Die zunehmende Gedächtnisstörung weitet sich zur Orientierungsunfähigkeit aus. Im fortgeschrittenen Stadium kommt es zum Nichterkennen von Gegenständen (Agnosie) und zum unsachgemäßen Gebrauch von Gegenständen (Apraxie). Weitere Symptome sind Halluzinationen, meist akustischer Art, sowie eine erhöhte **Reizbarkeit** und **Depressionen**. Der Ablauf der Erkrankung kann nach dem Psychiater Barry Reisberg in 7 Stadien eingeteilt werden (Hammerla 2018):
   1. Normaler Zustand
   2. Subjektive Beschwerden
   3. Schwierigkeiten, sich an fremden Orten zurechtzufinden
   4. Verminderte Fähigkeit, komplexe Aufgaben (Einkaufen) durchzuführen
   5. Selbstständiges Überleben ohne Hilfe ist nicht mehr gewährleistet (Probleme bei der Auswahl der Kleidung)
   6. Verlust grundlegender Tätigkeiten (Anziehen, Toilettengang, Urinkontrolle, Darmkontrolle)
   7. Verlust der Sprache und der Psychomotorik

6. Das Risiko, an **Demenz** zu erkranken, hängt stark von der intellektuellen Ausgangslage ab. Begabte und geistig aktive Menschen haben eine bedeutende „kognitive Reserve". Unter anderem aus diesem Grund zeigen sie in epidemiologischen Studien ein deutlich geringeres Demenzrisiko. Menschen mit Vorschädigungen, zum Beispiel Hirnverletzungen, Epilepsie und Alkoholabusus, haben ein deutlich erhöhtes Demenzrisiko (Schmidtke 2011).

7. Das **Korsakow-Syndrom** hat mit der Alzheimer-Erkrankung die Vergesslichkeit gemeinsam. Es tritt bei einer Schädigung der Corpora mamillaria auf und kann unter anderem bei Alkoholikern vorkommen. Weitere Kennzeichen dieses Syndroms sind Desorientiertheit und Konfabulationen.

Lobus parietalis

Der Sulcus centralis trennt den Frontallappen vom Parietallappen (■ Abb. 8.16 und 8.17). Unmittelbar hinter dem Sulcus centralis trifft man auf den Gyrus postcentralis. Hier befindet sich das **somatosensorische Primärfeld** (Areae 1, 2, 3), in dem die sensiblen aufsteigenden (afferenten) Bahnen enden. Nach dorsal schließen sich die Gyri des Lobulus parietalis superior (Areae 5, 7), der sich bis zum Sulcus parietooccipitalis erstreckt, an. Dieser Bereich wird zum **parietalen Assoziationskortex** gerechnet. Kaudal geht der Temporallappen auf der konvexen Hemisphärenseite fließend in den Parietallappen über. Der Gyrus supramarginalis liegt am Ende des Sulcus lateralis, der Gyrus angularis am occipitalen Ende des Gyrus temporalis superior. Beide Gyri gehören zum **Lobulus parietalis inferior** (Areae 39, 40), der ebenfalls dem parietalen Assoziationskortex zugerechnet wird. Die Gyri supramarginalis und angularis sind dem primären Hörzentrum benachbart und gehören aufgrund klinischer sowie funktionell bildgebender Verfahren neben dem Areal im Gyrus temporalis superior funktionell vermutlich ebenfalls zum **Wernicke-Zentrum** (Amunts 2010). Insgesamt dient der somatosensorische Kortex der **Wahrnehmung des eigenen Körpers und der Umwelt** über den Tastsinn.

> **Klinischer Tipp**
>
> Bei einem **Ausfall des primärsomatosensorischen Kortex** (somatosensorisches Primärfeld) können somatosensorische Reize nicht mehr genau lokalisiert werden; möglich bleibt jedoch eine Groblokalisation, zum Beispiel Reiz am Fuß. Weiterhin kann die Reizintensität nicht mehr beurteilt werden, beispielsweise das Gewicht eines Objekts oder sein Druck. Die Wahrnehmung von Schmerz und Temperatur ist nur wenig beeinträchtigt.

Bei **Ausfall des somatosensorischen Assoziationsgebietes** (parietaler Assoziationskortex) können komplexe Formen nicht mehr ermittelt werden. Zusätzlich entfällt das Gefühl für die Form des eigenen Körpers (Schiebler und Korf 2007).

> **Klinik**
>
> 1. Typische Herdsymptome, die auf eine Schädigung des Gyrus postcentralis des Lobus parietalis hinweisen sind **Ausfälle der Körpersensibilität (Somatosensorik)** auf der gegenüberliegenden Körperseite, beispielsweise in Form von Hyperästhesien oder Anästhesien (Schumacher und Aumüller 2004).
> 2. Eine Läsion der Areae 5 und 7 des Lobulus parietalis superior zieht eine **Astereognosie** nach sich, bei der Gegenstände mit geschlossenen Augen nicht mehr durch Betasten erkannt werden können, obwohl das bewusste Tastgefühl erhalten geblieben ist (Zilles 1987).
> 3. Beim Vorlesen gelangen visuelle Informationen in den Gyrus angularis, weiter ins Wernicke Zentrum und von dort ins Broca-Zentrum sowie zum Gyrus praecentralis. Eine Störung dieses neuronalen Schaltkreises auf Höhe des Gyrus angularis führt zu einer **Alexie und Agrafie**, also zu einer Lese- und Schreibunfähigkeit. Sprechen und Sprachverständnis bleiben dabei intakt (Zilles 1987).

Lobus occipitalis

Der Okzipitallappen (■ Abb. 8.16, 8.17 und 8.18) ist auf der konvexen Hemisphärenseite nicht deutlich gegen den Scheitel- und Schläfenlappen abzugrenzen. Er enthält den

primär visuellen Kortex in der Area striata (Area 17), der sich ober- und unterhalb der Sulcus calcarinus befindet und nur von der medialen Hemisphärenseite sichtbar ist. Das **visuelle Sekundärfeld** (Area parastriata, Area 18) umgibt die Area striata ringförmig und ist für die Verknüpfung beider Hälften des Gesichtsfeldes zuständig. Der **okzipitale Assoziationskortex** (Area peristriata) befindet sich in der Area 19. Die Analyse von Richtung und Orientierung findet mehr im kranialen Bereich des Okzipitallappens und im Übergangsbereich zum Parietallappen statt. Der basolaterale Bereich und der Übergangsbereich zum Temporallappen ist mit der Analyse von Form und Farbe beschäftigt.

Klinik

1. Einseitige Läsionen des Okzipitallappens führen zu **homonymen Gesichtsfeldausfällen** nach kontralateral. Bilaterale Läsionen können eine kortikale Blindheit zur Folge haben, die die Patienten gelegentlich selbst nicht realisieren oder gar verneinen **(visuelle Agnosie)** und bei der die Pupillenmotorik erhalten bleibt **(Anton-Syndrom)**.
2. Der Ausfall der primären Sehrinde führt zu einem Verlust der bewussten Sehwahrnehmung, auch als **Rindenblindheit** bezeichnet. Fällt die sekundäre Sehrinde teilweise oder ganz aus, wird die Fähigkeit, Gegenstände, Formen und Zeichen zu erkennen und zu verstehen, stark beeinträchtigt (Schiebler und Korf 2007).

Insula

Zieht man den Sulcus lateralis (Fissura Sylvii) auseinander, so sieht man in der Tiefe die Inselregion (Insula Reili). Die sie bedeckenden Teile der Hirnlappen werden **Opercula** genannt: Operculum frontale, Operculum parietale und Operculum temporale. Das Gebiet der Insel wird inselartig durch eine tiefe einheitliche Furche, Sulcus circularis, von der übrigen Großhirnhemisphäre abgegrenzt und erscheint als dreiseitige Pyramide, welche in einer nach vorn gerichteten Spitze, dem Inselpol, endet. Vom Inselpol gehen fächerförmig die Gyri insulae, ventral die Gyri breves und dorsal die Gyri longi, aus. Teile der **Geschmacksbahn** projizieren in die Inselrinde.

Rhinencephalon und basales Vorderhirn

Rhinencephalon Am Limen insulae geht die Insel ins Riechhirn, das vom Paläokortex gebildet wird, über (◘ Abb. 8.18). Die **Rinden- und Kerngebiete des Paläokortex** bestehen aus folgenden Abschnitten:

- **Bulbus** und **Tractus olfactorius**: Der Bulbus olfactorius hat eine sechsschichtige Rinde und liegt als vorgeschobener Teil des Großhirns auf der Siebbeinplatte. Nach dorsal geht der Bulbus in den Tractus olfactorius über.
- **Regio retrobulbaris**: Die Regio retrobulbaris umfasst gering entwickelte Rindengebiete im Tractus olfactorius. Sie besteht aus 3 Schichten und ist als 2. Umschaltstation der Riechbahn aufzufassen.
- **Regio praepiriformis**: Der Cortex praepiriformis liegt in der Nähe der Stria olfactoria lateralis und des Gyrus ambiens sowie am Übergang der basalen Gehirnoberfläche auf den medialen Temporallappen. Der Rindenaufbau ist dreischichtig.
- **Regio praeamygdalaris**: Es handelt sich um 2 kleine Windungen auf der medialen Oberfläche des Temporallappens, den **Gyrus ambiens** und den **Gyrus semilunaris**.
- **Septum pellucidum**: Das Septum pellucidum, welches die mediale Wand beider Seitenventrikel bildet, besteht überwiegend aus Gliazellen und verbreitert sich nach basal. Unterhalb des Rostrum corporis callosi bildet es die **Septumkerngebiete**.

- Basales Vorderhirn: Die Kerngebiete des basalen Vorderhirns liegen beidseits unter den Fasern der Commissura anterior. Das auffälligste Kerngebiet stellt der **Nucleus basalis Meynert** dar. Von diesem Kern geht die cholinerge Innervation von ausgedehnten Gebieten der Hirnrinde aus.
- **Corpus amygdaloideum**: Die reziproken Verbindungen des Corpus amygdaloideum (Mandelkernkomplex) mit vielen Regionen des Paläo- und Archikortex machen es zu einer wichtigen Verbindung von Riechhirn und limbischem System.

Basales Vorderhirn Das basale Vorderhirn, **Pars basalis telencephali**, ist Bestandteil des Rhinencephalon und ist reziprok über den **Fasciculus medialis telencephali** (mediales Vorderhirnbündel) an Hypothalamus und Hirnstamm angeschlossen. Seine paläokortikalen Anteile reichen vom Gyrus paraterminalis nach dorsal und lateral bis zum Corpus amygdaloideum des Temporallappens. Der zentrale Anteil des basalen Vorderhirns liegt im Bereich der Substantia perforata anterior, die vorne vom Tractus olfactorius und medial vom Tractus opticus begrenzt wird. Rostral der Commissura anterior, an der Basis des Septum pellucidum liegen die Kerngebiete dieses Großhirnabschnittes, die **Nuclei septales** und der **Nucleus basalis (Meynert)**; sie stellen cholinerge Afferenzgebiete zum Hippocampus und zum Cortex cerebri dar. Die Nuclei septales umfassen eine mediale (oberflächliche), eine basale und eine wenig ausgeprägte posteriore Kerngruppe. Der **Nucleus accumbens** hat sowohl Beziehungen zu den Nuclei septales, als auch zu einem basalen Areal, in dem Caput nuclei caudati und Putamen miteinander verbunden sind. Der Nucleus accumbens stellt eine Region dar, die für das Umsetzen von Emotionen in Motorik mitverantwortlich ist. Er spielt für **Belohnungsempfinden und Suchtverhalten** eine Rolle.

Klinik

1. Bei Patienten mit **praeseniler und seniler Demenz**, beispielsweise beim **Morbus Pick** (heute zunehmend als frontotemporale Demenz bezeichnet) und beim **Morbus Alzheimer**, konnte man postmortal eine starke Neuronendegeneration des Nucleus basalis (Meynert) beobachten. Außerdem fanden sich in diesen Kerngebieten des basalen Vorderhirns eine Reduktion des Acetylcholingehalts sowie eine veränderte Rezeptorausstattung. Diese Beobachtung hat zu Therapieansätzen mit zentral wirksamen Acetylcholinesterasehemmern geführt (Bechmann und Nitsch 2012).
2. **Läsionen der cholinergen basalen Vorderhirnkerne** führen zu dramatischen Verlusten kognitiver Fähigkeiten, insbesondere für die selektive Aufmerksamkeit, Lernen und Erinnerung (Rager et al. 2004).

Verbindungen innerhalb des telenzephalen Marklagers

Jede Hemisphäre enthält im Marklager eine große Menge weißer Substanz. Im Marklager verlaufen 3 Arten von Nervenfasern: Projektionsfasern, Assoziationsfasern und Kommissurenfasern.

Projektionsfasern Projektionsfasern verbinden die Großhirnrinde mit den verschiedenen Abschnitten des Hirnstamms und des Rückenmarks. Efferente Fasern ziehen vom Kortex durch die innere Kapsel zu tiefer liegenden Hirnteilen oder in die Peripherie. Es sind überwiegend motorische Fasern. Afferente Fasern steigen von der Peripherie zum Kleinhirn oder nach Umschaltung im Thalamus zur Hirnrinde auf. Es sind überwiegend sensible Fasern. Die Projektionsfasern bilden den mächtigsten Bestandteil

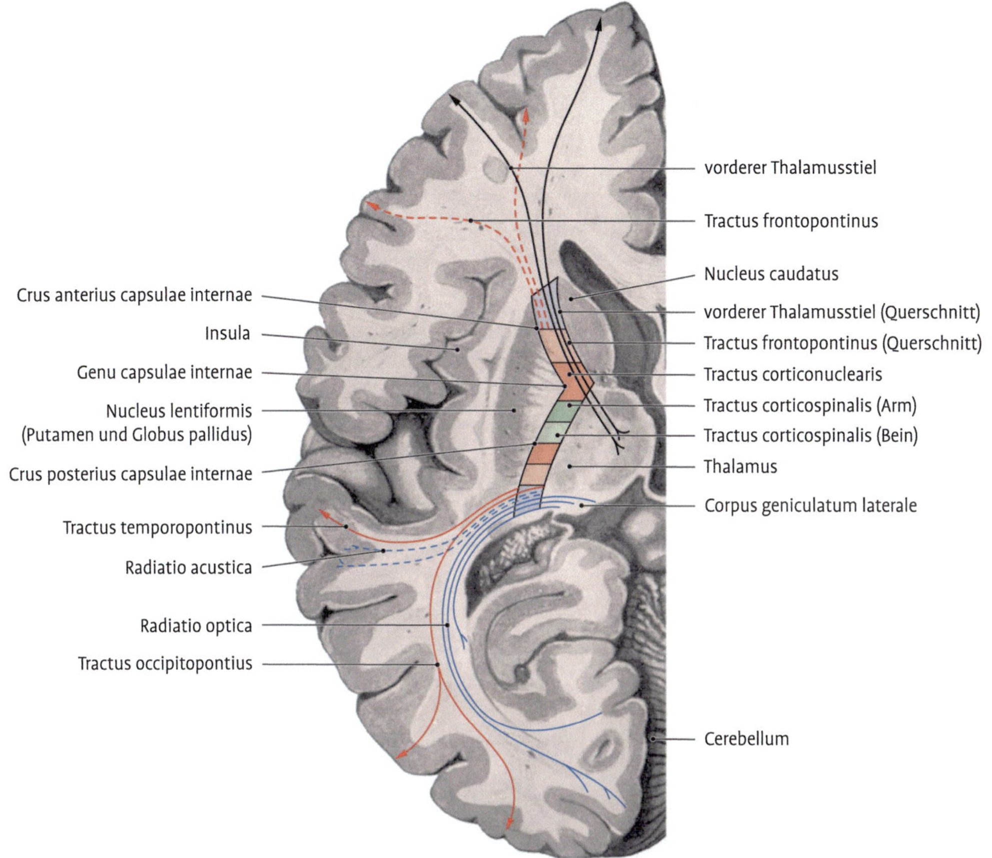

◘ Abb. 8.19 Horizontalschnitt durch das Gehirn auf Höhe der Basalganglien. In der Capsula interna sind die Bahnen verschiedenfarbig eingezeichnet. (Aus Anderhuber et al. 2012)

des Großhirnmantels; sie konvergieren in Richtung auf die Basalganglien und bilden dabei einen Faserfächer, der als Strahlenkranz oder **Corona radiata** bezeichnet wird. Im Bereich der Basalganglien gehen die Fasermassen der Corona radiata in eine enge, spaltförmige „Straße", die **Capsula interna** (◘ Abb. 8.19) über.

Assoziationsfasern Assoziationsfasern verbinden benachbarte oder entferntere Rindenabschnitte der gleichen Großhirnhemisphäre miteinander. In der Rinde bilden die Assoziationsfasern die äußere Tangentialfaserschicht der Lamina molecularis sowie den äußeren und inneren Baillargerschen Streifen in den Laminae granularis

interna und pyramidalis interna. Im Mark machen sie die Hauptmasse der weißen Substanz aus. Im Einzelnen unterscheidet man folgende Faserzüge (◘ Abb. 8.15):

- Fibrae arcuatae breves: verbinden 2 benachbarte Gyri.
- Fibrae arcuatae longae: verbinden 2 weiter voneinander entfernte Gyri.
- Cingulum: verläuft vom Lobus frontalis bogenförmig zum Lobus temporalis.
- Fasciculus longitudinalis superior: liegt am dorsolateralen Rand des Putamen, in der Capsula externa, lateral der Corona radiata und verbindet die oberen Stirnwindungen und den Gyrus praecentralis mit Teilen des Parietal- und Okzipitallappens.

- Fasciculus arcuatus: zieht bogenförmig um den oberen Inselrand und verbindet das sensorische mit dem motorischen Sprachzentrum.
- Fasciculus verticalis: verbindet den Parietal- mit dem Okzipitallappen.
- Fasciculus longitudinalis inferior: verbindet den Okzipital- mit dem Temporallappen.
- Fasciculus uncinatus: verläuft vor der Insel und stellt eine Verbindung zwischen Frontal- und Temporallappen her.

Kommissurenfasern Die Kommissurensysteme umfassen Faserzüge, welche die Mittellinie überschreiten und Rindenanteile beider Hemisphären miteinander verbinden. Die Kommissurenfasern durchqueren sowohl die Fasern der Corona radiata, als auch die Assoziationsfaserbündel. Folgende Kommissuren des Telencephalon sind bekannt (◘ Abb. 8.17):

- Das **Corpus callosum** (Balken) ist eine phylogenetisch junge Kommissur. Horizontale Fasern verbinden die beiden Parietallappen. In Richtung auf den Frontallappen müssen die Kommissurenfasern zangenförmig auseinanderweichen, um die beiden Frontallappen zu verbinden. Diese „zangenförmige" Faseranordnung nennt man **Forceps major**. Ebenso verbinden die Fasern dorsal durch den **Forceps minor** die beiden Okzipitallappen. Als **Tapetum** bezeichnet man Balkenfasern, die bei den Seitenventrikeln im Dach und in der Seitenwand von Hinter- und Unterhorn verlaufen.
- Die **Commissura anterior** ist eine im Verhältnis zum Balken tiefer liegende, ältere Kommissur. Ihre Fasern verbinden die beiden Frontallappen und die beiden Temporallappen.
- Die **Commissura fornicis** gehört zum limbischen System. Zwischen den Schenkeln des Fornix (Crura fornicis) kreuzen die Fasern aus dem Hippocampus zur anderen Seite.

Basalganglien

Außer der oberflächlichen grauen Substanz enthalten beide Hemisphären in ihrem Inneren noch Ansammlungen grauer Substanz, die in ihrer Gesamtheit als **Basalganglien** bezeichnet werden (◘ Abb. 8.6B, 8.19 und 8.24). Die Basalganglien sind bei einigen Erkrankungen betroffen, die durch einen **Mangel oder ein Zuviel an Bewegung**, eine Veränderung des Muskeltonus oder durch unzweckmäßige Bewegungen gekennzeichnet sind. Folgende Basalganglien werden unterschieden:

- Der **Nucleus caudatus** (Schweifkern) ist eine langgestreckte Kernmasse, die sich kommaförmig um die laterale Seite des Thalamus legt. Er grenzt in seinem Verlauf wandbildend an den Seitenventrikel. Der Kern wird unterteilt in Caput, Corpus und Cauda nuclei caudati. Im rostralsten Teil ist der Kopf in direktem Kontakt mit der Substantia perforata anterior. Der Schwanz verläuft im Unterhorndach des Seitenventrikels.
- Das **Putamen** (Schalenkern) verdankt seinen Namen dem Umstand, dass es dem nach medial folgenden Globus pallidus schalenförmig anliegt. Dieser Kern hat wie der Nucleus caudatus eine rotbraune Farbe. Nucleus caudatus und Putamen sind durch Streifen grauer Substanz verbunden. Sie werden daher als **Striatum** bezeichnet. Zwischen den grauen Streifen des Striatums verlaufen die Fasern der Capsula interna. Das Striatum leitet sich entwicklungsgeschichtlich vom Großhirn ab und hat auf Bewegungen einen hemmenden Einfluss. Es sorgt für eine Verminderung von Bewegungen (Hypokinese) und erhöht den Muskeltonus (Hypertonus).
- Der **Globus pallidus** (blasser Kern) wurde durch die einwachsenden Fasern der Capsula interna vom Zwischenhirn abgesprengt und legte sich an das Putamen an. Das Pallidum leitet sich entwicklungsgeschichtlich vom Zwischenhirn ab. Es sorgt für eine Vermehrung

von Bewegungen (Hyperkinese) und erniedrigt den Muskeltonus (Hypotonus).

- Das **Claustrum** (Vormauer) eine 1 bis 2 mm dicke Platte aus grauer Substanz, liegt zwischen dem Putamen und der Insula Reili. Es wird von der Insel durch die Capsula extrema und vom Putamen durch die Capsula externa getrennt.
- Das **Corpus amygdaloideum** (Mandelkern) liegt im Pol des Temporallappens, vor dem Hippocampus. Medial und ventral grenzt das Corpus amygdaloideum an die Area entorhinalis mit dem Gyrus ambiens. Medial bildet es mit seinem zugehörigen periamygdalären Rindengebiet den Gyrus semilunaris.

Klinik
1. Der **Morbus Parkinson** ist durch Tremor (Zittern), Rigor (erhöhter Muskeltonus) und Bewegungsarmut (Hypokinese) gekennzeichnet. Bei dieser Erkrankung sind die nigrostriatalen Projektionen, also die Verbindungen zwischen der im Mittelhirn lokalisierten Substantia nigra und dem Striatum, gestört.
2. Beim **Hemiballismus** kommt es zu weit ausfahrenden, schleudernden Bewegungen. An dieser Erkrankung ist der Nucleus subthalamicus des Zwischenhirns, der in funktioneller Verbindung mit den Basalganglien steht, beteiligt.
3. Die **Dystonie** ist durch bizarre Bewegungen und Verdrehungen einzelner Körperpartien gekennzeichnet. Hierunter fällt der **Torticollis spasmodicus**, bei dem die Halsmuskulatur betroffen ist. Es treten langsame, unwillkürliche Dreh- und Neigebewegungen auf.
4. Die autosomal-dominant vererbte **Chorea Huntington** führt zu kurz andauernden Überbewegungen. Die Erkrankung beginnt erst im mittleren Lebensalter; sie führt zu Demenz und vorzeitigem Tod.
5. Bei der **Athetose** treten krampfhafte Muskelanspannungen im Bereich der Agonisten und Antagonisten auf, sodass bizarre Bewegungsbilder resultieren. Dieser Erkrankung liegt eine intrauterine oder perinatale Schädigung des Striatum zugrunde.

Blutversorgung des Telencephalon einschließlich Capsula interna

Arterielle Versorgung Das Telencephalon wird aus **2 arteriellen Stromgebieten** versorgt (◨ Abb. 8.20 und ▶ 7.13). Das vordere Stromgebiet wird von der A. carotis interna gespeist, das hintere von der A. vertebralis (Benner und Snell 1995). Die A. carotis interna teilt sich in ihrem Endabschnitt in die Aa. cerebri anterior und cerebri media. Die Aa. vertebrales der rechten und linken Körperseite vereinigen sich zur A. basilaris, welche sich in ihrem Endabschnitt in die beiden Aa. cerebri posteriores teilt. Vorderes und hinteres Stromgebiet sind über die A. communicans posterior – einer kleinen Arterie, die beidseits von der A. carotis interna zur A. cerebri posterior zieht – miteinander verbunden.

Die **Aa. cerebri anterior und cerebri media** werden jeweils in 2 Segmente (A1, A2 und M1, M2) gegliedert. An der **A. cerebri posterior** werden 4 Segmente (P1, P2, P3, P4) unterschieden.

Am **Frontallappen** wird die laterale konvexe Seite mit primärmotorischem, praemotorischem, supplementmotorischem und praefrontalem Kortex mitsamt dem Broca-Zentrum von Ästen des M2-Segments versorgt. Für die basale Fläche mit den Gyri orbitales ist das A2-Segment (Aa. frontobasalis medialis und lateralis) zuständig, ebenso für die mediale Fläche (Aa. frontobasalis, frontopolaris und praefrontalis). Des Weite-

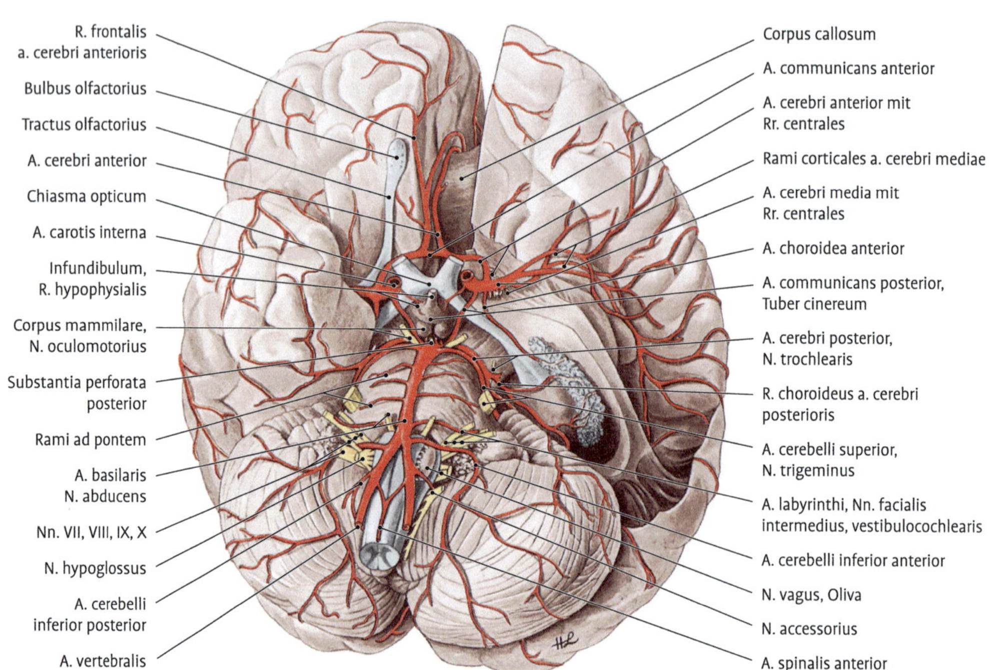

▪ Abb. 8.20 Basalansicht des Gehirns mit den Zerebralarterien (Circulus arteriosus cerebri in situ). Teile des linken Stirn- und Schläfenlappens sind entfernt worden, um den Verlauf der Aa. cerebri anterior und cerebri media sowie den Plexus choroideus im Unterhorn des Seitenventrikels darzustellen. (Aus Anderhuber et al. 2012)

ren werden Balken (A. pericallosa) und Gyrus cinguli (A. callosomarginalis) vom A2-Segment versorgt. Die A. pericallosa anastomosiert dorsal mit Ästen der A. cerebri posterior. Die Versorgung der lateralen Gyri des **Temporallappens** übernehmen Äste des M2-Segments (Aa. temporopolaris, temporalis anterior, temporalis intermedia und temporalis posterior). Hierbei übernimmt die A. temporalis posterior die Versorgung des primären Hörzentrums und des Wernicke-Zentrums. Die vorderen Abschnitte der basalen Gyri, einschließlich des Gyrus parahippocampalis mit Hippocampus und Gyrus dentatus werden vom P2-Segment (Rami temporales inferiores anteriores und posteriores) versorgt, für die hinteren Abschnitte der basalen Gyri ist das P4-Segment (A. occipitalis lateralis mit Rami temporales posteriores) zuständig. Beim **Parietallappen** werden das somatosensorische Primärfeld und das supplementäre somatosensorische Areal von Ästen des M2-Segments (A. sulci postcentralis) versorgt, ebenso die vorderen Abschnitte der Gyri parietales sowie die Gyri supramarginalis und angularis des Lobulus parietalis inferior als Sitz des parietalen Assoziationskortex (Aa. supramarginalis und gyri angularis). Für den Lobulus parietalis superior ist das P4-Segment (A. occipitalis lateralis) zuständig. Am **Okzipitallappen** übernimmt das P4-Segment (Aa. occipitalis lateralis und medialis) die Versorgung der basalen und medialen Fläche. Die A. occipitalis lateralis beteiligt sich an der Durchblutung der basalen Fläche des Okzipitallappens. Die A. occipitalis medialis zieht mit dem Ramus parietooccipitalis zum Cuneus. Das primäre Sehzentrum wird aus der A. occipitalis medialis (Ramus parietooccipitalis in 23 %, Ramus calcarinus in 31 % oder beide Äste in 31 %) versorgt.

Unter den **Basalganglien** wird der Nucleus caudatus von den Segmenten A1 (Aa. centrales breves und A. centralis longa, auch als A. recurrens Heubneri bezeichnet) und M1 (Aa. centrales anterolaterales), das Putamen vom Segment M1 (Aa. centrales anterolaterales) und der Globus pallidus vom Segment A1 (Aa. centrales breves) versorgt. Die Versorgung des Corpus amygdaloideum erfolgt aus dem M2-Segment (Rami insulares). Bei der **Capsula interna** wird der vordere Schenkel aus Ästen des A1-Segmentes (Aa. centrales breves und A. centralis longa) versorgt. Weiterhin sind Äste des M1-Segments (Aa. centrales anterolaterales, auch Aa. lenticulostriatae genannt) beteiligt. Für den hinteren Schenkel ist das P1-Segment (Aa. perforantes interpedunculares) zuständig.

Venöse Drainage   Die Hirnvenen halten sich in ihrem Verlauf weder an die Arterien, noch an Furchen und Windungen. Kurz vor ihren Einmündungen in die Sinus durae matris werden sie als „Brückenvenen" von harter Hirnhaut umschlossen.

Am **Frontallappen** wird die laterale konvexe Seite von den Vv. praefrontales (frontopolares), frontales anteriores und posteriores sowie von der V. praecentralis drainiert, wobei alle diese Venen in den Sinus sagittalis superior einmünden. Für die basale Fläche sind die V. frontalis inferior mit Abfluss in die V. basalis und die Vv. orbitae mit Abfluss in die Vv. cerebri media superficialis und profunda zuständig. Die Venen der medialen Fläche haben über die Vv. frontales mediales anteriores Anschluss an den Sinus sagittalis superior. Die V. cerebri anterior (V. limbica anterior), die V. corporis callosi dorsalis (V. limbica posterior) und die V. choroidea superior führen Blut aus dem Balken. Das venöse Blut aus dem Gyrus cinguli gelangt zur V. cerebri anterior. Die Drainage der lateralen Gyri des **Temporallappens** übernehmen die V. cerebri media superficialis mit Abfluss in den Sinus sphenoparietalis und die Vv. temporales inferiores mit Abfluss in den Sinus transversus. Basal fließt das Blut der Vv. temporopolaris, temporalis anterior inferior und occipitotemporalis lateralis zum Sinus petrosus superior, während die V. temporalis posterior inferior in den Sinus transversus und die Vv. occipitotemporalis medialis und parahippocampalis unter Zwischenschaltung der Vv. basalis und cerebri magna in den Sinus rectus münden. Beim **Parietallappen** führen die V. postcentralis, die Vv. parietales und die V. praecunea Blut zum Sinus sagittalis superior. Am lateralen **Okzipitallappen** führen die Vv. occipitales superiores und inferiores Blut zum Sinus sagittalis superior bzw. zum Sinus transversus. Das venöse Blut der medialen Seite gelangt über die Vv. occipitales mediales in den Sinus sagittalis superior und über die V. cuneata und die V. cerebri magna in den Sinus rectus.

Unter den **Basalganglien** führt die V. septi pellucidi Blut aus dem Nucleus caudatus und die V. thalamostriata superior Blut aus dem Corpus striatum. Beide Venen drainieren über die V. cerebri interna in den Sinus rectus. Für die **Capsula interna** ist die V. thalamostriata superior, die über die V. cerebri interna in den Sinus rectus mündet, zuständig.

Klinik

1. Ein **Ausfall der A. centralis longa** kann zu Aphasie, Hemiparese sowie Lähmung der Gesichts- und Zungenmuskeln führen. Aphasie und Hemiparese dürften auf einen Ausfall der im vorderen Thalamusstiel (Pedunculus thalami anterior) verlaufenden, doppelläufigen Verbindungen zwischen den motorischen Rindenfeldern im Stirnlappen und dem Thalamus zurückgehen. Alle motorischen Impulse der Rinde verlaufen im Nebenschluss über den Thalamus. Für die Lähmung der Ge-

sichts- und Zungenmuskeln dürfte ein partieller Ausfall des Tractus corticonuclearis, der für die Innervation der Hirnnervenkerne zuständig ist, verantwortlich sein.

2. **Aneurysmen der A. cerebri anterior** (Anterior-Aneurysma) betreffen in 40 % bis 45 % der Fälle die A. communicans anterior (Bähr und Frotscher 2014). Diese Arterie bildet die Grenze zwischen dem A1- und dem A2-Segment der A. cerebri anterior. Das Anterior-Aneurysma liegt vor dem Chiasma opticum. Eine auf ein rupturiertes Anterior-Aneurysma zurückgehende **Subarachnoidalblutung** kann sich über die Cisterna laminae terminalis, in der die A. cerebri anterior verläuft, nach ventral in die Cisterna pericallosa und nach dorsal in die Cisterna chiasmatis ausbreiten (Claassen 2016).

3. Ein am äußeren Rand des Putamen aufsteigender Ast der A. cerebri media wird als **„Arterie der Hämorrhagie"** bezeichnet. Diese Arterie geht rechtwinklig vom M1-Segment der A. cerebri media ab und zerreißt bevorzugt bei Patienten mit Hypertonie. Ein Verschluss der A. temporalis posterior kann das sensorische Sprachzentrum betreffen. Daher wird diese Arterie auch als **„Arterie der Wernicke-Aphasie"** bezeichnet.

4. Die **homonyme Hemianopsie** stellt ein Leitsymptom bei einem Verschluss des P2-Segmentes der A. cerebri posterior dar. Aufgrund der Gefäßarchitektur der Endaufzweigung der Rami temporales inferiores anteriores und posteriores des P2-Segmentes der A. cerebri posterior ist die Ammonshornregion CA1 (Sommerscher Sektor) der Hippocampusformation des Temporallappens anfälliger gegen Ischämie als die Ammonshornregion CA2/

CA3 (Sektor nach Spielmeyer). Die **unterschiedliche Vulnerabilität der einzelnen Abschnitte des Hippocampus** kann aus der unterschiedlichen Blutgefäßversorgung und aus biochemischen Unterschieden erklärt werden (Zilles 1987).

8.4.9 Lange aufsteigende Bahnen

Die aufsteigenden Bahnen sind somatosensibel (■ Abb. 8.5 und 8.21) und empfangen ihre Impulse aus der Haut, aus Muskeln, Sehnen und Faszien sowie Gelenkkapseln. Im Kopfbereich kommen zusätzlich Empfindungen aus dem Zahnfleisch, aus dem Zahnhalteapparat, aus der Kaumuskulatur und aus dem Kiefergelenk hinzu (■ Tab. 8.2).

> **Klinischer Tipp**
>
> Im **klinischen Alltag** sind insbesondere die **Hinterstrangbahnen**, welche die fein diskriminierende, epikritische Sensibilität leiten, von Bedeutung (■ Abb. 8.5 und 8.21).

Das 1. Neuron der afferenten Bahnen liegt in den pseudounipolaren Ganglienzellen des Spinalganglions. Der periphere Fortsatz dieser Nervenzellen kommt von verschiedenen Rezeptoren und greift Empfindungen ab, die über den zentralen Fortsatz an die aufsteigenden Bahnen weitergegeben werden. Die über die Hinterwurzel ins Rückenmark eintretenden Fasern schlagen verschiedene Wege ein. Dementsprechend teilt man die aufsteigenden Bahnen in 3 Gruppen ein:

1. Vorderseitenstrangsystem
2. Kleinhirn-Seitenstrang-System
3. Hinterstrangsystem

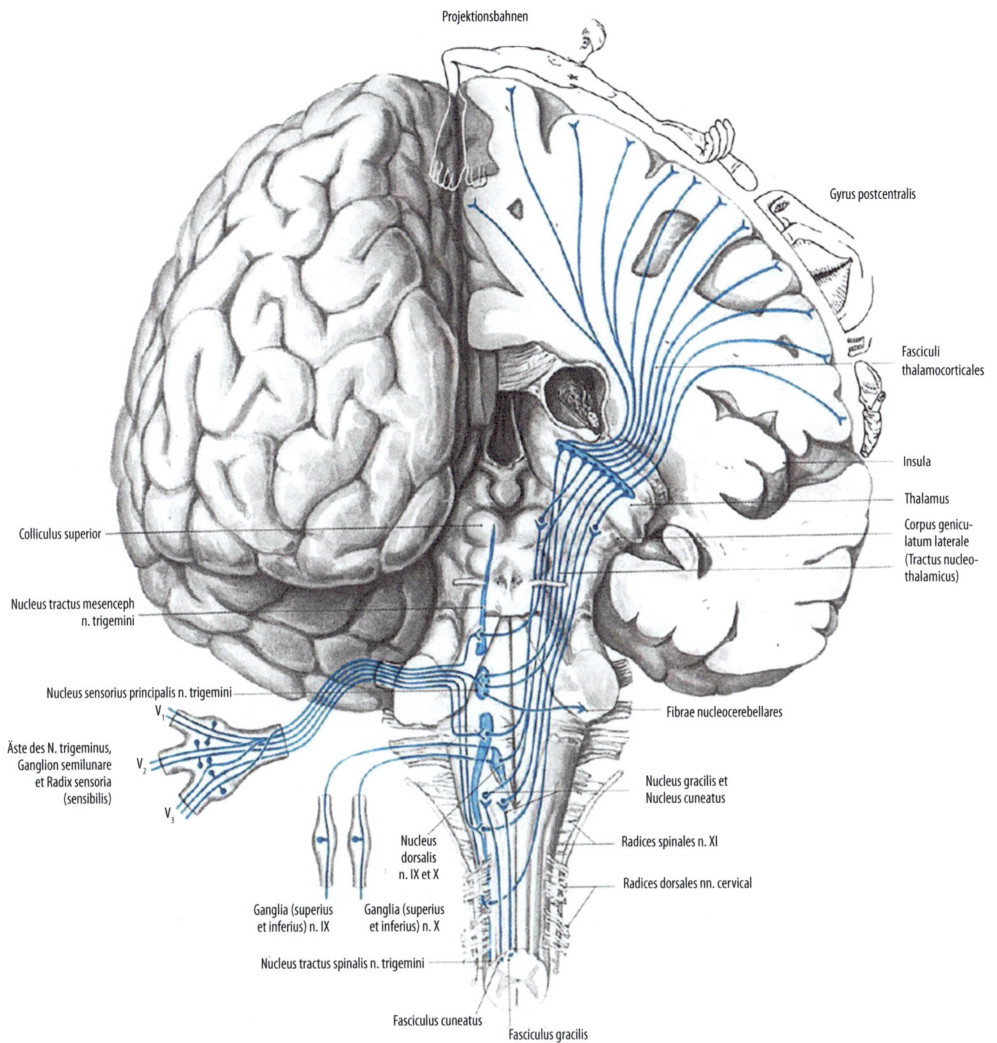

Abb. 8.21 Vereinfachtes Schema der sensiblen, kortikoafferenten Bahnen und deren Kerne. Rückenmark schräg angeschnitten. (Aus Lanz-Wachsmuth, Praktische Anatomie, Kopf Teil A, Übergeordnete Systeme, herausgegeben von Lang 2004a)

◘ Tab. 8.2   Zusammenstellung der langen afferenten Bahnsysteme

Bahn	Rezeptoren	1. Neuron	2. Neuron	3. Neuron	Endgebiet	Kreuzung	Funktion
Tractus spinothalamicus anterior	Hautrezeptoren	Pseudounipolare Spinalganglienzelle	Rückenmark: Zellen des Hinterhorns	Thalamus: Nucleus ventralis posterolateralis	Kortex: Gyrus postcentralis	Rückenmark: meist 4–5 Segmente höher	Protopathische Oberflächensensibilität (Druck, Berührung, Vibration)
Tractus spinothalamicus lateralis	Hautrezeptoren	Pseudounipolare Spinalganglienzelle	Rückenmark: Strangzellen des Hinterhorns	Thalamus: Nucleus ventralis posterolateralis	Kortex: Gyrus postcentralis	Rückenmark: meist im gleichen Segment	Protopathische Oberflächensensibilität (Schmerz, Temperatur)
Trigeminoafferentes System	Hautrezeptoren	Ganglion trigeminale	Nucleus spinalis n. trigemini	Thalamus: Nucleus ventralis posteromedialis	Kortex: Gyrus postcentralis	Brücke	Protopathische Oberflächensensibilität im Gesichtsbereich (Druck, Berührung und Vibration sowie Schmerz und Temperatur)
Tractus spinocerebellaris anterior (Gowers)	Muskelrezeptoren	Pseudounipolare Spinalganglienzelle	Rückenmark: Hinterhornkerne	–	Vermis cerebelli und paravermale Zone	Rückenmark: Kreuzung, Mittelhirn: Rückkreuzung	Untere Körperhälfte: Raumsinn, Muskeltonus (große Sinnesfelder)
Tractus spinocerebellaris posterior (Flechsig)	Muskelrezeptoren	Pseudounipolare Spinalganglienzelle	Rückenmark: Nucleus dorsalis (Stilling-Clark-Säule)	–	Vermis cerebelli und paravermale Zone	Überwiegend ungekreuzt	Untere Körperhälfte: Raumsinn, Muskeltonus (kleine Sinnesfelder)
Fibrae cuneocerebellares	Muskelrezeptoren	Pseudounipolare Ganglienzelle	Nucleus cuneatus accessorius	–	Vermis cerebelli und paravermale Zone	–	Obere Körperhälfte: Raumsinn, Muskeltonus
Tractus spinobulbaris medialis (Goll)	Haut- und Muskelrezeptoren	Pseudounipolare Spinalganglienzelle	Medulla oblongata: Nucleus gracilis	Thalamus: Nucleus ventralis posterolateralis	Kortex: Gyrus postcentralis	Medulla oblongata: Lemniscus medialis	Untere Körperhälfte: Tiefensensibilität und epikritische Oberflächensensibilität
Tractus spinobulbaris lateralis (Burdach)	Haut- und Muskelrezeptoren	Pseudounipolare Ganglienzelle	Medulla oblongata: Nucleus cuneatus	Thalamus: Nucleus ventralis posterolateralis	Kortex: Gyrus postcentralis	Medulla oblongata: Lemniscus medialis	Obere Körperhälfte: Tiefensensibilität und epikritische Oberflächensensibilität
Trigeminoafferentes System	Hautrezeptoren	Ganglion trigeminale	Nucleus principalis n. trigemini	Thalamus: Nucleus ventralis posteromedialis	Kortex: Gyrus postcentralis	Brücke: Überwiegend gekreuzt	Tiefensensibilität und epikritische Oberflächensensibilität im Gesichtsbereich

Vorderseitenstrangsystem

Die Afferenzen dieses Systems werden von dünnen Nervenfasern, die gering oder nicht myelinisiert sind, geleitet (◘ Abb. 8.5).

Tractus spinothalamicus anterior und lateralis

Die Impulse des Tractus spinothalamicus anterior stammen von Haarfollikelrezeptoren, Vater-Pacini-Körperchen und freien Nervenendigungen, welche die **gering diskriminierende, protopathische Sensibilität** übertragen. Der Tractus spinothalamicus lateralis vermittelt **Schmerz- und Temperaturempfindungen**, die von freien Nervenendigungen wahrgenommen werden.

Trigeminoafferentes System

Die Fasern der gering diskriminierenden, **protopathischen Sensibilität** aus dem Gesichtsbereich schließen sich nach Umschaltung und Kreuzung dem Tractus spinothalamicus anterior an. **Schmerz-** und **temperaturleitende** Fasern verlaufen nach Umschaltung im Tractus trigeminothalamicus anterior. Die **propriozeptiven Impulse aus der Kaumuskulatur** stammen aus Muskelspindeln und Golgi-Sehnenorganen und werden über die peripheren Fasern der im Nucleus mesencephalicus n. trigemini lokalisierten Ganglienzellen weitergeleitet. Die zentralen Fortsätze dieser pseudounipolaren Ganglienzellen ziehen ohne Umschaltung zu den Motoneuronen des Nucleus motorius n. trigemini. Über diese afferent-efferente Verbindung erfolgt die **reflektorische Steuerung der Kaumuskeln**.

Kleinhirn-Seitenstrang-System

Das Kleinhirn-Seitenstrang-System leitet Erregungen aus Muskeln und Gelenken, welche über die **Stellung der Glieder im Raum (Raumsinn)**, über den **Spannungszustand der Muskulatur (Muskeltonus)** und den **Beugungsgrad der Gelenke** Auskunft geben (◘ Abb. 8.5).

Tractus spinocerebellaris anterior und posterior

Der Tractus spinocerebellaris anterior leitet Erregungen aus Muskel- und Sehnenspindeln der unteren Körperhälfte. Die abgegriffenen Sinnesfelder sind groß und beziehen sich auf synergistisch wirkende Muskelgruppen. Diese Bahn dient also der Lageerfassung ganzer Glieder. Der Tractus spinocerebellaris posterior umfasst schnell leitende Fasern von Muskelrezeptoren der unteren Körperhälfte. Die abgegriffenen Sinnesfelder sind klein. Die Lageerkennung von Gliedmaßen ist topografisch sehr genau.

Fibrae cuneocerebellares

Faseranteile aus dem Halsmark, Fibrae cuneocerebellares, leiten Afferenzen aus Muskelrezeptoren der oberen Körperhälfte. Diese Fasern gelangen über den Fasciculus cuneatus – einer Bahn des Hinterstrangsystems – zu einem eigenen Kern, dem in der dorsalen Medulla oblongata gelegenen Nucleus cuneatus accessorius. Von hier ziehen die Fasern nach Umschaltung zum Kleinhirn.

Hinterstrangsystem

Die **fein diskriminierende, epikritische Sensibilität** aus dem Extremitäten- und Rumpfbereich wird über die Hinterstränge geleitet (◘ Abb. 8.5 und 8.21). Die Impulse stammen von Merkel-Tastscheiben, Meissner-Tastkörperchen, Ruffini-Körperchen und Vater-Pacini-Lamellenkörperchen in der Haut sowie von Spannungs- und Dehnungsrezeptoren in Muskeln, Faszien, Sehnen, Periost und Gelenkkapseln. Mithilfe der epikritischen Sensibilität nehmen wir den Boden unter unseren Füßen und die Bewegung in unseren Gelenken wahr. Ferner können wir den Namen eines Gegenstandes angeben, nachdem wir dessen Gestalt mit geschlossenen Augen „nur" ertastet haben.

Fasciculus gracilis und cuneatus

Der Fasciculus gracilis, der im Rückenmark nahe der Medianebene liegt, leitet die epikritische Sensibilität der unteren Körperhälfte. Der sich lateral an den Fasciculus gracilis anschließende Fasciculus cuneatus vermittelt die epikritische Sensibilität der oberen Körperhälfte.

Trigeminoafferentes System   Die meisten Fasern der genau diskriminierenden, **epikritischen Sensibilität** aus dem Gesichtsbereich kreuzen nach Umschaltung zur Gegenseite und setzen ihren Verlauf im Tractus trigeminothalamicus anterior fort. Ungekreuzte Fasern bilden den Tractus trigeminothalamicus posterior. Die Tractus trigeminothalamici anterior und posterior bilden zusammen den Lemniscus trigeminalis.

Klinik

1. Eine **Unterbrechung des Tractus spinothalamicus anterior** führt zu keinem vollständigen Verlust der Berührungsempfindungen, da taktile Reize auch in den homolateralen Hintersträngen geleitet werden. Der **einseitige Ausfall des Tractus spinothalamicus lateralis** hat einen kontralateralen Verlust der Schmerz- und Temperaturwahrnehmung unterhalb der Läsion zur Folge.

2. Das Krankheitsbild der **Friedreich-Ataxie** ist durch die kombinierte Erkrankung von spinozerebellären Bahnen und Hintersträngen gekennzeichnet. Die Erkrankung beginnt in der Regel vor dem 25. Lebensjahr mit einer Degeneration der Spinalganglienzellen, die eine Degeneration der Hinterstränge zur Folge hat. Es resultiert hieraus eine Aufhebung der epikritischen Sensibilität, gekennzeichnet durch einen Verlust der Lageempfindung, Diskrimination und Stereognose. Da auch die Kleinhirnseitenstränge erkranken, steht die Ataxie ganz im Vordergrund des Krankheitsbildes. Beim Finger-Nase- und Knie-Hacke-Versuch finden sich ausgesprochene Ataxien. Der Gang ist ataktisch und schleudernd. Im Laufe der Zeit gesellt sich infolge der Degeneration der Pyramidenbahnen

eine spastische Komponente hinzu. Typisch für das Leiden ist das Vorhandensein eines Hohlfußes, des sogenannten „Friedreich-Fußes", der bei ca. 50 % der Patienten nachweisbar ist (Bähr und Frotscher 2014).

3. Eine Hinterstrangschädigung im Rahmen einer sogenannten **funikulären Myelose** kann auf eine **Vitamin-B12-Stoffwechselstörung** zurückgehen. Bei chronischer Einnahme des Protonenpumpenhemmers Pantoprazol ist mit einem Vitamin-B12-Mangel zu rechnen, da die Verminderung der gastralen Säuresekrektion auch die intestinale Freisetzung von Vitamin B12 aus Nahrungsmitteln verringert. Bei alten Menschen liegt einem **Vitamin-B12-Mangel** häufig eine chronisch-atrophische Gastritis zugrunde. Hierbei ist die Sekretion des Vitamin-B12-bindenden Intrinsic-Faktors, der von den Parietalzellen des Magens hergestellt wird, zu gering. Infolgedessen ist die Synthese der Markscheiden der Hinterstrangbahnen gestört. Auch die **Tabes dorsalis bei Lues** führt zu einer Schädigung der Hinterstränge. Klinische Zeichen sind: Aufhebung des Lage- und Vibrationssinnes. Ferner fehlt die Fähigkeit, bei geschlossenen Augen Gegenstände durch Betasten zu erkennen (Astereognosis). Der Patient spürt den Boden unter den Füßen nicht mehr, Stehen und Gehen sind unsicher. Es wird ein **ataktischer Gang** beobachtet. Dieses Gangbild verstärkt sich bei geschlossenen Augen, da die Augen zur Kontrolle des Lagesinns beitragen. Die klinische Überprüfung des Lagesinns erfolgt mit dem **Romberg-Test**: Treten auf der Stelle mit offenen und mit geschlossenen Augen.

8.4.10 Lange absteigende Bahnen

Die motorischen oder efferenten Bahnen leiten zentrifugal (absteigend) und haben einen langen Verlauf. Bekanntestes Beispiel ist die Pyramidenbahn (Abb. 8.22). Das extrapyramidale System ist durch kurzkettige Bahnen, welche die Basalganglien untereinander und mit Zentren im Mittelhirn verbinden, charakterisiert. Diese Bahnen haben zum Teil rückläufige, aufsteigende Kollateralen zum Kleinhirn und zum Thalamus dorsalis sowie zur Großhirnrinde. Darüber hinaus gibt es lange extrapyramidale Bahnen, die ins Rückenmark ziehen (Tab. 8.3, Abb. 8.5).

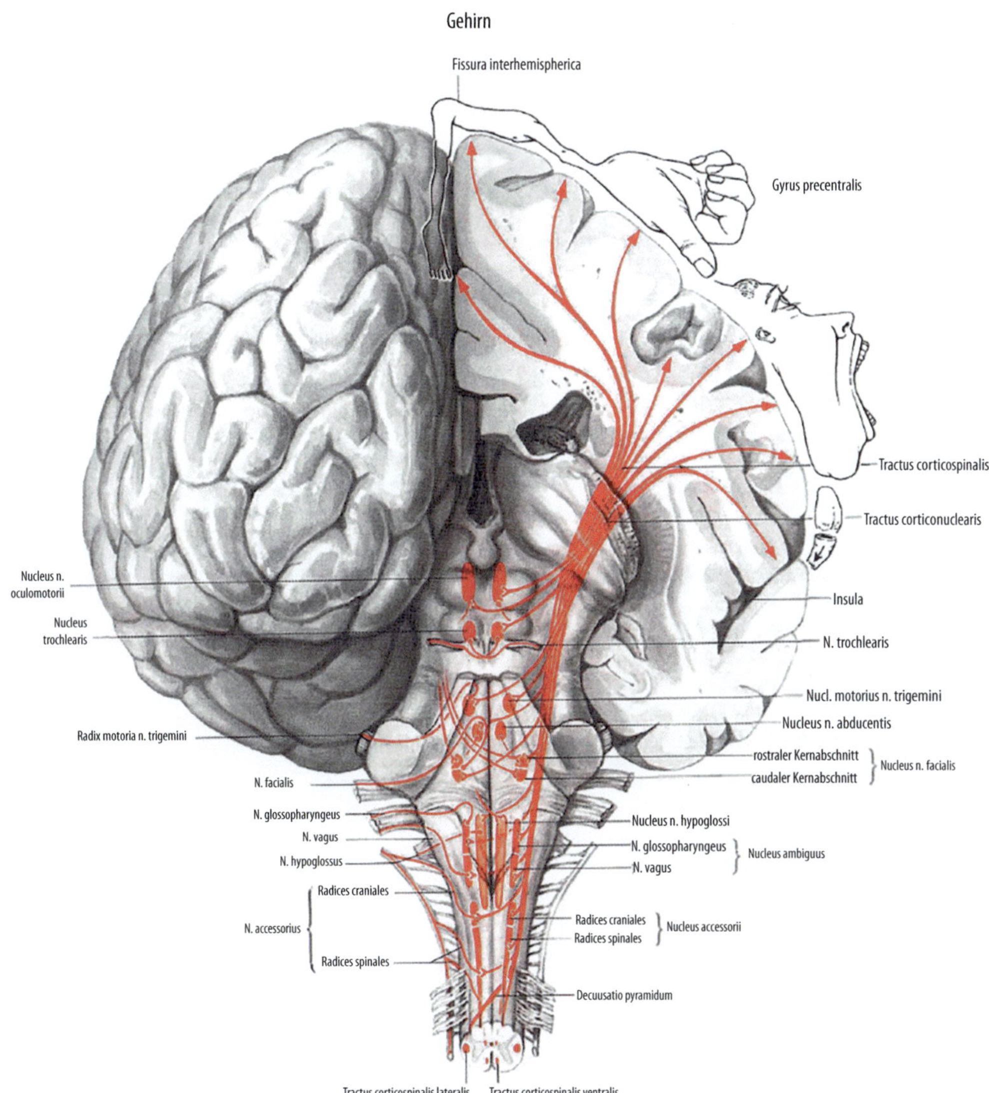

Abb. 8.22 Vereinfachtes Schema der kortikoefferenten Bahnen und der motorischen Hirnnervenkerne. Rückenmark schräg angeschnitten. (Aus Lanz-Wachsmuth, Praktische Anatomie, Kopf Teil A, Übergeordnete Systeme, herausgegeben von Lang 2004a)

◘ Tab. 8.3   Zusammenstellung der langen efferenten Bahnsysteme

Bahn	1. Neuron	2. Neuron	Erfolgsneuron	Kreuzung	Funktion
Tractus corticospinalis lateralis	Betz-Zellen im Gyrus praecentralis	Schaltzellen im Rückenmark	α-Motoneurone des Rückenmarks	Decussatio pyramidum der Medulla oblongata	Pyramidale Motorik von Rumpf und Extremitäten
Tractus corticospinalis anterior	Betz-Zellen im Gyrus praecentralis	Schaltzellen im Rückenmark	α-Motoneurone des Rückenmarks	Im Zielsegment des Rückenmarks	Pyramidale Motorik von Rumpf und Extremitäten
Tractus corticonuclearis	Betz-Zellen im Gyrus praecentralis	Schaltzellen im Hirnstamm	α-Motoneurone der motorischen Hirnnervenkerne III–VII und IX–XII	Im Hirnstamm	Pyramidale Motorik der Kopfmuskulatur
Tractus corticopontocerebellaris	Kortex	Nuclei pontis	Über Moosfasern zu den Körnerzellen	In der Brücke	Kleinhirnafferenzen für die motorische Koordination zwischen pyramidalem und extrapyramidalem System
Tractus cerebellorubralis und dentatothalamicus	Purkinje-Zellen des Kleinhirns	Nucleus dentatus	Nucleus ruber, Thalamus	Dorsale Haubenkreuzung (Meynert) im Mittelhirn	Efferente Hauptbahnen des Kleinhirns für die motorischen Koordinationen zwischen pyramidalem und extrapyramidalem System
Tractus tegmentalis centralis	Endhirn, Basalganglien (Striatum, Globus pallidus), Zwischenhirn, Mittelhirn (Nucleus ruber), Brücke, Medulla oblongata	–	Oliva inferior, über Tractus olivocerebellaris zum Kleinhirn und über die Kletterfasern zu den Purkinje-Zellen	–	Wichtigste Bahn des extrapyramidalmotorischen Systems

Tractus olivospinalis (Helwegsche Dreikantenbahn)	Oliva inferior	–	α-Motoneuronen des Rückenmarks	–	Koordination der Halsmuskulatur
Tractus tectospinalis	Colliculi superiores des Mittelhirns		Über Interneurone zu den α-Motoneuronen des Rückenmarks	Dorsale Haubenkreuzung (Meynert) im Mittelhirn	Reflexartige Abwehrbewegungen auf optische und visuelle Reize
Tractus rubrospinalis (Monakow'sches Bündel)	Nucleus ruber	–	α-Motoneurone des Rückenmarks	Ventrale Haubenkreuzung (Forel) im Mittelhirn	Kontrolliert den Tonus der Beugemuskeln
Tractus vestibulospinalis medialis	Nucleus vestibularis medialis (Schwalbe)	–	α-Motoneurone des Rückenmarks	–	Beeinflusst Tonus der Halsmuskulatur
Tractus vestibulospinalis lateralis	Nucleus vestibularis lateralis (Deiters)	–	α- und γ-Motoneurone des Rückenmarks	–	Einfluss auf Streckreflexe, Gleichgewichtserhaltung
Tractus reticulospinalis medialis	Formatio reticularis der Brücke	–	α- und γ-Motoneurone des Rückenmarks	–	Aktiviert Motoneurone der Extensoren, hemmt Motoneurone der Flexoren
Tractus reticulospinalis lateralis	Formatio reticularis der Medulla oblongata	–	α- und γ-Motoneurone des Rückenmarks	–	Aktiviert Motoneurone der Flexoren, hemmt Motoneurone der Extensoren
Fasciculus longitudinalis medialis	–	–	–	–	Verbindet die motorischen Kerne der Augenmuskeln mit den Vestibulariskernen
Fasciculus longitudinalis dorsalis (Schütz-Bündel)	–	–	–	–	Wichtigste efferente Bahn des Hypothalamus

Pyramidalmotorisches System und Pyramidenbahn

Die Pyramidenbahn ist die alleinige Bahn der Willkürmotorik (◨ Abb. 8.5 und 8.22). Der größte Teil ihrer Fasern entspringt im primärmotorischen Kortex (Area 4) des Gyrus praecentralis, im praemotorischen Kortex (Areae 6, 8) und im frontalen Augenfeld (Area 8). Der restliche Teil der Fasern wird vom somatosensorischen Primärfeld (Areae 1, 2, 3) des Gyrus postcentralis entlassen. Die Hauptmasse der Fasern kommt von großen Pyramidenzellen (Betz-Zellen) und kleinen Pyramidenzellen der Areae 4 und 6.

Die Fibrae corticonucleares für die motorischen Hirnnervenkerne und die Fibrae corticospinales für α-Motoneurone im Rückenmark ziehen streng geordnet durch die **Capsula interna**. Hierbei durchläuft der Tractus corticonuclearis das Knie der inneren Kapsel. Gleich anschließend durchquert der Tractus corticospinalis den hinteren Schenkel der inneren Kapsel, zuerst mit Fasern für die obere Extremität und den Rumpf, gefolgt von Fasern für die untere Extremität (◨ Abb. 8.19). Im weiteren Verlauf ziehen die Fasern durch die Crura cerebri, den Pons und wölben an der Ventralseite der Medulla oblongata die beiden Pyramiden hervor. Nach den Pyramiden ist die Bahn benannt worden. In der **Decussatio pyramidum** kreuzt der Hauptteil der Fasern auf die Gegenseite und verläuft als **Tractus corticospinalis lateralis** im Seitenstrang des Rückenmarks zu den α-Motoneuronen. Ungefähr 10 bis 25 % der Fasern kreuzen zunächst nicht, sondern verlaufen ipsilateral als **Tractus corticospinalis anterior** im Vorderstrang des Rückenmarks nach kaudal; sie kreuzen auf ihrem Weg zu den α-Motoneuronen im gleichen Rückenmarksegment, indem sie die Commissura alba durchqueren.

Die Fasern des Tractus corticonuclearis verlassen die Pyramidenbahn schon in Höhe der entsprechenden motorischen Hirnnervenkerne im Mittelhirn und in der Medulla oblongata. **Doppelseitig innerviert** werden der Kern des N. oculomotorius, der motorische Trigeminuskern, der Stirnteil des Fazialiskerns und der Nucleus ambiguus. Nur kontralaterale Fasern erhalten der Kern des N. abducens, der kaudale des Fazialiskerns und der Kern des N. hypoglossus. Der Kern des N. trochlearis erhält nur ipsilaterale Fasern.

Die pyramidale Motorik wird durch Verbindungen zum Kleinhirn über den Tractus corticopontocerebellaris ergänzt. Für jede geplante Bewegung bekommt das Kleinhirn eine Kopie, um über extapyramidale Bahnen „glättend" in den Bewegungsablauf eingreifen zu können. Hierfür verlaufen Fasern aus allen Hirnlappen über die Tractus frontopontinus und occipito-temporo-pontinus zu den Brückenkernen (◨ Abb. 8.19). Nach Umschaltung kreuzen die Fasern zur Gegenseite und verlaufen in den mittleren Kleinhirnstielen als **Moosfasern** zum Cerebellum. Zusammengefasst, liegt das Neocerebellum über die Tractus corticopontini, pontocerebellares und cerebellorubrales im Nebenschluss der Pyramidenbahn.

- Capsula interna: Aa. centrales breves und A. centralis longa des A1-Segmentes der A. cerebri anterior, Aa. centrales anterolaterales des M1-Segmentes der A. cerebri media.
- Crura cerebri: Äste der Segmente P1, P2 und P3 der A. cerebri posterior.
- Pons: Aa. basilaris, cerebelli inferor anterior und cerebelli superior.
- Medulla oblongata: Aa. spinalis anterior und spinalis posterior, A. cerebelli inferior posterior.
- Rückenmark: Truncus spinalis anterior und Trunci spinales posteriores.

Extrapyramidalmotorisches System und extrapyramidale Bahnen

Aus neuroanatomischer Sicht erscheint das Nebeneinander von pyramidaler und extrapyramidaler Motorik nicht mehr gerechtfertigt. Beide motorische Systeme sind untrennbare Bestandteile der Willkürmotorik. Da der Kliniker von extrapyramidalmotorischen Erkrankungen spricht, wird der Begriff „extrapyramidale Motorik" hier beibehalten.

Klinischer Tipp

Die **Leistungen des extrapyramidalmotorischen Systems** können vereinfacht folgendermaßen umrissen werden: Automatisierung von willkürlich eingeübten Bewegungen (Zubinden der Schnürsenkel), spontane Mitbewegung der Arme beim Gehen, Glättung und Eleganz von willkürlich geplanten Bewegungen (Tanzen), Abspeichern von willkürlich eingeübten Bewegungsmustern (Klavierspielen).

In das extrapyramidalmotorische System sind kurz- und langkettige Bahnen eingeschaltet. Die **kurzkettigen Bahnen** verbinden den Kortex, Basalganglien und Kerngebiete im Mittelhirn miteinander. Die **langkettigen Bahnen** führen zu den α-Motoneuronen im Rückenmark. Die Basalganglien sind Bestandteile komplexer Schaltkreise, die den motorischen Kortex erregend oder hemmend beeinflussen. Einer der wichtigsten Schaltkreise führt vom Kortex über das Corpus striatum zum Globus pallidus und von dort aus über den Thalamus zurück zum Kortex. Es bestehen folgende Bahnverbindungen zwischen subkortikalen extrapyramidal-motorischen Kernen:

- Kortikostriatale Bahnen aus dem primärmotorischen (Area 4) und dem praemotorischen Kortex (Area 6).
- Tractus striatopallidalis
- Tractus pallidorubralis
- Tractus pallidonigralis
- Tractus nigroreticularis

Wie beim pyramidalmotorischen System liegt auch beim extrapyramidalmotorischen System das Kleinhirn im Nebenschluss. Es besteht folgende Schleife von Bahnen: Tractus rubroolivaris – Tractus olivocerebellaris – Tractus cerebellorubralis.

Die oben beschriebene kortiko-striato-pallido-thalamo-kortikale Bahn gliedert sich in 2 Anteile: eine direkte und eine indirekte Bahn. Die **direkte Bahn** verläuft vom Striatum zum Globus pallidus internus und führt über den Thalamus zum Kortex zurück. Die **indirekte Bahn** verläuft über das Striatum zum Globus pallidus externus, von hier zum Nucleus subthalamicus und dann zum Globus pallidus internus. Die weitere Projektion ist mit der direkten Basalganglienschleife identisch. Aus der Transmitterzusammensetzung ergibt sich, dass eine **Stimulation der direkten Bahn aktivierend** und eine **Erregung der indirekten Bahn hemmend** auf den Kortex wirkt. In dieses System greift die dopaminerge Projektion, die von der Substantia nigra zum Striatum verläuft, modulierend ein.

Die nachfolgend beschriebenen, subkortikalen extrapyramidalen Bahnen greifen über lange efferente Bahnen, die indirekt oder direkt mit den α-Motoneuronen in Verbindung stehen, in die Motorik ein (◘ Tab. 8.3, ◘ Abb. 8.5).

Tractus tegmentalis centralis Der Tractus tegmentalis centralis (zentrale Haubenbahn) ist die wichtigste absteigende Bahn des extrapyramidalmotorischen Systems. Die Bahn durchzieht das Mittelhirn dorsolateral von der Kreuzung der oberen Kleinhirnstiele und erhält Zuflüsse vom Striatum, Globus pallidus, Nucleus ruber, aus dem zentralen Höhlengrau sowie von der Formatio reticularis des Mesencephalon und der Medulla oblongata. Die meisten Fasern enden in der unteren Olive, erreichen über den Tractus olivocerebellaris das Kleinhirn und gelangen über die **Kletterfasern** zur Kleinhirnrinde.

Tractus olivospinalis und tectospinalis Die Tractus olivospinalis (Helwegsche Dreikantenbahn) und tectospinalis sind nur im Halsmark ausgeprägt (◘ Abb. 8.5). Der Tractus olivospinalis zieht von der unteren Olive im Vorderstrang des Rückenmarks zu den motorischen Vorderhornzellen und ist für die Koordination der Halsmuskulatur bei Kopfbewegungen zuständig. Die Nervenzellen des Tractus tectospinalis liegen in den oberen Hügeln der Vierhügelplatte des Mittelhirns. Die Fasern kreuzen in der dorsalen Haubenkreuzung (Meynert) und verlaufen im Vorderstrang des Rückenmarks nahe der Fissura mediana anterior abwärts zu den α-Motoneuronen. Auf dem Weg dorthin werden Kollateralen zu den Kerngebieten der Augenmuskeln, zum Fazialiskern und zum Kleinhirn abgegeben. Die Bahn erhält aus den oberen Zweihügeln visuelle Impulse, von den unteren Zweihügeln akustische Impulse. Hierdurch werden reflexartige Abwehrbewegungen (Zusammenkneifen der Augen, Abwenden des Kopfes) auf optische und akustische Reize möglich.

Tractus rubrospinalis Der Tractus rubrospinalis (Monakow'sches Bündel) ist bei vielen Säugetieren kräftig entwickelt, beim Menschen hingegen weitgehend zurückgebildet (◘ Abb. 8.5). Diese Bahn geht vom Nucleus ruber, der Afferenzen aus den Nuclei dentatus und emboliformis des Kleinhirns erhält, aus. Seine Fasern kreuzen in der ventralen Haubenkreuzung (Forel) und verlaufen im Seitenstrang des Rückenmarks, ventral von den Fasern des Tractus corticospinalis lateralis, abwärts zu den motorischen Vorderhornzellen. Der Tractus rubrospinalis kontrolliert den Tonus der Beugemuskelgruppen. Ein Teil seiner Fasern zieht zur unteren Olive und gelangt von dort rückläufig zum Kleinhirn. Durch die schleifenartige Einschaltung des Kleinhirns, des Thalamus und des Kortex in die vom Nucleus ruber ausgehende Bahn gelingt die glatte und präzise Ausführung von Willkürbewegungen.

Tractus vestibulospinalis Der **Tractus vestibulospinalis medialis** (◘ Abb. 8.5) geht vom Nucleus vestibularis medialis (Schwalbe) aus, verläuft im Vorderstrang des Rückenmarks und zieht zu den Vorderhornzellen im Halsmark. Er beeinflusst den Tonus der Halsmuskulatur und ist wahrscheinlich durch Reflexbögen an ausgleichenden Armbewegungen zur Gleichgewichtserhaltung beteiligt. Der **Tractus vestibulospinalis lateralis** (◘ Abb. 8.5) geht vom Nucleus vestibularis lateralis (Deiters) aus, verläuft ebenfalls im Vorderstrang des Rückenmarks abwärts und endet an α- und γ-Motoneuronen. Diese Bahn übernimmt eine wichtige Funktion im Rahmen der Gleichgewichtserhaltung, indem sie Einfluss auf Streckreflexe nimmt.

Tractus reticulospinalis Der **Tractus reticulospinalis medialis** (◘ Abb. 8.5) geht von der pontinen Reticularisformation aus und verläuft im Vorderstrang des Rückenmarks abwärts. Er wirkt aktivierend auf die α- und γ-Motoneuronen der Extensoren, hemmt hingegen die α- und γ-Motoneuronen der Flexoren. Der **Tractus reticulospinalis lateralis** (◘ Abb. 8.5) geht von kernartigen Verdichtungen der Formatio reticularis in der Medulla oblongata aus und verläuft im Seitenstrang des Rückenmarks abwärts. Er endet exzitatorisch an den α- und γ-Motoneuronen der Flexoren und hemmt die α- und γ-Motoneuronen der Extensoren. Diese beiden deszendierenden Bahnen der Formatio reticularis stellen über eine Beeinflussung der spinalen Reflexbögen einen adäquaten Muskeltonus beim Gehen und Stehen sicher; ferner dienen sie der Aufrechterhaltung des Gleichgewichts.

Mediales und dorsales Längsbündel

Beide Bahnen enthalten neben absteigenden auch aufsteigende Fasern.

Fasciculus longitudinalis medialis Der Fasciculus longitudinalis medialis (◘ Abb. 8.5, 8.7, 8.8 und 8.12), das mediale Längsbündel, ist ein beidseits der Mittellinie ausgeprägtes Faserbündel, das vom Mittelhirn bis ins obere Brustmark reicht. Die Bahn liegt im Mittelhirn ventral vom Aquaeductus cerebri und im Rückenmark ventral vom Zentralkanal in der Commissura alba. Das mediale Längsbündel **verbindet die motorischen Kerne der Augenmuskeln mit den Vestibulariskernen**. Durch Reizung der Bogengänge (Drehstuhl, Einfüllen von kaltem Wasser in den Gehörgang) können ruckartige Augenbewegungen, Nystagmus genannt, ausgelöst werden. Insgesamt erklären diese Verbindungen den Einfluss des Gleichgewichtssystems auf Augenbewegungen und Kopfbewegungen. Bei einer beabsichtigten Blickwendung nach rechts sorgt das mediale Längsbündel beispielsweise für eine Innervation des linken Okulomotoriusteilkerns für den M. rectus oculi medialis in Verbindung mit einer Innervation des rechten Abduzenskerns.

Fasciculus longitudinalis dorsalis Der Fasciculus longitudinalis dorsalis (Schütz-Bündel) ist die **wichtigste efferente Bahn des Hypothalamus**. Er verläuft weiter dorsal als der Fasciculus longitudinalis medialis, bleibt in der Nähe der Ventrikel und liegt im Rückenmark unter dem Ependym des Zentralkanals. Die Fasern werden im zentralen Grau des Mittelhirns oder im Nucleus tegmentalis centralis (Gudden) umgeschaltet. Zu den vielfältigen Funktionen dieser Bahn gehören die Weiterleitung von hypothalamischen Impulsen zu den parasympathischen Kernen des Hirnstamms sowie von Efferenzen zu autonomen Zentren im Hirnstamm, die für Kreislauf, Atmung und Nahrungsaufnahme zuständig sind. Die Bedeutung des Fasciculus longitudinalis dorsalis für vegetative Funktionen wird auch dadurch unterstrichen, dass direkte Bahnverbindungen vom Hypothalamus zu den Ursprungszellen des Sympathikus im Nucleus intermediolateralis des Rückenmarks ziehen.

Klinik

1. Eine durch eine Blutung in der inneren Kapsel verursachte **Läsion der Pyramidenbahn** führt zu einer kontralateralen Hemiparese. Die Lähmung ist zunächst schlaff, geht jedoch nach Stunden bis Tagen in eine spastische Hemiparese über. Begleitend kann ein Verlust der Sensibilität auftreten.

2. **Läsionen der Pyramidenbahn** können auch ober- und unterhalb der Capsula interna auftreten (Bähr und Frotscher 2014). Eine **rindennahe Läsion** durch einen Tumor oder einen Gefäßprozess hat eine Parese der kontralateralen Körperpartien zur Folge; da die nichtpyramidalen Fasern weitgehend verschont bleiben, tritt keine Spastik auf. Pathologische Veränderungen **in Höhe der Crura cerebri** führen zu einer kon-

tralateralen Hemiparese, eventuell verbunden mit einer ipsilateralen Okulomotoriusparese. Eine **Brückenläsion** zieht eine kontralaterale Hemiparese, die möglicherweise mit einer ipsilateralen Abduzens- und Trigeminusschädigung verbunden ist, nach sich; die Fasern des N. facialis sind hierbei seltener betroffen. Läsionen im **Bereich der Medulla oblongata** können den Kern des N. hypoglossus sowie das Atem-, Kreislauf- und Schluckzentrum betreffen. Eine Schädigung **auf Höhe des Rückenmarks** zieht eine ipsilaterale Lähmung nach sich und kann wegen der Nähe zu aufsteigenden Bahnen auch zu sensiblen Ausfällen führen.

3. Der **Ausreifungsprozess des extrapyramidalmotorischen Systems** nimmt Jahre in Anspruch und lässt sich anhand der Entwicklung des heranwachsenden Kindes gut studieren. Die Geschmeidigkeit der Bewegung, das Erlernen komplexer Bewegungsmuster durch sportliche Aktivität und die Entwicklung komplexer Bewegungsaufgaben unter bewusster Kontrolle repräsentieren die Ausreifung der Extrapyramidalmotorik (Bechmann und Nitsch 2012).

4. **Läsionen des extrapyramidalmotorischen Systems** sind eng mit Störungen des pyramidalmotorischen Systems verbunden. Sie treten durch folgende Symptome hervor:

   1. **Störungen im Muskeltonus**, die durch eine Hypo- oder Hypertonie der Muskulatur charakterisiert sind. Die Hypertonie äußert sich in einer Rigidität der Muskulatur und unterscheidet sich deutlich von der bei Läsionen der Pyramidenbahn entstehenden Spastik.

   2. **Hypo- oder Akinesen**, worunter man eine Verminderung oder einen Verlust von unwillkürlichen Bewegungen sowie eine Bewegungsarmut im Mienenspiel versteht.

   3. **Störungen bei willkürlichen Bewegungen**, welche den Gesamtablauf einer komplizierten, willkürlich geplanten Bewegung (besonders beim Gehen) beeinträchtigen. Der Bewegungsbeginn wird durch „Gegenimpulse" oder durch das Auftreten anderer statt der verlangten Bewegungen verzögert.

5. Die **internukleäre Ophthalmoplegie** ist auf eine Läsion des Fasciculus longitudinalis medialis zurückzuführen. Sie entspricht einer partiellen oder kompletten Lähmung des M. rectus medialis des adduzierenden Auges und einem Nystagmus am abduzierenden Auge. Die Konvergenzbewegung ist intakt (Mummenthaler und Mattle 2008). Wird der Fasciculus longitudinalis unilateral, zum Beispiel links, geschädigt, kann der Kranke den linken M. rectus medialis nicht mehr innervieren. Es liegt hierbei weder eine nukleäre noch eine periphere Störung vor. Bei der Konvergenzreaktion kontrahiert sich der M. rectus medialis regelrecht. Beim Versuch, nach rechts zu blicken, bleibt das linke Auge zurück. Am rechten Auge, das vom N. abducens innerviert wird, tritt ein monokulärer Nystagmus auf. Die häufigste Ursache der internukleären Ophthalmoplegie ist in jüngeren Jahren die multiple Sklerose. Bei älteren Menschen kommen lakunäre Infarkte ursächlich infrage (Bähr und Frotscher 2014).

8.4.11 Hüllen des Gehirns

Das Gehirn ist von 3 Hüllen verschiedener Konsistenz umgeben. Man unterscheidet **harte Hirnhäute (Pachymeninx)**, wie die **Dura mater**, von **weichen Hirnhäuten (Leptomeninx)**, wie **Arachnoidea und Pia mater**. Ganz außen verläuft die harte Hirnhaut (Dura mater). Sie besteht aus 2 Blättern, welche im Bereich des Schädels miteinander verwachsen sind und in enger Verbindung zum Schädelknochen stehen. Beide Blätter der harten Hirnhaut weichen nur dort auseinander, wo die venösen Sinus durae matris gebildet werden. Die Dura mater bildet Septen, die Groß- und Kleinhirn einen Halt innerhalb der Schädelkapsel geben:

- Falx cerebri
- Falx cerebelli
- Tentorium cerebelli
- Diaphragma sellae

Die harte Hirnhaut wird sensibel von Ästen des V., IX. und X. Hirnnerven versorgt. Die arterielle Versorgung erfolgt über die Meningealarterien, die zwischen Schädelknochen und Dura mater verlaufen. Hierbei versorgt die A. meningea anterior (Ast der A. ethmoidalis anterior aus der A. carotis interna) die Dura der vorderen Schädelgrube und den benachbarten Teil der Falx cerebri. Die A. meningea media (Ast der A. maxillaris aus der A. carotis externa) versorgt die Dura der mittleren Schädelgrube. Für die Versorgung der Dura der hinteren Schädelgrube ist die A. meningea posterior (Ast der A. pharyngea ascendens aus der A. carotis externa) zuständig.

Das äußere Blatt der Leptomeninx, die Arachnoidea, folgt dem von der Dura mater ausgekleideten Schädelinnenraum. Sie ist der Form des Schädelraums und nicht der des Gehirns angepasst. Die Arachnoidea überspannt die Furchen des Großhirns ebenso wie die Einsenkung zwischen der Kleinhirnunterfläche und dem verlängerten Mark. Das innere Blatt der Leptomeninx, die Pia mater, überzieht das Gehirn und folgt dabei allen Eigenheiten seiner Oberflächengestaltung. Zwischen beiden Blättern der Leptomeninx sind spinnwebfeine Bälkchen ausgespannt. Das von der Arachnoidea und der Pia mater umschlossene, Spatium leptomeningicum, auch **Subarachnoidalraum** genannt, hat eine unterschiedliche Weite. Dort, wo die Arachnoidea über die Hirnwindungen hinwegzieht, ist das Spatium leptomeningicum eng. Dort hingegen, wo die Pia mater den Vertiefungen der Hirnstrukturen folgt ist es groß. Im Subarachnoidalraum fließt der äußere Liquor. Den Subarachnoidalraum durchziehen auch die Hirnarterien. Blutungen aus den Hirnarterien können sich in den Subarachnoidalraum ergießen und werden **Subarachnoidalblutungen** genannt. Die besonders weiten Abschnitte des Spatium leptomeningicum werden als **Zisternen**, die als Liquordepots aufgefasst werden können, bezeichnet (◘ Abb. 8.23):

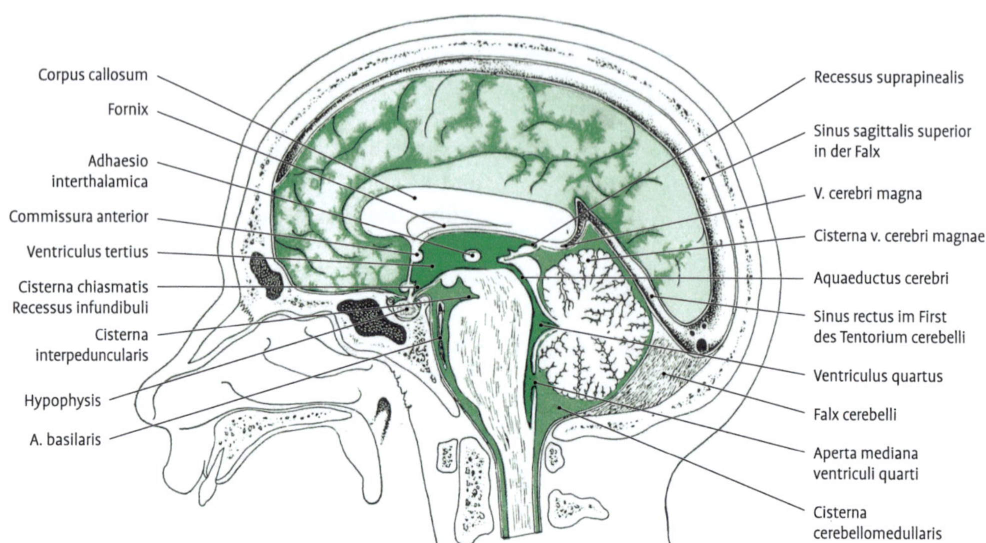

Abb. 8.23 Medianschnitt eines Kopfes mit den Hirnventrikeln (dunkelgrün) und den Zisternen. Liquor cerebrospinalis im Subarachnoidalraum einschließlich der Zisternen (hellgrün). Falx cerebri am Rand des Sinus sagittalis superior entfernt. (Aus Anderhuber et al. 2012)

- Cisterna cerebellomedullaris, die größte Zisterne, befindet sich zwischen Kleinhirn und Medulla oblongata.
- Cisterna pontis, befindet sich unterhalb der Brücke und wird von einem Teil der A. basilaris durchzogen.
- Cisterna interpeduncularis, befindet sich zwischen den Hirnschenkeln (Crura cerebri).
- Cisterna ambiens, verläuft von den Hirnschenkeln schräg aufwärts zur Vierhügelplatte des Mittelhirns und verbindet die Cisterna interpeduncularis mit der Cisterna venae cerebri magnae (Galeni). Die Zisterne enthält das P2-Segment der A. cerebri posterior, die A. cerebelli superior und die V. basalis (Rosenthal).
- Cisterna chiasmatis, liegt unterhalb der Sehnervenkreuzung.
- Cisterna corporis callosi, liegt zwischen der Unterkante der Falx cerebri und der Balkenoberfläche. Die Zisterne enthält die A. pericallosa, einen Ast des A2-Segments der A. cerebri anterior.

Klinik

1. Unter den Meningealarterien hat die A. meningea media eine besondere Bedeutung. Sie liegt unter der relativ dünnen Schläfenbeinschuppe und kann bei einem Unfall leicht verletzt werden. Die Verletzung der A. meningea media führt zu einer **epiduralen Blutung**, die sich in einen vorher nicht vorhandenen Raum zwischen Dura und Schädelknochen, meistens unter der Schuppe des Schläfenbeins, ausbreitet. Wegen Kompression des Großhirns mit drohendem Tod, muss die Blutung durch Trepanation der Schädeldecke baldmöglichst beseitigt werden. Die anderen beiden Meningealarterien, die Aa. meningea anterior und posterior, werden im Allgemeinen bei Unfällen nur selten verletzt.

2. Beim Abriss von Brückenvenen kommt es zu einer **subduralen Blu-**

tung. Diese Blutung kann chronisch verlaufen und sich erst nach einigen Tagen bis Wochen und Monaten bemerkbar machen, aber ebenso akut sein. Chronische subdurale Blutungen kommen bei altersbedingten hirnatrophischen Prozessen vor, da hier infolge der geschrumpften Hirnmasse ein Zug auf die Brückenvenen ausgeübt wird. Besonders häufig sind die in den Sinus sagittalis superior einmündenden Brückenvenen betroffen.

3. Sackförmige Erweiterungen der Hirnarterien, die sogenannten **Aneurysmen**, können bei Ruptur zu einer **Subarachnoidalblutung** führen. Heftigster Kopfschmerz von nie gekannter Intensität oder ein Vernichtungskopfschmerz aus völligem Wohlbefinden heraus gehen dieser arteriellen Blutung voraus. Unbehandelt ist die Letalitätsrate unter anderem wegen einer Rezidivblutung sehr hoch. Effiziente Behandlungen stellen das chirurgische „Clipping" des Aneurysmas von außen oder das endovaskuläre „Coiling" dar.

8.4.12 Ventrikelsystem, Plexus choroidei und Liquor cerebrospinalis

Durch die Differenzierung der 3 primären Hirnbläschen während der Gehirnentwicklung erfahren auch die in ihnen enthaltenen Hohlräume eine wesentliche Umgestaltung. Jedem der primären Hirnbläschen entspricht ein Ventrikel. Insgesamt gibt es 4 Ventrikel.

I. und II. Ventrikel (Seitenventrikel) Die beiden Seitenventrikel beanspruchen als größte Bestandteile des Ventrikelsystems einen erheblichen Platz in den beiden Großhirnhemispären (◧ Abb. 8.6B und 8.24). Jeder

Ventrikel hat ein vor dem **Foramen interventriculare** gelegenes Vorderhorn (Cornu anterius). Oberhalb des Thalamus dorsalis und medial des Nucleus caudatus schließt sich die Pars centralis des Seitenventrikels an. Es folgen das Hinterhorn (Cornu posterius) im Okzipitallappen und das Unterhorn (Cornu inferius) im Temporallappen. Der Plexus choroideus der Seitenventrikel (◧ Abb. 8.24) produziert den überwiegenden Teil des Liquor cerebrospinalis. Er erstreckt sich vom Unterhorn über den zentralen Teil bis zum Foramen interventriculare. Dort hängt der Plexus choroideus der Seitenventrikel mit dem Plexus choroideus des III. Ventrikels zusammen. Die arterielle Versorgung des Plexus choroideus der Seitenventrikel erfolgt über die Aa. choroidea anterior (Ast der A. carotis interna) und choroidea posterior lateralis (Ast der A. cerebri posterior).

III. Ventrikel Der enge, schlitzförmige III. Ventrikel liegt mittig unterhalb des Niveaus der Pars centralis der Seitenventrikel (◧ Abb. 8.11). Kranial nimmt er den Raum zwischen beiden Thalami dorsales ein, kaudal wird er beidseits vom Hypothalamus flankiert. Der Boden des III. Ventrikels wird vom Hypothalamus gebildet. Über den engen **Aquaeductus mesencephali** des Mittelhirns tritt der Liquor cerebrospinalis vom III. in den IV. Ventrikel über. Die arterielle Versorgung des Plexus choroideus des III. Ventrikels erfolgt über die A. choroidea posterior medialis (Ast der A. cerebri posterior).

IV. Ventrikel Der IV. Ventrikel ist in der Aufsicht rautenförmig und in der Seitansicht zeltförmig (◧ Abb. 8.8 und 8.23). Den Boden bildet kaudal die Medulla oblongata, kranial der Pons. Das Dach besteht aus dem Cerebellum sowie dem Velum medullare kraniale und kaudale. Der Plexus choroideus des IV. Ventrikels (◧ Abb. 8.6D) wird von A. cerebelli inferior posterior versorgt. 2 seitliche Öffnungen, **Foramina Luschkae**, und eine mediane Öffnung, **Foramen Ma-**

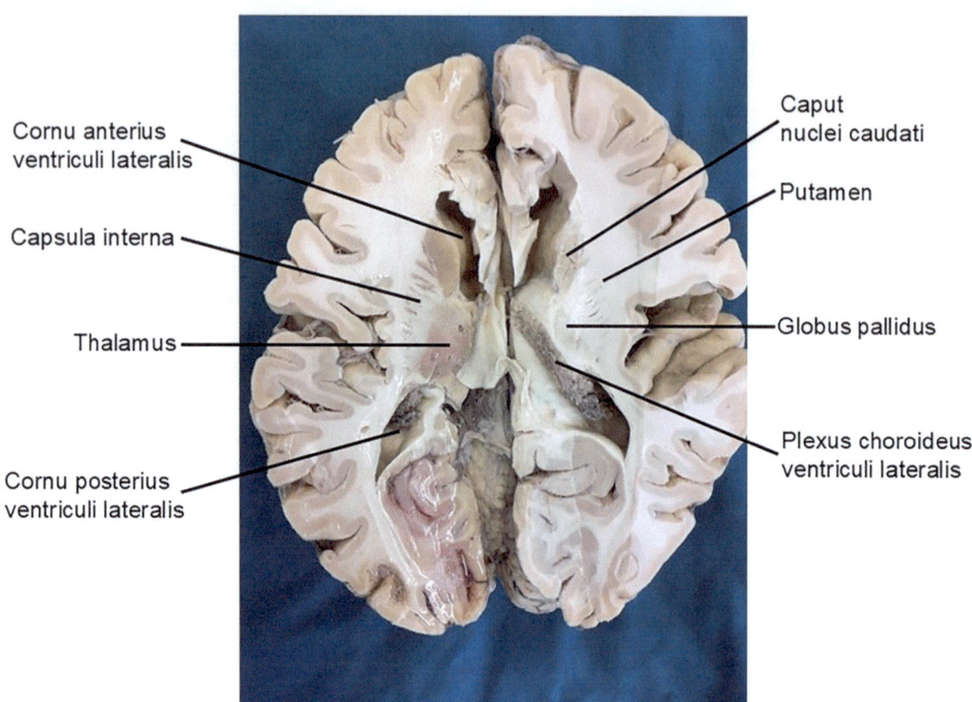

◘ Abb. 8.24   Horizontalschnitt durch das Gehirn eines Körperspenders in Höhe der Seitenventrikel. Man beachte den Plexus choroideus. (Quelle: Foto aus eigener Forschung; Präparat aus dem Neuroanatomiekurs des Instituts für Anatomie und Zellbiologie der Martin-Luther-Universität Halle-Wittenberg)

gendii, dienen dem Austritt des Liquor cerebrospinalis aus dem IV. Ventrikel.

Liquor cerebrospinalis   Der Liquor cerebrospinalis ist wasserklar und enthält wenig Zellen (maximal 4 Zellen/µl und wenig Eiweiß). Kennzeichnend ist auch der hohe Natriumgehalt bei geringer Kalium- und Glukosekonzentration. Der Liquor ist kein Ultrafiltrat des Blutes, sondern wird von den Plexus choroidei aktiv sezerniert. Das zirkulierende Liquorvolumen beträgt 130 bis 150 ml. Pro Tag werden 400 bis 500 ml Liquor produziert. Der physiologische intrakranielle Druck wird als **Liquordruck** in Seitenlage gemessen und beträgt beim jungen, gesunden Erwachsenen 5 bis 15 mmHg oder umgerechnet 5 bis 20 cm Wassersäule. Ein chronischer Liquordruck über 20 mmHg führt zu bleibenden Schäden und muss therapiert werden.

Der von den Plexus choroidei in den 4 Ventrikeln gebildete Liquor fließt durch das Foramen Magendii und die Foramina Luschkae in den Subarachnoidalraum des Gehirns und gelangt schließlich auch in den Subarachnoidalraum des Rückenmarks. Die Resorption des Liquors findet im Schädel und entlang des Rückenmarks statt. An vielen Stellen stülpt sich der Subarachnoidalraum mit **zottenähnlichen Gebilden (Granulationes arachnoideae)** in den Sinus sagittalis superior sowie in die Diploevenen des Schädels vor. An der Schädelinnenfläche sind diese Stellen besonders in der Nähe des Sulcus sinus sagittalis superioris als **Foveolae granulares** zu sehen. Hier tritt der Liquor in die Blutbahn über. Auch über die Perineuralscheiden der Hirn- und Rückenmarksnerven sowie über das Ependym und die Kapillaren der Leptomeninx wird Liquor resorbiert.

Klinischer Tipp

Der Liquor cerebrospinalis hat die Aufgabe, das Gehirn vor Gewalteinwirkung und vor Temperaturschwankungen der Umwelt zu schützen. Darüber hinaus soll der Liquor ödematöse Schwellungen im Gehirn verhindern und ferner eine ernährende Funktion haben. Eine **Blockierung des Liquorflusses** im Ventrikelsystem kann sich zunächst durch Kopfschmerzen und Brechreiz äußern. Eine **Rückresorptionsstörung des Liquors** ist nicht so leicht zu erkennen. Symptome können sein: Gangstörung, reversible Demenz und Harninkontinenz.

Klinik

1. Eine **Blockierung der Liquorzirkulation** kann einen gesteigerten Hirninnendruck mit Bewusstseinsstörung, Kopfschmerzen, Übelkeit und Erbrechen verursachen. Die Kopfschmerzen entstehen durch Irritation der sensiblen Nervenendigungen im Bereich der gespannten Dura mater, die Übelkeit infolge der Reizung des N. vagus. Bei rasch wachsendem Hirndruck sind am Augenhintergrund eine Venenstauung, eventuell Blutungen sowie eine Schwellung der Papilla nervi optici (Stauungspapille) zu beobachten. Zur Entstehung einer **Stauungspapille** ist Folgendes zu sagen: Grundsätzlich ist der Kammerwasserdruck im Auge höher als der Liquordruck. Unter normalen Bedingungen wird der Liquor, der den N. opticus umspült, in der Perineuralscheide des N. opticus rückresorbiert. Bei erhöhtem Liquordruck ist dieser Mechanismus der Rückresorption überfordert. Daher drückt die prall mit Liquor gefüllte Perineuralmanschette in Richtung Netzhaut und es entsteht die Stauungspapille.

2. Infolge einer Behinderung des Liquorabflusses kann es zu einem **Hydrocephalus occlusus** kommen. Ursachen sind intrakranielle Raumforderungen in der Folge von Blutungen oder Tumoren, aber auch angeborene Zystenbildung im Gehirn schon bei Kindern. Besonders im Aquaeductus mesencephali kann der Liquorabfluss durch kleinste Einengungen behindert werden. Bei der kongenitalen Stenose des Aquaeductus ist diese für die Liquorzirkulation kritische Stelle ebenfalls eingeengt. Von einem **Hydrocephalus malresorptivus** spricht man, wenn die Resorption des Liquors gestört ist. Ein derartiges Geschehen kann nach einer Subarachnoidalblutung oder nach einer Meningitis auftreten.

3. Beim Krankheitsbild des **Normaldruckhydrozephalus** ist die Dynamik des Liquorflusses gestört und es tritt anfallsweise ein erhöhter Liquordruck auf. Klinisch macht sich dieses Geschehen, das meistens ältere Patienten betrifft, durch die folgende Symptomtrias, die sogenannte **Hakim-Trias**, bemerkbar: ataktische Gangstörung, Entwicklung einer Demenz („heilbare", reversible Demenz) und Harninkontinenz. Die Ursache der Erkrankung bleibt meistens unklar. Nach einer lumbalen Liquorpunktion treten oft eine temporäre Besserung der Gangstörung und eine Rückbildung der Inkontinenz auf. Der Normaldruckhydrozephalus zählt zu den ursächlich behandelbaren Demenzursachen und sollte nicht übersehen werden (Rabbe und Steinmetz 2011).

8.4.13 Zirkumventrikuläre Organe

Zirkumventrikuläre Organe sind unpaare, in oder in Nachbarschaft der Mittellinie liegende Areale der Ventrikelwand (Asan und Kugler 2004). Sie grenzen sowohl an den inneren (Ventrikel), als auch an den äußeren Liquorraum (Subarachnoidalraum). Hierher gehören das Organum subfornicale, das Organum vasculosum laminae terminalis, die Eminentia mediana (■ Abb. 8.13 und 8.18) des Infundibulum der Hypophyse und die Neurohypophyse (■ Abb. 8.13), das Organum subcommissurale und die Glandula pinealis (■ Abb. 8.11) sowie die Area postrema im Bereich der Medulla oblongata (■ Tab. 8.4).

> **Klinischer Tipp**
>
> Im **klinischen Alltag** sind die zirkumventrikulären Organe deshalb von Bedeutung, weil sie zum Teil (Organum subfornicale, Organum vasculosum laminae terminalis) an der **Regulation des Blutdrucks** beteiligt sind.

Im Ependym der zirkumventrikulären Organe befinden sich viele Tanyzyten, spezialisierte Ependymzellen, die Zonulae occludentes besitzen und eine Blut-Liquor-Schranke über den zirkumventrikulären Organen errichten. Das subependymale Gewebe enthält einen Kapillarplexus, dessen Endothel meistens fenestriert ist; es ist durch eine **fehlende oder veränderte Blut-Hirn-Schranke** charakterisiert. Man spricht auch von einer neurohämalen Region.

In zirkumventrikulären Organen kann es wegen des Fehlens der Blut-Hirn-Schranke zu einem direkten Austausch von Substanzen zwischen Blut und Zentralnervensystem kommen. Neurone dieser spezialisierten Einrichtungen können verschiedene Parameter im Blut – **Osmolarität, Hormone, fiebererzeugende Stoffe oder bakterielle Pyrogene** – wahrnehmen. Des Weiteren können hier Substanzen von Neuronen ins Blut abgegeben werden, ein Vorgang, der neuroendokrine Sekretion genannt wird.

Die Anwesenheit von den Liquor kontaktierenden Neuronen deutet auf einen Austausch mit dem Liquor hin. Weiterhin entsenden die Neurone der zirkumventrikulären Organe Axone in hypothalamische Gebiete, die für die Steuerung endokriner Reaktionen – **Erhöhung der Körpertemperatur** – sowie für die Regelung von Verhaltensweisen – **Trinken** – bekannt sind. Die Aktivität dieser Organe wird auch durch Innervation aus anderen Gebieten des zentralen Nervensystems beeinflusst.

▣ Tab. 8.4 Lage und Funktion der zirkumventrikulären Organe

ZIrkumventri-kuläres Organ	Lage	Besonderheiten	Funktion
Organum sub-fornicale	Am Oberrand der Foramina inter-ventricularia	Wird mit Kerngebieten des vorderen Hypothalamus zur Region des anterolateralen III. Ventrikels (AV3V-Region) zusammengefasst. Afferenzen zum lateralen Hypothalamus und zum Tractus solitarius. Efferenzen zu den Nuclei paraventricularis, supraopticus und suprachiasmaticus sowie zu den Raphekernen. Besitzt Rezeptoren für Angiotensin und atriales natriuretisches Peptid.	Regulation von Blutvolumen und Blutdruck, Sekretion von Somatostatin, Gonadotropin-Releasing-Factor und Angiotensin.
Organum va-sculosum lami-nae terminalis	In Lamina termin-alis	Gehört zur Region des anterolateralen III. Ventrikels (AV3V-Region), besitzt Rezeptoren für Angiotensin und atriales natriuretisches Peptid sowie temperaturempfindliche Neurone.	Regulation von Blut-volumen und Blutdruck. Exogene und endogene Fieberstoffe können über temperaturempfindliche Neurone Fieber auslösen.
Eminentia me-diana und Neurohypo-physe	Am Übergang Hypothalamus-boden in Hypo-physenstiel	Steuerhormone gelangen über Kapillarplexus in das hypophysiale Pfortadersystem und von dort in den Hypophysenvorderlappen. Durch die Eminentia mediana ziehen Axone der Nuclei paraventricularis und supraopticus, die Adiuretin und Oxytocin speichern und im Bereich des Kapillarplexus der Neurohypophyse enden.	Sekretion hypothalamischer Steuerhormone.
Organum sub-commissurale	Dorsale Wand des Aquaeductus me-sencephali	Nur in der Fetalperiode und beim Neugeborenen ausgeprägt.	Sekretion eines glyko-proteinreichen Sekrets. Ein-fluss auf Liquorzirkulation.
Glandula pi-nealis	Oberhalb der Vier-hügelplatte	Wird vom Sympathikus innerviert.	Sekretion von Melatonin, Tag-/Nachtrhythmus.
Area postrema	Nähe Hypoglos-suskern	Chemorezeptoren für Brechreiz auslösende Stoffe.	Auslösung von Brechreiz.

8.4.14 Hirnnerven

Die **Funktion der 12 Hirnnerven** kann bei einer klinischen Untersuchung folgendermaßen überprüft werden: Geruchssinn (I. Hirnnerv: Riechproben), visueller Sinn (II. Hirnnerv: Sehtafeln), Beweglichkeit des Augapfels (III., IV. und VI. Hirnnerv: Auge des Patienten dem Zeigefinger folgen lassen), Gefühl im Gesicht (V. Hirnnerv: Bestreichen der Gesichtshaut), Gesichtsmuskeln (VII. Hirnnerv: Grimassen machen lassen), Hör- und Gleichgewichtssinn (VIII. Hirnnerv: Flüstern, Einbeinstand), Schluckvorgang (IX. und X. Hirnnerv: Patienten schlucken lassen), Mm. trapezius und sternocleidomastoideus (XI. Hirnnerv: Schultern heben und Kopf drehen lassen), Zungenmuskulatur (XII. Hirnnerv: Zunge herausstrecken lassen).

In Bezug auf die **Gefährdung der Hirnnerven durch Schädelbasisbrüche und Infektionen** sind generell folgende Aus- und Durchtrittsstellen sowie Verlaufsstrecken zu beachten:
- Stelle des Austritts aus dem Gehirn
- Subarachnoidale Verlaufsstrecke
- Stelle des Durchtritts durch die Dura mater
- Extradurale Verlaufsstrecke
- Stelle des Eintritts in die knöcherne Schädelbasis
- Intraossäre Verlaufsstrecke
- Stelle des Austritts aus der Schädelbasis

Folgende Hirnnerven sind besonders gefährdet: Die Nn. oculomotorius, trochlearis und abducens bei der Passage des Sinus cavernosus (◨ Abb. 8.6C) durch eine Sinus-cavernosus-Thrombose oder ein Aneurysma der A. carotis interna; der N. oculomotorius aufgrund seines langen extraduralen Verlaufs bei Schädelbasisbrüchen; der N. facialis wegen seiner langen intraossären Verlaufsstrecke im Felsenbein bei Ödemen und Infektionen.

I. Hirnnerv – N. olfactorius

Der rein sensorische Riechnerv besteht aus afferenten, **marklosen Nervenfasern der primären Sinneszellen**, die in der Riechschleimhaut der oberen Muschel und dem entsprechenden Teil des Nasenseptums liegen (▶ Abb. 7.27). Etwa **20 derartige Fila olfactoria** ziehen durch die Lamina cribrosa des Siebbeins zum Bulbus olfactorius, wo das erste Neuron der Riechbahn endet. Die Fila olfactoria werden in der Lamina cribrosa von bindegewebigen Ausläufern der Hirnhäute umscheidet.

1. Die häufigste Ursache eines **Ausfalls des Riechvermögens (Anosmie)** ist das Schädel-Hirn-Trauma, wobei ein Abriss der Fila olfactoria oder Kontusionen des Bulbus olfactorius vorliegen können. Nach einer Virusgrippe tritt in drei Vierteln der Fälle eine Beeinträchtigung des Geruchssinns ein, bei einem Drittel eine vollständige Anosmie, die sich nur bei zwei Dritteln der schwer Betroffenen innerhalb von 6 bis 12 Monaten zurückbildet und nur bei einem kleinen Teil vollständig bleibt. Auch beim **Morbus Parkinson**, aber ebenso beim **Morbus Alzheimer** wird eine Hyp- oder Anosmie beschrieben (Mummenthaler und Mattle 2008). Darüber hinaus wird über eine Störung des Geruchssinnes nach einer Infektion mit **SARS-CoV-2** berichtet.

2. Eine **einseitige Anosmie** kann ein wichtiges diagnostisches Kriterium bei einem Tumor des Frontallappens sein (Ellis 1997).

II. Hirnnerv – N. opticus

Der N. opticus (▶ Abb. 9.2, ⊡ 8.6C und 8.18), der rein sensorische Sehnerv, besteht aus **markscheidenhaltigen Neuriten des 3. Neurons der Sehbahn**. Das 1. Neuron, die Stäbchen und Zapfen, das 2. Neuron, die bipolaren Ganglienzellen sowie das 3. Neuron, die Optikusganglienzellen, liegen in der Netzhaut des Auges. Der N. opticus wird von einer Hülle aus Pia mater, Arachnoidea und Dura umschlossen. Aus der Pia mater treten Bälkchen in den Sehnerven ein, die ca. 800 kleine Fächer bilden, in denen bündelweise die Nervenfasern verlaufen. Die Dura ist beim Durchtritt des Nervens durch den Canalis opticus mit dessen Periost verwachsen und setzt sich auf der Sklera fort. Im **Chiasma opticum** vereinigen sich beide Sehnerven.

Klinik

1. Bei vollständiger Zerstörung oder Atrophie des N. opticus kommt es zu einer **völligen Erblindung (Amaurose)**. Oftmals tritt eine Amaurose auch bei einem Ausfall der Augendurchblutung infolge einer Embolie der A. ophthalmica oder der A. centralis retinae (Carotis-interna-Syndrom) auf (Rosenbauer et al. 1998).
2. Das häufigste Erstsymptom einer **multiplen Sklerose** ist die **Entzündung des Sehnervs (Optikusneuritis)**. Es kommt zu einer Sehnervenentzündung, die zu Schleiersehen (Blick wie durch Milchglas), verminderter Farbwahrnehmung, Schmerzen bei der Augenbewegung oder auch zur Erblindung führen kann.

III. Hirnnerv – N. oculomotorius

Der N. oculomotorius (▶ Abb. 9.2), der sogenannte Augenmuskelnerv, führt willkürmotorische Fasern zur Innervation der quergestreiften äußeren Augenmuskeln. Zu den äußeren Augenmuskeln, die für die Bewegung des Augapfels zuständig sind, rechnet man die Mm. rectus superior, inferior, medialis und lateralis sowie die Mm. obliquus superior und inferior.

❯ Der N. oculomotorius innerviert alle äußeren Augenmuskeln mit Ausnahme der Mm. rectus lateralis und obliquus superior.

Weiterhin enthält der Nerv parasympathische Fasern, die zu den glatten inneren Augenmuskeln ziehen. Zu den inneren Augenmuskeln werden die Mm. dilatator und sphincter pupillae (Erweiterung und Verengung der Pupille) sowie der M. ciliaris (Naheinstellung der Linse, auch als Akkommodation bezeichnet) gerechnet.

❯ Die parasympathischen Fasern des N. oculomotorius innervieren den M. sphincter pupillae und den M. ciliaris.

Der N. oculomotorius verlässt das Mittelhirn am Vorderrand der Brücke im Sulcus interpeduncularis, verläuft zwischen den Aa. cerebelli superior sowie cerebri posterior und durchbricht die Dura mater, um zur Seitenwand des Sinus cavernosus (⊡ Abb. 8.6C) zu gelangen. Durch den medialen Winkel der Fissura orbitalis superior und durch den Anulus tendineus communis tritt der Nerv in die Orbita ein und hat sich hier schon in einen Ramus superior und einen Ramus inferior geteilt.

- Ramus superior hat nur motorische Fasern und versorgt die Mm. levator palpebrae superioris (Oberlidheber) und rectus superior (Augenheber).
- Ramus inferior hat motorische und parasympathische Fasern, gibt je einen Zweig an die Mm. rectus medialis (Innen-

führung des Auges, auch als Adduktion bezeichnet), rectus inferior (Augensenker), obliquus inferior (Hebung und Außenrotation des Auges) sowie an die parasympathische Radix oculomotoria des Ganglion ciliare ab.

Klinik

1. Bei einer **kompletten Okulomotoriuslähmung** findet sich auf der gelähmten Seite eine geschlossene Lidspalte. Sie entsteht dadurch, dass der M. levator palpebrae superioris ausfällt und somit das Oberlid herabhängt (Ptose). Das Auge schielt schräg nach außen und unten. Es treten Doppelbilder auf. Weiterhin ist die Pupille erweitert (Mydriasis) und die Akkommodation aufgehoben.
2. Neben kompletten sind auch **partielle Okulomotoriuslähmungen** bekannt. Einseitige Okulomotoriusparesen entstehen unter anderem als Folge von intrazerebralen Tumoren und von Thrombosen oder Embolien der A. cerebri posterior. Beidseitige Okulomotoriuslähmungen finden sich bei Hypophysen- und Mittelhirntumoren. Ferner kann eine Okulomotoriuslähmung bei einer Reihe von Infektionskrankheiten (Diphtherie, Masern, Meningitis, Poliomyelitis) oder bei multipler Sklerose auftreten (Rosenbauer et al. 1998).

IV. Hirnnerv – N. trochlearis

Der N. trochlearis (▶ Abb. 9.2 und ◻ 8.11), der rein motorische Augenrollnerv, führt als **dünnster Hirnnerv** motorische Fasern zum M. obliquus superior (Senkung und Innenrotation des Auges). Der Nerv entspringt aus dem Nucleus n. trochlearis im Mittelhirn, der kaudal vom Kern des N. oculomotorius liegt. Die Fasern kreuzen im Velum medullare superius und verlassen das Mittelhirn auf der Dorsalseite, unmittelbar unter der Lamina quadrigemina. Der Nerv verläuft um die Crura cerebri herum zur Hirnbasis und zieht aufwärts zur Seitenwand des Sinus cavernosus (◻ Abb. 8.6C), wo er zwischen den Nn. oculomotorius und ophthalmicus liegt. Im weiteren Verlauf tritt er über die Fissura orbitalis superior und lateral vom Anulus tendineus communis in die Orbita ein, überquert den Ursprung des M. levator palpebrae superioris und dringt von oben in den M. obliquus superior ein.

Klinik

Bei einer **Trochlearislähmung** sind die Senkung des adduzierten Bulbus und in Abduktionsstellung dessen Innenrollung beeinträchtigt. Beim Geradeausblick steht das Auge nach oben-innen. Es kommt zu vertikal gegeneinander verschobenen Doppelbildern, die beim Blick nach unten am stärksten stören, beispielsweise beim Lesen oder Treppe abwärtsgehen. Neigt der Patient den Kopf zur kranken Seite, treten die Doppelbilder störend in Erscheinung (Bielschowsky-Phänomen). Durch Schiefhaltung des Kopfes zur gesunden Seite können sie ganz oder teilweise vermieden werden. Trochlearisparesen finden sich nach einem Schädeltrauma, bei mesenzephalen Blutungen, ischämischer oder diabetischer Neuropathie sowie bei Sinus-cavernosus- und Orbitaprozessen (Mummenthaler und Mattle 2008).

V. Hirnnerv – N. trigeminus

Der N. trigeminus, der dreigeteilte Drillingsnerv, ist der große sensible Gesichtsnerv (◻ Abb. 8.18 und ▶ 9.2). Darüber hinaus besitzt er motorische Äste für die Kaumuskulatur. Der N. trigeminus tritt am Seitenrand der Brücke aus und durchbohrt nahe der Felsenbeinspitze die Dura mater. Hier bildet er das sensible **Ganglion trigemi-**

nale, das in einer Duraduplikatur, **Cavum trigeminale (Meckeli)**, liegt, und zerfällt in seine 3 Hauptäste, die Nn. ophthalmicus (V/1), maxillaris (V/2) und mandibularis (V/3). Die motorische Wurzel des Ganglion trigeminale und der N. petrosus major ziehen unter dem Ganglion vorbei. Oberhalb liegt der Gyrus parahippocampalis des Temporallappens. An seiner medialen Seite befinden sich die A. carotis interna und der hintere Teil des Sinus cavernosus.

N. ophthalmicus (V/1) Der N. ophthalmicus (◧ Abb. 8.6C und ▶ 9.2) versorgt sensibel Stirn, Oberlid, beide Augenwinkel, Cornea, Schleimhaut von Stirnhöhle, Siebbeinzellen und vordere Nasenhöhle.

Dem 1. Trigeminusast ist das **Ganglion ciliare**, das 3 Wurzeln besitzt, zugeordnet (Verschaltung des Corneal- und Pupillenreflexes). Das Ganglion ciliare, etwa 2 mm lang, platt und vierseitig, liegt hinten seitlich am N. opticus, medial vom M. rectus lateralis im Fettgewebe der Orbita. Es enthält die Perikarya der parasympathischen postganglionären Nervenfasern für die inneren Augenmuskeln, Mm. ciliaris und sphincter pupillae. Über den hinteren, unteren Rand treten die Wurzeln, Radices, in das Ganglion ein.

- **Radix oculomotoria** (parasympathica) führt parasympathische praeganglionäre Fasern des N. oculomotorius aus dem Nucleus accessorius des Mittelhirns (Edinger-Westphal-Kern) zum Ganglion ciliare.
- **Radix sympathica**, hier ziehen postganglionäre sympathische Fasern aus dem Plexus caroticus internus am Ganglion ciliare vorbei. Diese Fasern stammen aus dem Ganglion cervicale superius des Halsgrenzstrangs.
- **Radix nasociliaris**, über die Radix nasociliaris gelangen sensible Fasern aus der Cornea, Iris und Corpus ciliare mit den Nn. ciliares breves und longi zum N. nasociliaris und von dort zum Nucleus sensorius principalis n. trigemini. Hier wer-

den sie umgeschaltet und ziehen zum Kern des N. facialis (Lidschlussreflex).

- **Nn. ciliares breves** enthalten parasympathische, sympathische und sensible Fasern. Es handelt sich um 3 bis 6 aus dem Ganglion austretende Fasern, die sich durch Aufteilung auf etwa 20 vermehren, in 2 Gruppen über und unter dem Sehnerv angeordnet sind und zum Augapfel ziehen. Die parasympathischen Fasern sind für die Akkommodation, vermittelt durch den M. ciliaris, und für die Verengung der Pupille, bewirkt durch den M. sphincter pupillae, zuständig. Die sympathischen Fasern versorgen den Lidheber, M. tarsalis superior.
- **Nn. ciliares longi** schließen sich der unteren Gruppe der Nn. ciliares breves an, führen Sympathikusfasern für den M. dilatator pupillae und bringen sensible Fasern aus der vorderen Augenhälfte zum N. nasociliaris.

Beim Verlauf in der Seitenwand des Sinus cavernosus (◧ Abb. 8.6C) gibt der N. ophthalmicus einen Ramus tentorius zum Tentorium cerebelli ab und verläuft, schon in seine 3 Hauptäste geteilt, durch die Fissura orbitalis superior in die Augenhöhle.

- **N. lacrimalis**, der Tränennerv, verläuft an der lateralen Seite der Orbita. Ein oberer Ast versorgt die Konjunktiva, den lateralen Augenwinkel und das Oberlid sensibel. Ein unterer Ast ist für die **Tränenanastomose** mit dem N. zygomaticus zuständig und ist in den Leitungsweg der parasympathischen Innervation der Tränendrüse eingeschaltet.
- **N. frontalis**, der sensible Stirnnerv, teilt sich in einen starken N. supraorbitalis und einen schwachen N. supratrochlearis. Vom **N. supraorbitalis** verläuft der laterale Ast durch die Incisura supraorbitalis (oder das Foramen supraorbitale), der mediale Ast durch die Incisura frontalis. Der Nerv innerviert die Stirnhaut bis zur Scheitelgegend, Oberlid, Konjunktiva und die Schleimhaut der Stirnhöhle sen-

sibel. Vom **N. supratrochlearis** verläßt der obere Zweig die Orbita über die Trochlea und zieht zur Stirnhaut, zum Oberlid und zur Nasengegend. Der untere Zweig versorgt Haut und Konjunktiva des medialen Augenwinkels sensibel.

- **N. nasociliaris**, der Nasenaugennerv, tritt als einziger Ast des N. ophthalmicus durch den Anulus tendineus communis in die Augenhöhle ein, überkreuzt den Sehnerv nach medial und verläuft an der medialen Seite der Orbita. Er gibt einen Verbindungsast zum Ganglion ciliare ab und lässt so die Radix nasociliaris des Ganglions entstehen. Der **N. ethmoidalis posterior** verlässt die Orbita durch das Foramen ethmoidale posterius und zieht zur Schleimhaut der hinteren Siebbeinzellen und zur Keilbeinhöhle. Der **N. ethmoidalis anterior** verlässt die Orbita durch das Foramen ethmoidale anterius, zieht zur Dura mater der vorderen Schädelgrube und verläuft mit Rami nasales durch die Lamina cribrosa des Siebbeins zur Schleimhaut der vorderen Nasenhöhle. Der **N. infratrochlearis** zieht zur Trochlea und versorgt das Oberlid und den Tränensack.

N. maxillaris (V/2)   Der rein sensible N. maxillaris (▶ Abb. 7.27 und 9.2) versorgt die mittlere Gesichtsetage mit Unterlid und Oberlippe, die Schleimhaut der hinteren Nasenhöhle, den oberen Teil der Wange, den Sinus maxillaris und die Oberkieferzähne. Der 2. Trigeminusast verläuft eine kurze Strecke in der Seitenwand des Sinus cavernosus (◘ Abb. 8.6C) und betritt anschließend durch das Foramen rotundum die Flügelgaumengrube, **Fossa pterygopalatina**, wo sich parasympathische Fasern aus dem N. intermedius (VII. Hirnnerv) und sympathische Fasern des Plexus caroticus internus aus dem Halsgrenzstrang mit ihm verbinden. Vor Eintritt in das Foramen rotundum wird der Ramus meningeus für die sensible Versorgung der Dura der mittleren Schädelgrube abgegeben.

Dem 2. Trigeminusast ist das **Ganglion pterygopalatinum** (▶ Abb. 7.27), das in der Fossa pterygopalatina liegt und 3 Wurzeln besitzt, beigeordnet (Verschaltung der Innervation von Tränendrüse sowie Nasen- und Gaumendrüsen).

- **Parasympathische Wurzel**, wird durch den N. petrosus major repräsentiert, der im Ganglion pterygopalatinum umgeschaltet wird, mit den Nn. zygomaticus und lacrimalis zur Tränendrüse verläuft und dort für die sekretorische Innervation verantwortlich ist.
- **Sympathische Wurzel**, hier ziehen postganglionäre sympathische Fasern aus dem Plexus caroticus internus am Ganglion vorbei. Diese Fasern sind für die Hemmung der Sekretion von Tränendrüse, Nasen- und Gaumendrüsen zuständig.
- **Sensible Wurzel**, wird von den Nn. pterygopalatini gebildet, die ohne Unterbrechung das Ganglion durchsetzen und unter anderem für die sensible Innervation des hinteren Teils der Nasenhöhle sowie des harten und weichen Gaumens verantwortlich sind.

In der Fossa pterygopalatina teilt sich der N. maxillaris in 3 Äste: Nn. pterygopalatini (Rami ganglionares), N. zygomaticus und N. infraorbitalis.

- **Nn. pterygopalatini (Rami ganglionares)**, 2 oder mehrere kurze Äste ziehen zum Ganglion pterygopalatinum. Die sensiblen Äste der Nn. pterygopalatini (Rami ganglionares) ziehen – teils unter Mitnahme von parasympathischen und sympathischen Fasern zur Innervation der Nasen- und Gaumendrüsen – am Ganglion pterygopalatinum vorbei und verlaufen durch die Ausgänge der Fossa pterygopalatina in die Peripherie. Es handelt sich um folgende Äste: **Rami orbitales** ziehen durch die Fissura orbitalis inferior und durch die Sutura sphenoethmoidalis zur Schleimhaut der hinteren Siebbeinzellen und zur Keilbeinhöhle.

Rami nasales posteriores superiores laterales und mediales ziehen durch das Foramen sphenopalatinum zur oberen und mittleren Nasenmuschel sowie zum oberen Septum im hinteren Teil der Nasenhöhle. **N. nasopalatinus**, eine Abspaltung der medialen Septumäste, verläuft durch den Canalis incisivus zur Gingiva der oberen Schneidezähne. **Ramus pharyngeus** verläuft durch ein laterales Foramen palatinum minus zur Tonsilla palatina. **N. palatinus major** zieht durch den Canalis palatinus major zum harten Gaumen. **Rami nasales posteriores inferiores** verlassen den N. palatinus major und treten durch den Knochen zur unteren Muschel. **Nn. palatini minores** ziehen durch Knochenkanälchen in Nachbarschaft des Canalis palatinus major und gelangen durch die Foramina palatina minora zum weichen Gaumen.

- **N. zygomaticus**, zieht durch die Fissura orbitalis inferior zur seitlichen Orbita und nimmt Kontakt mit dem N. lacrimalis auf (Tränenanastomose). Weitere sensible Äste verlaufen durch die Öffnungen des Jochbeins zur Orbita sowie zur Wangen- und Schläfengegend.
- **N. infraorbitalis**, zieht durch die Fissura orbitalis inferior in den Sulcus und Canalis infraorbitalis zum Foramen infraorbitale. Er innerviert die Zähne des Oberkiefers mitsamt Zahnfleisch mit **Rami alveolares superiores posteriores** (Molaren), **Ramus alveolaris medius** (Praemolaren) und **Rami alveolares superiores anteriores** (Front- und Eckzähne). Diese 3 Äste bilden den Plexus dentalis superior und versorgen auch die Kieferhöhle sensibel. Die aus dem Foramen infraorbitale austretenden Endäste ziehen zum Unterlid, zum Nasenflügel und zur Oberlippe.

N. mandibularis (V/3) Der N. mandibularis (▶ Abb. 9.2) versorgt sensibel die Haut der unteren Gesichtsetage einschließlich Unterlippe und Ohr, die Schleimhaut des Mundes im Bereich des Unterkiefers sowie die Unterkieferzähne. Er hat motorische Äste für die Kaumuskulatur, die Muskulatur des Mundbodens sowie für die Mm. tensor veli palatini und tensor tympani.

Zum N. mandibularis gehört das **Ganglion oticum** (◘ Abb. 8.26) (Verschaltung der Innervation der Ohrspeicheldrüse). Es ist von rundlicher Form und liegt dicht unterhalb des Foramen ovale an der medialen Seite des N. mandibularis. Analog zu den Ganglien des 1. und 2. Trigeminusastes besitzt es 3 Wurzeln.

- **Parasympathische Wurzel**, praeganglionäre Fasern verlaufen im N. petrosus minor – der Fortsetzung des N. tympanicus aus dem N. glossopharyngeus –, werden im Ganglion umgeschaltet und ziehen in den Nn. auriculotemporalis sowie facialis weiter zur sekretorischen Innervation der Ohrspeicheldrüse.
- **Sympathische Wurzel**, postganglionäre Fasern aus dem Plexus caroticus externus ziehen am Ganglion vorbei und hemmen unter anderem die Sekretion der Ohrspeicheldrüse.
- **Sensible Wurzel**, hierbei handelt es sich um sensible Nervenäste aus dem 3. Trigeminusast, die am Ganglion vorbeiziehen.

Am Ganglion oticum verlassen auch motorische Ästchen, die Nn. musculi tensoris veli palatini und tensoris tympani, den N. mandibularis und ziehen zu den gleichnamigen Muskeln. Der N. pterygoideus medialis zieht vom Ganglion oticum aus zum M. pterygoideus medialis.

An den 3. Trigeminusast ist zusätzlich noch das **Ganglion submandibulare** (Verschaltung der Innervation von Unterkiefer- und Unterzungendrüse sowie Zungendrüsen) angeschlossen. Es ist dem N. lingualis dort, wo er in die Mundhöhle einbiegt, angelagert und hat seinen Platz an der Innenseite der Glandula submandibularis. Hier hängt das Ganglion submandibulare mit 2 Verbindungsbündeln, einem hinteren und einem vorderen, am N. lingualis (Voss und Herrlinger 1973). Vom prinzipiellen Aufbau der Kopfganglien aus 3 Wurzeln weicht das Ganglion ab, was wohl damit zusammenhängt, dass es in die Versorgung von 2 Speicheldrüsen eingebunden ist.

- **Hinteres Bündel**, stellt die parasympathische und sensible Wurzel in einem dar. Praeganglionäre parasympathische Fasern aus der Chorda tympani werden im Ganglion umgeschaltet. Die postganglionären Fasern gelangen über besondere Äste, **Rami glandulares**, zur Glandula submandibularis. Sensible Fasern aus dem N. lingualis und postganglionäre sympathische Fasern aus dem Plexus caroticus externus laufen am Ganglion vorbei. Die sympathischen Fasern dienen der Hemmung der Sekretion der Glandulae submandibularis und sublingualis sowie der Zungen- und Mundschleimhautdrüsen.
- **Vorderes Bündel**, kann als Ast des Ganglions aufgefasst werden. Hier ziehen postganglionäre parasympathische Fasern zum N. lingualis zurück und gelangen damit zur Glandula sublingualis und zu den Zungen- und Mundschleimhautdrüsen.

Der 3. Trigeminusast verlässt die Schädelbasis durch das Foramen ovale, zieht zwischen den Mm. pterygoideus lateralis und medialis zur **Fossa infratemporalis** und teilt sich dort in 3 Äste (▶ Abb. 7.26): Nn. auriculotemporalis, lingualis und alveolaris inferior.

- **Äste des N. mandibularis vor Aufteilung**: **Ramus meningeus**, versorgt sensibel die Dura der mittleren Schädelgrube, die Keilbeinhöhle und die Cellulae mastoideae. **Nn. massetericus, temporales profundi, pterygoidei lateralis und medialis** innervieren die gleichnamigen Kaumuskeln motorisch. **Nn. musculi tensoris veli palatini und musculi tensoris tympani** sind selbstständig oder zweigen aus dem N. pterygoideus medialis ab und innervieren die gleichnamigen Muskeln. **N. buccalis**, durchbohrt den M. buccalis und innerviert die Schleimhaut der Wange.
- **N. auriculotemporalis**: **Nn. meatus acustici externi, Rami membranae tympani, Nn. auriculares anteriores und Rami temporales superficiales** dienen jeweils der sensiblen Innervation des äußeren Gehörgangs, des Trommelfells sowie der Haut der vorderen Ohrmuschel und hinteren Schläfengegend. **Rami parotidei und communicantes cum nervo faciali** leiten postganglionäre parasympathische Fasern aus dem Ganglion oticum zur Ohrspeicheldrüse. Die Rami parotidei enthalten zusätzlich noch sensible Fasern.
- **N. lingualis**: **Rami isthmi faucium**, versorgen die Schlundenge und die Tonsilla palatina sensibel. **Ramus communicans cum chorda tympani**, entsteht bei Verbreiterung der von hinten in den N. lingualis einstrahlenden Fasern der Chorda tympani. **N. sublingualis**, zieht zur Schleimhaut des Mundbodens und zur Gingiva der unteren Frontzähne. **Rami linguales** führen sensible Fasern und Geschmacksfasern aus den vorderen zwei Dritteln der Zunge. **Rami ganglionares** führen sekretomotorische parasympathische Fasern aus der Chorda tympani zum Ganglion submandibulare.
- **N. alveolaris inferior**: **N. mylohyoideus**, zweigt noch vor Eintritt des N. alveolaris inferior in den Canalis mandibulae ab, verläuft auf der Unterfläche des M. mylohyoideus und innerviert den M. mylohyoideus sowie den Venter anterior des M. digastricus. **Plexus dentalis inferior**, entsteht im Canalis mandibulae und innerviert mit seinen Ästen Zähne sowie Zahnfleisch des Unterkiefers. **N. mentalis**, verlässt den Canalis mandibulae durch das Foramen mentale und zieht zur Kinnhaut und Unterlippe.

Klinik

1. Bei der Behandlung von **Gesichts-** und **Kieferschmerzen** spielt der N. trigeminus eine bedeutende Rolle. Die Schmerzen können nach peripheren Reizungen der Nerven durch Entzündungen, Traumen oder Tumoren auftreten. Mitunter nehmen sie den Charakter von **Dauerschmerzen** oder von heftigen **Schmerzattacken** mit schmerzlosen Intervallen an. Im 1. Fall liegt eine **Neuropathie**, im letzteren eine **Neuralgie** mit oder ohne erkennbare Ursachen vor.

2. Die **Trigeminusneuropathie** geht mit persistierenden Sensibilitätsstörungen einher und kann beispielsweise nach einer Infektion mit dem Herpeszoster-Virus auftreten. Herpes-simplex-Bläschen konnten bei 60 % der Patienten mit Trigeminusneuropathie nachgewiesen werden (Knight 1954), wobei schon vor Ausbruch der Bläschen Pelzigkeitsgefühle bei Berührung der entsprechenden Gesichtshälfte auftraten. Häufige Ursachen der Trigeminusneuropathie sind weiterhin die **Parodontitis apicalis**, die **Pulpitis** und die **Alveolitis** nach Zahnextraktionen und Wundheilungsstörungen (Rosenbauer et al. 1998). Ferner wurden bei Erkrankungen des N. trigeminus **Störungen des Gehörs** beobachtet, da motorische Fasern des 3. Trigeminusastes den M. tensor tympani innervieren (Weiglein 2012).

3. Bei der **Trigeminusneuralgie** (echte, essenzielle oder idiopathische Trigeminusneuralgie) treten nur Schmerzen ohne Sensibilitätsstörungen auf, wobei Frauen häufiger als Männer und überwiegend der 2. oder 3. Trigeminusast der rechten Gesichtsseite betroffen sind. Charakteristisch sind blitzartig einschießende Schmerzen, denen nicht selten muskuläre Symptome in der betreffenden Region folgen (Tic douloureux). Die Intervalle zwischen den Attacken sind unterschiedlich lang. Der Schmerz hält sich streng an den Versorgungsbereich des betroffenen Trigeminusastes. Schmerzanfälle sind durch einfache Berührungsreize der Haut oder Schleimhaut (Triggerzonen) auslösbar. Im schmerzfreien Intervall bleiben im Gegensatz zur Trigeminusneuropathie die sensiblen Qualitäten des Nervs erhalten (Rosenbauer et al. 1998).

4. Einen Hinweis auf mögliche Ursachen einer **Trigeminusneuralgie** findet man bei Lang (2004a). So waren manche Autoren der Meinung, dass die Trigeminusneuralgie ausschließlich durch mechanische Beeinflussung, beispielsweise durch Tumoren, aberrierende Arterien oder Aneurysmen, entsteht (Olivecrona 1941). In diesem Zusammenhang wies Sunderland (1948) auf den verhältnismäßig häufigen Kontakt von Arterien, insbesondere der A. cerebelli superior, mit dem N. trigeminus hin. Schon Dandy (1939) war der Meinung, dass eine Kompression der Radix sensoria in der Regel durch einen Zweig der A. basilaris verursacht sei. Dandy (1939) und später Jannetta (1977) legten deshalb zwischen anlagernde Arterien und Nerv spezielle Plastikschwämme ein und erzielten damit gute bis sehr gute Ergebnisse (Lang 2004a, b).

5. Der N. auriculotemporalis spielt für **Dysfunktionen des Kiefergelenks** eine große Rolle. Patienten, bei denen ausgedehnte Kronen- und Brückenarbeiten durchgeführt wurden, klagen mitunter über supra- und infraorbitale Schmerzen sowie über Ohrgeräusche (Tinnitus). Diese Beschwerden können beispielsweise auf

eine Einengung des N. auriculotemporalis im Bereich des Kiefergelenks, die von Projektionsschmerzen begleitet sein kann, zurückgeführt werden (Gerber 1973).

VI. Hirnnerv – N. abducens

Der Kern des N. abducens, des rein motorischen Augenmuskelnervs, liegt im kaudalen Teil der Brückenhaube. Der N. abducens (◙ Abb. 8.18 und ▶ 9.2) innerviert den M. rectus lateralis, welcher den Augapfel zur Seite führt. Der Austritt liegt am Hinterrand der Brücke. Im weiteren Verlauf durchsetzt der Nerv die Dura am Clivus, durchzieht die Mitte des Sinus cavernosus (◙ Abb. 8.6C), wobei er lateral von der A. carotis interna und medial von den Hirnnerven III, IV, und V/1 liegt. Durch die Fissura orbitalis superior und den Anulus tendineus communis gelangt er in die Orbita und tritt in den M. rectus lateralis an dessen medialer Seite ein. Der N. abducens hat den **längsten extraduralen Verlauf** bis zu seinem Eintritt in die Augenhöhle.

Klinik

Ein Ausfall des vom N. abducens innervierten M. rectus lateralis erzeugt am betroffenen Auge eine Lähmung der Bulbuswendung nach lateral mit horizontalen Doppelbildern beim Blick nach der Lähmungsseite. Beim Geradeausblick kann das Auge durch den Tonus des intakten M. rectus medialis leicht nach innen stehen. Der Patient dreht deshalb seinen Kopf leicht zur gesunden Seite, um Doppelbilder zu vermeiden (Mummenthaler und Mattle 2008). Bedingt durch den sehr langen extraduralen Verlauf des Nervens ist die **Abduzensparese** die häufigste Ursache für eine Augenmuskellähmung. In seinem peripheren Verlauf

wird der Nerv bei allgemeinem Hirndruck, bei Schädelbasisbruch sowie bei entzündlichen und neoplastischen Prozessen an der Schädelbasis geschädigt. Weitere Ursachen sind: Aneurysma der A. basilaris, infraclinoidales Aneurysma der A. carotis interna, Subarachnoidalblutung und Akustikusneurinom (Poeck und Hacke 2006).

VII. Hirnnerv – N. facialis

Der N. facialis (◙ Abb. 8.18 und ▶ 9.8), der Gesichtsnerv, besitzt motorische, sensorische, parasympathische und sensible Fasern. Sensible, sensorische und parasympathische Anteile sind im **N. intermedius**, einem mehr oder weniger isoliert verlaufenden Teil des N. facialis, vereinigt. Die motorischen Fasern innervieren die mimische Muskulatur, die Mm. stapedius und stylohyoideus sowie den Venter posterior des M. digastricus. Der N. intermedius – so genannt, weil er zwischen N. facialis und N. vestibulocochlearis liegt – nimmt Geschmacksfasern aus den vorderen zwei Dritteln der Zunge und sensible Fasern aus dem Gehörgang und der Ohrmuschel auf. Weiterhin leitet er parasympathische praeganglionäre Fasern zur Glandula lacrimalis, zu den Nasen- und Gaumendrüsen, zur Glandula sublingualis sowie zur Glandula submandibularis. Die motorischen Fasern des N. facialis verlaufen im sogenannten **inneren Fazialisknie** bogenförmig um den Kern des N. abducens in der kaudalen Brückenhaube. Das parasympathische Kerngebiet liegt im Nucleus salivatorius superior im oberen Teil der Medulla oblongata. Das sensorische Kerngebiet liegt im Nucleus und Tractus solitarius in der oberen Medulla oblongata. Der Nerv tritt am Kleinhirn-Brücken-Winkel aus und zieht durch den Meatus acusticus internus ins Felsenbein. Dicht unter der vorderen Felsenbeinwand biegt er am Ganglion geni-

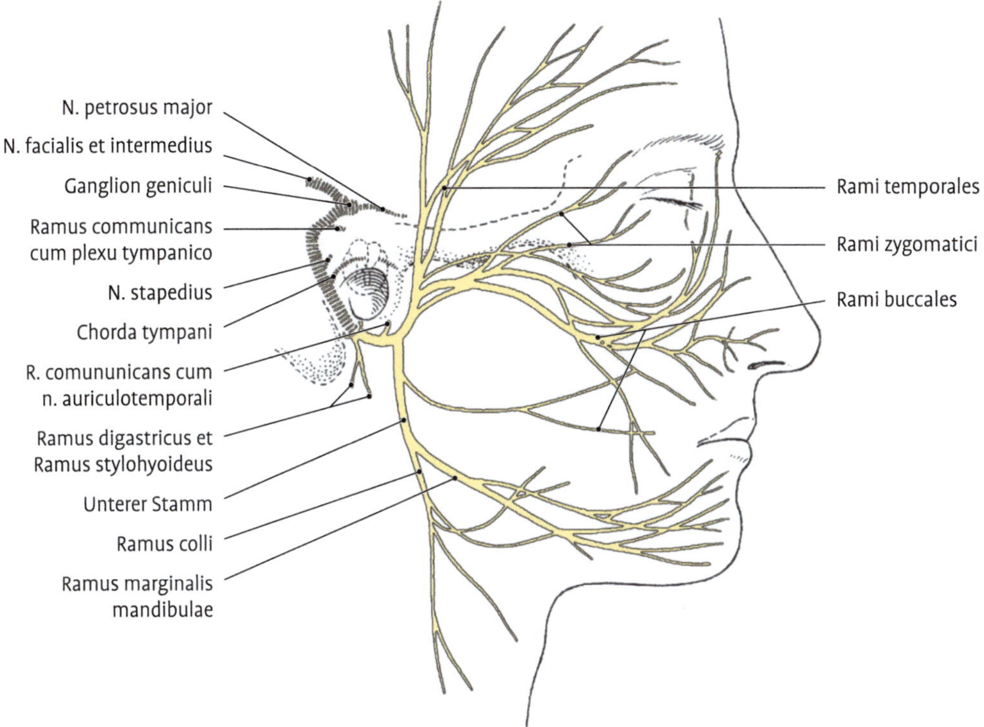

◻ Abb. 8.25 Schematische Darstellung der Äste des N. facialis mit dem Intermediusanteil. Der Verlauf des Nervens im Felsenbein ist gestrichelt dargestellt. Nach dem Austritt aus dem Foramen stylomastoideum sind der Nerv und seine Äste voll ausgezogen markiert. (Aus Anderhuber et al. 2012)

culi rechtwinklig um, verläuft im **Canalis n. facialis (Fallopii)** zunächst nach dorsal, anschließend nach kaudal und verlässt am Foramen stylomastoideum die Schädelbasis. Der N. facialis ist durch eine **lange intraossäre Verlaufsstrecke** gekennzeichnet. Folgende Äste gehen vom N. facialis ab (◻ Abb. 8.25):

- **Äste des N. facialis: N. stapedius**, entspringt im Canalis n. facialis (Fallopii) und innerviert den gleichnamigen Muskel, der den Steigbügel aus dem runden Fenster hebeln kann. **Ramus communicans cum nervo vago**, entsteht nach Austritt des N. facialis aus dem Foramen stylomastoideum. **N. auricularis posterior**, zieht zum Venter occipitalis des M. occipitofrontalis sowie zu Muskeln und Haut der Ohrmuscheln. **Ramus digastricus** in-

nerviert den Venter posterior des M. digastricus. **Ramus stylohyoideus** verläuft mit dem Ramus digastricus und innerviert den gleichnamigen Muskel. **Ramus communicans cum nervo glossopharyngeo** verläuft mit dem Ramus digastricus. **Rami temporales** steigen steil über den Jochbogen auf und innervieren die mimischen Muskeln von Schläfe, Stirn und Augenlidern. **Rami zygomatici** steigen schräg nach vorne zu den Muskeln über dem Jochbein und am Unterlid. **Rami buccales** verlaufen horizontal zu den Muskeln der Wange und der Mund- und Nasenöffnungen. **Ramus marginalis mandibulae** verläuft am Unterrand der Mandibula zu den Muskeln der Kinngegend. **Ramus colli** verläuft hinter dem Angulus mandibulae, anastomosiert in der **Ansa cervicalis superficialis** mit dem N. transversus colli, der von Ästen des 2. und 3. Zervikalnervens gebildet wird, und innerviert das Platysma.

Das **Ganglion geniculi** (◘ Abb. 8.25) enthält Perikarya der Geschmacksfasern des **N. intermedius** und wahrscheinlich auch Perikarya seiner sensiblen Anteile. Folgende Äste haben Bezug zum Ganglion geniculi:

- **N. petrosus major**, zweigt am Ganglion geniculi – am sogenannten **äußeren Fazialisknie** – ab und enhält praeganglionäre parasympathische Fasern für die Tränendrüse sowie für die Nasen- und Gaumendrüsen. Der N. petrosus major zieht durch das Foramen lacerum zur äußeren Schädelbasis und vereinigt sich hier mit dem sympathischen N. petrosus profundus zum gemeinsamen N. canalis pterygoidei (Vidianus), zieht dann durch den Canalis pterygoideus und endet im Ganglion pterygopalatinum. Hier wird der N. petrosus major umgeschaltet, der N. petrosus profundus nicht. **Ramus communicans cum plexu tympanico**, geht vom N. petrosus major ab und leitet möglicherweise sensible Fasern zum Plexus tympanicus der Paukenhöhle und weiter zum Ganglion oticum (◘ Abb. 8.26). **Chorda tympani**, ist gemischt und beinhaltet sensible, sensorische und praeganglionäre parasympathische Fasern aus dem Intermediusanteil des N. facialis. Die sensiblen und sensorischen Fasern haben ihre Perikarya im Ganglion geniculi, die parasympathischen kommen aus dem Nucleus salivatorius superior der oberen Medulla oblongata. Die Chorda tympani verlässt den N. facialis vor Austritt aus dem Foramen stylomastoideum und zieht zwischen Hammer und Amboss zur **Fissura petrotympanica (Glaser-Spalte)**; sie enthält Geschmacksfasern und sensible Fasern für die vorderen zwei Drittel der Zunge sowie praeganglionäre, parasympathische Fasern für die Unterzungen- und Unterkieferdrüse sowie die Zungendrüsen.

Fazialislähmungen kommen. Bei durch neurotrope Viren verursachten Erkrankungen (Echo-, Coxsackie-, Poliomyelitisinfektion) finden sich nicht selten ebenfalls Fazialislähmungen; hierbei ist zu beachten, dass der Nerv im **Canalis n. facialis (Fallopii)** sehr empfindlich auf infektionsbedingte Anschwellungen reagieren kann. Weiterhin wird eine Fazialisbeteiligung bei Parotitis und bei malignen Parotistumoren beobachtet.

Bei der peripheren Fazialisparese sind sämtliche mimische Muskeln der betroffenen Seite gelähmt. Durch den Ausfall der M. orbicularis oris lässt sich der Mund nicht spitzen, der Lippenschluss ist unvollständig, der Speichel tropft aus dem Mundwinkel. Die Lähmung des M. buccinator bewirkt, dass die Wange nicht aufgeblasen werden kann, der Mundwinkel herabhängt und die Nasolabialfalte verschwindet. Der Ausfall des Stirnastes macht sich durch eine glatte Stirn und unvollständigen Lidschluss bemerkbar. Am schwerwiegendsten ist die Lähmung des M. orbicularis oculi, da das Unterlid schlaff herabhängt (Lagophthalmus), der Lidschlussreflex fehlt, die Tränenflüssigkeit herabträufelt und eine Austrocknung von Konjunktiva und Cornea mit der Gefahr einer **Keratokonjunktivitis** droht.

Je nach Lokalisation der Schädigung kann auch der N. stapedius (Hyperakusis), die Chorda tympani (Geschmacksstörungen in den vorderen zwei Dritteln der Zunge) oder das Fazialisknie mit den Nn. petrosus major und profundus (Unterbrechung der Tränensekretion) betroffen sein.

VIII. Hirnnerv – N. vestibulocochlearis

Der N. vestibulocochlearis (■ Abb. 8.18), ein rein sensorischer Nerv, führt afferente Fasern aus dem Hör- und Gleichgewichtsorgan. Die obere Radix vestibularis enthält Fasern aus dem Gleichgewichtsorgan, die untere Radix cochlearis besteht aus Fasern aus dem Hörorgan. Beide Anteile laufen im Meatus acusticus internus zusammen und treten im Kleinhirnbrückenwinkel lateral vom N. facialis in den Hirnstamm ein.

- **N. vestibularis**, setzt sich aus den beiden Anteilen des **Ganglion vestibulare**, das im Boden des Meatus acusticus internus liegt, zusammen. Die obere Pars rostralis des Ganglion vestibulare versorgt mit dem N. utriculoampullaris und seinen Unterästen (Nn. ampullaris anterior, lateralis und utricularis) die Rezeptoren des vorderen und seitlichen Bogengangs sowie des Utriculus. Die untere Pars caudalis des Ganglion vestibulare versorgt mit den Nn. ampularis posterior und saccularis jeweils den hinteren Bogengang und den Sacculus. In den Bogengängen werden Drehbeschleunigungen bei Lageveränderungen des Kopfes wahrgenommen. In Utriculus und Sacculus erfolgt die Wahrnehmung von Linearbeschleunigungen, „Vor und Zurück" im Utriculus sowie „Auf und Ab" im Sacculus.
- **N. cochlearis**, führt Fasern aus den Rezeptoren des Organum spirale (Hörorgan, Corti-Organ). Das **Ganglion spirale**, ein bemarktes Ganglion in der Schneckenachse, enthält die bipolaren Ganglienzellen des N. cochlearis. Der periphere Fortsatz dieser Ganglienzellen zieht zu den inneren und äußeren Haarzellen als den Schallrezeptoren. Der zentrale Fortsatz zieht zum Hirnstamm und ist am Aufbau der Hörbahn beteiligt.

Klinik

1. Ein **Gesamtausfall des N. vestibulocochlearis** ist seltener als die Störung eines seiner beiden Teile (Rosenbauer et al. 1998). Der vollständige Ausfall des N. vestibulocochlearis wird bei Schädelbasisbrüchen, bei **Tumoren des Kleinhirnbrückenwinkels** und bei Durchblutungsstörungen im Bereich der A. labyrinthi beobachtet.

2. Ein von den Schwann-Zellen des N. vestibularis ausgehender gutartiger Tumor, das **Schwannom** (fälschlicherweise als **Akustikusneurinom** bezeichnet) dehnt sich vom Ursprungsort im Meatus acusticus internus in die hintere Schädelgrube aus und führt zur Kompression der Nn. vestibulocochlearis und facialis. Außer **Gleichgewichtsstörungen** und **Einschränkungen der Hörfunktion** können Lähmungen der mimischen Muskeln sowie Einschränkungen der Tränensekretion und des Geschmacksinns auftreten (Tillmann 2017).

3. Hörstörungen wie **Schwerhörigkeit** und **Taubheit** sind häufig auf Schädigungen vor oder unter der Geburt zurückzuführen: Röteln, Innenohr- und Gehörgangsfehlbildungen, Hirnblutungen. Auch Infekte im Kleinstkindalter wie Parotitis, Diphtherie, Masern und Scharlach sind an Hörstörungen beteiligt. Langandauernde Streptomycinbehandlung kann ebenfalls zur Ertaubung oder zur Schwerhörigkeit führen. Bei einer Beeinträchtigung des Gehörs wird zwischen einer **Schallleitungsschwerhörigkeit**, deren Ursache im Mittelohr (Gehörknöchelchen) liegt, und einer **Rezeptionsschwerhörigkeit**, bei der das Sinnesorgan (Sinneszellen des Corti-Organs) oder der N. cochlearis betroffen sind, unterschieden.

4. **Störungen des Gleichgewichtsapparates** verursachen **Schwindel**, Fallneigung und häufig Nystagmus.

IX. Hirnnerv – N. glossopharyngeus

Der N. glossopharyngeus (■ Abb. 8.18) ist gemischt und leitet motorische, sensible, sensorische und parasympathische Fasern. Die motorischen Fasern innervieren die Schlundschnürer und den M. stylopharyngeus, die sensiblen Fasern sind für Tonsillen, Pharynx, Tuba auditiva und Paukenhöhle zuständig. Weiterhin enthält er Geschmacksfasern aus den Papillae vallatae der Zunge und leitet parasympathische Fasern zum **Ganglion oticum**. Der Nerv tritt hinter der unteren Olive mit 2 Strängen aus und durchzieht den vorderen Teil des Foramen jugulare. Das winzige **Ganglion superius** des IX. Hirnnerven liegt im Foramen jugulare, das größere **Ganglion inferius (Ganglion petrosum)** in der Fossula petrosa. In beiden Ganglien liegen die Zellkörper afferenter Neurone. Das Ganglion inferius enthält zusätzlich eine Anzahl zweiter sekretorisch-parasympathischer Neurone. Nach dem Austritt aus dem Foramen jugulare verläuft der N. glossopharyngeus zwischen A. carotis interna und V. jugularis interna und erreicht den Processus styloideus. Auf seinem Leitmuskel, dem M. stylopharyngeus, betritt er zwischen oberem und mittlerem Schlundschnürer den Pharynx und zieht zur Zungenwurzel (▶ Abb. 7.7). Folgende Äste spalten sich vom IX. Hirnnerven ab (■ Abb. 8.26):

- **N. tympanicus**, enthält sensible Fasern für die Paukenhöhle (Zellkörper im Ganglion superius) und parasympathische Fasern für die Ohrspeicheldrüse. Aus dem Plexus tympanicus geht der N. petrosus minor mit praeganglionären, parasympathischen Fasern hervor, die im **Ganglion oticum** (■ Abb. 8.26) umgeschaltet werden. Postganglionäre

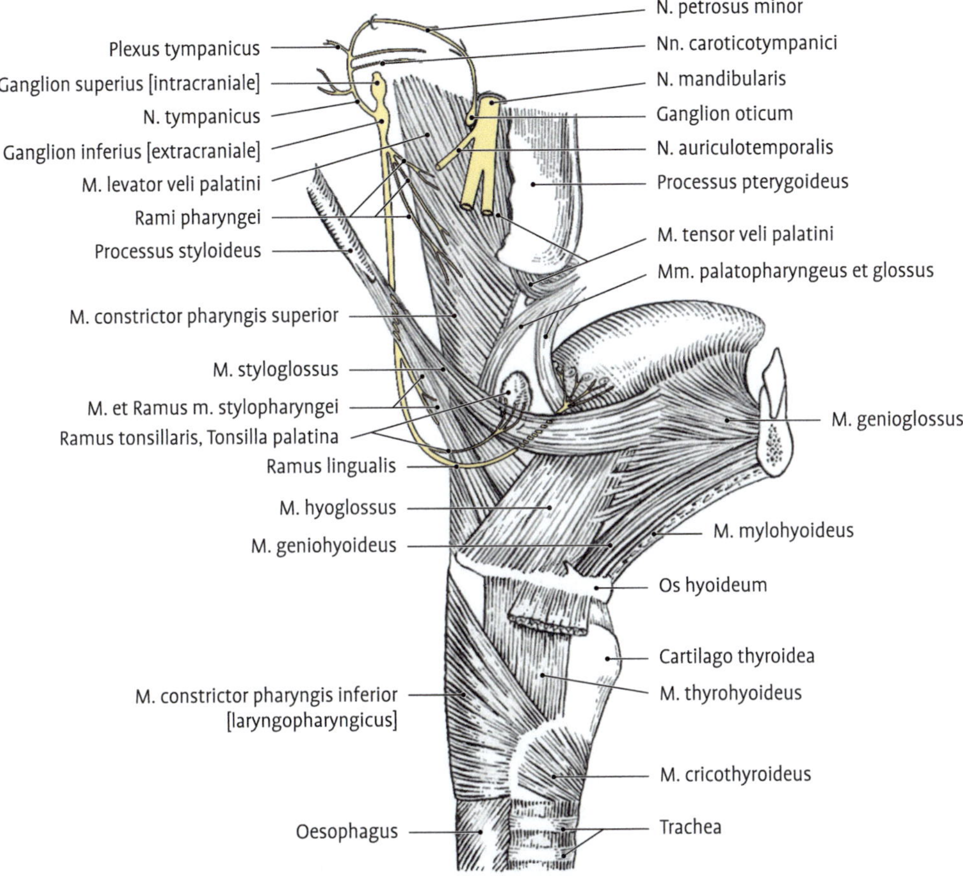

Abb. 8.26 Schematische Übersicht über die Lage und Verzweigung des N. glossopharyngeus. (Aus Anderhuber et al. 2012)

parasympathische Fasern schließen sich dem N. auriculotemporalis an, gelangen größtenteils über Verbindungsäste zum N. facialis und damit zur Ohrspeicheldrüse und fördern dort die Sekretion. Die Verbindung des N. glossopharyngeus über den N. tympanicus zum Ganglion oticum wird auch als **Jacobson-Anastomose** bezeichnet. **Nn. caroticotympanici**, enthalten postganglionäre, sympathische Fasern, die zum Plexus tympanicus ziehen und die Weite der Gefäße in der Paukenhöhle regeln. **Ramus tubarius** (Zellkörper im Ganglion superius), tritt als Ausläufer des Plexus tympanicus in die Tuba auditiva und versorgt dort die Schleimhaut sensibel.

— **Verbindungsäste**: **Ramus communicans cum ramo auriculari n. vagi** (Zellkörper im Ganglion superius), stellt eine Verbindung zum Ramus auricularis n. vagi her und ist für den **Hustenreflex** bei Reizung des äußeren Gehörgangs verantwortlich.

— **Periphere Äste**: **Rami pharyngei**, bilden zusammen mit dem N. vagus und dem Truncus sympathicus den Plexus pharyngeus, der für die motorische Innervation der Pharynxmuskeln, für die sensible Innervation des Pharynx (Zellkörper im Ganglion superius) sowie für seine vasomotorische Innervation verantwortlich ist. Hierbei stammen die motorischen Fasern für den M. constrictor pharyngis superior und den oberen Teil des M. constrictor pharyngis medius überwiegend aus dem N. glossopharyngeus. Der M. levator veli palatini und der M. uvulae werden gemeinsam von den Nn. glossopharyngeus und vagus, vielleicht unter Beteiligung von Fasern des N. facialis, innerviert (Leonhardt 1987). Die Mm. palatoglossus, palatopharyngeus und salpingopharyngeus werden allein vom N. glossopharyngeus innerviert (Leonhardt 1987). **Ramus musculi stylopharyngei**, innerviert den gleichnamigen Muskel des 3. Kiemenbogens. **Ramus sinus carotici** (Zellkörper im Ganglion inferius), zieht mit sensorischen Fasern zum Sinus caroticus und zum Glomus caroticum in der Carotisgabel. Es handelt sich um einen starken afferenten Ast, der pressorezeptorische Fasern vom **Sinus caroticus** (Blutdruckmessung) und chemorezeptorische Fasern vom **Glomus caroticum** (Messung des pH sowie des Sauerstoff- und Kohlendioxidgehaltes des Blutes) führt. Der Nerv, der auch Verbindung zum N. vagus und zum Ganglion cervicale superius hat, wird auch als „Blutdruckzügler" bezeichnet. **Rami tonsillares** (Zellkörper im Ganglion superius), führen sensible Fasern zu den Gaumen- und Tubenmandeln, zur Rachenmandel sowie zum weichen Gaumen. **Rami linguales**, führen Geschmacksfasern (Zellkörper im Ganglion inferius) aus den Papillae vallatae und sensible Fasern (Zellkörper im Ganglion superius) aus dem hinteren Zungendrittel. Weiterhin leiten diese Äste sekretorische, parasympathische Fasern zu den Zungendrüsen.

Klinik

1. Ein isolierter Befall des N. glossopharyngeus ist äußerst selten. Meistens ist eine **Glossopharyngeuslähmung** mit anderen Hirnnervenausfällen kombiniert. Bei Paresen des N. glossopha-

ryngeus lassen sich weder der Gaumen- noch der Würgereflex auslösen. Das Gaumensegel hängt auf der gelähmten Seite tiefer und die Rachenhinterwand ist zur gesunden Seite verzogen. Das hintere Zungendrittel ist anästhetisch, außerdem fehlen hier die Geschmacksempfindungen.

2. Schädelbasisbrüche, Tumoren, Thrombosen des Bulbus superior venae jugularis externae und Gefäßprozesse in der Medulla oblongata können zu Glossopharyngeusausfällen führen. So verursacht ein Ausfall der lateralen Gefäßgruppe der Medulla oblongata (Aa. sulci lateralis der A. vertebralis) das **Wallenberg-Syndrom**, bei dem die Hirnnerven V, VIII, IX und X betroffen sind. Auf der Läsionsseite treten vor allem Dysphonie (N. vagus), Dysphagie (N. glossopharyngeus), gustatorische Anästhesie (N. glossopharyngeus) und Sensibilitätsstörungen im Gesicht (N. trigeminus) sowie Nystagmus (N. vestibulocochlearis) auf (Töndury et al. 1987). Darüber hinaus können **chiropraktische Manöver an der Halswirbelsäule** eine Zerreißung der A. vertebralis verursachen und ein Wallenberg-Syndrom nach sich ziehen (Menéndez-González et al. 2003).

X. Hirnnerv – N. vagus

Der N. vagus (▶ Abb. 7.2, 7.7 und ◨ 8.18) verdankt seinen Namen dem ausgedehnten Verlauf, der vom Pharynx bis zur linken Colonflexur (Cannon-Böhm-Punkt) reicht. Der N. vagus versorgt die Dura mater der hinteren Schädelgrube, den Zungengrund und die Haut des äußeren Gehörgangs sensibel, er innerviert zusammen mit dem N. glossopharyngeus die Pharynxmuskulatur, besitzt motorische und sensible Fasern für den

Kehlkopf und führt Geschmacksfasern aus der Gegend des Kehlkopfeingangs. Weiterhin leitet er parasympathische und sensible Fasern zu den Brust- und Bauchorganen. Afferente Fasern leiten den größten Teil der Eingeweidesensationen mit Ausnahme der von sympathischen Fasern übermittelten Schmerzempfindung. Der N. vagus steht in Beziehung zum **Nucleus dorsalis n. vagi** (praeganglionäre parasympathische Fasern für die Eingeweideinnervation im Brust- und Bauchraum), zum **Nucleus ambiguus** (willkürmotorische Fasern für die Kehlkopfmuskeln) und zum **Nucleus tractus solitarii** (viszeroafferente Fasern aus Brust- und Bauchraum, Geschmacksfasern). Er verläßt die Medulla oblongata mit 10 bis 15 Wurzelfäden hinter der unteren Olive unter dem N. glossopharyngeus und durchzieht den vorderen Teil des Foramen jugulare. Noch im Foramen jugulare liegt das kleine **Ganglion superius (Ganglion jugulare)**. Unmittelbar nach seinem Austritt aus dem Foramen jugulare schwillt der N. vagus vor den 1. beiden Halswirbelkörpern zum 15 mm langen **Ganglion inferius (Ganglion nodosum)**, das höher als das sympathische Ganglion cervicale superius liegt, an (▶ Abb. 7.7). Beide Ganglia des X. Hirnnerven enthalten die Perikarya der sensiblen und sensorischen Fasern, das Ganglion inferius zusätzlich noch einen Teil der parasympathischen Umschaltzellen. Die parasympathischen Vagusfasern für Brust- und Baucheingeweide werden erst in der Wand der jeweiligen Organe (intramural) auf das 2. Neuron umgeschaltet. Durch die obere Thoraxapertur zieht der N. vagus rechts zwischen V. brachiocephalica und A. subclavia, links zwischen V. brachiocephalica und Aortenbogen in den Brustraum. Er verläuft hinter der Lungenwurzel zum Oesophagus und mit diesem als Truncus vagalis in den Bauchraum. Folgende Äste spalten sich ab (◘ Abb. 8.27):

- **Kopfteil des N. vagus**: **Ramus meningeus** (Zellkörper im Ganglion superius), zieht rückläufig durch das Foramen jugulare zur sensiblen Versorgung der Dura mater in der hinteren Schädelgrube. **Ramus auricularis** (Zellkörper im Ganglion superius), zieht durch den in der Fossa jugularis gelegenen Canalis mastoideus, tritt durch die Fissura tympanomastoidea und versorgt den äußeren Gehörgang und die Hinterfläche der Ohrmuschel sensibel. **Ramus communicans cum nervo glossopharyngeo**, stellt eine Verbindung zwischen dem Ramus auricularis n. vagi und dem Ganglion inferius des N. glossopharyngeus her. Auf taktile Reize kann ein **Hustenreflex** erfolgen.

- **Halsteil des N. vagus**: **Rami pharyngei**, bilden zusammen mit dem N. glossopharyngeus und dem Truncus sympathicus den Plexus pharyngeus, der für die motorische Innervation der Pharynxmuskeln, für die sensible Innervation des Pharynx sowie für seine vasomotorische Innervation verantwortlich ist. Hierbei stammen die motorischen Fasern für den M. constrictor pharyngis inferior und den unteren Teil des M. constrictor pharyngis medius überwiegend aus dem N. vagus. Der M. levator veli palatini und der M. uvulae werden gemeinsam von den Nn. glossopharyngeus und vagus, vielleicht unter Beteiligung von Fasern des N. facialis, innerviert (Leonhardt 1987). **N. laryngeus superior**, verlässt den Nerv am Ganglion inferius und teilt sich hinter dem großen Zungenbeinhorn in einen Ramus externus und internus. Der Ramus externus innerviert die Mm. cricothyroideus und constrictor pharyngis inferior. Der starke, aus sensiblen, sensorischen und parasympathischen Fasern bestehende Ramus internus durchbohrt die Membrana thyrohyoidea. Sensible und sensorische Fasern (Zellkörper im Ganglion inferius) versorgen jeweils die obere Kehlkopfschleimhaut bis zur Stimmfalte und leiten Geschmacksempfindungen aus der Regio epiglottica. Parasympathische Fasern dienen der Innervation der Kehlkopfdrüsen. Der Ramus communicans cum nervo laryngeo infe-

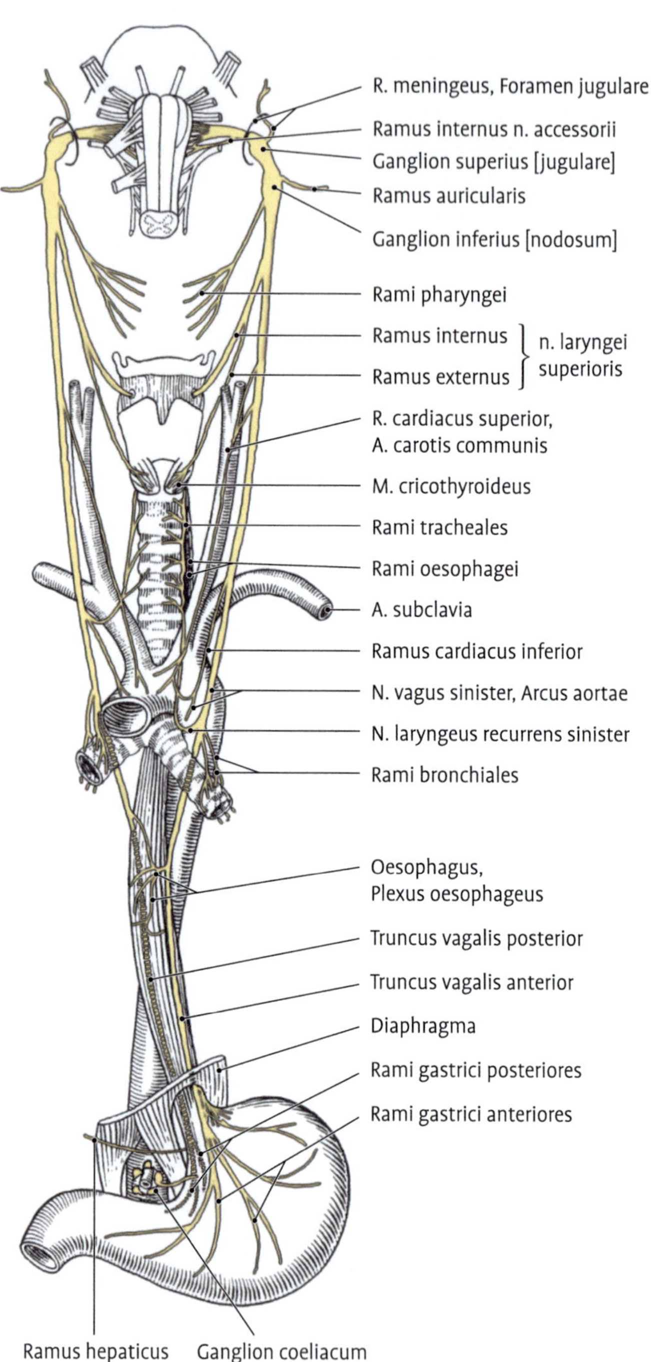

◘ Abb. 8.27 Schematische Übersicht über die Lage und Verzweigung des N. vagus bis zum Magen. (Aus Anderhuber et al. 2012)

riore entlässt sensible Fasern für die Trachea. **Rami cardiaci cervicales superiores und inferiores**, bestehen aus parasympathischen und sensiblen Fasern. Sie lagern sich mit Sympathikusfasern zusammen und ziehen zum **Plexus cardiacus** vor und hinter dem Aortenbogen. Weiterhin kontrollieren die Rami cardiaci cervicales superiores mit afferenten sensiblen Fasern (Zellkörper im Ganglion inferius) die Wandspannung des Aortenbogens.

— **Brustteil des N. vagus**: **N. laryngeus recurrens**, führt motorische, sensible sowie parasympathische Fasern und zieht links um den Aortenbogen und rechts um die A. subclavia in der Rinne zwischen Trachea und Oesophagus nach kranial. Folgende Äste werden abgegeben: Rami tracheales ziehen zu Trachea, Schilddrüse und Nebenschilddrüsen. Rami oesophagei ziehen zur Speiseröhre. Der **N. laryngeus inferior**, starker Endast des N. laryngeus recurrens, durchbohrt den M. constrictor pharyngis inferior und innerviert alle inneren Kehlkopfmuskeln motorisch sowie die Schleimhaut unterhalb der Stimmritze sensibel; außerdem übernimmt er die parasympathische Versorgung des Schilddrüse. **Ramus communicans cum ramo laryngeo inferiore (Galen'sche Anastomose)**, verbindet den N. laryngeus inferior mit dem Ramus internus des N. laryngeus superior. Der N. laryngeus inferior empfängt auf diese Weise sensible Äste für die Trachea. **Rami cardiaci thoracici**, ziehen zum Plexus cardiacus. Als Abspaltung verlaufen afferente Fasern (Zellkörper im Ganglion inferius) zu Chemorezeptoren im **Glomus aorticum** sowie Pressorezeptoren im Aortenbogen und wirken regulierend auf Atmung und Blutdruck. **Rami bronchiales** bilden am Lungenhilus den **Plexus pulmonalis**. Parasympathische Fasern der Rami bronchiales bewirken eine Kontraktion der Bronchialmuskulatur und wirken stimulierend auf die Bronchialdrüsen. **Rami oesophagei**, ziehen zur Speiseröhre und bilden den **Plexus oesophageus**. Parasympathische Fasern sind für die Kontraktion der Speiseröhrenmuskulatur verantwortlich und wirken stimulatorisch auf ihre Drüsen.

— **Bauchteil des N. vagus**: Aus dem Plexus oesophageus gehen die **Trunci vagales anterior (vorwiegend linker N. vagus) und posterior (vorwiegend rechter N. vagus)** hervor. Der Truncus vagalis anterior gibt Äste zur Vorderfläche des Magens und zur Leber ab. Äste des Truncus vagalis posterior ziehen zur Rückfläche des Magens, zum Plexus coeliacus, zur Milz, zu den Nieren und verlaufen über Dünn- und Dickdarm bis zur linken Colonflexur (Cannon-Böhm-Punkt). Parasympathische Fasern der Trunci sind für die Bewegung (Peristaltik) der glatten Muskulatur des Magen-Darm-Traktes verantwortlich und wirken stimulatorisch auf die Drüsenzellen des Magens sowie auf Leber und Bauchspeicheldrüse. Des Weiteren werden Dehnungsimpulse aus dem Eingeweidetrakt über viszeroafferente Fasern der Trunci (Zellkörper im Ganglion inferius) zum zentralen Nervensystem geleitet.

Klinik

1. Infolge des ausgedehnten Innervationsgebietes und der unterschiedlichen Faserqualitäten ist das Erscheinungsbild der **Vaguslähmung** sehr vielfältig (Rosenbauer et al. 1998). Ein Ausfall des N. laryngeus recurrens der linken Seite findet sich häufiger als eine rechtsseitige Recurrensparese, da der Nerv der linken Seite eine weitere Verlaufsstrecke hat als derjenige der rechten Seite. So kann eine linksseitige **Stimmlippenlähmung**, bei der das Stimmband in straffer Paramedianstellung steht, oft

8

das einzige Frühsymptom eines Mediastinaltumors oder eines Aneurysmas des Aortenbogens sein. Eine **iatrogene Recurrensparese** kann nach einer inkompletten Thyreoidektomie auftreten.

2. Bei einem totalen oder nukleären **Vagusausfall** entsteht eine durch Lähmung des M. levator veli palatini bedingte Erschlaffung des Gaumensegels. Hierbei gelangen Flüssigkeiten oder Speisebrei in die Nase, und die Sprache wird näselnd. Bei Ausfall der Rami cardiaci kommt es zur Tachykardie. Bei Reizung des Ramus meningeus kann Brechreiz auftreten. Totalausfälle des N. vagus findet man unter anderem bei vaskulären Prozessen in der Medulla oblongata und iatrogen im Gefolge einer radikalen Halslymphknotenausräumung (Neck Dissection).

XI. Hirnnerv – N. accessorius

Der rein motorische N. accessorius (▶ Abb. 7.7, 7.14 und ◘ 8.18) entspringt unterhalb des N. vagus, hinter der unteren Olive, aus der Medulla oblongata und aus den Halsmarksegmenten C1 bis C6. Die **Radices craniales** kommen mit 3 bis 6 Wurzelbündeln aus dem Nucleus ambiguus im Boden der Rautengrube und verlassen im Sulcus lateralis posterior unterhalb des N. vagus die Medulla oblongata. Die **Radices spinales** entspringen mit bis zu 6 Wurzelbündeln aus einer Kernsäule in der Basis des Vorderhorns. Die Wurzelfäden treten seitlich zwischen den vorderen und hinteren Spinalnervenwurzeln aus dem Halsmark und steigen vereinigt durch das Foramen magnum auf. Die Radices spinales vereinigen sich mit den Radices craniales zum Stamm des N. accessorius. Dieser Truncus n. accessorii verlässt die Schädelhöhle durch

das Foramen jugulare und teilt sich in einen Ramus internus und einen Ramus externus.
- **Ramus internus**, führt dem N. vagus zwischen Ganglion superius und Ganglion inferius die Fasern der Radices craniales zu. Die willkürmotorischen Fasern des N. vagus für die Kehlkopfmuskeln verlaufen also anfangs im N. accessorius.
- **Ramus externus**, bestehend aus den gebündelten Fasern der Radices spinales, zieht zwischen A. occipitalis und V. jugularis interna über den Querfortsatz des Atlas abwärts und gibt einen Ast für den M. sternocleidomastoideus (Kopfdrehung) ab. Anschließend durchquert der Ramus externus hinten das seitliche Halsdreieck und tritt von unten mit Rami musculares in den M. trapezius (Auf- und Abwärtsbewegung des Schultergürtels) ein (▶ Abb. 7.14).

Klinik

1. Bei **einseitiger Lähmung des M. sternocleidomastoideus** ist die Kopfdrehung zur Gegenseite abgeschwächt. Durch ein Überwiegen des Muskels der gesunden Seite entsteht ein Schiefhals. Hierbei ist der Hinterkopf zur gesunden Seite geneigt, das Kinn zur gelähmten Seite gerichtet. Bei einer doppelseitigen Lähmung tritt eine Schwäche beim Beugen des Kopfes auf.

2. Bei einer **Trapeziuslähmung** steht das Schulterblatt weiter nach lateral als auf der gesunden Seite. Der mediale Scapulateil steht höher, der Angulus lateralis tiefer. Die Elevation des Armes über die Horizontale ist eingeschränkt. Dies ist eine gefürchtete Komplikation der Neck Dissection, wenn der N. accessorius aus Radikalitätsgründen nicht geschont werden kann. Ferner kann die Operation

einer **Kiemengangzyste (branchiogene Halszyste)** zu einer Beschädigung des N. accessorius führen. Häufig tritt diese Komplikation auch nach einer diagnostischen **Biopsie der lateralen Halslymphknoten** auf. Das resultierende **Schulter-Arm-Syndrom** führt zu erheblichen, therapieresistenten Beschwerden.

Der Nerv hat unmittelbar unter der Schädelbasis Verbindung zum Ganglion cervicale superius und zum N. vagus. Fasern aus dem 1. und 2. Zervikalnerv schließen sich streckenweise dem N. hypoglossus an und bilden mit Fasern aus dem 2. bis 4. Zervikalnerv die **Ansa cervicalis profunda** (▶ Abb. 7.14). Aus ihr werden die Unterzungenbeinmuskeln, die Mm. sternothyroideus, sternohyoideus und omohyoideus, versorgt.

XII. Hirnnerv – N. hypoglossus

Der rein motorische N. hypoglossus (▶ Abb. 7.7 und 7.14), der Zungennerv, entspringt aus dem **Nucleus n. hypoglossi** im Boden der unteren Hälfte der Rautengrube. Der Nerv inniviert alle an der Bewegung und Verformung der Zunge beteiligten Muskeln mit Ausnahme des M. palatoglossus. Der N. hypoglosssus verlässt die kaudale geschlossene Hälfte der Medulla oblongata mit 10 bis 15 Wurzelfäden zwischen Pyramide und unterer Olive im Sulcus ventromedialis. Die seitlich hinter der A. vertebralis zusammenlaufenden Wurzelfäden durchsetzen die Dura meist in 2 Bündeln und ziehen dann in den Canalis n. hypoglossi, wobei sich die Bündel zum N. hypoglossus zusammenschließen. Der Nerv liegt zunächst medial-dorsal vom N. vagus, kreuzt hinter diesem in Höhe des Ganglion inferius zur Seite und zieht, bedeckt vom hinteren Bauch des M. digastricus und vom M. stylohyoideus, zwischen V. jugularis interna und A. carotis interna nach vorne. Er überkreuzt lateral die Karotisgabel oder die A. carotis externa (▶ Abb. 7.14) und tritt über den Hinterrand des M. mylohyoideus auf den Mundboden.

Rami linguales dringen lateral vom M. hyoglossus in die Zunge ein und innervieren die Mm. styloglossus (Zug der Zunge nach hinten-oben beim Schluckakt), hyoglossus (Abwärtsbewegung der Zunge), genioglossus (Herausstrecken der Zunge) und die Binnenmuskulatur der Zunge.

8.4.15 Entwicklung des Gehirns

Das Nervensystem entsteht aus dem **Ektoderm**. Während der **Gastrulation** wird das Ektoderm von Chordamesodermmaterial unterlagert. Das unterlagerte Material induziert im darüberliegenden Ektoderm die **Neuralplatte**, aus der wiederum das **Neuralrohr** entsteht. Am vorderen und hinteren Körperende bleibt das Neuralrohr noch längere Zeit offen (Neuroporus cranialis et caudalis). Aus dem lateralen Neuralrohr bildet sich auf beiden Seiten die **Ganglienleiste**. Das Neuralrohr wird nach seiner Entstehung von einer Hülle aus embryonalem Bindegewebe umwachsen, der primitiven Gehirn- und Rückenmarkshaut. Diese trennt das Neuralrohr in der Folge von den Wänden des Wirbelkanals und der Schädelkapsel und führt Blutgefäße an die Zentralorgane heran.

Schon bei einem 2,6 cm langen Embryo von 10 Ursegmenten ist die Anlage des Gehirns in der 4. Entwicklungswoche in 3 Abschnitte gegliedert (Moore et al. 2013). Diese entsprechen den **3 primären Hirnbläschen**: Prosencephalon (Vorderhirn), Mesencephalon (Mittelhirn), Rhombencephalon (Rautenhirn). In der 5. Embryonalwoche gehen aus den 3 primären Hirnbläschen weitere Hirnanlagen, nämlich **5 sekundäre Hirnbläschen**, die den 5 Abschnitten des adulten Gehirns entsprechen, hervor (◘ Abb. 8.28a–d): Aus den Prosencephalonbläschen entstehen Telencephalon (Endhirn) und Diencephalon (Zwischenhirn), aus dem Mesencephalonbläschen das Mesencephalon (Mittelhirn) und aus dem Rhombencephalonbläschen das Metencephalon (Hinterhirn) und das Myelencephalon (Nachhirn).

Lokal unterschiedliche Wachstumsvorgänge der Gehirnanlage führen dazu, dass im ursprünglich einheitlichen Raum des Neuralrohrs verschiedene Abschnitte entstehen. Die beiden Endhirnbläschen umschließen den I. und II. Ventrikel (Seitenventrikel) und das Diencephalon begrenzt den III. Ventrikel. Das Lumen des Mesencephalon verengt sich zu einem Kanal, dem Aquaeductus cerebri (Sylvii). Der IV. Ventrikel gehört zum Rautenhirn.

Gleichzeitig mit der Entstehung der Hirnbläschen faltet sich das Neuralrohr nach ventral ein, sodass 2 Krümmungen auftreten (◘ Abb. 8.28a): die **Nackenbeuge** (Flexura cervicalis) zwischen Rautenhirn und Rückenmark sowie die **Scheitelbeuge** (Flexura mesencephalica, Mittelhirnbeuge) zwischen Endhirn und Rautenhirn. Um den Zeitpunkt der 7. Embryonalwoche krümmt sich die ventrale Wand des Rhombencephalon schließlich zur **Brückenbeuge** (Flexura pontina). Durch Massenverschiebung wird das Mesencephalon, das bei seiner Anlage der größte Teil war, beim Erwachsenen sehr klein. Kurz gefasst, erfahren die 5 Hirnabschnitte folgende weitere Entwicklung.

Telencephalon In der 10. und 11. Woche wachsen die Endhirnbläschen widderhornförmig um eine von Insel und Basalganglien gebildete Achse herum (◘ Abb. 8.28d). Es entstehen die Großhirnhemisphären, die nacheinander Zwischen-, Mittel- und Rautenhirn überdecken. Die rostrale Wand des Prosencephalon bleibt dünn, sie wird durch die **Lamina terminalis**, die das obere Ende des Neuralrohrs markiert, gebildet. Die Hohlräume der Endhirnbläschen (Seitenventrikel) stehen zu Beginn der Entwicklung durch die sehr großen **Foramina interventricularia** in Verbindung. Die Blutgefäße führende Area choroidea befindet sich anfangs im Dach der Großhirnhemisphären und im Dach des III. Ventrikels. Später verschiebt sie sich an die mediale Wand der Endhirnbläschen. Durch das widderhornförmige Wachstum der Hemisphären entstehen in den Seitenventrikeln zunächst ein Vorderhorn und ein Unterhorn (21. Woche) und schließlich ein Hinterhorn (32. Woche). In der 13. Woche ist die Oberfläche des **Großhirns** noch glatt. Ab der 26.

◘ **Abb. 8.28   a–d** Hirnanlage eines 5 mm (**a**), 11 mm (**b**), 27 mm (**c**) und 53 mm (**d**) langen Embryos. Telencephalon: rosa, Mesencephalon: grau gerastert, Deckplatte bzw. Tegmen ventriculi IV: schraffiert. In **a** sind im Bereich des Rautenhirns die Rhombomere angedeutet. (Aus Schiebler und Korf 2007)

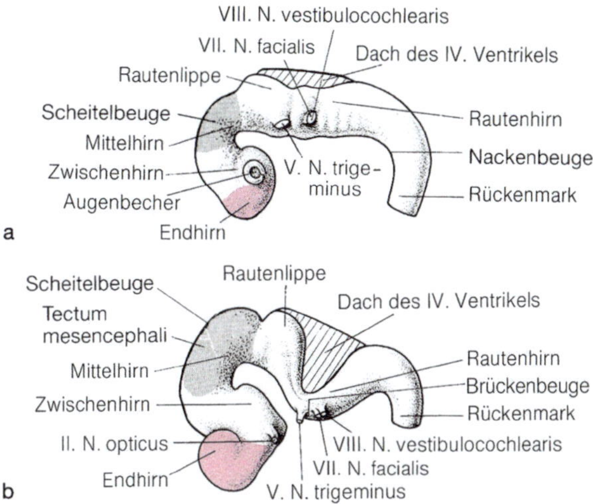
VIII. N. vestibulocochlearis
VII. N. facialis
Dach des IV. Ventrikels
Rautenlippe
Scheitelbeuge
Mittelhirn
Zwischenhirn
Augenbecher
Rautenhirn
Nackenbeuge
V. N. trigeminus
Rückenmark
Endhirn
a

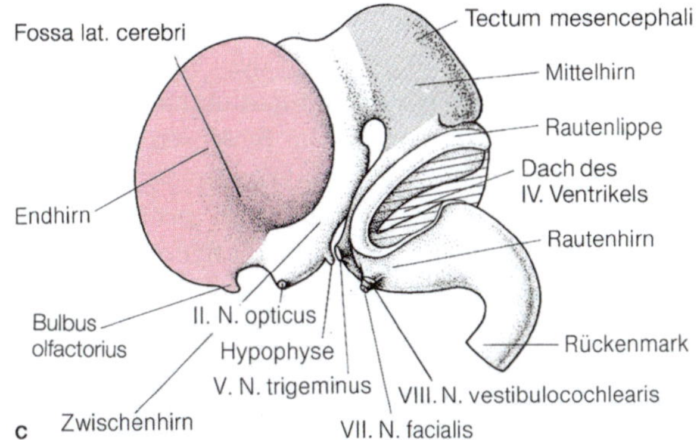
Scheitelbeuge
Rautenlippe
Tectum mesencephali
Dach des IV. Ventrikels
Mittelhirn
Zwischenhirn
Rautenhirn
Brückenbeuge
Rückenmark
II. N. opticus
VIII. N. vestibulocochlearis
VII. N. facialis
Endhirn
V. N. trigeminus
b

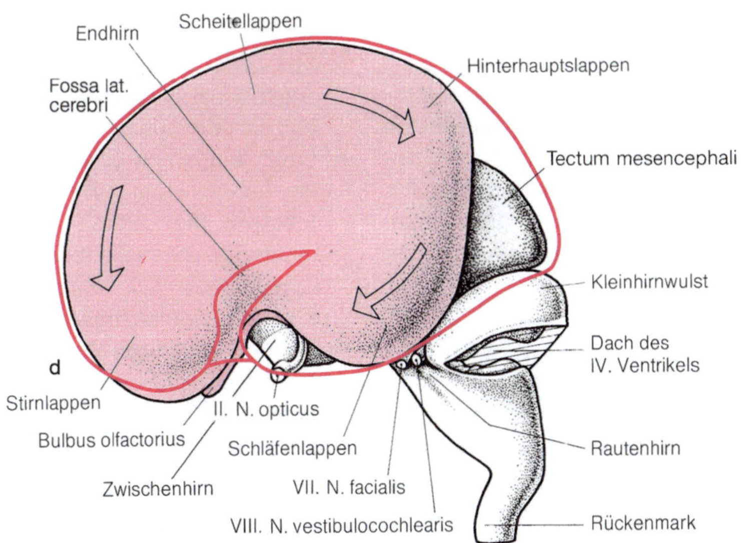
Fossa lat. cerebri
Tectum mesencephali
Mittelhirn
Rautenlippe
Dach des IV. Ventrikels
Endhirn
Rautenhirn
Bulbus olfactorius
II. N. opticus
Hypophyse
V. N. trigeminus
VIII. N. vestibulocochlearis
VII. N. facialis
Rückenmark
c
Zwischenhirn

Endhirn
Scheitellappen
Hinterhauptslappen
Fossa lat. cerebri
Tectum mesencephali
Kleinhirnwulst
Dach des IV. Ventrikels
d
Stirnlappen
II. N. opticus
Bulbus olfactorius
Schläfenlappen
Zwischenhirn
VII. N. facialis
Rautenhirn
VIII. N. vestibulocochlearis
Rückenmark

Woche treten Gyri und Sulci auf. Zunächst werden der **Sulcus centralis** und die **Fissura lateralis** sichtbar. Um die 35. Woche weist das Großhirn eine deutliche **Lappengliederung** auf.

Diencephalon Schon in der 7. Woche liegen Hypothalamus, Thalamus und Epithalamus übereinander (◘ Abb. 8.28c). Der Thalamus nimmt in der 8. Woche sehr schnell an Größe zu und engt so den III. Ventrikel zu einem spaltförmigen Raum ein. In der 5. Woche entwickeln sich das Infundibulum der Hypophyse und die Neurohypophysenknospe aus dem Boden des Diencephalon. In der 8. Woche verliert die **Rathke-Tasche** ihre Verbindung mit der Mundhöhle und differenziert sich zur Adenohypophyse.

Mesencephalon Das Mittelhirnbläschen macht ab der 11. Woche weit weniger gestaltliche Veränderungen durch als die anderen Hirnabschnitte (◘ Abb. 8.28d). Wie beim Rückenmark steht der dorsale Bereich mehr in den Diensten sensibler, der rostrale mehr in den Diensten motorischer Funktionen.

Metencephalon und Myelencephalon Das **Kleinhirn** entsteht ab der 5. Woche als paarige Verdickung des dorsalen Flügelplattenabschnitts (Kleinhirnwülste) unterhalb der Vierhügelplatte (◘ Abb. 8.28b). Um die 17. Woche sind Wurm und Hemisphären ausgebildet. Im oberen Teil des **Myelencephalon** liegen die Kerngebiete zahlreicher Hirnnerven unter dem Boden der Rautengrube. Die motorischen Kerngebiete findet man medial nahe der Medianebene, die sensiblen folgen nach lateral.

8.5 Zusammenfassung

— Das autonome Nervensystem (vegetatives Nervensystem) ist nicht dem Willen unterworfen und wird in Sympathikus, Parasympathikus sowie das intramurale Nervensystem gegliedert. Funktionell unterstützt der Sympathikus den Körper in Stresssituationen. Der Parasympathikus hat in Bezug auf den Sympathikus überwiegend antagonistische Effekte.

— Die Bedeutung der klinisch wichtigen Head-Zonen liegt darin, dass Schmerzen aus den inneren Organen in bestimmte Hautareale, Dermatome, übertragen werden und so Hinweise auf ein erkranktes Organ geben. Beispiel: Eine erkrankte Gallenblase macht sich durch Schmerzen unterhalb des rechten Rippenbogens und oberhalb der rechten Schulter bemerkbar.

— Der Grenzstrang des Sympathikus (Truncus sympathicus) verläuft beidseits neben der Wirbelsäule und besteht aus einer Kette von 21 bis 25 Ganglien, welche der Verteilung und Verschaltung sympathischer Fasern dienen.

— Die Synapsen des autonomen Nervensystems spielen als Zielorte für Pharmaka eine bedeutende Rolle. Man unterscheidet Sympathomimetika, Sympatholytika und Parasympatholytika.

— Das Rückenmark liegt als zylindrischer Strang von ca. 45 cm Länge innerhalb des Wirbelkanals und reicht vom Hinterhauptsloch bis zum 1./2. Lendenwirbel.

— Jedem Rückenmarkssegment ist beidseits ein Spinalnerv – also insgesamt 31 bis 33 Spinalnervenpaare – zugeordnet. Nach Austritt aus dem Foramen intervertebrale teilt sich der Spinalnerv in 5 Äste.

— Unter klinischen Gesichtspunkten dient die Untersuchung des Reflexstatus der Überprüfung eines Rückenmarksegments. Bizepssehnenreflex: C6, Trizepssehnenreflex: C7, Patellarsehnenreflex: L3, Achillessehnenreflex: S1.

— Bei der Poliomyelitis gehen motorische Vorderhornzellen, vor allem im Lumbalbereich des Rückenmarks akut zugrunde.

— Unter dem Begriff Rautenhirn (Rhombencephalon) werden Brücke (Pons), Kleinhirn (Cerebellum) und verlängertes Mark (Medulla oblongata) zusammengefasst.

- Das dorsolaterale Medulla-oblongata-Syndrom (Wallenberg-Syndrom) entsteht durch einen Verschluss der A. cerebelli inferior posterior. Symptomatisch stehen Sensibilitätsstörungen im Gesicht, Heiserkeit und Schluckstörungen (V., IX. und X. Hirnnerv) im Vordergrund.
- Die Brücke (Pons) ist zwischen verlängertem Mark und Mittelhirn eingeschaltet. Man unterscheidet die Pars basilaris (Brückenfuß) und das Tegmentum pontis (Brückenhaube).
- Beim Syndrom des kaudalen Brückfußes (Millard-Gubler-Syndrom) stehen Abducens- und Fazialislähmung, beim Syndrom der kaudalen Brückenhaube (Raymond-Cestan-Syndrom) Nystagmus im Vordergrund.
- Beim Syndrom der oralen Brückenhaube (Gasperini-Syndrom) beherrscht eine ipsilaterale Sensibilitätsstörung im Gesicht das klinische Erscheinungsbild.
- Das Vestibulocerebellum (Archicerebellum, phylogenetisch ältester Teil des Kleinhirns) stabilisiert Stand, Gang und Augenstellung. Das Spinocerebellum (Paläocerebellum) kontrolliert Muskeltonus und Zusammenspiel antagonistischer Muskelgruppen. Das Pontocerebellum (Neocerebellum, jüngster Abschnitt des Kleinhirns) gewährleistet den präzisen und glatten Ablauf von Bewegungen.
- Läsionen des Kleinhirns machen sich folgendermaßen bemerkbar: Vestibulocerebellum: Balancieren auf einem Baumstamm unmöglich. Spinocerebellum: Gangataxie stärker ausgeprägt als Standataxie. Pontocerebelllum: Bei Ausführung von Zielbewegungen Intentionstremor.
- Das Mittelhirn (Mesencephalon) verbindet Brücke und Kleinhirn mit dem Zwischenhirn. Es hat seinen Sitz im Tentoriumschlitz und wird in 3 übereinanderliegende Abteilungen gegliedert: 1. Crura cerebri (Hirnschenkel) rostral, 2. Tegmentum (Haube) zentral, 3. Tectum (Dach) dorsal.
- Einklemmungen des Mittelhirns im Tentoriumschlitz machen sich zunächst durch eine Pupillenverengung, später durch weite lichtstarre Pupillen bemerkbar (parasympathische Fasern des III. Hirnnervs).
- Transmitter der Neurone des Hirnstamms sind: Noradrenalin im Locus caeruleus (Aufmerksamkeitssteigerung), Dopamin in der Substantia nigra (auf Striatum erregend oder hemmend), Adrenalin im Nucleus solitarius (Sympathikotonus), Serotonin in den Raphekernen (Stimmungslage, Schlafregulation).
- Die serotoninergen Neurone des Hirnstamms spielen eine Rolle bei der Stimmungslage und der Schlafregulation.
- Die Formatio reticularis durchzieht den gesamten Hirnstamm, koordiniert das Zusammenspiel der Hirnnerven und enthält folgende Zentren: Weck-, Brech-, Atem-, Kreislauf-, Miktions- und Blickzentrum. Darüber hinaus gibt es lokomotorische Zentren, die Muskeltonus und Muskeleigenreflexe steuern.
- Das Zwischenhirn (Diencephalon) ist dem Großhirn vorgeschaltet und setzt sich von unten nach oben aus folgenden Anteilen zusammen: Hypophyse, Hypothalamus, Subthalamus, Thalamus dorsalis und Epithalamus.
- Der häufigste Tumor des Hypophysenvorderlappens geht von den Prolaktin produzierenden Zellen aus und führt bei der Frau zu sekundärer Amenorrhoe, beim Mann zu Gynäkomastie.
- Der Hypothalamus ist die übergeordnete Steuereinheit vegetativer Funktionen. Mit den in seinen Kerngebieten synthetisierten Hormonen nimmt er Einfluss auf: Aufmerksamkeit, jahreszeitliche Biorhythmen, Bildung der Geschlechtshormone, Wachstum, Schild- und Brustdrüse, Niere, Nebennierenrinde, glatte Muskulatur. Manche Zellen besitzen Leptinrezeptoren (Sättigung). Durch Reizung vorderer und lateraler Bezirke können Parasympathikuseffekte, durch

- Stimulierung medio-kaudaler Areale können Sympathikuseffekte ausgelöst werden.
- Als größter Teil des Zwischenhirns sammelt der Thalamus dorsalis alle aus der Peripherie eintreffenden Informationen, bevor sie zum Großhirn weiterziehen. Er filtert alle diese Reize und lässt nur die wichtigsten hindurch, um das Großhirn vor Überlastung zu schützen. Mit seinen zahlreichen Kerngebieten ist er in verschiedene Funktionen integriert: Aufmerksamkeit, emotionales Verhalten, affektive Grundstimmung, Wahrnehmung und Gedächtnisbildung unter Beteiligung des limbischen Systems, Steuerung der pyramidalen und extrapyramidalen Motorik in Zusammenarbeit mit dem Kleinhirn, Aufnahme sensibler Informationen (Berührung, Schmerz, Temperatur) aus dem Rumpf-, Extremitäten- und Gesichtsbereich, Umschaltstelle für Seh- und Hörbahn.
- Wichtige Teile des Großhirns (Endhirn, Telencephalon) sind: Neokortex mit sechsschichtiger grauer Rinde, Riechhirn, basales Vorderhirn, limbisches System, Basalganglien.
- Bei einer Läsion des motorischen Sprachzentrums (Broca-Zentrum) ist das Sprachverständnis normal, das Sprechen jedoch gestört (motorische Aphasie). Statt „Tasche" sagt der Patient beispielsweise „Schatte".
- Bei einer Schädigung des sensorischen Sprachzentrums (Wernicke-Zentrum) ist die Sprache des Patienten normal, Wortverständnis und Wortwahl jedoch schwer gestört (sensorische Aphasie). Auf die Frage „Wie geht es Ihnen?" antwortet der Patient beispielsweise „Eher mörge waren".
- Hippocampus und limbisches System stehen mit Lernprozessen und Gedächtnisbildung in Zusammenhang. Eine degenerative Erkrankung des Großhirns, der Morbus Alzheimer, betrifft oft zuerst die Hippocampusregion.

- Beim Morbus Alzheimer stehen anfangs Störungen des Kurzzeitgedächtnisses, dann Wortfindungsstörungen im Vordergrund. Symptome des fortgeschrittenen Stadiums sind: Orientierungsunfähigkeit, Nichterkennen (Agnosie) und falscher Gebrauch (Apraxie) von Gegenständen, erhöhte Reizbarkeit und Depression. Die Erkrankung wird in 7 Stadien eingeteilt, das letzte Stadium ist durch Verlust von Sprache und Psychomotorik gekennzeichnet.
- Der Mandelkernkomplex (Amygdala) gehört zu den Basalganglien, weist bestimmten – insbesondere gefährlichen Situationen – eine angemessene Bedeutung zu und kann situationsangepasste Reaktionen in Gang setzen.
- Die Basalganglien (Nucleus caudatus, Putamen, Globus pallidus, Claustrum, Corpus amygdaloideum) sind bei einigen Erkrankungen betroffen, die durch einen Mangel oder ein Zuviel an Bewegung, eine Veränderung des Muskeltonus oder durch unzweckmäßige Bewegungen gekennzeichnet sind. Hierzu gehört auch der Morbus Parkinson mit folgenden Symptomen: Akinese, Rigor und Tremor.
- Wichtige Zentren des Großhirns (Broca- und Wernicke-Zentrum, motorischer und sensorischer Kortex, Hörzentrum) werden von Ästen der A. cerebri media versorgt und sind oft bei einem Schlaganfall betroffen.
- Die aufsteigenden (afferenten) Bahnen teilt man in 3 Gruppen ein: 1. Vorderstrangsystem, 2. Kleinhirn-Seitenstrang-System, 3. Hinterstrangsystem.
- Das Hinterstrangsystem leitet die fein diskriminierende, epikritische Sensibilität; hierbei sind die Fasciculi gracilis und cuneatus für die untere und obere Körperhälfte, das trigeminoafferente System für den Gesichtsbereich zuständig.
- Eine Hinterstrangschädigung im Rahmen einer funikulären Myelose kann auf eine Vitamin B12-Stoffwechselstörung

- zurückgehen und tritt häufig bei älteren Menschen infolge einer atrophischen Gastritis auf.
- Zu den absteigenden (efferenten) Bahnen gehören die Pyramidenbahn und die langen extrapyramidalen Bahnen.
- Die Pyramidenbahn (Tractus corticospinalis) ist die alleinige Bahn der Willkürmotorik.
- Eine durch eine Blutung in der inneren Kapsel verursachte Läsion der Pyramidenbahn führt zu einer kontralateralen Hemiparese. Die Lähmung ist zunächst schlaff, geht jedoch nach Stunden bis Tagen in eine spastische Hemiparese über.
- Das extrapyramidalmotorische System dient der Automatisierung von willkürlich eingeübten Bewegungen (Beispiel: Zubinden der Schnürsenkel) und besteht aus kurz- und langkettigen Bahnen.
- Unter den 3 Hüllen des Gehirns unterscheidet man harte Hirnhäute, wie die Dura mater, von weichen Hirnhäuten, wie Arachnoidea und Pia mater.
- Wichtige Blutungen im Bereich der Hüllen des Gehirns sind: 1. Epidurale Blutung, tritt meistens nach einer Läsion der A. meningea media auf, 2. Subdurale Blutung, entsteht durch Abriss von Brückenvenen, 3. Subarachnoidalblutung, beruht meistens auf einem geplatzten Aneurysma einer Hirnarterie.
- Eine Blockierung der Zirkulation des Liquor cerebrospinalis kann sich zunächst durch Kopfschmerzen und Brechreiz äußern.
- Bei der Symptomtrias „Gangstörung, reversible Demenz, Harninkontinenz" (Hakim-Trias) sollte man pathogenetisch auch Rückresorptionsstörungen des Liquor cerebrospinalis in Betracht ziehen.
- Die zirkumventrikulären Organe, an denen eine Blut-Hirn-Schranke fehlt, sind zum Teil (Organum subfornicale, Organum vasculosum laminae terminalis) an der Regulation des Blutdrucks beteiligt.

- Unter den 12 Hirnnerven haben eine ausschließlich sensorische Funktion der N. olfactorius (I) als Geruchsnerv, der N. opticus (II) als Sehnerv und der N. vestibulocochlearis (VIII) als Hör- und Gleichgewichtsnerv.
- Eine ausschließlich willkürmotorische Funktion haben der N. trochlearis (IV, M. obliquus superior des Auges), der N. abducens (VI, M. rectus lateralis des Auges), der N. accessorius (XI, Mm. trapezius und sternocleidomastoideus) und der N. hypoglossus (XII, alle Zungenmuskeln).
- Der N. oculomotorius (III) hat motorische Fasern für alle Augenmuskeln mit Ausnahme der Mm. obliquus superior und rectus lateralis und führt parasympathische Fasern für die Mm. sphincter pupillae (Verengung der Pupille) und ciliaris (Akkommodation).
- Hyp- oder Anosmie (I. Hirnnerv) werden beim Morbus Parkinson und beim Morbus Alzheimer beschrieben.
- Das häufigste Erstsymptom einer multiplen Sklerose ist die Entzündung des Sehnervs (II. Hirnnerv).
- Bei der Trigeminusneuralgie (V. Hirnnerv) treten nur Schmerzen ohne Sensibilitätsstörungen auf, wobei Frauen häufiger als Männer und überwiegend der 2. oder 3. Trigeminusast der rechten Gesichtshälfte betroffen sind.
- Bei der zentralen Fazialislähmung (VII. Hirnnerv, Ursache: überwiegend Schlaganfall) kann die Stirn noch gerunzelt werden, bei der peripheren Fazialisparese (Ursache: Durchblutungsstörungen, Unterkühlung, Schädelbasisfrakturen, neurotrope Viren) sind sämtliche mimischen Muskeln der betroffenen Seite gelähmt.
- Das Akustikusneurinom (VIII. Hirnnerv) äußert sich in Gleichgewichtsstörungen und Einschränkung der Hörfunktion.
- Eine Trapeziuslähmung kann als Komplikation einer Neck Dissection auftre-

ten, wenn der N. accessorius (XI. Hirnnerv) nicht geschont werden konnte.
- Ursachen einer doppelseitigen Hypoglossuslähmung (XII. Hirnnerv) sind: progressive Bulbärparalyse und amyotrophe Lateralsklerose.
- Die Gehirnentwicklung nimmt in der 4. Embryonalwoche mit dem Auftreten der 3 primären Hirnbläschen (Prosencephalon, Mesencephalon, Rhombencephalon) ihren Anfang.
- In der 13. Woche ist die Oberfläche des Großhirns noch glatt. Ab der 26. Woche treten Gyri und Sulci – zunächst Sulcus centralis und Fissura lateralis – auf. Um die 35. Woche wird eine deutliche Lappengliederung beobachtet.

Literatur

Amunts K. Sprache. In: Zilles K, Tillmann BN, Herausgeber. Anatomie. Heidelberg: Springer; 2010. S. 755–7.

Amunts K, Zilles K. Makroskopische und mikroskopische Anatomie von Gehirn und Rückenmark. In: Zilles K, Tillmann BN, Herausgeber. Anatomie. Heidelberg: Springer; 2010. S. 614–41.

Anderhuber F, Pera F, Streicher J. Waldeyer – Anatomie des Menschen. Berlin/Boston: De Gruyter; 2012. S. 83, 781, 783, 784, 961, 968, 980, 989, 993, 997, 999, 1002, 1003, 1009, 1020, 1028, 1063, 1078, 1089, 1091, 1123.

Asan E, Kugler P. Zwischenhirn. In: Drenckhahn D, Herausgeber. Benninghoff – Drenckhahn, Anatomie. 16. Aufl., Bd. 2. München: Urban & Fischer/Elsevier; 2004. S. 419–54.

Bähr M, Frotscher M. Neurologisch-topische Diagnostik. Stuttgart/New York: Thieme; 2014. S. 71–134, 245–260, 262–282, 284–337, 384–439, 521–527, 530.

Bechmann I, Nitsch R. Zentrales Nervensystem, Systema nervorum centrale, Gehirn, Encephalon und Rückenmark, Medulla spinalis. In: Anderhuber F, Pera F, Streicher J, Herausgeber. Waldeyer – Anatomie des Menschen. Berlin/Boston: De Gruyter; 2012. S. 945–1126.

Benner KU, Snell RS. Klinische Anatomie. Augsburg: Weltbild Verlag GmbH; 1995. S. 651.

Broca P. Rémarques sur le siège de la faculté du langage articulé. Bull Soc Anat Paris. 1891;36: 330–57.

Claassen H. Arterial and venous vascularisation of the brain. In: Kapapa T, König R, Herausgeber. Spontaneous subarachnoidal haemorrhage: well-known and new approaches. New York: Nova Science Publishers; 2016. S. 9–28.

Claassen H. Kompaktwissen Kopf- und Halsanatomie für Zahnmedizinstudierende, Zahnärzte, Kiefer-, Oral-, Kopf- und Halschirurgen, Kieferorthopäden, Zahntechniker. Berlin/Boston: De Gruyter; 2018. S. 311–413.

Dandy WE. Lesions of cranial nerves; diagnosis and treatment. J Int Coll Surg. 1939;2:5–13.

Duus P. Neurologisch-topische Diagnostik, Bd. 224. Stuttgart/New York: Thieme; 1995. S. 256–260, 331–330, 388–392.

Ellis H. Clinical anatomy. Oxford: Blackwell Science Ltd; 1997. S. 393.

Faller A, Schünke M. Der Körper des Menschen. Stuttgart/New York: Thieme; 2016. S. 184.

Gerber A. Unsere Frage: Neuralgie infolge Okklusionsstörung, ja oder nein? Schweiz Med Wochenschr. 1973;83:119–29.

Gleixner C, Müller M, Wirth S. Neurologie und Psychiatrie für Studium und Praxis. Breisach: Medizinische Verlags- und Informationsdienste; 2017. S. 337–44.

Hammerla M. Der Alltag mit demenzerkrankten Menschen. 2. Aufl. Norderstedt: BoD – Books on Demand; 2018. ISBN 978-3-7460-7386-6.

Jannetta PJ. Observation on the etiology of trigeminal neuralgia, hemifacial spasm, acoustic nerve dysfunction, and glossopharyngeal neuralgia. Definitive microsurgical treatment and results in 117 patients. Neurochirurgica. 1977;20:145–54.

Knight G. Herpes simplex and trigeminal neuralgia. Proc Roy Soc Med. 1954;47:788–90.

Krasnianski M, Winterholler M, Neudecker S, Zierz S. Klassische alternierende Medulla-oblongata-Syndrome. Fortschr Neurol Psychiat. 2003;71:397–405.

Krasnianski M, Neudecker S, Zierz S. Klassische alternierende Syndrome der Brücke. Fortschr Neurol Psychiat. 2004;72:460–8.

Kuschinsky G, Lüllmann H. Kurzes Lehrbuch der Pharmakologie. Stuttgart: Thieme; 1974. S. 1–93.

Lang J. Kopf, Teil A: Übergeordnete Systeme. In: Lang J, Wachsmuth W, Herausgeber. Praktische Anatomie, begründet von T. von Lanz und W. Wachsmuth, Erster Band, Teil 1 A. Sonderausgabe der 1985 erschienen. 1. Aufl. Berlin/Heidelberg/New York: Springer; 2004a. S. 313, 316, 438–439, 472–473, 505–09.

Lang J. Kopf, Teil B: Gehirn- und Augenschädel. In: Lang J, Wachsmuth W, Herausgeber. Praktische Anatomie, begründet von T. von Lanz und W. Wachsmuth, Erster Band, Teil 1 B. Sonderausgabe der 1985 erschienen. 1. Aufl. Berlin/Heidelberg/New York: Springer; 2004b. S. 4.

Leonhardt H. Verdauungssystem. In: Leonhard H, Tillmann B, Töndury G, Zilles K, Herausgeber. Rauber/Kopsch, Anatomie des Menschen, Bd. II, Innere Organe, Bd. 279. Stuttgart/New York: Thieme; 1987. S. 290–1.

Leonhardt H, Lange W. Graue und weiße Substanz des Hirnstammes (Rautenhirn). In: Leonhardt H, Töndury G, Zilles K, Herausgeber. Rauber/Kopsch, Anatomie des Menschen, Bd. III, Nervensystem – Sinnesorgane. Stuttgart/New York: Thieme; 1987. S. 259–318.

Lerche H, Weber Y. Anfallsartige Erkrankungen. In: Sitzer M, Steinmetz H, Herausgeber. Lehrbuch der Neurologie. München: Urban & Fischer/Elsevier; 2011. S. 75–102.

Lüllmann-Rauch R. Taschenlehrbuch Histologie. Stuttgart/New York: Thieme; 2019. S. 525–6.

Menéndez-González M, García C, Suárez E, Fernández-Díaz D, Blázquez-Menes B. Wallenberg's syndrome secondary to dissection of the vertebral artery caused by chiropractic manipulation. Rev Neurol. 2003;37:837–9.

Moberg KU, Julius H, Handlin L, Petersson M. Editorial: sensory stimulation and oxytocin: Their roles in social interaction and health promotion. Front Psychol. 2022;13:5–10.

Moore KL, Persaud TVN, Torchia MG. Embryologie. 6. Aufl. München: Urban & Fischer; 2013. S. 465–509.

Mummenthaler M, Mattle H. Neurologie, Bd. 54. Stuttgart/New York: Thieme; 2008. S. 56, 107–181, 342, 365, 537, 558, 563–566, 614–615.

Neuhuber W. Autonomes Nervensystem. In: Drenckhahn D, Herausgeber. Benninghoff – Drenckhahn, Anatomie. 16. Aufl., Bd. 2. München: Urban & Fischer/Elsevier; 2004a. S. 595–614.

Neuhuber W. Hirnstamm. In: Drenckhahn D, Herausgeber. Benninghoff – Drenckhahn, Anatomie. 16. Aufl., Bd. 2. München: Urban & Fischer/Elsevier; 2004b. S. 348–53.

Olivecrona H. Die Trigeminusneuralgie und ihre Behandlung. Nervenarzt. 1941;14:49–57.

Poeck K, Hacke W. Neurologie. Heidelberg: Springer; 2006. S. 626, 743.

Rabbe A, Steinmetz H. Erkrankungen des Liquorkreislaufs. In: Sitzer M, Steinmetz H, Herausgeber. Lehrbuch Neurologie. München: Urban & Fischer/Elsevier; 2011. S. 289–94.

Rager G, Zenker W, Braak H, Braak E, Nitsch R, Asan E. Endhirn. In: Drenckhahn D, Herausgeber. Benninghoff – Drenckhahn, Anatomie. 16. Aufl., Bd. 2. München: Urban & Fischer/Elsevier; 2004. S. 455–531.

Rohen JW. Funktionelle Anatomie des Nervensystems. Stuttgart/New York: Schattauer; 1971.

Rosenbauer KA, Engelhardt JP, Koch H, Stüttgen U. Klinische Anatomie der Kopf- und Halsregion für Zahnmediziner. Stuttgart/New York: Thieme; 1998. S. 249–250, 256–257, 259–265.

Schiebler TH, Korf HW. Anatomie. Heidelberg: Steinkopff-Verlag; 2007. S. 723, 730, 818, 825, 845.

Schiebler TH, Schmidt W. Anatomie. Berlin, Heidelberg: Springer, 1991. S. 740–859.

Schmidtke K. Demenz. In: Sitzer M, Steinmetz H, Herausgeber. Lehrbuch der Neurologie. München: Urban & Fischer/Elsevier; 2011. S. 295–308.

Schumacher GH, Aumüller G. Topographische Anatomie des Menschen. München/Jena: Urban & Schwarzenberg; 2004. S. 31.

Sunderland S. Neurovascular relations and anomalies at base of the brain. J Neurol Neurosurg Psychiatry. 1948;11:243–57.

Tillmann BN. Atlas der Anatomie. Heidelberg: Springer; 2017. S. 16, 17, 113.

Tillmann BN, Hirt B. Präpkurs Anatomie. Berlin: Springer; 2022. S. 65–82.

Tillmann BN, Schünke M. Taschenatlas zum Präparierkurs. Stuttgart/New York: Thieme; 1993. S. 294–315.

Töndury G, Kubik S, Krisch B. Hirnhäute und Hirngefässe. In: Leonhardt H, Tillmann B, Töndury G, Zilles K, Herausgeber. Rauber/Kopsch, Anatomie des Menschen, Bd. III: Nervensystem, Sinnesorgane. Stuttgart/New York: Thieme; 1987. S. 175–233.

Trepel M. Neuroanatomie. Struktur und Funktion. München: Urban & Fischer/Elsevier; 2012. S. 142–9.

Voss H, Herrlinger R. Taschenbuch der Anatomie. Gesamtausgabe der 14./15. Aufl., Bd. III. Stuttgart: Gustav Fischer Verlag; 1973. 149–161, 173–190.

Weiglein AH. Kopf, Cranium und Hals, Collum. In: Anderhuber F, Pera F, Streicher J, Herausgeber. Waldeyer Anatomie des Menschen. Berlin/Boston: De Gruyer; 2012. S. 779.

Wernicke C. Der aphasische Symptomenkomplex, eine psychologische Studie auf anatomischer Basis. Breslau: Cohn & Weigert; 1874.

Zilles K. Graue und weiße Substanz des Hirnmantels. In: Leonhardt H, Töndury G, Zilles K, Herausgeber. Rauber/Kopsch, Anatomie des Menschen, Bd. III, Nervensystem – Sinnesorgane. Stuttgart/New York: Thieme; 1987. S. 381–471.

Zilles K. Transmitter und Rezeptoren: Molekulare Grundlagen der Neurotransmission. In: Zilles K, Tillmann B, Herausgeber. Anatomie. Heidelberg: Springer; 2010. S. 609–14.

Zilles K, Rehkämper G. Funktionelle Neuroanatomie. Berlin/Heidelberg/New York: Springer; 1998. S. 322–32.

Sinnesorgane (Organa sensoria)

Inhaltsverzeichnis

9.1 Geruchssystem – 606
9.1.1 Histologischer Aufbau des Riechepithels – 606
9.1.2 Zentrales Geruchssystem – 609

9.2 Visuelles System – 609
9.2.1 Augenhöhle (Orbita) – 610
9.2.2 Äußere Augenhaut (Tunica fibrosa bulbi) – 614
9.2.3 Mittlere Augenhaut (Tunica vasculosa bulbi) – 616
9.2.4 Kammerwinkel (Angulus iridocornealis) – 619
9.2.5 Augenlinse (Lens) und Augenkammern (Camerae oculi) – 620
9.2.6 Innere Augenhaut (Tunica interna bulbi, Retina) – 621
9.2.7 Äußere Augenmuskeln (Mm. externi bulbi oculi) – 623
9.2.8 Augenlider (Palpebrae) und Bindehaut (Tunica conjunctiva) – 625
9.2.9 Tränenapparat (Apparatus lacrimalis) – 627
9.2.10 Sehbahn – 628
9.2.11 Entwicklung des Auges – 629

9.3 Geschmackssystem – 630
9.3.1 Histologischer Aufbau der Geschmacksknospen – 630
9.3.2 Geschmacksbahn – 631

9.4 Hör- und Gleichgewichtssystem – 632
9.4.1 Äußeres Ohr (Auris externa) – 632
9.4.2 Mittelohr (Auris media) – 636
9.4.3 Innenohr (Auris interna) – 640

9.5 Zusammenfassung – 653

Literatur – 655

© Der/die Autor(en), exklusiv lizenziert an Springer-Verlag GmbH, DE, ein Teil von Springer Nature 2026
H. Claassen, *Anatomie*, https://doi.org/10.1007/978-3-662-72765-2_9

Das letzte Kapitel dieser klinisch orientierten Darstellung anatomischen Wissens wendet sich an die Fachgebiete Augenheilkunde und Hals-Nasen-Ohren-Heilkunde. Im Präparierkurs wurden die Strukturen der Augenhöhle nach Abtragen von Orbitadach und -seitenwand dargestellt, zur Präparation von Cochlea und Bogengängen wurde das Felsenbein aufgemeißelt (Tillmann und Schünke 1993; Tillmann und Hirt 2022).

Der Schilderung des Geruchssystems, des visuellen Systems, des Geschmackssystems sowie des Hör- und Gleichgewichtssystems sei ein Überblick über die Bahnsysteme dieser 5 Sinnesorgane vorausgeschickt (◘ Tab. 9.1).

9.1 Geruchssystem

Bei vielen Tieren ist die Fähigkeit zu riechen der wichtigste Sinn. So beträgt die Fläche des Riechepithels beim Hund etwa 100 cm². Im Zuge der Phylogenese übernehmen Sehen und Hören zum Teil die Leistungen des Geruchssinnes. Obwohl das Riechepithel beim Menschen nur noch eine Fläche von ungefähr 2 bis 4 cm² einnimmt, kommt dem Riechsinn eine wichtige Bedeutung bei der Warnung vor Gefahren (Feuer, verdorbene Speisen) zu. Als **Regio olfactoria** bezeichnet man das Geruchsorgan der Nasenhöhle (► Abb. 7.27). Diese Region befindet sich auf einem Areal der Nasenschleimhaut über der oberen Nasenmuschel, der davor gelegenen seitlichen Nasenwand und auf dem gegenüberliegenden Septumanteil. Die Grenze zwischen Regio olfactoria und Regio respiratoria ist jedoch unscharf. Kleine Bereiche von Riechepithel werden oft im respiratorischen Epithel über der oberen, mitunter sogar über der mittleren Nasenmuschel gefunden.

9.1.1 Histologischer Aufbau des Riechepithels

Das Riechepithel ist 45 bis 70 µm dick. Der Basalmembran sitzen die **Basalzellen** auf, die eine lebenslange Regeneration des olfaktorischen Sinnesepithels gewährleisten. Das mittlere Epitheldrittel nehmen die **Riechsinneszellen**, bei denen es sich um echte bipolare Neurone (primäre Sinneszellen) handelt, ein. Ihr zur Epitheloberfläche weisender Dendrit hat ein verdicktes Ende, von dem 10 bis 30 Riechzilien ausgehen. In der Plasmamembran der Riechzilien befinden sich olfaktorische Rezeptorproteine, welche den Geruchsstoff spezifisch binden und die Sinnesempfindung weiterleiten. Die Axone der Riechsinneszellen lagern sich beidseits zu etwa je 10 **Fila olfactoria** zusammen und durchbrechen die Lamina cribrosa des Siebbeins. Die Gesamtheit aller Fila olfactoria wird als N. olfactorius bezeichnet. Die Perikarya der **Stütz- und Mikrovillizellen** befinden sich im apikalen Epitheldrittel. Die Stützzellen umhüllen die apikalen Dendriten der primären Sinneszellen. Die Bedeutung der Mikrovillizellen ist nicht restlos geklärt. Weiterhin finden sich zahlreiche Ausführungsgänge der Glandulae olfactoriae.

In der Lamina propria befinden sich die **Glandulae olfactoriae**, bei denen es sich um tubuloazinöse, seröse Drüsen handelt. Das Sekret dieser Drüsen wird auch als „Riechschleim" bezeichnet, es bedeckt das Riechepithel und bindet Geruchsstoffe mit hoher Affinität (odorant binding proteins, OBPs).

◘ Tab. 9.1 Zusammenstellung der Bahnen der Sinnesorgane

Bahn	Rezeptoren	Neuron	Neuron	Neuron	Weitere Neurone	Endgebiet	Kreuzung	Funktion
Riechbahn, lateraler Strang	Riechzilien	Riechzellen	Mitral- und Büschelzellen im Bulbus olfactorius	–	–	Gyri semilunaris und ambiens sowie Corpus amygdaloideum des Temporallappens	-	Bewusste Geruchswahrnehmungen
Riechbahn, medialer Strang	Riechzilien	Riechzellen	Mitral- und Büschelzellen im Bulbus olfactorius	–	–	Hippocampus, limbisches System	Commissura anterior	Bewusste Geruchswahrnehmungen
Sehbahn	Stäbchen und Zapfen der Netzhaut	Stäbchen und Zapfen der Netzhaut	Bipolare Ganglienzellen der Netzhaut	Opticusganglienzellen der Netzhaut	4. Neuron: Corpus geniculatum laterale des Thalamus	Gratiolet-Sehstrahlung des Okzipitallappens	Fasern der nasalen Netzhauthälften kreuzen im Chiasma opticum	Bewusste optische Wahrnehmungen
Hörbahn, direkte	Haarzellen im Corti-Organ	Ganglion spirale	Nucleus cochlearis dorsalis (posterior)	Colliculi inferiores des Mittelhirns	4. Neuron: Corpus geniculatum mediale des Thalamus	Gyri temporales transversi (Heschl) des Temporallappens	Fasern des Nucleus cochlearis dorsalis kreuzen zum Lemniscus lateralis der Gegenseite	Bewusste akustische Wahrnehmungen
Hörbahn, indirekte	Haarzellen im Corti-Organ	Ganglion spirale	Nucleus cochlearis ventralis (anterrior)	Oliva superior oder Nucleus lemnisci lateralis (lateraler Schleifenkomplex)	4. Neuron: Nucleus lemnisci lateralis der Gegenseite nach Kreuzung der Fasern 5. Neuron: Colliculi inferiores des Mittelhirns 6. Neuron: Corpus geniculatum mediale des Thalamus	Gyri temporales transversi (Heschl) des Temporallappens	a) Kreuzende Fasern bilden Corpus trapezoideum b) Teilweise Kreuzung von Fasern in der Decussatio Lemniscorum lateralium	Bewusste akustische Wahrnehmungen

(Fortsetzung)

◻ Tab. 9.1 (Fortsetzung)

Bahn	Rezeptoren	Neuron	Neuron	Neuron	Weitere Neurone	Endgebiet	Kreuzung	Funktion
Gleichgewichts-bahn, direkte s ensorische Kleinhirnbahn	Haarzellen der Cristae ampullares und der Maculae vestibulares	Ganglion vestibulare	–	–	–	Nodulus und Flocculus des Vestibulocerebel-lum, Lingula cerebelli, Uvula vermis	Teilweise Kreuzung	Aufrecht-erhaltung des Gleichgewichts
Gleichgewichts-bahn, indirekte sensorische Kleinhirnbahn	Haarzellen der Cristae ampullares und der Maculae vestibulares	Ganglion vestibulare	Nuclei vestibu-lares superior, medialis, late-ralis, inferior	–	–	Rinde des Kleinhirnwurms, Flocculus, Nucleus fastigii	Teilweise Kreuzung	Aufrecht-erhaltung des Gleichgewichts
Geschmacks-bahn, vordere 2/3 der Zunge	Papillae fungiformes	Ganglion geniculi des N. facialis	Nucleus trac-tus solitarii der oberen Medulla oblongata	Nucleus ventra-lis posterome-dialis des Thalamus	–	Basaler Gyrus postcentralis, Inselrinde	Teilweise Kreuzung im Lemniscus medialis	Bewusste Wahr-nehmungen von Geschmack
Geschmacks-bahn, hinteres 1/3 der Zunge	Papilllae foliatae und vallatae	Ganglion inferius (petrosum) des N. glosso-pharyngeus	Nucleus trac-tus solitarii der oberen Medulla oblongata	Nucleus ventra-lis posterome-dialis des Thalamus	–	Basaler Gyrus postcentralis, Inselrinde	Teilweise Kreuzung im Lemniscus medialis	Bewusste Wahr-nehmungen von Geschmack
Geschmacks-bahn, Über-gangsbereich Zungenwurzel/ Epiglottis	Einzelne Geschmacks-rezeptoren	Ganglion inferius (nodosum) des N. vagus	Nucleus trac-tus solitarii der oberen Medulla oblongata	Nucleus ventra-lis posterome-dialis des Thalamus	–	Basaler Gyrus postcentralis, Inselrinde	Teilweise Kreuzung im Lemniscus medialis	Bewusste Wahr-nehmungen von Geschmack

Jedes olfaktorische Neuron synthetisiert wahrscheinlich nur ein Rezeptorprotein zur Bindung eines Geruchsmoleküls.

9.1.2 Zentrales Geruchssystem

Die Axone der olfaktorischen Neurone enden im Bulbus olfactorius und stellen somit die einzige sensorische Bahn dar, die **ohne Umschaltung im Thalamus** kortikale Areale erreicht. Der **Bulbus olfactorius** (▶ Abb. 8.18), ein Teil des Rhinencephalons, weist von außen nach innen folgende 6 Schichten auf:
1. Stratum fibrosum (Riechnervenfaserschicht),
2. Stratum glomerulosum,
3. Stratum plexiforme externum,
4. Stratum mitrale,
5. Stratum plexiforme internum,
6. Stratum granulosum.

Die Axone der olfaktorischen Sinneszellen gelangen über das Stratum fibrosum in die Glomeruli des Stratum glomerulosum und bilden dort Synapsen mit den Mitral- und Büschelzellen, deren Neuriten den **Tractus olfactorius** (▶ Abb. 8.6 und 8.18) als 2. Neuron der Riechbahn aufbauen (◻ Tab. 9.1). Der Tractus olfactorius teilt sich in die Striae olfactoriae lateralis und medialis. Fasern der schwach ausgeprägten **Stria olfactoria medialis** enden an den Septumkernen im Gebiet des Gyrus subcallosus unterhalb des Balkenknies. Hier erfolgt eine Umschaltung auf Fasern des medialen Vorderhirnbündels, welches rostral in das Cingulum übergeht und somit das limbische System erreicht. Ein Teil der Fasern kreuzt in der Commissura anterior zum Bulbus olfactorius der Gegenseite. Der größte Teil der Efferenzen des Bulbus olfactorius zieht in der **Stria olfactoria lateralis** zur paläokortikalen Rinde der Area praepiriformis und zur Regio periamygdalaris. In den Gyri semilunaris und ambiens sowie im Corpus amygdaloideum des basalen Temporallappens erfolgt die Geruchswahrnehmung.

Afferente olfaktorische Bahnen ziehen über die Stria medullaris thalami und die Nuclei habenulares zu den Speichelkernen und zu anderen vegetativen Zentren des Hirnstamms. Im Rahmen der Nahrungsaufnahme können angenehme Gerüche Speichelfluss und ekelerregende Gerüche Übelkeit und Erbrechen auslösen.

Klinik
1. Für eine **Hyp-** oder **Anosmie** ist meist eine periphere Läsion im Bereich der Riechschleimhaut, der Fila olfactoria oder des Bulbus olfactorius verantwortlich. Hierfür kommen Rauchen, Rhinitiden, Sinusitis maxillaris oder Schädel-Hirn-Traumata (SHT, Abriss der Fila olfactoria) infrage. **Par-** und **Kakosmien** (Wahrnehmung falscher und/oder übler Gerüche) gehen oft auf zentral gelegene Läsionen zurück. Ursächlich sind degenerative ZNS-Erkrankungen, Diabetes mellitus, frontobasale Tumoren und basale Meningitiden beteiligt (Bechmann und Nitsch 2012).
2. Bei an **Morbus Parkinson** oder einer **Infektion mit SARS-CoV-2** erkrankten Patienten sind Riechempfindungen schon in einem frühen Stadium der Erkrankung verändert.

9.2 Visuelles System

Der Augapfel (Bulbus oculi) wird von 3 Augenhäuten, den Tunicae bulbi, umschlossen (◻ Abb. 9.1):
1. Äußere Augenhaut (Tunica fibrosa bulbi) mit undurchsichtiger Lederhaut (Sclera) und durchsichtiger Hornhaut (Cornea).
2. Mittlere Augenhaut (Tunica vasculosa bulbi) mit Aderhaut (Choroidea), Ziliarkörper (Corpus ciliare) und Iris.
3. Innere Augenhaut (Tunica interna bulbi) mit Netzhaut (Retina).

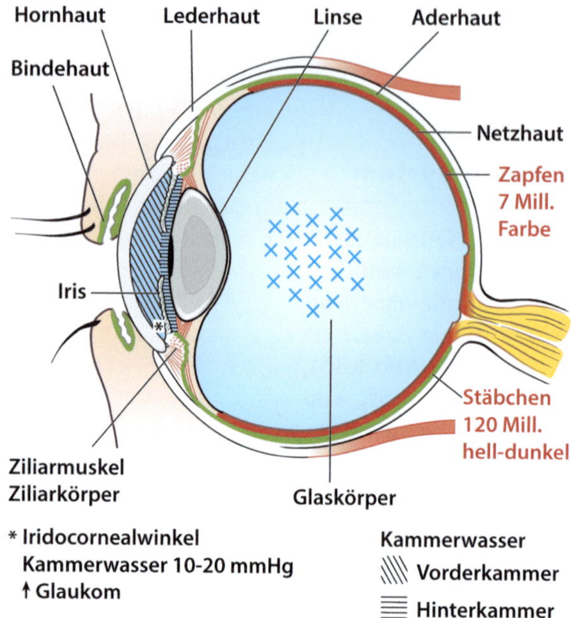

Abb. 9.1 Zeichnerische Darstellung zum Aufbau des Auges. Man beachte den Normalbereich des intraokulären Druckes von 10 bis 20 mmHg. Ab 21 mmHg liegt eine intraokuläre Drucksteigerung mit der Gefahr der Entwicklung eines Glaukoms vor. (Quelle: eigene Darstellung, Vorlesungsfolie)

Der Bulbus oculi besteht aus lichtdurchlässigen Medien (Hornhaut, Kammerwasser, Linse, Glaskörper), die zusammen mit der Iris und der Pupille das dioptrische System des Auges bilden. Die Pars optica der Netzhaut am Augenhintergrund repräsentiert den lichtempfindlichen Teil des Auges.

zwischen beiden Augenpolen ist die **äußere Augenachse**; sie beträgt 24,3 mm. Die **innere Augenachse** wird von der Hinterfläche der Cornea bis zur Innenfläche der Netzhaut gemessen und beträgt 21,7 mm. Die **Sehachse** folgt dem Sehstrahl, der auf die Fovea centralis der Netzhaut trifft.

9.2.1 Augenhöhle (Orbita)

Der Augapfel liegt im vorderen Teil der Augenhöhle (▶ Abb. 8.17). Er wird im Orbitalfettkörper, **Corpus adiposum orbitae**, von einer fibrösen Kapsel, der **Vagina bulbi (Tenon-Kapsel)**, locker umhüllt und durch sie von der unmittelbaren Verbindung mit dem Fettkörper geschieden. Die Kapsel bildet eine Art Gelenkpfanne für den Augapfel. Am Augapfel gibt es einen vorderen Pol, Polus anterior bulbi oculi, an der Konvexität der Hornhaut, und einen hinteren Augenpol, Polus posterior bulbi oculi, lateral vom Abgang des Sehnervens. Die Entfernung

Das Corpus adiposum orbitae füllt die Augenhöhle aus und schützt die in ihm verlaufenden Leitungsbahnen für das Auge. Der in Verbindung mit einer Schilddrüsenüberfunktion häufig beobachtete **Exophthalmus** wird als entzündliche Schwellung des retrobulbären Fettkörpers im Gefolge eines Autoimmunprozesses gedeutet (Schiebler und Korf 2007).

Die **Periorbita** stellt das Periost der Orbita dar. Die Dura mater spaltet sich am Canalis opticus in 2 Blätter, nämlich in die Durascheide des Sehnervens und in die Periorbita. An der Mündung des Canalis opticus bildet die Periorbita einen Sehnenring, **Anulus tendineus communis**, von dem die 4 geraden Augenmuskeln entspringen. Die Fissura orbitalis inferior wird vom glatten **M. orbitalis** überbrückt. Zwischen seinen Muskelfasern treten folgende Leitungsbahnen in die Orbita ein: A. und V. infraorbitalis, V. ophthalmica inferior, N. zygomaticus. Der M. orbitalis wird sympathisch aus dem Ganglion cervicalis superius innerviert. Die Nervenfasern verlaufen über den Plexus caroticus internus und den N. petrosus profundus zum Muskel.

Klinik

1. Beim normalsichtigen Auge ist die Augenachse so lang, dass sich die aus dem Unendlichen kommenden Lichtstrahlen auf der Netzhaut treffen. Ist sie länger, dann vereinigen sie sich vor der Netzhaut und es entsteht eine **Kurzsichtigkeit (Myopie)**; ist sie verkürzt, dann entsteht eine **Weitsichtigkeit (Hyperopie)** (Schumacher und Aumüller 2004).

2. Eine **akute Entzündung des orbitalen Fett- und Bindegewebes**, oft im Anschluss an einen eitrigen Prozess der benachbarten Nasennebenhöhlen, des Gesichtes (Lippenfurunkel) oder der oberen Molarenwurzeln, kann auch auf andere Orbitastrukturen übergreifen. Damit in Zusammenhang stehende Symptome sind eine schmerzhafte Schwellung, Rötung und Bewegungseinschränkung der Augenlider, Ödeme der Bindehaut (Chemosis) und Exophthalmus. Häufig gehen damit einher: Entzündungen des N. opticus, Stauungspapille, Thrombose des Sinus cavernosus und Meningitis (Schumacher und Aumüller 2004).

Leitungsbahnen und Kompartimente der Orbita

Vonseiten der Anatomen und operativ tätigen Augenärzte wird die Orbita in 3 Stockwerke untergliedert: Man unterscheidet ein oberes, mittleres und unteres Kompartiment.

Das **obere Kompartiment** liegt zwischen dem Orbitadach und den Mm. levator palpebrae superioris und obliquus superior (◘ Abb. 9.2). Seitlich reicht dieses Kompartiment bis zu den Mm. rectus lateralis und rectus medialis hinab. Die vordere Begrenzung bildet das **Septum orbitale**, das sich zwischen dem Oberrand der Orbita und dem Tarsus ausspannt. Der obere Abschnitt der **Fissura orbitalis superior** stellt die hintere Begrenzung dar. Gleichzeitig dient diese Spalte als Eintrittspforte für die zum Auge ziehenden Leitungsbahnen. Im Fettkörpergewebe zieht lateral der **N. lacrimalis** in Begleitung der **A. lacrimalis** zur Tränendrüse. In der Mitte des oberen Kompartiments durchzieht der **N. frontalis** das Fettgewebe. Der Nerv teilt sich in die **Nn. supratrochlearis (medial) und supraorbitalis (lateral)**. Aus dem mittleren Kompartiment steigen die **Aa. supratrochlearis und supraorbitalis**, beides Äste der **A. ophthalmica**, auf und schließen sich den gleichnamigen Nerven an; hierbei liegt die A. supraorbitalis auf dem M. levator palpebrae superioris. Der **N. trochlearis** tritt in den hinteren Abschnitt des oberen Kompartiments ein und verschwindet nach kurzem Verlauf im Muskelbauch des M. obliquus superior.

Das **mittlere Kompartiment** liegt hinter dem Bulbus oculi (▶ Abb. 8.6 und ◘ 9.2). Es wird vom Kegel der äußeren Augenmuskeln umschlossen und vorne vom Augapfel begrenzt. Durchtrittsöffnungen sind der vom Anulus tendineus communis umschlossene Bezirk und der Canalis opticus. Der N. opticus verläuft zentral und unterteilt das mittlere Kompartiment in eine obere und eine untere Hälfte. Die A. ophthalmica zieht unter dem N. opticus in die Orbita. Anschließend kreuzt die Arterie von

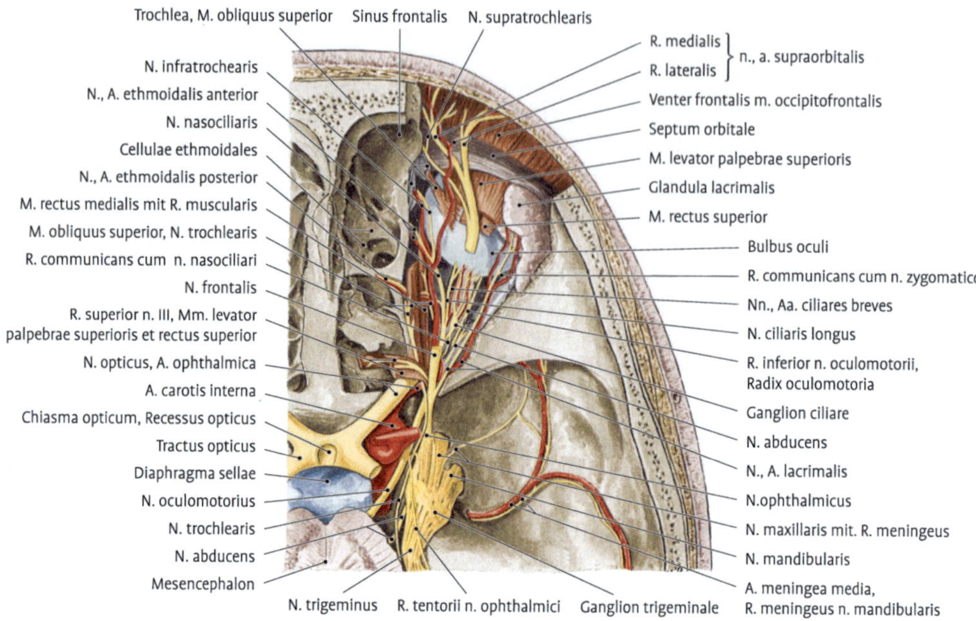

Abb. 9.2 Leitungsbahnen einer rechten Orbita, von der Schädelhöhle aus gesehen. Das Orbitadach ist entfernt worden. Der N. frontalis sowie die Mm. levator palpebrae superioris und rectus superior sind jeweils im mittleren Bereich reseziert worden, um die Aa. und Nn. ciliares breves sichtbar zu machen. (Aus Anderhuber et al. 2012)

lateral nach medial über den N. opticus hinweg und verläuft dann an der medialen Orbitawand, den N. nasociliaris begleitend. Die **A. ophthalmica** gibt folgende Äste zur Versorgung des Augapfels und der benachbarten Regionen ab (Abb. 9.3):

- A. centralis retinae, 1. Ast der A. ophthalmica, tritt kurz nach dem Eintritt in die Orbita, ca. 6 bis 15 mm vom Augapfel entfernt, seitlich von unten in den Sehnerv ein. Die Arterie versorgt das 2. und 3. Neuron der Sehbahn.
- 6 bis 7 Aa. ciliares posteriores breves, die sich in 15 bis 20 Äste aufzweigen und die Choroidea sowie das 1. Neuron der Sehbahn versorgen.
- 2 bis 3 Aa. ciliares posteriores longae, speisen den Circulus arteriosus iridis major.
- A. lacrimalis, zieht zur Tränendrüse.
- A. ethmoidalis posterior, versorgt die hinteren Siebbeinzellen.

- A. ethmoidalis anterior, versorgt die vordere Nasenhöhle, die vorderen Siebbeinzellen und die Dura mater.
- Aa. supraorbitalis und supratrochlearis (aufsteigender Endast der A. ophthalmica), ziehen nach kranial zum oberen Kompartiment und versorgen die Stirnhaut.
- A. infratrochlearis, begleitet den gleichnamigen Nerv und verläuft unterhalb der Sehne des M. obliquus superior zum medialen Augenwinkel.
- A. dorsalis nasi, zieht als absteigender Endast der A. ophthalmica zum Nasenrücken.

Durch das mittlere Kompartiment verlaufen auch 2 große Venen, die Blut über die **Vv. vorticosae** (Abb. 9.3) sowie über die Lid- und Muskelvenen erhalten. Die **V. ophthalmica superior** verläuft durch die Fissura orbitalis superior zum Sinus cavernosus. Am medialen

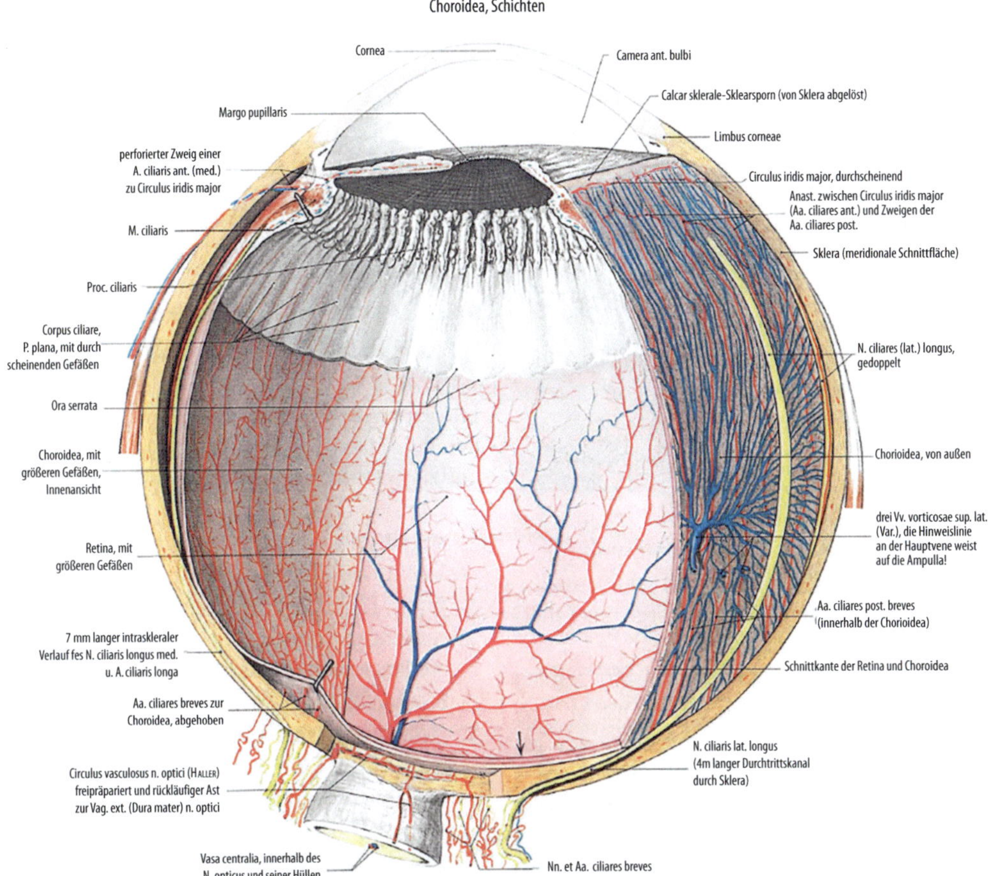

◘ Abb. 9.3 Schichtenpräparat des Bulbus oculi. Man beachte in anterior-posteriorer Reihenfolge: Iris und Pupille, Circulus iridis major, M. ciliaris, Partes plicata und plana des Corpus ciliare, Ora serrata, Außen- und Innenansicht der Choroidea, Schnittkante der Retina und Choroidea, N. opticus mit A. centralis retinae sowie Aa. und Nn. ciliares breves. (Aus Lanz- Wachsmuth, Praktische Anatomie, Kopf Teil B, Gehirn- und Augenschädel, herausgegeben von Lang 2004)

Augenwinkel bestehen Anastomosen zwischen der V. ophthalmica superior und der V. angularis, einer Fortsetzung der V. facialis. Auf diesem Weg können **Infektionen aus dem Gesicht** in den Sinus cavernosus verschleppt werden. Die V. ophthalmica superior besitzt Anastomosen zur **V. ophthalmica inferior**, welche durch die Fissura orbitalis inferior zieht und das Blut aus dem Plexus pterygoideus drainiert. **Infektionen aus der Gegend des Kiefergelenkes** können somit ebenfalls zum Sinus cavernosus verschleppt werden.

Im **mittleren Kompartiment** der Orbita werden Äste des N. ophthalmicus (Hirnnerv V/1), des Ganglion ciliare (dem 1. Trigeminusast zugeordnet) und des N. oculomotorius (III. Hirnnerv) sowie der N. abducens (VI. Hirnnerv) angetroffen. Beginnend beim N. ophthalmicus handelt es sich um folgende Hirnnerven und Hirnnervenäste (◘ Abb. 9.2 und 9.3):

- N. nasociliaris, begleitet die A. ophthalmica und gibt oberhalb des N. opticus die Nn. ciliares longi ab.
- Nn. ciliares longi (meistens zwei) führen sympathische Fasern für den M. dilatator pupillae und sensible Fasern aus dem vorderen Augenbereich, ziehen zum Bulbus und geben einen Verbindungsast zum Ganglion ciliare ab.

- Nn. ciliares breves (etwa 20, zirkulär um den Sehnerv angeordnet) gehen aus dem Ganglion ciliare hervor und führen parasympathische Fasern für die Mm. ciliaris und sphincter pupillae, sympathische Fasern für den M. tarsalis superior sowie sensible Fasern aus Cornea, Iris und Corpus ciliare.
- Das Ganglion ciliare liegt der Innenseite des M. rectus lateralis an. Es hat 3 Wurzeln: Radix oculomotoria (parasympathica), Radix sympathica, Radix nasociliaris. Nur in der Radix parasympathica kommt es zur Umschaltung von Fasern.
- N. ethmoidalis posterior, zieht zur Schleimhaut der hinteren Siebbeinzellen und zur Keilbeinhöhle.
- N. ethmoidalis anterior, zieht zur Schleimhaut der vorderen Nasenhöhle.
- N. infratrochlearis, verläuft zum medialen Augenwinkel und versorgt das Oberlid und den Tränensack.
- Der N. oculomotorius zieht mit seinem Ramus superior nach oben zum M. rectus superior und zur Unterseite des M. levator palpebrae superioris. Der Ramus inferior verläuft nach Abgabe der Radix parasympathica nach unten und innerviert die Mm. rectus medialis, rectus inferior sowie obliquus inferior.
- Der N. abducens strahlt nach kurzem Verlauf durch den Seitenteil des mittleren Kompartiments in die mediale Seite des M. rectus lateralis ein.

Das **untere Kompartiment** befindet sich zwischen dem M. rectus inferior und dem von der Facies orbitalis der Maxilla gebildeten Orbitaboden. Hier liegt der Ursprung des M. obliquus inferior an der Facies orbitalis corporis maxillae, lateral der Incisura lacrimalis. Weiterhin enthält dieser schmale Raum die **Vasa infraorbitalia mit dem N. infraorbitalis** und **die V. ophthalmica inferior**. Der Eintritt dieser Leitungsbahnen erfolgt durch die Fissura orbitalis inferior. Über den unteren Abschnitt der Fissura orbitalis superior verlassen venöse Verbindungen zum Sinus cavernosus die Orbita.

> **Klinik**
> Der Gefäßreichtum an der medialen Seite des M. orbicularis oculi hat zur Folge, dass Hämatome, zum Beispiel nach **Schädelbasisfrakturen**, häufig erst im medialen Augenwinkel entstehen.

9.2.2 Äußere Augenhaut (Tunica fibrosa bulbi)

Die **Cornea** (◨ Abb. 9.1) ist durchschnittlich 0,55 mm (550 μm) dick und besteht von außen nach innen aus 5 Schichten:

1. Epithel: Das Epithel der Cornea ist mehrschichtig (5 bis 6 Zelllagen) und unverhornt. Die Basalzellen sind kubisch und über Hemidesmosomen in der Basalmembran verankert. Die oberflächlichen Zellen sind abgeplattet und durch Zonulae occludentes miteinander verbunden.
2. Bowman-Lamelle: Diese ist als eine spezialisierte Lamina fibroreticularis der Basalmembran des Hornhautepithels aufzufassen und besteht aus netzartig angeordneten Typ-I-Kollagenfibrillen, wobei Zellen fehlen. Beigeordnet finden sich Kollagenfibrillen vom Typ III, V und VI.
3. Stroma: Kollagenfibrillen hauptsächlich vom Typ I mit geringen Anteilen von Typ III und V, hochgeordnet, dazwischen Fibroblasten (Keratozyten). Die Kollagenfibrillen weisen einen identischen Durchmesser auf, was Grundlage für die Transparenz der Cornea ist.
4. Descemet-Membran: Sie ist als besonders dicke Lamina fibroreticularis der Basalmembran des Hornhautendothels aufzufassen; sie wird vom Endothel gebildet und enthält hexagonal orientierte Typ-VIII-Kollagenfibrillen.
5. Endothel: Das Endothel ist ein einschichtiges Plattenepithel. Die Endothelzellen enthalten eine Natrium/Kalium-ATPase, die als Pumpe dem Eindringen von Kammerwasser in die Cornea entgegenwirkt.

Der **Cornealreflex** ist ein Schutzreflex. Auf eine Berührung der Cornea erfolgt ein Lidspaltenschluss durch Kontraktion des M. orbicularis oculi. Jede 2. Basalzelle des Hornhautepithels wird von einer Nervenfaserendigung erreicht. Afferente Fasern aus der Cornea verlaufen mit den Nn. ciliares longi und breves, verlassen die gemeinsame Endstrecke und treten in den N. nasociliaris (V/1) ein. Die Afferenzen werden zum Nucleus sensorius principalis des N. trigeminus weitergeleitet und umgeschaltet. Der weitere Verlauf führt zum Kern des N. facialis. Dieser Hirnnerv innerviert den M. orbicularis oculi und ist damit für den Schluss der Lidspalte verantwortlich.

Die **Sclera** (Abb. 9.1 und 9.4) besteht aus straffem, geflechtartigem Bindegewebe. Die Fibrillen sind miteinander verflochten und zeigen keinen regelmäßigen Aufbau. Hauptsächlich kommt Kollagen I vor, daneben auch die Kollagentypen III, V, VI und VII. Die Sclera gewährleistet die kugelige Form des Augapfels. An ihr können 3 Schichten unterschieden werden:

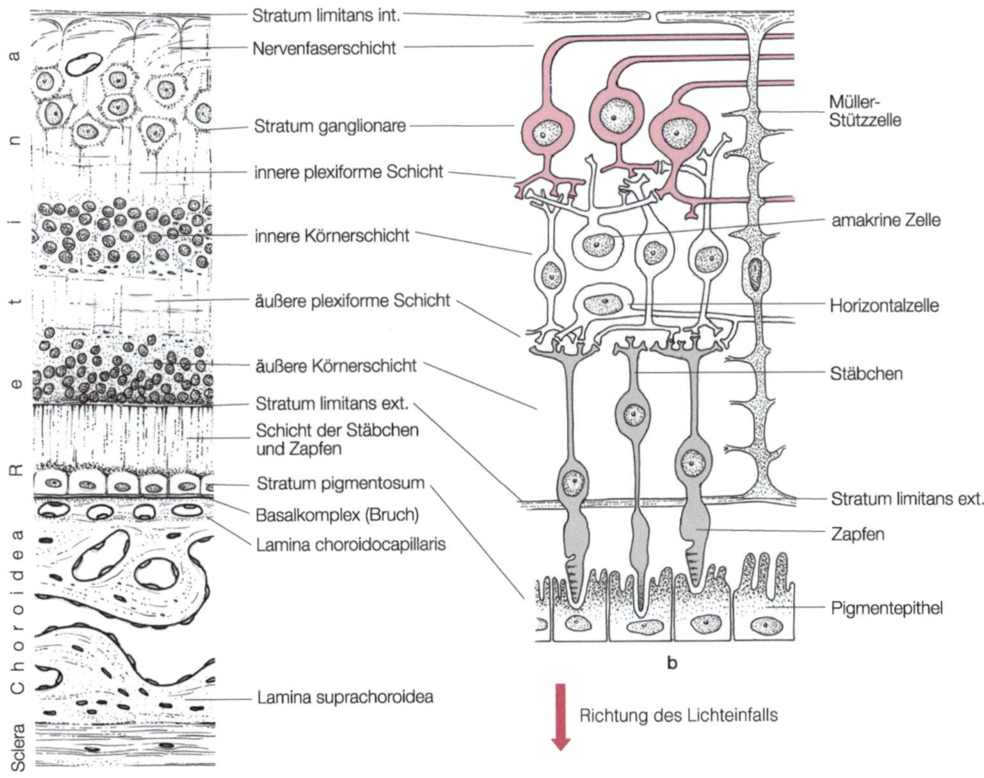

Abb. 9.4 a, b Schichten der Retina, Choroidea und Sclera. **a** Schichtenfolge. **b** Verschaltungsschema. Man beachte die Richtung des Lichteinfalls (roter Pfeil). (Aus Schiebler und Korf 2007)

1. Die blutgefäßreiche episclerale Schicht
2. Das Stroma
3. Die Lamina fusca, wegen der Einlagerung von Melanozyten dunkel erscheinend

Die Lamina fusca sclerae geht in die Lamina suprachoroidea der Choroidea über. Das vordere Ende der Sclera liegt am **Limbus corneae** (◘ Abb. 9.3), wo sie mit der Cornea verzahnt ist. Im Limbusbereich bildet die Sclera den **Schlemm-Kanal** zur Rückresorption des Kammerwassers. Hier sind die Sclerafasern ringförmig um die Hornhaut angeordnet und liegen oberhalb des Schlemm-Kanals. Durch die hintere Öffnung der Sclera tritt der Sehnerv. In Nachbarschaft der Insertion der äußeren Augenmuskeln durchbohren Äste der Aa. ciliares anteriores die Lederhaut und speisen Ziliarkörper und Iris.

Klinik

1. Um die Sehfähigkeit nach einer **Vernarbung oder Eintrübung der Hornhaut** wiederherzustellen, ist meist eine Hornhauttransplantation (Keratoplastik) notwendig. Bei der Hornhauttransplantation wird die trübe oder irregulär gewölbte Hornhaut des Patienten durch eine homologe Spenderhornhaut ersetzt. Man gewinnt die zu transplantierende Hornhaut von einem Organspender. Dabei ist wichtig, dass das Endothel der Spenderhornhaut vital ist. Hornhäute jüngerer Patienten sind günstiger, weil im Alter ein Verlust von Endothelzellen eintritt (Grehn 2012).

2. Ist nur das Hornhautendothel erkrankt, wie es beispielsweise bei der **Fuchsschen Hornhautendotheldystrophie** oder beim **Pseudoexfoliationssyndrom** der Fall ist, kann das Hornhautendothel mitsamt der Descemet-Membran minimalinvasiv transplantiert werden. Dieses Verfahren ist unter dem Namen Descemet Membrane Endothelial Keratoplasty (DMEK) bekannt (Melles et al. 2006).

3. Die konzentrisch verlaufenden Sclerafasern zeigen dem Glaukomchirurgen die Lage des darunter liegenden Schlemm-Kanals an; dieser wird bei einem angeborenen **Glaukom (Buphthalmus)** mit Hornhauttrübung mittels Trabekulotomie ab externo eröffnet.

9.2.3 Mittlere Augenhaut (Tunica vasculosa bulbi)

Die mittlere Augenhaut besitzt 2 Öffnungen: vorne für die Pupille und hinten für den Durchtritt des Sehnervens. Sie wird in anterior-posteriorer Richtung in 3 Abschnitte gegliedert (◘ Abb. 9.3):

1. Iris (Regenbogenhaut),
2. Corpus ciliare (Strahlen- oder Ziliarkörper),
3. 3. Choroidea (Aderhaut).

Regenbogenhaut (Iris)

Die **Iris** (◘ Abb. 9.1 und 9.3) hat ihren Platz zwischen Linse und Cornea. Sie unterteilt diesen Raum in eine vordere und eine hintere Augenkammer. Die Iris hat eine unebene Vorderfläche, in die Fibroblasten und Melanozyten eingelagert sind. Eine Epithelbedeckung fehlt. Das Stroma der Iris besteht aus lockerem Bindegewebe. Darin eingebettet sind Fibroblasten, Melanozyten, Makrophagen, ein Kapillarnetz und der M. sphincter pupillae. Zum Augeninneren hin folgt das zweischichtige Irisepithel. Anders als beim Ziliarepithel sind bei der Iris vorderes und hinteres Epithel pigmentiert. Die vordere Epithelschicht hat zugleich Muskeleigenschaften, da hier der M. dilatator pupillae liegt. Der M. sphincter pupillae liegt im Stroma der Iris. Die Farbe der Iris hängt von der Anzahl der Chromatophoren in der vorderen Epithelschicht ab. Eine große Anzahl an Chromatophoren führt zu einer braunen, eine geringe Anzahl zu einer blauen Iris. Eine rötliche Iris hat ein Fehlen von Chromatophoren in der hinteren Epithelschicht zur Ursache.

> **Klinischer Tipp**
>
> Parasympathische Impulse bewirken eine Verengung, sympathische eine Erweiterung der Pupille. Bei der **klinischen Untersuchung der Pupillenreflexe** führt die Belichtung eines Auges auch zur Pupillenverengung des gegenseitigen Auges (konsensuelle Lichtreaktion).

Der **M. sphincter pupillae** wird parasympathisch innerviert, was zu einer Verengung (Miosis) der Pupille bei Lichteinfall führt. Die afferenten Fasern dieses sogenannten **Lichtreflexes** verlaufen mit der Sehbahn bis zur Area praetectalis des Mittelhirns. Von hier ziehen Zwischenneurone zu den parasympathischen Westphal-Edinger-Kernen beider Seiten. Nach Umschaltung verläuft der efferente Schenkel dieses Reflexes unter Vermittlung der parasympathischen Fasern des N. oculomotorius zum Ganglion ciliare. Nach erneuter Umschaltung führen ca. 20 Nn. ciliares breves postganglionäre Fasern zum M. sphincter pupillae, der die zur Retina gelangende Lichtmenge reduzieren kann. Dadurch, dass die Impulse zu den Westphal-Edinger-Kernen beider Seiten gelangen, wird die **konsensuelle Lichtreaktion** ermöglicht. Die Belichtung eines Auges führt auch zu einer Pupillenverengung des kontralateralen Auges (s. o.).

Der **M. dilatator pupillae** wird sympathisch innerviert, was zur Erweiterung (Mydriasis) der Pupille führt. Hierbei werden sympathische Fasern, die aus dem Centrum ciliospinale in den Segmenten C8 und T1 des Rückenmarks stammen, im Ganglion cervicale superius umgeschaltet. Nach Umschaltung verlaufen die sympathischen Fasern mit den Arterien von Hals und Kopf zum Ganglion ciliare. Hier erfolgt keine Umschaltung. Danach schließen sich die sympathischen Fasern den Nn. ciliares breves und den beiden Nn. ciliares longi an und enden im M. dilatator pupillae.

Corpus ciliare (Ziliarkörper)

Am Corpus ciliare werden 3 Schichten unterschieden:
1. Pars ciliaris retinae,
2. Stratum musculare,
3. Stratum vasculosum.

Das **Corpus ciliare** enthält den M. ciliaris (◘ Abb. 9.3) und sezerniert das Kammerwasser. Der Ziliarkörper gliedert sich in einen ebenen Teil (Pars plana) und einen aufgeworfenen Teil (Pars plicata). Er hat ein zweischichtiges Epithel, das aus dem inneren und äußeren Augenbecherepithel entsteht; es ist innen unpigmentiert und außen pigmentiert. Das Zilarkörperepithel erfüllt 3 Aufgaben: Produktion des Kammerwassers, Synthese von Matrixbestandteilen der Zonulafasern und des Glaskörpers sowie Verankerung der Zonulafasern.

Die Aufhängebänder (Zonulafasern) der Linse entspringen in den Tälern zwischen den Ziliarfortsätzen (Processus ciliares). Der **M. ciliaris** besteht aus einer äußeren Pars meridionalis (Brückescher Muskel), einer inneren Pars circularis (Müller-Muskel) und der dazwischen gelegenen Pars radialis (von Iwanoff beschrieben).

> **Klinischer Tipp**
>
> Bei der Einstellung der Linse auf die Nähe, **Akkommodation** genannt, ist der M. ciliaris kontrahiert, die Zonulafasern entspannt und die Linse stark gekrümmt. Beim Sehen in die Ferne ist der M. ciliaris entspannt, die Zonulafasern sind angespannt und die Linse ist abgeflacht.

Mit der **Akkommodation** ist eine **Konvergenz-** und **Pupillenreaktion** verbunden. Bei der Konvergenzreaktion werden die beiden Mm. recti mediales zugleich beiderseits innerviert, sodass beide Augenachsen auf das Objekt gerichtet sind. Durch die Pupillenreaktion werden beide Pupillen verengt, um ein scharfes Abbild des fixierten Gegenstandes auf der Netzhaut zu erhalten.

Das schmale Stratum vasculosum liegt zwischen dem äußeren pigmentierten Ziliarepithel und dem Ziliarmuskel. Die Blutkapillaren des Stratum vasculosum haben ein fenestriertes Endothel. Die Blutgefäße werden vom Circulus arteriosus iridis major (◻ Abb. 9.3) gespeist.

Choroidea (Aderhaut)

Die **Choroidea** ist als gefäßführende Aderhaut für die Sauerstoffversorgung der Netzhaut verantwortlich (◻ Abb. 9.3). Man unterscheidet an der Choroidea die folgenden 4 Schichten (◻ Abb. 9.4):

1. Die äußere Schicht, **Lamina suprachoroidea**, ist eine Bindegewebsschicht, die den Übergang zur Lamina fusca der Sclera bildet. Hier verlaufen die Nn. ciliares, die Aa. ciliares posteriores longae und breves sowie die Vv. vorticosae.
2. Die **Lamina vasculosa**, enthält die Aufzweigungen der Aa. ciliares posteriores breves und der Vv. ciliares; letztere münden in die Vv. vorticosae ein.
3. Die **Lamina choroidocapillaris** besteht aus einem Netz von Kapillaren, die von ihrem Aufbau zu gefensterten Haargefäßen gehören. Von den Kapillaren aus werden die Fotorezeptoren der Netzhaut mit Sauerstoff und Nährstoffen versorgt, wobei das Pigmentepithel per diffusionem überwunden wird.
4. Die innere Schicht, **Lamina (Complexus) basalis**, weist eine Dicke von 2 bis 4 μm auf und bildet die Basalmembran des Pigmentepithels. Sie wird im klinischen Alltag als **Bruch-Membran** bezeichnet und besteht aus elastischen Fasern, die innen und außen von Kollagenfibrillen flankiert werden.

Somit versorgt der **Choroideakreislauf** das 1. Neuron der Sehbahn (Stäbchen und Zapfen). 2. Neuron (bipolare Ganglienzellen) und 3. Neuron (Optikusganglienzellen) werden von der **A. centralis retinae** versorgt.

Die Blutversorgung stammt fast ausschließlich aus den 10 bis 20 **Aa. ciliares posteriores breves** (◻ Abb. 9.2 und 9.3), die am hinteren Augenpol die Sclera durchbrechen, nach vorne verlaufen und in die Choroidea einmünden. Dieses Gefäßnetz wird über 4 bis 6 Vv. vorticosae entsorgt. Die temporal und nasal eintretenden **Aa. ciliares posteriores longae** ziehen unverzweigt nach vorne, anastomosieren mit den am Limbusrand eintretenden Aa. ciliares anteriores und bilden den **Circulus arteriosus iridis major**. Dieser arterielle Gefäßring liegt im M. ciliaris und versorgt Iris, Ziliarmuskel und Ziliarfortsätze.

> **Klinischer Tipp**
>
> Mittels Augenspiegel kann der Augenhintergrund beobachtet werden. Dadurch ist der Augenhintergrund die einzige Stelle des Körpers, an der nichtinvasiv die **Gefäßbeschaffenheit des Zentralnervensystems** beurteilt werden kann. Mit dem Augenspiegel sind Macula lutea und Discus nervi optici mit den dort austretenden Vasa centralia retinae und ihren Verzweigungen zu erkennen (Schiebler und Korf 2007).

> **Klinik**
>
> 1. Eine **Entzündung der Iris (Iritis)** tritt häufig zusammen mit einer **Entzündung des Ziliarkörpers (Zyklitis)** auf und wird als Iridozyklitis bezeichnet. Folgen der Entzündung sind **Verklebungen (Synechien)** der Iris mit der Linse oder dem Kammerwinkel, Katarakt oder Sekundärglaukom. Die Iridozyklitis ist manchmal ein

Teilsymptom einer Allgemeinerkrankung, wie zum Beispiel **rheumatoider Arthritis** und **ankylosierender Spondylarthritis (Morbus Bechterew)**, oder es findet sich keine Ursache (Grehn 2012).

2. Arterien- und Venenverschlüsse der Netzhaut sind häufig die Ursache einer **schweren Sehstörung** oder **Erblindung** (Grehn 2012). Bei einem Zentralarterienverschluss entsteht ein kirschroter Fleck in der Makula, da die Lamina choroideocapillaris durchscheint.

9.2.4 Kammerwinkel (Angulus iridocornealis)

Die Iris bildet mit der Innenseite der Cornea einen spitzen Winkel, den **Angulus iridocornealis** (◨ Abb. 9.1). Hier findet der Abfluss des von den Processus ciliares produzierten Kammerwassers in den **Sinus venosus sclerae (Schlemm-Kanal)** statt. Die innere Oberfläche der Sclera ist im Kammerwinkelbereich zu einem Maschenwerk von Bindegewebsbälkchen, dem **Reticulum trabeculare**, aufgelockert. Das Trabekelwerk wird durch den Sclerasporn in eine vordere **Pars corneoscleralis** und eine hintere **Pars uvealis** untergliedert; es steht in engem Kontakt mit dem Schlemm-Kanal. Die Trabekel werden von einem Plattenepithel, das Ähnlichkeiten mit dem Corneaendothel besitzt, bedeckt. Vom Schlemm-Kanal fließt das Kammerwasser über randständige, äußere Ostien in den venösen Plexus der Sclera (Kammerwasservenen) und von dort in den intra- und episcleralen Venenplexus. Darüber hinaus gibt es über die Kammerwasservenen direkte Verbindungen zur Episclera.

Das uveale Trabekelwerk hat keine Verbindungen zum Schlemm-Kanal. Hier fließt das Kammerwasser zu den Muskelvenen der Pars meridionalis des M. ciliaris oder es gelangt zwischen Sclera und M. ciliaris hindurch in die Aderhaut und von dort in die Vortexvenen.

Klinischer Tipp

Eine Abflussstörung im Schlemm-Kanal führt zu einer intraokulären Drucksteigerung, **Glaukom (grüner Star)** genannt. Der Mittelwert des intraokulären Druckes liegt bei 15,5 mmHg (untere Grenze 10 mmHg, obere Grenze 20 mmHg). Ab 21 bis 28 mmHg besteht okuläre Hypertension, die einen Risikofaktor für die Entwicklung eines Glaukoms darstellt. Der intraokuläre Druck ist meistens am Morgen und im Liegen am höchsten.

Klinik

Der Sehnerv ist das „Glaukomgedächtnis" des Auges. Seine Beurteilung sagt aus, ob bereits eine Glaukomschädigung vorliegt und wie weit sie fortgeschritten ist. Um ein **Glaukom** so früh wie möglich zu erkennen, ist es notwendig, glaukomatöse **Gesichtsfeldausfälle** im frühestmöglichen Stadium festzustellen. Man weiß heute, dass sich glaukomatöse Gesichtsfeldausfälle zuerst parazentral nasal oben (häufiger) oder unten, zunächst als relative, später als absolute **Skotome** manifestieren (Lang 2014). Derartige Gesichtsfeldausfälle werden aber erst wahrgenommen, wenn mehr als 40 % der Sehnervenfasern zugrunde gegangen sind.

9.2.5 Augenlinse (Lens) und Augenkammern (Camerae oculi)

Linse (Lens)

Die **Augenlinse (Lens)** nimmt ihren Platz zwischen Iris und Ziliarkörper ein (■ Abb. 9.1). Über die Zonulafasern ist sie mit dem Ziliarkörper verbunden. Der ellipsoide Körper der Linse berührt mit seiner Vorderfläche den Pupillenrand. Der größte Teil der Hinterfläche liegt in der Fossa hyaloidea des Glaskörpers. Die Linse ist von einer **Linsenkapsel**, die eine dicke Basallamina darstellt, umgeben. Darunter liegen Linsenepithelzellen, die sich im Laufe der Entwicklung verlängern, ihren Zellkern verlieren und schließlich zu Linsenfasern werden. Die Linsenfasern werden zeitlebens am Äquator der Linse angebaut (appositionelles Wachstum), weshalb die Linse mit zunehmendem Alter dicker wird. Die Linse ist ein rein epitheliales Organ ektodermalen Ursprungs. Die Ernährung erfolgt durch Diffusion von Kammerwasser. Der Diffusionsweg verläuft transzellulär über Gap Junctions. Die Linsenfasern sind auf ihrer ganzen Länge druckknopfartig miteinander verzahnt. Die Enden der Linsenfasern treffen auf der Vorder- und Hinterseite der Linse unter Bildung der Linsennähte zusammen.

Augenkammern (Camerae oculi)

In anterior-posteriorer Richtung unterscheidet man folgende Augenkammern (■ Abb. 9.1): **Vorderkammer** (Camera anterior), **Hinterkammer** (Camera posterior) und **Glaskörperkammer** (Camera postrema). Die Vorderkammer nimmt den Raum zwischen Iris, Vorderfläche der Linse und Cornea ein. Die Hinterkammer reicht von der Hinterfläche der Iris, über die Zonulafasern bis zum Glaskörper. Die Glaskörperkammer wird vom Glaskörper eingenommen.

Glaskörper (Corpus vitreum)

Der **Glaskörper** nimmt den Raum zwischen der Hinterfläche der Linse und der Netzhaut ein (■ Abb. 9.1). Der Glaskörper besteht aus einem **Kollagenfasergerüst (Stroma vitreum)**, an dessen Aufbau dünne Typ-II-Kollagenfibrillen im Verband mit Typ-IX-Kollagen sowie Typ-V-Kollagenfibrillen im Verband mit Typ-XI-Kollagen beteiligt sind. Das Kollagenfasergerüst wird vor allem vom nichtpigmentierten Epithel des Corpus ciliare produziert. Die **Glaskörperflüssigkeit (Humor vitreus)** besteht zu 99 % aus Wasser, in dem vor allem Hyaluronan mit geringen Mengen Versican gelöst sind. So entsteht ein Quelldruck, der den Glaskörper an die Netzhaut presst. Das Kollagenfasergerüst des Glaskörpers ist an der Peripherie dicker (Glaskörpermembran) und an der Basallamina von Retina und Corpus ciliare befestigt. Besonders stark sind diese Verbindungen in der Nähe der Ora serrata (■ Abb. 9.3) und in der Gegend des Sehnerveneintritts. Des Weiteren ist die Glaskörpermembran zur Linse hin am Wiegerschen Band befestigt.

> **Klinischer Tipp**
>
> Der Augenarzt benutzt die Spaltlampe zur Untersuchung von Cornea, Augenkammern, Linse und Glaskörper.

> **Klinik**
>
> 1. Der Stoffwechsel und die detaillierten biochemischen Vorgänge des Alterns der Linse sind komplex und noch weitgehend ungeklärt (Schlötzer-Schrehard und Naumann 1997). Deshalb ist es bis heute nicht gelungen, die Entwicklung der **Katarakt**, einer sogenannten **Linsentrübung** – auch als **grauer Star** bezeichnet –, medika-

mentös zu beeinflussen. Eine Katarakt liegt vor, wenn die Durchsichtigkeit der Linse so stark vermindert ist, dass die Sicht des Patienten beeinträchtigt ist. Die Staroperation zählt zu den häufigsten Eingriffen in der Augenheilkunde. Bei nahezu allen Kataraktextraktionen wird heute eine Intraokularlinse (IOL) ins Auge implantiert – bevorzugt dort, wo sich sonst die natürliche Linse befindet, also in die Hinterkammer des Auges (Lang 2014).

2. Pathologische Veränderungen des Glaskörpers stehen in den meisten Fällen in engem Zusammenhang mit Netzhautveränderungen. Man spricht von **vitroretinalen Erkrankungen**. Ein harmloses, für den Patienten aber sehr störendes Symptom, sind **Glaskörpertrübungen**, die man gewöhnlich mit dem französischen Namen „Mouches volantes" (fliegende Mücken) bezeichnet. Sie entstehen durch Entmischung der Glaskörpersubstanz im Alter (Syneresis). Diese Glaskörpertrübungen schwimmen bei Blickbewegungen etwas verzögert mit. Sie fallen der betroffenen Person insbesondere bei hellem Hintergrund (Sommerhimmel) und beim Lesen unangenehm auf, weil dann die Pupille eng ist und die Trübungen relativ scharf abgebildet werden (Grehn 2012).

3. Im Gegensatz zu „Mouches volantes" bemerkt der Patient **Glaskörperblutungen** als plötzlich auftretende dunkle Trübungen, die er als „schwarze Flocken" oder „Rußregen" beschreibt. Hier ist an einen Netzhautriss oder eine Glaskörperblutung durch Netzhautblutung infolge von Diabetes mellitus oder Venenverschluss zu denken (Grehn 2012).

4. Reißt die Netzhaut ein, und ist der Glaskörper verflüssigt, dringt Glaskörperflüssigkeit durch das Loch in den subretinalen Raum und es resultiert eine **Netzhautablösung (Ablatio retinae)**. Durch die Abhebung der Fotorezeptoren vom retinalen Pigmentepithel und von der Lamina choroideocapillaris sieht der Patient nur noch einen grauen Schatten.

9.2.6 Innere Augenhaut (Tunica interna bulbi, Retina)

Die Retina mitsamt dem Pigmentepithel stellen eine ca. 200 µm dicke Schicht dar, die den Augenhintergrund auskleidet (■ Abb. 9.1). Der Ziliarkörper und der die Iris bedeckende Teil der Retina (Pars iridica und ciliaris retinae) entwickeln sich nicht zu Nervengewebe, bleiben zweischichtig und werden als „blinder Teil", **Pars caeca**, der Netzhaut bezeichnet. Der sich zu Nervengewebe entwickelnde Teil bildet die **Pars optica**. Die Grenze zwischen der Pars caeca retinae und der Pars optica liegt an der **Ora serrata** (■ Abb. 9.3). An der Ora serrata und im Bereich des Sehnervenaustritts sitzt die Pars optica retinae fest auf ihrer Unterlage. Im übrigen Bereich haftet sie nur locker am Pigmentepithel, was **Netzhautablösungen** in diesem Bereich verständlich macht. Die Netzhaut wird üblicherweise in folgende 10 Schichten unterteilt (■ Abb. 9.4a, b):

1. Pigmentepithelschicht (Stratum pigmentosum): Hier findet die kontinuierliche Phagozytose der **Sehpurpur** enthaltenden Außensegmente der Fotorezeptoren statt.

2. Schicht der Außen- und Innensegmente der Stäbchen und Zapfen: Das **Außensegment** enthält den Sehfarbstoff. Das **Innensegment** enthält die Zellorganellen. Im Dunkeln weist die Plasmamembran der Fotorezeptoren

eine hohe Natriumpermeabilität auf, es kommt zu einer Depolarisation des Membranpotenzials und zu einer Transmitterfreisetzung an der Synapse. Bei Lichteinfall wird der Natriumeinstrom vermindert, es findet eine Hyperpolarisation des Membranpotenzials statt und die Transmitterfreisetzung wird beendet.

3. **Äußere Grenzschicht** (Stratum limitans externum): Zellkontakte zwischen den nach außen gerichteten Müller-Zellfortsätzen und den Fotorezeptorzellen.
4. **Äußere Körnerschicht** (Stratum nucleare externum): Perikaryen der Fotorezeptorzellen.
5. **Äußere plexiforme Schicht** (Stratum plexiforme externum): Innenfasern der Stäbchen und Zapfen, Endknöpfen der Stäbchen, Endfüßchen der Zapfen, Fortsätze der Bipolar- und Horizontalzellen.
6. **Innere Körnerschicht** (Stratum nucleare internum): enthält die Perikaryen von 5 Zelltypen: Horizontalzellen, Bipolar- und Müllerzellen, Amakrinzellen und interplexiformen Zellen. Die **Stäbchenbipolare** antworten auf Lichtreiz mit abgestufter Depolarisation und abgestufter Transmitterfreisetzung. Unter den Zapfenbipolaren gibt es **On-Zapfenbipolare** und **Off-Zapfenbipolare**, was einer **Kontraststeigerung** dient. On-Zapfenbipolare reagieren auf Licht mit Depolarisation und Transmitterfreisetzung. Off-Zapfenbipolare reagieren auf Licht mit Hyperpolarisation und verminderter Transmitterfreisetzung.

   Bei den **Horizontalzellen** geht das Axon als seitliches Element an die Stäbchenendknöpfe, der Dendrit ist mit mehreren Zapfenendfüßchen verbunden.

   Die **Müller-Zellen** sind Gliazellen mit Stammzelleigenschaften und erstrecken sich von der inneren bis zur äußeren Grenzschicht. Sie bilden das vertikale Stützgerüst der Retina und entsorgen Neurotransmitter (GABA).

Die **Amakrinzellen** sind Interneurone und können möglicherweise die Modulation retinaler Aktivität vornehmen.

Die **interplexiformen Zellen** erlauben eine Rückkopplung von der inneren plexiformen zur äußeren plexiformen Schicht.

7. **Innere plexiforme Schicht** (Stratum plexiforme internum): Besteht aus den Fortsätzen der Bipolar-, Amakrin- und Ganglienzellen.
8. **Ganglienzellschicht** (Stratum ganglionare): Besteht aus großen und kleinen Ganglienzellen, die on und off geschaltet sein können, was wiederum der **Kontraststeigerung** dient. Wird das Zentrum eines kreisförmigen rezeptiven Netzhautfeldes belichtet, so reagiert die **On-Ganglienzelle** mit einer Hemmung der konzentrischen Umgebung des kreisförmigen Netzhautfeldes. Umgekehrt werden **Off-Ganglienzellen** durch einen dunklen Ring im Zentrum des kreisförmigen rezeptiven Netzhautfeldes erregt.
9. **Nervenfaserschicht** (Stratum neurofibrarum): Die Axone der Ganglienzellen aus der gesamten Retina konvergieren auf Papilla n. optici hin.
10. **Innere Grenzschicht** (Stratum limitans internum): Besteht aus den Endfüßchen der Müller-Zellen und der Basalmembran.

Die Stelle des schärfsten Sehens fällt in den Bereich der **Macula lutea** am hinteren Augenpol, temporal vom Beginn des N. opticus (siehe Pfeil in ◘ Abb. 9.3). Die Macula lutea (Durchmesser: 3 mm) weist in ihrem Zentrum eine trichterförmige Vertiefung, die **Fovea centralis** (Durchmesser: 1,5 mm) auf. Innerhalb der Fovea centralis liegt die Foveola, die nur Zapfen enthält. Der Mensch hat ein inverses Auge. In der Fovea centralis sind die inneren Schichten der 10 Schichten umfassenden Netzhaut zur Seite verlagert, sodass das Licht die Sinneszellen direkt erreichen kann.

Klinik

Die altersbezogene **Makuladegeneration** ist die häufigste Erblindungsursache jenseits des 65. Lebensjahres. Die Erkrankung ist Folge einer kumulativen Überlastung des retinalen Pigmentepithels im Alter. Eine Pigmentepithelzelle muss täglich Tausende abgestoßener Sehpigmentscheibchen der Rezeptoraußenglieder von Zapfen und Stäbchen abbauen. Wenn diese Stoffwechselleistung zusammenbricht, häufen sich die Abbauprodukte in Form von Drusen. Der Patient bemerkt einen grauen Schatten, gerade dort, wo er hinblickt. Die Sehschärfe ist stark herabgesetzt, häufig unter die Grenze der Lesefähigkeit. Durch ein Ödem der zentralen Netzhaut bedingt, bemerkt der Patient eine Verzerrung der angeblickten Objekte. Diese für die Makuladegeneration charakteristische Verzerrung von angeschauten Gegenständen lässt sich am besten mit der Prüfkarte nach Amsler, auf der ein Netz von Gitterlinien abgebildet ist, erkennen (Grehn 2012).

9.2.7 Äußere Augenmuskeln (Mm. externi bulbi oculi)

Zu den **geraden Augenmuskeln** (▶ Abb. 8.6 und ◘ 9.2) gehören die Mm. rectus superior und inferior sowie Mm. rectus medialis und lateralis. Die Länge der geraden Augenmuskeln beträgt ca. 4 cm. Sie entspringen vom Anulus tendineus communis, einem Sehnenring, der den Canalis opticus umfasst. Die Ansätze der „Recti" an der Sclera liegen vor dem Äquator des Augapfels und sind ca. 7 bis 8 mm vom Hornhautrand entfernt.

Zu den **schrägen Augenmuskeln** (▶ Abb. 8.6 und ◘ 9.2) gehören die Mm. obliquus superior und inferior. Der M. obliquus superior entspringt am Oberrand des Anulus tendineus sowie am Übergang zwischen Pars orbitalis des Os frontale und Ala minor des Os sphenoidale; er zieht zur Trochlea, wird dort umgelenkt und erreicht den hinteren, oberen, temporalen Quadranten des Augapfels ca. 18 mm vom Hornhautrand entfernt. Die **Trochlea** ist ein hyaliner Knorpel, der durch kurze Faserzüge an der **Spina (Fovea) trochlearis** befestigt ist. Der M. obliquus inferior entspringt kurz hinter dem unteren Orbitarand am Rand des Os lacrimale, wendet sich unter dem M. rectus inferior nach lateral und setzt am hinteren, unteren, temporalen Quadranten des Augapfels an.

Die Wirkung der äußeren Augenmuskeln findet nicht nur in einer Richtung statt (◘ Abb. 9.5). Der M. rectus superior zieht das Auge nach oben und etwas nasalwärts. Der M. rectus inferior zieht das Auge nach unten und etwas nasalwärts. Der M. obliquus superior bewegt das Auge nach lateral und unten. Des Weiteren kommt es bei seiner Kontraktion zu einer **Innenrollung**. Der

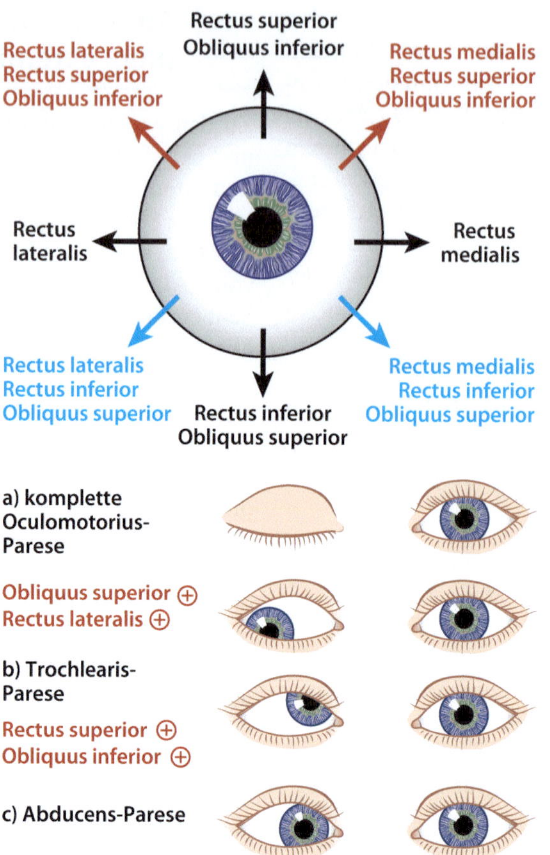

⬛ Abb. 9.5 a–c Augenmuskeln – Bewegungen und Lähmungen. Dargestellt sind die Beteiligung der Augenmuskeln bei verschiedenen Blickrichtungen (oben) und die jeweilige Stellung des rechten Auges bei Ausfall des N. ocululomotorius **a**, des N. trochlearis **b** und des N. abducens **c** (unten). (Quelle: eigene Darstellung, Vorlesungsfolie)

M. obliquus inferior bewegt das Auge nach lateral und oben. Des Weiteren führt seine Kontraktion zu einer **Außenrollung**.

Hauptblickrichtungen

Die äußeren Augenmuskeln ermöglichen die folgenden 6 Hauptblickrichtungen (⬛ Abb. 9.5):

- Blick nach rechts oben: Auf der rechten Seite bewirkt der M. obliquus inferior eine Hebung und Abduktion (Außenrotation). Auf der linken Seite bewirkt der M. rectus superior eine Hebung und Adduktion (Innenrotation). Die Innervation erfolgt durch den N. oculomotorius.

- Blick nach links oben: Auf der rechten Seite bewirkt der M. rectus superior eine Hebung und Adduktion (Innenrotation). Auf der linken Seite bewirkt der M. obliquus inferior eine Hebung und Abduktion (Außenrotation). Die Innervation erfolgt durch den N. oculomotorius.

- Blick nach rechts: Auf der rechten Seite bewirkt der M. rectus lateralis eine Abduktion, auf der linken Seite der M. rectus medialis eine Adduktion. Die Innervation erfolgt durch die Nn. oculomotorius und abducens.

- Blick nach links: Auf der rechten Seite bewirkt der M. rectus medialis eine Ad-

duktion, auf der linken Seite der M. rectus lateralis eine Abduktion. Die Innervation erfolgt durch die Nn. oculomotorius und abducens.
— Blick nach rechts unten: Auf der rechten Seite bewirkt der M. obliquus superior eine Senkung und Abduktion (Innenrotation). Auf der linken Seite bewirkt der M. rectus inferior eine Senkung und Adduktion (Außenrotation). Die Innervation erfolgt durch die Nn. oculomotorius und trochlearis.
— Blick nach links unten: Auf der rechten Seite bewirkt der M. rectus inferior eine Senkung und Adduktion (Außenrotation). Auf der linken Seite bewirkt der M. obliquus superior eine Senkung und Abduktion (Innenrotation). Die Innervation erfolgt durch die Nn. oculomotorius und trochlearis.

Klinik
1. Lähmungen der äußeren Augenmuskeln sind meistens durch Durchblutungsstörungen bedingt. Darüber hinaus kann der Ausfall eines Hirnnerven Ursache für eine Lähmung von äußeren Augenmuskeln sein.
   1. **Komplette Okulomotoriuslähmung** rechts (◘ Abb. 9.5): Die Augenlider sind aufgrund der Lähmung des M. levator palpebrae superioris geschlossen. Weiterhin sind die Mm. rectus superior, medialis und inferior gelähmt. Das Auge steht wegen des Überwiegens der Wirkung der Mm. obliquus superior und rectus lateralis nach rechts unten.
   2. **Trochlearisparese** rechts (◘ Abb. 9.5): Das Auge steht aufgrund des Überwiegens der Mm. rectus superior und obliquus inferior bei gleichzeitigem Ausfall des M. obliquus superior nach nasal oben.

3. **Abduzensparese** rechts (◘ Abb. 9.5): Der M. rectus lateralis ist gelähmt. Aufgrund des Überwiegens des M. rectus medialis steht das Auge nach nasal (Schünke et al. 2009). Eine beidseitige Abduzensparese führt zum sogenannten Strabismus convergens.

2. Unter dem Begriff **Schielen, Strabismus** versteht man einen Zustand, bei dem das eine Auge einen Gegenstand fixiert, während das andere abweicht. Etwa 3 % aller ansonsten gesunden Kinder leiden an einem Strabismus. Man unterscheidet folgende Formen des Strabismus: Einwärtsschielen, Auswärtsschielen und Höhenschielen. Ziel einer Strabismustherapie ist es:
   1. … ein möglichst gutes Sehen auf beiden Augen zu erlangen.
   2. … die kosmetische Entstellung zu beseitigen.
   3. … eine möglichst optimale binokuläre Kooperation durch eine frühzeitige Amblyopietherapie zu erreichen (Benner und Snell 1995).

9.2.8 Augenlider (Palpebrae) und Bindehaut (Tunica conjunctiva)

Makroskopie Bei „geschlossenem Auge" liegt vor dem Augapfel ein geschlossener Spaltraum, der **Bindehautsack**. Seine Oberfläche wird – mit Ausnahme der Cornea – von einer Schleimhaut, der Bindehaut (Tunica conjunctiva), bedeckt (◘ Abb. 9.1). Die Innenseite der Lider wird von den **Conjunctiva palpebrae** überzogen. Der Sclera der vorderen Bulbusfläche liegt die **Conjunctiva bulbi** auf. Am Übergang zwischen Lid und Augapfel liegen das obere und untere Bindehautgewölbe (**Fornix conjunctivae superior und inferior**); hier schlägt die Conjunctiva palpebrae in die Conjunctiva bulbi um. Am inneren Lidwinkel ist die Conjunctiva zu einer kleinen, halbmondförmigen Falte (Plica semilunaris conjunctivae) aufgeworfen. Medial davon liegt die **Caruncula lacrimalis**, die Härchen und Talgdrüsen enthält.

Die gewölbte Form der Augenlider entsteht durch 2 aus straffem Bindegewebe bestehende Platten, den **Tarsi** (Tarsus superior und inferior), die das Innenskelett der Lider aufbauen. Die Tarsi sind über die Ligamenta palpebralia mediale und laterale an der medialen und lateralen Orbitawand befestigt. Des Weiteren gehen die Tarsi oben, unten und seitlich in das **Septum orbitale** (◘ Abb. 9.2) über, das als dünne, fibröse Platte am Periost der Orbitaränder befestigt ist und den Inhalt der Orbita nach vorne abschließt. Der Tarsus superior geht nach hinten in den Oberlidheber, **M. levator palpebrae superioris**, über. Darüber hinaus gibt es in Ober- und Unterlid jeweils einen sympathisch innervierten Muskel, die **Mm. tarsales superior und inferior**. An den Lidkanten befinden sich die Augenwimpern. Am medialen Augenwinkel erheben sich die Lidränder zu den **Papillae lacrimales**. Hier befinden sich die Tränenpünktchen, **Puncta lacrimalia superius und inferius**.

Histologischer Aufbau der Augenlider Lidrand und Außenfläche der Augenlider werden von einem mehrschichtigen, verhornten Plattenepithel bedeckt. Auf der Hinterfläche der Lider trifft man mehrschichtiges, plattes bis kubisches Epithel an. Im Fornix ist das Epithel mehrschichtig, zylindrisch und enthält Becherzellen. Folgende Drüsen sind für die Augenlider charakteristisch: In den Haartrichter der Augenwimpern münden Ausführungsgänge von Talgdrüsen, **Glandulae sebaceae (Zeis-Drüsen)**. In Nachbarschaft der Haarwurzeln treten einzelne apokrine Schweißdrüsen, **Glandulae ciliares (Moll-Drüsen)** auf. Im Tarsus liegen ca. 30 bis 40 Talgdrüsen, **Glandulae tarsales (Meibom-Drüsen,** ◘ Abb. 9.6).

◘ **Abb. 9.6** Schematische Darstellung des dreischichtigen Tränenfilms mit den beteiligten Drüsen. (Quelle: eigene Darstellung, Vorlesungsfolie)

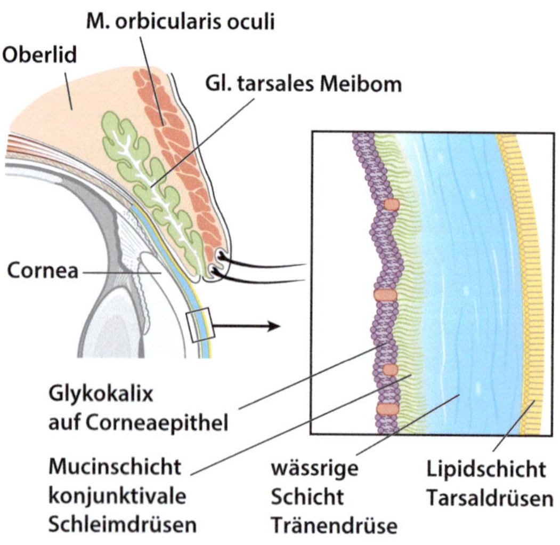

Blut-, Nerven- und Lymphgefäßversorgung

Die arterielle Versorgung des Oberlides erfolgt aus den Rami palpebrales der Aa. lacrimalis (lateral), infratrochlearis (medial) sowie supraorbitalis und supratrochlearis (oben). Für das Unterlid sind Rami palpebrales der A. infraorbitalis zuständig. Die sensible Versorgung der Augenlider erfolgt über die Nn. lacrimalis, supraorbitalis, supratrochlearis, infratrochlearis und infraorbitalis. Die Lymphbahnen verlaufen mit der V. facialis zu den Nodi lymphoidei parotidei und submandibulares.

Klinik

1. Ein Herabhängen des Oberlids wird **Ptosis** genannt. Sie beruht in der Regel auf einer Lähmung des M. levator palpebrae superioris (Okulomotoriuslähmung), einer Muskelschwäche (Myasthenia gravis) oder auf einer Lähmung des M. tarsalis superior aufgrund einer Sympathikuslähmung; dies ist ein Zeichen des **Horner-Symptom-Komplexes**. Darüber hinaus kann es altersbedingt zu einer Ermüdung des Oberlidhebers kommen.
2. Symptome des Horner-Syndroms können ein Frühzeichen eines **Bronchialkarzinoms oder Schilddrüsentumors** sein (Schiebler und Korf 2007).
3. Das lockere subkutane Bindegewebe der Augenlider kann beim **Lidödem** aufgrund von Entzündungen im Lidbereich und allergischen Reaktionen besonders stark anschwellen (Drenckhahn und Rager 2004).
4. Bei entzündlicher oder durch einen Fremdkörper verursachten Reizung der Bindehaut, **Konjunktivitis**, werden zahlreiche Blutgefäßschlingen sichtbar, die in der Lamina propria bis an den Hornhautrand heranziehen (Schiebler und Korf 2007).
5. Ein Gerstenkorn, **Hordeolum**, geht auf eine Entzündung der Zeis-Drüsen zurück. Beim Hagelkorn, **Chalazion**, handelt es sich um eine chronische Entzündung der Meibom-Drüsen (Drenckhahn und Rager 2004).

9.2.9 Tränenapparat (Apparatus lacrimalis)

Die Tränendrüse, **Glandula lacrimalis**, liegt temporal oben unter dem Orbitadach, in der Fossa lacrimalis (◘ Abb. 9.2). Die Drüse ist in Läppchen gegliedert und mündet mit ca. 10 Ausführungsgängen in den oberen Fornix. Wie auch die Glandula parotidea ist auch die Tränendrüse eine tubuloazinöse seröse Drüse. Im Gegensatz zur Ohrspeicheldrüse besitzt sie allerdings keine Schalt- und Streifenstücke. So werden auch keine Salze aus der Tränenflüssigkeit über Streifenstücke zurückgeholt. Die Tränenflüssigkeit bleibt **salzig und ist isoton**. Darüber hinaus besitzt sie infolge bestimmter Sekretproteine bakteriostatische und bakterizide Wirkung (Lactoferrin, Lysozym, α- und β-Defensine).

Die Tränendrüse wird sekretorisch über folgenden **parasympathischen Leitungsweg** innerviert: Nucleus salivatiorius superior (oberer Speichelkern der Medulla oblongata), N. intermedius (parasympathischer Anteil des N. facialis), N. petrosus major (Abgang am äußeren Facialisknie), Umschaltung im Ganglion pterygopalatinum, N. zygomaticus (2. Trigeminusast), Anastomose mit N. lacrimalis (1. Trigeminusast), Tränendrüse. Die **sympathischen, sekretostatischen Fasern** nehmen folgenden Weg: Centrum ciliospinale in der Seitensäule des Rückenmarks (C8 bis T1), Truncus sympathicus des Halses, Umschaltung im Ganglion cervicale superius, Plexus caroticus internus, N. petrosus profundus, Ganglion pterygopalatinum (hier keine Umschaltung), N. zygomaticus, Anastomose mit N. lacrimalis, Tränendrüse.

Cornea und Conjunctiva werden vom **Tränenfilm** bedeckt (◘ Abb. 9.6); dieser verhindert ein Austrocknen der Cornea und ermöglicht das Gleiten der Lider auf der Vorderfläche des Augapfels. Der dreischichtige Tränenfilm hat eine wässrige Komponente (Tränendrüse), eine Lipidkomponente (Meibom-Drüsen des Ober- und Unterlides) und eine Muzinkomponente (konjunktivale Schleimdrüsen). Der ableitende Tränenweg kann folgendermaßen charakterisiert werden: Punctum lacrimale superius und inferius sowie Canaliculus lacrimalis superior und inferior (jeweils im Ober- und Unterlid gelegen), Ductus lacrimalis communis, Sacculus lacrimalis, Ductus nasolacrimalis. Der Tränenkanal, **Ductus nasolacrimalis**, mündet mit der **Hasner-Klappe** unter der unteren Nasenmuschel.

> **Klinik**
>
> 1. Eine **Stenose des Tränenkanals (Dakryostenose)** kann angeboren oder erworben (Entzündungen, Tumoren, Dakryozystitis) sein. Als Folge einer Entzündung der Tränenkanälchen (Canaliculitis) können harte Konglomerate (Dakryolithen) entstehen (Tillmann 2017).
> 2. Das sogenannte **trockene Auge (Keratoconjunctivitis sicca)** ist mit zunehmendem Alter häufiger (Involution der Tränendrüse) und bei Frauen (Östrogenmangel in der Menopause) häufiger als bei Männern. Ursächlich liegt eine Benetzungsstörung von Bindehaut und Hornhaut infolge einer ungenügenden Sekretion der wässrigen Phase, eines verminderten Muzinanteils oder einer Sekretionsstörung der Meibom-Drüsen zugrunde (Grehn 2012).

9.2.10 Sehbahn

Das 1. Neuron der Sehbahn wird von den lichtempfindlichen Stäbchen und Zapfen in der äußeren Körnerschicht der Netzhaut gebildet (◘ Tab. 9.1). Die Fotorezeptoren sind unipolare primäre Sinneszellen. In der äußeren plexiformen Schicht gehen die Neuriten der Fotorezeptoren synaptische Kontakte mit den bipolaren Ganglienzellen aus dem 2. Neuron der Sehbahn ein. Die Zellkörper der bipolaren Zellen liegen in der inneren Körnerschicht. In der inneren plexiformen Schicht gehen die Neuriten der bipolaren Zellen synaptische Kontakte mit den multipolaren Ganglienzellen des Stratum ganglionare der Netzhaut als dem 3. Neuron der Sehbahn ein. Die Axone der Ganglienzellen bilden den **N. opticus** (▶ Abb. 8.18). Im **Chiasma opticum** kreuzen die Fasern der nasalen Netzhauthälften zur Gegenseite (53 %), die Fasern aus den temporalen Netzhauthälften bleiben ungekreuzt. Aus dem Chiasma opticum geht beiderseits der **Tractus opticus** hervor, der im **Corpus geniculatum laterale** auf ein 4. Neuron umgeschaltet wird. Anschließend ziehen die Fasern durch den hintersten Teil der **Capsula interna** und verlaufen in der sogenannten **Gratiolet-Sehstrahlung** (▶ Abb. 8.19) bandförmig um das Hinter- und Unterhorn des Seitenventrikels herum, um in der Sehrinde des medialen Occipitallappens **(Area 17)** ober- und unterhalb des **Sulcus calcarinus** zu enden.

> **Klinik**
>
> Eine Unterbrechung des Sehnervs führt zur **Erblindung, Amaurose** genannt. Wird das Chiasma opticum median zerstört, beispielsweise durch einen Tumor, dann fallen die temporalen Gesichtshälften (nasale Retinahälften) aus: **bitemporale**

(heteronyme) Hemianopsie (Scheuklappengesichtsfeld). Die Unterbrechung des Tractus opticus führt zum Ausfall der kontralateralen Gesichtshälfte: **homonyme Hemianopsie**, also bei Unterbrechung des rechten Tractus opticus Ausfall der linken Gesichtshälfte. Das Gleiche gilt bei Läsionen (Durchblutungsstörungen, Tumoren) der Radiatio optica und der Area 17. Es handelt sich immer um Störungen des homonymen Gesichtsfeldes, wobei meistens nur Teile des Gesichtsfeldes betroffen sind, da die Repräsentation des Gesichtsfeldes in der Radiatio optica und in der Area 17 wesentlich ausgedehnter ist als im Tractus opticus. Wenn die Abbildung der zentralen Retina auf den Kortex betroffen ist (beispielsweise bei Verletzung des Okzipitalpols bei Unfällen), führt dies zu einer **umschriebenen Hemianopsie**, die nur das zentrale Gesichtsfeld betrifft (partielles Zentralskotom) (Drenckhahn und Rager 2004).

9.2.11 Entwicklung des Auges

Die Augenentwicklung vollzieht sich in der Zeit zwischen der 3. und 7. embryonalen Woche (◙ Abb. 9.7a–c). Am Ende der 3. Woche tritt auf der Innenseite des noch nicht geschlossenen Vorderhirns (Prosencephalon) beidseits eine **Augenfurche** (Sulcus opticus) auf (Sadler 2008). Mit Neuralrohrschluss entwickeln sich diese Furchen zu Ausbuchtungen des Vorderhirns, die als **Augenbläschen** dem Oberflächenektoderm anliegen (◙ Abb. 9.7a). Der Innenraum des Augenbläschens bleibt über den **Augenbecherstiel** (Pedunculus opticus) mit dem Prosencephalon verbunden. Durch den innigen Kontakt zwischen Augenbläschen und Oberflächenektoderm induziert das Augenbläschen die Entwicklung der **Linsenplakode**. Ende der 4. Woche sinkt das Augenbläschen ein. Der dem Ektoderm anliegende Teil des Bläschens legt sich dem in den Pedunculus opticus übergehenden Abschnitt an. Hierdurch entsteht der zweiblättrige **Augenbecher** (◙ Abb. 9.7b). Das nicht eingestülpte äußere Blatt bleibt einschichtig

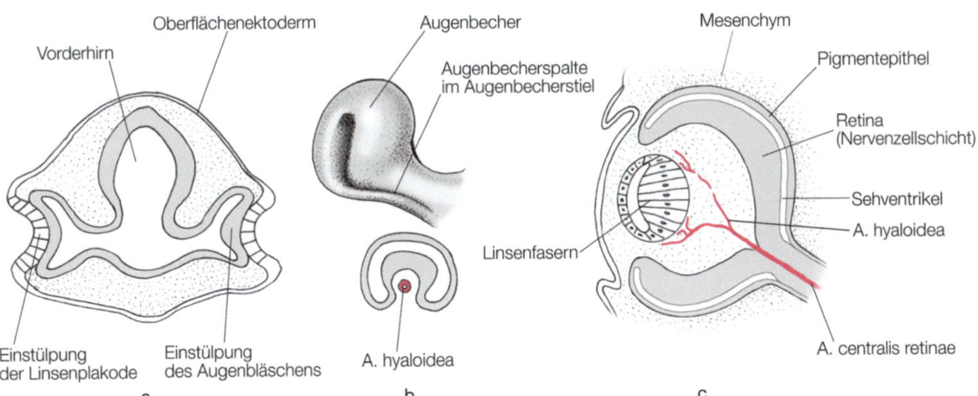

◙ **Abb. 9.7 a–c** Augenentwicklung. **a** Vorderhirn mit 2 seitlichen Augenbläschen. **b** Einstülpung zum Augenbecher. **c** Augenbecher mit äußerem und innerem Blatt. Das Neuroektoderm ist grau dargestellt. (Aus Schiebler und Korf 2007)

und wird zum Pigmentepithel (Stratum pigmentosum retinae). Der ursprünglich dem Ektoderm benachbarte periphere Abschnitt des Augenbläschens wird als inneres Blatt eingestülpt und differenziert sich zur neuronalen Retina (Stratum nervosum retinae) (◘ Abb. 9.7c). Die Einstülpung des Augenbechers setzt sich medial unten als **Augenbecherspalte** in den Augenbecherstiel fort und ist mit dem Innenraum des Prosencephalon im Bereich des späteren Diencephalon verbunden. Der Augenbecherstiel entwickelt sich später zum N. opticus. In der Augenbecherspalte verläuft die **A. hyloidea**. Während der Embryonalzeit versorgt sie Glaskörper und Linse, später als A. centralis retinae nur noch die Netzhaut. Die Pupille entsteht in der 7. Entwicklungswoche aus dem Mesenchym des Augenbechers nach Verschluss der Augenbecherspalte.

> **Klinik**
>
> Normalerweise schließt sich die Augenbecherspalte in der 7. Entwicklungswoche. Ist diese Entwicklung gestört, bleibt eine Spalte bestehen. Eine derartige Spalte ist gewöhnlich nur in der Iris lokalisiert und heißt dort **Iriskolobom** (Sadler 2008).

9.3 Geschmackssystem

Die Zunge trägt die höchste Anzahl an **Geschmacksknospen**; sie sind hier besonders auf der Zungenspitze, in den Randpartien und im Bereich des Sulcus terminalis ausgeprägt (▶ Abb. 7.4). Darüber hinaus treten Geschmacksknospen in folgenden Bereichen auf: weicher Gaumen, Wand des Oropharynx, Dorsalseite der Epiglottis, Epithel über den Stellknorpeln des Kehlkopfs und gelegentlich Epithel des proximalen Oesophagus (Reutter 2004). Im vorderen

und seitlichen Zungenbereich liegen die Geschmacksknospen auf den Papillae fungiformes (ca. 1 bis 4 Geschmacksknospen pro Papille). Im hinteren Zungenbereich weisen die vor dem Sulcus terminalis gelegenen Papillae vallatae (ca. 270 Geschmacksknospen pro Papille) die meisten Geschmacksknospen auf. Die Papillae foliatae am Seitenrand der Zunge tragen hingegen nur wenige Geschmacksknospen. Unter den **Geschmacksqualitäten** wird süß besonders im Bereich der Zungenspitze, bitter an den Papillae vallatae und sauer am seitlichen Zungenrand wahrgenommen; die Geschmacksqualität salzig besitzt kein bevorzugtes Zungenareal.

9.3.1 Histologischer Aufbau der Geschmacksknospen

Eine Geschmacksknospe setzt sich aus Sinneszellen, Basalzellen und Marginalzellen zusammen. Bei den **Sinneszellen** handelt es sich um sekundäre Sinneszellen. Sie haben eine lange, schmale Form, sind spezialisierte Epithelzellen und reichen von der Basis der Geschmacksknospe bis zum **Geschmacksgrübchen**, einer Vertiefung innerhalb des Oberflächenepithels. Die **Basalzellen** liegen zwischen Basalmembran und Basis der Sinneszellen. Die **Marginalzellen** umhüllen außen die Geschmacksknospe. Die Geschmacksnervenfasern verlieren bei Durchdringung der unterhalb der Geschmacksknospe liegenden Basalmembran ihre Markscheide und bilden mit den sekundären Sinneszellen afferente Synapsen.

Ultrastrukturell werden **5 Zelltypen** in den Geschmacksknospen unterschieden. Die Zelltypen I, II und III repräsentieren die Sinneszellen. Auf ihrer Oberfläche tragen diese Zelltypen Mikrovilli, die in das Geschmacksgrübchen hineinragen. Das Geschmacksgrübchen steht über den **Geschmacksporus** mit der Mundhöhle in Verbindung. Typ-I-Zellen sezernieren eine an

Sekretvesikeln reiche Flüssigkeit. Typ-II-Zellen haben synaptische Kontakte mit den Dendriten der Geschmacksnervenfasern. Als eigentliche Sinneszellen gelten die Typ-III-Zellen. Typ-IV-Zellen sind Basalzellen und sorgen für den Ersatz der Sinneszellen. Typ-V-Zellen bilden als Marginalzellen eine Grenze zum Mundhöhlenepithel.

9.3.2 Geschmacksbahn

Geschmacksfasern aus den vorderen zwei Dritteln der Zunge (von den Papillae fungiformes und zum Teil auch von den doppelt innervierten Papillae vallatae), verlaufen zunächst im N. lingualis, dann in der Chorda tympani, Geschmacksfasern aus dem weichen Gaumen verlaufen über den N. petrosus major zum N. facialis. Die Perikaryen beider Afferenzen, die das 1. Neuron der Geschmacksbahn bilden, liegen im **Ganglion geniculi** des N. facialis (☉ Tab. 9.1). Der zentrale Fortsatz der im Ganglion geniculi gelegenen pseudounipolaren Ganglienzellen zieht im Intermediusanteil des N. facialis zum **Nucleus tractus solitarii**. Geschmacksfasern aus dem hinteren Zungendrittel verlaufen im N. glossopharyngeus und werden über die zentralen Fortsätze seines **Ganglion inferius (Ganglion petrosum)**, solche aus der Zungenbasis, der Epiglottis und dem Pharynx verlaufen im N. vagus und werden über sein **Ganglion inferius (Ganglion nodosum)** zum Nucleus tractus solitarii weitergeleitet (☉ Tab. 9.1).

In der Pars gustatoria des Nucleus tractus solitarii erfolgt die Umschaltung der Geschmacksfasern aller 3 Hirnnerven auf ein 2. Neuron. Die mit dem Lemniscus medialis zum **Nucleus ventralis posteromedialis** des Thalamus aufsteigenden Fasern entlassen auch Kollateralen zu den Speichelkernen (reflektorischer Speichelfluss), zum dorsalen Vaguskern (Anregung der Magensekretion) und über den Fasciculus longitudinalis dorsalis (Schütz-Bündel) zum Hypothalamus (Auslösung von affektbetontem Essverhalten wie beispielsweise Appetit oder Übelkeit). Die Fasern des 3. Neurons der Geschmacksbahn, das im Thalamus beginnt, enden im basalen Bereich des Gyrus postcentralis und im anschließenden Teil der Inselrinde.

Klinik

1. Der Ausfall eines oder zweier von insgesamt 6 Geschmacksnerven hat keinen Einfluss auf das Gesamtschmeckvermögen. Die verbliebenen intakten Geschmacksnerven können den Defekt ausgleichen. Beim plötzlichen **Ausfall einer Chorda tympani** nach einem Unfall, einer Mittelohroperation oder einer Fazialisparese vor Abgang der Chorda tympani vom N. facialis im Canalis facialis wird die Einschränkung im Schmeckvermögen sofort bemerkt. Die meisten Patienten sollen allerdings den Afferenzausfall nach einiger Zeit vergessen haben oder meinen, dass das noch vorhandene Schmeckpotenzial schon immer in dieser Art vorhanden gewesen sei.

2. Neben der durch eine periphere Fazialisläsion bedingten Ageusie, kennt man noch das sogenannte posttraumatische **Anosmie-Ageusie-Syndrom**. Derartige Patienten können nach einem Schädel-Hirn-Trauma weder riechen noch schmecken. Es wird vermutet, dass die Schädigung im Nucleus ventralis posteromedialis des Thalamus liegt. Der objektive Nachweis beider Erkrankungen gelingt mithilfe der gustatorisch evozierten Potenziale (Gudziol 1995). Des Weiteren kommt ein Verlust des Riech- und Schmeckvermögens auch bei einer Infektion mit SARS-CoV-2 vor.

9.4 Hör- und Gleichgewichtssystem

Das Ohr ist folgendermaßen ausgebaut (◻ Abb. 9.8):

- Äußeres Ohr als Schalltrichter für das Hörorgan.
- Mittelohr mit Gehörknöchelchen und Ohrtrompete.
- Innenohr mit Hör- und Gleichgewichtsorgan sowie den entsprechenden Rezeptorfeldern.

Der adäquate Reiz für das Hörorgan ist der Schall, der über das äußere Ohr auf-genommen und über die Gehörknöchelchenkette im Mittelohr zum Innenohr übertragen wird. Der Reiz für das Gleichgewichtsorgan sind Bewegungs- und Lageveränderungen des Kopfes und des Körpers im Raum.

9.4.1 Äußeres Ohr (Auris externa)

Das äußere Ohr gliedert sich in Ohrmuschel (Auricula), äußerer Gehörgang (Meatus acusticus externus) und Trommelfell (Membrana tympanica).

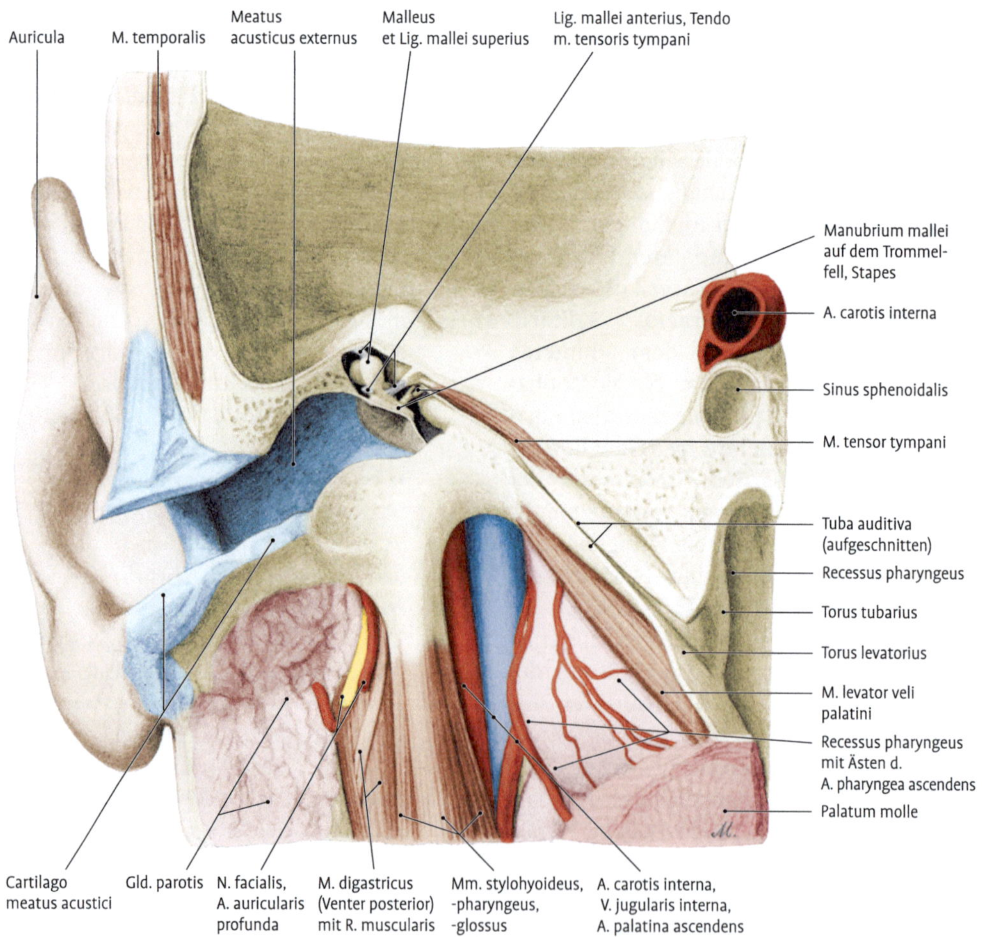

⬛ Abb. 9.8   Schnitt durch das äußere Ohr (Ohrmuschel, äußerer Gehörgang und Trommelfell), das Mittelohr (Paukenhöhle mit Gehörknöchelchen und Ohrtrompete) und den Nasopharynx. (Aus Anderhuber et al. 2012)

Ohrmuschel (Auricula)

Die Grundlage besteht aus dem Muschelknorpel (Cartilago auriculae) und dem Ohrläppchen (Lobulus auriculae). Die Ohrmuschel ist eine trichterförmige, stark variable Hautfalte mit einer elastischen Knorpelplatte als Grundlage (◘ Abb. 9.8). Sie reflektiert die eintreffenden Schallwellen und leitet sie in Richtung äußerer Gehörgang. An der Ohrmuschel (Concha auriculae), die sich in eine obere Cymba (Topf) und eine untere Cavitas conchae (Muschelhöhlung) gliedern lässt, sind folgende Details zu erkennen: **Helix** (Windung, bogenförmige Einkrempelung der Ohrmuschel), **Anthelix** (Gegenwindung, kleinere vor der Helix liegende Einkrempelung der Ohrmuschel), **Tragus** (Vorsprung vor der äußeren Öffnung des Gehörgangs), **Antitragus** (Vorsprung gegenüber dem Tragus), **Incisura intertragica** (Einkerbung zwischen Tragus und Antitragus),

Die **arterielle Versorgung** der Ohrmuschel erfolgt überwiegend aus der A. auricularis posterior (< A. carotis externa) und an der Vorderseite aus Ästen der A. temporalis superficialis (Endast der A. carotis externa). Die Gegend der Ohrmuschel erhält ihre **sensible Versorgung** aus 5 verschiedenen Quellen: 1. Helix und Anthelix kaudal durch den N. auricularis magnus und kranial durch den N. occipitalis minor (Plexus cervicalis), 2. Cymba und cavitas conchae durch den Ramus auricularis n. vagi, 3. Vordere Abschnitte von Helix, Tragus und Lobulus auriculae durch den N. auriculotemporalis (N. trigeminus), 4. Ringförmiges Gebiet um die Concha auriculae: N. auricularis posterior des N. facialis (aus Ganglion geniculi), 5. Eingangsbereich zum äußeren Gehörgang: N. glossopharyngeus über Verbindungsast zum N. vagus. Die **Lymphe** fließt zu den Nodi lymphoidei parotidei, cervicales profundi und occipitales ab.

Äußerer Gehörgang (Meatus acusticus externus)

Der äußere Gehörgang (Meatus acusticus externus) leitet die von der Ohrmuschel aufgefangenen Luftschwingungen zum Trommelfell (◘ Abb. 9.8). Er ist etwa **3 cm lang** und reicht vom Porus acusticus externus bis zum Trommelfell. Seine laterale Hälfte besteht aus Knorpel, **Meatus acusticus externus cartilagineus**, seine mediale Hälfte aus Knochen, **Meatus acusticus externus osseus** (▶ Abb. 7.18). Dort, wo der knorpelige und der knöcherne Teil aneinanderstoßen, liegt der physiologische Knick, das ist eine Biegung mit nach oben gerichteter Konvexität.

> **Klinischer Tipp**
>
> Durch Ziehen an der Ohrmuschel nach hinten und oben lässt sich die Krümmung zwischen knorpeligem und knöchernem Teil des äußeren Gehörgangs bei **otoskopischen Untersuchungen** ausgleichen.

Der äußere Gehörgang wird von Kutis mit einem mehrschichtigen, verhornten Plattenepithel bedeckt. Der Knorpelteil enthält Haare, **Talgdrüsen (Glandulae sebaceae)**, und **tubulöse Drüsen (Glandulae ceruminosae)**. Die Sekrete der Drüsen bilden das **Ohrschmalz (Cerumen)**, welches den Gehörgang vor Austrocknung schützt und Insekten abwehrt. Im Knochenteil fehlen Haare und Drüsen.

Die **arterielle Versorgung** des Gehörgangs erfolgt vorn aus Zweigen der A. temporalis superficialis, hinten aus der A. auricularis profunda und ihrem Paukenhöhlenast, der A. tympanica posterior. Zusätzlich durchbricht ein Ast aus der A. maxillaris, die A. auricularis profunda, die Vorderwand der

Pars tympanica des Schläfenbeins und verläuft zum äußeren Gehörgang. Die **sensible Innervation** der Vorderwand des Gehörgangs erfolgt über Äste des N. auriculotemporalis, zur Hinterwand zieht der Ramus auricularis des N. vagus. Die **Lymphe** fließt zu den Nodi lymphoidei parotidei, mastoidei (retroauriculares) und cervicales superficiales ab.

Trommelfell (Membrana tympanica)

Das Trommelfell (Membrana tympanica) besteht aus einer Pars tensa und einer Pars flaccida (◘ Abb. 9.8). Die **Pars tensa** ist über einen Faserknorpelstreifen (Anulus fibrocartilagineus), der kollagenes Gewebe und Myofibroblasten enthält, im Sulcus tympanicus der Pars tympanica des Schläfenbeins eingelassen. Im oberen Bereich hat der Sulcus tympanicus eine Lücke, die **Incisura tympanica (Rivini)**, wo auch der Anulus fibrocartilagineus fehlt. Das Trommelfell besteht hier aus der dünnen, schlaffen und nicht schwingenden **Pars flaccida**, auch **Shrapnell-Membran** genannt.

Der horizontale Durchmesser des Trommelfells beträgt ca. 8 bis 9 mm, der vertikale 8,5 bis 10 mm. Seine Gesamtfläche beläuft sich auf 85 mm^2. Trotz geringer Dicke (100 µm oder 0,1 mm) ist es ziemlich fest und kann dem Druck einer Quecksilbersäule von über 100 cm Höhe widerstehen.

Histologisch besteht das Trommelfell aus 3 Schichten:

1. Das außen gelegene Stratum cutaneum ist eine Fortsetzung der Haut des äußeren Gehörgangs und besteht aus mehrschichtig verhorntem Plattenepithel. Das Corium hat keine Papillen.
2. Das Stratum fibrosum besteht aus einer Lamina propria mit 2 Lagen straffer, kollagener Fibrillen, die in der Pars tensa außen radiär und innen zirkulär, in der Pars flaccida jedoch unregelmäßig angeordnet sind.
3. Das Stratum mucosum setzt die tympanale Schleimhaut fort und besteht aus einem einschichtigen, flachen bis kubischen Epithel mit Mikrovilli.

Das Relief des Trommelfells wird durch den **Hammerhandgriff (Manubrium mallei)**, der sich dem Trommelfell anlegt und die **Stria mallearis** hervorruft, geformt. Die Pars tensa des Trommelfells kann durch 2 senkrecht aufeinander stehende Linien in **4 Quadranten** unterteilt werden. Die 1. Linie, hervorgerufen durch die Stria mallearis, verläuft von vorne oben nach hinten unten. Die 2. Linie geht senkrecht durch das untere Ende der Stria mallearis und kreuzt den **Trommelfellnabel (Umbo membranae tympanicae)**, der an der Spitze des Hammerstiels liegt. An dieser Stelle ist das Trommelfell tief eingezogen. Schließlich bewirkt der kurze Fortsatz des Hammers, der Processus lateralis mallei, an der Grenze zwischen Pars tensa und Pars flaccida des Trommelfells die **Prominentia mallearis**.

> **Klinischer Tipp**
>
> Bei otoskopischer Untersuchung durch den HNO-Arzt kann bei dünnem Trommelfell die Chorda tympani sichtbar sein; daher die Bezeichnung „**Paukensaite**" (Schiebler und Korf 2007). Eine **Inzision des Trommelfells** bei Otitis media ist im vorderen unteren Quadranten möglich.

Die **arterielle Versorgung** des Trommelfells erfolgt aus der A. tympanica anterior (< A. maxillaris) und der A. auricularis posterior (< A. carotis externa). Für die **sensible Innervation** ist vorne der N. auriculotemporalis und hinten der Ramus auricularis des N. vagus zuständig.

Klinik

1. Nach Verletzungen kann an der Ohrmuschel eine **Perichondritis**, gekennzeichnet durch schmerzhafte Schwellung und Rötung, auftreten. Hierbei verschwindet das Ohrmuschelrelief. Das Ohrläppchen bleibt ausgespart. Ein **Erysipel** (Streptokokkeninfektion) befällt nur die Ohrmuschelhaut, einschließlich des Ohrläppchens. Es besteht eine Rötung des gesamten Ohres mit Fieber.

2. **Abstehende Ohren** sind bei Männern häufiger und gehen mit einer mangelnden Anthelixentfaltung und starker Conchawölbung, **Löffelohr**, einher. Hohe Rückstellkräfte des elastischen Knorpels machen die äußere Fixation der Ohrmuschel sinnlos. Daher wird typischerweise eine Operation vor Schuleinführung mit Ausdünnung des Knorpels und Fixierung mit Haltenähten durchgeführt (Drenckhahn 2004; Funk und Reiss 2012).

3. Aufgrund von Störungen der Verschmelzung der Ohrhöcker können im Bereich der Ohrmuschel **Fisteln** und **Zysten** auftreten, die teilweise bis in den Knorpel und in den äußeren Gehörgang reichen (Drenckhahn 2004).

4. Schon kleine **Furunkel** im äußeren Gehörgang sind sehr schmerzhaft, weil die Haut unverschieblich mit der Unterlage verbunden ist und bei lokaler Schwellung sogleich gespannt wird. Gleiches gilt für die Innenseite der Ohrmuschel (Schiebler und Korf 2007),

5. Für die **Otoskopie des Trommelfells** wird der knorpelige Gehörgang durch Zug an der Ohrmuschel gestreckt. Die Pars tensa des Trommelfells wird durch eine den Hammerhandgriff verlängernde 1. Linie und eine senkrecht zur 1. Linie durch die Spitze des Hammerhandgriffs und somit durch den Trommelfellnabel verlaufende 2. Linie in 4 Quadranten unterteilt. Medial des vorderen oberen Quadranten des Trommelfells befindet sich das Ostium tympanicum der Tuba auditiva. Der vordere untere Quadrant ist an einem **Lichtreflex** erkennbar, medial davon befindet sich der Karotiskanal. Medial des hinteren unteren Quadranten befinden sich der Bulbus der V. jugularis interna und das Dach des Foramen jugulare. Medial des hinteren oberen Quadranten liegen der lange Fortsatz des Ambosses, der Steigbügel, der M. stapedius, die Chorda tympani sowie die Pars tympanica des N. facialis. Eine Inzision des Trommelfells bei einer **Otitis media** ist im vorderen unteren Quadranten am sichersten.

6. Die Incisura tympanica (Rivini) stellt eine Eintrittspforte für 2 verschiedene Formen der **chronischen Mittelohrentzündung** dar:
   1. Chronische Otitis media mesotympanalis
   2. Chronische Otitis media epitympanalis (mögliche Ursache: Cholesteatom)

7. Das **Cholesteatom** ist durch das Eindringen von verhornendem Plattenepithel in ansonsten belüftete, mit Schleimhaut ausgekleidete Räume des Schläfenbeins gekennzeichnet. Ursächlich kommen Belüftungsstörungen mit Einziehung des Trommelfells, perforierende Verletzungen durch Traumata oder akute Mittelohrentzündungen infrage. Das Wachstum des entstehenden Pseudotumors (Cholesteatom) führt unbehandelt zu lebensbedrohlichen Komplikationen (Meningitis, Abszesse),

zum Verlust von Sinnesfunktionen des Ohres und der Motorik der mimischen Muskulatur (Läsion des N. facialis). Therapie ist die Entfernung des Cholesteatoms, bevor ein fortgesetzter Knochenabbau zu weiteren Komplikationen, wie **Destruktion der Gehörknöchelchen**, führt (Funk und Reiss 2012).

9.4.2 Mittelohr (Auris media)

Zum Mittelohr (Auris media) zählen folgende Strukturen (◘ Abb. 9.8): Paukenhöhle (Cavitas tympani), Gehörknöchelchen (Ossicula auditus), Muskeln der Gehörknöchelchen (Mm. ossiculorum auditus), Ohrtrompete (Tuba auditiva) und Paukennebenhöhlen (Cellulae mastoideae). Zwischen dem Hammerhandgriff und dem langen Ambossfortsatz durchzieht die **Chorda tympani** die Paukenhöhle.

Paukenhöhle (Cavitas tympani)

Die Paukenhöhle ist ein lufthaltiger Raum zwischen Trommelfell und knöchernem Labyrinth, welcher die Gehörknöchelchen beherbergt (◘ Abb. 9.8). Ihr Rauminhalt könnte ca. 10 Tropfen Flüssigkeit fassen. Topografisch teilt man die Paukenhöhle in 3 Etagen ein: 1. **Epitympanon (Kuppelraum)**, im Gebiet der Pars flaccida des Trommelfells, 2. **Mesotympanon**, in Höhe der Pars tensa des Trommelfells, 3. **Hypotympanon**, unterhalb des Trommelfells. Die Paukenhöhle ist ein komplexes dreidimensionales Gebilde und hat vereinfacht die Form eines Schuhkartons und somit **6 Wände**:

1. Paries tegmentalis (Dachabschnitt): Der mediale Teil des Paukenhöhlendaches entwickelt sich aus der Pars petrosa ossis temporalis, der laterale Teil aus der Pars squamosa.
2. Paries jugularis (Paukenkeller): Gehört zur Pars tympanica ossis temporalis. Die

knöcherne Trennwand zum Bulbus superior der V. jugularis interna ist dünn.
3. Paries labyrinthicus (Labyrinthwand): Schaut man am knöchernen Schädel mit einer Stablampe durch den Meatus acusticus externus, so erblickt man, da das Trommelfell fehlt, an der Paries labyrinthicus einen Vorsprung, das **Promontorium**. Das Promontorium wird durch die basale Schneckenwindung hervorgerufen. Oberhalb dieser Landmarke liegt das **ovale Vorhoffenster (Fenestra vestibuli)**, in das der Steigbügel eingreift. Unterhalb des Promontorium liegt das **runde Schneckenfenster (Fenestra cochleae)**.
4. Paries mastoideus: Die Hinterwand grenzt an den pneumatisierten Processus mastoideus. In Höhe des ovalen Vorhoffensters springt aus der Hinterwand die kegelförmige **Eminentia pyramidalis**, aus deren Spitze die Sehne des M. stapedius tritt, hervor. Im oberen Abschnitt der Hinterwand gelangt man über den Aditus ad antrum in das **Antrum mastoideum**.
5. Paries caroticus: In der unteren Hälfte der Vorderwand liegt, durch eine dünne Knochenwand von der Paukenhöhle getrennt, die Pars petrosa der A. carotis interna. Die Knochenwand wird von den Paukenhöhlenästen, Aa. caroticotympanicae, dieser Arterie und von begleitenden Sympathicusfasern, Nn. caroticotympanicae, durchbrochen.
6. Paries membranaceus: Die Seitenwand wird überwiegend vom Trommelfell mit dem Anulus tympanicus eingenommen.

Gehörknöchelchen (Ossicula auditus), Gelenke und Bänder

Die 3 Gehörknöchelchen, Hammer (Malleus), Amboss (Incus) und Steigbügel (Stapes), leiten die von der Ohrmuschel eingefangenen und auf das Trommelfell übertragenen Schwingungen zum ovalen Vorhoffenster weiter (◘ Abb. 9.8).

1. Hammer (Malleus): Er hat die Form einer Keule. Man unterscheidet das Caput mallei mit einer Gelenkfläche für den Amboss; das Gelenk zwischen Hammer und Amboss, die **Articulatio incudomallearis**, wird als ein gesperrtes Sattelgelenk beschrieben. Das Manubrium mallei stellt den am Trommelfell befestigten Handgriff des Hammers dar. Der Hammer hat 2 Fortsätze: Der lange Fortsatz, **Processus anterior**, zieht zur Fissura petrotympanica und ist dort mit dem Ligamentum mallei anterius befestigt. Der kurze Fortsatz, **Processus lateralis**, bewirkt am Trommelfell die Prominentia mallearis. Das Ligamentum mallei laterale verläuft vom Hammerhals zur Incisura tympanica. Das Ligamentum mallei superius verbindet den Hammerkopf mit dem Paukenhöhlendach. An der medialen Fläche des Collum mallei (Hammerhals) inseriert der **M. tensor tympani**.

2. Amboss (Incus): Er besteht aus Corpus incudis und 2 Fortsätzen: Das Crus longum, ist gelenkig mit dem Steigbügel verbunden. Das **Crus breve** stützt sich am Antrum mastoideum ab. Das **Crus longum** endet in einer linsenförmigen Prominenz, dem **Processus lenticularis**, der gelenkig mit dem Köpfchen des Steigbügels verbunden ist. Das Gelenk zwischen Amboss und Steigbügel, die **Articulatio incudostapedialis**, wird als Kugelgelenk mit eingeschränktem Bewegungsumfang beschrieben. Der Amboss ist mit dem Ligamentum incudis superius am Paukenhöhlendach befestigt. Das Ligamentum incudis posterius befestigt das Crus breve an der Hinterwand der Paukenhöhle.

3. Steigbügel (Stapes): Am Steigbügel unterscheidet man Caput stapedis, Crus anterius, Crus posterius und Basis stapedis. Das Caput ist leicht eingedellt und bildet im Amboss-Steigbügel-Gelenk die Gelenkpfanne für den Processus lenticularis des Ambosses sowie dorsal die Insertionsstelle für die Sehne des **M. stapedius**. Die Verbindung zwischen der Steigbügelfußplatte und dem ovalen Fenster ist eine bindegewebige Verbindung, **Syndesmosis tympanostapedialis**. Die Fußplatte hat eine ovale Form und ist über das Ligamentum anulare stapediale im ovalen Fenster befestigt.

Muskeln der Gehörknöchelchen

2 Muskeln setzen an der Gehörknöchelchenkette an. Der **M. stapedius**, vom N. facialis innerviert, kann den Stapes aus dem ovalen Fenster hebeln und somit die Schallübertragung abschwächen. Der **M. tensor tympani**, vom N. trigeminus innerviert, entspringt im Semicanalis m. tensoris tympani (◘ Abb. 9.8). Der Muskel kann den Hammergriff und damit das Trommelfell weiter nach innen ziehen und somit die Impedanz (Schallhärte) der Gehörknöchelchenkette erhöhen und für bestimmte Frequenzbereiche die Übertragung verbessern.

Leitungsbahnen der Paukenhöhle

Die **arterielle Versorgung** von Paukenhöhle, Paukennebenhöhlen und Gehörknöchelchen stammt aus folgenden 7 Arterien:

1. Rami caroticotympanici (< A. carotis interna): ziehen zum Promontorium und zum knöchernen Abschnitt der Tuba auditiva.
2. A. tympanica anterior (< A. maxillaris): verläuft durch die Fissura petrotympanica und versorgt Hammer, Amboss und Antrum mastoideum.
3. A. tympanica superior (< A. meningea media): gelangt über den Hiatus canalis petrosi minoris in das Epitympanon und zieht zum Promontorium.
4. A. tympanica inferior (< A. pharyngea ascendens): zieht durch den Canaliculus tympanicus in das Hypotympanon und versorgt Promontorium und Steigbügel.
5. A. tympanica posterior (< A. auricularis posterior): Die Arterie wird im Facialiskanal von der A. stylomastoidea (< A. auricularis posterior) abgegeben und

versorgt Hammer, Amboss und Trommelfell.

6. Rami mastoidei und Ramus stapedius (< A. auricularis posterior): Diese Äste werden im Facialiskanal von der A. stylomastoidea abgegeben und versorgen die Cellulae mastoideae und den M. stapedius.

7. A. subarcuata (< A. cerebelli inferior anterior oder A. labyrinthi): verläuft durch die Fossa subarcuata sowie den Canalis petromastoideus und versorgt die Cellulae mastoideae.

Die **Venen** der Paukenhöhle drainieren zum Plexus pterygoideus in der Fossa infratemporalis und in den Plexus pharyngeus an der Rückseite des Pharynx sowie in die V. retromandibularis. Die **sensible und vasomotorische Versorgung** erfolgt über den Plexus tympanicus, der aus sensiblen Fasern des N. tympanicus (< N. glossopharyngeus) und sympathischen Fasern der Nn. caroticotympanici besteht. Zusätzlich treten parasympathische Neurone auf. Die **Lymphe** der Paukenhöhle fließt zu den Nodi lymphoidei parotidei, jugulares interni und retropharyngeales ab.

Ohrtrompete (Tuba auditiva)

Die **Ohrtrompete (Tuba auditiva, Eustachische Röhre)** verbindet den Nasopharynx mit der Paukenhöhle und ist ca. 3,5 cm lang (▶ Abb. 7.27, 7.29 und ◘ 9.8). Die Bedeutung der Ohrtrompete liegt darin, den atmosphärischen Druck zwischen Paukenhöhle und Gehörgang (Umwelt) identisch zu halten; dies ist besonders beim Tauchen oder Starten und Landen eines Flugzeugs wichtig. Die Anspannung des Gaumensegels, zum Beispiel bei der Artikulation von K-Lauten, führt zur Öffnung der Tube. Die Tube hat einen knorpeligen (Pars cartilaginea) und einen knöchernen Teil (Pars ossea). Die Pars ossea ist in einen oben liegenden

Semicanalis m. tensoris tympani und einen darunter liegenden **Semicanalis tubae auditivae** geteilt. Die Pars cartilaginea besteht aus einem elastischen, im Querschnitt dachrinnenförmigen Knorpel. Der Knorpel bildet – ähnlich wie eine Dachrinne – kein geschlossenes Rohr, sondern ist nach lateral offen und wird hier durch die Lamina membranacea zu einem Rohr vervollständigt.

Die Schleimhaut der Tube besteht aus mehrreihigem Flimmerepithel. Im knorpeligen Teil der Tube treten seromuköse Drüsen und Becherzellen auf. Am pharyngealen Ende der Tube kommen Lymphfollikel vor, die am Ostium pharyngeum tubae, die Tonsilla tubaria bilden. Die **arterielle Versorgung** erfolgt im knöchernen Teil über Äste der A. carotis interna und im knorpeligen Teil über die Aa. pharyngea ascendens, palatina ascendens und sphenopalatina. Das venöse Blut fließt zum Plexus pharyngeus ab. An der **sensiblen Innervation** sind vor allem Äste des N. glossopharyngeus (Plexus tympanicus und pharyngeus) beteiligt. Die Drüsen werden parasympathisch über das Ganglion pterygopalatinum innerviert. Die **Lymphe** fließt zu den Nodi lymphoidei retropharyngeales (Pars cartilaginea) und zu den Nodi lymphoidei parotidei (Pars ossea) ab.

Paukennebenhöhlen

Die **Cellulae mastoideae** nehmen das Innere des Processus mastoideus ein und sind als pneumatisierte Nebenhöhlen des Cavum tympani aufzufassen. Die Paukennebenhöhlen sind mit derselben Schleimhaut ausgekleidet wie die Cavitas tympani; sie haben die Funktion eines Windkanals und sind am Gasaustausch für eine belüftete Paukenhöhle beteiligt. Vom Recessus epitympanicus führt ein kurzer Kanal, der Aditus ad antrum, nach dorsal zum **Antrum mastoideum**. Das Antrum bildet den Vorraum zu den Cellulae mastoideae und hat ungefähr die Größe einer kleinen Bohne.

Klinik

1. Die Paukenhöhle weist zwischen Epi- und Mesotympanon eine anatomische Enge auf, die bei Entzündungen zum Exsudatverhalt sowie zur mangelnden Belüftung des Kuppelraumes führen kann. Gebildet wird diese Enge durch Teile der Gehörknöchelchen, Bänder, die Chorda tympani und Schleimhautfalten (Behrbohm et al. 2012).

2. Mittelohrerkrankungen kommen in allen Lebensabschnitten vor. Vor allem bei Kindern sind akut-entzündliche Erkrankungen häufig. Bei jeder unklaren fieberhaften Erkrankung im Säuglings- und Kleinkindesalter ist eine **Mittelohrentzündung (Otitis media acuta)** auszuschließen. Eine frühzeitige Therapie ist angezeigt. Die Indikation zur Parazentese sollte großzügig gestellt werden. Dabei ist der hintere obere Quadrant des Trommelfells wegen der Gefahr der Stapesluxation zu meiden (Behrbohm et al. 2012).

3. Die Kontraktion des M. stapedius ist ein Reflex, der mithilfe der **Tympanometrie** gemessen werden kann; dies ist wichtig für die Bestimmung des Ortes einer Läsion des N. facialis und bei Verdacht auf eine Otosklerose.

4. Der N. facialis ist insbesondere im tympanalen Verlauf anfällig für Schädel-Hirn-Traumata und entzündliche Komplikationen von Mittelohrerkrankungen.

5. Bleibt die regelmäßige Öffnung der Tuba auditiva durch Schlucken und Unterkieferbewegungen und dem damit verbundenen Druckausgleich zwischen Mittelohr und Umgebungsluft aus, führt die Luftabsorption im Mittelohr zu einem relativen Unterdruck. Es folgt eine Verlagerung des Trommelfells aus der optimalen Mittellage nach medial (Retraktion). Die Paukenhöhlenschleimhaut ist hyperämisch und geschwollen. Im weiteren Verlauf kann es zu einem **Tubenmittelohrkatarrh** mit Transsudation seröser Flüssigkeit in die Paukenhöhle kommen (Behrbohm et al. 2012).

6. Mögliche Ursachen einer **Tubenbelüftungsstörung** sind eine vergrößerte Rachenmandel, Entzündungen der Nase und des Nasen-Rachen-Raumes, eine zu rasche Erhöhung des äußeren Luftdrucks (Tauchen, Flugzeugkabine), Funktionsstörungen der Mm. tensor und levator veli palatini (zum Beispiel bei Gaumenspalten) sowie Tumoren im Nasen-Rachen-Raum (Behrbohm et al. 2012).

7. Bei Eröffnung des Antrum mastoideum von außen orientiert man sich an der Spina suprameatica (▶ Abb. 7.18). Der Zugang erfolgt hinter der Spina unterhalb der Jochbogenlinie (Schumacher und Aumüller 2004).

8. Die eitrige Einschmelzung der Zellen im pneumatisierten Warzenfortsatz, **Mastoiditis**, ist stets Folge einer nicht abgeklungenen akuten Mittelohrentzündung. Die Symptome der **akuten Otitis media** – Ohrenschmerzen und -klopfen, Schallleitungsschwerhörigkeit – nehmen zu, das Fieber tritt erneut auf. Die Therapie besteht in der operativen Ausräumung aller Warzenfortsatzzellen (Mastoidektomie oder Antrotomie). Gehörgang und Paukenhöhle bleiben unangetastet. Zu achten ist auf den N. facialis, den lateralen Bogengang, den kurzen Amboßschenkel, den Sinus sigmoideus und die Dura der mittleren Schädelgrube (Benner und Snell 1995).

9.4.3 Innenohr (Auris interna)

Das Innenohr mit dem Hör- und Gleichgewichtsorgan befindet sich im Felsenbein des Os temporale (◘ Abb. 9.9). Am Innenohr unterscheidet man den inneren Gehörgang (Meatus acusticus internus) und das Labyrinth (Labyrinthus osseus und Labyrinthus membranaceus).

Innerer Gehörgang (Meatus acusticus internus)

Der etwa 1 cm lange innere Gehörgang (Meatus acusticus internus) beginnt mit einer Öffnung, Porus acusticus internus, an der Facies posterior der Felsenbeinpyramide (▶ Abb. 7.20 und ◘ 9.9). Die Nn. facialis und vestibulocochlearis sowie die A. und V. labyrinthi bilden seinen Inhalt. Der Fundus des inneren Gehörgangs wird durch 2 markante Knochenleisten in **4 Quadranten** geteilt, welche vorne von der Area n. facialis sowie der Area cochleae und hinten von der Area vestibularis superior sowie der Area vestibularis inferior eingenommen werden. Folgende Anteile der Nn. facialis (N. intermediofacialis) und vestibulocochlearis verlaufen durch diese 4 Quadranten (Kubik 1987):

1. Der N. facialis tritt zusammen mit den N. intermedius in die **Area n. facialis** ein, verläuft dann in lateral-anteriorer Richtung bis zum Hiatus canalis n. petrosi majoris. Hier bildet er das Ganglion geniculi (äußeres Facialisknie), indem er nach Abgabe des N. petrosus major fast rechtwinklig in lateral-posteriore Richtung umbiegt.
2. Die zentralen Nervenfortsätze des Ganglion cochleare (spirale) treten in der **Area cochleae** durch einen spiralig angeordneten, siebartig durchlöcherten Knochenstreifen, Tractus spiralis foraminosus, und bilden den N. cochlearis.
3. Die Fasern des vom oberen Teil des Ganglion vestibulare ausgehenden N. utriculoampullaris verlassen den inneren Gehörgang durch die Macula cribrosa der

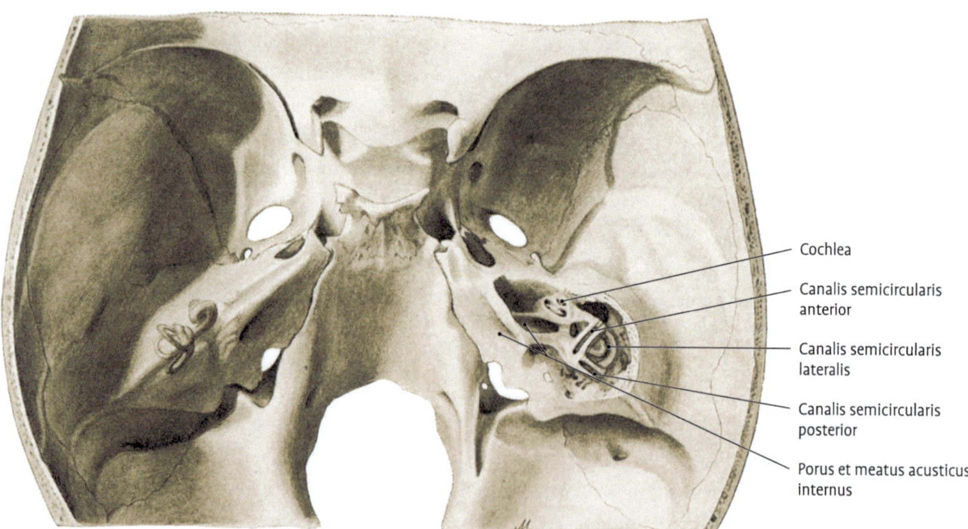

◘ **Abb. 9.9** Lage des Innenohrs im Felsenbein. Rechts: knöchernes Labyrinth herauspräpariert und eröffnet. Links: Ausguss des knöchernen Labyrinthes in das durchsichtig gedachte Felsenbein eingezeichnet. Man beachte folgende topografische Anhaltspunkte: Die Spitze der Schnecke weist nach vorne-lateral und unten. Der vordere Bogengang befindet sich unter der Eminentia arcuata der Pars petrosa (Facies anterior) des Os temporale. (Aus Anderhuber et al. 2012)

Area vestibularis superior und versorgen mit dem Ramus utricularis die Macula utriculi sowie mit den Rami ampullaris anterior und lateralis die Cristae ampullares der entsprechenden Bogengänge.

4. Der aus dem unteren Teil des Ganglion vestibulare entspringende N. sacculoampullaris teilt sich noch im inneren Gehörgang in die Rami saccularis und ampullaris posterior. Die Nervenfasern des Ramus saccularis treten durch die Macula cribrosa der **Area vestibularis inferior** und erreichen die Macula sacculi. Der Ramus ampullaris posterior tritt durch das Foramen singulare und zieht zur Crista ampullaris des hinteren Bogengangs.

Knöchernes Labyrinth (Labyrinthus osseus)

Das knöcherne Labyrinth besteht aus 3 Abschnitten (◼ Abb. 9.9):

1. Anteromedialer Abschnitt mit der Schnecke (Cochlea)
2. Mittelabschnitt mit dem Vorhof (Vestibulum)
3. Posterolateraler Abschnitt mit den Bogengängen (Canales semicirculares)

Die Cochlea enthält die Strukturen des Hörsinns, das Vestibulum und die Bogengänge enthalten die Strukturen des Gleichgewichtssinnes.

Knöcherne Schnecke (Cochlea) Der knöcherne Labyrinthteil des Hörorgans, die kegelförmige knöcherne Schnecke, **Cochlea**, wird von einem spiralig 2 1/2-mal aufgewundenen Rohr, **Canalis spiralis cocheae**, gebildet (◼ Abb. 9.9). Die Basis der Schnecke weist zum inneren Gehörgang. Die Spitze zeigt nach vorne lateral und unten, wo sie vor dem Canalis musculotubarius endet. Der Schneckenkanal beginnt im Vorhof mit einer runden Öffnung und windet sich um eine Achse, die **Schneckenspindel (Modiolus)**. Der Modiolus nimmt in seinem ausgehöhlten Inneren das Ganglion cochleare (spirale) auf. Ein Knochenplättchen, **Lamina spiralis ossea**, windet sich wie eine Wendeltreppe um den Modiolus. Zusammen mit der Basilarmembran, die vom freien Rand des Knochenplättchens zum **Ligamentum spirale** an der gegenüberliegenden Schneckenaußenwand zieht, wird der Schneckenkanal in 2 Gänge geteilt: Die oben gelegene Vorhoftreppe, **Scala vestibuli**, steht mit dem ovalen Vorhoffenster des Vestibulum in Verbindung. Die unten gelegene Paukentreppe, **Scala tympani**, grenzt mit dem runden Schneckenfenster (◼ Abb. 9.10) an die Paukenhöhle. Vorhof- und Paukentreppe gehen an der Schneckenspitze (Helicotrema) ineinander über. Die Scala tympani ist in Nachbarschaft des runden Fensters mit dem häutigen **Ductus perilymphaticus** verbunden; dieser zieht durch den Canaliculus cochleae zur **Apertura externa canaliculi cochleae**, die in Zusammenhang mit der Resorption der Perilymphe des Hör- und Gleichgewichtsorgans steht.

Knöcherner Vorhof (Vestibulum) Die Wände des **knöchernen Vorhofs (Vestibulum)** grenzen vorne an den Schneckenkanal und hinten an die Bogengänge. Eine senkrecht verlaufende Knochenleiste unterteilt den knöchernen Vorhof in einen vorderen **Recessus sphericus** und einen hinteren **Recessus ellipticus**. Der Recessus sphericus nimmt den Sacculus des häutigen Labyrinths, der Recessus ellipticus den Utriculus des häutigen Labyrinths auf. In der posteromedialen Wand befinden sich die **Maculae cribrosae** zum Durchtritt der Fasern des N. vestibulocochlearis. Die laterale Wand des Vorhofs steht über das ovale Vorhoffenster (◼ Abb. 9.10) mit der Gehörknöchelchenkette in Verbindung. In den knöchernen Vorhof münden vorne der basale Abschnitt der Schnecke (Recessus cochlearis), hinten die 3 Bogengänge sowie der Vorhofskanal, der den häutigen Ductus endolymphaticus enthält, ein.

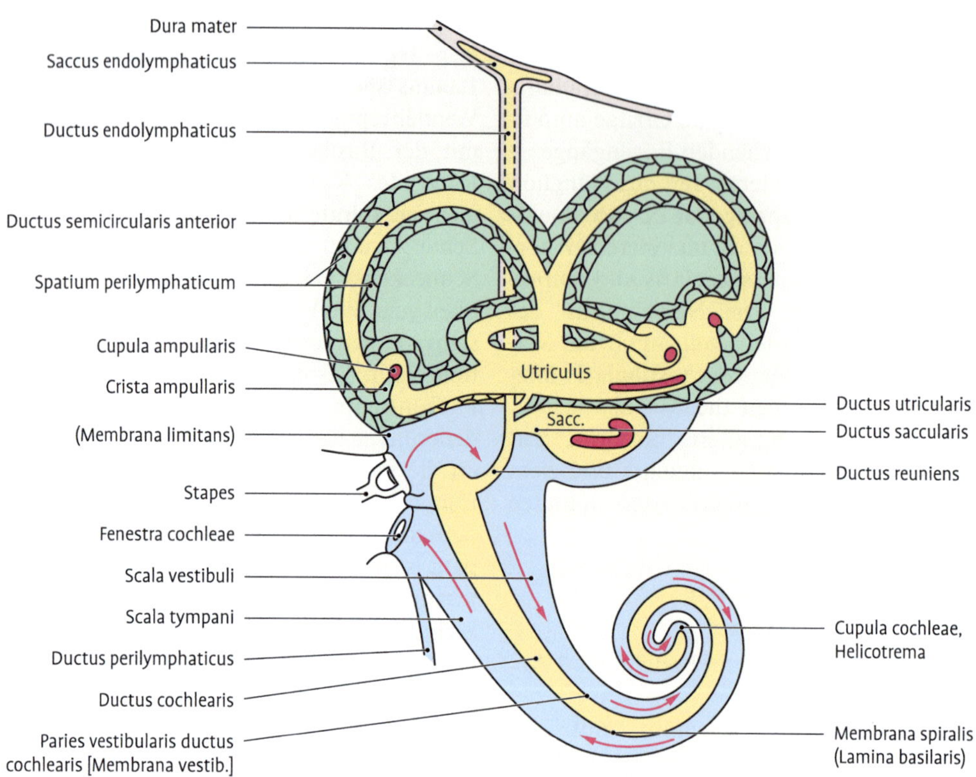

◘ Abb. 9.10 Schematische Darstellung des häutigen Labyrinths und der perilymphatischen Räume beim Menschen. Sacc. = Sacculus. Knochen: blassgelb, Endolymphräume: gelb, Sinnesfelder (Maculae sacculi et utriculi sowie Cristae ampullares der Bogengänge): rot. Die roten Pfeile geben die Bewegung der Perilymphe an. Der Ductus endolymphaticus erweitert sich zum Saccus endolymphaticus, der mit der Resorption der Endolymphe in Zusammenhang stehen soll. Der Ductus perilymphaticus soll an der Resorption der Perilymphe beteiligt sein. (Aus Anderhuber et al. 2012)

Knöcherne Bogengänge (Canales semicirculares ossei) Die 3 knöchernen Bogengänge sind annähernd halbkreisförmige Röhrchen, welche mit ihren beiden Enden in den Recessus ellipticus des Vorhofs einmünden. An jedem knöchernen Bogengang unterscheidet man ein **Crus ampullare** mit einer ampullenförmig erweiterten Mündung und ein **Crus simplex** ohne Auftreibung. Vorderer und hinterer Bogengang haben eine gemeinsame Mündung, da ihre Crura simplicia zu einem Crus osseum commune fusionieren. Die Bogengänge sind in den 3 Ebenen des Raumes angeordnet (◘ Abb. 9.9). Der vordere Bogengang steht annähernd senkrecht zur Achse der Felsenbeinpyramide und wölbt auf der Vorderfläche des Felsenbeins (Dach der Felsenbeinpyramide/Boden der mittleren Schädelgrube) die **Eminentia arcuata** (▸ Abb. 7.20) auf. Der seitliche Bogengang steht horizontal und wirft an der Hinterwand der Paukenhöhle die **Prominentia canalis semicircularis lateralis** auf. Der hintere Bogengang verläuft parallel zur Hinterfläche des Felsenbeins.

Häutiges Labyrinth (Labyrinthus membranaceus) mit Hör- und Gleichgewichtsorgan

Das häutige Labyrinth findet seinen Platz im knöchernen Labyrinth. Man unterscheidet folgende Abschnitte (◘ Abb. 9.10):

Schneckenlabyrinth (Labyrinthus cochlearis) sowie Vorhof- und Bogengang-Labyrinth (Labyrinthus vestibularis).

Häutiges Schneckenlabyrinth (Labyrinthus cochlearis) Das häutige Schneckenlabyrinth bildet mit seinem Sinnesepithel die Grundlage des Hörorgans. Das Sinnesepithel ist im **Schneckengang (Ductus cochlearis, Scala media)** untergebracht (◘ Abb. 9.10). Der mit Endolymphe gefüllte Ductus cochlearis ist ein im Querschnitt dreieckiger, blind endender Schlauch zwischen Scala vestibuli und Scala tympani, der im Recessus cochlearis des Vestibulum beginnt und an der Schneckenspitze endet. Der Anfang des Ductus cochlearis ist mit dem darüberliegenden Sacculus durch den englumigen Ductus reuniens und hierdurch mit dem Endolymphsystem des Gleichgewichtsorgans verbunden. Am dreieckigen Ductus cochlearis kann man 3 Wandabschnitte unterscheiden. 1. Äußerer Wandabschnitt, 2. Vestibulärer Wandabschnitt mit der Reissner-Membran, 3. Tympanaler Wandabschnitt mit der Lamina spiralis ossea und der Basilarmembran (◘ Abb. 9.11).

Der **äußere Wandabschnitt** wird durch das **Ligamentum spirale** mit der Prominentia spiralis, der Stria vascularis und dem Sulcus spiralis externus geprägt. Die Basilarmembran ist am Ligamentum spirale befestigt. Das Bindegewebe des Spiralbands enthält 4 verschiedene Typen von Fibrozyten, die für den Kaliumtransport aus Peri- und Cortilymphe zur Stria vascularis verantwortlich sind. Die Kaliumionen der **kaliumreichen Endolymphe** fließen bei Depolarisation der äußeren Haarsinneszellen in die **kaliumarme Corti-Lymphe**, werden von den Stützzellen des Corti-Organs aufgenommen und zu den Wurzelzellen im Sulcus spiralis externus weitertransportiert. Der weitere Weg führt zu den Typ-2-Fibrozyten und von dort zu den Zellen des Marginalepithels der Stria vascularis. Die Marginalzellen sekretieren das aufgenommene Kalium zurück in die Endolymphe.

Der **vestibuläre Wandabschnitt** umfasst die Reissner-Membran, welche eine Barriere zwischen der **kaliumreichen Endolymphe** des Ductus cochlearis und der **kaliumarmen Perilymphe** der Scala vestibuli bildet.

Der **tympanale Wandabschnitt** trägt das Hörorgan, Corti-Organ (◘ Abb. 9.11), und besteht aus der Lamina spiralis ossea, der Basilarmembran und dem Limbus spiralis. Das Epithel des Limbus besteht aus den kubischen Zellen des Sulcus spiralis internus

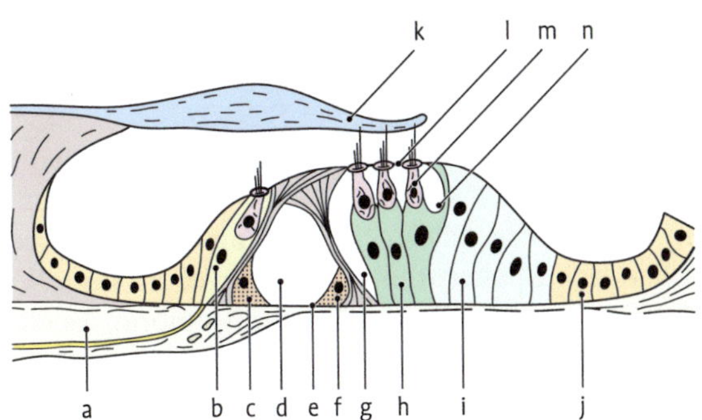

◘ **Abb. 9.11** **a–n** Corti-Organ. In die Zeichnung des Stützapparates (nach Held) wurden die Haarzellen und die ableitende Nervenfaser schematisch eingetragen. Das Zytoskelett der Stützzellen ist punktiert, die Stützfibrillen in ihnen sind vollschwarz dargestellt. **a** Lamina spiralis ossea. **b** Innere Haarzelle. **c** Innere Pfeilerzelle. **d** Corti-Tunnel. **e** Membrana spiralis (Basilarmembran). **f** Äußere Pfeilerzelle. **g** Nuel-Raum. **h** Deiters-Zellen. **i** Hensen-Zellen. **j** Claudius- und Boettcher-Zellen. **k** Membrana tectoria. **l** Membrana reticularis der Deiters-Zellen. **m** äußere Haarzellen. **n** Fortsatz der Deiters-Zellen. (Aus Anderhuber et al. 2012)

und den Interdentalzellen. Das Dach des Limbus wird von den **Interdentalzellen**, die sich mit erkerartigen Zellbäuchen in sein Inneres vorbuckeln, gebildet. Die zahnförmigen Stromaabschnitte zwischen den Zellbäuchen wurden Dentes acustici (Huschke-Gehörzähne) genannt, da man diese früher mit dem Hören in Zusammenhang gebracht hat. Vom freien Rand des Limbus spiralis entspringt eine gallertige, fibrillenreiche Membran, die **Membrana tectoria**, welche die Zellen des Corti-Organs bis zu den äußeren Grenzzellen bedeckt. Die W-förmigen Stereozilien der äußeren Haarzellen hinterlassen an der Unterseite der Tektorialmembran Abdrücke, was mit den Schwingungsvorgängen beim Hörvorgang in Zusammenhang steht.

Hörorgan (Organum spirale, Corti-Organ) und Hörvorgang Das **Hörorgan (Corti-Organ)** sitzt der Membrana basilaris in ihrem ganzen spiraligen Verlauf über 2 1/2 Windungen auf. Es besteht aus folgenden Zellen (❏ Abb. 9.11): 1. Stützzellen, 2. Grenzzellen, 3. Haarzellen sowie 4. Hensen-, Claudius- und Boettcherzellen. Zwischen den Stützzellen befinden sich **große intraepitheliale Räume**, die charakteristisch für das Corti-Organ sind.

1. Zu den **Stützzellen** gehören die Pfeilerzellen und die Phalangenzellen. **Die inneren und äußeren Pfeilerzellen** begrenzen den inneren Tunnel (Corti-Tunnel), der mit einer der kaliumarmen Perilymphe ähnlichen Flüssigkeit, **Corti-Lymphe**, gefüllt ist. Die inneren Pfeilerzellen stehen dicht beieinander, die äußeren Pfeilerzellen lassen zwischen sich Spalten frei. Auf diese Weise kommt die Corti-Lymphe des inneren Tunnels mit derjenigen des nach außen anschließenden mittleren Tunnels (Nuel-Raum) in Kontakt. Die **inneren und äußeren Phalangenzellen** besitzen muldenförmige Vertiefungen, in denen die Haarzellen sitzen wie „Eier in einem Eierbecher". Die schmalen apikalen Fortsätze der äußeren Phalangenzellen (Deiters-Zellen) verlaufen schräg nach oben, verbreitern sich an der Epitheloberfläche und verschließen die Zwischenräume zwischen den Haarzellen. Auf diese Weise entsteht die **Membrana reticularis**, aus der nur noch die Stereozilien der Haarzellen herausragen.

2. Die **inneren und äußeren Grenzzellen** stehen jeweils am Übergang zum Epithel des Sulcus spiralis internus und externus. Die äußeren Grenzzellen bilden die Außenwand des äußeren Tunnels, der nach außen auf den mittleren Tunnel folgt.

3. **Inneren und äußeren Haarzellen (Haarsinneszellen)** ist gemeinsam, dass sie an ihrer Oberfläche Stereozilien unterschiedlicher Länge tragen, die an ihrer Basis abknickbar sind. Die inneren Haarzellen stehen in einer Reihe medial vom inneren Tunnel. Die äußeren Haarzellen befinden sich im Nuel-Raum, zwischen innerem und äußerem Tunnel, ihre Zahl variiert über den Verlauf der Basilarmembran. An der Basis (Hochtonbereich) sind 4 Reihen und apikal (Tieftonbereich) sind nur 2 Reihen ausgeprägt. Die birnenförmigen inneren Haarzellen tragen an ihrer Oberfläche Stereozilien, die sich c-förmig formieren und in ihrem Mittelabschnitt durch **Spitzenfäden (tip links)** sowie im Basisbereich durch **Seitenfäden** verbunden sind. Die auf diese Art verknüpften Stereozilien öffnen bei Deflexion Kaliumkanäle, wobei es zum Einstrom von Kalium aus der Endolymphe kommt. Die Stereozilien der äußeren Haarzellen sind W-förmig angeordnet, ihr Membranskelett enthält neben Actin und Spectrin auch Myosin. Myosin ist für die durch Prestin vermittelte **Elektromotilität** verantwortlich.

4. Die **Hensen-Zellen** schließen an die äußeren Grenzzellen des Corti-Organs an, sie enthalten zahlreiche Fetttröpfchen. Die **Claudius-Zellen** liegen zwischen Hensen-Zellen und dem Epithel des Sul-

cus spiralis externus. Die **Boettcher-Zellen** kommen nur in der Basalwindung vor und unterlagern dort die Claudius-Zellen. Den beiden letzteren Zellarten schreibt man eine sekretorische oder absorptive Funktion zu (Kubik 1987).

Beim **Hörvorgang** werden die durch den Schalldruck verursachten Schwingungen des Trommelfells von der Gehörknöchelchenkette auf das ovale Vorhoffenster (Fenestra vestibuli) übertragen (◘ Abb. 9.10). Die Perilymphe der Scala vestibuli gerät in Schwingungen, welche sich auf die Perilymphe der Scala tympani fortsetzen. Hierbei ermöglicht das runde Schneckenfenster (Fenestra cochleae) einen Wechseldruck in der Cochlea und somit die Ausbreitung einer „Druckwelle" durch den Ductus cochlearis. Die Schwingungen der Perilymphe lösen im Ductus cochlearis und in der Basilarmembran eine **Wanderwelle** aus: „Der Fußboden (Basilarmembran) wackelt ortsspezifisch für eine Frequenz." Entsprechend der Reizfrequenz entstehen an bestimmten Abschnitten der Basilarmembran Amplitudenmaxima. Für hohe Frequenzen liegen diese Maxima an der Schneckenbasis, wo die Basilarmembran schmal, dick und steif ist. Für tiefe Frequenzen liegen sie in der Schneckenspitze, wo die Basilarmembran breit, dünn und elastisch ist. Die Bewegungen der Basilarmembran werden über die Stützzellen und die Tektorialmembran auf die Stereozilien der äußeren Haarzellen übertragen. Unter Vermittlung von Prestin kontrahieren sich die Myosinfilamente der äußeren Haarzellen und befähigen sie zur Verkürzung und Verlängerung ihres Zellleibes. Hierdurch stoßen die Stereozilien der äußeren Haarzellen verstärkt an die Tektorialmembran und öffnen durch ihre Deflexion Kaliumkanäle. Es kommt zu einer **Depolarisation des endocochleären Membranpotenzials**. Hierbei dringt die kaliumreiche Endolymphe des Ductus cochlearis in die äußeren Haarzellen ein und wird anschließend über Ionenkanäle der Zellseitenwand in die kaliumarme Corti-Lymphe befördert. Jede Depolarisation führt dazu, dass Prestinmoleküle die Bewegungen, **Elektromotilität**, der äußeren Haarzellen verstärken: „Die äußeren Haarzellen tanzen auf der Membrana basilaris." Sind die Schwingungen hoch genug, stoßen auch die inneren Haarzellen mit ihren Stereozilien an die Tektorialmembran. Durch einen als **otoakustische Emission** bezeichneten Vorgang wird das von den äußeren Haarzellen empfangene Geräusch den inneren Haarzellen mitgeteilt. Zusätzlich ist die in Bewegung geratene Endolymphe an der Deflexion der Stereozilien der inneren Haarzellen beteiligt.

Die inneren Haarzellen werden hauptsächlich afferent von den dendritischen Fortsätzen des 1. Neurons der Hörbahn im Ganglion cochleare (spirale) abgegriffen (◘ Tab. 9.1). Die äußeren Haarzellen werden überwiegend efferent innerviert.

> **Klinischer Tipp**
>
> Zusammengefasst sind folgende Fakten zum **Hörvorgang für den klinischen Alltag** von Bedeutung: Unter Vermittlung von Trommelfell, Gehörknöchelchen sowie Schwingungen von Peri- bzw. Endolymphe und Schwingungen der Basilarmembran erzeugen die äußeren Haarsinneszellen ein Geräusch, welches die inneren Haarsinneszellen empfangen und zur Hörrinde weiterleiten. Hierbei werden hohe Töne in der Schneckenbasis und tiefe Töne in der Schneckenspitze wahrgenommen.

Häutiges Vorhof- und Bogengang-Labyrinth (Labyrinthus vestibularis, Gleichgewichtsorgan) Das häutige Vorhof- und Bogengang-Labyrinth beherbergt das **Gleichgewichtsorgan** und besteht aus **Sacculus, Utriculus und den 3 häutigen Bogengängen** sowie den in diesen 3 Strukturen ansässigen Sinnesepithelien (◘ Abb. 9.10). Es hat 5 Sinnesstellen:

3 Cristae ampullares und 2 Maculae, eine Macula utriculi und eine Macula sacculi.

In den Utriculus münden kranial die Ampulle des vorderen Bogengangs und nahe darunter die Ampulle des seitlichen Bogengangs ein. Der Mittelteil des Utriculus nimmt das Crus commune des vorderen und hinteren Bogengangs sowie seitlich davon das Crus simplex des lateralen Bogengangs auf. In den Unterteil des Utriculus mündet die Ampulle des hinteren Bogengangs ein (◘ Abb. 9.10). Aus der Hinterwand des Utriculus geht der **Ductus utricularis**, der sich in den **Ductus endolymphaticus** fortsetzt, hervor. Eine konstante Falte, die **Valvula utriculoendolymphatica (Bastsche Klappe)** (Bast 1928), reguliert an dieser Stelle den Druck zwischen Pars superior (Utriculus, Bogengänge) und Pars inferior (Sacculus, Ductus cochlearis) des häutigen Labyrinths. Der im Vergleich zum Utriculus kleinere Sacculus steht über den **Ductus saccularis** mit dem Ductus endolymphaticus und über den englumigen **Ductus reuniens** mit den Endolymphräumen der Cochlea in Verbindung.

Ductus und Saccus endolymphaticus Der **Ductus endolymphaticus** entsteht aus der Vereinigung des Ductus utricularis mit dem Ductus saccularis (◘ Abb. 9.10). Der Anfangsteil des Ductus endolymphaticus liegt noch im Vestibulum und ist hier zum Sinus endolymphaticus erweitert. Danach zieht er in den knöchernen Kanal des Aquaeductus vestibuli, wo er sich zum Isthmus endolymphaticus verengt. Nach Austritt aus dem Aquädukt erweitert sich sein Ende zum **Saccus endolymphaticus**, der sich unter der Apertura canaliculi vestibuli (Apertura externa aquaeductus vestibuli) an der Hinterfläche des Felsenbeins (► Abb. 7.20) befindet und in Zusammenhang mit der **Resorption der Endolymphe** des Hör- und Gleichgewichtsorgans stehen soll. Ob der Saccus endolymphaticus hier zwischen 2 Durablättern oder zwischen Dura mater und Schädelknochen endet, ist nicht genau geklärt.

Perilymphraum Der Perilymphraum des Labyrinthus vestibularis gliedert sich in die Cisterna perilymphatica vestibuli und das Spatium perilymphaticum (◘ Abb. 9.10). Die **Cisterna perilymphatica vestibuli** ist ein schmaler Raum zwischen der Vorderwand des Sacculus, dem ovalen Vorhoffenster und dem Eingang in die Scala vestibuli. Im **Spatium perilymphaticum** sind die häutigen Bogengänge und der Utriculus von Perilymphe umgeben. Bogengänge und Utriculus sind durch netzförmige, den Perilymphraum durchquerende Kollagenfaserbündel allseitig an den Wänden des knöchernen Labyrinths aufgehängt. Bildung und Rückresorption der Perilymphe sind nicht endgültig geklärt. Wahrscheinlich wird sie als Ultrafiltrat von den Gefäßen des Perilymphraumes produziert und über den **Canaliculus cochleae (Apertura externa canaliculi cochleae)** an der Facies inferior der Pars petrosa des Os temporale (► Abb. 7.19) in den Subarachnoidalraum abgeleitet.

Aufbau der Maculae vestibulares und der Cristae ampullares Die **vestibulären Haarzellen** ähneln den inneren Haarzellen des Corti-Organs. Ihre Stereozilien weisen eine unterschiedliche Länge auf und sind – wie die Pfeifen einer Orgel – von der kürzesten bis zur längsten aufgereiht. Neben der längsten Stereozilie befindet sich eine einzelne Kinozilie. Die Stereozilien sind durch Spitzenfäden (tip links) miteinander verbunden. Eine Flexion der Stereozilien in Richtung auf das Kinozilium ist mit einer **Depolarisation (Erregung)**, eine Abbiegung in entgegengesetzter Richtung mit einer **Hyperpolarisation (Hemmung)** verbunden. Das Sinnesepithel von Sacculus und Utriculus besteht aus 2 Typen von Haarzellen, die sich jeweils an umschriebenen Stellen, der **Macula sacculi** und der **Macula utriculi**, befinden (◘ Abb. 9.10). Die **Typ-I-Haarzellen** (Typ-I-Haarsinneszellen) sind phylogenetisch jung und haben einen birnenförmigen Zellleib, der kelchförmig von einer afferenten Nervenfaser umgeben ist. Auf der

Außenseite des Kelches enden efferente Nervenfasern. Die **Typ-II-Haarzellen** (Typ-II-Haarsinneszellen) sind phylogenetisch älter, haben einen zylindrischen Zellleib und bilden mit afferenten und wenigen efferenten Nervenfasern Synapsen. Die efferenten Fasern an beiden Haarzelltypen setzen die Empfindlichkeit der Synapsen herab. Die **Stützzellen** haben einen säulenförmigen Zellleib. Ihr Zellkern befindet sich basal, unterhalb der Zellkernreihe der Haarzellen.

In den Maculae sacculi und utriculi breitet sich über den Stereozilien der Haarzellen jeweils eine Gelatinschicht mit Kalziumkarbonatkristallen, die sogenannte **Statokonien-Membran**, aus. Die **Kalziumkarbonatkristalle (Statokonien)** sind in Schichten angeordnet. Die unterste Schicht ist in die Oberfläche der Gelatinschicht eingelassen. Letztere senkt sich bis auf die Stützzellen ab, lässt aber um die Stereozilien der Haarzellen einen kuppelförmigen Raum frei.

Die **Macula sacculi** als Ursprung des N. saccularis steht **senkrecht** in der Ebene des hinteren Bogengangs (■ Abb. 9.10). Ein schmaler Streifen, **Striola**, im Zentrum der Statokonienmembran der Macula sacculi ist wulstartig aufgeworfen. Unter der Striola findet ein Polarisationswechsel der Haarzellen mitsamt der Stereozilienausrichtung statt. Die längsten Stereozilien sind **divergent** nach außen zum Macularand hin gerichtet. Wulst und Stereozilien der Haarzellen kommen bei Auf- und Abbewegungen, gefördert durch die Kalziumkarbonatkristalle, in Bewegung und vermitteln beispielsweise beim Aufzugfahren das Gefühl des „Auf und Ab". Die **Macula utriculi** als Ursprung des N. utricularis liegt nahezu **horizontal** in der Ebene des lateralen Bogengangs (■ Abb. 9.10). Ihre Striola ist zu einer Rinne vertieft. Unter der Striola sind die Haarzellen mitsamt Stereozilien so ausgerichtet, dass die längsten Stereozilien **konvergent** zum Zentrum der Macula zeigen. Rinne und Haarzellen des Sinnesepithels kommen bei Vor- und Rückwärtsbewegungen mitsamt den Kalziumkarbonat-

kristallen ins Rollen und vermitteln beispielsweise beim Zugfahren das Gefühl des Anfahrens und Bremsens. Zusammengefasst detektieren die Haarzellen von Sacculus und Utriculus **Beschleunigung**.

Das Sinnesepithel der 3 **Cristae ampullares** besteht analog zu den Maculae vestibulares ebenfalls aus **Typ-I- und Typ-II-Haarzellen** (Typ-I- und Typ-II-Haarsinneszellen). Zwischen den Sinneszellen befinden sich Stützzellen. Sinnes- und Stützzellen sitzen auf einer bindegewebigen Leiste, **Crista ampullaris**, der Bogengänge (■ Abb. 9.10). In ihrem Inneren enthält die Crista Gefäße und Nerven. Über den Haarzellen breitet sich ein kuppelförmiger Gallertkörper, **Cupula**, aus, der nur für die Stereozilien einen spaltförmigen Raum frei lässt. Die Stereozilien reichen nur bis zur Mitte der Cupula und sind gleichsinnig ausgerichtet: Die längsten Stereozilien zeigen in den Ampullen des vorderen und hinteren Bogengangs jeweils vom Utriculus weg und in der Ampulle des lateralen Bogengangs zum Utriculus hin. Eine Kopfdrehung nach rechts lenkt im gleichseitigen lateralen Bogengang – aufgrund der gegenläufigen Bewegung der Endolymphe – die Cupula in Richtung auf den Utriculus aus. Dies ruft eine Depolarisation (Erregung) der Haarzellen hervor und führt im N. vestibularis zu einer erhöhten Impulsfrequenz. Das Sinnesepithel geht an den Seitenwänden der Crista ampullaris in ein einschichtiges, säulenförmiges Epithel über. An der Cristabasis folgt das kubische Epithel des **Planum semilunatum**, das – analog zur Stria vascularis – für die Produktion der Endolymphe im Vestibulum verantwortlich ist. Zusammengefasst detektieren die Haarzellen der Cristae ampullares eine **gleichförmige Bewegung**.

Die Haarzellen der Maculae vestibulares und der Cristae ampullares werden afferent von den dendritischen Fortsätzen des im Meatus acusticus internus gelegenen **Ganglion vestibulare** abgegriffen (■ Tab. 9.1). Efferente Fasern kommen aus der Formatio reticularis.

Klinischer Tipp

Zusammengefasst sind folgende Fakten zum **Gleichgewichtsapparat für den klinischen Alltag** von Bedeutung: Dreh- und Winkelbeschleunigungen werden in den Bogengängen, lineare Beschleunigungen werden im Utriculus (Vor und Zurück: beispielsweise Anfahren eines Zuges) sowie im Sacculus (Auf und Ab: beispielsweise Aufsteigen eines Aufzugs) wahrgenommen.

Klinik

1. Eine **Innenohr- oder Schallempfindungsschwerhörigkeit** wird durch eine Schädigung des Corti-Organs oder durch eine Beeinträchtigung der Hörbahn hervorgerufen. Innenohrschäden können durch Medikamente (Antibiotika, insbesondere Streptomycinderivate), Umweltgifte (organische Lösungsmittel), Infektionen (Mumps, Masern, Herpes zoster) oder Traumen (Frakturen des Felsenbeins, Schalltrauma) hervorgerufen werden. Starke Schallbelastungen – ab einer Dauerbelastung von 90 dB(A) – sind ebenfalls schädlich. Hierbei gehen zuerst die äußeren Haarzellen zugrunde. Der **Hochtonverlust** bei einer Lärmschwerhörigkeit ergibt sich aus der Überbelastung der basalen Schneckenwindung. Alle Schallwellen unterschiedlicher Frequenzen passieren diesen Abschnitt der Cochlea (Behrbohm et al. 2012).

2. Bei **Störungen der Endolymphbewegungen** kann es ebenfalls zur Schallempfindungsschwerhörigkeit kommen, beispielsweise durch verminderte Endolymphproduktion, oder, wenn die durch Prestin vermittelten Kontraktionen der äußeren

Haarzellen (bis zu 20.000-Mal pro Sekunde) unterbleiben (Schiebler und Korf 2007).

3. Unter einem **Hörsturz** versteht man eine plötzliche, meist einseitig auftretende Schallempfindungsschwerhörigkeit oder Taubheit bislang unbekannter Ursache. Ein Ohrgeräusch, **Tinnitus**, kann hinzutreten. Die Erkrankung kann spontan oder beispielsweise nach Einnahme von Schleifendiuretika, Aminoglykosid-Antibiotika und Zytostatika auftreten. Dabei werden die Sinneszellen des Corti-Organs vorübergehend oder dauerhaft geschädigt.

4. Genauer kennt man die Ursachen beim **akustischen Trauma**. Es entsteht durch Knall, Explosionen, Lärm (Arbeit, Werkzeuge) oder durch ein stumpfes Schädeltrauma. Eine akustische Überlastung führt zu Stoffwechselstörungen (O_2-Mangel, Bildung freier Radikale) oder direkten mechanischen Schäden der Sinneszellen (Boenninghaus und Lenarz 2012).

5. Die **Altersschwerhörigkeit (Presbyakusis)** ist eine beidseitig auftretende, meist symmetrische Schallempfindungsschwerhörigkeit, die vor allem durch einen Hochtonverlust gekennzeichnet ist. Typisch sind Einschränkungen des Sprachverständnisses bei Störgeräuschen und das Auftreten von Ohrgeräuschen (Tinnitus). Ursächlich für die Presbyakusis dürfte überwiegend ein Funktionsverlust der äußeren und inneren Haarzellen sein. Damit wird in Übereinstimmung auf eine physiologische Alterung von Strukturen des peripheren und zentralen Hörorgans hingewiesen (Behrbohm et al. 2012). Die Zellkörper der peripheren Neurone der Hörbahn liegen in der knöchernen Schneckenspindel. Ihre Anzahl be-

läuft sich auf durchschnittlich 31.500 Zellen. Für ein gute Sprachdiskrimination sind in der Regel 10.000 Neurone, davon 3000 im apikalen Schneckenbereich, nötig. Bis zur 9. Lebensdekade vermindert sich die Ganglienzellzahl von 36.000 graduell auf 18.000, also etwa auf die Hälfte (Kubik 1987).

6. Etwa ein Drittel der über 65-Jährigen (50 % der Männer und 25 % der Frauen) zeigen einen relevanten Hörverlust von durchschnittlich 35 Dezibel oder mehr im Tonaudiogramm (Probst et al. 2008). Die möglichst frühzeitige **Versorgung mit Hörgeräten** ist eine geeignete Rehabilitationsmaßnahme, die erheblich zur Erhaltung der psychischen und physischen Leistungsfähigkeit alternder Menschen beiträgt (Behrbohm et al. 2012). Ist mit konventionellen Hörgeräten kein ausreichendes Sprachverständnis zu erreichen, kann die komplexe Sinnesfunktion „Hören" mit einem **Cochleaimplantat** erfolgreich wiederhergestellt werden. Taub geborenen Kindern kann sogar ein regulärer Spracherwerb ermöglicht werden.

7. Die Endolymphbewegung kann pathologisch durch Konkremente (Kanalolithiasis) in den Bogengängen gestört werden, sodass bei Änderung der Körperlage **Schwindelanfälle** (benigner, paroxysmaler Lagerungsschwindel) ausgelöst werden (Schiebler und Korf 2007).

8. Der Symptomenkomplex aus anfallsweise auftretendem Drehschwindel, einseitiger Hörverminderung oder Hörverlust sowie einseitigem Ohrgeräusch (Tinnitus) wird als **Morbus Menière** bezeichnet. Als Ursache wird eine Resorptionsstörung der Endolymphe im Saccus endolymphaticus vermutet (Boenninghaus und Lenarz 2012).

Leitungsbahnen des Labyrinths

Die arterielle Versorgung des Labyrinths erfolgt aus der **A. labyrinthi** (► Abb. 8.20), die in 85 % ein Ast der A. cerebelli inferior anterior (► Abb. 7.13) ist, jedoch in 15 % aus der A. basilaris (► Abb. 7.13) entspringt. Im Meatus acusticus internus teilt sich die A. labyrinthi in die **Aa. vestibularis anterior** und **cochlearis communis** auf. Die A. cochlearis communis teilt sich noch im inneren Gehörgang in die Aa. **vestibulocochlearis** und **cochlearis propria** auf. Die A. vestibularis anterior versorgt die Macula utriculi sowie die Ampullen des vorderen und seitlichen Bogengangs. Die A. vestibulocochlearis verzweigt sich im Vestibulum in die Rami vestibularis und cochlearis. Der Ramus vestibularis versorgt die Macula sacculi, den Utriculus, den vorderen und seitlichen Bogengang sowie den hinteren Bogengang mitsamt seiner Ampulle. Der Ramus cochlearis zieht zur Schneckenbasis. Die A. cochlearis propria steigt im Canalis spiralis am Modiolus auf und gibt Äste zur Scala tympani und zur Stria vascularis, zur Basilarmembran und zum Corti-Organ sowie zur Scala tympani ab.

Das venöse Blut fließt aus dem Labyrinth über folgende 3 Hauptvenen ab: **V. aquaeductus vestibuli, V. canaliculi cochleae und V. labyrinthi**. Die 6 Bogengangsvenen drainieren über die V. aquaeductus vestibuli, die mit dem Ductus endolymphaticus im knöchernen Kanal des Aquaeductus vestibuli verläuft, in den Sinus petrosus inferior. Das venöse Blut aus der mittleren und oberen Schnecke wird über die Vv. labyrinthi in den Sinus petrosus inferior abgeführt. Das Blut aus basaler Schneckenwindung und Vestibulum fließt über die V. canaliculi cochleae zur V. jugularis interna.

Hörbahn

Das 1. Neuron der Hörbahn wird durch die Ganglienzellen des **Ganglion cochleare (spirale)** im Modiolus der Schnecke gebildet (◘ Tab. 9.1). Die peripheren Fortsätze des Ganglion cochleare ziehen zu den Haarzellen, die zentralen Fortsätze verlaufen zum Kleinhirnbrückenwinkel. Die **bipolaren Typ I-Ganglienzellen** des Ganglion cochleare treten mit den inneren Haarzellen, die **pseudounipolaren Typ II-Ganglienzellen** mit den äußeren Haarzellen in synaptischen Kontakt. Nach Eintritt in den Kleinhirnbrückenwinkel teilen sich die Fasern der Pars cochlearis des N. vestibulocochlearis t-förmig auf und werden teils im Nucleus cochlearis ventralis (anterior), teils im Nucleus cochlearis dorsalis (posterior) auf ein 2. Neuron umgeschaltet. Von hier an können eine direkte und eine indirekte Hörbahn unterschieden werden.

Die **direkte Hörbahn** (◘ Tab. 9.1) geht vom Nucleus cochlearis dorsalis aus und ist phylogenetisch jünger als die indirekte Hörbahn. Ihre Fasern liegen in Nachbarschaft der am Boden der Rautengrube sichtbaren Striae medullares, wo die Bahn zum Lemniscus lateralis der Gegenseite kreuzt. Als nächste Umschaltstation wird das 3. Neuron in den Colliculi caudales der Vierhügelplatte angesteuert. Im Corpus geniculatum mediale des Metathalamus erfolgt die Umschaltung auf das 4. Neuron. Schließlich gelangen die Fasern durch den hinteren Schenkel der Capsula interna (▶ Abb. 8.19), vor der Sehbahn, zu den Gyri temporales transversi (Heschl-Querwindungen, Area 41). An die primären Rindenfelder schließen sich die sekundären Hörfelder des Wernicke-Zentrums an. Hier werden die Höreindrücke analysiert und mit früher gespeicherten Hörwahrnehmungen verglichen. Auf diese Weise bekommen Geräusche, Töne, Laute und Worte erst eine Bedeutung und werden als Sprache oder Melodie verstanden.

Die **indirekte Hörbahn** (◘ Tab. 9.1) geht hauptsächlich vom Nucleus cochlearis ventralis (anterior) aus. Die Fasern bilden das Corpus trapezoideum in der ventralen Brücke, kreuzen zur Gegenseite und gelangen zur oberen Olive, wo das 3. Neuron beginnt. Ein kleiner Teil der Fasern steigt ohne Umschaltung in der oberen Olive zu einem Kernkomplex im Lemniscus lateralis auf und wird erst dort auf ein 3. Neuron umgeschaltet. Es tritt auch eine teilweise Kreuzung zum gegenseitigen Kernkomplex im Lemniscus lateralis auf, wo ein 4. Neuron beginnt. Die in der oberen Olive und im Kernkomplex des Lemniscus lateralis umgeschaltete Bahn verläuft dann über die Colliculi inferiores (5. Neuron) und das Corpus geniculatum mediale (6. Neuron) ebenso wie die direkte Hörbahn zur primären Hörrinde in den Heschl-Querwindungen des Schläfenlappens. Für das **Richtungshören**, die **Trennung von Schallquellen** sowie für das **Verstehen bei Störgeräuschen** ist besonders die indirekte Hörbahn mit der oberen Olive zuständig.

In ihrem Verlauf über 4 bis 6 Neurone zweigen von der Hörbahn an mehreren Stellen Kollateralen ab, die Reflexbögen aufbauen. So gelangen Impulse zum Fasciculus longitudinalis medialis, zur Vierhügelplatte und zur Formatio reticularis. Hier veranlassen Hörimpulse konjugierte Augenbewegungen sowie **Kopfbewegungen in Richtung einer Schallquelle**; darüber hinaus sind Hörimpulse in Weckreaktionen eingebunden.

Schließlich wird das Corti-Organ über den **Tractus olivocochlearis** auch efferent innerviert. Die efferenten Fasern verlaufen zunächst in der Pars vestibularis des VIII. Hirnnervens und treten über die Oort-Anastomose (Oort 1918) in die Pars cochlearis ein. 55 % dieser Fasern sind mit den inneren und 45 % mit den äußeren Haarzellen verbunden. Das efferente System setzt den maskierenden Effekt von Störlärm herab; es ist dafür verantwortlich, dass man sich im Gemurmel einer großen Menschenmenge auf einen einzigen Gesprächspartner konzentrieren kann.

Gleichgewichtsbahn

Das 1. Neuron der Gleichgewichtsbahn wird durch die Ganglienzellen des **Ganglion vestibulare** im Meatus acusticus internus gebildet (◘ Tab. 9.1). Die peripheren Fortsätze des Ganglion vestibulare ziehen zu den Typ-I- und Typ-II-Haarzellen der Cristae ampullares in den 3 Bogengängen sowie zu den Maculae vestibulares von Utriculus und Sacculus. Die Summe der zentralen Fortsätze des Ganglion vestibulare bildet die Pars vestibularis des VIII. Hirnnervens. Afferente Nervenfasern aus den Cristae ampullares enden überwiegend in den Nuclei vestibulares superior (Bechterew) und medialis (Schwalbe) sowie im Vestibulocerebellum. Afferenzen aus dem Utriculus projizieren zum Nucleus vestibularis medialis (Schwalbe), Afferenzen aus dem Sacculus gelangen zum Nucleus vestibularis inferior (Roller). Weiterhin unterscheidet man eine **direkte sensorische Kleinhirnbahn**, die ohne Umschaltung zum Kleinhirn zieht, von einer **indirekten sensorischen Kleinhirnbahn**, bei der noch weitere Umschaltstationen auf dem Weg zum Kleinhirn durchlaufen werden (◘ Tab. 9.1).

Vom **Tractus vestibulocerebellaris** gelangt der direkte Teil über den unteren Kleinhirnstiel zum Vestibulocerebellum, während der indirekte Teil erst in den Nuclei vestibulares umgeschaltet wird und dann über den unteren Kleinhirnstiel zum Nucleus fastigii des Vestibulocerebellum verläuft.

Alle Vestibulariskerne sind über den Fasciculus longitudinalis medialis an die Kerngebiete der Augenmuskeln angeschlossen und koordinieren Augenbewegungen. Vom Nucleus vestibularis lateralis (Deiters) nimmt der efferente **Tractus vestibulospinalis lateralis**, der für Streckreflexe und Gleichgewichtserhaltung wichtig ist, seinen Ursprung. Fasern des Nucleus vestibularis medialis (Schwalbe) ziehen als **Tractus vestibulospinalis medialis** ins Hals- und obere Brustmark, wo sie den Tonus der Halsmuskulatur beeinflussen und der Gleichgewichtserhaltung dienen.

Entwicklung des Ohres

Der äußere Gehörgang entwickelt sich in der 4. Embryonalwoche aus der 1. Kiemenfurche (Schlundfurche), die röhrenförmig bis zur endodermalen Auskleidung der Paukenhöhle nach innen wächst (◘ Abb. 9.12). Um die 1. Kiemenfurche ordnen sich je 3 höckrige Mesenchymwülste, **Tubercula auricularia**, an. Die Tubercula verschmelzen zu Beginn des 3. Monats zum vorderen und hinteren Teil der Ohrfalte. Im unteren Abschnitt der Ohrfalte bleiben das 1. (Tragus) und 6. Tuberculum (Antitragus) getrennt; hier entsteht die Incisura intertragica. Das Trommelfell besteht aus der ektodermalen Epithelauskleidung des Gehörgangs, der entodermalen Epithelauskleidung der Paukenhöhle und einer Zwischenschicht aus Bindegewebe.

Ohrtrompete (Tuba auditiva) und Paukenhöhle (Cavum tympani) entwickeln sich aus der 1. Kiementasche (Schlundtasche), die nach lateral als **Recessus tubotympanicus** in Richtung auf die 1. Kiemenfurche wächst (◘ Abb. 9.12). Im Recessus tubotympanicus entwickeln sich in Gallertgewebe verpackt die späteren Gehörknöchelchen. Hammer und Amboss entstammen dem 1., der Stapes dem 2. Kiemenbogen. Bei Resorption des Gallertgewebes dehnt sich der Recessus tubotympanicus bis in den Processus mastoideus aus und überdeckt alle Strukturen mit einer Schleimhaut. Die Gehörknöchelchen und ihre Bänder werden ebenfalls von Schleimhaut überzogen und dadurch nach Art von „Mesenterien" mit der Paukenhöhlenwand verbunden. Hierdurch entstehen in der Nähe des Hammergriffs Falten, welche mit der Pars tensa des Trommelfells 2 nach unten offenen Nischen, **Recessus membranae tympani anterior und posterior (Trommelfelltaschen oder Troeltsch-Taschen)**, bilden. Die hintere Trommelfelltasche steht oft mit der oberen Hammerbucht, **Recessus membranae tympani superior (Prussak-Raum)**, in Verbindung.

Die Entwicklung des Innenohrs beginnt am Ende der 3. Woche mit der Entwicklung der ektodermalen **Ohrplakode**, die sich zum **Ohrbläschen** einstülpt (◘ Abb. 9.12). Das Ohrbläschen umfasst einen dorsalen Utriculusteil mit dem Ductus endolymphaticus

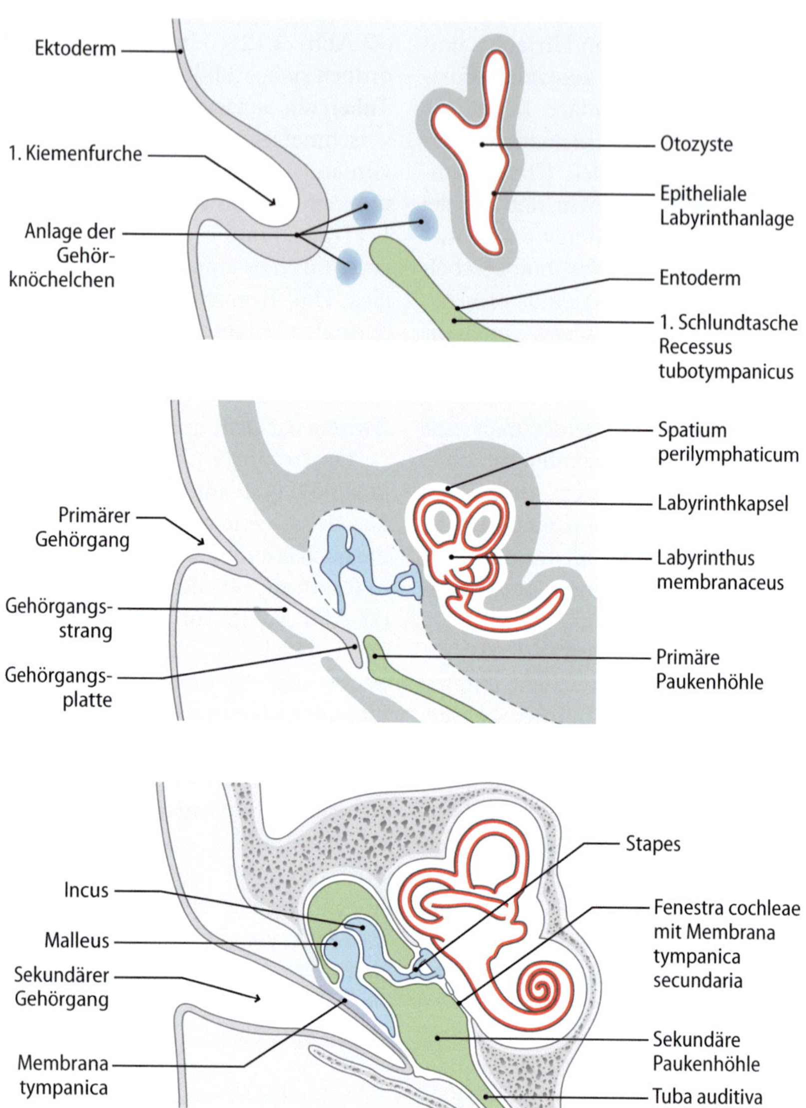

Abb. 9.12 Ohrentwicklung. Oben: Entwicklung des äußeren Gehörgangs. Mitte: Entwicklung der Paukenhöhle mit den Gehörknöchelchen. Unten: Entwicklung des Innenohrs. In Anlehnung an Kubik. (Aus Zilles und Tillmann 2010)

und einen ventralen Sacculusteil. Als Erstes erscheinen die Anlage des Ductus und Sacculus endolymphaticus. Die Anlagen der Bogengänge entstehen als Ausbuchtungen des Utriculus in der 5. Woche. In der 6. bis 8. Woche entsteht der Ductus cochlearis als Ausstülpung des Sacculus. Die Epithelzellen des Ductus cochlearis sehen anfangs gleich-förmig aus; diese ordnen sich in der weiteren Entwicklung in einer inneren, dem Modiolus nahen Leiste, und einer äußeren, dem Ligamentum spirale benachbarten Leiste, an. Die Zellen der inneren Leiste bilden eine Reihe von inneren und 3 bis 4 Reihen von äußeren Haarzellen, welche die Sinneszellen des Corti-Organs darstellen, aus. Diese

Sinneszellen werden von der Membrana tectoria, die vom Limbus spiralis ausgeht, bedeckt. Die Ausbildung der knorpeligen Labyrinthkapsel und der perilymphatischen Räume wird vom Ohrbläschen induziert. Die Perilymphräume gehen aus trabekulär geformtem Mesenchym zwischen Ohrkapsel und häutigem Labyrinth hervor. Sie erscheinen zunächst in der Umgebung von Utriculus und Sacculus, später unter- und oberhalb des Ductus cochlearis. Zuerst erscheint die Scala tympani und danach die Scala vestibuli. Reste des trabekulären Mesenchyms sind in der Aufhängung von Utriculus und Bogengängen mittels Kollagenfasern erhalten geblieben (◘ Abb. 9.10). Die Verknöcherung der Labyrinthkapsel beginnt in der 16. Woche.

9.5 Zusammenfassung

- Als Ursache einer Hyp- oder Anosmie kommen Rauchen, Rhinitiden, Sinusitis maxillaris oder Schädel-Hirn-Traumata infrage.
- Die Orbita wird chirurgisch in 3 Stockwerke untergliedert: Das obere Kompartiment liegt zwischen Orbitadach und den Mm. levator palpebrae superioris und obliquus superior. Das mittlere Kompartiment wird vom Kegel der äußeren Augenmuskeln umschlossen. Das untere Kompartiment befindet sich zwischen dem M. rectus inferior und dem von der Maxilla gebildeten Orbitaboden.
- Bei Eintrübung der Cornea kann die Sehfähigkeit durch eine Hornhauttransplantation wiederhergestellt werden. Ist nur das Hornhautendothel erkrankt, kann dieses mitsamt der Descemet-Membran auch minimalinvasiv transplantiert werden.
- Die Iris enthält ein zweischichtiges, mehr oder weniger pigmentiertes Epithel sowie den parasympathischen Sphincter pupillae (Miosis) und den sympathischen Dilatator pupillae (Mydriasis).
- Eine Entzündung der Iris, Iritis, kann Teilsymptom einer Allgemeinerkrankung, wie zum Beispiel rheumatoider Arthritis oder Morbus Bechterew sein.
- Das Corpus ciliare enthält den für die Akkommodation zuständigen M. ciliaris und sezerniert das Kammerwasser. Eine Abflussstörung des Kammerwassers im Schlemm-Kanal führt zu einer intraokulären Drucksteigerung, Glaukom (grüner Star) genannt. Der Mittelwert des intraokulären Drucks liegt bei 15,5 mmHg (untere/obere Grenze: 10 mmHg/20 mmHg).
- Die Choroidea ist für die Sauerstoffversorgung der Netzhaut, und hier besonders für das 1. Neuron der Sehbahn (Stäbchen und Zapfen), verantwortlich.
- Durch Betrachtung des Augenhintergrundes mithilfe des Augenspiegels kann die Gefäßbeschaffenheit des Zentralnervensystems nichtinvasiv beurteilt werden.
- Ein Katarakt (grauer Star) liegt vor, wenn die Durchsichtigkeit der Augenlinse so stark vermindert ist, dass die Sicht des Patienten beeinträchtigt ist.
- Bei nahezu allen Kataraktextraktionen wird heute eine Intraokularlinse ins Auge implantiert, bevorzugt in die Hinterkammer des Auges.
- Pathologische Veränderungen des Glaskörpers stehen in den meisten Fällen in engem Zusammenhang mit Netzhauterkrankungen (vitroretinale Erkrankungen).
- Glaskörpertrübungen, die sich in „Mouches volantes" (fliegende Mücken) äußern, sind harmlos. Glaskörperblutungen, die auf einen Netzhautriss oder eine Netzhautblutung infolge von Diabetes mellitus zurückgehen, bedürfen einer sofortigen augenärztlichen Therapie. Die gilt auch für eine Netzhautablösung (Ablatio retinae).
- Die Netzhaut (Retina) besteht unter anderem aus 6,3 bis 7 Mio. Zapfen für das

Farbsehen und 110 bis 125 Mio. Stäbchen für das Hell-/Dunkelsehen. Die Stelle des schärfsten Sehens fällt in den Bereich der Macula lutea (Durchmesser 3 mm) am hinteren Augenpol.

- Bei der altersbezogenen Makuladegeneration – der häufigsten Erblindungsursache jenseits des 65. Lebensjahres – bemerkt der Patient einen grauen Schatten, gerade dort, wo er hinblickt. Die Erkrankung lässt sich mit der Prüfkarte nach Amsler, auf der ein Netz von Gitterlinien, die im Erkrankungsfall verzerrt gesehen werden, erkennen.
- Die äußeren Augenmuskeln werden bis auf den M. obliquus superior (N. trochlearis) und den M. rectus lateralis (N. abducens) vom N. oculomotorius versorgt.
- Das Gerstenkorn (Hordeolum) geht auf eine entzündete Zeis-Drüse, das Hagelkorn (Chalazion) auf eine chronisch entzündete Meibom-Drüse zurück.
- Der dreischichtige Tränenfilm hat eine wässrige Komponente (Tränendrüse), eine Lipidkomponente (Meibom-Drüsen) und eine Muzinkomponente (konjunktivale Schleimdrüsen).
- Das „trockene Auge" (Keratoconjunctivitis sicca) ist mit zunehmendem Alter häufiger (Involution der Tränendrüse) und bei Frauen (Östrogenmangel in der Menopause) häufiger als bei Männern.
- Ende der 4. Woche entsteht der zweiblättrige Augenbecher, dessen äußeres Blatt sich zum Pigmentepithel differenziert, während aus dem inneren Blatt die neuronale Retina hervorgeht.
- Papillae fungiformes (vordere zwei Drittel der Zunge), Papillae foliatae und vallatae (hinteres Drittel der Zunge) sowie einzelne Geschmacksrezeptoren aus der Übergangsregion Zungenwurzel/Epiglottis übertragen mithilfe der ihnen jeweils zugeordneten Hirnnerven (Nn. facialis, glossopharyngeus, vagus) Geschmacksempfindungen.

- Dem posttraumatischen, beispielsweise nach einem Schädel-Hirn-Trauma (SHT) auftretenden Anosmie-Ageusie-Syndrom liegt möglicherweise eine Schädigung des Nucleus ventralis posteromedialis des Thalamus zugrunde.
- Das Trommelfell wird durch den langen Hammergriff in 4 Quadranten unterteilt. Eine Inzision des Trommelfells bei einer Otitis media ist im vorderen unteren Quadranten, der bei der Otoskopie an einem Lichtreflex erkennbar ist, am sichersten.
- Das Cholesteatom ist durch Eindringen von verhornendem Plattenepithel in ansonsten belüftete und mit Schleimhaut ausgekleidete Räume des Schläfenbeins gekennzeichnet. Bei Befall der Paukenhöhle droht eine Destruktion der Gehörknöchelchen.
- Bei jeder unklaren fieberhaften Erkrankung im Säuglings- oder Kleinkindesalter ist eine Mittelohrentzündung, Otitis media, auszuschließen. Die Indikation zur Parazentese sollte großzügig gestellt werden.
- Beim Hörvorgang wird das von den äußeren Haarsinneszellen empfangene Geräusch von den inneren Haarsinneszellen, die afferent vom N. vestibulocochlearis abgegriffen werden, mitgeteilt. Hierbei werden hohe Töne an der Schneckenbasis, tiefe Töne an der Schneckenspitze wahrgenommen.
- Unter einem Hörsturz versteht man eine plötzliche, meist einseitig auftretende Schallempfindungsschwerhörigkeit oder Taubheit bislang unbekannter Ursache. Ein Ohrgeräusch, Tinnitus, kann hinzutreten.
- Das akustische Trauma entsteht durch Knall, Explosionen, Lärm (Arbeit, Werkzeuge). Die akustische Überbelastung führt zu Stoffwechselstörungen oder direkten mechanischen Schäden der Haarsinneszellen.

- Die Rezeptoren in den 3 Bogengängen (Ductus semicirculares anterior, posterior und lateralis) werden durch Dreh- und Winkelbeschleunigungen erregt.
- Im Utriculus und im Sacculus werden lineare Beschleunigungen wahrgenommen. Im Utriculus „vor und zurück", im Sacculus „auf und ab".
- Die Endolymphbewegung kann durch pathologische Konkremente (Kanalolithiasis) in den Bogengängen gestört werden, sodass bei Änderung der Körperlage Schwindelanfälle (benigner paroxysmaler Lagerungsschwindel) ausgelöst werden.
- Der Symptomenkomplex aus anfallsweise auftretendem Drehschwindel, einseitiger Hörverminderung oder Hörverlust sowie einseitigem Ohrgeräusch (Tinnitus) wird als Morbus Menière bezeichnet. Ursache ist wahrscheinlich eine Resorptionsstörung der Endolymphe.
- Die ektodermale Ohrplakode, die sich zum Ohrbläschen einstülpt, steht am Beginn der Entwicklung des Innenohrs (Ende der 3. Woche). Das Ohrbläschen umfasst einen dorsalen Utriculus- und einen ventralen Sacculusteil. Zuerst erscheinen die Anlage des Ductus und Saccus endolymphaticus. In der 5. Woche entstehen die Bogengänge als Ausbuchtungen des Utriculus. In der 6. bis 8. Woche entsteht der Ductus cochlearis als Ausstülpung des Sacculus. Die Epithelzellen des Ductus cochlearis differenzieren sich zum Corti-Organ.

Literatur

Anderhuber F, Pera F, Streicher J. Waldeyer – Anatomie des Menschen. Berlin/Boston: De Gruyter; 2012. S. 905, 912, 932, 938, 942.

Bast TH. The utriculo-endolymphatic valve. Anat Rec. 1928;40:61–5.

Bechmann I, Nitsch R. Zentrales Nervensystem, Systema nervorum centrale, Gehirn, Encephalon und Rückenmark, Medulla spinalis. In: Anderhuber F, Pera F, Streicher J, Herausgeber. Waldeyer – Anatomie des Menschen. Berlin/Boston: De Gruyter; 2012. S. 945–1126.

Behrbohm H, Kaschke O, Nawka T. Hals-Nasen-Ohren-Heilkunde. Stuttgart/New York: Thieme; 2012. S. 7, 40–42, 45, 58–59, 66.

Benner K U, Snell RS. Klinische Anatomie. Augsburg: Weltbild Verlag GmbH; 1995. S. 684–685, 695.

Boenninghaus HG, Lenarz T. Hals-Nasen-Ohren-Heilkunde. 14. Aufl. Berlin/Heidelberg: Springer; 2012. S. 106–107, 116.

Drenckhahn D. Hör- und Gleichgewichtssystem. In: Drenckhahn D, Herausgeber. Benninghoff – Drenckhahn, Anatomie, Bd. 2. München: Urban & Fischer/Elsevier; 2004. S. 706–4.

Drenckhahn D, Rager G. Visuelles System. In: Drenckhahn D, Herausgeber. Benninghoff – Drenckhahn, Anatomie, Bd. 2. München: Urban & Fischer/Elsevier; 2004. S. 650–705.

Funk RHW, Reiss G. Sinnesorgane Auge und Ohr. In: Anderhuber F, Pera F, Streicher J, Herausgeber. Waldeyer – Anatomie des Menschen. Berlin/Boston: De Gruyter; 2012. S. 912, 918.

Grehn F. Augenheilkunde. 31. Aufl. Berlin/Heidelberg: Springer; 2012. S. 85, 137–138, 184, 239, 255–256, 274–275.

Gudziol H. Ableitung gustatorisch-evozierter Potentiale. Symp med. 1995;6. Jahrgang, Ausgabe 6, HNO-Suhl, 6.

Kubik S. Hör- und Gleichgewichtsorgan. In: Leonhard H, Tillmann B, Töndury G, Zilles K, Herausgeber. Rauber-Kopsch, Anatomie des Menschen, Bd. III, Nervensystem, Sinnesorgane. Stuttgart/New York: Thieme; 1987. S. 568–646.

Lang GK. Augenheilkunde. 5. Aufl. Stuttgart/New York: Thieme; 2014. S. 130–141, 183–185.

Lang J. Kopf, Teil B: Gehirn- und Augenschädel. In: Lang J, Wachsmuth W, Herausgeber. Praktische Anatomie, begründet von T. von Lanz und W. Wachsmuth, Erster Band, Teil 1 B. Sonderausgabe der 1985 erschienen. 1. Aufl. Berlin/Heidelberg/New York: Springer; 2004. S. 605.

Melles GRJ, Ong TS, Ververs B, van der Wees J. Descemet membrane endothelial keratoplasty (DMEK). Cornea. 2006;25:987–90.

Oort H. Über die Verästelung des Nervus octavus bei Säugetieren (Modell des Utriculus und Sacculus des Kaninchens). Anat Anz. 1918;51:272–80.

Probst R, Grevers G, Iro H. Hals-Nasen-Ohren-Heilkunde. Stuttgart/New York: Thieme; 2008. S. 242–3.

Reutter K. Geschmackssystem. In: Drenckhahn D, Herausgeber. Benninghoff – Drenckhahn, Anatomie, Bd. 2. München: Urban & Fischer/Elsevier; 2004. S. 755–60.

Sadler TW. Medizinische Embryologie. 11. Aufl. Stuttgart/New York: Thieme; 2008. S. 443–54.

Schiebler TH, Korf HW. Anatomie. Heidelberg: Steinkopff-Verlag; 2007. S. 685, 686, 690, 692, 696–698, 701, 705, 710, 715, 718.

Schlötzer-Schrehard U, Naumann GOH. Linse. In: Naumann GOH, Herausgeber. Pathologie des Auges. Berlin/Heidelberg/New York: Springer; 1997. S. 845 ff.

Schumacher GH, Aumüller G. Topographische Anatomie des Menschen. München/Jena: Urban & Schwarzenberg; 2004. S. 75, 96, 107.

Schünke M, Schulte E, Schumacher U. Prometheus. Kopf, Hals und Neuroanatomie. 2. Aufl. Stuttgart/New York: Thieme; 2009. S. 156–7.

Tillmann BN. Atlas der Anatomie. Heidelberg: Springer; 2017. S. 113.

Tillmann BN, Hirt B. Präpkurs Anatomie. Berlin: Springer; 2022. S. 52–64.

Tillmann BN, Schünke M. Taschenatlas zum Präparierkurs. Stuttgart/New York: Thieme; 1993. S. 286–93.

Zilles K, Tillmann BN. Anatomie. Berlin/Heidelberg: Springer; 2010. S. 710.

9

Serviceteil

Eigennamen (Eponyme) – 658

Stichwortverzeichnis – 667

Eigennamen (Eponyme)

Adamkiewicz, Albert (1850–1921). Pathologe in Krakau. Arteria radicularis magna (Adamkiewicz).

Alcock, Benjamin (1801–1865), Anatom und Physiologe in Dublin und Cork. Alcock-Kanal (Canalis pudendalis), enthält die Vasa pudenda und den N. pudendus.

Amantinus, auch Amatus, Lusitanus oder Jacques Mantinus genannt (1511–1561). Portugiesischer Arzt in Ferrara. Mediale Synovialmembranfalte im Hüftgelenk.

Angle, Edwart Hartley (1865–1930). US-amerikanischer Kieferorthopäde. Gebissanomalien der Angle-Klassen I–III.

Arantius, Giulio Cesare (1530–1598). Professor der Chirurgie in Bologna. Ductus venosus Arantii in der Leberpforte, Nodulus Arantii in der Pulmonal- und Aortenklappe.

Aschoff, Ludwig (1866–1942). Pathologe in Marburg und Freiburg. Aschoff-Tawara-Knoten (AV-Knoten, Nodus atrioventricularis), Teil des Reizleitungssystems im Herz.

Auerbach, Leopold (1828–1897). Anatom in Breslau. Auerbach-Plexus (Plexus myentericus), Teil des intramuralen Nervensystems im Kolon.

Babinski, Joseph Jules François Félix (1857–1932). Pariser Neurologe. Babinski-Zeichen.

Bankart, Arthur (1879–1951). Englischer Chirurg. Bankart-Läsion bei Schulterluxation.

Bartholin, Caspar (1655–1738). Anatom in Kopenhagen. Bartholin-Drüse (Glandula vestibularis major), erbsengroße Drüsen an der Innenseite der Labia minora.

Bast, Theodore H (1890–1959). Anatom in Madison. Bast-Klappe.

Bauhin, Caspar (1560–1624). Anatom in Basel. Bauhin-Klappe (Valva ileocaecalis) am Übergang des Dünndarms zum Dickdarm.

Bechterew, Wladimir Michailowitsch (1857–1927). Psychiater und Neurologe in Kasan und Sankt Petersburg. Morbus Bechterew (Spondylarthritis ankylopoetica), Nucleus vestibularis superior.

Bertin, Exupère Joseph (1712–1781). Anatom in Paris. Ligamentum iliofemorale des Hüftgelenks, Bertini-Säulen der Nierenrinde.

Betz, Wladimir Alexandrowitsch (1834–1894). Professor für Anatomie in Kiew. Betz-Zellen.

Bielschowsky, Alfred (1871–1940). Professor der Augenheilkunde in Marburg und Breslau. Bielschowsky-Phänomen.

Bigelow, Henry Jacob (1818–1890). Chirurg am Massachusetts Hospital in Boston. Ligamentum iliofemorale des Hüftgelenks.

Billroth, Theodor (1829–1894). Chirurg in Berlin, Zürich und Wien. Magenresektion nach Billroth I und Billroth II.

Bochdalek, Vincent Alexander (1801–1883). Anatom in Wien und Prag, Bochdalek-Dreieck (Trigonum lumbocostale) als Bruchpforte im Zwerchfell.

Böhm, Gottfried (1880–1952). Röntgenologe in München. Beschrieb zusammen mit Walter Cannon den Cannon-Böhm-Punkt (linke Kolonflexur), der mehr eine Zone darstellt und die Grenze der parasympathischen Innervation des Darms durch den N. vagus angibt.

Boettcher, Jakob Ernst Arthur (1831–1889). Professor für Pathologie in Dorpat (Tartu). Boettcher-Zellen des Corti-Organs.

Botallo, Leonardo (1530–1580). italienischer Arzt in Paris. Ductus arteriosus Botalli, stellt einen fetalen Rechts-Links-Shunt vom Truncus pulmonalis zur Aorta dar.

Bowman, William (1816–1892), Anatom und Augenarzt in London. Bowman-Membran.

Boyd, Alexander Michael (1915–1973). Englischer Gefäßchirurg. Boyd-Perforansvenen unterhalb des Kniegelenks auf Höhe der Tuberositas tibiae.

Broca, Pierre Paul (1824–1880). Französischer Chirurg, Anatom, Pathologe und Anthropologe. Broca-Sprachzentrum.

Bruch, Karl Wilhelm Ludwig (1819–1884). Anatom in Basel und Gießen. Bruch-Membran.

Brücke, Ernst Wilhelm Ritter von (1819–1892). Professor für Physiologie und mikroskopische Anatomie in Wien. Brücke-scher Muskel.

Burdach, Karl Friedrich (1776–1847). Anatom und Physiologe in Dorpat und Königsberg. Fasciculus cuneatus.

Cajal, Santiago Ramon Y (1852–1934). Anatom in Zaragoza, Valencia, Barcelona und Madrid. Nobelpreis 1906. Nucleus interstitialis Cajal.

Calot, Jean-Francois (1861–1944). Chirurg in Paris. Calot-Dreieck.

Camper, Pieter (1722–1798). Anatom in Amsterdam und Groningen. Der Panniculus adiposus abdominis wurde früher Camper-Faszie genannt.

Cannon, Walter (1871–1945). Physiologe in Boston. Beschrieb zusammen mit Gottfried Böhm den Cannon-Böhm Punkt.

Cestan, Étienne Jacques Marie Raymond (1872–1934). Französischer Neurologe. Raymond-Cestan-Syndrom.

Chassaignac, Charles Marie Édouard (1805–1879). Chirurg in Paris. Subluxation des Radiusköpfchens bei Kleinkindern.

Chopart, Francois (1743–1795). Chirurg in Paris. Chopart-Gelenklinie zur Amputation der Vorderfußes.

Claudius, Friedrich Matthias (1822–1869). Professor für Anatomie in Marburg. Claudius-Zellen des Corti-Organs.

Cloquet, Jules Germain (1790–1883). Chirurg in Paris. Septum femorale Cloqueti. Lockeres Bindegewebe zwischen Ligamentum lacunare und V. femoralis, in dem der Rosenmüller-Lymphknoten liegt.

Colles, Abraham (1773–1843). Anatom und Chirurg in Dublin. Extensionsfraktur des Radius.

Cooper, Astley Paston (1768–1841). Anatom und Chirurg in London. Ligamenta supensoria mammae (Cooper-Bänder), Ligamentum pectineum (Cooper-Band).

Corti, Alfonso Giacomo Gaspare (1822–1876). Italienischer Anatom. Corti-Organ.

Cowper, William (1666–1709). Anatom und Chirurg in London. Cowper-Drüsen (Glandulae bulbourethrales).

Darkschewitsch, Liverij Ossipowitsch (1858–1925). Russischer Neurologe. Nucleus Darkschewitsch.

Darwin, Charles Robert (1809–1882). Britischer Naturforscher. Darwin-Höcker.

Deiters, Otto Friedrich Karl (1834–1863). Anatom in Bonn. Nucleus vestibularis lateralis, Deiters-Zellen des Corti-Organs.

Dejérine-Klumpke, Augusta, Neuroanatomin, 1859–1927. Dejérine-Klumpke-Lähmung.

Denonvilliers, Charles-Pierre (1808–1872). Anatom und Chirurg in Paris. Denonvilliers-Faszie zwischen Rektum und Prostata.

Descemet, Jean (1732–1810). Chirurg und Anatom in Paris. Descemet-Membran.

Dodd, Harold (1899–1987). Englischer Chirurg. Dodd-Perforansvenen am Oberschenkel.

Eagle, Watt Weems (1898–1980). Amerikanischer HNO-Arzt. Eagle-Syndrom.

Edinger, Ludwig (1855–1918). Professor für Neurologie in Frankfurt (a. Main). Edinger-Westphal-Kern.

Erb, Wilhelm Heinrich (1840–1921). Professor der Inneren Medizin und Neurologe in Heidelberg. Erb-Punkt.

Eustachi, Bartolomeo (1500/1520–1574). Arzt und Anatom in Rom. Eustachische Klappe, Eustachische Röhre.

Forel, Auguste (1848–1931). Professor für Psychiatrie in Zürich. Forel-Haubenkreuzung (Decussatio tegmenti ventralis).

Frey, Lucja (1849–1942). Polnische Neurologin. Frey-Syndrom.

Friedreich, Nicolaus (1825–1882). Professor für Pathologie und Therapie in Heidelberg. Friedreich-Ataxie.

Fuchs, Ernst (1851–1930). Österreichischer Augenarzt. Fuchssche Hornhautendotheldystrophie.

Galeazzi, Riccardo (1866–1952). Italienischer Chirurg. Galeazzi-Fraktur.

Galen, Claudius (129–216 n. Chr.). Arzt in Pergamon, Alexandria und Rom. Vena cerebri magna, Galen-Anastomose.

Gartner, Hermann Treschow (1785–1827). Arzt in Kopenhagen. Gartner-Gänge als Relikt der Wolff-Gänge bei der Frau.

Gasperini, Ubaldo (1880–1918). Italienischer Internist. Gasperini-Syndrom.

Glisson, Francis (1844–1926). Arzt und Anatom, Professor in Cambridge. Glisson-Trias, periportales Feld zwischen den Leberläppchen.

Glaser, Johann Heinrich (1629–1675). Anatom und Botaniker in Basel. Glaser-Spalte.

Goll, Friedrich (1829–1903). Professor für Pathologie in Zürich. Fasciculus gracilis.

Graaf, Regnier de (1641–1673). Arzt und Anatom in Delft. Graaf-Follikel im Ovar.

Gubler, Adolphe-Marie (1821–1879). Französischer Arzt und Pharmakologe. Millard-Gubler-Syndrom.

Gudden, Bernhard Aloys von (1824–1886). Professor für Psychiatrie in Zürich und München. Nucleus tegmentalis dorsalis, Fasciculus mamillotegmentalis.

Guyon, Jean Casimir Felix (1831–1920). Chirurg und Urologe in Paris. Guyon-Loge an der palmaren Seite der Hand.

Gratiolet, Louis Pierre (1815–1865). Pariser Anatom und Zoologe. Gratiolet-Sehstrahlung.

Haglund, Sims Emil Patrik (1870–1937). Schwedischer Orthopäde. Haglundsche Exostose.

Hakim, Salomón (1922–2011). Kolumbianischer Neurochirurg. Hakim-Trias.

Hasner, Joseph Ritter von Artha (1819–1892). Professor der Augenheilkunde in Prag. Hasner-Klappe.

Head, Henry (1861–1940). Neurologe in London. Head-Zonen.

Hegar, Ernst Ludwig Alfred (1830–1914). Professor für Gynäkologie und Geburtshilfe in Freiburg. Hegar-Zeichen, Hegar-Stifte.

Helweg, Hans Kristian Saxtorph (1847–1901). Nervenarzt und Neuroanatom in Oringe (Dänemark). Helwegsche Dreikantenbahn.

Hensen, Victor (1835–1924). Professor für Physiologie in Kiel. Hensen-Zellen des Corti-Organs.

Hertwig, Oscar (1849–1922). Professor für Anatomie in Berlin. Hertwigsche Epithelscheide.

Heschl, Richard Ladilaus (1824–1881). Professor der Anatomie in Wien. Heschl-Querwindungen des primären Hörzentrums.

Hesselbach, Franz Kaspar (1759–1816). Anatom und Chirurg in Würzburg. Hesselbach-Dreieck.

Heubner, Otto (1843–1926). Pädiater in Leipzig und Berlin. A. recurrens Heubneri.

Highmore, Nathaniel (1613–1685). Englischer Chirurg und Anatom. Antrum Highmori.

Hill, Harold Arthur (1901–1973). Amerikanischer Radiologe. Hill-Sachs-Läsion bei Schulterluxation.

Hippokrates (ca. 460–375 v. Chr.). Arzt auf der Insel Kos. Auf diesen sagenumwobenen Arzt des alten Griechenlands gehen das Repositionsmanöver des Armes bei Schulterluxation und die Reposition des luxierten Kiefergelenks zurück.

Hirschsprung, Harald (1830–1916). Professor für Kinderheilkunde in Kopenhagen. Morbus Hirschsprung.

His, Wilhelm jun. (1863–1934). Internist in Leipzig, Basel, Göttingen und Berlin. His-Bündel, elektrische Verbindung des AV-Knotens mit der Kammermuskulatur.

Hoffa, Albert (1859–1907). Orthopäde in Berlin. Corpus adiposum genus.

Horner, Johann Friedrich (1831–1886). Professor der Augenheilkunde in Zürich. Horner-Syndrom.

Hueter, Carl (1838–1882). Deutscher Chirurg. Hueter-Linie und Hueter-Dreieck am Ellenbogen.

Humphry, Sir George Murray (1820–1896). Anatom und Chirurg in Cambridge. Ligamentum meniscofemorale anterius.

Hunter, John (1728–1793). Chirurg in London. Schreger-Hunter-Streifen.

Huschke, Emil (1797–1858). Professor für Anatomie und Physiologie in Jena. Huschke-Gehörzähne des Innenohrs.

Iwanoff, Alexander von (19. Jahrhundert). Russischer Augenarzt. Beschrieb die Pars radialis des M. ciliaris.

Jacobson, Ludwig Levin (1783–1843). Anatom in Kopenhagen. Jacobson-Anastomose.

Keith, Sir Arthur (1866–1955). Anatom in London. Sinusknoten, Keith-Flack-Knoten.

Kellie, George (1770–1829). Chirurg in Edinburgh. Monro-Kellie-Doktrin.

Kiesselbach, Wilhelm (1839–1902). Professor für HNO-Heilkunde, erster Direktor der Erlanger HNO-Klinik. Locus Kiesselbachi.

Koch, Walter (1880–1962). Pathologe in Heidelberg und Berlin. Koch-Dreieck im rechten Vorhof des Herzens.

Kocher, Theodor (1841–1917). Chirurg in Bern. Kocher-Kragenschnitt zur Strumektomie, Einrenkungsmanöver bei einer Schulterluxation.

Kohlrausch, Otto Ludwig Bernhard (1811–1854). Medizinalrat, zuletzt in Hannover. Kohlrausch-Falte, mittlere und größte der Rektumfalten.

Korff, Karl von (1867–1956). Anatom in Kiel, Tübingen und Argentinien. Korffsche Kollagenfasern.

Korsakow, Sergej Sergejewitsch (1854–1900). Moskauer Psychiater. Korsakow-Syndrom.

Kristeller, Samuel (1820–1900). Gynäkologe in Berlin. Schleimpfropf in der Cervix uteri.

Langerhans, Paul (1849–1888). Professor der Pathologie in Freiburg im Breisgau. Langerhans-Inseln im Pankreas.

Larrey, Dominique-Jean (1766–1842). Leibchirurg Napoleons. Larrey-Spalte im Zwerchfell.

Lasègue, Ernest-Charles (1816–1863). Neurologe in Paris. Lasègue-Zeichen bei Ischialgie.

Le-Fort, René (1869–1951). Französischer Chirurg. Le-Fort-Frakturen des Mittelgesichts.

Lewy, Friedrich Jacob Heinrich (1885–1950). Deutsch-amerikanischer Neurologe, Psychiater und Neuropathologe. Lewy-Körperchen-Demenz.

Leydig, Franz von (1821–1908). Professor der Physiologie in Würzburg, der Zoologie in Tübingen und der Vergleichenden Anatomie in Bonn. Leydig-Zellen.

Lieberkühn, Jonann Nathaniel (1711–1756). Arzt und Anatom in Berlin. Krypten im Dünndarm.

Liliequist, Bengt (1923–2008). Schwedischer Neuroradiologe. Liliequist-Membran.

Lisfranc, Jaques (1790–1847). Chirurg in Paris. Lisfranc-Gelenklinie zur Absetzung des Metatarsus.

Lister, Joseph (1827–1912). Chirurg in London und Edinburgh. Tuberculum dorsale radii.

Littré, Alexis (1658–1726). Chirurg und Anatom in Paris. Littré-Drüsen.

Louis, Pierre Charles Alexandre (Ludovicus) (1787–1872). Pariser Kliniker. Angulus sterni Ludovici.

Ludwig, Wilhelm (1790–1865). Professor der Chirurgie in Tübingen. Infektion des Mundbodens (Ludwig-Angina).

Luschka, Hubert (1820–1875). Professor für Anatomie in Tübingen. Foramen Luschkae.

Luysius, Jules Bernard (1828–1897). Pariser Neuroanatom und Nervenarzt an den dortigen Anstalten Salpetrière. Corpus Luysii (Nucleus subthalamicus).

Mackenrodt, Alwin Karl (1859–1925). Gynäkologe in Berlin. Ligamentum cardinale des Uterus.

Magendie, François (1783–1855). Pariser Physiologe und Pathologe. Foramen Magendii.

Maissiat, Jacques H. (1805–1878). Französischer Anatom. Tractus iliotibialis.

Maisonneuve, Jacques Gilles Thomas (1809–1897). Französischer Chirurg. Maisonneuve-Fraktur als Form einer Sprunggelenksfraktur.

Marshall, John (1818–1891). Anatom und Chirurg in London. V. obliqua atrii sinistri.

Mayo, William James (1861–1939). Chirurg an der Mayo-Klinik in Rochester, Minnesota. Vene vor dem Pylorus.

McBurney, Charles (1845–1914). Chirurg in New York. McBurney-Punkt.

Meckel, Johann Friedrich, der Ältere (1724–1774). Anatom in Berlin. Cavum Meckeli.

Meckel, Johann Friedrich, der Jüngere (1781–1833). Anatom und Chirurg in Halle (a. d. Saale). Meckel-Divertikel.

Meibom, Heinrich (1638–1700). Professor der Medizin in Helmstedt. Meibom-Drüsen.

Meissner, Georg (1829–1905). Professor der Anatomie in Basel, der Zoologie und Physiologie in Freiburg sowie der Physiologie in Göttingen. Plexus submucosus im Kolon, Meissner-Tastkörperchen.

Menière, Prosper (1799–1862). Direktor des Taubstummeninstituts in Paris. Morbus Menière.

Merkel, Johann Friedrich (1845–1919). Professor der Anatomie in Rostock, Königsberg und Göttingen. Merkel-Tastscheibe.

Meynert, Theodor (1833–1892). Professor für Psychiatrie in Wien. Meynert-Haubenkreuzung (Decussatio tegmenti dorsalis, Nucleus basalis).

Michaelis, Gustav Adolph (1798–1848). Gynäkologe in Kiel. Michaelis-Raute (Venusraute).

Millard, Auguste Louis Jules (1830–1915). Französischer Arzt. Millard-Gubler-Syndrom.

Mohrenheim, Joseph Jacob Freiherr (1759–1799). Chirurg in Wien und St. Petersburg. Mohrenheim-Grube (Fossa infraclavicularis, Trigonum deltoideopectorale).

Moll, Jacob Antonius (1832–1914). Niederländischer Augenarzt. Moll-Drüsen.

Monakow, Constantin von (1853–1930). Neurologe und Neuroanatom in Zürich. Monakow-Bündel (Tractus rubrospinalis).

Monro, Alexander (1733–1817). Anatom in Edinburgh. Foramen Monroi (Foramen interventriculare), Monro-Kellie-Doktrin.

Montgomery, William Fetherston (1797–1859). Gynäkologe in Dublin. Montgomery-Drüsen des Warzenhofs der Brustdrüse.

Monteggia, Giovanni Battista (1762–1815). Italienischer Chirurg. Monteggia-Fraktur.

Morgagni, Giovanni Battista (1682–1771). Anatom in Padua. Columnae anales, Ventriculus laryngis.

Morison, James Rutherford (1853–1939). Britischer Chirurg. Morison-Tasche (Recessus hepatorenalis).

Müller, Heinrich (1820–1864). Anatom in Würzburg. Müllerscher Muskel.

Müller, Johannes (1801–1858). Anatom und Physiologe in Bonn, Physiologe in Berlin. Müller-Gang.

Nuel, Jean Pierre (1847–1920). Professor der Augenheilkunde und Physiologie in Löwen, Gent und Lüttich. Nuel-Raum des Corti-Organs.

Oddi, Ruggiero (1864–1913). Chirurg in Bologna. Sphincter Oddi.

Oort, H. (?) Assistent am Anatomischen Institut der Reichs-Universität Utrecht. Oortsche Anastomose.

Owen, Richard (1804–1892). Britischer Anatom. Owen-Linien.

Pacini, Filippo (1812–1883). Anatom und Physiologe in Pisa und Florenz. Vater-Pacini-Körperchen.

Pacchioni, Antonio (1665–1726). Arzt und Anatom in Rom. Granulationes arachnoideae.

Pancoast, Henry (1875–1939). Amerikanischer Radiologe. Pancoast-Tumor der Lungenspitze.

Papez, James Wenceslas (1883–1958). New Yorker Hirnforscher und Neuroanatom. Papez-Kreis.

Perlia, Richard (1860–1931). Augenarzt in Krefeld. Perlia-Kern.

Piccolomini, Archangelo (1525–1586). Italienischer Anatom. Striae medullares ventriculi quarti.

Poupart, Francois (1616–1708). Anatom und Chirurg in Paris. Ligamentum inguinale.

Pringle, James Hogarth (1863–1941). Australischer Chirurg. Pringle-Manöver.

Prussak, Alexander (1839–1897). Professor der Ohrenheilkunde in St. Petersburg. Recessus membranae tympani superior.

Purkinje, Johannes Evangelista Ritter von (1787–1869). Physiologe in Breslau und Prag. Purkinje-Fasern des Herzens, Purkinje-Zellen des Kleinhirns.

Queckenstedt, Hans-Heinrich Georg (1876–1918). Deutscher Neurologe. Queckenstedt-Test.

Quincke, Heinrich Irenaeus (1842–1922). Professor für Innere Medizin in Kiel. Quincke-Ödem.

Rathke, Martin Heinrich (1793–1860). Anatom, Physiologe und Pathologe in Königsberg und Dorpat. Rathke-Tasche.

Raymond, Fulgence (1844–1910). Französischer Neurologe. Raymond-Cestan-Syndrom.

Raynaud, Maurice (1834–1881). Französischer Arzt. Morbus Raynaud.

Reil, Johann Christian (1759–1813). Professor der klinischen Medizin in Halle (a. d. Saale) und Berlin. Insula Reili.

Reinke, Friedrich Berthold (1862–1919). Anatom in Rostock und Göttingen. Reinke-Ödem.

Reissner, Ernst (1824–1878). Professor für Anatomie in Dorpat (Tartu). Reissner-Membran.

Retzius, Anders Adolf (1796–1860). Anatom in Stockholm. Retzius-Raum.

Retzius, Magnus Gustav (1842–1919). Histologe in Stockholm. Retzius-Streifen.

Rexed, Bror Anders (1914–2002). Schwedischer Neurowissenschaftler. Rexed-Laminae des Rückenmarks.

Rivinus, August Quirinus (1652–1723). Professor der Physiologie, Botanik und Pathologie in Leipzig. Incisura tympanica (Rivini).

Roemheld, Ludwig (1871–1938). Internist in Gundelsheim. Roemheld-Syndrom: gastrokardialer Symptomkomplex.

Robert, Cesar Alphonse (1801–1862). Chirurg in Paris. Ligamentum meniscofemorale posterius.

Rolando, Luigi (1773–1831). Anatom in Turin. Sulcus centralis.

Roller, Christian Friedrich Wilhelm (1802–1878). Psychiater in Heidelberg. Nucleus vestibularis inferior.

Romberg, Moritz Heinrich (1795–1873). Berliner Internist und Neurologe. Romberg-Zeichen.

Rosenthal, Friedrich Christian (1780–1825). Anatom und Physiologe in Greifswald. Rosenthal-Vene (Vena basalis cerebri).

Rosenmüller, Johann Christian (1771–1820). Chirurg und Anatomie in Leipzig. Recessus pharyngeus.

Ruffini, Angelo (1874–1929). Histologe und Pathologe in Siena und Bologna. Ruffini-Körperchen.

Sachs, Maurice David (1909–1987). Amerikanischer Radiologe. Hill-Sachs-Läsion bei Schulterluxation.

Santorini, Giovanni Domenico (1681–1737). Anatom und Arzt in Pisa und Venedig. Ductus pancreaticus accessorius, Cartilago corniculata.

Sappey, Marie Philibert Constant (1810–1826). Anatom in Paris. Subareoläres Geflecht von Lymphgefäßen in der Brustdrüse.

Scarpa, Antonio (1752–1832). Anatom und Chirurg in Modena. Das Stratum membranosum abdominis wurde früher als Scarpa-Faszie bezeichnet.

Schaffer, Josef (1861–1939). Histologe in Wien. Schaffer-Kollateralen.

Scheuermann, Holger Werfel (1877–1960). Orthopäde und Radiologe in Kopenhagen. Morbus Scheuermann: Adoleszentenkyphose.

Schlemm, Friedrich (1795–1858). Professor der Anatomie in Berlin. Schlemm-Kanal.

Schmorl, Christian Georg (1861–1932). Pathologe in Dresden. Schmorlsches Knötchen.

Schneider, Konrad Viktor (1614–1680). Professor der Anatomie und Botanik in Wittenberg. Schneider-Membran der Kieferhöhle.

Schreger, Christian Heinrich Theodor (1768–1833). Professor der Heilkunst in Halle (a. d. Saale). Schreger-Hunter-Streifen.

Schütz, Hugo (1859–1923). Neurologe in Leipzig. Schütz-Bündel (Fasciculus longitudinalis dorsalis).

Schwalbe, Gustav Albert (1844–1916). Anatom in Leipzig, Jena, Königsberg und Straßburg. Nucleus vestibularis medialis.

Schwann, Theodor (1810–1882). Professor der Anatomie in Löwen und Lüttich. Schwann-Zelle.

Seldinger, Sven-Ivar (1921–1998). Schwedischer Radiologe. Seldinger-Technik zur Punktion von Blutgefäßen.

Sertoli, Enrico (1842–1910). Professor für Anatomie und Physiologie in Mailand. Sertoli-Zellen.

Sharpey, William (1802–1880). Britischer Anatom. Sharpeysche Fasern.

Shrapnell, Henry Jones (1792–1834). Britischer Anatom und Militärchirurg. Shrapnell-Membran.

Skene, Alexander (1837–1900). Professor der Gynäkologie in New York. Skene-Gänge.

Smith, Robert William (1807–1873). Irischer Chirurg. Radiusflexionsfraktur.

Sommer, Karl Wilhelm (1852–1900). Psychiater und Neurologe in Allenberg (Ostpreußen). Sommerscher Sektor im Ammonshorn.

Spee, Ferdinand Graf von (1855–1937). Professor für Anatomie in Kiel. Spee-Kurve.

Spielmeyer, Walter (1879–1935). Psychiater in München. Spielmeyerscher Sektor im Ammonshorn.

Stensen, Niels (1638–1686). Dänischer Anatom. Ductus parotideus (Stenon-Gang).

Struthers, John (1823–1899). Professor für Anatomie in Aberdeen. Struthersssches Ligament.

Sylvius, Fanciscus (1614–1672). Professor für Medizin an der Universität Leyden. Aquaeductus cerebri, Fissura lateralis cerebri.

Tawara, Sunao (1873–1952). Pathologe in Tokio und Marburg. Aschoff-Tawara-Knoten (Nodus atrioventricularis).

Tenon, Jacques René (1724–1816). Professor der Pathologie in Paris. Tenon-Kapsel.

Thebesius, Adam Christian (1686–1732). Arzt in Hirschberg (Schlesien). Thebesius-Klappe, Valvula sinus coronarii.

Todaro, Francesco (1839–1918). Anatom in Florenz, Messina und Rom. Todaro-Sehne im rechten Vorhof des Herzens.

Tomes, John (1815–1895). Kieferchirurg in London. Tomes-Fortsatz, Tomes-Faser, Tomes-Körnerschicht.

Troeltsch, Anton Friedrich von (1829–1890). Professor der Ohrenheilkunde in Würzburg. Recessus membranae tympani anterior und posterior.

Trömner, Ernst (1868–1930). Professor für Neurologie in Hamburg. Trömner-Reflex.

Trolard, Paulin (1842–1910). Professor für Anatomie in Algiers. Circulus venosus cerebri (Hexagon von Trolard).

Valsalva, Antonio Maria (1666–1723). Anatom in Bologna. Valsalva-Manöver.

Van Nuys Allen, Edgar (1990–1961). Amerikanischer Arzt, Professor an der Mayo Klinik. Allen-Test.

Vater, Abraham (1684–1751). Anatom und Botaniker in Wittenberg. Vatersche Papille (Papilla duodeni major), Vater-Pacini-Körperchen.

Vicq d'Azyr, Felix (1748–1794). Pariser Arzt und Anatom, Leibarzt der Königin Marie Antoinette. Fasciculus mamillothalamicus.

Vidius, Vidus (1509–1569). Italienischer Chirurg. N. canalis pterygoidei.

Vieussens, Raymond de (1641–1715). Anatom in Montpellier. Ansa subclavia.

Virchow, Rudolf (1821–1902). Professor der Pathologie an der Berliner Charité. Virchow-Drüse.

Volkmann, Richard von (1830–1889). Chirurg in Halle (a. d. Saale). Volkmann-Kontraktur, Volkmann-Dreieck.

Waldeyer, Heinrich (1836–1921). Professor der Anatomie in Straßburg und Berlin. Lymphatischer Waldeyer-Rachenring.

Weber, Bernhard Georg (1927–2002). Schweizer Chirurg. Weber-Frakturen (Einteilung der Frakturen des Außenknöchels).

Wernicke, Carl (1848–1905). Professor der Psychiatrie in Breslau und Halle. Wernicke-Sprachzentrum.

Westphal, Karl Friedrich Otto (1833–1890) Professor für Psychiatrie und Neurologie in Berlin. Edinger-Westphal-Kern.

Wharton, Thomas (1614–1673). Arzt und Anatom in London. Ductus submandibularis (Wharton-Gang).

Whipple, Allen Oldfather (1881–1963). Professor für Chirurgie an der Columbia University in New York. Whipple-Operation.

Wiberg, Gunnar (1902–1988). Professor für Orthopädie in Lund. Klassifikation der Patellaform: Typ I, II, III nach Wiberg.

Willis, Thomas (1621–1675). Arzt in London. Circulus arteriosus Willisii an der Hirnbasis.

Wilson, George Henry (1855–1922). US-amerikanischer Professor für prothetische Zahnheilkunde. Wilson-Kurve.

Winslow, Jacobus Benignus (1669–1760). Anatom in Odense, Kopenhagen und Paris. Foramen epiploicum.

Wirsung, Johann Georg (1589–1643). Anatom in Padua. Ductus Wirsungianus (Ductus pancreaticus).

Wrisberg, Heinrich August (1739–1808). Professor der Anatomie in Göttingen. Cartilago cuneiformis des Kehlkopfs.

Wolff, Caspar Friedrich (1733–1794). Anatom und Physiologe in St. Petersburg. Wolff-Gang.

Zeis, Eduard (1807–1868). Chirurg in Marburg und Dresden. Zeis-Drüsen.

Stichwortverzeichnis

A

Abdomen
– Schnittbildtopografie 154
Achselfalte
– hintere 225
– vordere 225
Achsellücke(n)
– laterale 252, 263
– mediale 252
Adenohypophyse 531
– adrenokortikotropes Hormon (ACTH) 531
– follikelstimulierendes Hormon (FSH) 531
– luteinisierendes Hormon (LH) 531
– Prolaktin 531
– Thyroidea-stimulierendes Hormon (TSH) 532
– Wachstumshormon (STH) 531
Aderhaut 618
Aditus
– ad antrum mastoideum 638
– laryngis 395
Akromion 223
Ala
– lobuli centralis 516
– major ossis sphenoidalis 435, 441
– minor ossis sphenoidalis 435, 441
Alcock-Kanal 172, 348
Alveolus dentalis 461
Amboss (Incus) 637
Amphiarthrose 245
Amphiarthrosis
– sacroiliaca 163
Ampulla
– ductus deferentis 192
– hepatopancreatica 133, 136
– tubae uterinae 205
Amyotrophe Lateralsklerose (ALS) 368
Analkanal
– Analkarzinom 176
– Histologie 176
Anästhesie
– epidurale 167, 505, 506
– N. alveolaris inferior 455, 461
– sakrale 168
– spinale 79, 506
Anastomose(-n)
– portokavale 177
Angulus
– costae 32
– iridocornealis 619
– mandibulae 437, 461
– sterni 3, 30

Ansa(-ae)
– cervicalis profunda 419, 595
– cervicalis superficialis 365, 419, 586
– subclavia 421
Anthelix 633
Antitragus 633, 651
Antrum
– mastoideum 636, 638
– pyloricum 111
Anulus(-i)
– fibrocartilagineus (Membrana tympani) 634
– fibrosus 10
– inguinalis profundus 100
– inguinalis superficialis 100
– tendineus communis 611, 623
Aorta 76
– abdominalis 77, 151
– ascendens 76
– descendens 77
– thoracica 77
Aortenaneurysma 32
Aortenbogenaneurysma 393
Apertura(-ae)
– canaliculi vestibuli 646
– externa aquaeductus vestibuli 646
– externa canaliculi cochleae 641, 646
– laterales ventriculi quarti 571
– mediana ventriculi quarti 571
– piriformis 435
Apex
– linguae 376
Aponeurosis
– dorsalis digiti manus 247
– glutaea 293
– palatina 373
– palmaris 228, 274
– plantaris 294, 326
Apparat, juxtaglomerulärer 145
Appendix vermiformis
– Appendektomie 121
– Appendizitis 121
– Lage 120
– perforierte Appendix 110, 121
Appendix(-ices)
– epididymidis 189
– epiploicae 118
– testis 189
– vermiformis 118
– Wurmfortsatz 120
Aquaeductus
– mesencephali 522, 571
– vestibuli (Ductus endolymphaticus) 646

Arachnoidea 569
– spinalis 505
ARAS (aufsteigendes retikuläres aktivierendes System) 527
Arcus
– aortae 3, 76
– iliopectineus 293, 330
– lumbocostalis lateralis 40
– lumbocostalis medialis 40
– palatoglossus 373, 383, 394
– palatopharyngeus 373, 383
– palmaris profundus 255
– palmaris superficialis 255
– plantaris profundus 337
– superciliaris 435
– venosus palmaris profundus 259
– vertebrae 6
– zygomaticus 426, 437
Area(-ae)
– cochleae 640
– entorhinalis 544
– intercondylaris anterior 299
– intercondylaris posterior 299
– n. facialis 640
– nuda 130
– postrema 574
– praetectalis 523
– vestibularis inferior 641
– vestibularis superior 641
Armarterien
– A. mediana 258
– A. radialis, hoher Ursprung 258
– A. ulnaris, oberflächlich 258
– Allen-Test 258
– Armarterien, vegetative Innervation 420
– Dialyseshunt 258
– Radialispuls, fehlend 258
– Truncus communis a. axillaris 258
Armentwicklung
– Extremitätenknospe 279
– Lagewandel der Extremitäten 279
– Polydaktylie 279
– Randleiste 279
– Seitenplattenmesoderm 279
– Syndaktylie 279
– Thalidomid-Embryopathie 279
Armmuskeln
– akzessorische Unterarmmuskeln 275
– überzählige Unterarmmuskeln 275
Armnerven 261
– Dejérene-Klumpke-Lähmung 271
– Erb-Duchenne-Lähmung 270
– Fallhand (N. radialis) 272
– Flaschenzeichen (N. medianus) 270
– Frohsesche Sehnenarkade 266
– Froment-Zeichen (Ulnarislähmung) 268
– Guyon-Loge 268
– hohe Medianuslähmung 273
– Hohe Radialislähmung 273
– Krallenstellung (N. ulnaris) 273
– Kubitaltunnel 268
– Martin-Gruber-Anastomose 273
– Medianusgabel, variante Lage 275
– Muskulokutaneuslähmung 266
– Parkbanklähmung (N. radialis) 272
– Plexus brachialis, Anästhesie 270
– Pronatorkanal 268
– Radialiskanal 265
– Radialisläsion 272
– Radialistunnel 266
– Schwurhand (N. medianus) 274
– Supinatorkanal 266
– Ulnarislähmung 268
– Ulnarisläsion 273
– Volkmann-Kontraktur 274
Armvenen 258
– Portimplantation 259
– Venenpunktion 259
– zentraler Venenkatheter (ZVK) 259
Arteria(-ae)
– appendicularis 121, 122
– arcuata 340
– auricularis posterior 403, 429, 633, 634
– auricularis profunda 464, 633
– axillaris 219, 249
– basilaris 410, 514, 553, 649
– brachialis 226, 252
– bronchiales 48
– callosomarginalis 554
– carotis externa 397, 402
– carotis interna 405, 406, 553, 638
– centrales anterolaterales
  (Aa. lenticulostriatae) 555
– centrales breves 555
– centralis longa (A. recurrens Heubneri) 555
– centralis retinae 612, 618
– cerebelli inferior anterior 410, 514, 520, 649
– cerebelli inferior posterior 410, 511, 520, 571
– cerebelli superior 410, 514, 520, 524
– cerebri anterior 406, 553
– cerebri media 406, 553
– cerebri posterior 410, 553
– cervicalis ascendens 409
– cervicalis profunda 18, 20, 409
– choroidea anterior 571
– choroidea posterior lateralis 571
– choroidea posterior medialis 525, 571
– ciliares posteriores breves 612, 618
– ciliares posteriores longae 612, 618
– circumferentiales breves 524
– circumflexa femoris lateralis 296, 334
– circumflexa femoris medialis 296, 334
– circumflexa humeri anterior 252
– circumflexa humeri posterior 252

– circumflexa ilium superficialis 334
– circumflexa scapulae 252
– cochlearis communis 649
– cochlearis propria 649
– colica dextra 122
– colica media 122
– colica sinistra 123
– collateralis media 252
– collateralis radialis 252
– collateralis ulnaris inferior 252
– collateralis ulnaris superior 252
– comitans nervi ischiadici 351
– comitans nervi mediani 233, 258
– communicans posterior 553
– coronaria dextra 62
– coronaria sinistra 64
– cystica 134
– digitales dorsales (Manus) 255
– digitales dorsales (Pes) 340
– digitales palmares communes 255
– digitales palmares propriae 255
– digitales plantares communes 337
– digitales plantares propriae 337
– dorsalis clitoridis 197
– dorsalis nasi 612
– dorsalis pedis 292, 337
– dorsalis penis 184
– ductus deferentis 100, 147, 189
– epigastrica inferior 100, 331
– epigastrica superficialis 334
– ethmoidalis anterior 612
– ethmoidalis posterior 612
– facialis 399, 403, 427
– femoralis 150, 292, 327, 332, 333
– frontobasalis 553
– frontobasalis lateralis 553
– frontobasalis medialis 553
– frontopolaris 553
– gastrica dextra 112
– gastrica sinistra 75, 112, 151
– gastricae breves 112
– gastroduodenalis 112, 136
– gastroepiploica dextra 112
– gastroepiploica sinistra 112
– gyri angularis 554
– hepatica 130
– hepatica communis 112, 151
– hepatica propria 106, 112
– hyloidea 630
– hypophysialis inferior 539
– hypophysialis superior 539
– ilei 122
– ileocolica 122
– iliaca communis 147, 152
– iliaca externa 152, 333
– iliaca interna 147, 152
– inferior lateralis genus 335

– inferior medialis genus 335
– infraorbitalis 627
– infratrochlearis 612, 627
– intercostales anteriores 221
– intercostales posteriores 18, 20, 36, 503
– intercostalis suprema 409
– interlobularis 132
– interossea anterior 255
– interossea communis 255
– interossea posterior 255
– jejunales 122
– labyrinthi 640, 649
– lacrimalis 611, 627
– laryngea inferior 391, 409
– laryngea superior 391
– lienalis 112, 151
– lingualis 378, 403
– lumbales 18, 77, 147, 152, 153
– maxillaris 403, 471, 474
– mediana 233
– mesenterica inferior 77, 151
– mesenterica superior 4, 77, 116, 136, 151
– metacarpales dorsales 255
– metatarsales dorsales 340
– metatarsales plantares 337
– nutriciae 233, 302
– nutriciae humeri 252
– obturatoria 331
– occipitalis 18, 403, 429
– occipitalis lateralis 554
– occipitalis medialis 554
– ophthalmica 471, 475, 476, 612
– ovarica 77, 147, 151, 202, 206
– palatina ascendens 384, 638
– palatina descendens 384
– pancreaticoduodenalis inferior 116, 122, 136
– pancreaticoduodenalis superior 116, 136
– perforantes (A. profunda femoris) 334
– perforantes interpedunculares 524, 539, 555
– pericallosa 553–554
– pericardiacophrenica 409
– peronaea 337
– pharyngea ascendens 384, 385, 403, 638
– phrenica inferior 77, 152
– plantaris lateralis 337
– plantaris medialis 337
– poplitea 292, 332, 335
– posterior 503
– praefrontalis 553
– princeps pollicis 255
– profunda brachii 252
– profunda clitoridis 197
– profunda femoris 296, 334
– profunda penis 184
– pudenda externa 334
– pudenda interna 184, 200
– pulmonalis 48

– quadrigemina 524
– radialis 226, 252
– radicularis magna 503
– rectalis inferior 178
– rectalis media 178, 200
– rectalis superior 123, 178
– recurrens tibialis anterior 338
– renalis 77, 140, 147, 151
– sacralis mediana 152
– sigmoideae 123
– sphenopalatina 471, 638
– spinalis anterior 410, 503, 511
– spinalis posterior 410, 511
– splenica 136, 139
– subarcuata 638
– subclavia 226, 409
– subscapularis 252
– sulci postcentralis 554
– superior lateralis genus 335
– superior medialis genus 335
– supramarginalis 554
– supraorbitalis 429, 611, 627
– suprarenalis inferior 151
– suprarenalis media 77, 151
– suprarenalis superior 151
– suprascapularis 409
– supratrochlearis 429, 611, 627
– surales 335
– temporalis anterior 554
– temporalis intermedia 554
– temporalis posterior 554
– temporalis superficialis 404, 429, 633
– temporopolaris 554
– testicularis 77, 100, 147, 151, 189
– thalamogeniculata 524, 539
– thoracica interna 39, 219, 409
– thoracica lateralis 219, 252
– thoracoacromialis 219, 252
– thoracodorsalis 252
– thyroidea ima 370
– thyroidea inferior 75, 370, 409
– thyroidea superior 370, 385, 403
– tibialis anterior 338
– tibialis posterior 292, 337
– transversa cervicis 409
– tympanica anterior 634, 637
– tympanica inferior 637
– tympanica posterior 633, 637
– tympanica superior 637
– ulnaris 226, 252
– umbilicales 72
– uterina 147, 200, 202
– vaginalis 200
– vertebralis 18, 20, 406, 409, 553
– vesicalis inferior 100, 182, 187
– vesicalis superior 182

– vestibularis anterior 649
– vestibulocochlearis 649
Arteriovenöse Fistel (Shunt) 146
Articulatio(-nes)
– acromioclavicularis 228
– atlantoaxialis lateralis 17
– atlantoaxialis mediana 17
– atlantooccipitalis 17, 439
– calcaneocuboidea 302, 322
– capitis costae 41
– carpometacarpales 245
– carpometacarpalis pollicis 245
– costotransversaria 41
– coxae 305
– cricoarytenoidea 388
– cricothyroidea 388
– cubiti 240
– cuneocuboidea 322
– cuneonavicularis 322
– femoropatellaris 311
– femorotibialis 311
– genus 311
– humeri 235
– humeroradialis 240
– humeroulnaris 240
– incudomallearis 637
– incudostapedialis 637
– intermetacarpeae 245
– intermetatarseae 323
– interphalangea pollicis 246
– interphalangeae distales (Manus) 246
– interphalangeae distales (Pes) 323
– interphalangeae proximales (Manus) 246
– interphalangeae proximales (Pes) 323
– mediocarpalis 242
– metacarpophalangea pollicis 245
– metacarpophalangeae 245
– metatarsophalangea hallucis 323
– metatarsophalangeae 323
– ossis pisiformis 246
– radiocarpalis 242
– radioulnaris distalis 230
– radioulnaris proximalis 240
– sacroiliaca 164, 296
– sternoclavicularis 228
– subtalaris 320
– talocalcaneonavicularis 320
– talocruralis 300, 317
– talonavicularis 302, 322
– talotarsalis 320
– tarsi transversa 322
– tarsometatarseae 302, 322
– temporomandibularis 437, 462
– tibiofibularis 317
– tibiofibularis distalis 299
– zygoapophysiales 18

Assoziationsbahnen 551
Asterion 485
Atrioventrikularknoten 62
Atrium
– dextrum 58
– sinistrum 60
Augapfel 609
– Augenachse, äußere/innere 610
– Konvergenzreaktion 618
– Sehachse 610
Auge
– Abducensparese 625
– Ablatio retinae 621
– Amaurose 628
– Astigmatismus 615
– Augenhintergrund, Spiegelung 618
– Chalazion 627
– Dakryostenose 628
– Erblindung 619
– Exophthalmus 610
– Fuchssche Hornhautendotheldystrophie 616
– Glaukom 616, 619
– Hemianopsie, heteronyme 629
– Hemianopsie, homonyme 629
– Hordeolum 627
– Horner-Symptom-Komplex 627
– Hornhauttransplantation 616
– Iridozyklitis 618
– Iriskolobom 630
– Katarakt 620
– Keratoconjunctivitis sicca 628
– Konjunktivitis 627
– Kurzsichtigkeit (Myopie) 611
– Lidödem 627
– Makuladegeneration 623
– Okulomotoriuslähmung 625
– Orbitales Fettgewebe, Entzündung 611
– Pseudoexfoliationssyndrom 616
– Ptosis 627
– Schädelbasisfrakturen 614
– Skotom 619
– Spaltlampenuntersuchung 620
– Strabismus 625
– Trochlearisparese 625
– Vitroretinale Erkrankungen 621
– Weitsichtigkeit (Hyperopie) 611
Augenbecher 629
Augenbecherspalte 630
Augenbecherstiel 629
Augenbläschen 629
Augenfurche 629
Augenhaut
– äußere 609
– innere 609
– mittlere 609
Augenhöhle 435

Augenlider 625
Augenlinse 617, 620
– Akkommodation 618
– Linsenfasern 620
– Linsenkapsel 620
– Zonulafasern 620
Auricula 633
Auris
– interna 640
– media 636

B

Babinski-Zeichen 543
Bandscheibenvorfall 12
– dorsolateraler 12
– medialer 12
Basalganglien 552
– Athetose 553
– Chorea Huntington 553
– Dystonie 553
– Hemiballismus 553
– Morbus Parkinson 553
– Torticollis spasmodicus 553
Basilarmembran 643
Basis
– stapedis 637
Bauchfellhöhle
– Aszites 102, 107
– Bauchfellduplikatur (Meso) 103
– Darmdrehung 107
– Drainagen 109
– extraperitoneale Lage 103
– Ileus 102
– intraabdominale Brüche 109
– intraperitoneale Lage 103
– Magendrehung 105
– Meckel-Divertikel 107, 128
– Mesenterium 103
– Mesenterium dorsale commune 104
– Mesenterium ventrale 104
– Mesocolon ascendens 107
– Mesocolon descendens 107
– Mesocolon transversum 103
– Mesoduodenum 107
– Mesogastrium 103
– Mesogastrium dorsale 106
– Mesogastrium ventrale 105
– Mesohepaticum 103
– Mesohepaticum ventrale 104–105
– Peritonealdialyse 103
– Peritoneum 101
– Peritoneum parietale 103
– Peritoneum viscerale 103
– Peritonitis 101, 107, 200
– physiologischer Nabelbruch 107, 127

– primär retroperitoneale Lage 103
– Radix mesenterii 107
– Sekundär retroperitoneale Lage 103
– Treitzsche Hernie 109
Bauchspeicheldrüse
– Pankreatitis 110
Bauchwand
– Bauchpresse 94
– chirurgische Schnittführungen 95
– Rektusscheide 94
Becken 162
– Beckenausgangsebene 166
– Beckenausgangsraum 165–166
– Beckeneingangsebene 163
– Beckeneingangsraum 165
– Beckenhöhle 165
– Beckenmittenebene 166
– Frakturen 167
– Geschlechtsmerkmale 165
– normale Beckenformen 166
– pathologische Beckenformen 167
– Schnittbildtopografie 211
– Symphysensprengung 167
– Symphysenzerreißung 167
Beckenbindegewebe 207
– Paracolpium 207
– Paracystium 207
– Parametrium 207
– Paraproctium 207
Beckenboden 169
– Beckenbodenoperation 208
– Damm (Perineum) 169
– Dammriss 173
– Descensus uteri 172
– medio-laterale Episiotomie 173
– Osteopathie 173
– Prolaps uteri 172
– Vakuum-Saugglocke 350
– Zangengeburt 350
Beinarterien
– A. femoralis, Herzkatheter 334
– A. femoralis, thrombotischer Verschluss 335
– A. poplitea, Aneurysma 335
– A. poplitea, Freilegung 337
– A. poplitea, Unterbindung 335
– A. profunda femoris, Variabilität 335
– Arterienverschluss vom Beckentyp 341
– Arterienverschluss vom Oberschenkeltyp 341
– Arterienverschluss vom Unterschenkeltyp 341
– Unterschenkelarterien, Hypoplasie 341
– Unterschenkelarterien, Unterbindung 341
Beinentwicklung
– Extremitätenknospe 354
– Hüftdysplasie, kongenitale 354
– Klumpfuß, angeborener 354
– Lagewandel der Extremitäten 354

Beinlänge
– Beinlängendifferenz 302
– Beinverkürzung, scheinbare 303
– Beinverkürzung, wirkliche 303
Beinnerven
– Fallfuß, Deformität 351
– Hernia obturatoria 347
– Hüft- und Kniegelenk, sensible Versorgung 347
– Kompartmentsyndrom, Extensorenloge 353
– Kompartmentsyndrom, tiefe Flexorenloge 352
– Lasègue-Zeichen 351
– Meralgia paraesthetica (Inguinaltunnel-Syndrom) 346
– N. femoralis-Äste, Variabilität 348
– N. obturatorius, Neurektomie 347
– Phantomschmerzen 351
– Piriformis-Syndrom 351
– Pseudolasègue 351
– Pudendusblock 350
– Spastische Paraplegie 347
– Steppergang 353
– Tarsaltunnelsyndrom, mediales (hinteres) 352
– Tarsaltunnelsyndrom, vorderes 353
Beinvenen
– Graft für Bypassoperationen 342
– Thromben, Lungenembolie 343
– Thrombose 343
– Ulcus cruris 343
– V. saphena magna, Stammvarikose 343
– Varikose (Krampfadern) 343
– Varizen (Krampfadern) 343
– Venenklappeninsuffizienz 343
Bifurcatio, tracheae, 3, 37
Blastem, metanephrogenes 149
Boettcher-Zellen, Corti-Organ 645
Bogengänge 642, 652
Bronchus(-i)
– aspiriertes Material 48
– Bronchoskopie 48
– lingularis inferior 49
– lingularis superior 49
– lobaris inferior dexter 45
– lobaris inferior sinister 45
– lobaris medius dexter 45
– lobaris superior dexter 45
– lobaris superior sinister 45
– principalis dexter 45
– principalis sinister 45
– segmentalis anterior 49
– segmentalis apicalis 49
– segmentalis apicoposterior 49
– segmentalis basalis anterior 49

– segmentalis basalis lateralis 49
– segmentalis basalis medialis 49
– segmentalis basalis posterior 49
– segmentalis lateralis 49
– segmentalis medialis 49
– segmentalis posterior 49
Brücke 509, 512
– Brückenfuß 512
– Brückenhaube 513
– Miktionszentrum 514
– Syndrom der kaudalen Brückenhaube
  (Raymond-Cestan-Syndrom) 514
– Syndrom der oralen Brückenhaube
  (Gasperini-Syndrom) 514
– Syndrom des kaudalen Brückenfußes
  (Millard-Gubler-Syndrom) 514
Brücke-Muskel (M. ciliaris) 617
Brunner-Drüsen 126
Brustbein
– Fraktur 35
– herzchirurgischer Zugang 35
Bülau-Drainage 43
Bulbus(-i)
– aortae 77
– oculi 609
– olfactorius 549, 609
– penis 171, 184
– vestibuli 172
Bursa(-ae)
– anserina 313
– gastrocnemiosemimembranosa 316
– ileopectinea 307
– infrapatellaris profunda 291
– ischiadica m. glutaei maximi 290
– m. semimembranosi 313
– omentalis 105
– radialis 278
– subacromialis 238
– subcutanea calcanea 291
– subcutanea capitis ossis
  metatarsalis I 291
– subcutanea infrapatellaris 299
– subcutanea praepatellaris 291
– subdeltoidea 238
– subtendinea m. gastrocnemii lateralis 313
– subtendinea m. gastrocnemii medialis 313
– subtendinea m. subscapularis 235
– subtendinea m. tibialis posterioris 291
– suprapatellaris 313
– trochanterica m. glutaei maximi 290
– ulnaris 278
Bursitis 290
– infrapatellaris 291
– olecrani 232
– praepatellaris 291
– trochanterica 290

C

Caecum (Dickdarm) 118
Calcaneus 301, 320
Calotsches Dreieck 134
Calvaria 436
Camera
– anterior bulbi oculi 620
– posterior bulbi oculi 620
– vitrea bulbi oculi 620
Camper-Faszie 92
Canaliculus
– cochleae 641, 646
– lacrimalis inferior 628
– lacrimalis superior 628
Canalis(-es)
– adductorius 332, 346
– analis 118, 176
– caroticus 439
– carpi 233, 269
– centralis 509
– femoralis 330
– inguinalis 98
– mandibulae 461
– n. facialis 585
– obturatorius 296, 347
– opticus 441
– pterygoideus 437, 439
– pudendalis 348
– pyloricus 110
– sacralis 163
– spiralis cocheae 641
Cannon-Böhm-Punkt 122
Capitulum humeri 230
Capsula
– adiposa (Niere) 143
– fibrosa (Niere) 143
– interna 551, 564, 628, 650
Caput
– costae 32
– epididymidis 189
– fibulae 300
– humeri 229
– mallei 637
– mandibulae 437, 462
– pancreatis 135
– radii 230
– stapedis 637
– tali 300
Cartilago(-ines)
– alares majores 469
– alares minores 469
– auriculae 633
– corniculata 387
– cuneiforme 387
– nasi laterales 469

Caruncula(-ae)
– lacrimalis 626
– sublingualis 377, 399
Cauda
– epididymis 189
– equina 499
– pancreatis 135
Cavitas
– conchae 633
– oris 448
– oris propria 448
– tympani 636
Cavum
– nasi 469
– trigeminale 579
Cellula(-ae)
– ethmoidales 475
– mastoideae 638
Centrum
– tendineum perinei 169
Cerebellum 509, 515
Cerumen (Ohrschmalz) 633
Cervix
– dentis 449
– uteri 201
Chiasma
– opticum 577, 628
– tendinum crurale 324
– tendinum plantare 324
Choanen 439, 469
Chorda(-ae)
– tendineae 59
– tympani 378, 586
Choroidea 618
Chylothorax 78
Chylusfistel 416
Cingulum 551
Circulus
– arteriosus cerebri 406
– arteriosus iridis major 618
Cisterna(-ae)
– ambiens 570
– cerebellomedullaris 570
– chiasmatis 570
– chyli 77, 126
– corporis callosi 570
– interpeduncularis 570
– perilymphatica vestibuli 646
– pontis 570
Claudius-Zellen, Corti-Organ 644
Claustrum 553
Clavicula 228
– Dysostosis cleidocranialis 229
– Klavikulafraktur 229
– Rucksackverband 229

Clivus 439
Cochlea 641
Coll-Faszie 92
Colliculus(-i)
– caudalis 524, 650
– cranialis 524
– seminalis 187
Collum
– anatomicum 229
– chirurgicum 229, 265
– costae 32
– fibulae 352
– mallei 637
– radii 230
– tali 301
Colon
– ascendens 118
– descendens 118
– sigmoideum 118
– sigmoideum, Lagevarianten 122
– transversum 118
Columna(-ae)
– renales 144
– rugarum anterior et posterior 200–201
Commissura(-ae)
– anterior 552
– fornicis 552
– habenularum 539
– posterior 524
Concha
– nasalis inferior 430, 435
– nasalis media 435
– nasalis superior 435
Condylus(-i)
– lateralis (Femur) 297
– lateralis (Tibia) 299
– medialis (Femur) 297
– medialis (Tibia) 299
– occipitalis 439
Confluens sinuum 413, 441
Conjugata
– diagonalis 166
– externa 166
– vera 166
Conus
– elasticus 387
– medullaris 496
Copula 379
Cornea 614
– Bowman-Lamelle 614
– Cornealreflex 615
– Descemet-Membran 614
– Endothel 614
– Epithel 614
– Stroma 614

Cornu
– ammonis 544
– sacrale 163
Corona
– dentis 449
– mortis 331
– radiata 551
Corpus(-ora)
– adiposum genus 314
– adiposum orbitae 610
– adiposum preepiglotticum 395
– amygdaloideum 545, 550, 553
– callosum 540, 552
– cavernosum clitoridis 196
– cavernosum penis 184
– ciliare 617
– clitoridis 196
– costae 32
– epididymis 189
– fibulae 300
– gastricum 110
– geniculatum laterale 537, 628
– geniculatum mediale 537, 650
– incudis 637
– mamillare 545
– mandibulae 435, 461
– ossis ischii 163
– ossis pubis 163
– pancreatis 135
– pineale 538
– spongiosum penis 184
– sterni 35
– tali 301, 320
– trapezoideum 510, 513, 650
– uteri 201
– vertebrae 6
– vitreum 620
Corti-Lymphe (Perilymphe) 643
Corti-Organ 643, 644
Crista(-ae)
– ampullaris anterior 647, 651
– ampullaris lateralis 647, 651
– ampullaris posterior 647, 651
– anterior (Tibia) 290
– galli 441
– iliaca 162
– intertrochanterica 296
– sacralis mediana 9
Crus(-ra)
– ampullaria 642
– anterius (Stapes) 637
– breve incudis 637
– clitoridis 172, 196
– commune 642
– fornicis 545
– longum incudis 637

– penis 171
– posterius (Stapes) 637
– simplex 642
Culmen 516
Curvatura
– major 110
– minor 110
Cymba conchae 633

D

Declive 516
Decussatio
– lemniscorum 509
– pyramidum 509, 564
– tegmenti dorsalis (Meynert-
    Haubenkreuzung) 524
– tegmenti ventralis (Forel'sche
    Haubenkreuzung) 523
Dekubitus 290
Dens(-tes)
– acustici (Huschke-Gehörzähne) 644
– axis 8
– canini 452
– canini decidui 451
– incisivi 452
– incisivi decidui 451
– molares 453
– molares decidui 451
– praemolares 453
Dentin 458
– Ebner-Linien 458
– Owen-Linien 458
– Tomes-Körnerschicht 458
Dermatome
– obere Extremität 265
– untere Extremität 353
Diaphragma
– oris 379, 448
– pelvis 168
– sellae 569
– urogenitale 168
Dickdarm
– Colon spasticum 122
– Divertikulitis 122
– Hemikolektomie 117
– Histologie 126
– Kolondivertikulose 122
– Koloskopie 119
– Lagevarianten 121
– Maße 118
Diencephalon 528
Discus(-i)
– articularis (Art. temporomandibularis) 462
– articularis ulnocarpalis 242
– intervertebralis 10

Dorsalaponeurose
– Hand 247
Dorsum
– linguae 376
– pedis 300
– sellae 439
Dottersack 128
Ductulus(-i)
– prostatici 182
Ductus
– arteriosus 71
– arteriosus apertus 70
– choledochus 105, 116, 133, 136
– cochlearis 643, 652
– cysticus 134
– deferens 100, 192
– ejaculatorius 183, 187, 192
– endolymphaticus 641, 646, 652
– excretorius 192
– hepaticus communis 130, 133, 134
– interlobularis 132
– lymphaticus dexter 53, 260
– nasofrontalis 475
– nasolacrimalis 435, 628
– omphaloentericus 107, 128
– pancreaticus accessorius 116, 137
– pancreaticus major 133, 136
– paraurethrales 199
– parotideus 397
– perilymphaticus 641
– reuniens 643, 646
– saccularis 646
– semicircularis anterior 441, 642
– semicircularis lateralis 642
– semicircularis posterior 642
– submandibularis 377, 380, 399
– thoracicus 53, 77, 260
– thyroglossus 370
– utricularis 646
– venosus 130
Dünndarm
– Histologie 126
– Ileus 117
– Maße 117
Duodenum
– Bulbus duodeni 117
– Maße 116
– Röntgenbild 117
– Treitz-Muskel 116
– Treitzsches Band 116
– Ulcus duodeni 115, 117
Dupuytren-Kontraktur 274
Dura mater 569
– spinalis 505

E

Ebene, transpylorische 91, 92
Eileiter 205
– Bauchhöhlenschwangerschaft 206
– Eileiterschwangerschaft 206
– Hämatosalpinx 211
– Histologie 206
– Mesosalpinx 205
Elektromotilität (Corti-Organ) 644
Ellenbogengelenk 240
– Chassaignac-Lähmung 242
– Ellenbogenverrenkung 242
– Gelenkerguss 241
– Hueter-Dreieck 242
– Hueter-Linie 242
– positives dorsales Fettpolsterzeichen 241
– Trochoginglymus (Drehscharniergelenk) 240
Eminentia
– arcuata 441, 642
– hypobranchialis 379
– intercondylaris (Tibia) 299
– mediana 574
– pyramidalis 636
Endolymphe 643
Epicondylus
– lateralis (Humerus) 230
– medialis (Humerus) 230
Epiduralraum 505
Epitympanon 636
Epoophoron 149
Erbscher Punkt 419
Erkrankungen des depressiven Formenkreises 528
Excavatio
– rectouterina 176, 200, 208
– rectovesicalis 176
– vesicouterina 208

F

Facettengelenkssyndrom 18
Facies
– auricularis (Os ilium) 163
– diaphragmatica (Cor) 58
– lunata (Acetabulum) 163
– posterior (Cor) 58
– sternocostalis (Cor) 57
Falx
– cerebelli 569
– cerebri 441, 569
– inguinalis 100, 101
Fascia(-ae)
– antebrachii 228
– axillaris 227

Stichwortverzeichnis

– buccopharyngea 385
– clavipectoralis 227
– cremasterica 100
– cruris 293, 330
– deltoidea 227
– diaphragmatis pelvis inferior 171
– diaphragmatis pelvis superior 208
– diaphragmatis urogenitalis inferior 171
– diaphragmatis urogenitalis superior 171
– glutaea 293, 330
– iliaca 293
– intercarotica 365
– lata 293, 327
– musculi latissimi dorsi 227
– nuchae 3
– obturatoria 208
– pectoralis 227
– pelvis 207
– pelvis parietalis 207
– pelvis visceralis 208
– perinei superficialis 92
– pharyngobasilaris 397
– plantaris profunda 294
– poplitea 293
– praerenalis 143
– retrorenalis 143
– spermatica externa 100
– spermatica interna 100
– thoracolumbalis 4
Fasciculus(-i)
– arcuatus 552
– cuneatus 501, 559
– gracilis 501, 559
– lateralis (Plexus brachialis) 262
– longitudinalis dorsalis
  (Schütz-Bündel) 524, 534, 567
– longitudinalis inferior 552
– longitudinalis medialis 510, 524, 567, 651
– longitudinalis superior 551
– mamillotegmentalis 534
– mamillothalamicus 534
– medialis (Plexus brachialis) 262
– medialis telencephali 550
– posterior (Plexus brachialis) 263
– telencephalicus medialis 534
– uncinatus 552
– verticalis 552
Fazialisknie
– äußeres 586
– inneres 584
Fazialislähmung
– zentral / peripher 447
Femur 296
– Antetorsion 298
– Centrum-Collum-Diaphysen-Winkel (CCD-
  Winkel) 296
– Coxa valga 298

– Coxa vara 298
– Epiphysiolysis capitis femoris 297
– Femurschaftfraktur 297
– Hüftluxation 297
– Kopffraktur 297
– pertrochantere Fraktur 297
– Schenkelhalsfraktur 297
– subtrochantere Fraktur 297
Fenestra
– cochleae 636, 641
– vestibuli 636
Fibrae
– arcuatae breves 551
– arcuatae longae 551
– cuneocerebellares 559
– pontocerebellares 512
– zonulares 617, 620
Fibula 300
Filum(-a)
– olfactoria 606
– terminale 496
Fissura(-ae)
– horizontalis (Cerebellum) 516
– horizontalis (Pulmo dexter) 48
– lateralis 598
– mediana anterior 496
– obliqua (Pulmo dexter) 48
– obliqua (Pulmo sinister) 48
– orbitalis inferior 437
– orbitalis superior 435, 611
– petrotympanica 439, 463, 586
– posterolateralis cerebelli 516
– prima cerebelli 516
– tympanomastoidea 398
– tympanosquamosa 463
Flexura
– coli dextra 118
– coli sinistra 118
– duodenojejunalis 3, 91, 109, 116, 117, 154, 155
Flocculus
– cerebelli 516
Folium
– cerebelli 515
Folium vermis 516
Fonticulus
– anterior 436
– mastoideus 437
– posterior 436
– sphenoidalis 437
Foramen(-ina)
– caecum linguae 370
– epiploicum 105, 133
– infraorbitale 435
– infrapiriforme 348, 350
– interventriculare 571, 596
– intervertebrale 6, 497
– ischiadicum majus 165, 350

– ischiadicum minus 165
– jugulare 413, 439
– lacerum 441
– magnum 438
– mandibulae 461
– mastoideum 439
– mentale 435, 461
– nutricia 233, 302
– obturatum 163, 296, 347
– ovale 67, 441
– palatina minora 437
– palatinum majus 437
– parietale 436
– primum 67
– rotundum 437, 441
– sacralia anteriora 163, 348
– sacralia posteriora 163
– secundum 67
– singulare 641
– sphenopalatinum 437
– spinosum 441
– stylomastoideum 398
– supraorbitale 435
– suprapiriforme 348
– venae cavae 3, 40, 58
Forceps
– major 552
– minor 552
Formatio reticularis 509, 512, 523, 527
Fornix
– conjunctivae inferior 625
– conjunctivae superior 625
Fossa(-ae)
– acetabuli 163, 305
– cranii anterior 439
– cranii media 441
– cranii posterior 441
– digastrica 461
– glenoidalis 228, 235
– hypophysialis 439
– iliopectinea 331
– infraclavicularis 258
– infratemporalis 437, 582
– intercondylaris 297
– ischioanalis 169, 172, 348
– mandibularis 437, 462
– mesentericoparietalis (Waldeyer) 109
– poplitea 291, 332, 351, 352
– pterygopalatina 437, 439, 580
– retromandibularis 397
– rhomboidea 509, 521
– temporalis 437
– tonsillaris 383
– trochanterica 296

Fossula petrosa 588
Fovea
– centralis 623
– costalis inferior 8
– costalis superior 8
– pterygoidea 461
– sublingualis 462
– submandibularis 462
– trochlearis (Os frontale) 623
Foveola(-ae)
– granulares 436, 572
Frenulum
– linguae 377
Frontallappen 542
– anteriore frontale Rindenfelder 542
– frontales Augenfeld 542
– frontales Augenfeld, Läsion 544
– Mantelkantensyndrom 543
– motorische Aphasie 543
– Motorisches Sprachzentrum 543
– Praefrontalregion, Läsion 544
– praemotorischer Kortex 542
– primärmotorischer Kortex 542
– supplementmotorischer Kortex 542
Fundus, uteri 201
Funiculus, spermaticus 100
Fuß
– Achillessehnenruptur 322
– angeborener Klumpfuß 325
– Chopartsche Gelenklinie 302
– Chopartsches Gelenk 322
– Exartikulation Vorderfuß 302
– Haglundsche Exostose 301
– Hallux valgus 325
– Hammerzehe 325
– Krallenzehen 325
– Längsgewölbe 326
– Lisfrancsche Gelenklinie 302, 323
– oberer Fersensporn 301
– Pes calcaneus (Hackenfuß) 352
– Pes equinus (Spitzfuß) 353
– Pes planus (Plattfuß) 325
– Pes transversus (Spreizfuß) 325
– Pes valgus (Knickfuß) 325
– Quergewölbe 301, 326
– Spitzklumpfuß 353
– unterer Fersensporn 301

G

Galea aponeurotica 429
Gallenblase 133
– Arterielle Versorgung (Varianten) 134
– Cholezystektomie 108, 134

– Cholezystitis 134
– Gallensteine 135
– Histologie 134
Gallengangsystem
– Variabilität 134, 135
Ganglion(-ia)
– cervicale inferius 421
– cervicale medium 421
– cervicale superius 420
– cervicothoracicum (stellatum) 421
– ciliare 494, 579, 614
– cochleare 640, 641, 649
– coeliacum 79
– geniculi 586, 631, 640
– impar 153
– inferius (= nodosum) (N. vagus) 591, 631
– inferius (= petrosum) (N. glosso
  pharyngeus) 588, 631
– lumbalia 153, 182
– mesentericum inferius 178
– mesentericum superius 178
– oticum 494, 581, 588
– pterygopalatinum 472, 494, 580
– renalia 79
– sacralia 153
– spirale 587
– stellatum 3
– submandibulare 494, 581
– superius (= jugulare) (N. vagus) 591
– superius (N. glossopharyngeus) 588
– trigeminale 578–579
– vestibulare 587, 640, 647, 650
Gartner-Gang 210
Gastrulation 595
Gaumen 373
– Gaumenaponeurose 373
– Gaumensegel 373
Gebiss
– Artikulation 450
– Dauergebiss 449
– Gebissanomalien, Klasse I–III nach Angle 455
– Milchgebiss 449
– Okklusion 450
– Spee-Kurve 451
– Wilson-Kurve 451
Gehörgang, äußerer 633
Gehörknöchelchen 636
Geschlechtsfalte 195, 211
Geschlechtshöcker 195, 210
Geschlechtsorgane, männliche 184
– Entwicklung 193
– Hypospadie 196
– Peniskarzinom 186
– Phimose 184
– Vasektomie 192

Geschlechtsorgane, weibliche 196
– Adnextumor 202
– Entwicklung 210
– Genitalkarzinom 203
– In-vitro-Fertilisation 205
– Menarche 204
– Menopause 204
Geschlechtswulst 195, 211
Geschmacksbahn 549, 631
Geschmacksorgan
– Anosmie-Ageusie-Syndrom 631
– Chorda tympani, Ausfall 631
– Geschmacksfasern 631
– Geschmacksknospen 630
– Geschmacksqualitäten 630
Geschmackszellen
– Sinneszellen 631
Gesichtsentwicklung
– Dermoidzyste 376
– eitliche Oberlippenspalte 375
– Kieferspalte 376
– komplette, bilaterale Gaumenspalte 376
– komplette, unilaterale Gaumenspalte 376
– mittlere Lippenspalte 375
– Nasenfortsatz, lateraler 374
– Nasenfortsatz, medialer 374
– Oberkieferfortsätze 375
– Primärer Gaumen 375
– Quere Gesichtsspalte 376
– schräge Gesichtsspalte 376
– Sekundärer Gaumen 375
– Stirnfortsatz 374
– Stomatodeum 374
– Unterkieferfortsätze 375
– Unterlippenspalte 376
– unvollständige Gaumenspalte 376
– Zwischenkieferfragment 375
– zystisches Teratom 376
Ghrelin 533
Glabella 426, 435
Glandula(-ae)
– areolares mammae 219
– buccales 400
– bulbourethrales 171, 183, 185
– ceruminosae 633
– ciliares (Moll-Drüsen) 626
– labiales 400
– lacrimalis 627
– linguales 400
– molares 400
– olfactoriae 606
– palatinae 373, 400
– parathyroideae 372
– parotidea 397
– pinealis 574

– sebaceae (Zeis-Drüsen) 626
– sublinguales minores 400
– sublingualis 380, 400
– sublingualis major 400
– submandibularis 380, 399
– tarsales (Meibom-Drüsen) 626
– thyroidea 368
– urethrales 183, 185
– vesiculosa 192
– vestibulares majores 171, 199
– vestibulares minores 199
Glans
– clitoridis 196
– penis 184
Glaskörper 620
– Glaskörperflüssigkeit 620
Gleichgewichtsbahn 650
Gleichgewichtsorgan 632, 643, 645
Globus pallidus 552
– Pars externa 565
– Pars interna 565
Glomerulus(-i)
– cerebellares 518
Glomus(-era)
– aorticum 593
– caroticum 405, 590
Granulationes
– arachnoideae 413, 572
Grenzzelle
– äußere, Corti-Organ 644
– innere, Corti-Organ 644
Griseum centrale mesencephali 524
Gubernaculum testis 194
Gyrus(-i)
– ambiens 540
– angularis 548
– cinguli 540
– dentatus 544
– fasciolaris 545
– frontales 543
– insulae 549
– occipitotemporales 544
– parahippocampalis 544
– paraterminalis 545
– postcentralis 548
– praecentralis 542
– semilunaris 540
– supramarginalis 548
– temporales 544

H

Haarzellen
– äußere, Corti-Organ 644, 652
– innere, Corti-Organ 644, 652
– Gleichgewichtsorgan 646

Habenula 539
Hallux 301
– valgus 291
Hals
– muskulärer Schiefhals (Torticollis) 366
– thyreomentaler Abstand (Patil-Test) 367
Hals- und Kopfarterien
– A. carotis communis, Freilegung 402
– A. lusoria, Dysphagia lusoria 410
– A. occipitalis, Blutung 404
– A. subclavia, Aneurysmen 411
– A. vertebralis, Doppelsiphon 409
– A. vertebralis, variabler Durchmesser 411
– A. vertebralis, Verschluss 411
– arterielle Kanülierung, Herz-Lungen-
  Maschine 368
– Arteriitis temporalis Horton 404
– Felsenbeinfraktur, Blutung 407
– Karotisgabel, variable Lage 404
– Karotisscheide 401
– Karotissinusreflex 408
– Karotissinus-Syndrom 407
– Schädelfraktur, Blutung 407
– Subclavian-Steal-Syndrom 408, 410
– Thoracic-Outlet-Syndrom 411
– vertebrobasilärer Symptomenkomplex 411
Hals- und Kopfnerven
– Erbscher Punkt 366
– Halsgrenzstrang 420
– Plexus brachialis, Anaesthesie 368
Hals- und Kopfvenen
– Hirnvenen- oder Sinusthrombose 414
– Jugularis-Katheter 416
– Luftembolie 364
– Sinus cavernosus, arteriovenöse Fistel 414
– Sinus sagittalis superior, Thrombose 415
– Sinus transversus, Thrombose 415
– Sinus-cavernosus-Thrombose 413, 414
– Subklaviakatheter 416
– V. subclavia, zentraler Venenkatheter 416
– Zentraler Venendruck (ZVD) 364
Halsdreieck
– seitliches 363
– vorderes 363
Halsfaszien
– mittleres Blatt 364
– oberflächliches Blatt 363
– tiefes Blatt 365
Hämatemesis 125
Hammer (Malleus) 637
Hämodialysebehandlung 146
Handfraktur
– perilunäre Luxation 232
– Skaphoidfraktur 233
Handgelenk
– Rhizarthrose 249

– schnellender Finger 249
– Überbeine („Ganglien") 249
– Verlust des Daumens 249
– zirkulärer metakarpophalangealer
　Halteapparat 246
Handgelenk, distales
– verzahntes Scharniergelenk 242
Handgelenk, proximales
– Articulatio ellipsoidea (Eigelenk) 242
Harnblase 180
– Balkenharnblase 180
– Bilharziose 182
– Miktion 182
– Plattenepithelkarzinom 182
– Retention 182
– Topografie 180
– Urothelkarzinome 182
– Zystoskopie 180
Harnfilter 144
Harnleiter 146
– Entwicklung 147
– Harnleiterstein 147, 202, 209
– Physiologische Engen 146
Harnwege, ableitende
– Histologie 183
– intravenöses Pyelogramm 183
– Radiologie 183
– retrogrades Pyelogramm 184
– retrogrades Urethrogramm 184
– Zystoskopie 184
Hartmann-Tasche 134
Hauptgrenzspalte (Leber) 130
Haustra coli 118
Head-Zonen 490
Helicotrema 641
Helix 633
Hensen-Zellen, Corti-Organ 644
Hernia obturatoria 347
Herz
– Aortenisthmusstenose 33
– Aortenklappenstenose 61
– Auskulationsstellen 61
– Endokardkissen 65
– Endokardschläuche 65
– Epikard 56
– Form und Lage 38
– Gewicht 39
– Herzkatheter 150
– Herzrhythmusstörungen 62
– Herzschlauch 65
– Herzspitzenstoß 58
– Hinterwandinfarkt 58, 64
– intrakardiale Injektion 61
– kardiogene Zone 65
– Koch-Dreieck 62
– Mitralklappeninsuffizienz 61
– Mitralklappenstenose 62, 393

– Moderatorband 59
– Perikard 56
– Roemheld-Symptomenkomplex 58
– Röntgenanatomie 81
– Todaro-Sehne 62
– Versorgungstyp 64
– Vorderwandinfarkt 58, 64
Herzfehler
– Aortenisthmusstenose 70
– Ductus arteriosus apertus 70
– Fallotsche Tetralogie 69
– Ostium-primum-Defekt 69
– Ostium-secundum-Defekt 69
– Pulmonalstenose 69
– Situs inversus incompletus 69
Hesselbach-Dreieck 101
Hiatus
– adductorius 333
– aorticus 3, 40, 77, 82, 151
– basilicus 259
– maxillaris 435
– oesophageus 3, 40, 42, 75, 82, 110, 114, 127
– sacralis 163, 168, 496
– saphenus 293, 327, 341
– semilunaris 435, 473, 475
Hinterdarm 127
Hinterhirn 509
Hippocampus 544
– Gedächtnisbildung 546
– Gedächtnisinhalte, Speicherorte 546
– Moosfasersystem 545
Hirnarterien
– A. basilaris, Aneurysma 514
– A. centralis longa, Ausfall 555
– A. cerebri anterior, Aneurysma 556
– A. cerebri posterior, homonyme Hemianopsie 556
– Arterie der Hämorrhagie 556
– Arterie der Wernicke-Aphasie 556
Hirnentwicklung
– Brückenbeuge 596
– Hirnbläschen, primäre 596
– Hirnbläschen, sekundäre 596
– Nackenbeuge 596
– Scheitelbeuge 596
Hirnhäute, Blutungen
– epidurale 570
– Subarachnoidalblutung 571
– subdurale 570
Hirnnerven
– N. abducens, Abduzensparese 584
– N. accessorius, Lähmung M.
　sternocleidomastoideus 594
– N. accessorius, Trapeziuslähmung 594
– N. facialis, periphere Fazialislähmung 586
– N. facialis, zentrale Fazialislähmung 586
– N. glossopharyngeus, Lähmung 590
– N. glossopharyngeus, Wallenberg-Syndrom 590

– N. hypoglossus, Lähmung 379, 595
– N. oculomotorius, komplette Lähmung 578
– N. oculomotorius, partielle Lähmung 578
– N. olfactorius, Hyp-/Anosmie 576
– N. opticus, Amaurose 577
– N. opticus, Optikusneuritis 577
– N. trigeminus, Dysfunktionen Kiefergelenk 583
– N. trigeminus, Trigeminusneuralgie 583
– N. trigeminus, Trigeminusneuropathie 583
– N. trochlearis, Lähmung 578
– N. vagus, Lähmung 593
– N. vagus, nukleärer Vagusausfall 594
– N. vagus, Stimmlippenlähmung 593
– N. vestibulocochlearis, Akustikusneurinom 588
– N. vestibulocochlearis, Gesamtausfall 588
– N. vestibulocochlearis, Schwerhörigkeit,
  Taubheit 588
– N. vestibulocochlearis, Störungen
  Gleichgewichtsapparat 589
Hirnstamm 525
– adrenerge Zellgruppen 526
– cholinerge Zellgruppen 527
– dopaminerge Zellgruppen 526
– Erkrankungen des schizophrenen
  Formenkreises 528
– Hirnnervenkerngebiete 525
– Hochdruckkrankheit 528
– Migräne, Pathogenese 528
– Morbus Parkinson 528
– noradrenerge Zellgruppen 526
– serotoninerge Zellgruppen 527
Hoden 189
– Descensus testis 191
– Histologie 190
– Hodenhochstand 191
– Hodentorsion 189
– Hodentumor 154, 190, 192
– Hydrocele testis 189, 191, 196
– Hydrocele testis, angeboren 98
– Kryptorchismus 188
– Leydig-Zellen 190
– Varikozele 190
Hodensack 188
Hörbahn 649
– direkte 650
– indirekte 650
Hörorgan 632, 643, 644
Hörvorgang 645
– Otoakustische Emission 645
– Richtungshören 650
Hüftgelenk
– Abduktionskontraktur 303
– Adduktionskontraktur 303
– Bryant-Dreieck 304
– Coxa valga 298
– Coxa vara 298
– Coxarthritis 309

– Dashboard-Injury 310
– Enarthrosis (Nußgelenk) 305
– Gelenkerguss 309
– Gelenkkapsel 305
– Hüftluxation 297, 307
– Hüftluxation, angeborene 310
– Hüftluxation, dorsale 351
– Hüfttuberkulose 303
– ischiokrurale Muskeln 307
– Koxarthrose 311
– Luxatio iliaca 310
– Luxatio iliopectinea 311
– Membrana fibrosa 305
– operative Zugänge 309
– Osteopathie 311
– Osteoporose 311
– Pelvitrochantere Muskeln 307
– Roser-Nélaton-Linie 304
– Senkungsabszesse 309
– Synovialmembran 307
– Topografie 309
– Trendelenburg-Test 310, 327
– Watschelgang 310, 327
Humerus 229
– Epicondylitis radialis 245
– Epicondylitis ulnaris 245
– Längenwachstum 234
– suprakondyläre Humerusfraktur 230
Humor, vitreus 620
Hymen 199
Hyperhidrosis
– axillaris 79
– palmaris 79
Hypertension, portale 125
– Caput Medusae 125
– transjuguläre intrahepatische systemische
  Shuntanlage (TIPS) 125
Hypophyse 529
– Akromegalie 532
– Cushing-Syndrom 532
– Hypophysentumor 532
– Prolaktinom 532
– Schilddrüsenunterfunktion 532
Hypothalamus 531
– Corticoliberin (CRF) 531
– Demenzerkrankungen 534
– depressive Erkrankungen 534
– Diabetes insipidus 535
– Folliberin (FSH-RF) 531
– Hyperphagie 535
– Luliberin (LH-RF) 531
– Prolactin Release Inhibiting Hormone
  (PIH) 531
– Prolactin releasing factor (PRF) 531
– Somatoliberin (GH-RF) 531
– Somatotropin Release Inhibiting Hormone
  (SRIH) 531

– Steuerhormone (Releasing factors) 531
– Thyroliberin (TRH) 531
Hypotympanon 636

I

Impressio(-nes)
– digitatae (gyrorum) 441
Incisura(-ae)
– acetabuli 305
– angularis 111
– fibularis 299
– frontalis 435
– intertragica 398, 633, 651
– ischiadica major 163, 296
– ischiadica minor 163, 296
– jugularis 362
– pancreatis 135
– scapulae 262
– tentorii 522
– thyroidea 362
– trochlearis ulnae 230
– tympanica 634
Inclinatio frontalis 437
Incus (Amboss) 430, 637
Induseum griseum 545
Infrahyale Muskulatur
– Kauakt 367
– Nahrungsaufnahme 367
– Phonation 367
– Schluckakt 367
Infundibulum
– ethmoidale 475
– tubae uterinae 205
Injektion, intermuskuläre
– fehlerhafte 310
– regelrechte 293
Innenohr 640
Insula 549
Interdentalzelle 644
Interkostalnerven
– Irritation 36
Interkostalraum
– Lokalanästhesie 36
Intumescentia
– cervicalis 496
– lumbalis 496
Iris 616
Isthmus
– aortae 77
– endolymphaticus 646
– faucium 394, 448
– tubae uterinae 205
– uteri 201
Iwanoff-Muskel (M. ciliaris) 617

J

Jacobson-Anastomose 589
Jugum(-a)
– cerebralia 441

K

Kammerwasser 617
Kardia 110
– Wringverschluss 111
Karpaltunnel-Syndrom 233, 258
Kehlkopf 386
– Adamsapfel 362, 387
– Entwicklung 392
– Glottisödem 392
– Kehldeckel 386
– Kehlkopfhochstand, Säugling 392
– Kehlkopfknorpel, geschlechtsdifferente
  Verknöcherung 388
– Kehlkopfspiegel 393
– Kehlkopfspiegelbild 387
– Laryngoskop 393
– Larynxkarzinom 418
– mittlere Etage 388
– N. laryngeus recurrens, Läsion 393
– obere Etage (Vestibulum laryngis) 388
– Phonation 389, 391
– Reinke-Ödem 392
– Rekurrensparese, doppelseitig 393
– Rekurrensparese, einseitig 393
– Ringknorpel 362, 386
– Schildknorpel 386
– Schildknorpelbruch 392
– Stellknorpel 386
– Stimmband 387
– Stimmbandgranulom 388
– Stimmbildung, Schwächung 393
– Stimmfalte 387
– Stimmklang 388
– Stimmlippe 387
– Stimmritze 395
– Stimmverlust 393
– Taschenfalte 387
– Thyreoidektomie 392
– untere Etage (Cavum infraglotticum) 388
Keilbeinhöhle 476
– Hypophysentumor, operativer Zugang 476
– Schädelbasisfraktur, Beteiligung 476
Keimstränge
– primäre 193, 210
– sekundäre 193, 210
Kiefergelenk
– Bennett-Bewegung 467
– Bennett-Winkel 466

– Fossa temporalis, Vereiterungen 469
– Kauvorgang, Steuerung 467
– Kiefersperre 467
– Kraniomandibuläre Dysfunktion (CMD) 469
– Oberes diskotemporales Schiebegelenk 466
– primäres 467
– Scharnier-, Gleit- und Drehgelenk 462
– Schmerzzustände 468
– sekundäres 467
– Stomatognathes System, Dysfunktion 468
– Unteres diskomandibulares Scharniergelenk 466
Kieferhöhle 473
– Endonasale NNH-OP 474
– Pansinusitis 474
– Schneider-Membran 473
– Sinonasale Neoplasie 474
– Sinusbodenelevation 474
– Sinusitis maxillaris 474
Kiemenbogen (Schlundbogen) 422
– branchiogene Fistel 426
– Kiemenfurche 422, 651
– Kiemenmembran 422
– Kiementasche 422, 651
– laterale branchiogene Halszyste 426
Kiemenbogenarterien
– Dysphagia lusoria 70
Kinozilie
– Haarzellen, Gleichgewichtsorgan 646
Klavikula 223
Kleinhirn 509, 515
– Arbor vitae 515
– Blickrichtungsnystagmus 520
– Dysmetrie 521
– Gangataxie 520
– Golgi-Zellen 518
– Intentionstremor 521
– Kletterfasern 518
– Korbzellen 517
– Körnerzellen 517
– Moosfasern 518
– Pontocerebellum 520
– Purkinje-Zellen 517
– Rumpfataxie 520
– Spinocerebellum 519
– Standataxie 520
– Sternzellen 517
– Vestibulocerebellum 519, 651
Kleinhirnbahn
– Direkte sensorische 651
– Indirekte sensorische 651
Kloakenmembran 195, 210
Kniegelenk
– Adduktionstrauma 353
– Aufklappbarkeit 315
– Gonarthrose 317
– Hoffascher Fettkörper 314
– Kniegelenksluxation 316

– Lachmann-Test 316
– Membrana fibrosa 311
– Membrana synovialis 313
– Menisken, Einriss 316
– Menisken, Korbhenkelrisse 316
– Menisko-Femoral-Gelenk 311
– Menisko-Tibial-Gelenk 311
– Plicasyndrom 316
– Poplitealzyste (Baker-Zyste) 316
– Schlussrotation 315
– Schubladenphänomen 316
– Stabilität 315
– Steinmann-Zeichen I und II 316
– Trochoginglymus (Drehscharniergelenk) 311
– Unhappy-Triad-Verletzung 316
– X-Bein-Stellung 311
Kniekehle
– Geschwulst, Differenzialdiagnose 333
Kommissurenbahnen 552
Kompartmentsyndrom 294
Konjunktivalsack 625
Kopf
– Caput succedaneum 430
– Kephalhämatom 430
– Kopfhaut, Schnittverletzung 429
– Kopfhaut, Skalpierungsverletzung 429
– Kopfhaut, Talgzyste (Atherom) 429
– Kopfschwarte, Vereiterung 430
– subgaleale Blutung 430
Krampfadern 152
Kryptorchismus 98
Kyphoskoliose 23

L

Labium(-a)
– majora pudendi 198
– minora pudendi 198
Labrum
– acetabulare 305
– glenoidale 235
Labyrinthkapsel
– knöcherne 653
– knorpelige 653
Labyrinthus
– membranaceus 643
– osseus 641
– vestibularis 645
Lacuna(-ae)
– musculorum 150, 330, 346
– vasorum 152, 330, 342, 344
Lamina(-ae)
– basalis = Bruch-Membran (Choroidea) 618
– choroidocapillaris (Choroidea) 618
– cribrosa (Fascia axillaris) 227
– cribrosa (Os ethmoidale) 439
– granularis externa (Neokortex) 539

– granularis interna (Neokortex) 539
– horizontalis (Os palatinum) 438
– lateralis (Processus pterygoideus,
   Os sphenoidale) 439
– medialis (Processus pterygoideus,
   Os sphenoidale) 439
– medullaris interna (Thalamus) 535
– membranacea tubae auditivae 638
– molecularis (Neokortex) 539
– multiformis (Neokortex) 540
– perpendicularis (Os ethmoidale) 435, 439
– perpendicularis (Os palatinum) 435, 437
– praetrachealis (Fascia cervicalis) 364, 371
– praevertebralis (Fascia cervicalis) 365
– pyramidalis externa (Neokortex) 539
– pyramidalis interna (Neokortex) 539
– spiralis ossea 641, 643
– suprachoroidea (Choroidea) 618
– terminalis 596
– vasculosa (Choroidea) 618
Laryngopharynx (Hypopharynx) 380
– Hypopharynxdivertikel 396
– Killian-Dreieck 396
– Laimer-Dreieck 396
– Peripharyngealabszess 396
– Zenker-Divertikel 396
Laryngotrachealrinne 392
Lateralsklerose, amyotrophe 543
Leber 129
– Arterielle Versorgung (Varianten) 132
– Formvarianten 132
– Hepatozelluläres Karzinom 132
– Histologie 132
– Leberlappenresektion 153
– Leberpunktion 132
– Leberzirrhose 125
– Pringle-Manöver 108
– Segmente 131
– Teilresektion 132
– Ultraschall 132
Leistenhernie
– Direkte erworbene 101
– indirekte angeborene 191, 195, 211
– Indirekte angeborene 100
– Indirekte erworbene 100
Leistenlymphknoten
– Lymphadenopathie 333
Lemniscus
– lateralis 510, 523, 650
– medialis 523
– trigeminalis 560
Lens 620
Leptin 533
Leptomeninx 569
Lidschlussreflex 447
Lieberkühn-Krypten 126

Ligamentum(-a)
– alaria 18
– anulare radii 241
– anulare stapediale 637
– apicis dentis 18
– arcuatum 313
– arcuatum laterale 40
– arcuatum mediale 40, 153
– arteriosum 71
– bifurcatum 302, 322
– calcaneocuboideum 302
– calcaneocuboideum plantare 326
– calcaneonaviculare 302, 320
– calcaneonaviculare plantare 326
– capitits femoris 305
– cardinale 208
– carpi dorsale 244
– collaterale fibulare 313
– collaterale radiale 241
– collaterale tibiale 313
– collaterale ulnare 241
– collateralia (Manus) 246
– coracoclaviculare 229
– coronarium 130, 313
– cricotracheale 387
– cruciatum anterius 314
– cruciatum posterius 314
– cruciforme atlantis 18
– falciforme hepatis 105, 109, 130
– flava 10
– gastrocolicum 106, 138
– gastrophrenicum 107, 138
– gastrosplenicum 107, 138
– hepatoduodenale 105
– hepatogastrium 105
– hyoepiglotticum 386
– iliofemorale 307
– incudis posterius 637
– incudis superius 637
– inguinale 100, 327, 330
– interfoveolare 100, 101
– interspinalia 10
– intertransversaria 10
– ischiofemorale 307
– lacunare 330
– laterale (Lig. temporomandibulare) 463
– latum uteri 208
– longitudinale anterius 10
– longitudinale posterius 10
– mallei anterius 463, 637
– mallei laterale 637
– mallei superius 637
– meniscofemorale anterius 314
– meniscofemorale posterius 314
– metacarpale transversum profundum 246
– metatarsale transversum profundum 294, 326

– metatarsale transversum superficiale 294
– nuchae 10
– ovarii proprium 206
– palmaria (Manus) 246
– patellae 298
– pectineum 330
– phrenicocolicum 107, 138
– phrenicosplenicum 107
– plantare longum 326
– popliteum obliquum 313
– pubofemorale 307
– pubovesicale 208
– reflexum 100
– sacroiliaca posteriora 164
– sacrospinale 164
– sacrotuberale 164, 350
– sacrouterinum 208
– sphenomandibulare 463
– spirale 641, 643
– splenorenale 138
– stylohyoideum 386
– stylomandibulare 463
– supraspinale 10
– suspensorium ovarii 206
– suspensorium penis 350
– talonaviculare 302
– teres hepatis 74, 105, 130
– teres uteri 100, 209
– thyroepiglotticum 387
– transversum acetabuli 305
– transversum genus 314
– transversum scapulae superius 262
– triangulare dextrum 130
– triangulare sinistrum 109, 130
– umbilicalia lateralia 74
– venosum 74, 130
– vestibulare 387
– vocale 387
Limbus
– corneae 616
– fossae ovalis 73
– spiralis 643
Linea(-ae)
– alba 94
– arcuata 94, 97, 163
– aspera 297
– intertrochanterica 296
– mylohyoidea 379, 462
– nuchae inferior 439
– pectinata 177
– semilunaris 95
– supracondylica lateralis 297
– supracondylica medialis 297
– temporalis inferior 437
– temporalis superior 437
– terminalis 163
Lingula
– cerebelli 516

– mandibulae 461
Linsenplakode 629
Liquor cerebrospinalis 572
– Rückresorptionsstörungen 436
Liquorentnahme 11
Liquorzirkulation
– Blockierung 573
– Hakim-Trias 573
– Hydrocephalus malresorptivus 573
– Hydrocephalus occlusus 573
– Normaldruckhydrozephalus 573
– Stauungspapille 573
Lobulus(-i)
– auriculae 633
– biventer 516
– centralis 516
– gracilis 516
– parietalis inferior 548
– parietalis superior 548
– quadrangularis anterior 516
– quadrangularis posterior 516
– semilunaris inferior 516
– semilunaris superior 516
Lobus(-i)
– anterior (Cerebellum) 516
– flocculonodularis 516
– frontalis 542
– inferior (Pulmo dexter) 48
– inferior (Pulmo sinister) 48
– medius (Pulmo dexter) 48
– occipitalis 548
– parietalis 548
– posterior (Cerebellum) 516
– superior (Pulmo dexter 48
– superior (Pulmo sinister) 48
– temporalis 544
Locus
– caeruleus 513
– Kiesselbach 470
Lumbalhernien
– obere 17
– untere 17
Lumbalisation 9, 163
Lumbalpunktion 3, 91
Lumbalspalt
– lateraler 40
– medialer 40
Lunge
– Auskultation und Perkussion 51
– Bronchialkarzinom 393
– Lappenbildungen, zusätzliche 51
– Lungenembolie 61
– Pancoast-Tumor 272
– Pleuraerguss 43
– Pleurapunktion 43
– Pleurariss 43
– Pleuritis 43
– Pneumothorax 43

– pulmonales Lymphgefäßsystem 48
– subpleurales Lymphgefäßsystem 48
– Surfactant-Faktor 51
Lymphadenektomie, retroperitoneale 154, 192
Lymphangitis 344
Lymphfistel 78
Lymphödem 78

M

Macula(-ae)
– lutea 623
– sacculi 646, 651
– utriculi 646, 651
Magen 110
– Billroth-I-Resektion 114
– Gastrektomie 115
– Gastroskopie 115
– Histologie 126
– Latarjetscher Nerv 114
– Magenkarzinom 113
– Osteopathie 115
– proximale selektive Vagotomie 114
– Röntgenbild 115
– selektive gastrale Vagotomie 114
– Topografie 112
– Ulcus ventriculi 114
Magen-Darm-Trakt
– Darmobstruktion 128
– Entwicklung 127
– Histologie 126
Malleolus
– lateralis 300
– medialis 299
Malleus (Hammer) 430, 637
Mamma 219
– Brustdrüsenabzess 223
– brusterhaltende Therapie (BET) 222
– Entwicklung 221
– Histologie 219
– Lymphödem 223
– Mastektomie 252
– radikale Mastektomie 222
Mandibula 430, 437, 461
Manubrium 35
– mallei 637
Margo, posterior (Ulna) 225
Markpyramiden (Niere) 144
Maxilla 430, 435
Meatus
– acusticus externus 437, 633
– acusticus internus 640, 649, 650
Medianusgabel 261, 268
Mediastinum 52
Medulla oblongata 509
– Kreislauf- und Atemzentrum 509
– Medullakompression 511
– Wallenberg-Syndrom 511

Membrana(-ae)
– interossea antebrachii 230
– interossea cruris 293, 317
– obturatoria 296, 347
– oronasalis 374
– pharyngobasilaris 385
– pleuroperitoneales 41
– quadrangularis 387
– reticularis 644
– tectoria 18, 644
– thyrohyoidea 386
– tympanica 634
Meningomyelozele 23
Meniscus
– lateralis 314
– medialis 314
Mesencephalon 522
– Crura cerebri 522
– Mittelhirn, Einklemmung 525
– pedunkuläres Syndrom 525
– Tegmentum 523
Mesoderm, paraxiales 21
Mesotympanon 636
Metatarsus 300
Metencephalon 509
Michaelis-Raute 3, 165
Milz 138
– akzessorische Milzen 139
– Entwicklung 140
– Histologie 139
– Milznische 138
– Milzruptur 139
– Splenektomie 139
– Topografie 139
– Ultraschall 140
Mitteldarm 127
Mittelhirn 522
Mittelohr 636
Modiolus
– anguli oris 447
– cochleae 641, 649
Mohrenheim-Grube 258
Mons pubis 198
Morbus
– Alzheimer 374, 547, 550, 576
– Bechterew 18, 619
– Hirschsprung 496
– Menière 649
– Parkinson 374, 524, 528, 553, 576, 609
– Pick (frontotemporale Demenz) 550
– Raynaud 421
– Scheuermann 10
Müller-Gang 195, 210
Müller-Muskel (M. ciliaris) 617
Mundboden 379
– Angina Ludovici 380
– Halsphlegmone 380
– Mundbodenphlegmone 380

Musculus(-i)
– abductor digiti minimi (Manus) 248
– abductor digiti minimi (Pes) 324, 326
– abductor hallucis 323, 324, 326
– abductor pollicis brevis 248
– abductor pollicis longus 241, 244, 248
– adductor brevis 308
– adductor hallucis 323, 324, 326
– adductor longus 308, 327, 332
– adductor magnus 308, 332
– adductor pollicis 248
– anconaeus 241
– aryepiglotticus 395
– arytenoideus obliquus 390, 395
– arytenoideus transversus 390, 395
– biceps brachii 241
– biceps femoris 308, 315, 332
– brachialis 241
– brachioradialis 241
– bulbospongiosus 171
– ciliaris 617
– coccygeus 169
– constrictor pharyngis inferior 385
– constrictor pharyngis medius 385
– constrictor pharyngis superior 385, 394
– coracobrachialis 238
– cricoarytenoideus lateralis 389, 395
– cricoarytenoideus posterior 389
– cricothyroideus 389
– deltoideus 238
– digastricus 366, 386, 395
– digiti minimi 247
– dilatator pupillae 616
– extensor carpi radialis brevis 244
– extensor carpi radialis longus 244
– extensor carpi ulnaris 244
– extensor digiti minimi 244, 248
– extensor digitorum 244, 247
– extensor digitorum brevis 324
– extensor digitorum longus 320, 321, 324
– extensor hallucis brevis 324
– extensor hallucis longus 320, 324
– extensor indicis 244, 247
– extensor pollicis brevis 244, 248
– extensor pollicis longus 244, 248
– flexor carpi radialis 241, 244
– flexor carpi ulnaris 241, 244
– flexor digiti minimi brevis (Manus) 248
– flexor digiti minimi brevis (Pes) 324
– flexor digitorum brevis 323, 326
– flexor digitorum longus 320, 321, 323
– flexor digitorum profundus 244
– flexor digitorum superficialis 241, 244, 246
– flexor hallucis brevis 323, 324, 326
– flexor hallucis longus 320, 321, 323, 324
– flexor pollicis brevis 248
– flexor pollicis longus 248
– gastrocnemius 315, 332
– gemellus inferior 308
– gemellus superior 308
– genioglossus 378
– geniohyoideus 366, 386
– glutaeus maximus 308
– glutaeus medius 308
– glutaeus minimus 308
– gracilis 308, 315
– hyoglossus 378, 386
– iliacus 150, 308, 327
– iliococcygeus 169
– iliocostalis 14
– iliopsoas 150, 330, 331
– infraspinatus 238
– intercostalis externus 35
– intercostalis internus 36
– intercostalis intimus 36
– interossei dorsales (Manus) 248
– interossei dorsales (Pes) 324
– interossei palmares 248
– interossei plantares 324
– ischiocavernosus 171
– latissimus dorsi 12, 238
– levator ani 169
– levator palpebrae superioris 626
– levator prostatae 169
– levator scapulae 12
– levator veli palatini 373
– levatores costarum 14
– longissimus 14
– longus capitis 368
– longus colli 368
– lumbricales (Manus) 248
– lumbricales (Pes) 324
– masseter 426, 464
– multifidus 16
– mylohyoideus 366, 379, 386, 395
– obliquus abdominis externus 95
– obliquus abdominis internus 95
– obliquus capitis inferior 16
– obliquus capitis superior 16
– obliquus inferior 623
– obliquus internus abdominis 94, 95, 98, 100
– obliquus superior 623
– obturatorius externus 308
– obturatorius internus 308
– omohyoideus 367, 386
– opponens digiti minimi (Manus) 248
– opponens digiti minimi (Pes) 324
– opponens pollicis 248
– orbitalis 611
– palatoglossus 373, 378, 394
– palatopharyngeus 373, 395
– palmaris longus 241, 244, 247
– pectinati 60
– pectineus 308, 327, 331

– pectoralis major 238
– peronaeus brevis 320, 321
– peronaeus longus 320, 321, 327
– piriformis 308
– popliteus 315, 332
– pronator quadratus 241
– pronator teres 241
– psoas major 140, 150, 308, 327
– pterygoideus lateralis 465
– pterygoideus medialis 464
– pubococcygeus 169
– puborectalis 169
– pubovaginalis 169
– quadratus femoris 308
– quadratus lumborum 140, 146, 150, 154
– quadratus plantae 324
– quadriceps femoris 315
– rectus abdominis 94
– rectus capitis anterior 368
– rectus capitis posterior major 16
– rectus capitis posterior minor 16
– rectus femoris 308
– rectus inferior 623
– rectus lateralis 623
– rectus medialis 623
– rectus superior 623
– rhomboideus major 12
– rhomboideus minor 12
– rotatores breves 16
– rotatores longi 16
– sartorius 308, 315, 327, 332
– scalenus anterior 367
– scalenus medius 367
– scalenus posterior 367
– semimembranosus 308, 315, 332
– semispinalis 15
– semitendinosus 308, 315, 332
– serratus posterior inferior 12
– serratus posterior superior 12
– sphincter ani externus 171, 177
– sphincter ani internus 171, 177
– sphincter Oddi 116, 133
– sphincter pupillae 616
– sphincter pylori 111
– sphincter urethrae 171, 182
– sphincter vesicae 171, 182
– spinalis 14
– splenius 14
– stapedius 637
– sternocleidomastoideus 365
– sternohyoideus 367, 386
– sternothyroideus 367, 386
– styloglossus 378
– stylohyoideus 366, 386, 395
– stylopharyngeus 395
– subscapularis 238
– supinator 241

– supraspinatus 238
– suspensorius duodeni 116
– tarsalis inferior 626
– tarsalis superior 626
– temporalis 426, 464
– tensor fasciae latae 308, 327
– tensor tympani 637
– tensor veli palatini 373, 394
– teres major 238
– teres minor 238
– thyroarytenoideus 390, 395
– thyroepiglotticus 395
– thyrohyoideus 367, 386, 395
– tibialis anterior 320, 321
– tibialis posterior 320, 321, 324, 327
– transversus abdominis 95, 140
– transversus perinei profundus 171
– trapezius 12
– triceps brachii 241
– triceps surae 320, 321
– uvulae 373
– vastus medialis 332
– vocalis 390
Muskulatur, mimische 444
Muskulatur, suprahyale
– Mundboden 366
– Nahrungsaufnahme 367
– Schluckakt 367
– Sprechvorgang 367

N

Nabelschleife 127
Nachniere (Metanephros) 147
Nase 469
Nasenhöhle 435
– Mittlerer Nasengang 435
– Nasengänge 469
– Nasenmuschel 469
– Nasennebenhöhlen 472
– oberer Nasengang 435
– Riechzellen 469
– unterer Nasengang 435
Nasopharynx (Epipharynx) 380
– posteriore Rhinoskopie 383
– Tuba auditiva, Ballondilatation 383
– Tuba auditiva, Otitis media 383
Nebengrenzspalte (Leber) 130
Nebenhoden 189
– Nebenhodenentzündungen 192
– Nebenhodenzyste 191
Nebenniere 150
– Adrenalektomie 151
– Histologie 151
Nebenschilddrüsen 372
– Entwicklung 372
– Hyperparathyroidismus 372

– Nebenschilddrüsenadenom 372
– Tetanie 373
– Überfunktion 372
Neck Dissection
– Einteilung, Regionen, Level I–V 418
– Larynxkarzinom 418
Nervensystem, vegetatives 486
– Adie-Syndrom 495
– Horner-Syndrom 495
– Morbus Hirschsprung 496
– Solarplexus, Schlag 496
Nervensystementwicklung
– Ektoderm 595
– Ganglienleiste 596
– Neuralplatte 595
– Neuralrohr 595
Nervus(-i)
– abducens (N. VI) 512, 584, 614
– accessorius (N. XI) 365, 509, 594
– alveolaris inferior 582
– ampularis posterior 587
– ampullaris anterior 587
– ampullaris lateralis 587
– anococcygei 350
– auriculares anteriores 582
– auricularis magnus 419, 633
– auricularis posterior 585, 633
– auriculotemporalis 397, 464, 582, 633, 634
– axillaris 263, 265
– buccalis 582
– canalis pterygoidei 586
– cardiacus cervicalis inferior 421
– cardiacus cervicalis medius 421
– cardiacus cervicalis superior 421
– caroticotympanici 589, 638
– caroticus externus 421
– caroticus internus 421
– ciliares breves 579, 614
– ciliares longi 579, 613
– clunium inferiores 21, 348
– clunium superiores 21
– coccygeus 348
– cochlearis 587, 640
– cutaneus antebrachii lateralis 262, 266
– cutaneus antebrachii medialis 262
– cutaneus antebrachii posterior 263, 266
– cutaneus brachii lateralis inferior 263, 266
– cutaneus brachii lateralis superior 263, 265
– cutaneus brachii medialis 262
– cutaneus brachii posterior 263, 266
– cutaneus femoris lateralis 330, 344, 346
– cutaneus femoris posterior 348
– cutaneus surae lateralis 352
– cutaneus surae medialis 351
– digitales dorsales (N. radialis) 263
– digitales dorsales (N. ulnaris) 262
– digitales palmares proprii 262
– dorsalis clitoridis 197, 350
– dorsalis penis 185, 350
– dorsalis scapulae 262
– ethmoidalis anterior 475, 580, 614
– ethmoidalis posterior 475, 476, 580, 614
– facialis (N. VII) 374, 397, 420, 512, 584, 640
– femoralis 327, 330, 346
– frontalis 579, 611
– genitofemoralis 100, 330, 346
– glossopharyngeus (N. IX) 374, 378, 385, 509, 588
– glutaeus inferior 348
– glutaeus superior 348
– hypogastrici 192
– hypogastricus 153, 178, 182
– hypoglossus (N. XII) 378, 509, 595
– iliohypogastricus 140, 346
– ilioinguinalis 100, 140, 346
– infraorbitalis 581, 614, 627
– infratrochlearis 580, 614, 627
– intercostobrachialis 262
– intermedius 586, 640
– interosseus antebrachii anterior 268
– interosseus antebrachii posterior 266
– ischiadicus 292, 348, 350
– jugularis 421
– lacrimalis 579, 611, 627
– laryngeus inferior 391, 593
– laryngeus recurrens 370, 371, 391, 593
– laryngeus superior 391, 591
– lingualis 399, 582
– mandibularis (N. V/3) 374, 581
– massetericus 582
– maxillaris (N. V/2) 471, 580
– meatus acustici externi 582
– medianus 262, 268
– mentalis 582
– musculi tensoris tympani 582
– musculi tensoris veli palatini 582
– musculocutaneus 262, 266
– mylohyoideus 582
– nasociliaris 580, 613
– nasopalatinus 472, 581
– obturatorius 346, 347
– occipitalis major 21, 420
– occipitalis minor 419, 633
– occipitalis tertius 21, 420
– oculomotorius (N. III) 512, 577, 614
– olfactorius (N. I) 471, 576–577
– ophthalmicus (N. V/1) 471, 579, 613
– opticus (N. II) 577, 628
– palatini minores 581
– palatinus major 581
– pectoralis lateralis 262
– pectoralis medius 262
– perineales 350
– peronaeus communis 292, 332, 350, 352
– peronaeus profundus 352

– peronaeus superficialis 353
– petrosus major 471
– petrosus minor 588
– petrosus profundus 421, 471, 586
– phrenicus 419
– plantaris lateralis 352
– plantaris medialis 352
– pterygoidei lateralis et medialis 582
– pterygopalatini 580
– pudendus 348
– radialis 263, 265
– rectales inferiores 348
– saccularis 587, 647
– sacculoampullaris 641
– saphenus 332, 341, 343, 346
– spinalis 497
– splanchnici lumbales 153, 185, 192, 198
– splanchnici pelvici 153, 178, 185, 197–198, 494
– splanchnicus imus 178
– splanchnicus lumbalis 178
– splanchnicus major 79, 178
– splanchnicus minor 79, 178
– splanchnicus thoracicus imus 153
– splanchnicus thoracicus minor 153
– stapedius 585
– subclavius 262
– subcostalis 140, 146
– sublingualis 582
– suboccipitalis 20, 420
– subscapulares 262
– supraclaviculares 419
– supraorbitalis 475, 579, 611, 627
– suprascapularis 262
– supratrochlearis 580, 611, 627
– suralis 351
– temporales profundi 582
– thoracicus longus 262
– thoracodorsalis 262
– tibialis 332, 350, 351
– transversus colli 419
– trigeminus (N. V) 378, 420, 512, 578
– trochlearis (N. IV) 578, 611
– tympanicus 588
– ulnaris 227, 262, 267
– utricularis 587, 647
– utriculoampullaris 640
– vagus (N. X) 374, 378, 385, 509, 590
– vagus dexter (N. X) 391
– vagus sinister (N. X) 391
– vertebralis 421
– vestibularis 588
– vestibulocochlearis (N. VIII) 512, 587, 641, 650
– zygomaticus 581
Neuralrohr 507
– Bodenplatte 507
– Deckplatte 507
– Flügelplatte 507

– Grundplatte 507
Neurohypophyse 529
Niere 140
– Beckenniere 149
– Entwicklung 147
– Histologie 144
– Hufeisenniere 149
– Hydronephrose 202
– Maße 140
– Nephrektomie 140
– Nierenagenesie 149
– Nierenarterienstenose (NAS) 145
– Nierenbecken (Variabilität) 143
– Niereninsuffinzienz 146
– Nierenstein 143, 147
– operative Darstellung 145
– perinephritischer Abszess 145
– polyzystische 149
– renovaskuläre Hypertonie 145
– Topografie 140
– Urämie 202
– Wanderniere 145
Nodulus(-i)
– cerebelli 516
Nodus(-i)
– lymphoidei aortales 203, 207
– lymphoidei axillares 221
– lymphoidei axillares apicales 260
– lymphoidei axillares brachiales 260
– lymphoidei axillares centrales 260
– lymphoidei axillares interpectorales 260
– lymphoidei axillares pectorales 260
– lymphoidei axillares subscapulares 260
– lymphoidei axillares superficiales 260
– lymphoidei axillares thoracoepigastrici 260
– lymphoidei bronchopulmonales 48
– lymphoidei buccales 471
– lymphoidei cervicales profundi 378, 391,
    417, 471, 633
– lymphoidei cervicales superficiales 417, 471, 634
– lymphoidei coeliaci 113
– lymphoidei cubitales profundi 260
– lymphoidei cubitales superficiales 259
– lymphoidei gastrici dextri 113
– lymphoidei gastrici sinistri 113
– lymphoidei gastroepiploici dextri 113
– lymphoidei gastroepiploici sinistri 113
– lymphoidei hepatici 113
– lymphoidei iliaci externi 197, 200, 203, 330
– lymphoidei iliaci interni 182, 200, 203
– lymphoidei infrahyoidei 417
– lymphoidei inguinales 177, 184, 203
– lymphoidei inguinales profundi 331, 344
– lymphoidei inguinales superficiales 197, 200, 327,
    331, 344
– lymphoidei intercostales 20
– lymphoidei jugulares interni 638

– lymphoidei lienales 113
– lymphoidei lumbales 144, 177
– lymphoidei mastoidei 417, 634
– lymphoidei mediastinales 391
– lymphoidei mediastinales anteriores 53
– lymphoidei mediastinales posteriores 53, 75
– lymphoidei occipitales 417, 633
– lymphoidei pancreatici superiores 113
– lymphoidei pancreaticoduodenales 136
– lymphoidei pancreaticolienales 136
– lymphoidei paraaortales 150, 182
– lymphoidei paratracheales 49, 417
– lymphoidei parotidei 417, 627, 633, 634, 638
– lymphoidei poplitei 331, 332, 344
– lymphoidei praelaryngeales 417
– lymphoidei praetracheales 417
– lymphoidei pulmonales 48
– lymphoidei pylorici 113
– lymphoidei retropharyngeales 417, 638
– lymphoidei sacrales 203
– lymphoidei submandibulares 378, 380, 399, 417, 471, 627
– lymphoidei submentales 378, 417
– lymphoidei supraclaviculares 75
– lymphoidei supratrochleares 259
– lymphoidei tracheobronchiales 391
– lymphoidei tracheobronchiales inferiores 49
– lymphoidei tracheobronchiales superiores 49
– lymphoideus inguinalis profundus (Rosenmüller-Lymphknoten) 344
– lymphoideus jugulodigastricus 384, 418
– lymphoideus tibialis anterior 344
Nucleus(-i)
– accessorius (Edinger-Westphal-Kern) 523
– accumbens 550
– ambiguus 510, 526, 591, 594
– anterior thalami 536
– arcuatus 533
– basalis Meynert 550
– caeruleus 526
– caudatus 552
– centralis (Perlia-Kern) 523
– centromedianus thalami 537
– cochlearis dorsalis 510, 650
– cochlearis ventralis 510, 650
– cuneatus 509
– cuneatus accessorius 559
– Darkschewitsch 524
– dentatus 516
– dorsalis nervi vagi 511, 526, 591
– dorsomedialis 533
– emboliformis 516
– fastigii 516, 651
– globosus 516
– gracilis 509
– habenularis 538
– interpeduncularis 524
– interstitialis (Cajal) 524
– lateralis dorsalis thalami 537
– lateralis posterior thalami 537
– mamillaris medialis 533
– mediodorsalis thalami 537
– mesencephalicus nervi trigemini 523
– motorius nervi trigemini 513, 523
– nervi abducentis 513
– nervi facialis 513
– nervi hypoglossi 509, 595
– nervi oculomotorii 523
– nervi trochlearis 523
– olivaris principalis 511
– parabrachialis lateralis 514
– parabrachialis medialis 514
– paraventricularis 533
– paraventricularis (Adiuretin, Oxytocin) 529
– periventricularis posterior 533
– pontis 512
– praeopticus 533
– praetectalis 524
– principalis nervi trigemini 513
– pulposus 10
– raphes magnus 527
– raphes medius 527
– raphes pallidus 527
– raphes posterior 527
– reticularis thalami 537
– ruber 523
– salivatorius inferior 511
– salivatorius superior 511, 586
– septales 550
– solitarius 510, 526
– spinalis nervi trigemini 509, 513
– subthalamicus 535
– suprachiasmaticus 533, 538
– supraopticus (Adiuretin, Oxytocin) 529, 533
– tegmentalis dorsalis (Gudden) 524
– tegmentalis pedunculopontinus 527
– tegmentalis posterior lateralis 527
– tractus solitarii 591, 631
– tuberomamillaris 533
– ventralis anterior thalami 536
– ventralis lateralis thalami 536
– ventralis posterior thalami 537
– ventralis posterolateralis thalami 537
– ventralis posteromedialis thalami 537, 631
– ventromedialis 533
– vestibularis inferior 510
– vestibularis lateralis 513, 651
– vestibularis medialis 510, 651
– vestibularis superior 513, 651
Nuel-Raum 644

O

Oesophagus 74
– Achalasie 395
– Atresie 76

– chirurgischer Zugang 76
– Divertikel 396
– Engstellen 76
– Histologie 75, 126
– Laimer-Dreieck 396
– Motilitätsstörungen 395
– Oesophago-Gastro-Duodenoskopie (ÖGD) 76
– Oesophaguskarzinom 76, 393
– Oesophagusvarizen 125
– Topografie 74
– Varizen 76
Ohr
– abstehende Ohren (Löffelohr) 635
– akustisches Trauma 648
– Altersschwerhörigkeit 648
– äußerer Gehörgang, Furunkel 635
– Cholesteatom 635
– Cochleaimplantat 649
– Endolymphbewegungen, Störungen 648
– Hochtonverlust 648
– Hörgerät 649
– Hörsturz 648
– Innenohrschwerhörigkeit 648
– Mastoiditis 639
– Morbus Menière 649
– Ohrmuschel, Fisteln/Zysten 635
– Ohrmuschel, Perichondritis 635
– Ohrmuschelhaut, Erysipel 635
– Otitis media 635, 639
– Otoskopische Untersuchung 633
– Schwindelanfälle 649
– Tinnitus 648
– Trommelfell, Incision 634
– Trommelfell, Otoskopie 635
– Tubenbelüftungsstörung 639
– Tubenmittelohrkatarrh 639
– Tympanometrie 639
Ohrbläschen 651
Ohrmuschel 633
Ohrplakode 651
Ohrspeicheldrüse 397
– Entzündung 398
– Gustatorisches Schwitzen (Frey-Syndrom) 399
– N. facialis, operative Freilegung 398
– Parotidektomie 398
– Parotisloge 397
– Sialendoskopie 398
– Topografie 397
– Tumor 398
Ohrtrompete 638
Okzipitallappen 548
– Anton-Syndrom 549
– homonyme Gesichtsfeldausfälle 549
– okzipitaler Assoziationskortex 549
– primär visueller Kortex 549
– Rindenblindheit 549
– visuelle Agnosie 549
– visuelles Sekundärfeld 549
Olecranon 230

Olive
– obere 650
– untere 509, 518
Omentum
– majus 106, 107
– minus 105
Omphalozele 129
Oort-Anastomose 650
Ora serrata 621
Orbita 435
– Kompartiment, unteres 614
– Kompartimente, mittleres 611
– Kompartimente, oberes 611
– Periorbita 610
Organum
– subcommissurale 574
– subfornicale 574
– vasculosum laminae terminalis 574
Oropharynx (Mesopharynx) 380
– A. carotis interna, variable Schleife 384
– Isthmus faucium 383
– Peritonsillarabszess 385
– Tonsillektomie 384
– Tonsillektomienachblutung 384
– Tonsillotomie 385
Os(-sa)
– capitatum 232
– centrale carpi 234
– coccygis 162
– coxae 162
– cuboideum 301
– cuneiforme intermedium 301
– cuneiforme laterale 301
– cuneiforme mediale 301
– ethmoidale 430, 435
– frontale 430, 435
– hamatum 232
– hyoideum 386, 430
– ilium 162, 296
– ischii 163, 296
– lacrimale 430, 435
– lunatum 232
– metacarpalia 232
– metatarsalia 300, 301
– nasale 430, 435, 469
– naviculare 301, 320
– occipitale 430, 438, 441
– palatinum 430, 435
– parietale 430
– peronaeum 305
– pisiforme 232
– praemaxillare 375
– pubis 163, 296
– sacrum 162, 296
– scaphoideum 232
– sphenoidale 435
– styloideum carpi 234
– tarsi 300
– temporale 430

– tibiale externum 305
– trapezium 232
– trapezoideum 232
– trigonum 305
– triquetrum 232
– Vesalianum manus 234
– Vesalianum (Pes) 305
– zygomaticum 430, 435
Ossiculum(-a)
– auditus 636
Ovar 206
– Histologie 207
– Mesovarium 206
– Ovarialkarzinom 202, 207
– Ovarialzysten 207
– Topografie 206

P

Pacchionische Granulationen 436
Pachymeninx 569
Palatum
– durum 373, 448
– molle 373
Palma manus
– Palmarkammer 278
– Thenarkammer 278
Panaritium
– articulare 276
– cutaneum 276
– ossale 276
– periostale 276
– subcutaneum 276
– tendinosum 276
Pankreas 135
– endoskopische retrograde
  Cholangiopankreatikografie (ERCP) 115, 137
– Entwicklung 137
– Histologie 136
– Pancreas anulare 137
– Pankreaskopfkarzinom 125
– Pankreaskopftumor 137
– Pankreatitis 137
– Topografie 135
– Whipple-Operation 137
Papez-Kreis 546
Papilla(-ae)
– duodeni major 116
– duodeni minor 116
– filiformes 377
– foliatae 377
– fungiformes 377, 631
– lacrimalis 626
– vallatae 377, 631
Paraplegie 12
Parasympathikus 489
– afferente Nervenfasern 490

– efferente Nervenfasern 494
– kranialer 493
– parasympathische Effekte 494
– Parasympatholytika 495
– sakraler Parasympathikus 494
Paries
– caroticus (Cavitas tympani) 636
– jugularis (Cavitas tympani) 636
– labyrinthicus (Cavitas tympani) 636
– mastoideus (Cavitas tympani) 636
– membranaceus (Cavitas tympani) 636
– tegmentalis (Cavitas tympani) 636
Parietallappen 548
– Agrafie 548
– Alexie 548
– Astereognosie 548
– parietaler Assoziationskortex 548
– primärsomatosensorischer Kortex, Ausfall 548
– Somatosensorik, Ausfall 548
– somatosensorisches Assoziationsgebiet,
  Ausfall 548
– somatosensorisches Primärfeld 548
Parkinsonismus 524
Paroophoron 210
Pars
– abdominalis (Harnleiter) 146
– alveolaris (Mandibula) 435, 461
– ascendens (Duodenum) 116
– atlantis (A. vertebralis) 409
– basalis telencephali 550
– basilaris (Os occipitale) 439
– caeca retinae 621
– cartilaginea (Tuba auditiva) 638
– cavernosa (A. carotis interna) 405
– cerebralis (A. carotis interna) 406
– cervicalis (A. carotis interna) 405
– ciliaris retinae (Ziliarkörper) 617
– costalis (Diaphragma) 40
– descendens (Duodenum) 116
– flaccida membranae tympanicae 634
– horizontalis (Duodenum) 116
– infraclavicularis (Plexus brachialis) 262
– insularis (A. cerebri media) 406
– intracranialis (A. vertebralis) 410
– intramuralis (Harnleiter) 146
– lumbalis (Diaphragma) 40, 153
– mandibularis (A. maxillaris) 404
– membranacea urethrae 183
– optica retinae 621
– ossea (Tuba auditiva) 638
– pelvica (Harnleiter) 146
– petrosa (A. carotis interna) 405
– petrosa (Os temporale) 439, 441
– plana (Ziliarkörper) 617
– plicata (Ziliarkörper) 617
– postcommunicalis (A. cerebri anterior) 406
– postcommunicalis (A. cerebri posterior) 410

– praecommunicalis (A. cerebri anterior) 406
– praecommunicalis (A. cerebri posterior) 410
– praevertebralis (A. vertebralis) 409
– prostatica urethrae 182
– pterygoidea (A. maxillaris) 404
– pterygopalatina (A. maxillaris) 404
– pylorica (Magen) 110
– quadrigemina (A. cerebri posterior) 410
– sphenoidalis (A. cerebri media) 406
– spongiosa urethrae 183
– squamosa (Os temporale) 437
– sternalis (Diaphragma) 40
– superior (Duodenum) 116
– supraclavicularis (Plexus brachialis) 262
– tensa membranae tympanicae 634, 651
– terminalis (A. cerebri posterior) 410
– transversaria (A. vertebralis) 409
– tympanica (Os temporale) 437
Passavantscher Ringwulst 394
Patella 290, 298
– Formvarianten (Wiberg) 299
– Genu valgum 298
– Ligamentum patellae, Ruptur 299
– Luxationen 298
– Querfraktur 298
– Splitterfraktur 298
– Tuberositas tibiae, Abscherung 299
Paukenhöhle 636
Paukennebenhöhle 638
Pecten ossis pubis 331
Pedunculus(-i)
– cerebellaris inferior 510
– cerebellaris medius 512
– cerebellaris superior 514
– thalami anterior 535
– thalami inferior 535
– thalami posterior 535
– thalami superior 535
Pelvis 296
Penis 184
Perikarditis 56
Perikardpunktion 56
Perilymphe 646
– Corti-Lymphe 643
Perilymphräume 653
Pes
– anserinus profundus 313
– anserinus superficialis 313
– hippocampi 545
Pfeilerzellen
– äußere, Corti-Organ 644
– innere, Corti-Organ 644
Phalangenzellen
– äußere, Corti-Organ 644
– innere, Corti-Organ 644
Phalanges
– pedis 300, 301

Pharynx 380
– Histologie 385
– Pharyngitis 383
Pia mater 569
– spinalis 505
Planta pedis 300
Planum
– nuchae 439
– popliteum 297
Platysma 363, 365
Pleura
– costalis 37
– diaphragmatica 37
– mediastinalis 37
– parietalis (Rippenfell) 37, 42
– pulmonalis (Lungenfell) 38, 42
Pleuraspalt 43
Plexus
– aorticus 207
– brachialis 261
– cardiacus 65, 421, 493, 494, 593
– caroticus communis 421
– caroticus externus 421
– caroticus internus 421
– cervicalis 366, 419
– choroideus ventriculi lateralis 571
– choroideus ventriculi quarti 571
– choroideus ventriculi tertii 571
– coccygeus 350
– coeliacus 493, 494
– dentalis inferior 582
– hämorrhoidalis internus 177
– hypogastricus inferior 100, 153, 178, 182,
  185, 192, 198, 494
– hypogastricus superior 153, 178, 182, 185, 192,
  198, 493, 494
– lumbalis 344
– mesentericus inferior 493, 494
– mesentericus superior 493, 494
– myentericus Auerbach 127, 494
– oesophageus 593
– pampiniformis 100, 189
– parotideus 398
– pharyngeus 374, 421, 589, 591, 638
– pharyngeus (venosus) 415, 638
– prostaticus 187
– pulmonalis 493, 494, 593
– sacralis 348
– subclavius 421
– submucosus Meissner 126, 494
– tympanicus 421, 589, 638
– vaginalis 200
– venosus pelvicus 203
– venosus pharyngeus 385, 391
– venosus suboccipitalis 20
– venosus vertebralis externus 503
– venosus vertebralis internus 503

– venosus vesicalis 182
– vertebralis 421
– vertebralis externus 187
– vertebralis internus 187
Plica(-ae)
– alares 314
– aryepiglottica 387, 395
– glossoepiglottica lateralis 377, 387
– glossoepiglottica mediana 377, 387
– semilunares 118
– synovialis infrapatellaris 315
– urogenitalis 193, 210
– vestibularis 387
– vocalis 387
Pollex 232
Pomus adami 387
Pons 509, 512
Porta hepatis 130
Portalvenensystem
– portocavale Anastomosen 125
Portio
– supravaginalis cervicis 201
– vaginalis cervicis 201
Porus
– acusticus externus 437
– acusticus internus 640
Praeputium
– clitoridis 196
– penis 185
Processus
– accessorius (Vertebra lumbalis) 9
– alveolaris (Maxilla) 435, 437
– anterior (Malleus) 637
– articularis inferior 6
– articularis superior 6
– ciliares 617
– coracoideus 228
– coronoideus (Mandibula) 437, 461
– coronoideus (Ulna) 230
– costalis 9
– frontalis (Maxilla) 469
– frontalis (Os zygomaticum) 426
– lateralis (Malleus) 637
– lenticularis 637
– mamillaris (Vertebra lumbalis) 9
– mastoideus 426, 437, 439
– palatinus (Maxilla) 438
– pterygoideus (Os sphenoidale) 437, 439
– spinosus 6
– styloideus (Os temporale) 439
– styloideus radii 244
– styloideus ulnae 244
– uncinatus 135
– xiphoideus 35
Proctodeum 127
Projektionsbahn 550
Prominentia

– canalis semicircularis lateralis 642
– mallearis 637
– spiralis 643
Promontorium 153, 163, 636
Prostata 186
– benigne Prostatahypertrophie 187
– benignes Prostataadenom 188
– chirurgische Zugänge 187
– linker Lappen 187
– Maße und Gewicht 186
– Mittellappen 187
– Prostatakarzinom 187
– Prostatektomie 192
– rechter Lappen 187
– Topografie 186
– transrektale Sonografie 187
– transurethrale Resektion (TURP) 188
Protuberantia
– occipitalis externa 426, 439
– occipitalis interna 441
Psoasabszess 150
Psoasarkade 40
Psoastest 121
Pulstastung
– A. dorsalis pedis 292
– A. femoralis 292
– A. poplitea 292
– A. radialis 225
– A. tibialis posterior 292
– A. ulnaris 225
Pulvinar
– thalami 537
Punctum(-a)
– lacrimale inferius 626
– lacrimale superius 626
Pupille 616
– konsensuelle Lichtreaktion 617
– Pupillenreaktion 618
– Pupillenreflexe 617
Purpura, thrombozytopenische 140
Putamen 552
Pyramide 509
Pyramidenbahn 509
Pyramis, vermis 516

Q

Quadratusarkade 40

R

Radiatio, thalami 535
Radius 230
Radix(-ces)
– craniales (N. accessorius) 594
– dentis 449

– linguae 376
– mesenterii 117
– nasociliaris (Ganglion ciliare) 579
– oculomotoria (Ganglion ciliare) 579
– parasympathica (Ganglion oticum) 581
– parasympathica (Ganglion pterygopalatinum) 580
– sensoria (Ganglion oticum) 581
– sensoria (Ganglion pterygopalatinum) 580
– spinales (N. accessorius) 594
– sympathica (Ganglion ciliare) 579
– sympathica (Ganglion oticum) 581
– sympathica (Ganglion pterygopalatinum) 580
Ramus(-i)
– acetabularis (A. circumflexa femoris medialis) 334
– alveolares superiores anteriores
  (N. infraorbitalis) 474, 581
– alveolares superiores posteriores
  (N. infraorbitalis) 474, 581
– alveolaris medius (N. infraorbitalis) 474, 581
– ascendens (A. circumflexa femoris lateralis) 334
– ascendens (A. circumflexa femoris medialis) 334
– auricularis (N. vagus) 591, 633, 634
– bronchiales (N. vagus) 593
– buccales (N. facialis) 447, 585
– calcarinus (A. occipitalis medialis) 554
– cardiaci cervicales inferiores (N. vagus) 593
– cardiaci cervicales superiores (N. vagus) 593
– cardiaci thoracici (N. vagus) 593
– caroticotympanici (A. carotis interna) 637
– cochlearis (A. vestibulocochlearis) 649
– colli (N. facialis) 585
– communicans albus (N. spinalis) 79, 490, 492, 498
– communicans cum chorda tympani
  (N. lingualis) 582
– communicans cum nervo faciali
  (N. auriculotemporalis) 582
– communicans cum nervo glossopharyngeo
  (N. facialis) 585
– communicans cum nervo glossopharyngeo
  (N. vagus) 591
– communicans cum nervo vago 585
– communicans cum plexu tympanico 586
– communicans cum ramo auriculari n. vagi
  (N. glossopharyngeus) 589, 633
– communicans cum ramo laryngeo inferiore
  (= Galen-Anastomose) (N. vagus) 593
– communicans griseus (N. spinalis) 79, 492, 498
– communicans peronaeus 351
– cutanei anteriores (N. femoralis) 346
– descendens (A. circumflexa femoris lateralis) 334
– digastricus (N. facialis) 585
– dorsalis (N. spinalis) 497
– dorsalis (N. ulnaris) 262, 268
– externus (N. accessorius) 594
– externus (N. laryngeus superior) 391, 591
– femoralis (N. genitofemoralis) 330
– ganglionares ad ganglion submandibulare
  (N. lingualis) 582
– genitalis (N. genitofemoralis) 100
– inferior (N. oculomotorius) 577
– inferior ossis pubis 163
– insulares (A. cerebri media) 555
– internus (N. accessorius) 594
– internus (N. laryngeus superior) 391, 591
– interventricularis anterior 64
– interventricularis posterior 64
– isthmi faucium (N. lingualis) 582
– linguales (N. glossopharyngeus) 590
– linguales (N. hypoglossus) 595
– linguales (N. lingualis) 582
– mammarii laterales (A. thoracica lateralis) 252
– mandibulae 435, 461
– marginalis mandibulae (N. facialis) 447, 585
– mastoidei (A. auricularis posterior) 638
– membranae tympani (N. auriculotemporalis) 582
– meningeus (N. mandibularis) 476, 582
– meningeus (N. spinalis) 498
– meningeus (N. vagus) 591
– musculares (N. accessorius) 594
– musculi stylopharyngei (N. glossopharyngeus) 590
– nasales anteriores laterales
  (A. ethmoidalis anterior) 471
– nasales laterales et medii
  (N. ethmoidalis anterior) 471
– nasales posteriores inferiores
  (N. palatinus major) 472, 581
– nasales posteriores laterales
  (A. sphenopalatina) 471
– nasales posteriores superiores laterales et
  mediales (Ganglion pterygopalatinum) 472, 581
– oesophagei (N. laryngeus recurrens) 593
– oesophagei (N. vagus) 593
– orbitales (Ganglion pterygopalatinum)
  475, 476, 580
– ossis ischii 163
– palmaris (N. medianus) 262, 269
– palmaris (N. ulnaris) 262
– palmaris profundus (A. ulnaris) 255
– palmaris superficialis (A. radialis) 255
– parietooccipitalis (A. occipitalis medialis) 554
– parotidei (N. auriculotemporalis) 582
– pericardiaci (N. phrenicus) 419
– pharyngei (N. glossopharyngeus) 589
– pharyngei (N. vagus) 591
– pharyngeus (N. pterygopalatinus) 581
– phrenicoabdominales (N. phrenicus) 419
– profundus (A. circumflexa femoris medialis) 334
– profundus (N. plantaris lateralis) 352
– profundus (N. radialis) 266
– profundus (N. ulnaris) 268
– pubicus (A. epigastrica inferior) 331
– pubicus (A. obturatoria) 331
– septales anteriores (A. ethmoidalis anterior) 471
– septales posteriores (A. sphenopalatina) 471
– sinus carotici (N. glossopharyngeus) 590
– stapedius (A. auricularis posterior) 638

– stylohyoideus (N. facialis) 585
– superficialis (N. plantaris lateralis) 352
– superficialis (N. radialis) 263, 266
– superficialis (N. ulnaris) 262, 268
– superior (N. oculomotorius) 577
– superior ossis pubis 163
– temporales (N. facialis) 447, 585
– temporales inferiores anteriores
  (A. cerebri posterior) 554
– temporales inferiores posteriores
  (A. cerebri posterior) 554
– temporales posteriores (A. occipitalis lateralis) 554
– temporales superficiales
  (N. auriculotemporalis) 582
– tonsillares (N. glossopharyngeus) 590
– tonsillaris (A. lingualis) 384
– tracheales (N. laryngeus recurrens) 593
– transversus (A. circumflexa femoris lateralis) 334
– transversus (A. circumflexa femoris medialis) 334
– tubarius (N. glossopharyngeus) 589
– ventralis (N. spinalis) 497
– vestibularis (A. vestibulocochlearis) 649
– zygomatici (N. facialis) 447, 585
Rathke-Tasche 598
Rautengrube 509, 521
Rautenhirn 509
Recessus
– cochlearis (Vestibulum) 641
– costodiaphragmaticus 38
– duodenales 109
– ellipticus (Vestibulum) 641
– epitympanicus 638
– ileocaecales 109
– intersigmoideus 109
– lienalis 138
– membranae tympani anterior
  (vordere Troeltsch-Tasche) 651
– membranae tympani posterior
  (hintere Troeltsch-Tasche) 651
– membranae tympani superior
  (Prussak-Raum) 651
– pharyngeus 380
– piriformis 385, 388, 395
– popliteus 313
– retrocaecalis 109, 120
– retroduodenalis 109
– sphenoethmoidalis 436, 476
– sphericus (Vestibulum) 641
– subhepatici 109
– subphrenici 109
– tubotympanicus 651
Rectum
– fixum 120
– Mesorectum 120
– mobile 120
Regenbogenhaut 616

Regio(-nes)
– cervicalis anterior 366
– cervicalis lateralis 366
– epigastrica 91
– hypochondriaca 91
– inguinalis 91
– lateralis 91
– olfactoria 606
– praeamygdalaris 549
– praepiriformis 549
– pubica 91
– retrobulbaris 549
– umbilicalis 91
Reissner-Membran (Membrana vestibularis) 643
Rektum 118, 173
– Analfissur 180
– Analfistel 179
– äußere Hämorrhoiden 179
– Defäkation 178
– Denonvilliers-Faszie 176
– innere Hämorrhoiden 179
– Kohlrausch-Falte 175
– Kontinenz 178
– Mesorektum 178
– perianaler Abszess 179
– rektale Untersuchung 178
– Rektumkarzinom 177, 179
– Topografie 175
Resegmentierung 21
Rete
– articulare cubiti 252
– articulare genus 338
– carpale dorsale 255
– venosum dorsale manus 258
– venosum dorsale pedis 341
– venosum palmare manus 259
– venosum plantare pedis 342
Retina 621
– Amakrinzellen 622
– Horizontalzellen 622
– Interplexiforme Zellen 622
– Müller-Zellen 622
– Stäbchenzellen 621
– Zapfenzellen 621
Retinaculum(-a)
– musculorum extensorum (Manus) 228, 244
– musculorum extensorum inferius (Pes) 294
– musculorum extensorum superius (Pes) 294
– musculorum flexorum (Manus) 233
– musculorum flexorum (Pes) 294
– musculorum peronaeorum inferius 294
– musculorum peronaeorum superius 294
– patellae 313
Rhinencephalon 549
Rhombencephalon 509
Riechepithel 606

– Basalzellen 606
– Riechsinneszellen 606
– Stützzellen 606
Rima, glottidis 388, 395
Rippen
– erste Rippe, hochstehende 34
– Frakturen 33
– Halsrippe 34
– Rippenbogen 89
– Rippenknorpelverknöcherung 35
– Serienfraktur 33
– Usuren 34, 70
Rosenmüller-Grube 380
Rosenmüllerscher Lymphknoten 330
Rückenmark 496
– Bandscheibenvorfälle 504
– Brown-Sequard-Syndrom 504
– Eigenreflex 502
– Entwicklung 507
– Fremdreflex 502
– Hinterhorn 497
– Hinterstrang 497
– Lumbalpunktion 506
– Neuralrohrdefekte 507
– Poliomyelitis 503
– Queckenstedt-Test 506
– Querschnittslähmungen 504
– Redlich-Obersteiner-Zone 501
– Rexed-Laminae 501
– Schaltzellen 502
– Seitenhorn 497
– Seitenstrang 497
– Spina bifida 507
– Stilling-Clark-Säule 502
– Strangzellen 501
– Substantia gelatinosa 501
– Syringomyelie 504
– Tethered-Cord-Syndrom 507
– Vorderhorn 497
– Vorderstrang 497
– Wurzelzellen 501
Rückenmuskulatur, autochthone
– intertransversales System 14
– lateraler Muskeltrakt 14
– medialer Muskeltrakt 14
– sakrospinales System 14
– spinales System 14
– spinotransversales System 14
– transversospinales System 14

S

Sacculus(-i) 641, 652
Saccus, endolymphaticus 646, 652
Sakralisation 9, 163
Scala

– tympani 641, 653
– vestibuli 641, 653
Scapula 228
Scarpa-Faszie 92
Schädel
– Eagle-Syndrom 439
– Frakturen, hintere Schädelgrube 444
– Frakturen, mittlere Schädelgrube 444
– Frakturen, vordere Schädelgrube 444
– Gesichtsfrakturen, Le-Fort I-III 443
– Kieferorthopädie, Gaumennahterweiterung 439
– Nasenbeinfrakturen, Typ I-V 443
– naso-orbito-ethmoidale Frakturen, Typ I-III 443
– prämature Kraniosynostosen 436
– Schädelbasis, Brüche 441
– Schwachstellen, innere Schädelbasis 444
– Skaphozephalus (Kahnschädel) 436
– vordere Schädelgrube, Frakturen, Leitsymptome 441
Schädelentwicklung
– Augenkapsel 442
– Basalplatte 442
– Chorda dorsalis 442
– Meckelscher Knorpel 443
– Nasenkapsel 442
– Neurocranium 441
– Ohrkapsel 442
– okzipitale Sklerotome 442
– Parachordalia 442
– primäres Kiefergelenk 443
– Trabeculae 442
– Viszerocranium 441
Scheide (Vagina) 199
– bimanuelle Untersuchung 209
– Histologie 200
– Prolapsus vaginae 202
– Scheidengewölbe 199
– Topografie 199
– vaginale Untersuchung 209
Schenkeldreieck
– A. femoralis, Puls, Blutungsstillung 332
– Geschwulst, Differenzialdiagnose 332
Schenkelhernie 330, 332
Schilddrüse 362
– Entwicklung 370
– Isthmus 362, 368
– Lobus pyramidalis 368
– Regulation 370
– Schilddrüsenkarzinom 371
– Schilddrüsenoperation 369
– Strumektomie 371
– Strumektomie, subtotale 373
– Thyreoglossusfistel 370
– Thyreoglossuszyste 370
– Thyroidektomie, partielle 370
– Topografie 369

– Zungenstruma 370
Schlemm-Kanal 616
Schleudertrauma 9
Schluckakt 394
– oesophageale Phase 394
– orale Phase 394
– pharyngeale Phase 394
– Schluckbeschwerden 396
– Schluckzentrum 394
Schluckstörungen 374
Schmelz 458
– Retzius-Streifen 458
– Schreger-Hunter-Streifen 458
Schnecke, knöcherne 641
Schneckenbasis 641
Schneckengang 643
Schneckenkanal 641
Schneckenspitze 641
Schultergelenk 235
– Articulatio sphaeroidea (Kugelgelenk) 235
– Bankart-Läsion 239
– Hill-Sachs-Läsion 239
– Periarthropathia humeroscapularis 239
– Reposition nach Arlt 239
– Reposition nach Hippokrates 239
– Reposition nach Kocher 239
– Rotatorenmanschette 237
– Rotatorenmanschettenruptur 239
– schmerzhafter Bogen 238
– Schulterblatt-Thorax-Gelenk 235
– Schulterluxation 238
– subakromiales Nebengelenk 235
– Tendinitis m. supraspinati 238
Sclera 615
Sehbahn 628
Sehstrahlung 628
Sella turcica 439, 529
Semicanalis
– m. tensoris tympani 638
– tubae auditivae 638
Septum(-a)
– aorticopulmonale 68
– femorale 330
– intermusculare brachii laterale 227
– intermusculare brachii mediale 227
– intermusculare cruris anterius 293
– intermusculare cruris posterius 293
– intermusculare femoris laterale 293
– intermusculare femoris mediale 293
– intermusculare femoris posterius 293
– intermusculare plantare laterale 294
– intermusculare plantare mediale 294
– linguae 378
– nasi 469
– orbitale 611, 626
– pellucidum 549
– primum 67

– secundum 67
– transversum 41
Sesambeine
– Fuß 300, 323
– Hand 232
Sexualfunktion, männliche 185–186
– Anejakulation 186
– Ejaculatio praecox (EP) 186
– Ejaculatio retarda (ER) 186
– Ejakulation 185
– Ejakulationsstörungen 154
– erektile Dysfunktion (ED) 186
– Erektion 185
– Erregungsphase 185
– Orgasmus 154, 185
– Orgasmusphase 185
– Plateauphase 185
– psychogenes spinales Sexualzentrum 185
– reflexogenes spinales Sexualzentrum 185
– Testosteronmangel 186
Sexualfunktion, weibliche 197
– Anorgasmie 198
– Ejakulation 197
– Erregungsphase 197
– Lubrikationsmangel 198
– Orgasmus 197
– Orgasmusphase 197
– Plateauphase 197
– psychogenes spinales Sexualzentrum 197
– reflexogenes spinales Sexualzentrum 197
Siebbeinzellen 475
– eitrige Entzündung 476
– Ónodi-Grünwald-Zelle 476
Sinus
– aorticus 61
– caroticus 405, 590
– cavernosus 413
– endolymphaticus 646
– frontalis 474
– maxillaris 473
– petrosus inferior 414, 511, 514
– petrosus superior 414, 511, 514
– prostaticus 182
– rectus 413
– sagittalis inferior 413
– sagittalis superior 413
– sigmoideus 413
– sphenoidalis 435, 476
– tarsi 301, 320
– transversi 413
– urogenitalis 210
– venosus sclerae (Schlemm-Kanal) 619
Sinusknoten 62
Skalenuslücke
– hintere 33, 261, 368
– vordere 33, 368
Skoliose 9

Somiten 21
Spatium(-a)
– perilymphaticum 646
– perinei profundum 171, 348
– perinei superficiale 171
– praevertebrale interfasciale 365
– retropharyngeum 365
– retropubicum 187
Sphenobasilarwinkel 439
Spina bifida 23, 375
Spina(-ae)
– iliaca anterior inferior 162
– iliaca anterior superior 162, 290
– iliaca posterior inferior 3, 163
– iliaca posterior superior 3, 162, 165, 212, 292, 309
– ischiadica 163, 296
– mentalis 462
– scapulae 228
Spinalanästhesie 3
Spinalnerven
– Rami dorsales 21
Spondylolisthesis 10
Sprunggelenk, oberes
– Abduktions-Außenrotations-Trauma 321
– Außenknöchel, Bandruptur 321
– Außenknöchel, Torsionsfraktur 321
– Außenknöchelfrakturen, Einteilung nach Weber 322
– Ginglymus (Scharniergelenk) 317
– hinteres Volkmann-Dreieck 321
– Innenknöchel, Abrissfraktur 321
– Maissoneuve-Fraktur 322
– Malleolengabel 320
Sprunggelenk, unteres
– hintere Kammer 320
– Pfannenband 320
– vordere Kammer 320
– Zapfen-Kugel-Gelenk 320
Squama, frontalis 437
Stapes (Steigbügel) 430, 637
Statokonie 647
Statokonien-Membran 647
Steigbügel (Stapes) 637
Stereozilien
– Haarzellen, Corti-Organ 644
– Haarzellen, Gleichgewichtsorgan 646
Sternum 35
Stirnhöhle 474
– Schädelfraktur, Beteiligung 475
– Sinusitis frontalis 475
Stomatodeum 127
Stratum
– fibrosum (Bulbus olfactorius) 609
– ganglionare (Cerebellum) 517
– ganglionare (Retina) 622
– glomerulosum (Bulbus olfactorius) 609
– granulosum (Bulbus olfactorius) 609
– granulosum (Cerebellum) 517
– limitans externum (Retina) 622
– limitans internum (Retina) 622
– mitrale (Bulbus olfactorius) 609
– moleculare (Cerebellum) 516
– musculare (Ziliarkörper) 617
– neurofibrarum (Retina) 622
– nucleare externum (Retina) 622
– nucleare internum (Retina) 622
– pigmentosum (Retina) 621
– plexiforme externum (Bulbus olfactorius) 609
– plexiforme externum (Retina) 622
– plexiforme internum (Bulbus olfactorius) 609
– plexiforme internum (Retina) 622
– vasculosum (Ziliarkörper) 617
Stria(-ae)
– mallearis 634
– medullares ventriculi quarti 650
– olfactoria lateralis 609
– olfactoria medialis 609
– terminalis 534, 545
– vascularis 643
Striatum 565
Striola 647
Subarachnoidalraum 505, 569
Subiculum 544
Substantia, nigra 524, 526
Sulcus(-i)
– anterolateralis (Medulla spinalis) 496
– arteriae vertebralis 8
– calcanei 301
– calcarinus 628
– caroticus 441
– centralis 542, 548, 598
– costae 36
– lateralis cerebri 542
– malleolaris 299, 300
– medianus posterior 496
– nervi radialis 266
– nervi ulnaris 230, 267
– paracolici 109
– parietooccipitalis 542, 548
– posterolateralis (Medulla spinalis) 496
– sinus sigmoidei 441
– sinus transversi 441
– spiralis externus 643
– tali 301
– terminalis linguae 376
– tympanicus 634
– venae cavae 153
– venae subclaviae 416
Superficial musculo-aponeurotic system (SMAS) 447
Sustentaculum tali 301
Sutura(-ae)
– coronalis 436, 437
– lambdoidea 436, 437
– palatina mediana 439

– palatina transversa 439
– sagittalis 436
Sympathektomie 79, 153
– obere thorakale 421
Sympathikus 486
– afferente Nervenfasern 490
– efferente Nervenfasern 490
– sympathische Effekte 486, 491
– Sympatholytika 495
– Sympathomimetika 495
Symphysis, pubica 164, 296
Synchondrosis(-es)
– sphenooccipitalis 439
Syndesmosis(-es)
– tibiofibularis 299, 317
– tympanostapedialis 637
Syndrom
– Adie-Syndrom 495
– adrenogenitales 198
– Anosmie-Ageusie-Syndrom 631
– Anton-Syndrom 549
– Brown-Sequard-Syndrom 504
– Budd-Chiari-Syndrom 125
– Cushing-Syndrom 532
– Eagle-Syndrom 439
– Frey-Syndrom 399
– Gasperini-Syndrom 514
– Horner-Syndrom 272, 371, 422, 495
– Inguinaltunnel-Syndrom 346
– Karotissinus-Syndrom 407
– Karpaltunnel-Syndrom 233, 258
– Kompartmentsyndrom 294
– Kompartmentsyndrom, Extensorenloge 353
– Kompartmentsyndrom, tiefe Flexorenloge 352
– Korsakow-Syndrom 547
– Mantelkantensyndrom 543
– Millard-Gubler-Syndrom 514
– pedunkuläres 525
– Piriformis-Syndrom 351
– Plicasyndrom (Kniegelenk) 316
– Pseudoexfoliationssyndrom 616
– Raymond-Cestan-Syndrom 514
– Raynaud-Syndrom 421
– Subclavian-Steal-Syndrom 408, 410
– Tarsaltunnelsyndrom, mediales (hinteres) 352
– Tarsaltunnelsyndrom, vorderes 353
– Tethered-Cord-Syndrom 507
– Thoracic-Outlet-Syndrom 411
– Wallenberg-Syndrom 511, 590
System
– extrapyramidalmotorisches 565
– limbisches 545
– trigeminoafferentes 559
System, olfaktorisches
– Morbus Parkinson 609
– SARS-CoV-2, Infektion 609

T

Tabaksbeutelnaht 121
Tabatière 255
Taenien (Kolon) 118
Talus 300
– Talusnase 301
Tapetum 552
Tarsus 300
– inferior 626
– superior 626
Telencephalon 539
– Archikortex 544
– Neokortex 539
– Paläokortex 549
Temporallappen 544
– Amygdala, Läsion 547
– Demenz 547
– Hippocampus 544
– limbisches System 545
– Mandelkernkomplex 545
– Morbus Alzheimer 547
– primäres Hörzentrum 544
– sensorische Aphasie 546
– Sensorisches Sprachzentrum 544
– Temporallappenepilepsie 547
Tentorium cerebelli 569
Tentoriumschlitz 522
Thalamus 535
– Erkrankungen 537
– Erkrankungen des schizophrenen
  Formenkreises 538
– intralaminäre Kerne, Läsionen 538
Thoracic Outlet Syndrome (TOS) 34
Thorakotomie, posterolaterale 37
Thorax
– Röntgenbilder 79
– Schnittbildtopografie 81
Tibia 299
– Fraktur 300
– Knochentransplatatentnahme 300
– Längenwachstum 302
– Osteomyelitis 300
Tip links
– Haarzellen, Corti-Organ 644
– Haarzellen, Gleichgewichtsorgan 646
Tonsilla
– cerebelli 516
– lingualis 378, 380
– palatina 380, 383
– pharyngea 380
– tubaria 380
Trabecula(-ae)
– carneae 59
Trabekelwerk 619
Trachea
– Maße 44

– Röntgenbild 44
– Säbelscheidentrachea 371
– Topografie 44
– Trachealepithel 44
– Tracheotomie 45
– Verlagerung 44
Tractus
– cerebelloreticularis 519, 520
– cerebellorubralis 520, 565
– cerebellothalamicus 520
– cerebellovestibularis 519
– corticonuclearis 523
– corticopontinus 512, 520, 523
– corticospinalis 512, 522, 543
– corticospinalis anterior 499, 564
– corticospinalis lateralis 500, 564
– iliotibialis 293, 327
– nigroreticularis 565
– olfactorius 549, 609
– olivocerebellaris 520, 565
– olivocochlearis 650
– olivospinalis 499, 519, 566
– opticus 628
– pallidonigralis 565
– pallidorubralis 565
– pontocerebellaris 512, 520
– reticulocerebellaris 519
– reticulospinalis 499
– reticulospinalis lateralis 527, 567
– reticulospinalis medialis 527, 566
– rubroolivaris 565
– rubrospinalis 500, 523, 566
– spinobulbaris 523
– spinocerebellaris anterior 501, 519, 559
– spinocerebellaris posterior 501, 519, 559
– spinoolivaris 500
– spinoreticularis 500
– spinotectalis 500
– spinothalamicus 523
– spinothalamicus anterior 500, 559
– spinothalamicus lateralis 500, 559
– spiralis foraminosus 640
– striatopallidalis 565
– tectospinalis 499, 524, 566
– tegmentalis centralis 566
– trigeminothalamicus anterior 560
– trigeminothalamicus posterior 560
– vestibulocerebellaris 519
– vestibulocerebellaris, direkter Teil 651
– vestibulocerebellaris, indirekter Teil 651
– vestibulospinalis 527
– vestibulospinalis lateralis 499, 566, 651
– vestibulospinalis medialis 499, 566, 651
Tractus, Läsionen
– ataktischer Gang 560

– Extrapyramidalmotorisches System,
  Ausreifungsprozess 568
– Extrapyramidalmotorisches System,
  Läsionen 568
– Friedreich-Ataxie 560
– funikuläre Myelose 560
– Internukleäre Ophthalmoplegie 568
– Pyramidenbahn, Läsionen 567
– Romberg-Test 560
– Tabes dorsalis (Lues) 560
– Tractus spinothalamicus anterior,
  Unterbrechung 560
– Tractus spinothalamicus lateralis, Ausfall 560
– Vitamin-B12-Mangel 560
Tragus(-i) 633, 651
Tränendrüse 627
Tränenfilm 628
Trapezium secundarium 234
Trichterbrust 33
Trigeminus-Druckpunkte 485
Triggerpunkte 17
Trigonum
– caroticum 366, 402
– deltoideopectorale 258
– femorale 291, 327, 331
– lumbale 17
– lumbale fibrosum 17
– omoclaviculare 366, 367
– omotrapezium 366, 367
– sternocostale 40
– submandibulare 399
– suboccipitale 16, 409
– urogenitale 171
– vesicae 182
Trochanter
– major 290, 296
– minor 296
Trochlea
– humeri 230
– tali 301, 320
Trommelfell 634
Truncus(-i)
– brachiocephalicus 401, 408
– bronchomediastinalis 78
– coeliacus 77, 112, 139, 151, 152
– costocervicalis 409, 503
– inferior (Plexus brachialis) 261
– jugularis 78, 260
– lymphaticus dexter 78
– medius (Plexus brachialis) 261
– nervi accessorii 594
– subclavius 78
– superior (Plexus brachialis) 261
– sympathicus 78, 153, 420, 492
– thyrocervicalis 409, 503

– vagalis anterior 114, 593
– vagalis posterior 114, 593
Tuba
– auditiva 380, 638
– uterina 201
Tuber
– calcanei 301
– ischiadicum 163, 290
– omentale 92
– vermis 516
Tuberculum
– adductorium 297
– anterius (Atlas) 8
– articulare (Os temporale) 462
– auriculare 651
– Carabelli 451
– caroticum 363, 404
– costae 32
– cuneatum 509
– gracile 509
– impar 370, 379
– laterale 379
– majus 229
– minus 229
– posterius (Atlas) 8
– pubicum 330
Tuberositas
– ossis metatarsalis V 301
– ossis navicularis 290, 301, 302
– ossis scaphoidei 245
– radii 230
– tibiae 298, 299
Tunica
– albuginea (Klitoris) 196
– albuginea (Penis) 184
– conjunctiva bulbi 625
– conjunctiva palpebrarum 625
– dartos 188
– fibrosa bulbi 609
– interna bulbi 609
– vasculosa bulbi 609
Tunnel, Corti-Organ 644

U

Ulna 230
Umbo, membranae tympanicae 634
Unterarmfraktur
– Colles-Fraktur 231
– Essex-Lopresti-Verletzung 231
– Galeazzi-Fraktur 231
– Monteggia-Fraktur 231
– Olekranonfraktur 231
– Radiusschaftfraktur 230
– Smith-Fraktur 231
– Ulnaschaftfraktur 231

Unterkiefer
– Progenie 462
– Unterkieferfrakturen, Klassifikation 462
Unterkieferdrüse 399
– Mundhöhlenkarzinom, Neck Dissection 400
– Sialolithiasis 400
– Tumor, Entfernung 399
Ureterknospe 147
Urethra
– feminina 183
– Harnröhrenperforation 183
– Harnröhrenruptur 183
– masculina 182
Urniere (Mesonephros) 147
Urnierenkanälchen 147
Uterus 201
– Anteflexio uteri 201
– Anteversio uteri 201
– Ausschabung (Abrasio) 199
– bicornis 211
– Descensus uteri 202
– duplex 211
– Endometriose 202, 203, 209
– Hämatokolpos 211
– Hegar-Schwangerschaftszeichen 205
– Histologie 203
– Hysterektomie 202
– Korpuskarzinom 202
– Menstruation 203
– Menstruationszyklus 204
– Prolapsus uteri 202
– Retroflexio uteri 201
– Retroversio uteri 201
– Topografie 202
– Uteruskürettage 205
– Uterusprolaps 208, 209
– Zervixkarzinom 204, 209
– Zyklusstörungen 205
Utriculus 641, 646, 652
– prostaticus 187
Uvula, vermis 516

V

Vagina(-ae)
– bulbi (Tenon-Kapsel) 610
– communis tendinum musculorum flexorum 278
– tendinis (M. flexor pollicis longus) 278
Vallecula
– cerebelli 515
– epiglottica 377, 387
Valva
– aortae 57
– atrioventricularis dextra 57
– atrioventricularis sinistra 57

– ileocaecalis 120
– trunci pulmonalis 57
Valvula(-ae)
– sinus coronarii 59
– utriculoendolymphatica (Bastsche Klappe) 646
– venae cavae inferioris 59, 72
Vena(-ae)
– aquaeductus vestibuli 649
– auricularis posterior 429
– axillaris 342
– azygos 75
– basilica 226, 258
– brachiales 259
– canaliculi cochleae 649
– cardiaca magna 65
– cardiaca media 65
– cardiaca parva 65
– cava inferior 105, 152
– centralis 413
– cephalica 226, 258
– cerebelli lateralis inferior 520
– cerebelli lateralis superior 413, 520
– cerebelli medialis inferior 520
– cerebelli medialis superior 520
– cerebi magna 413
– cerebri anterior (V. limbica) 555
– cerebri inferiores 413
– cerebri interna 411, 539
– cerebri magna 411, 555
– cerebri media profunda 555
– cerebri media superficialis 555
– cerebri profundae 411
– cerebri superficiales 411
– choroidea superior 411, 555
– circumflexa femoris lateralis 342
– circumflexa femoris medialis 342
– circumflexa ilium superficialis 342
– cuneata 555
– cystica 134
– diploicae 412
– dorsalis clitoridis profunda 197
– dorsalis penis profunda 184
– dorsalis penis superficialis 184
– emissariae 412
– epigastrica superficialis 342
– facialis 399, 415
– femoralis 327, 332, 342
– frontales anteriores 555
– frontales mediales anteriores 555
– frontales posteriores 555
– frontalis inferior 555
– frontoparietales 413
– geniculares 342
– glutaeae inferiores 342

– glutaeae superiores 342
– hepatica dextra 133
– hepatica intermedia 133
– hepatica sinistra 133
– hepaticae 132
– iliaca communis 342
– iliaca externa 342
– iliaca interna 342
– iliolumbalis 342
– intercostales posteriores 20
– interlobularis 132
– interosseae anteriores 259
– interosseae posteriores 259
– interpedunculares 525
– jugularis anterior 416
– jugularis externa 364, 415
– jugularis interna 415
– labyrinthi 640, 649
– lienalis 136
– lingualis 415
– lumbales 20, 153
– maxillares 415
– mediana cubiti 226, 259
– mesenterica inferior 124
– mesenterica superior 124, 136
– obliqua atrii sinistri 65
– obturatoriae 342
– occipitales inferiores 555
– occipitales mediales 555
– occipitales superiores 555
– occipitalis 429
– occipitotemporalis lateralis 555
– occipitotemporalis medialis 555
– ophthalmica inferior 414, 613, 614
– ophthalmica superior 612
– ophthamica superior 414
– orbitae 555
– ovaricae 207
– parahippocampalis 555
– parietales 555
– pedunculares 525
– perforantes, Boyd-Venen 343
– perforantes, Cockett-Venen 343
– perforantes, Dodd-Venen 343
– peronaeae 342
– petrosa inferior 511, 514
– petrosa superior 511, 514
– pharyngeales 415
– poplitea 332, 341
– portae hepatis 123, 130
– postcentralis 413, 555
– praecentralis 413, 555
– praecunea 555
– praefrontales (Vv. frontopolares) 555

– profunda femoris 342
– pudendae externae 184, 342
– radiales 259
– rectalis inferior 178
– rectalis media 178
– rectalis superior 178
– renalis 140
– retromandibularis 397, 415, 638
– sacrales laterales 342
– saphena accessoria 342
– saphena magna 292, 327, 341
– saphena parva 292, 332, 341
– septi pellucidi 411, 555
– spinalis anterior 503
– spinalis posterior 503
– splenica 124, 139
– sternocleidomastoidea 415
– subclavia 416
– subcostalis 20
– supraorbitalis 429
– suprarenalis 151
– supratrochlearis 429
– surales 342
– temporales inferiores 555
– temporales superficiales 415, 429
– temporalis anterior inferior 555
– temporalis posterior inferior 555
– temporopolaris 555
– testicularis 189
– thalamica 539
– thalamostriata superior 411, 555
– thoracoepigastrica 342
– thyroidea inferior 75, 370
– thyroidea media 370, 415
– thyroidea superior 370, 415
– tibiales anteriores 342
– tibiales posteriores 342
– ulnares 259
– umbilicalis 72, 105
– vaginalis 200
– vesicales 182
Venenkatheter, zentraler (ZVK) 44
Ventriculus(-i)
– dexter 59
– laryngis 388
– sinister 60
Ventrikel 571
– dritter 571
– vierter 571
Verlängertes Mark 509
Vertebra prominens 2, 8, 20
Vestibulum
– labyrinthi 641
– oris 448
– vaginae 198
Volvulus neonatorum 128
Vomer 430, 435, 439

Vorderdarm 127
Vorderhirn, basales 550
– basale Vorderhirnkerne, Läsion 550
– Morbus Alzheimer 550
– Morbus Pick (frontotemporale Demenz) 550
Vorniere (Pronephros) 147
Vulva 198

W

Wachstumsfuge 233
Wachstumsfugenschluss 234
Waldeyerscher Rachenring 378, 380
Wirbelkörper
– Usuren 10
Wirbelsäule
– Blockierungen 12
– Frakturen 10
Wolff-Gang 147, 193, 210

Z

Zähne
– Aufbau 449
– Gingivitis 460
– Lagebezeichnungen 449
– Milchzähne, vorzeitiger Verlust 452
– Parodontium (Parodont, Zahnhalteapparat) 459
– Parodontose 459
– Periodontitis 460
– Periodontium (Desmodont, Wurzelhaut) 459
– Pulpahöhle 458
– Raschkow-Nervenplexus 459
– Saumepithel 459
– Wurzelkanal 458
– Zahnfehlstellungen 452
– Zahnfleischtasche 459
– Zahnsteinablagerung 461
Zahnentwicklung
– Ameloblasten 457
– Ersatzzahnleiste 449
– Hertwigsche Epithelscheide 457
– Milchzahnleiste 449
– Odontoblasten 457
– Schmelzglocke 456
– Schmelzkappe 456
– Schmelzpulpa 456
– Zahndurchbruch 449
– Zahnsäckchen 457
Zement
– azellulärer afibrillärer Zement 458
– azellulärer Fremdfaserzement 458
– zellulärer Eigenfaserzement 458
– zellulärer Gemischtfaserzement 458
Ziliarkörper 617

Zirbeldrüse 538
Zirkumventrikuläre Organe
– Organ, zirkumventrikuläres 574
Zunge 376
– Entwicklung 379
– Innervation 378
– Phlegmonen der Zunge 379
– Zungenbändchen 377

– Zungenkarzinom 418
– Zungenkrebs 379
Zungenbein 362
Zwerchfell 39
– Hernien 42
– Osteopathie 42
– Zwerchfellhochstand 41
Zwischenhirn 528